国家出版基金项目
NATIONAL PUBLICATION FOUNDATION

维吾尔族药卷

WEIWUERZU YAO JUAN

中国少数民族中药图鉴

总主编 刘昌孝

主编 胡 浩 包同力嘎

中国出版集团有限公司

世界图书出版公司
西安 北京 上海 广州

图书在版编目（CIP）数据

中国少数民族中药图鉴·维吾尔族药卷 / 刘昌孝总主编；胡浩，包同力嘎主编．—西安：世界图书出版西安有限公司，2022.10
ISBN 978-7-5192-8065-9

Ⅰ．①中… Ⅱ．①刘… ②胡… ③包… Ⅲ．①少数民族－民族医学－中药资源－图集②维吾尔族－中药资源－图集 Ⅳ．①R29-64 ②R291.5-64

中国版本图书馆CIP数据核字（2021）第223360号

书　　名	中国少数民族中药图鉴·维吾尔族药卷 ZHONGGUO SHAOSHUMINZU ZHONGYAO TUJIAN WEIWUERZU YAO JUAN
总 主 编	刘昌孝
主　　编	胡　浩　包同力嘎
责任编辑	胡玉平　杨　菲　李　娟
出版发行	世界图书出版西安有限公司
地　　址	西安市雁塔区曲江新区汇新路355号
邮　　编	710061
电　　话	029-87214941　029-87233647（市场营销部） 029-87234767（总编室）
网　　址	http://www.wpcxa.com
邮　　箱	xast@wpcxa.com
经　　销	新华书店
印　　刷	西安雁展印务有限公司
开　　本	889mm×1194mm　1/16
印　　张	25
字　　数	400千字
版　　次	2022年10月第1版
印　　次	2022年10月第1次印刷
国际书号	ISBN 978-7-5192-8065-9
定　　价	320.00元

医学投稿　xastyx@163.com ‖ 029-87279745　029-87285296

总 主 编 刘昌孝

分册主编 胡 浩 包同力嘎

副 主 编 阚俊明 洪嘉婧 杨东雨 金 影

编 委（按姓氏笔画排序）

王 方 牛 萍 乌仁曹布道 双 荣
付 淼 邢崇溢 刘立明 齐 勋
孙嘉岐 李金剑 李健楠 李楷楠
杨 波 陆 娜 周润涛 赵娜娜
赵桂丽 柳 万 敖敦格日乐 格日乐图
徐 鹏 徐巧丽 高 鹏 高艺嘉
高育林 郭 迪 萨其儿 曹 方
隋永朋 韩晓静 谢安峰 路方平
德 芝 薛 兰

凡例 NOTES

一、丛书分为《中国少数民族中药图鉴 · 苗族药卷》《中国少数民族中药图鉴 · 蒙古族药卷》《中国少数民族中药图鉴 · 维吾尔族药卷》《中国少数民族中药图鉴 · 藏族药卷》《中国少数民族中药图鉴 · 彝族药卷》《中国少数民族中药图鉴 · 傣族药卷》共六册。

二、为更好地普及和传播少数民族常用中草药知识，让更多的读者认识和了解少数民族的中医药文化，丛书以《中华人民共和国药典》（2020 年版一部）及《中药学》（第 9 版）为指导，共收录药物品种 1500 余种（为更好地传播，所收品种以各民族的常用中草药为主），每册均按药物拼音顺序排列。

三、为便于读者快速识别各民族中草药，每种药物均配有 8 ~ 10 幅高清彩色照片，包含药物生境图、入药部位、局部识别特征放大图、药材图和饮片图。对于多来源的药物品种，原则上只为第一来源的品种配图。

四、对于一些保护性的动物或植物种类的用药，本丛书参照相关资料将其纳入，仅作为传播少数民族习用中药知识的参考资料，读者在实际使用中应遵守国家相关法律法规。

五、正文部分收录的内容有民族药名、别名、来源、识别特征、生境分布、采收加工、药材鉴别、性味归经、功效主治、药理作用、用法用量、精选验方、使用禁忌。

1. 民族药名：为该种药物在该民族的唯一名称。

2. 别名：为该种药物在临床用法中的常用名称，一般收录 2 ~ 5 种。

3. 来源：即药物基源，详细介绍药物的科、种名、拉丁文及药用部位。

4. 识别特征：该种药物的形态识别特征，包含根、茎、叶、花、果的详细识别特征及花、果期。

5. 生境分布：该种药物的生长环境和主要分布区域。

6. 采收加工：该种药物的最佳采收季节、采收方法、加工技术和注意事项。

7. 药材鉴别：该种药物的药材形状、颜色、气味等。

8. 性味归经：该种药物的性味和归经。

9. 功效主治：该种药物的功效和主治疾病。

10. 药理作用：该种药物及其制剂或主要成分与中医临床有关的药用作用和机制，有毒药物介绍及毒性和毒理。

11. 用法用量：该种药物的单味药煎剂的成人一日干品内服量，外用无具体用量者均表示适量取服。

12. 精选验方：收录以该种药物为主，对功效主治有印证作用或对配伍应用有实际作用的古今效验方。

13. 使用禁忌：该种药物的配伍宜忌，某些症状的使用注意事项和毒副作用。

序言
PREFACE

《中华人民共和国宪法》规定："国家发展医疗卫生事业，发展现代医药和我国传统医药。"这里的传统医药，按我的理解，应该包括中医药、民族医药和民间医药三个组成部分。

民族医药是中国少数民族的传统医药。民族药发源于少数民族地区，具有鲜明的地域性和民族传统特点。据初步统计，全国55个少数民族，近80%的民族有自己的药物，其中有独立民族医药体系的约占1/3。中华人民共和国成立以来，在党和政府的关怀、重视下，民族药的发掘、整理、研究工作取得了显著的成果，出版了一批全国和地区性民族药专著。据有关资料统计，目前我国民族药已达3700多种。

《中国民族药志》是在全面调查、整理我国少数民族所用药物的基础上选编而成的民族药的荟萃，已出版的第1卷收载了39个民族的135种药物，基原种511个；第2卷收载35个民族的120种药物，基原种425个。

我国民族传统医药，是中华民族的共同财富。各民族医药在独立发展、保持本民族特色的基础上，彼此相互借鉴，有着许多共同点，民族药之间联系最广泛的是在药物的使用方面。据统计，目前藏汉共用的药物有300多种；蒙汉共用的有400多种；维汉共用的有155种；佤汉共用的有80种。民族间通用同一种药物的情况非常普遍。

为更好地传承、发展中医药这一中华民族的瑰宝，进一步挖掘、整理和保护这世代相传的民族文化和智慧，经过专家团队多年努力共同编写了《中国少数民族中药图鉴》丛书第一辑，包括《苗族药卷》《蒙古族药卷》《维吾尔族药卷》《藏族药卷》《彝族药卷》《傣族药卷》共6卷本。

民族医药的概念分广义和狭义两种。本套丛书以中国少数民族传统习用中药的传承和发展为宗旨。坚持“民族医药”的概念，突出个性。为更好地普及和传播少数民族常用中草药知识，让更多的读者认识和了解少数民族的中医药文化，这套丛书以《中华人民共和国药典》（2020年版一部）及《中药学》（第9版）为指导，共收录药物品种1500余种（为更好地传播，所收品种以各民族的常用中草药为主），每册均按药物拼音顺序排列。为便于读者快速识别各民族中草药，每种药物均配有高清彩色照片，包含药物生境图、入药部位、局部识别特征放大图、药材图和饮片图。对于多来源的药物品种，原则上只为第一来源的品种配图。正文部分收录的内容有民族药名、别名、来源、识别特征、生境分布、采收加工、药材鉴别、性味归经、功效主治、药理作用、用法用量、精选验方、使用禁忌。

《中医药法》是包括我国各民族医药的统称，它反映了中华民族对生命、健康和疾病的认识，是具有悠久历史和独特理论及技术方法的医药学体系。我国民族传统医药，是中华民族的共同财富。一直以来，各民族医药在独立发展、保持本民族特色的基础上，彼此也相互借鉴。

民族用药的交叉问题比较复杂，有的是药名相同，基原各异；有的则是基原相同，药用部位或功效却不同。各民族医药并存发展、相得益彰，充分显示了民族间团结和睦、共同繁荣的大家庭关系。

民族医药是各族人民长期与疾病作斗争的经验总结，也是民族智慧的结晶。民族医药为各族人民的身体健康和繁衍昌盛做出了重要贡献，是各民族人民利用自有的地域环境保障身体健康的有效手段。

继承和发展民族医药，既是我国医学科学繁荣兴旺的体现，也是我国医药卫生领域发展创新的源泉之一。通过探讨、开发和利用民族中药在治疗现代疑难病上的优势，实现弘扬和发展民族医药的现实意义。

中国工程院院士

天津药物研究院研究员

2022年1月31日于天津

前言 FOREWORD

中国是一个历史悠久、幅员辽阔、人口众多的多民族国家。民族医药主要是指中国少数民族的传统医药。少数民族传统医药是我国少数民族同胞在漫长的历史长河中创造和沿用的民族医药的统称，它们在长期的生产生活实践活动中，为保护少数民族同胞的生命健康发挥了积极作用，民族中药是少数民族医药的重要组成部分，是我国中医文化的灿烂瑰宝。民族医学和中医学有着相似的哲学思维、医疗特点、用药经验和历史命运，都属于中国的传统医药。民族医药是祖国医药学宝库的重要组成部分，发展民族医药事业，不但是各族人民健康的需要，而且对增进民族团结，促进民族地区经济、文化事业的发展，建设具有中国特色的社会主义医疗卫生事业有着十分重要的意义。近年来，国家及相关部门对民族药的关注和研究力度持续加大，越来越多的仁人志士加入到民族药的调查和研究之中，民族医药的发展越来越受重视，这为民族药的传承和振兴奠定了坚实的基础。

为了更好地普及和应用民族药，继承和发掘中国医药文化遗产，使民族药在防治疾病中更好地为人类健康服务，本着安全、有效、经济、实用的原则，也为了更好地发挥民族药物的实用价值并提升其影响力，刘昌孝院士带领团队经过数十年的野外考察实践和整理工作，历时数年完成了《中国少数民族中药图鉴》丛书。丛书收录了苗族、维吾尔族、藏族、蒙古族、傣族、彝族常用的药物1500余种，配以大量高清彩色照片，并详细介绍了每种药物的民族药名、别名、来源、识别特征、生境分布、采收加工、药材鉴别、性味归经、功效主治、药理作用、用法用量、精选验方、使用禁忌等，内容全面系统、数据翔实可靠、图文资料珍贵、兼容并蓄、原创性强，具有较高的权威性和实用性。

丛书是对民族药物真实形态的一种全面呈现，它把这些散落于各地的药物以图文混排的形式集中起来；把这些种类繁多的植物或者动物、矿物以直观描写的方式呈现出来。从根茎叶脉到性味归经，从功能主治到用量用法，内容清晰完整，体例统一和谐，加以栩栩如生的大量高清彩色图片（所配图片包括动植物生境图、动植物局部特征放大图、动植物入药的部位图、药材饮片图、动物矿物图，多来源的品种原则上只介绍第一来源的识别特征并配图，特殊情况均在正文图片下加以文字说明），本丛书摒弃晦涩难懂的理论堆砌，突出普及性和实用性，增强识别和鉴别能力。

本丛书的立意十分明确，就是让读者认识这些形态各异的民族药物的特征，了解它们的功能作用，在现代生活气息中去呼吸自然药物的清香。立足实用是编写意图的集中体现，据图识别是此书立意的最好概括。以图片形式突出药物的原始形态，是自然而然的最好注解，图文并茂是真正意义上的实用图鉴。

让民族医药文化成为越来越受广大人民接受与喜爱的传统文化形式，并为大家的健康保驾护航，是此书之所愿，也是作者长期致力于民族医药文化传承和传播的原动力。但仅仅如此，并不是编写本书的初心。因为民族医药还需赢得世界的喝彩，并不断赢得世界级的荣誉，这才是作者不断努力的根本所在。萃取博大精深的民族医药文化的一部分，结合简单实用与真实清晰的彩色照片，本书将注定成为飘扬在民族医药文化中的又一面旗帜。

全书文字通俗易懂，易于理解；图片清晰，易于识别；并收有使用禁忌板块，以提醒广大读者注意各种药物的使用事项。集识药、用药于一体，适合广大民族医药专业学生、医院、研究机构、药企、药农、药材销售从业人员、中医药爱好者及医务工作者收藏和阅读。对从事药物研究、保护、管理的科研人员、中药企业、中药院校师生及中医药爱好者都具有极高的参考价值和指导意义！

本丛书的出版，充分展现了我国科学技术和民族医药发展的成果，必将对提升我国医药产业和产品的整体水平，促进我国民族医药卫生事业高质量发展发挥重要的作用。衷心希望本丛书在普及民族药科学知识、提高医疗保健、保障人民健康、保护和开发民族药资源方面起到积极作用。同时，也希望在开发利用民族药时，注意生态平衡，保护野生资源及物种。对那些疗效佳、用量大的野生药物，应逐步引种栽培，建立种植生产基地、资源保护区，有计划轮采，使我国有限的民族药资源能永远延续下去，更好地为人类健康造福。本丛书的出版不仅可以填补这一领域的学术空白，还可为我国民族药物资源的进一步保护和发展夯实基础，为广大民族医疗、教学和科研工作者提供重要参考和借鉴，因而有着重要的学术价值、文化价值和出版价值。

特别说明：为方便广大读者阅读的需要，我们在编辑本系列图书时专门以药物品种首字拼音顺序为序进行编排，故在书后不再设置拼音索引等内容。由于编者水平有限，书中的错漏之处，还望广大读者批评指正。

丛书编委会

2022 年 3 月

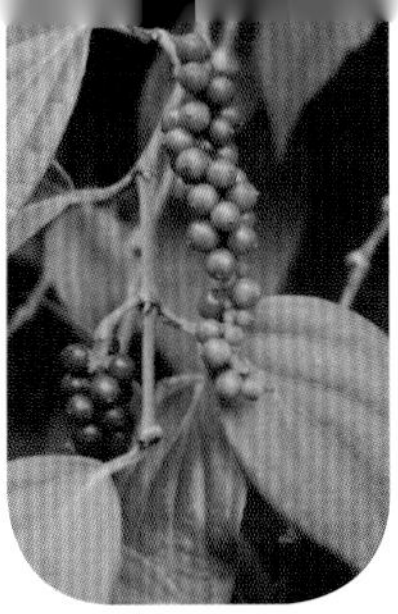

目录

CONTENTS

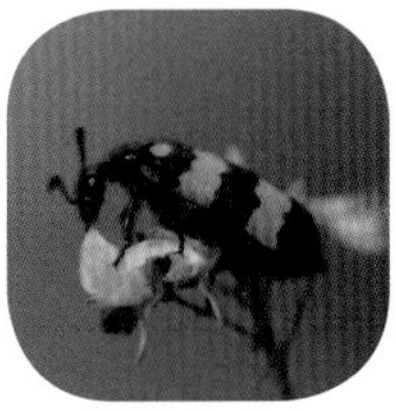

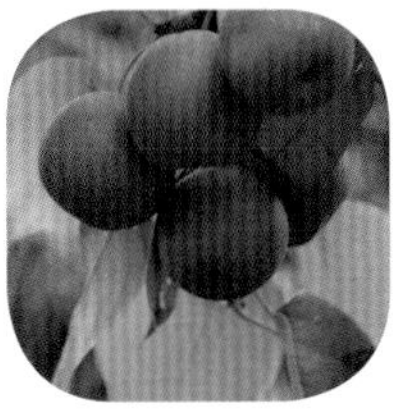

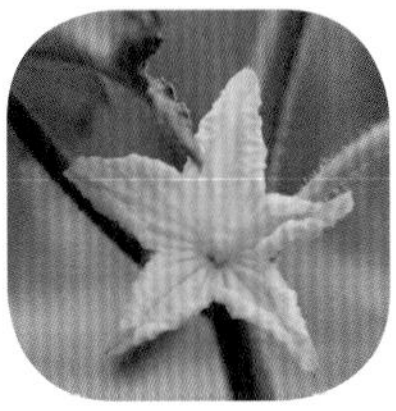

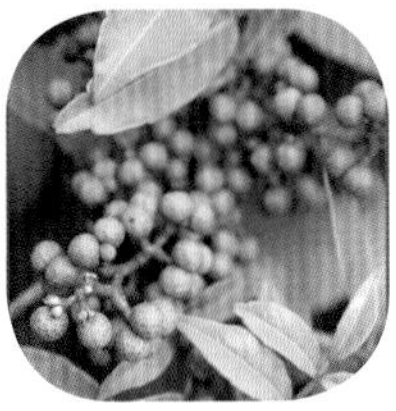

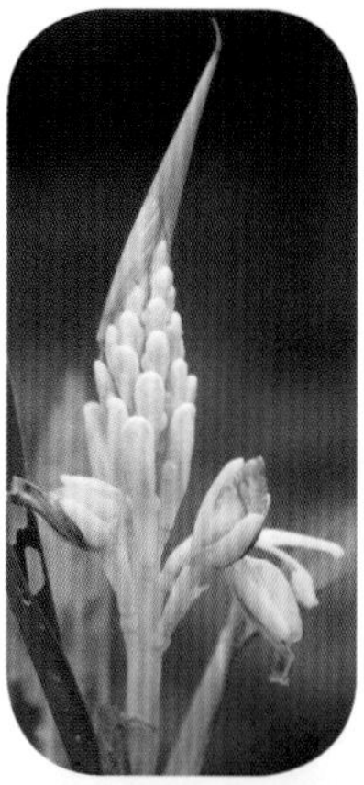

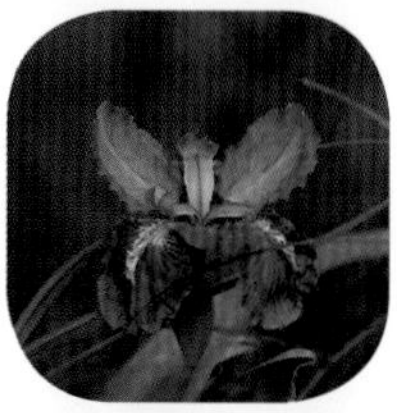

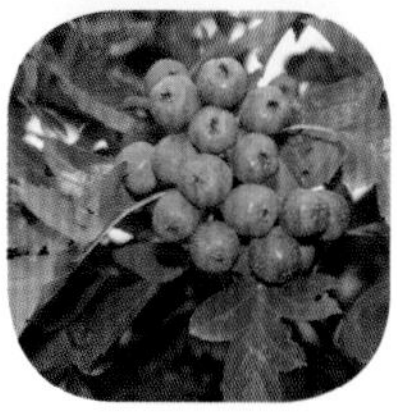

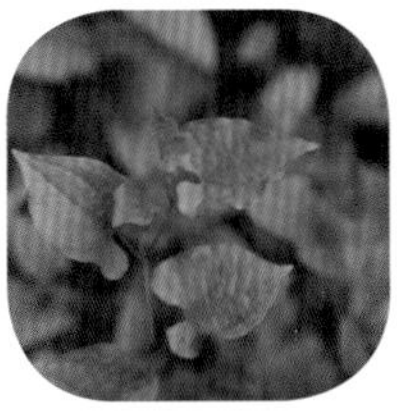
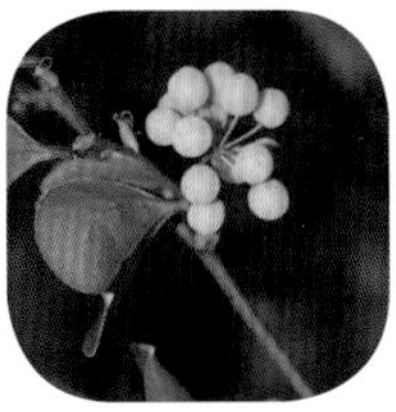
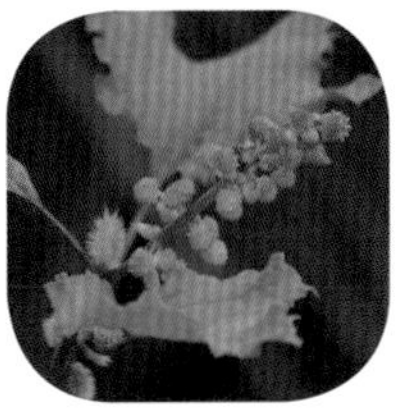
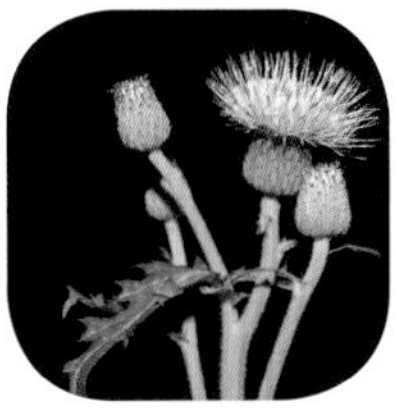

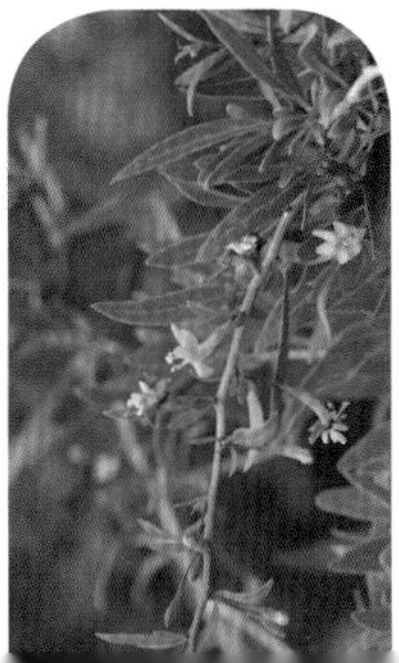

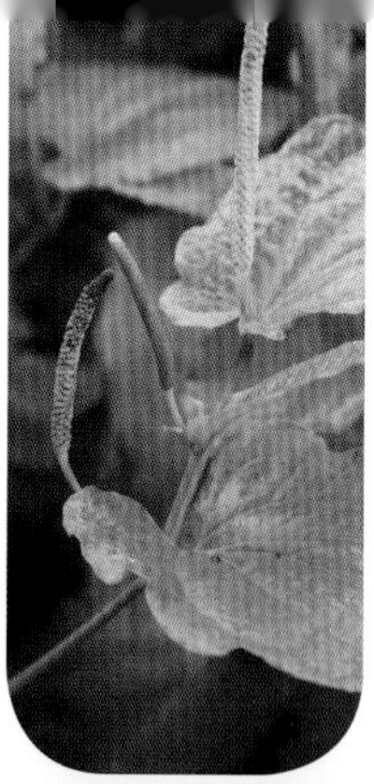

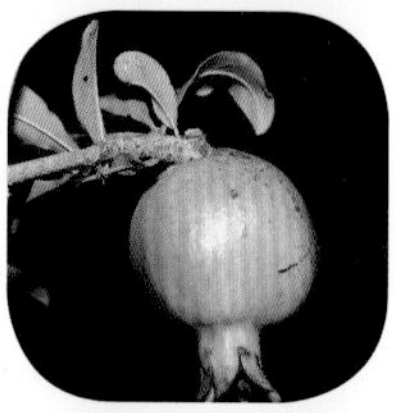

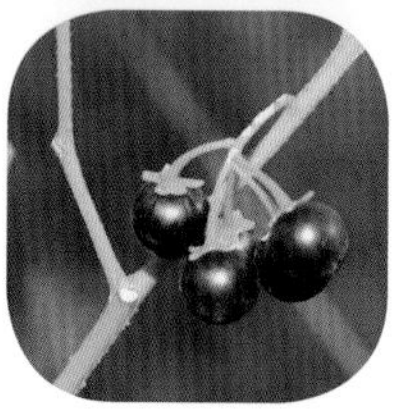

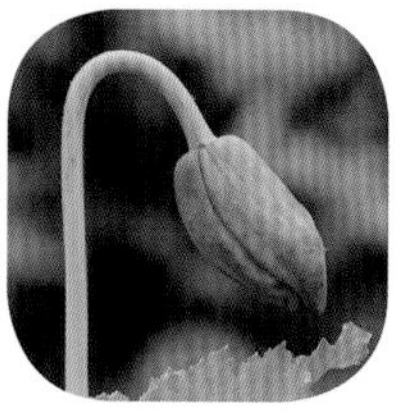

中国少数民族中药图鉴·藏族药卷

中国少数民族中药图鉴·蒙古族药卷

中国少数民族中药图鉴·彝族药卷

中国少数民族中药图鉴·傣族药卷

中国少数民族中药图鉴·苗族药卷

中国少数民族中药图鉴

维吾尔族药卷

阿魏

AWEI

维 药 名｜ 英依力蜜。

别　　名｜ 臭阿魏、五彩魏。

来　　源｜ 为伞形科植物新疆阿魏 *Ferula sinkiangensis* K. M. Shen 或阜康阿魏 *Ferula fukanensis* K. M. Shen 的树脂。

识别特征｜ 多年生草本，初生时只有根生叶，至第 5 年始抽花茎，花茎粗壮，高达 2 m，具纵纹。叶近于肉质，早落，近基部叶为 3 ～ 4 回羽状复叶，长达 50 cm，叶柄基部略膨大；末回裂片长方披针形或椭圆披针形，灰绿色，下面常有绒毛。花单性或两性，复伞形花序，中央花序有伞梗 20 ～ 30 枝，每枝又有小伞梗多枝；两性花与单性花各成单独花序，或两性花序

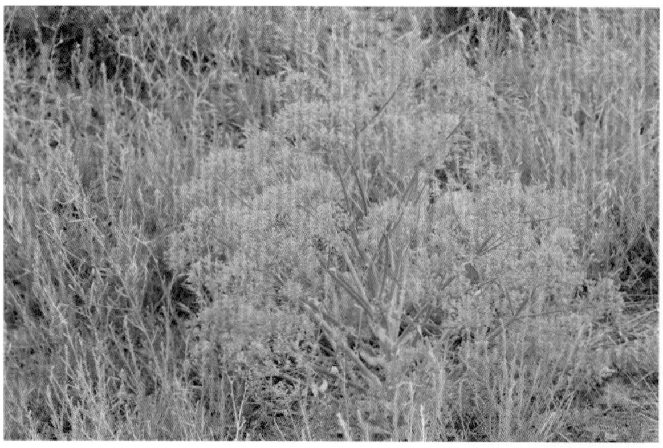

新疆阿魏（阿魏）

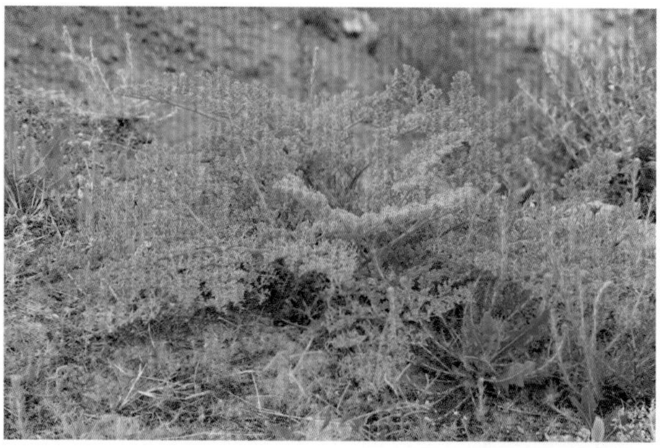

新疆阿魏（阿魏）

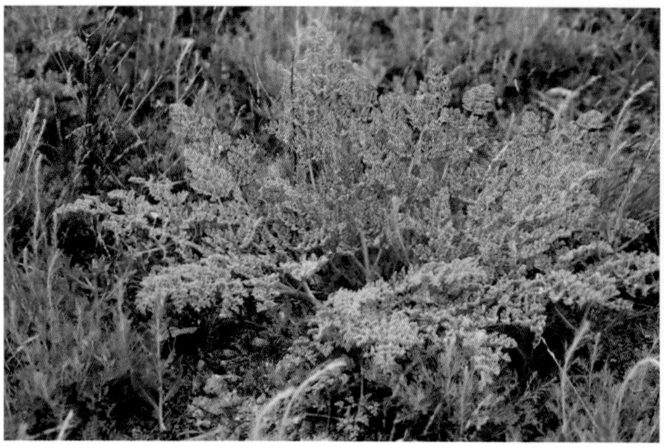

新疆阿魏（阿魏）

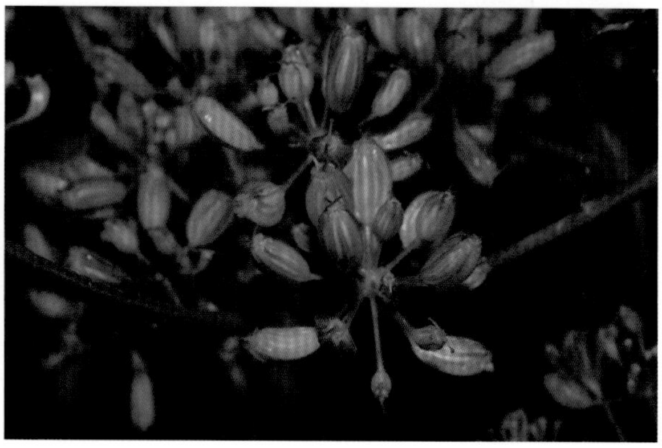

新疆阿魏（阿魏）

中央着生1个雌花序。双悬果背扁，卵形、长卵形或近方形，背面有绒毛，棕色。花期4～5月，果期5～6月。

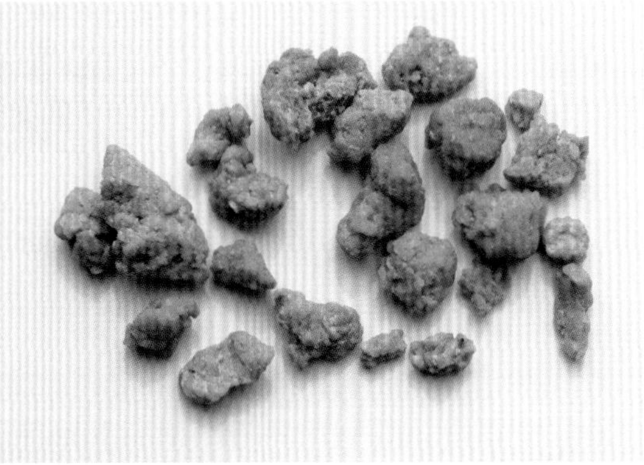
阿魏饮片

生境分布| 生长于多沙地带。分布于我国新疆维吾尔自治区。

采收加工| 春末夏初盛花期至初果期，分次由茎上部往下斜割，收集渗出的乳状树脂，阴干。

药材鉴别| 本品呈不规则的块状或脂膏状。颜色深浅不一，表面蜡黄色至棕黄色。块状者体轻、质地似蜡，断面稍有孔隙；新鲜切面颜色较浅，放置后色渐深。脂膏状者黏稠，灰白色。具强烈而持久的蒜样特异臭气，味辛辣，嚼之有灼烧感。

性味归经| 苦、辛，温。归脾、胃、肝经。

功效主治| 消积开胃，祛痰除湿，杀虫。本品味苦、辛，性温，辛能行滞，苦能燥湿，温可散寒。归脾、胃经，能行脾、胃之食物积滞，温胃散寒，健脾开胃，温燥寒湿以祛痰湿之邪。

药理作用| 阿魏煎剂在体外对人型结核杆菌有抑制作用。国外有用其胶质作抗惊厥用或治疗某些精神病，也有用作驱虫剂。其挥发油自肺排出，故可用作支气管炎、百日咳或哮喘患者的刺激性祛痰剂。

用法用量| 9～15 g，内服，入丸、散。外用：适量。

精选验方|

1. 疟疾 阿魏、干姜各3 g，细辛2.5 g，肉桂1.5 g，白芥子6 g。共为细末，将药粉分放在两张风湿膏上，再取斑蝥2只，去头足及壳，压碎，每张膏药放1只，病发前6 h贴神阙、命门两穴，贴24 h取下。

2. 血管瘤 阿魏、柴胡、甘草各15 g，当归尾、赤芍各6 g，桔梗3 g。水煎服，每日1剂，须连续服15～30剂。

3. 肠炎腹痛泄泻或消化不良、便溏 取阿魏一粒如黄豆大。切碎，置脐上，以腹脐膏1张贴之。

4. 预防麻疹 阿魏0.2～0.4 g。将药物置于铜币大的小膏药中心，对准易感儿的脐眼，紧密贴上，注意保护，避免脱落。

使用禁忌| 脾胃虚弱者及孕妇忌服。

安息香

ANXIXIANG

维 药 名| 罗邦。

别　　名| 安息香。

来　　源| 为安息香科乔木白花树 *Styrax tonkinensis* (Pierre) Craib ex Hart. 的干燥树脂。

识别特征| 乔木，高 10 ~ 20 m。树皮绿棕色，嫩枝被棕色星状毛。叶互生，长卵形，长达 11 cm，宽达 4.5 cm，叶缘具不规则齿牙，上面稍有光泽，下面密被白色短星状毛；叶柄长约 1 cm。总状或圆锥花序腋生及顶生，被毡毛；苞片小，早落；花萼短钟形，5 浅齿；花冠 5 深裂，裂片披针形，长约为萼筒的 3 倍；花萼及花瓣外面被银白色丝状毛，内面棕红色；雄蕊 8 ~ 10，花药线形，2 室；子房上位，卵形，密被白色茸毛，下部 2 ~ 3 室，上部单室，花柱细长，棕红色。果实扁球形，长约 2 cm，灰棕色；种子坚果状，红棕色，具 6 浅色纵纹。花期 4 ~ 6 月，果期 8 ~ 10 月。

生境分布| 分布于越南、老挝及泰国等地，我国云南、广西也产。

采收加工| 树干经自然损伤或夏、秋二季割裂树干，收集流出的树脂，阴干。

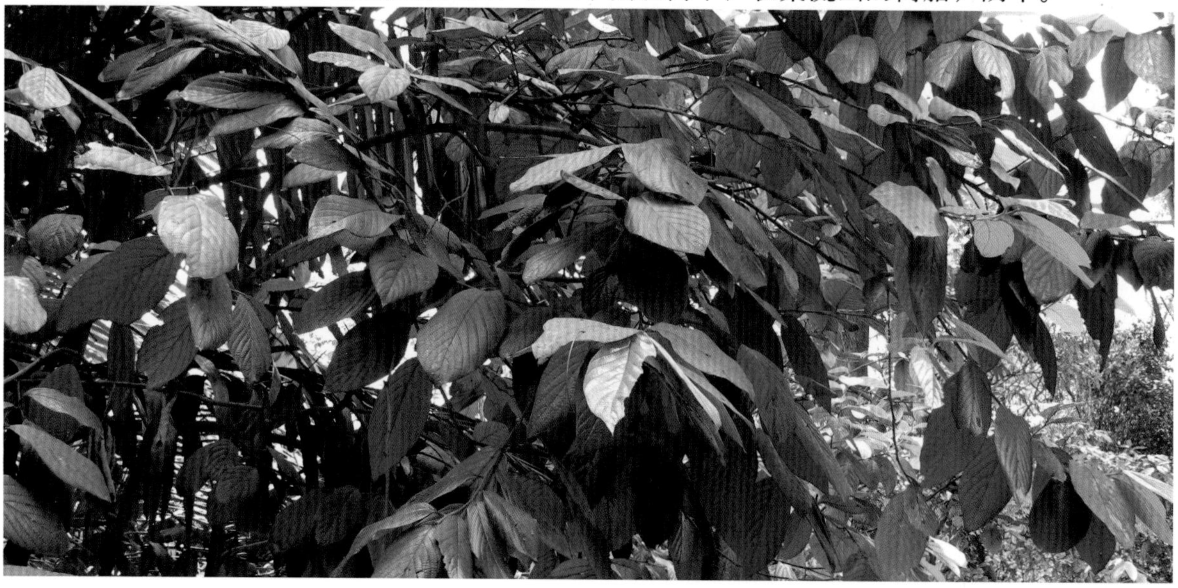

安息香

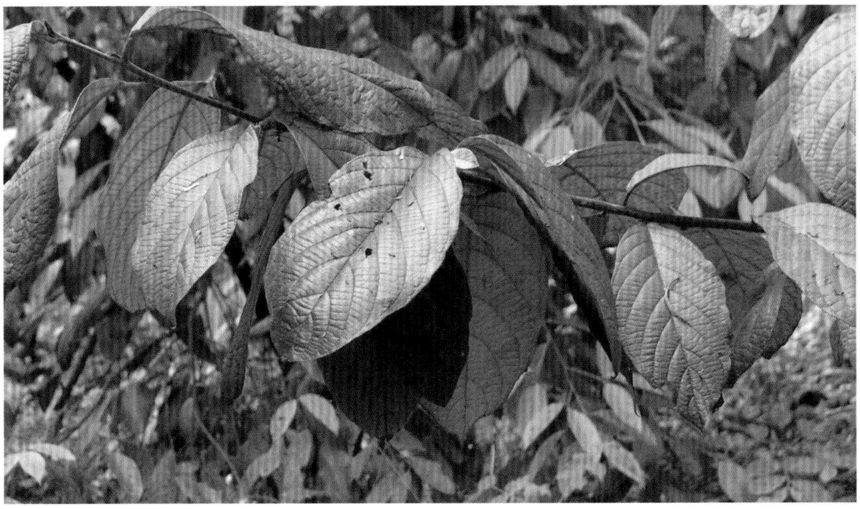
安息香

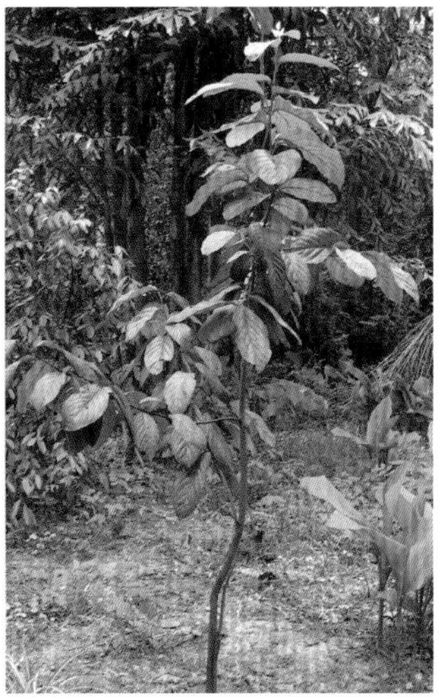
安息香

药材鉴别 本品为不规则的小块，稍扁平，常黏结成团块。表面橙黄色，具蜡样光泽（自然出脂），或为不规则的圆柱状、扁平块状。表面灰白色至淡黄白色（人工割脂）。质脆，易碎，断面平坦，白色，放置后逐渐变为淡黄棕色至红棕色，加热则软化熔融。气芳香，味微辛，嚼之有沙粒感。

性味归经 辛、苦，平。归心、脾经。

功效主治 开窍醒神，行气活血，止痛。本品气味芳香、辛温行散，走窜。入心经可芳香开窍醒神，走脾经可避秽解毒而安中行气。此外，本品辛散温通，气血同治，有行气活血而止痛之功。

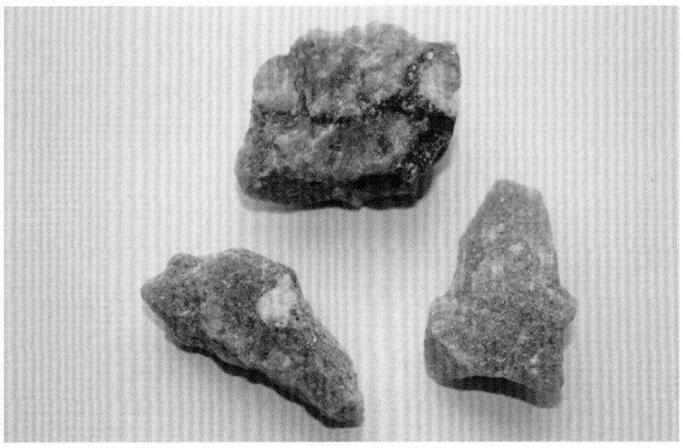
安息香

药理作用 安息香酊为刺激性祛痰药，置入热水中吸收其蒸气，则能直接刺激呼吸道黏膜而增加其分泌，可用于支气管炎的治疗以促进痰液排出，还可外用作局部防腐剂。

用法用量 0.6 ～ 1.5 g，多入丸、散服。

精选验方

1. 黄疸 安息香 1 支，瓜蒂 10 g。共捣一处，用草纸卷成卷，用火点着熏鼻，如系阴黄，再加台麝少许。

2. 腰肌劳损 安息香、杜仲、徐长卿、卷柏、牛膝各 10 g，玄胡索 15 g，马钱子 6 g（有毒，慎用），七叶一枝花 8 g。先将马钱子用麻油炸黄，研细末，其他药合研为细末，与马钱子混匀后过 80 目筛，装瓶备用。温开水冲服，每次 3 g，每日 2 次，12 日为 1 个疗程。

使用禁忌 阴虚火旺者慎服。

八角茴香

BAJIAOHUIXIANG

维 药 名｜沙卡里巴地洋。

别　　名｜八角、大茴香、八月珠、五香八角。

来　　源｜为木兰科植物八角茴香 *Illicium verum* Hook. f. 的干燥成熟果实。

识别特征｜常绿乔木，高达 20 m。树皮灰色至红褐色。叶互生或螺旋状排列，革质，椭圆形或椭圆状披针形，长 6 ~ 12 cm，宽 2 ~ 5 cm，上面深绿色，光亮无毛，有透明油点，下面淡绿色，被疏毛。花单生长于叶腋，有花梗；萼片 3，黄绿色；花瓣 6 ~ 9，淡红色至深红色；雄蕊 15 ~ 19；心皮 8 ~ 9；胚珠倒生。聚合果星芒状。花期春、秋二季，果期秋季至翌年春季。

生境分布｜生长于阴湿、土壤疏松的山地。分布于广东、广西等地。

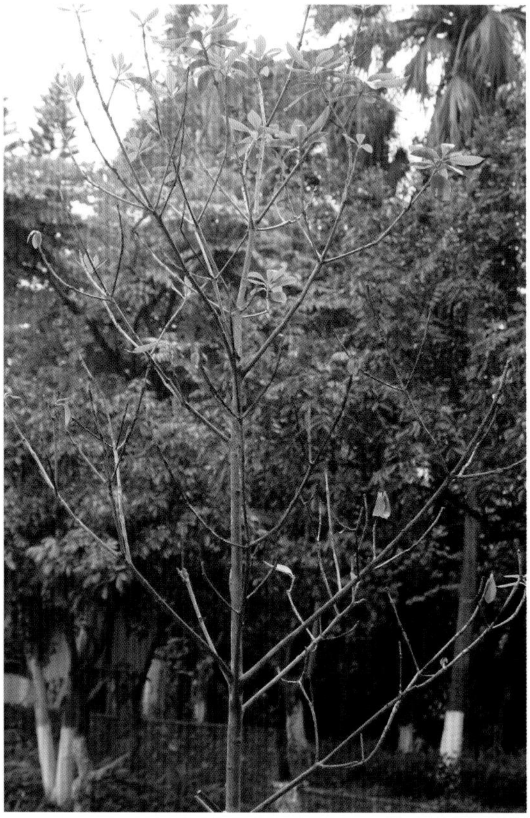

八角茴香

采收加工｜秋、冬二季果实由绿变黄时采摘，置沸水中略烫后干燥或直接干燥。

药材鉴别｜本品为聚合果，多由 8 蓇葖果组成，放射状排列于中轴上。蓇葖果外表面红棕色，有不规则形的皱纹，顶端呈鸟喙状，上侧多开裂；内表面淡棕色，平滑，有光泽；质硬而脆。每个蓇葖果含种子 1 粒，红棕色或黄棕色，光亮，尖端有种脐；胚乳白色，富油性。气芳香，味辛、甜。

性味归经｜辛，温。归肝、肾、脾、胃经。

功效主治｜温阳散寒，理气止痛。用于治寒疝腹痛、肾虚腰痛、胃寒呕吐、脘腹冷痛。

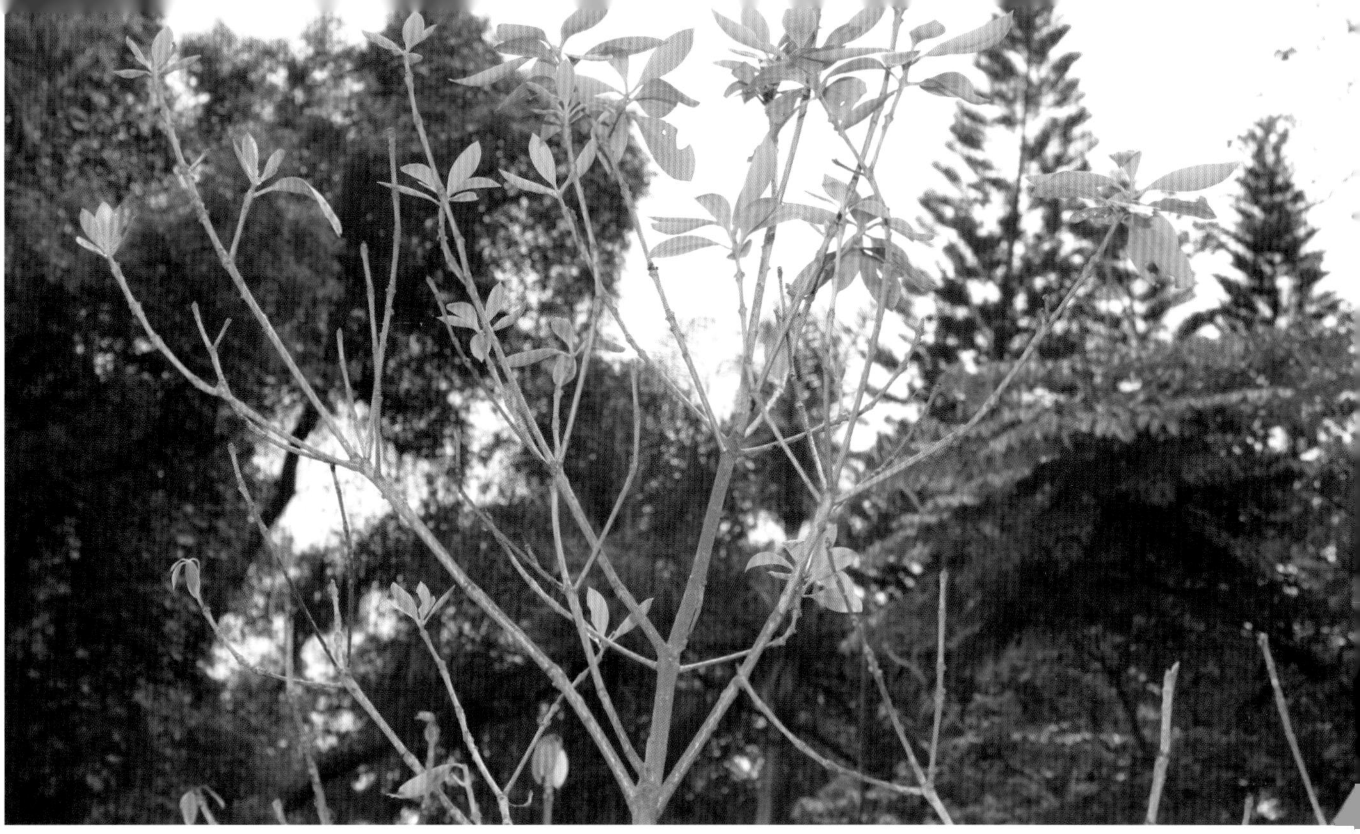

八角茴香

药理作用 | 具有抑菌作用，刺激作用，升白细胞作用，有雌激素活性。

用法用量 | 内服：3 ~ 6 g，煎服；或入丸、散。外用：适量，研末调敷。

精选验方 |

1. 腰重刺胀 八角茴香 10 g。炒后研为末，饭前酒调服。

2. 小肠气坠 八角茴香 50 g，花椒 25 g。炒后研为末，每次 5 g，酒下。

3. 大小便闭、鼓胀气促 八角茴香 7 个，火麻仁 25 g，研为末，生葱白 7 根，同研煎汤，调五苓散服之，每日 1 剂。

4. 风火牙痛 八角茴香适量，乌头 10 g。将八角茴香烧灰，与乌头熬水一茶杯送下。

5. 腰痛如刺 八角茴香（炒研）每次 10 g。饭前盐汤下。同时，取糯米 1 ~ 2 kg，炒热，袋盛，拴于痛处。

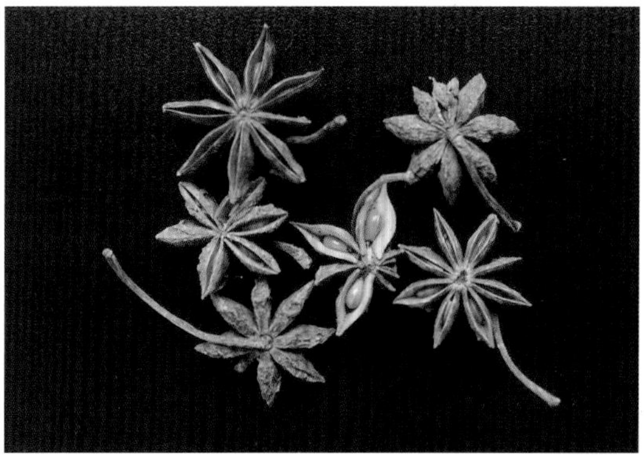

八角茴香药材

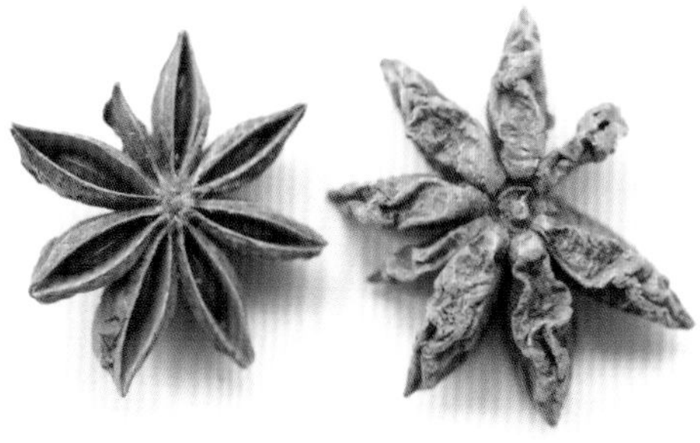

八角茴香药材

使用禁忌 | 阴虚火旺者慎服。

巴豆

BADOU

维药名丨 旦德。

别　名丨 巴豆霜、焦巴豆。

来　源丨 为大戟科常绿乔木植物巴豆 *Croton tiglium* L. 的干燥成熟果实。

识别特征丨 常绿小乔木。叶互生，卵形至矩圆状卵形，顶端渐尖，两面被稀疏的星状毛，近叶柄处有 2 腺体。花小，成顶生的总状花序，雄花生上，雌花在下。果实呈卵圆形或类圆形，长 1.5 ～ 2 cm，直径 1.4 ～ 1.9 cm，表面黄白色，有 6 条凹陷的纵棱线；去掉果壳有 3 室，每室有 1 枚种子。花期 3 ～ 5 月，果期 6 ～ 7 月。

生境分布丨 多为栽培，野生者常生长于山谷、溪边、旷野，有时也见于密林中。分布于四川、广西、云南、贵州等地。

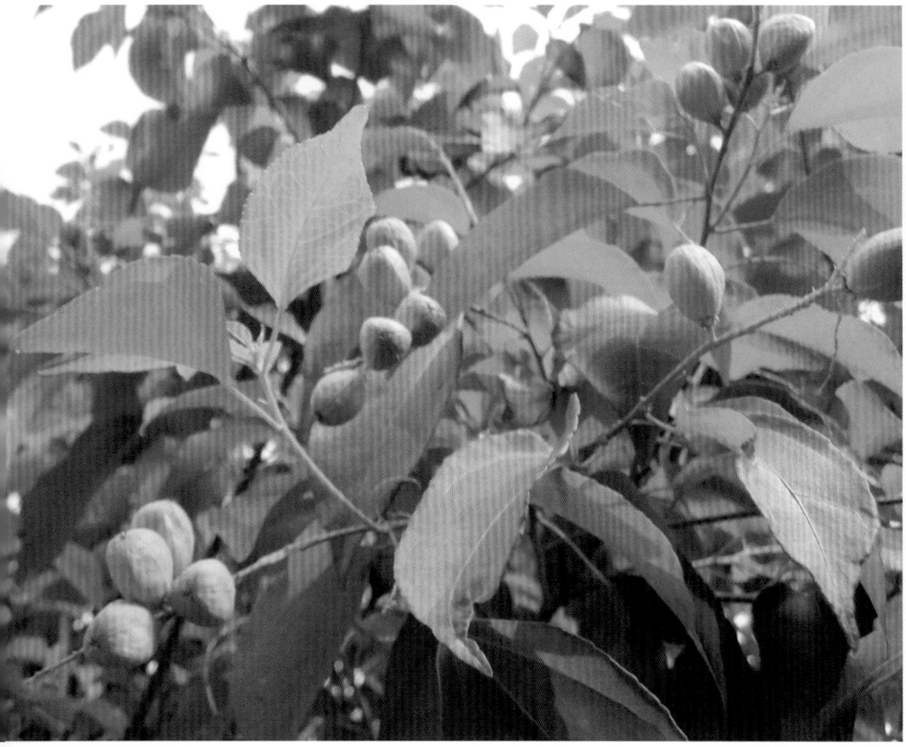

巴豆

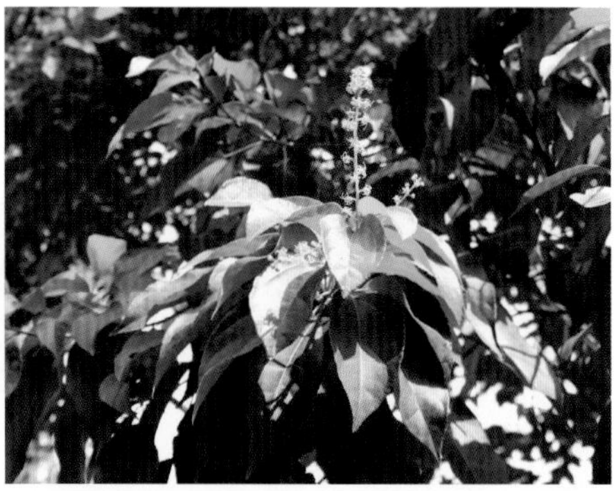

巴豆

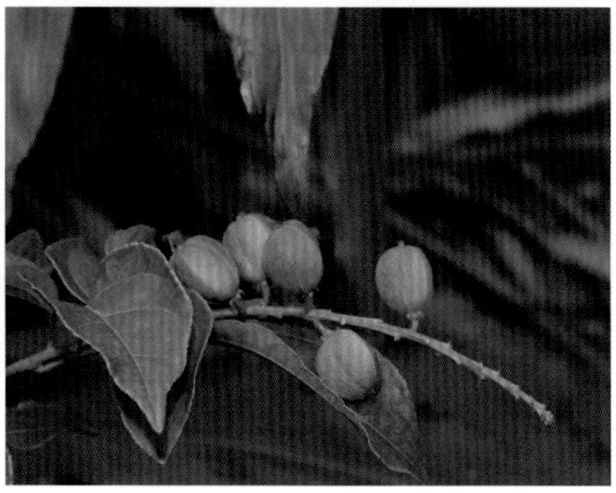

巴豆霜

采收加工| 秋季果实成熟时采收，堆置 2 ~ 3 日，摊开，干燥。

药材鉴别| 本品呈椭圆形，略扁。表面棕色或灰棕色，有隆起的种脊。外种皮薄而脆，内种皮呈白色薄膜，种仁黄白色，富油质。味辛辣。

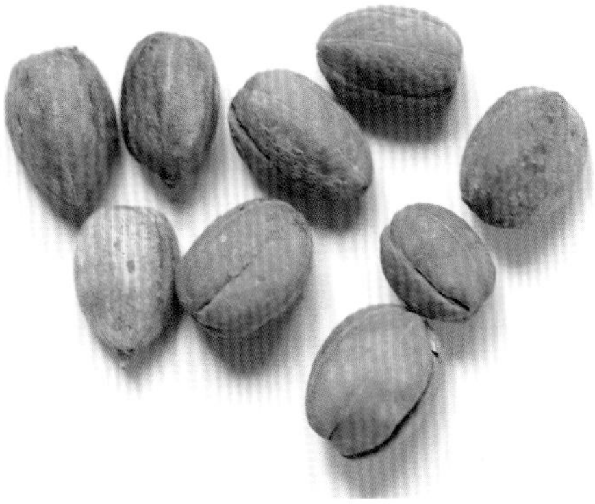

巴豆药材

性味归经| 辛，热；有大毒。归胃、大肠经。

功效主治| 下冷积，逐水退肿，祛痰利咽，蚀疮祛腐。本品大辛大热，有大毒。归胃经与大肠经，可荡涤胃肠寒滞食积和腹水，是重要的温通峻下、逐水消胀药。外用可蚀疮祛腐。

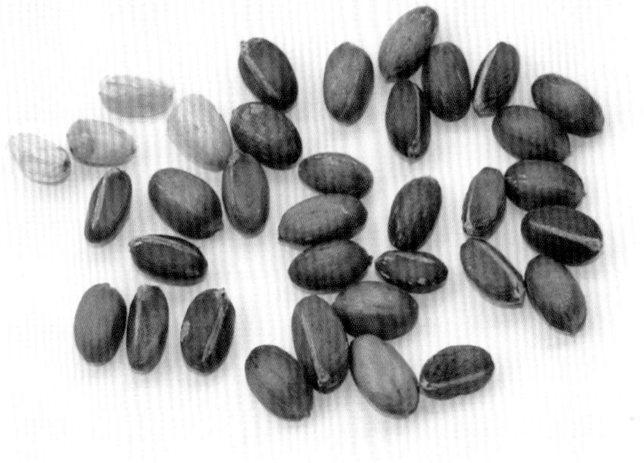

巴豆饮片

药理作用| 有抗肿瘤及促肿瘤发生作用，并可镇痛、抗病原微生物、增加胆汁和胰液的分泌，能使大鼠皮肤局部释放组胺及引起肾上腺皮质激素分泌增加。

用法用量| 0.1 ~ 0.3 g，入丸、散服。大多制成巴豆霜用。外用：适量。

精选验方|

1. 泻痢 巴豆仁（炒焦研泥）6 g，蜂蜡等量。共同熔化约制 80 丸，每丸重 0.15 g（内含巴豆 0.075 g），成人每次 4 丸，每日 3 次，空腹服用；8 ~ 15 岁每服 2 丸；5 ~ 7 岁每服 1 丸；1 ~ 4 岁每服半丸；6 个月~ 1 岁每服 1/3 丸；6 个月以下每服 1/4 丸；未满 1 个月忌服。

2. 急性梗阻性化脓性胆管炎 巴豆仁切成米粒的 1/3 ~ 1/2 大小颗粒，不去油，备用，每次用温开水送服 150 ~ 200 mg，可在 12 h 内给药 3 ~ 4 次，次日酌情用 1 ~ 2 次。

3. 胆绞痛 巴豆仁适量。切碎置胶囊内，每次服 100 mg，小儿酌减，每 3 ~ 4 h 用药 1 次，至畅泻为度，每 24 h 不超过 400 mg。以服巴豆通下后，胆绞痛减轻为有效。

4. 骨髓炎骨结核多发性脓肿 巴豆仁（纱布包好）60 g，猪蹄 1 对。置大瓦钵内，加水 3000 ml，炖至猪蹄熟烂，去巴豆仁和骨，不加盐，每日分 2 次空腹服。如未愈，每隔 1 周可再服 1 剂，可连服 10 ~ 20 剂。

使用禁忌| 孕妇及体弱者忌用。畏牵牛子。

菝葜

BAQIA

维药名 | 确比其尼。

别　名 | 金刚藤、金刚根、铁菱角。

来　源 | 为百合科攀缘状灌木植物菝葜 *Smilax china* L. 的干燥根茎。

识别特征 | 攀缘状灌木。高 1 ~ 3 m。疏生刺。根茎粗厚，坚硬，为不规则的块根，粗 2 ~ 3 cm。叶互生；叶柄长 5 ~ 15 mm，占全长的 1/3 ~ 1/2，具宽 0.5 ~ 1 mm 的狭鞘，几乎都有卷须，少有例外，脱落点位于靠近卷须处；叶片薄革质或坚纸质，圆形、椭圆形或卵圆形，长 3 ~ 10 cm，宽 1.5 ~ 5 cm，基部宽楔形至心形，下面淡绿色，较少苍白色，有时具粉霜。花单性，雌雄异株；伞形花序生于叶尚幼嫩的小枝上，具十几朵或更多的花，常呈球形；总花梗长 1 ~ 2 cm，花序托稍膨大，近球形，较少稍延长，具小苞片；花绿黄色，外轮花被片 3，长圆形，长 3.5 ~ 4.5 mm，宽 1.5 ~ 2 mm，内轮花被片，稍狭；雄蕊长约为花被片的 2/3，花药比花丝稍宽，常弯曲；雌花与雄花大小相似，有 6 枚退化雄蕊。浆果直径 6 ~ 15 mm，熟时红色，有粉霜。花期 2 ~ 5 月，果期 9 ~ 11 月。

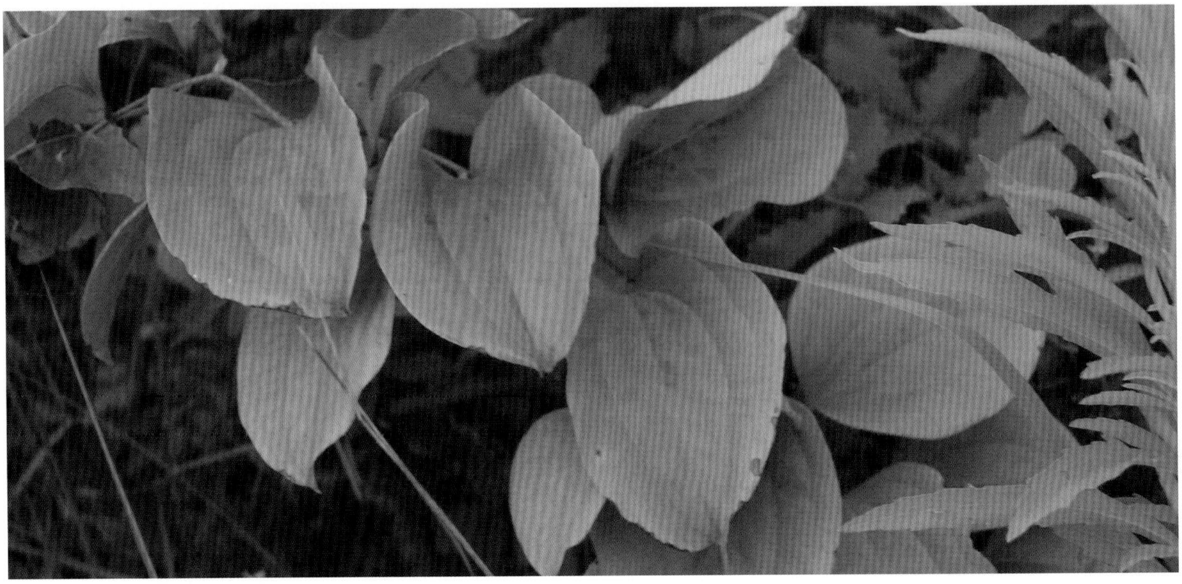

菝葜

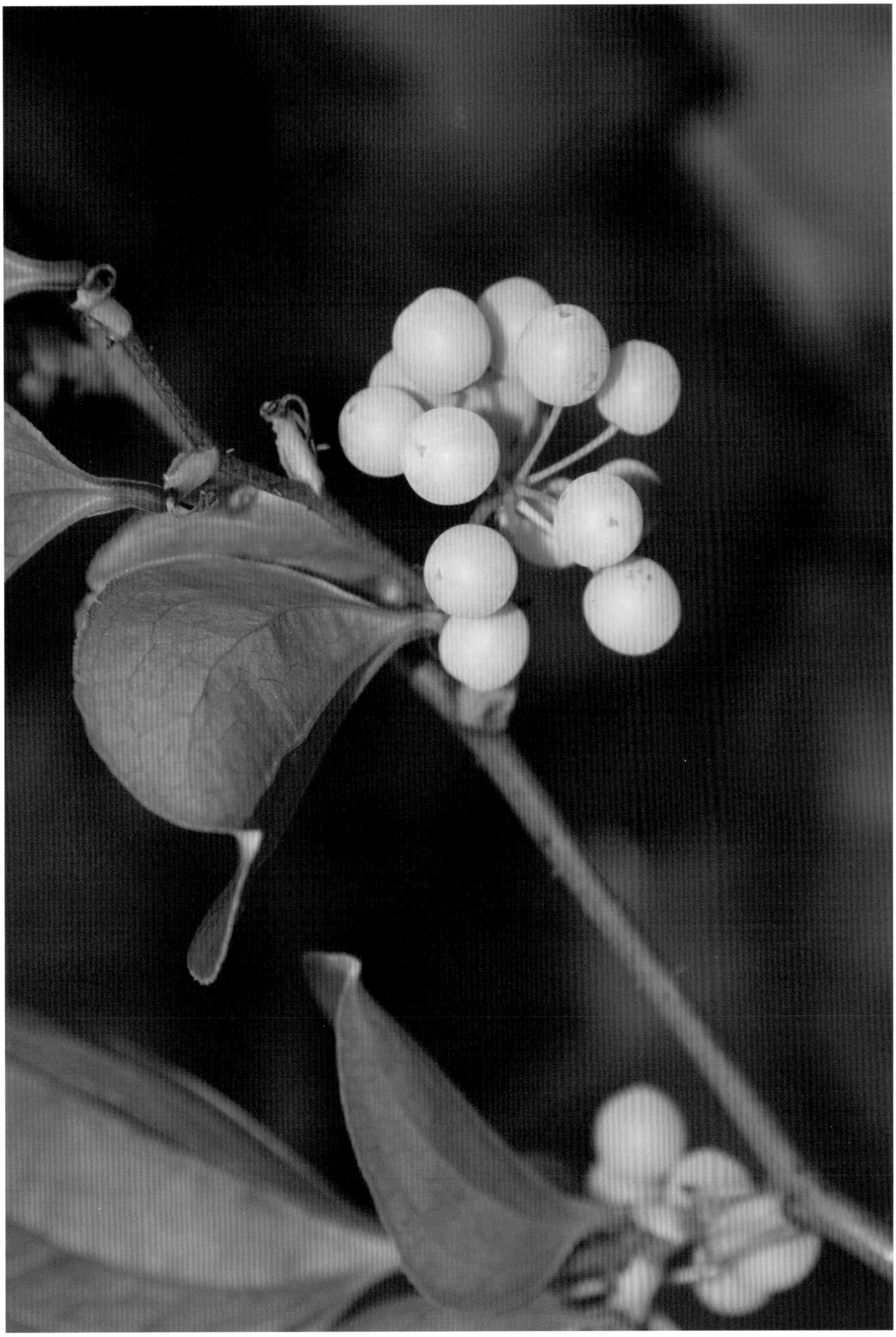

菝葜

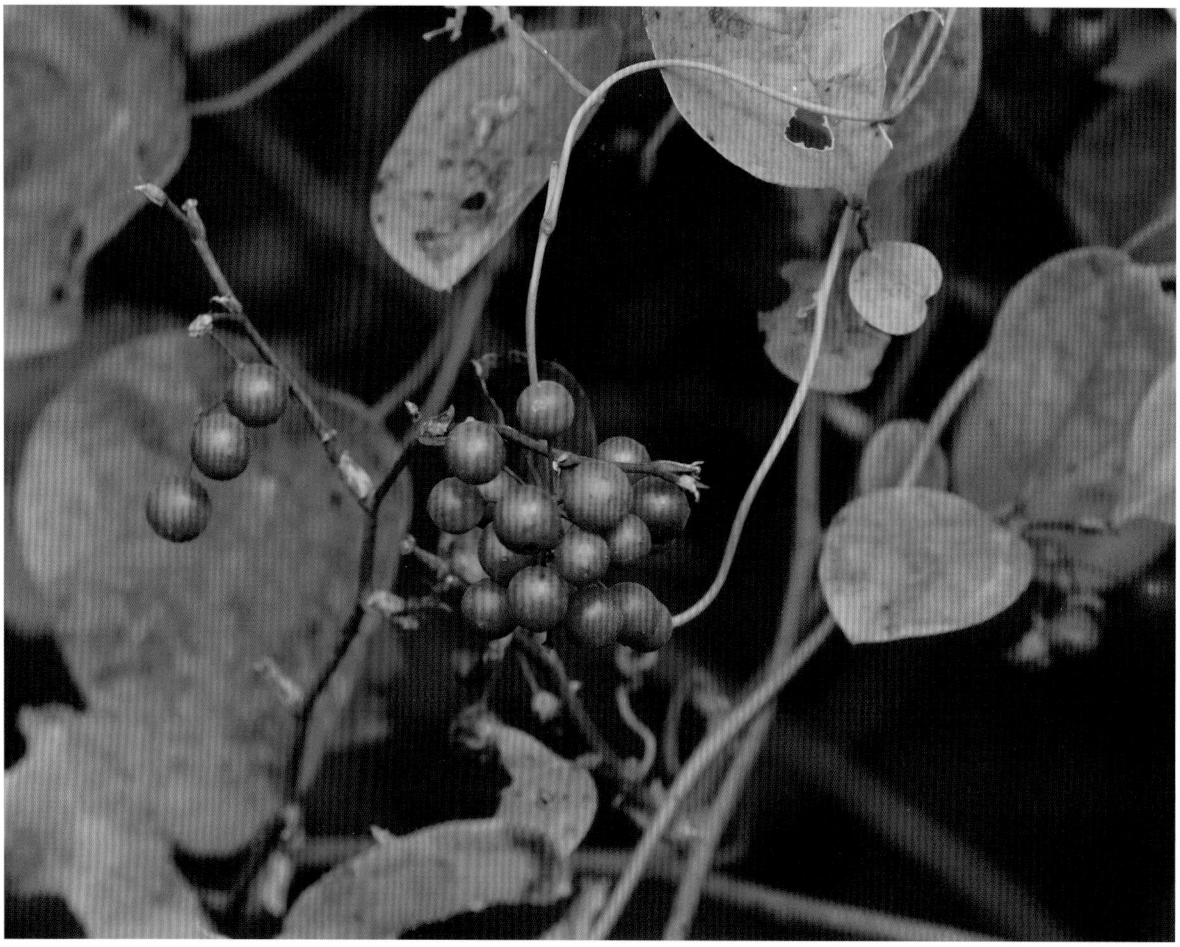

菝葜

生境分布| 生长于海拔 2000 m 以下的林下灌木丛中、路旁、河谷或山坡上。主要分布于我国长江以南各地。

采收加工| 2 月或 8 月采挖根茎，除去泥土及须根，切片，晒干生用。

药材鉴别| 本品呈不规则片状。外表皮紫棕色或黄棕色，有圆锥状突起。质坚实，断面红棕色，具粗纤维，味微苦。

性味归经| 甘，温。归肝、肾、膀胱经。

功效主治| 祛风湿，利小便，消肿毒。本品甘温助阳，入肝则祛经络筋脉之风湿，入肾、膀胱则利小便。风湿祛，不再积热化毒，则肿痛可消、热毒可解。

药理作用| 对金黄色葡萄球菌、绿脓杆菌、大肠杆菌有抑制作用。

用法用量| 9 ~ 15 g，大剂量 30 ~ 90 g，内服：浸酒或入丸、散。外用：煎水熏洗。

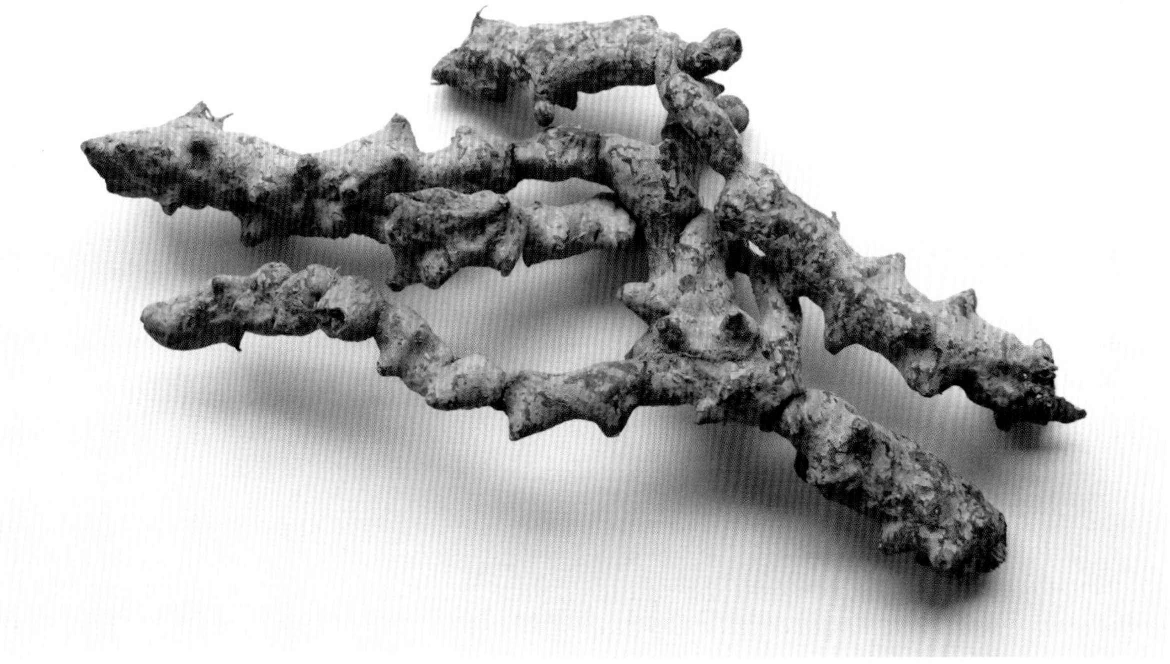

菝葜药材

精选验方 |

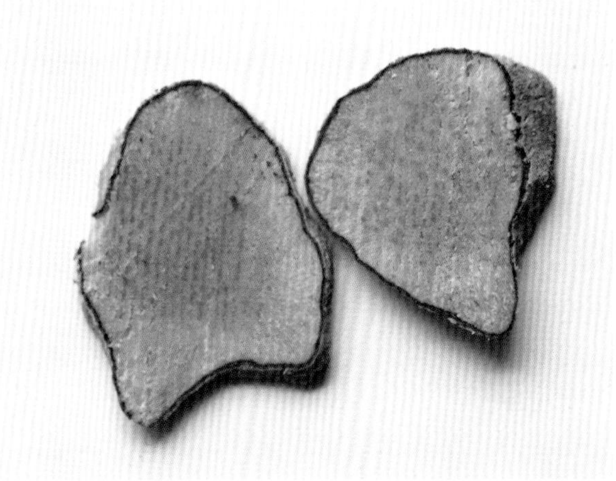

菝葜饮片

1. 风湿性关节炎 鲜菝葜根 1000 g。用乙醇提取法制成 300 ml 注射液，每安瓿 2 ml，每次肌注 2 ml，每日 1 次。

2. 牛皮癣 菝葜根 20 ～ 40 g。用温开水 1500 ml 浸泡 10 h，煮沸 40 ～ 80 min，每日分 2 ～ 3 次饭后服。

3. 关节风湿痛 菝葜、活血龙、山楂根各 15 ～ 25 g。水煎服。

4. 筋骨麻木 菝葜适量。浸酒服。

5. 小便多、滑数不禁 菝葜适量。研为细末，以好酒调 15 g 服用。

6. 风湿关节痛 菝葜、虎杖各 50 g，寻骨风 25 g，白酒 750 ml。上药泡酒 7 日，每次服一酒盅（约 25 ml），早、晚各服 1 次。

7. 胃肠炎 菝葜根状茎 100 ～ 200 g。水煎服。

8. 乳糜尿 菝葜根状茎、楤木根各 50 g。水煎服，每日 1 剂。

9. 癌症 菝葜根状茎 50 ～ 750 g。洗净切片，晒干，水浸 1 h，文火浓煎 3 h 去渣，加猪肥肉 50 ～ 100 g，煮 1 h，取药液 500 ml，1 日内分数次服完。

10. 烧烫伤 新鲜菝葜叶烤干（不要烤焦），碾成 80 ～ 100 g 粉末。用时，加麻油调成糊状，每日涂患处 1 ～ 2 次。

使用禁忌 | 服药期间忌茶、醋。

白矾

BAIFAN

维 药 名 | 再米切。

别　　名 | 矾石、明矾、枯矾。

来　　源 | 为硫酸盐类矿物明矾石经加工提炼制成，主含含水硫酸铝钾 $[KAl(SO_4)_2 \cdot 12H_2O]$。

识别特征 | 晶形呈细小的菱面体或板状，通常为致密块状、细粒状、土状等，颜色为无色、白色，常带淡黄及淡红等色，条痕白色。玻璃状光泽，解理面上有时微带珍珠光，块状者光泽暗淡或微带蜡状光泽，透明至半透明。解理不完全平行。断口晶体者呈贝状，块体者呈多片状、参差状，有时土状。硬度 3.5 ～ 4，比重 2.6 ～ 2.8，性脆。

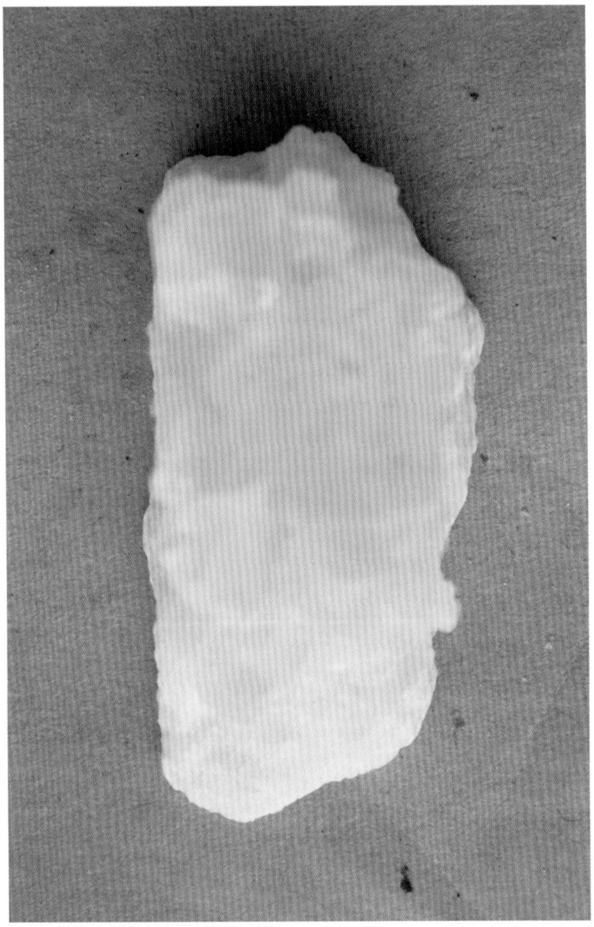

白矾药材

生境分布 | 常为碱性长石受低温硫酸盐溶液的作用变质而成，多分布于火山岩中。分布于甘肃、安徽、山西、湖北、浙江等地。

采收加工 | 采得后打碎，用水溶解，收集溶液，蒸发浓缩，放冷后即析出结晶。

药材鉴别 | 本品为不规则粒状或块状，淡黄白色或无色，表面凹凸不平或略平滑。质硬，脆。气微，味酸。

性味归经 | 酸，寒；有毒。归肺、肝、脾、大肠经。

功效主治 | 解毒杀虫，燥湿止痒，止血止泻，清热消痰。本品酸寒，有燥湿收敛之功。外用能燥湿杀虫止痒，内服能祛痰，

有止泻、止血作用。煅后收敛作用增强。

药理作用| 对金黄色葡萄球菌和变形杆菌有抑制作用，有抗阴道滴虫作用；内服有抗癫痫、利胆、降血脂（白金丸）等作用；外用低浓度明矾有消炎、收敛、防腐作用，并能凝固蛋白、硬化皮肤、止血，浓度较高时会侵蚀肌肉，引起溃烂。

用法用量| 1～3 g。内服：多入丸、散。外用：适量，研末撒、调敷或化水外洗。

精选验方|

1. 内痔 以明矾制成15%或18%注射液注入痔核，对各期内痔及混合痔合并黏膜脱垂，均有疗效。

2. 脓疱疮、湿疹、手足癣、黄水疮 白矾、松香、铜绿各等份。将药装入葱叶内，水煎待药溶化，取出葱叶晒干，加冰片共研细末。疮未溃者香油调搽，疮已溃流脓水者药粉干撒。每日1次，一般需连用3～7日。

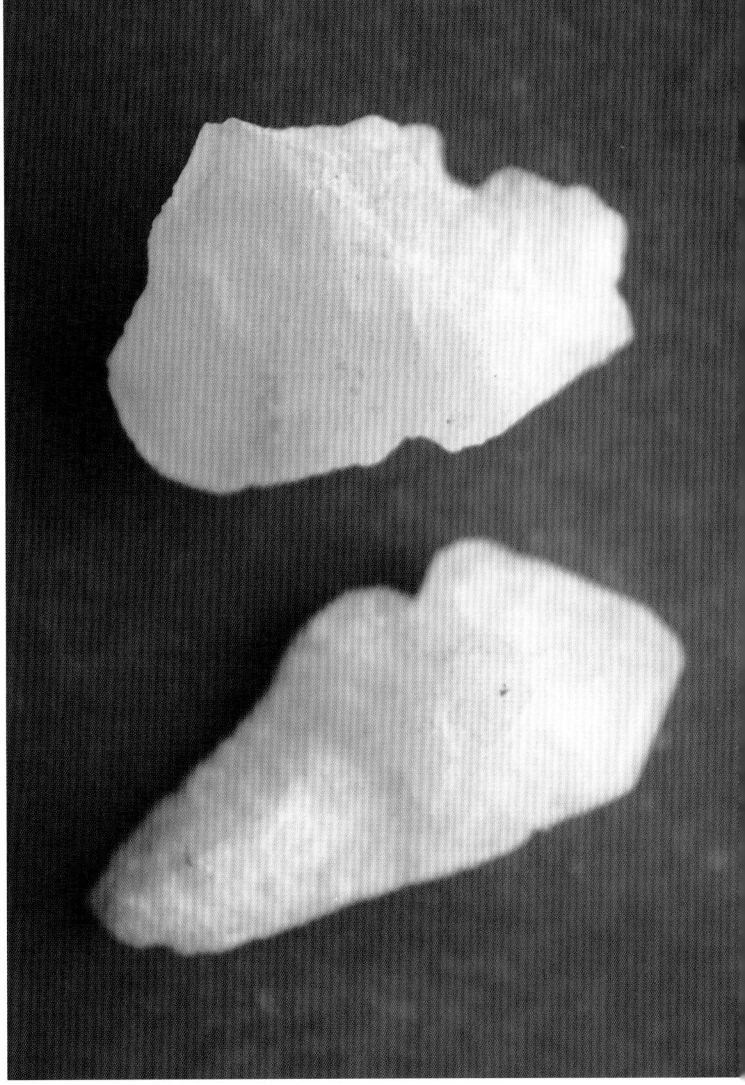

白矾药材

3. 顽固性口腔溃疡 白矾6 g，白糖4 g。放入瓷器皿内，置小火上加热，待其熔化成膏后稍冷即可使用。气候寒冷易凝固，须加温熔化后再用。用棉签蘸矾糖膏搽于溃疡面上，每日1次。搽后溃疡处疼痛增剧，口流涎水，一般3～5 min即可消失。

4. 子宫颈炎 明矾、儿茶、冰片各30 g。共研细面，搽上药塞于创面上，每日用药2次。

5. 传染性肝炎 单用明矾适量。研成粉末，装入胶囊，空腹吞服，成人每次1 g，每日3次，儿童可口服5%明矾糖浆，按年龄增减剂量。

使用禁忌| 体虚胃弱及无湿热痰火者忌服。

白头翁

BAITOUWENG

维 药 名｜ 阿克巴西欧提。

别　　名｜ 翁草、老翁花、野丈人、白头公、犄角花、胡王使者。

来　　源｜ 为毛茛科多年生草本植物白头翁 *Pulsatilla chinensis*（Bge.）Regel 的干燥根。

识别特征｜ 多年生草本，高达 50 cm，全株密被白色长柔毛。主根粗壮，圆锥形。叶基生，具长柄，叶 3 全裂；中央裂片具短柄，3 深裂，侧生裂片较小，不等 3 裂；叶上面疏被伏毛，下面密被伏毛。花茎 1 ～ 2 cm，高 10 cm 以上，总苞由 3 小苞片组成，苞片掌状深裂；花单一，顶生，花被 6，紫色，2 轮，外密被长绵毛；雄蕊多数，离生心皮，花柱丝状，果期延长，密被白色长毛。瘦果多数，密集成头状，宿存花柱羽毛状。花期 3 ～ 5 月，果期 5 ～ 6 月。

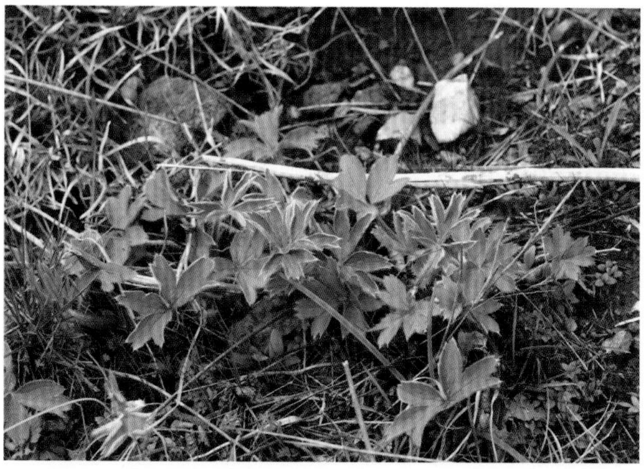

白头翁

生境分布｜ 生长于平原、低山山坡草地、林缘或干旱多岩石的坡地。分布于我国北方各省。

采收加工｜ 春、秋二季采挖，除去泥沙、花茎和须根，保留根头白绒毛，晒干，生用。

药材鉴别｜ 本品为类圆形，片状。外表皮黄棕色或棕褐色，具不规则纵皱纹或纵沟，近根头部有白色绒毛。外皮易剥离。切面稍平坦，皮部黄白色或淡黄棕色，木部淡黄色。质硬而脆。气微，味微苦涩。

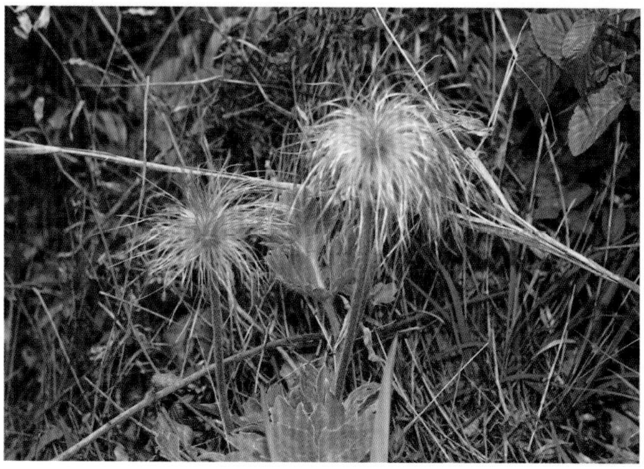

白头翁

性味归经｜ 苦，寒。归大肠经。

功效主治｜ 清热解毒，凉血止痢。本品苦寒，归大肠经，善清除肠中热毒而止泻痢，为治热毒血痢、湿热泻痢之要药。

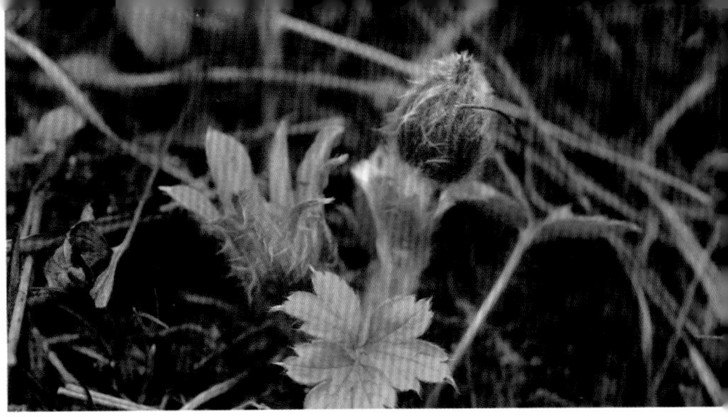
白头翁

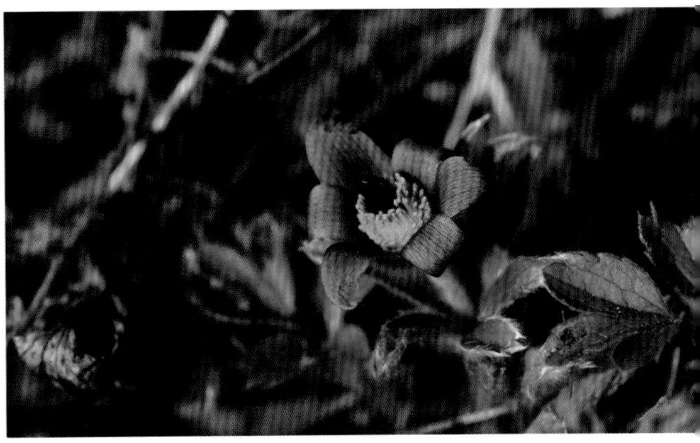
白头翁

药理作用| 有明显抗菌作用及抗阿米巴原虫作用，对阴道滴虫有明显杀灭作用，对流感病毒有轻度抑制作用，还有一定的镇静、镇痛作用。

用法用量| 9～30 g，煎服。

精选验方|

1. 气喘 白头翁 10 g。水煎服。

2. 外痔 白头翁全草适量。以根捣烂贴之，逐血止痛。

3. 心烦口渴、发热、里急后重 白头翁 9 g，川黄连、

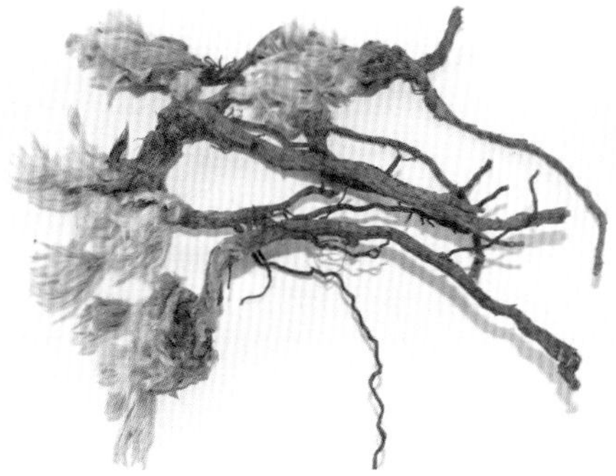
白头翁药材

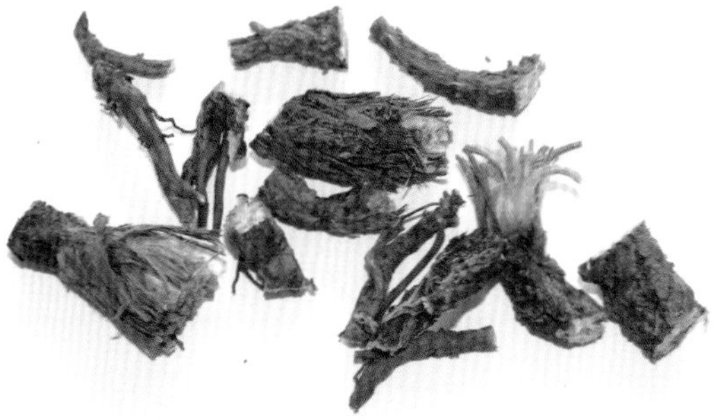
白头翁饮片

川黄柏、北秦皮各 6 g。水煎服。

4. 细菌性痢疾 白头翁 15 g，马齿苋 30 g，鸡冠花 10 g。水煎服。

5. 小儿湿热腹泻 白头翁 15 g，生薏苡仁 30 g，高粱米与白糖各适量。高粱米放锅中爆花，取 6 g 与生薏苡仁、白头翁同煎水，加适量调服，每日 1 剂，分 2～3 次服用。

6. 伤寒 白头翁 18 g，紫苏叶 10 g。水煎服，每日 2～3 次。

7. 非特异性阴道炎 白头翁 20 g，青皮 15 g，海藻 10 g。水煎服，每日 2 次。

8. 急性淋巴结炎 白头翁 120 g。水煎取药汁，每日 1 剂，分 2 次服用。

9. 小儿消化不良 白头翁、山楂各 6 g，砂仁、炙甘草各 1 g，香附 4 g，焦神曲 8 g，苍术炭、茯苓各 5 g。上药加水，浓煎 200 ml，每日分多次服用。

10. 细菌性痢疾（小儿急性细菌性痢疾） 白头翁 12 g，黄芩、白芍、秦皮、当归各 10 g，黄连 6 g，大黄、甘草、广木香各 5 g。加水，煎取药汁 250 ml，每日 1 剂，分 3 次灌肠。

使用禁忌| 虚寒泻痢者忌服。

斑蝥

BANMAO

维 药 名| 阿拉库鲁克。

别　　名| 斑毛、生斑蝥、炒斑蝥、米斑蝥。

来　　源| 为芫青科昆虫南方大斑蝥 *Mylabris phalerata* Pallas 或黄黑小斑蝥 *Mylabris cichorii* Linnaeus 的干燥体。

识别特征| 南方大斑蝥，又名大斑蝥。体长 15 ~ 30 mm，底色黑色，被黑绒毛。头部圆三角形，具粗密刻点，额中央有一条光滑纵纹。复眼大，略呈肾脏形。触角 1 对，线状，11 节，末端数节膨大呈棒状，末节基部狭于前节。前胸长稍大于阔，前端狭于后端；前胸背板密被刻点，中央具一条光滑纵纹，后缘前面中央有一凹陷，后缘稍向上翻，波曲形。小楯片长形，末端圆钝。鞘翅端部阔于基部，底色黑色，每翅基部各有 2 个大黄斑，个别个体中斑点缩小；翅中央前后各有一黄色波纹状横带；翅面黑色部分刻点密集，密生绒毛，黄色部分刻点及绒毛较疏。鞘翅下为 1 对透明的膜质翅，带褐色。足 3 对，有黑色长绒毛，前足和中足跗节均为 5 节；后足的跗节则为 4 节，跗节先端有 2 爪；足关节处能分泌黄色毒液，接触皮肤，能起水泡。腹面也具黑色长绒毛。具复变态，幼虫共 6 龄，以假蛹越冬。成虫 4 ~ 5 月开始为害，7 ~ 9 月为害最烈，多群集取食大豆之花、叶，花生、茄子叶片及棉花的芽、叶、花等。黄黑小斑蝥，又名黄斑芫青，外形与上种极相近，体小型，长 10 ~ 15 mm，触角末节基部与前节等阔。

生境分布| 主要分布于河南、广西、安徽、四川、江苏、湖南等地。

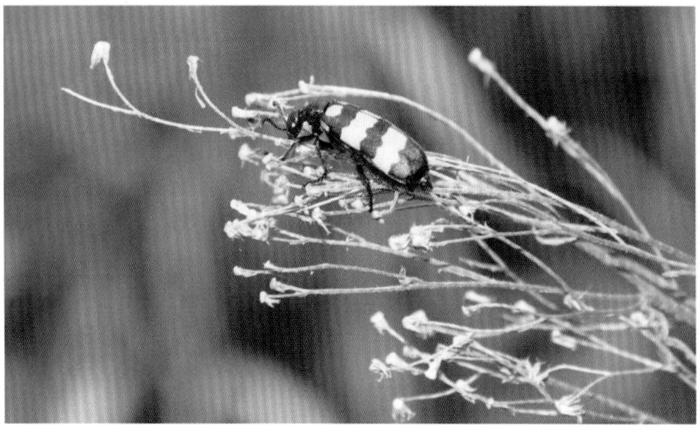

斑蝥

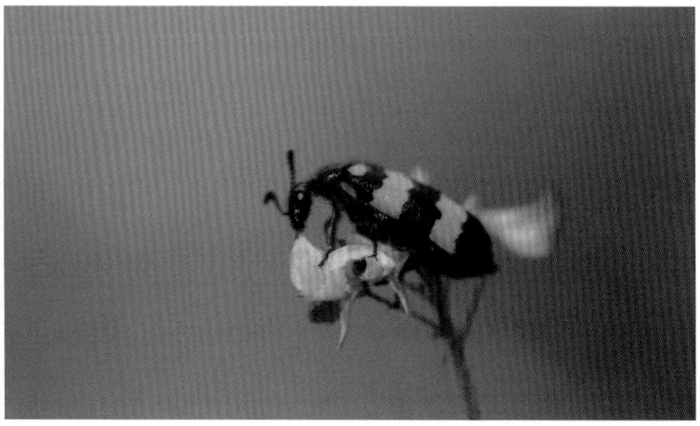

黄黑小斑蝥

采收加工| 夏、秋二季捕捉，闷死或烫死，晒干。

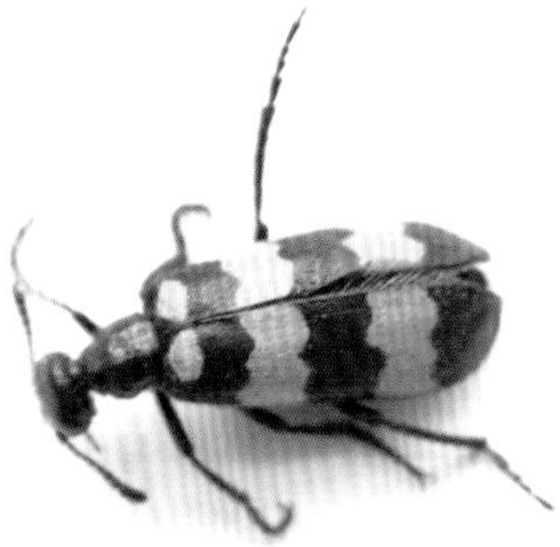

黄黑小斑蝥药材

药材鉴别| 本品为去除头、足、翅的干燥躯体，略呈长圆形，背部有三条黄色或棕黄色的横纹，胸腹部乌黑色，有特殊臭气。

性味归经| 辛，寒；有大毒。归肝、肾、胃经。

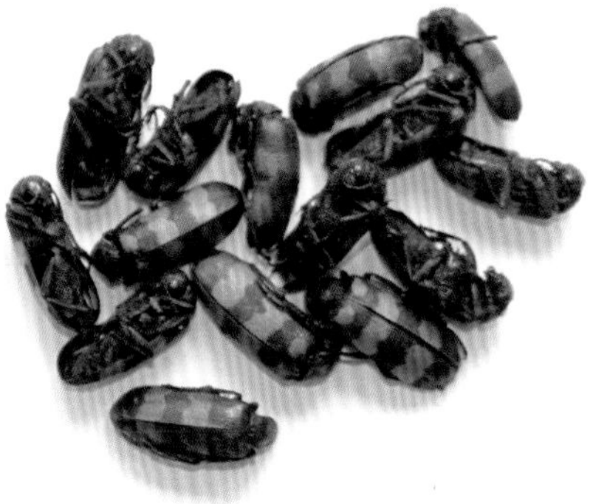

斑蝥药材

功效主治| 破血散结，攻毒蚀疮，引赤发泡。主治癥瘕肿块，积年顽癣，瘰疬，赘疣，痈疽不溃，恶疮死肌。

药理作用| 斑蝥素对小鼠腹水型肝癌和网织细胞肉瘤 ARS 均有一定抑制作用。水浸液对皮肤真菌有不同程度的抑制作用；具有雌激素样作用，局部刺激作用，对甲醛兔实验性关节炎有明显抑制作用。

用法用量| 0.03 ~ 0.06 g，多入丸、散。外用：适量，研末敷贴，或酒、醋浸泡，或泡用。

精选验方|

1. 疥癣 斑蝥 1 个，甘遂 5 g。共研成细面，用醋调搽患处。

2. 白癜风 斑蝥 50 g。用 95%酒精溶液 1000 ml 浸泡 2 周，将药液搽于白斑处，每日 2 ~ 3 次，白斑起泡后即停止，起泡后，放出液体，有溃破者外搽烧伤类软膏，愈合后视色素沉着情况，行第 2、第 3 个疗程。

3. 斑秃 斑蝥 40 个，闹洋花 40 朵，骨碎补 40 片。浸于 500 ml 95%的酒精溶液内，5 日后取澄清液搽擦患处，每日 1 次。擦药前，先用土大黄、一枝黄花煎液洗患处。

4. 神经性皮炎 斑蝥 15 g。置于 100 ml 70% 酒精溶液中，1 周后取浸液搽患处。患处出现水泡后用针刺破，敷料包扎。

5. 牛皮癣 斑蝥（烘干）15 g，皂角刺 250 g，砒霜 9 g。将皂角刺捣碎，加适量醋，煎浓后去渣，再加入其他两味药，稍煎一下，外搽患处，每日 3 ~ 4 次。此药有毒，忌内服。

使用禁忌| 本品有大毒，内服宜慎，严格掌握剂量，体弱及孕妇忌服；外敷刺激皮肤，可导致发红、起泡，甚至腐烂，故不可敷之过久或大面积使用。内服过量，可引起恶心、呕吐、腹泻、尿血及肾功能损害。

薄荷

BOHE

维 药 名| 亚力普孜。

别　　名| 薄荷、苏薄荷。

来　　源| 为唇形科植物薄荷 *Mentha haplocalyx* Briq. 的干燥茎叶。

识别特征| 多年生草本，高 10 ～ 80 cm。茎方形，被逆生的长柔毛及腺点。单叶对生，叶片短圆状披针形，长 3 ～ 7 cm，宽 0.8 ～ 3 cm，两面有疏柔毛及黄色腺点，叶柄长 2 ～ 15 mm。轮伞花序腋生；萼钟形，外被白色柔毛及腺点，花冠淡黄色。小坚果卵圆形，黄褐色。花期 7 ～ 9 月，果期 10 月。

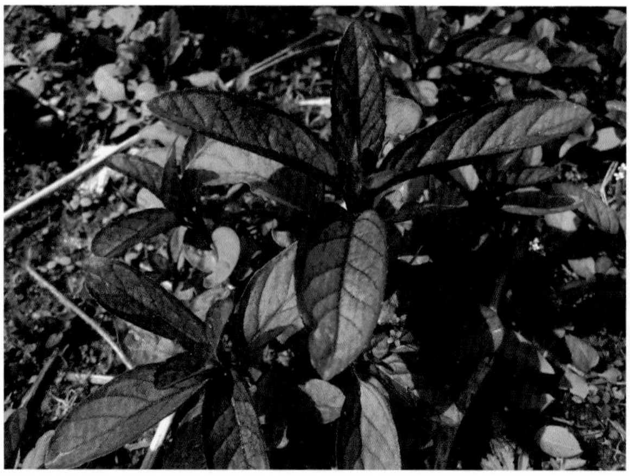

薄荷

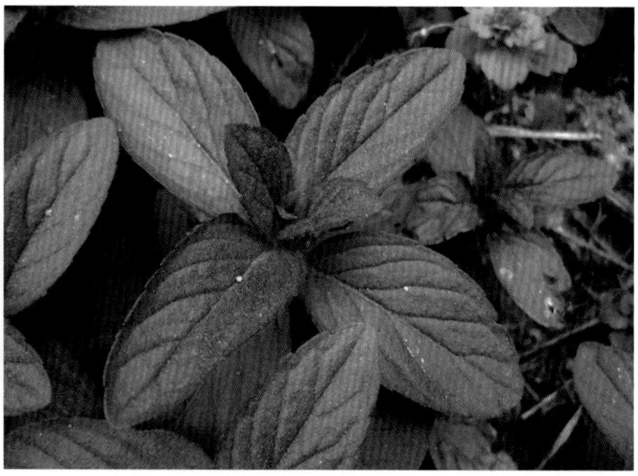

薄荷

生境分布| 生长于河旁、山野湿地。全国各地均产，以江苏、浙江、江西为主要分布区，其中尤以江苏产者为佳。

采收加工| 大部分产区每年采割 2 次，第一次在夏季茎叶茂盛时，第二次在花开三轮时，割取地上部分，及时晒干或阴干。生长期长的地区也可每年采割 3 次。

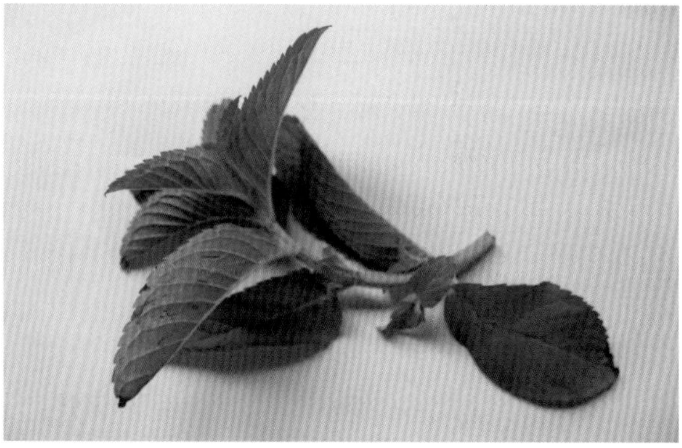

薄荷药材

药材鉴别｜ 本品呈不规则的节段。茎方柱形，表面紫棕色或淡绿色，具纵棱线，棱角处具茸毛。切面白色，中空，质脆，易折断。叶片卷曲皱缩，多破碎，上表面深绿色，下表面灰绿色，稀被茸毛，有时可见腋生的花序上残留花萼。揉搓后有特殊清凉香气，味辛、凉。

性味归经｜ 辛，凉。归肺、肝经。

功效主治｜ 宣散风热。清头目，透疹。主治风热感冒，风温初起，头痛，目赤，喉痹，口疮，风疹，麻疹，胸胁胀闷。

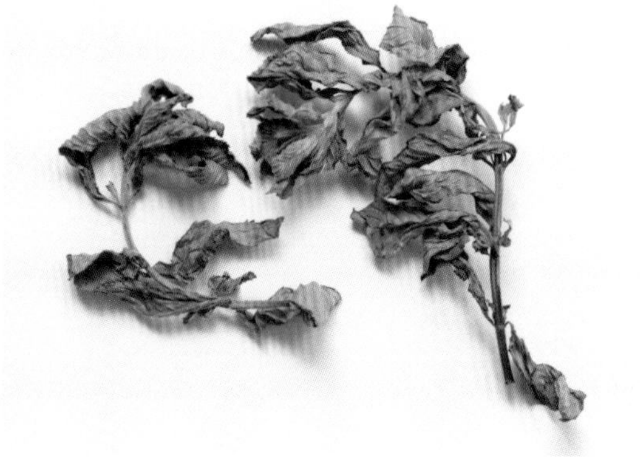

薄荷药材

药理作用｜ 本品能通过兴奋中枢神经系统，使皮肤毛细血管扩张，汗腺分泌增加，促进散热，有发汗解热作用；能制止肠内异常发酵，抑制胃肠平滑肌收缩，对抗乙酰胆碱而呈解痉作用；能促进呼吸道腺体分泌，使附着于呼吸道黏膜上的黏液易于排出；有轻度缩宫的作用，可抗早孕、抗着床。

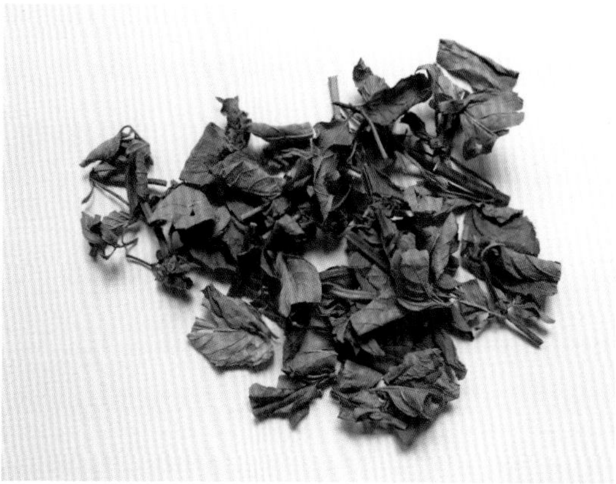

薄荷饮片

用法用量｜ 3 ~ 6 g，煎服。宜后下轻煎。发汗可专用叶，理气可专用梗。

精选验方｜

1. **一切牙痛，风热肿痛** 薄荷、樟脑、花椒均等份。研为细末，涂患处。
2. **眼弦赤烂** 薄荷适量。以生姜汁浸一宿，晒干为末，每次用 5 g，沸汤泡洗。
3. **小儿感冒** 鲜薄荷 5 g，钩藤、贝母各 3 g。水煎服。
4. **眼睛红肿** 薄荷、夏枯草、鱼腥草、菊花各 10 g，黄连 5 g。水煎服。
5. **目赤、咽痛** 薄荷、桔梗各 6 g，牛蒡子、板蓝根、菊花各 10 g。水煎服。
6. **鼻衄** 鲜薄荷汁滴之或以干薄荷水煮。棉球蘸湿塞鼻。
7. **外感发热、咽痛** 薄荷 3 g，菊花、桑叶各 9 g。水煎服。
8. **上呼吸道感染之风热证** 薄荷、桔梗、生甘草、荆芥、淡豆豉各 6 g，金银花、连翘各 15 g，牛蒡子 9 g，淡竹叶 4 g。水煎取药汁，每日 1 剂，分 2 次服用。
9. **风热感冒** 鲜薄荷叶 10 片，太子参 10 g，甘草、绿茶各 5 g，白糖适量。用 500 ml 沸水冲泡，10 min 后滤去残渣，取汁，加白糖调匀，每日 1 剂，代茶饮。

使用禁忌｜ 薄荷芳香辛散，发汗耗气，故体虚多汗者不宜使用。

荜茇

BIBO

维 药 名| 皮里皮力。

别　　名| 荜拨。

来　　源| 为胡椒科植物荜茇 *Piper longum* L. 的干燥近成熟或成熟果穗。

识别特征| 多年生攀缘藤本，茎下部匍匐，枝有粗纵棱，幼时密被粉状短柔毛。单叶互生，叶柄长短不等，下部叶柄最长，顶端近无柄，中部长 1 ～ 2 cm，密被毛；叶片卵圆形或卵状长圆形，长 5 ～ 10 cm，基部心形，全缘，脉 5 ～ 7 条，两面脉上被短柔毛，下面密而显著。花单性异株，穗状花序与叶对生，无花被；雄花序长约 5 cm，直径 3 mm，花小，苞片 1，雄蕊 2；雌花序长约 2 cm，于果期延长，花的直径不及 1 mm，子房上位，下部与花序轴合生，无花柱，柱头 3。浆果卵形，基部嵌于花序轴并与之结合，顶端有脐状突起；果穗圆柱状，有的略弯曲，长 2 ～ 4.5 cm，直径 5 ～ 8 mm；果穗柄长 1 ～ 1.5 cm，多已脱落；果穗表面黄褐色，由多数细小浆果紧密交错排列聚集而成。小果部分陷于花序轴并与之结合，上端钝圆，顶部残存柱头呈脐状突起，小果略呈球形，被苞片，直径 1 ～ 2 mm。质坚硬，破开后胚乳白色，有胡椒样香气，味辛辣。花期 5 ～ 8 月，果期 7 ～ 10 月。

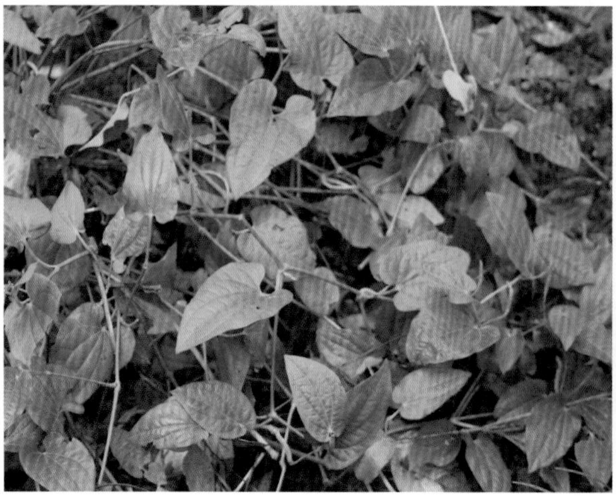

荜茇

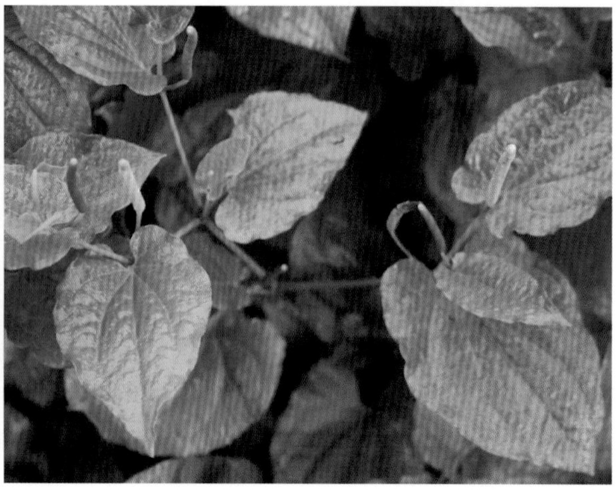

荜茇

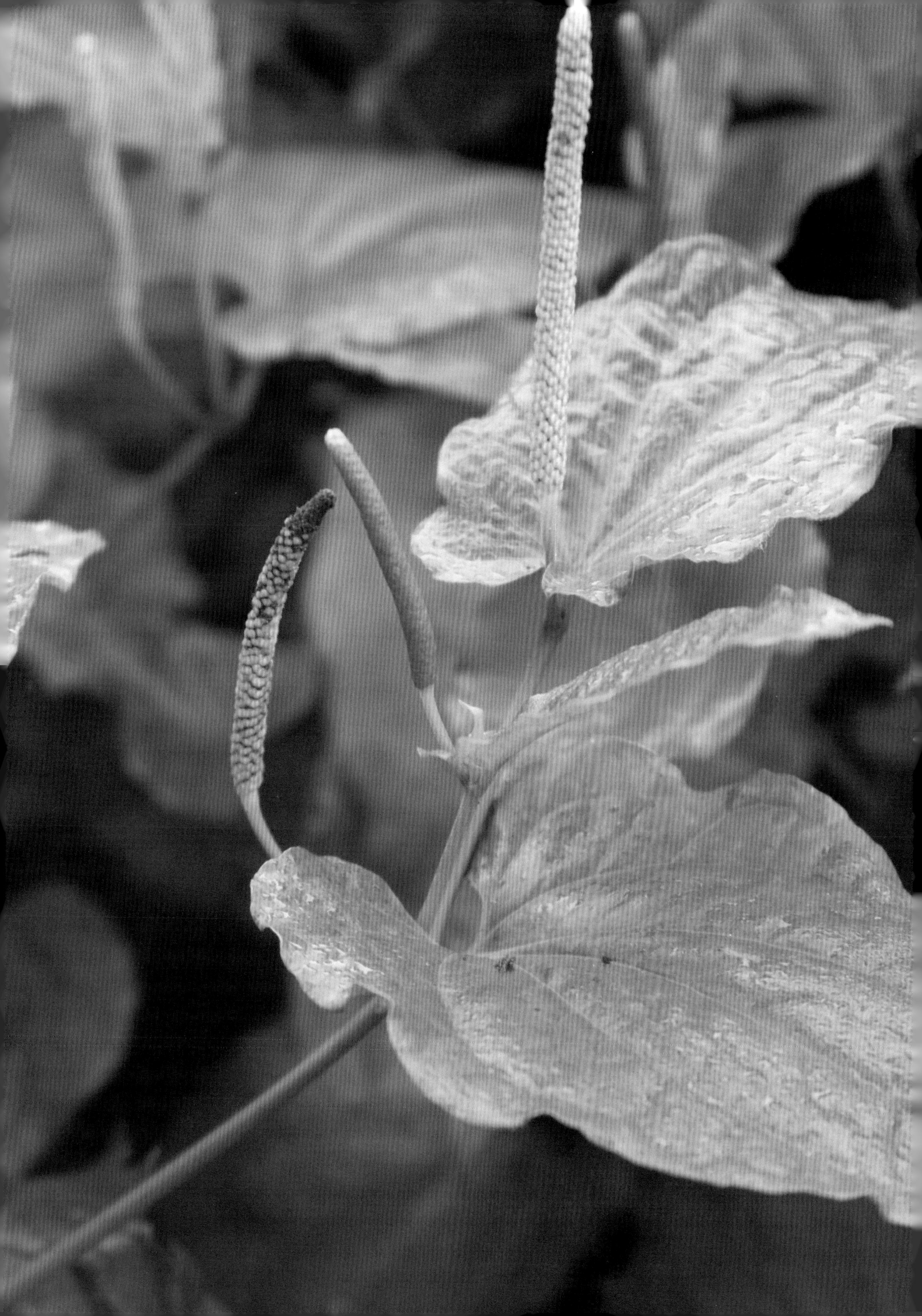

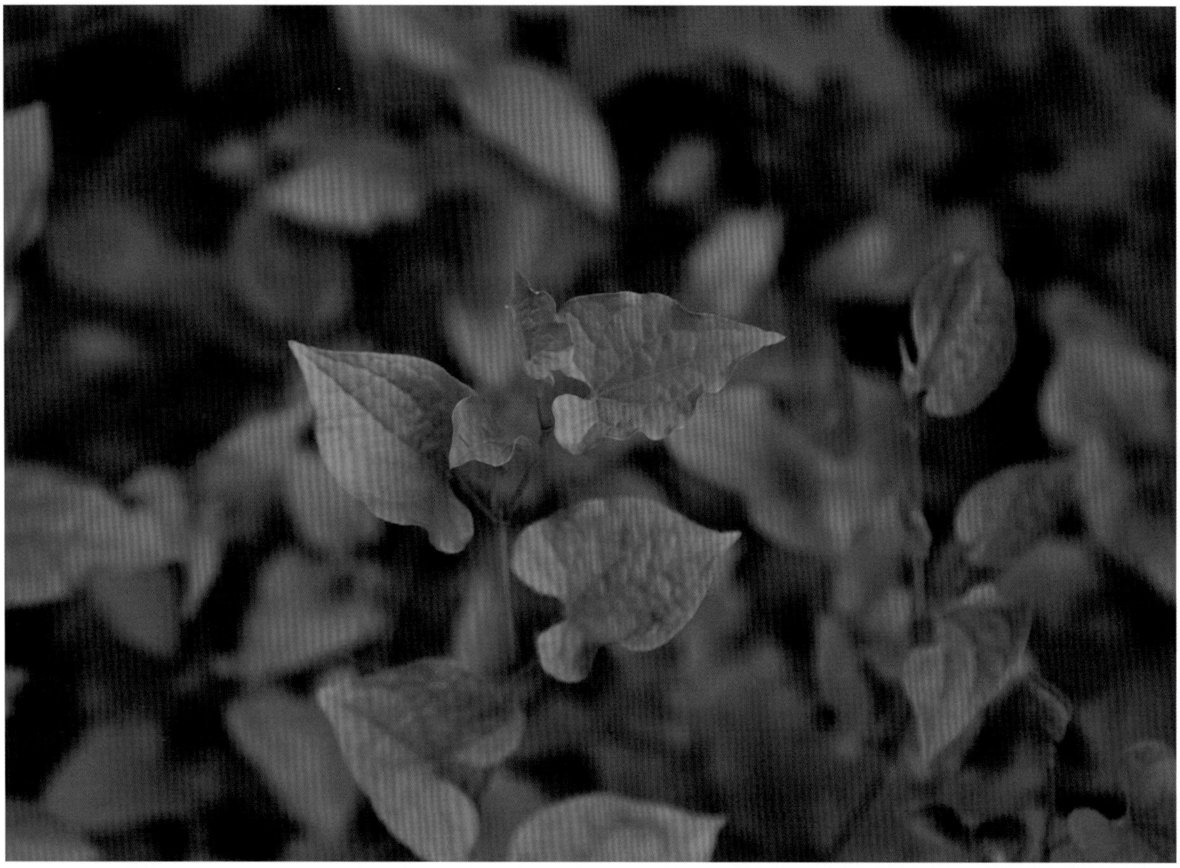

荜茇

生境分布 | 生长于海拔约 600 m 的疏林中。分布于海南、云南、广东等地。

采收加工 | 9 ~ 10 月果穗由绿变黑时采收，除去杂质，晒干。

药材鉴别 | 本品呈圆柱状，稍弯曲，有多数小浆果集合而成。表面黑褐色或棕褐色，基部有果穗柄脱落的痕迹。质硬而脆，易折断。有特异香气，味辛辣。

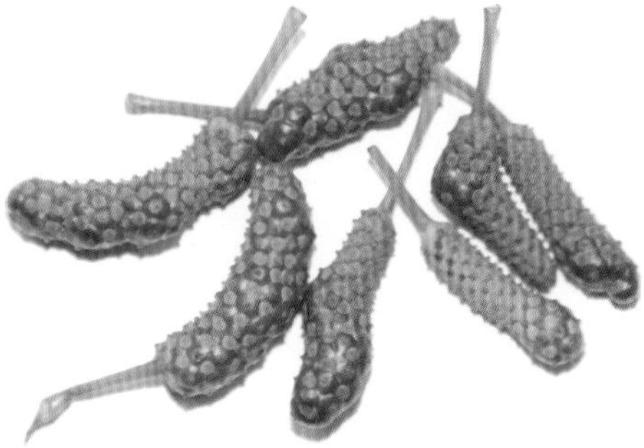

荜茇药材

性味归经 | 辛，热。归胃、大肠经。

功效主治 | 温中散寒。本品辛热，专温散胃肠寒邪，故有温中散寒之效。

药理作用 | 本品所含胡椒碱有抗惊厥作用。以本品提取的精油，对白色及金黄色葡萄球菌和枯草杆菌、痢疾杆菌有抑制作用。荜茇能引起皮肤血管扩张，故服药后可出现全身温热感。

用法用量 | 3 ~ 6 g，煎汤。外用：适量。

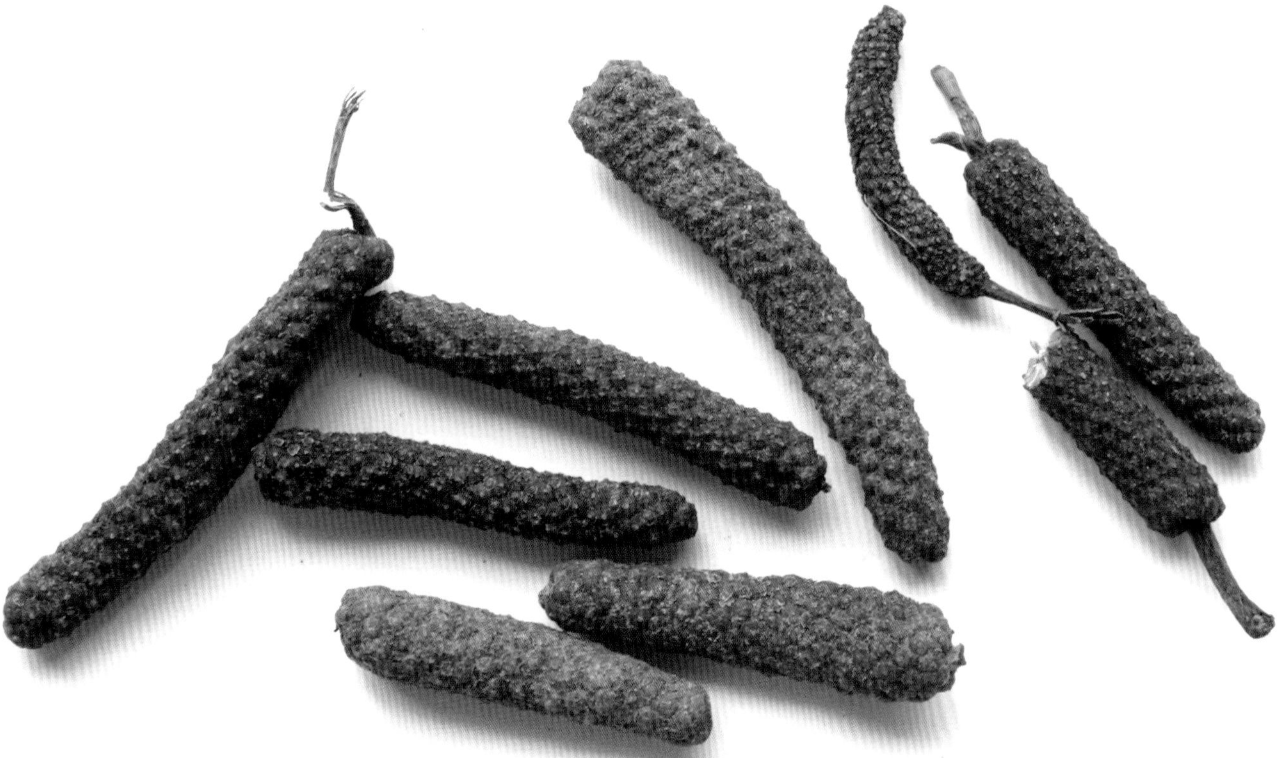

荜茇药材

精选验方 |

1. 头痛、鼻渊、流清涕 荜茇适量。研细末吹鼻。

2. 三叉神经痛 荜茇配伍川芎治疗三叉神经痛有增效协同作用。

3. 牙痛 荜茇 10 g，细辛 6 g。每日 1 剂，水煎漱口，每日漱 3 ~ 5 次，每次 10 ~ 20 min，不宜内服。

4. 妇人血气不和、疼痛不止及下血无时、月经不调 荜茇（盐炒）、蒲黄（炒）各等份。共研为细末，炼蜜为丸，如梧桐子大，每次 30 丸，空心温酒吞下，如不能饮，米汤下。

5. 痰饮恶心 荜茇适量。捣细罗为散，每次 2 g，饭前清粥饮下。

6. 偏头痛 荜茇适量。研为末，令患者口中含温水，左边痛令左鼻吸 0.4 g，右边痛令右鼻吸 0.4 g。

7. 牙痛 荜茇适量。研为细末，外搽痛处，每日数次。

使用禁忌 | 阴虚火旺者忌内服。

蓖麻子

BIMAZI

维药名 | 衣乃克皮提欧如合。

别　名 | 蓖麻仁、大麻子、草麻子。

来　源 | 为大戟科植物蓖麻 *Ricinus communis* L. 的干燥成熟种子。

识别特征 | 一年生草本，在南方地区常成小乔木，幼嫩部分被白粉。叶互生，盾状着生，直径 15 ~ 60 cm，有时大至 90 cm，掌状中裂，裂片 5 ~ 11，卵状披针形至矩圆形，顶端渐尖，边缘有锯齿；叶柄长。花单性，同株，无花瓣，圆锥花序与叶对生，长 10 ~ 30 cm 或更长，下部雄花，上部雌花；雄花萼 3 ~ 5 裂；子房 3 室，每室 1 胚珠；花柱 3，深红色，2 裂。蒴果球形，长 1 ~ 2 cm，有软刺。种子矩圆形，光滑有斑纹。花期 5 ~ 8 月，果期 7 ~ 10 月。

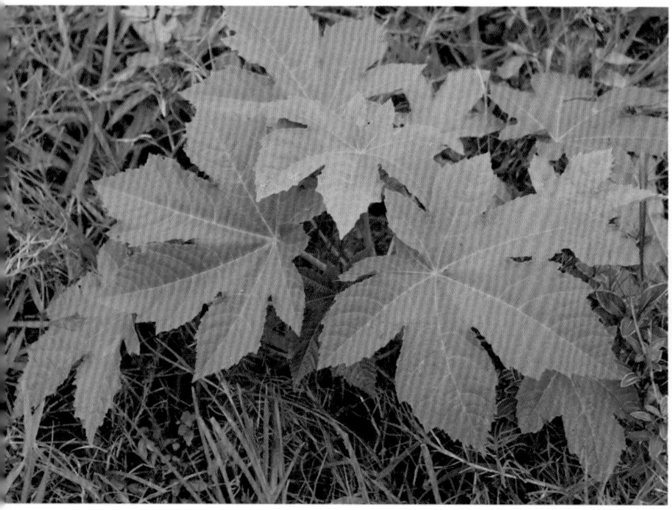
蓖麻子

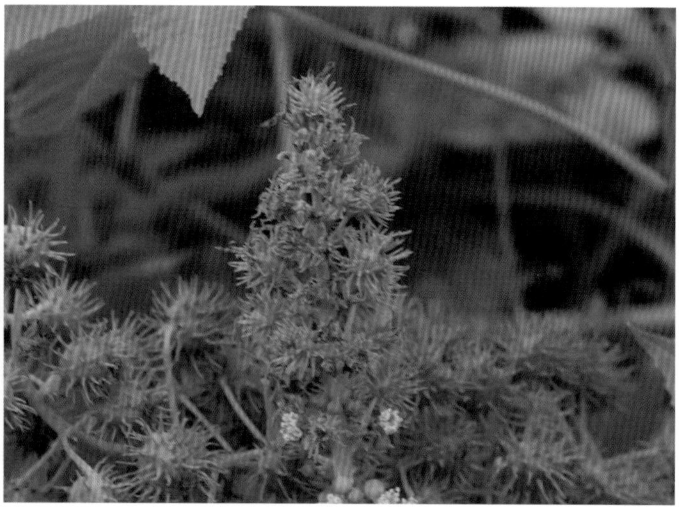
蓖麻子

生境分布 | 全国大部分地区有栽培。

采收加工 | 秋季果实变棕色，果皮未开裂时分批采摘，晒干，除去果皮。

药材鉴别 | 本品呈椭圆形或卵形，稍扁，表面光滑，有灰白色与黑褐色或黄褐色与红棕色相间的花斑纹。种脊隆起，种阜灰白色或浅棕色。种皮薄而脆，富油性。无臭，味微苦辛。

性味归经| 辛、甘，平；有毒。归肺、大肠经。

功效主治| 消肿拔毒，泻下导滞，通络利窍。主治痈疽肿毒，瘰疬，乳痈，喉痹，疥癞癣疮，烫伤，水肿胀满，大便燥结，口眼歪斜，跌打损伤。

药理作用| 泻下作用。蓖麻油本身刺激性小，可作为皮肤滑润剂用于皮炎及其他皮肤病，制成油膏剂用于烫伤及溃疡，种子的糊剂用于皮肤黑热病的溃疡，还可用于眼睑炎。

用法用量| 5～10枚。内服：入丸剂、生研或炒食。外用：适量，捣敷或调敷。

精选验方|

1. 宫颈癌 用3%～5%蓖麻毒蛋白的冷霜式软膏加3%二甲亚砜，以增加渗透作用，将软膏掺入胶囊，推入宫颈内，每日1次，每周5～6次，月经期停药。

2. 面神经麻痹 蓖麻仁10粒，全虫、冰片各3 g，葱5 g，露蜂房6 g。共捣烂如泥，摊于敷料上，贴于面部下关穴（左歪贴右下关，右歪贴左下关），每日1次。

3. 淋巴结核瘘 蓖麻子、生山药各等份。共捣如泥膏，以无菌敷料摊膏盖在瘘口上，每个瘘口可用4～6 g，每日1次。

4. 酒渣鼻 蓖麻子、大枫子各30 g，木鳖子10 g。研成细末，加樟脑用力研磨，加核桃仁30 g捣泥后，再加水银30 g研磨（看不见水银珠为止），搽抹患处。

使用禁忌| 孕妇及便滑者忌服。

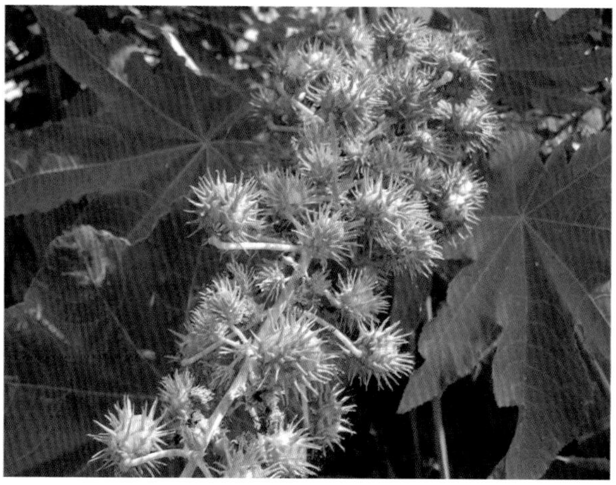

蓖麻子

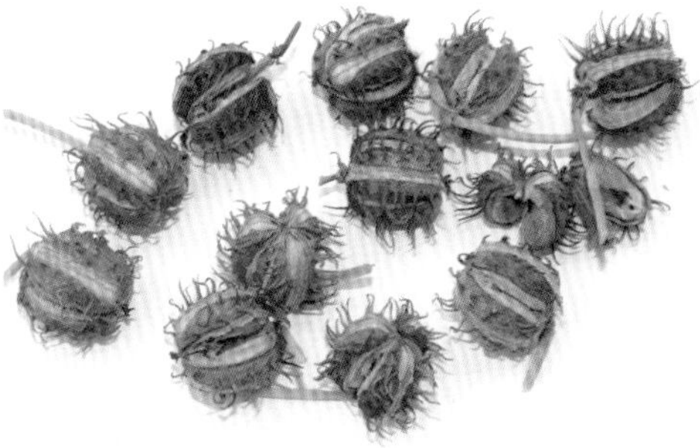

蓖麻子药材

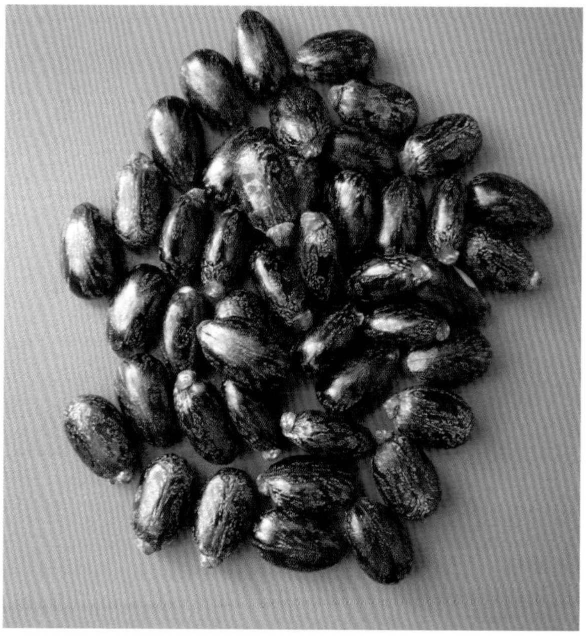

蓖麻子饮片

槟榔

BINGLANG

维 药 名| 福排力。

别　　名| 花槟榔、槟榔片、大白片、大腹子。

来　　源| 为棕榈科常绿乔木植物槟榔 *Areca catechu* L. 的成熟种子。

识别特征| 羽状复叶，丛生于茎顶，长达 2 m，光滑无毛，小叶线形或线状披针形，先端渐尖，或不规则齿裂。肉穗花序生于叶鞘束下，多分枝，排成圆锥形花序式，外有佛焰苞状大苞片，花后脱落；花单性，雌雄同株，雄花小，着生于小穗顶端。坚果卵圆形或长椭圆形，有宿存的花被片，熟时橙红色或深红色。花期 3 ～ 8 月，冬花不结果，果期 12 月至翌年 2 月。

生境分布| 生长于阳光较充足的林间或林边。分布于海南、福建、云南、广西、台湾等地。

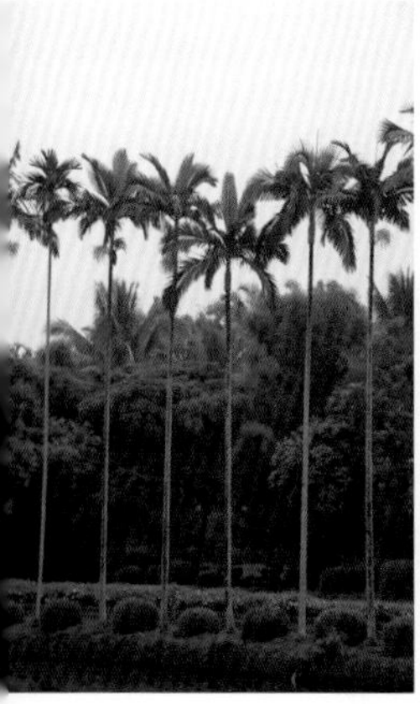

槟榔

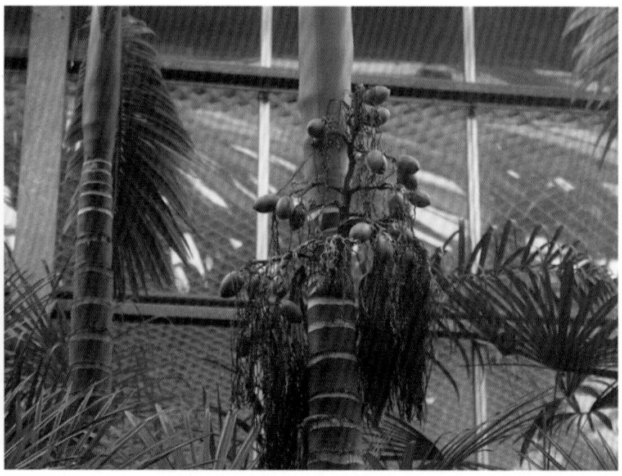

槟榔

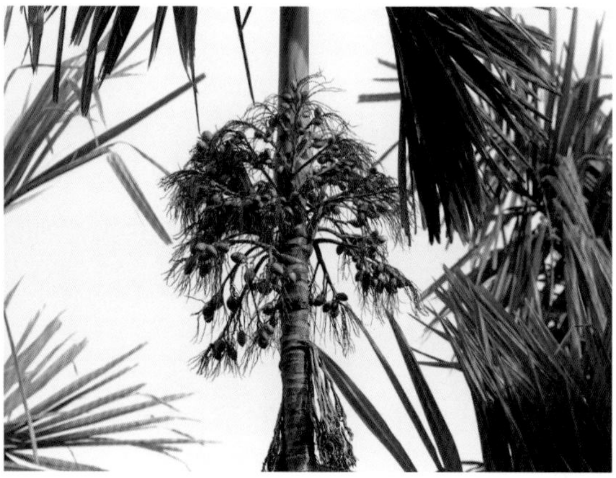

槟榔

采收加工| 春末至秋初采收成熟果实，用水煮后，干燥，剥去果皮，取出种子，晒干。浸透切片或捣碎用。

药材鉴别| 本品为圆形或类圆形的薄片，直径 1.5 ～ 3 cm。外表皮淡棕色或暗棕色，切面具红棕色（种皮）与白色相间的大理石样花纹，中间有的呈孔洞状。质坚脆。气微，味涩、微苦。

性味归经| 苦、辛，温。归胃、大肠经。

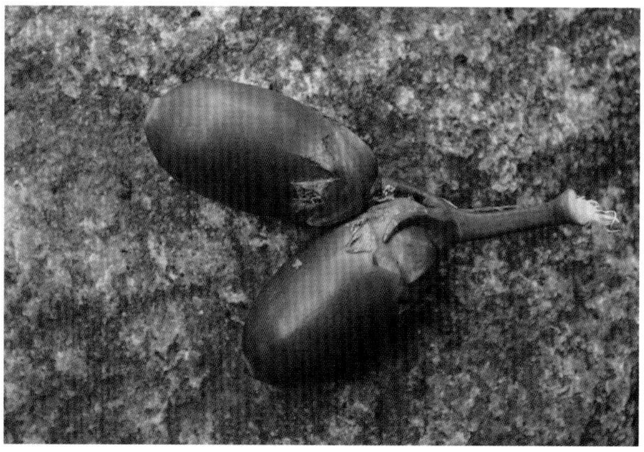

槟榔药材

功效主治| 杀虫消积，降气，行水，截疟。主治绦虫、蛔虫、姜片虫病，虫积腹痛，积滞泻痢，里急后重，水肿脚气，疟疾。

药理作用| 以驱绦虫为主，对猪肉绦虫的疗效优于牛肉绦虫，通过麻痹神经系统（不是肌肉）而发挥作用，虫体头节与未成熟节片比成熟节片敏感。因南瓜子能麻痹绦虫中段和后段节片，故二者合用有协同作用，可使全虫麻痹而提高疗效。对蛲虫、蛔虫、钩虫、鞭虫、姜片虫等也有驱杀作用，对血吸虫感染有一定的预防效果。

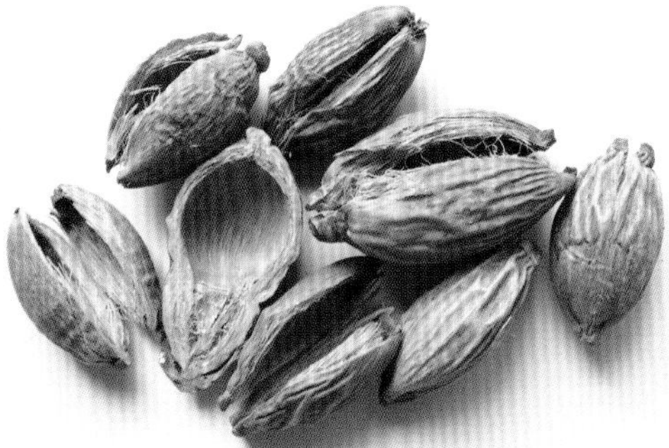

槟榔饮片

用法用量| 6 ~ 15 g，煎服。单用驱杀绦虫、姜片虫时，可用至 60 ~ 120 g，或入丸、散。外用：适量，煎水洗或研末调。

精选验方|

1. 腰痛 槟榔适量。研为末，酒服 5 g。

2. 肠道蛔虫 槟榔 25 g（炮）。研为末，每次 10 g，以葱、蜜煎汤调服 5 g。

3. 小儿营养不良 槟榔炭、白术、荷叶、贯众各 10 g，鸡内金、水红花子各 15 g，党参 25 g，山药 20 g，木香、芜荑各 7.5 g。水煎服，每日 1 剂，每日 3 次。

4. 流行性感冒 槟榔、黄芩各 15 g。水煎服。

5. 消化不良 槟榔 10 g，焦山楂、焦神曲、焦麦芽各 15 g。将槟榔洗净，与另三味加水煎汁，代茶饮。

6. 胃下垂 槟榔片、木香、厚朴、大腹皮、枳壳、莱菔子各 30 g，乌药 25 g。水煎取药汁，每日 1 剂，分 2 次服用，24 日为 1 个疗程。

7. 细菌性痢疾 槟榔、苍术（炒）、厚朴（制）、黄连、黄芩、泽泻、木香、陈皮、甘草各 45 g。合研为细末，装瓶备用，用时取药末 9 g，用米汤煎，去渣，温服，每日 2 ~ 3 次。

使用禁忌| 脾虚便溏或气虚下陷者忌用。

补骨脂

BUGUZHI

维 药 名 | 进克维孜欧如合。

别　　名 | 故纸、破故纸、胡故子、黑故子。

来　　源 | 为豆科植物补骨脂 *Psoralea corylifolia* L. 的干燥成熟果实。

识别特征 | 一年生草本，高 60 ~ 150 cm，全株有白色毛及黑褐色腺点。茎直立。叶互生，多为单叶，仅枝端的叶有时侧生 1 枚小叶；叶片阔卵形至三角状卵形，先端钝或圆，基部圆或心形，边缘有不整齐的锯齿。花多数，密集成近头状的总状花序，腋生；花冠蝶形，淡紫色或白色。荚果近椭圆形，果皮黑色。花、果期 7 ~ 10 月。

生境分布 | 生长于山坡、溪边、田边。主要分布于河南、四川两省，陕西、山西、江西、安徽、广东、贵州等地也有分布。

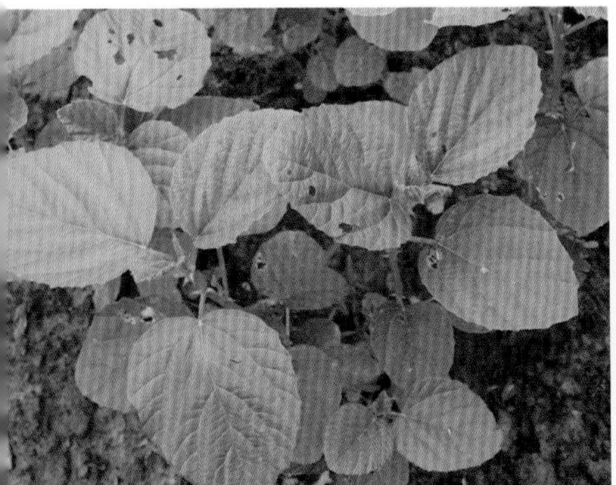

补骨脂

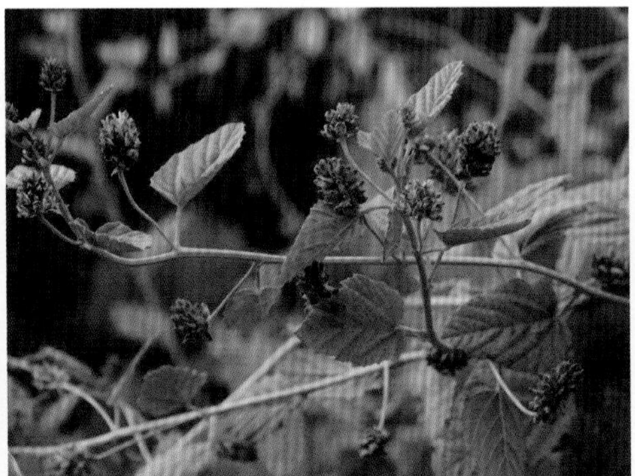

补骨脂

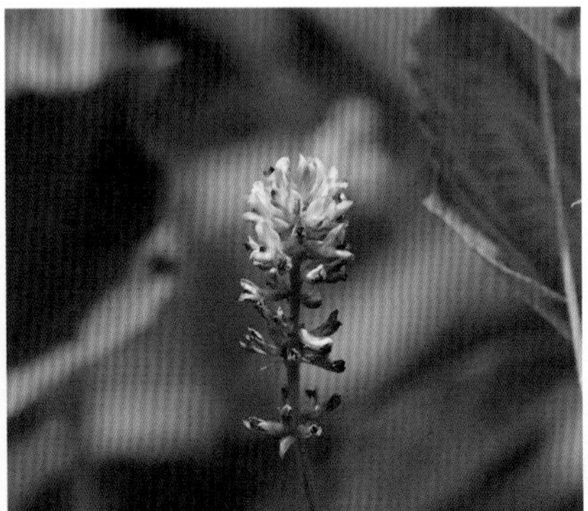

补骨脂

采收加工 | 秋季果实成熟时采收，晒干。

药材鉴别 | 本品呈略扁的肾形。表面黑褐色、黑色或灰褐色，具细微网状皱纹。顶端圆钝，有一小突起，凹侧有果梗痕。质硬。果皮薄，与种子不易分离。气香，味辛、微苦。

性味归经 | 苦、辛，大温。归肾、脾经。

功效主治｜ 补肾壮阳，固精缩尿，温脾止泻。本品大温，以气为用，入肾经补肾壮阳，固精缩尿，入脾经温脾阳以止泻。

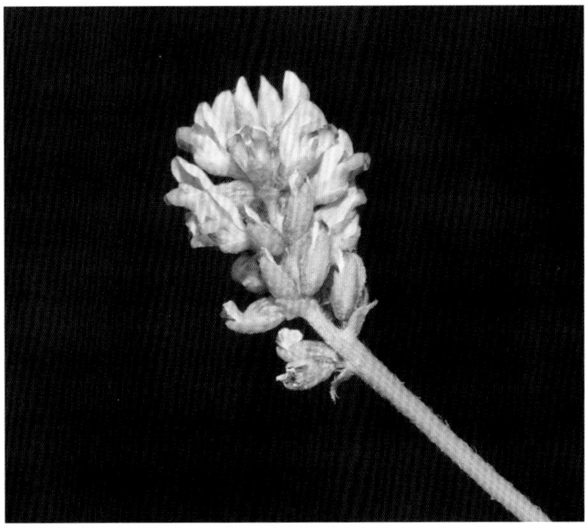
补骨脂

药理作用｜ 补骨脂可使小鼠腹腔巨噬细胞的吞噬指数及吞噬百分数明显升高，对免疫抑制剂环磷酰胺所致的白细胞下降有明显的治疗作用。补骨脂乙素能增强心肌收缩力，扩张冠状动脉，对抗垂体后叶素引起的冠状动脉收缩。

用法用量｜ 5 ~ 10 g，煎汤；或入丸、散。外用：适量，制成酊剂涂擦。也可制成注射剂，肌内注射用。

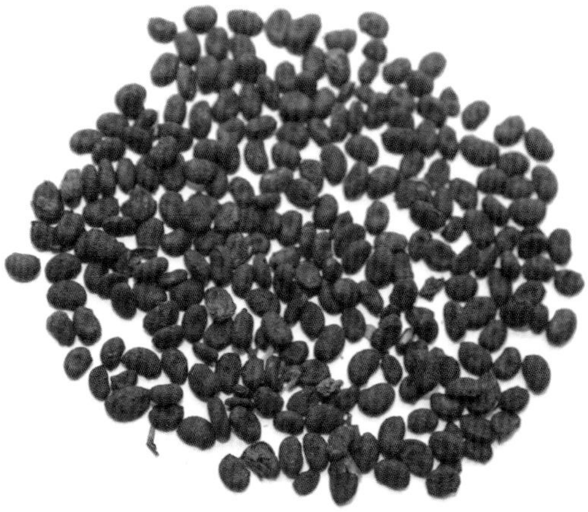
补骨脂

精选验方｜

1. 肾虚遗精　补骨脂、青盐各等份。研细末，冲服，每次 6 g，每日 2 次。

2. 五更（黎明）泄泻　补骨脂 12 g，五味子、肉豆蔻各 10 g，吴茱萸、生姜各 5 g，大枣 5 枚。水煎服，每日 1 剂。

3. 阳痿　补骨脂 50 g，杜仲、核桃仁各 30g。共研细末，吞服，每次 9 g，每日 2 次。

4. 白癜风　补骨脂、白鲜皮、刺蒺藜、生地黄各 15 g，白芷、菟丝子、赤芍、防风各 10 g，僵蚕 6 g，红花 6 ~ 10 g，丹参 15 ~ 20 g。水煎服，每日或隔日 1 剂。

5. 肾衰所致肺气肿　补骨脂、熟地黄、山茱萸、五味子、胡桃肉各 9 g，肉桂（后下）2.5 g。水煎取药汁，每日 1 剂，分 2 次服用。

6. 慢性白细胞减少症和中性粒细胞缺乏症　补骨脂、丹参、仙灵脾、柴胡各 9 g，赤小豆、黑大豆、扁豆各 30 g，苦参 15 g。水煎取药汁，每日 1 剂，分次服用，服药期间停用其他药物。

使用禁忌｜ 本品温燥，伤阴助火，故阴虚火旺、大便秘结者不宜。外用治白癜风，在局部用药后，应接受日光照射 5 ~ 10 min，弱光可照 20 min，紫外线可照 2 ~ 5 min，之后洗去药液，以防起泡。可连续使用数月。如出现红斑、水泡，应暂停用药，待恢复后可继续使用。

苍耳子

CANGERZI

维 药 名｜ 补都西啥克欧如合。

别　　名｜ 苍耳实、苍耳仁、野茄子、刺儿棵、疔疮草、胡苍子、黏黏葵。

来　　源｜ 为菊科植物苍耳 *Xanthium sibiricum* Patr. 的带总苞的果实。

识别特征｜ 一年生草本，高 30 ~ 90 cm，全体密被白色短毛。茎直立。单叶互生，具长柄；叶片三角状卵形或心形，通常 3 浅裂，两面均有短毛。头状花序顶生或腋生。瘦果，纺锤形，包在有刺的总苞内。花期 7 ~ 8 月，果期 9 ~ 10 月。

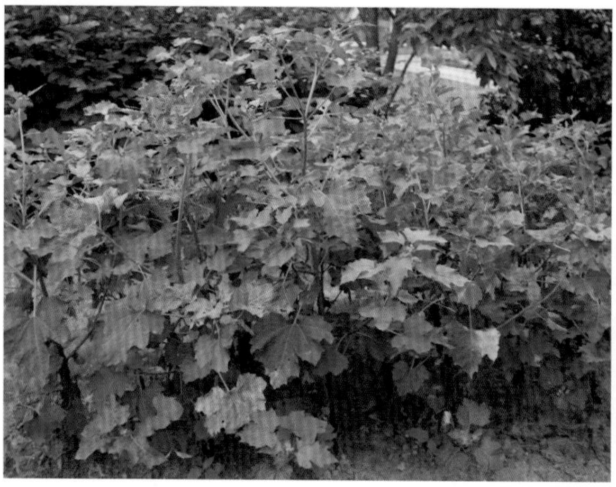

苍耳

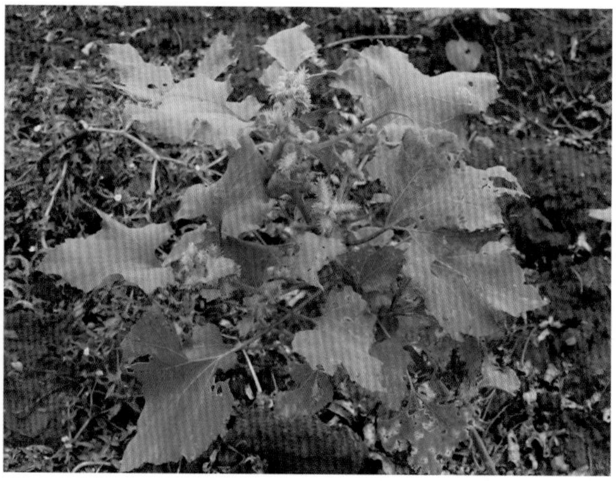

苍耳

生境分布｜ 生长于荒地、山坡等干燥向阳处。分布于全国各地。

采收加工｜ 9 ~ 10 月割取地上部分，打下果实，晒干，去刺，生用或炒用。

药材鉴别｜ 本品呈纺锤形或卵圆形，长 1 ~ 1.5 cm，直径 0.4 ~ 0.7 cm。表面黄棕色或黄绿色，有多数钩刺或去除钩刺所留下的点状突起，果皮薄，易脱落，剖开后内有双仁，油性大。有纵纹。质硬而脆。气微香，味微苦。

性味归经｜ 辛、苦，温；有毒。归肺经。

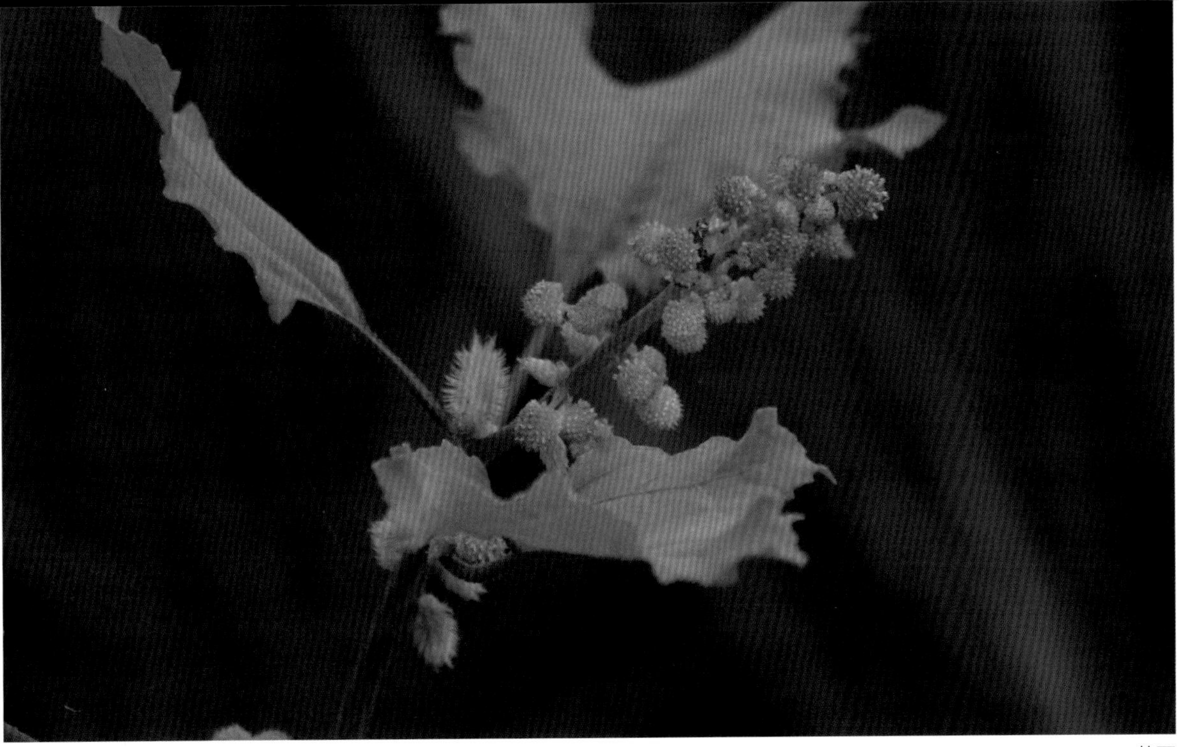

苍耳

功效主治| 散风除湿，通鼻窍，祛风湿。主治风寒头痛，鼻渊流涕，鼻鼽，风疹瘙痒，湿痹拘挛。

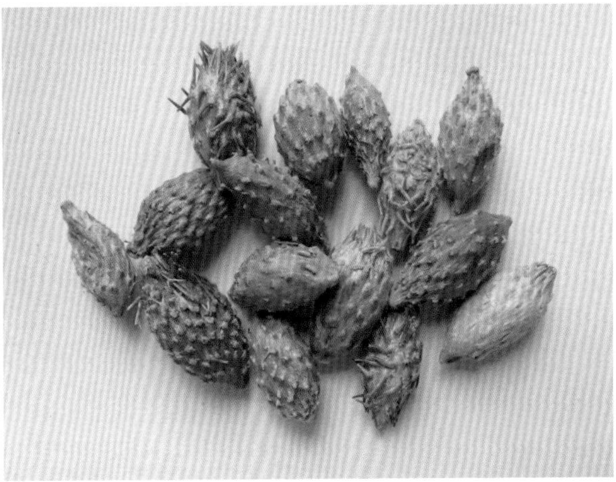

苍耳子饮片

药理作用| 苍耳苷对正常大鼠、兔和犬有显著的降血糖作用。煎剂有镇咳作用。小剂量有呼吸兴奋作用，大剂量则相反。本品对心脏有抑制作用，使心率减慢，收缩力减弱。对兔耳血管有扩张作用，静脉注射可短暂降压。对金黄色葡萄球菌、乙型链球菌、肺炎双球菌有一定抑制作用，并有抗真菌作用。

用法用量| 3 ~ 10 g，煎服，或入丸、散。

精选验方|

1. 慢性鼻炎、鼻窦炎 （苍耳子散）苍耳子 20 g，辛夷、白芷各 15 g，薄荷 7.5 g，葱白 3 根，茶叶一撮。水煎服。另有一方，复方苍耳子膏，每服 10 ml，每日 2 次，温开水冲服。

2. 疟疾 鲜苍耳 150 g。洗净捣烂，加水煎 15 min，去渣，打鸡蛋 2 ~ 3 个于药液中，煮成糖心蛋（蛋黄未全熟），于发作前服用鸡蛋，一次未愈，可继续服用。

3. 流行性腮腺炎 苍耳子、马蓝、金银花、板蓝根各 25 g，防风、薄荷各 10 g。每日 1 剂，分 2 次煎服。

使用禁忌| 血虚头痛者不宜服用。过量服用易致中毒。

草豆蔻

CAODOUKOU

维药名 | 卡克乐。

别　名 | 草蔻、草蔻仁。

来　源 | 为姜科多年生草本植物草豆蔻 *Alpinia katsumadai* Hayata 的干燥近成熟种子。

识别特征 | 多年生草本；高 1 ～ 2 m。叶 2 列；叶舌卵形，革质，长 3 ～ 8 cm，密被粗柔毛；叶柄长不超过 2 cm；叶片狭椭圆形至披针形，长 30 ～ 55 cm，宽 6 ～ 9 cm，先端渐尖；基部楔形，全缘；下面被绒毛。总状花序顶生，总花梗密被黄白色长硬毛；花疏生，花梗长约 3 mm，被柔毛；小苞片阔而大，紧包花芽，外被粗毛，花后苞片脱落；花萼筒状，白色，长 1.5 ～ 2 cm，先端有不等 3 钝齿，外被疏长柔毛，宿存；花冠白色，先端 3 裂，裂片为长圆形或长椭圆形，上方裂片较大，长约 3.5 cm，宽约 1.5 cm；唇瓣阔卵形，先端 3 个浅圆裂片，

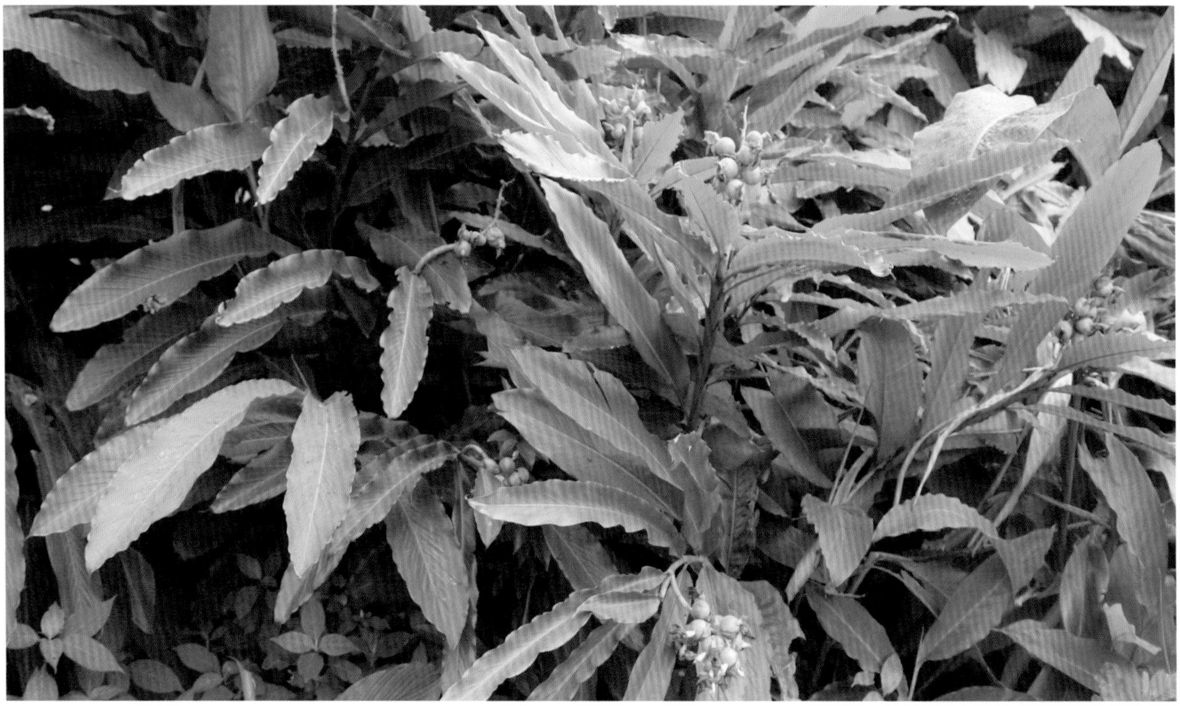

草豆蔻

白色，前部具红色或红黑色条纹，后部具淡紫色红色斑点；雄蕊 1，花丝扁平，长约 1.2 cm；子房下位，密被淡黄色绢状毛，上有 2 个棒状附属体，花柱细长，柱头锥状。蒴果圆球形，不开裂，直径约 3.5 cm，外被粗毛，花萼宿存，熟时黄色。种子团呈类圆球形或长圆形，略呈钝三棱状，长 1.5 ～ 2.5 cm，直径 1.5 ～ 2 mm。花期 4 ～ 6 月，果期 6 ～ 8 月。

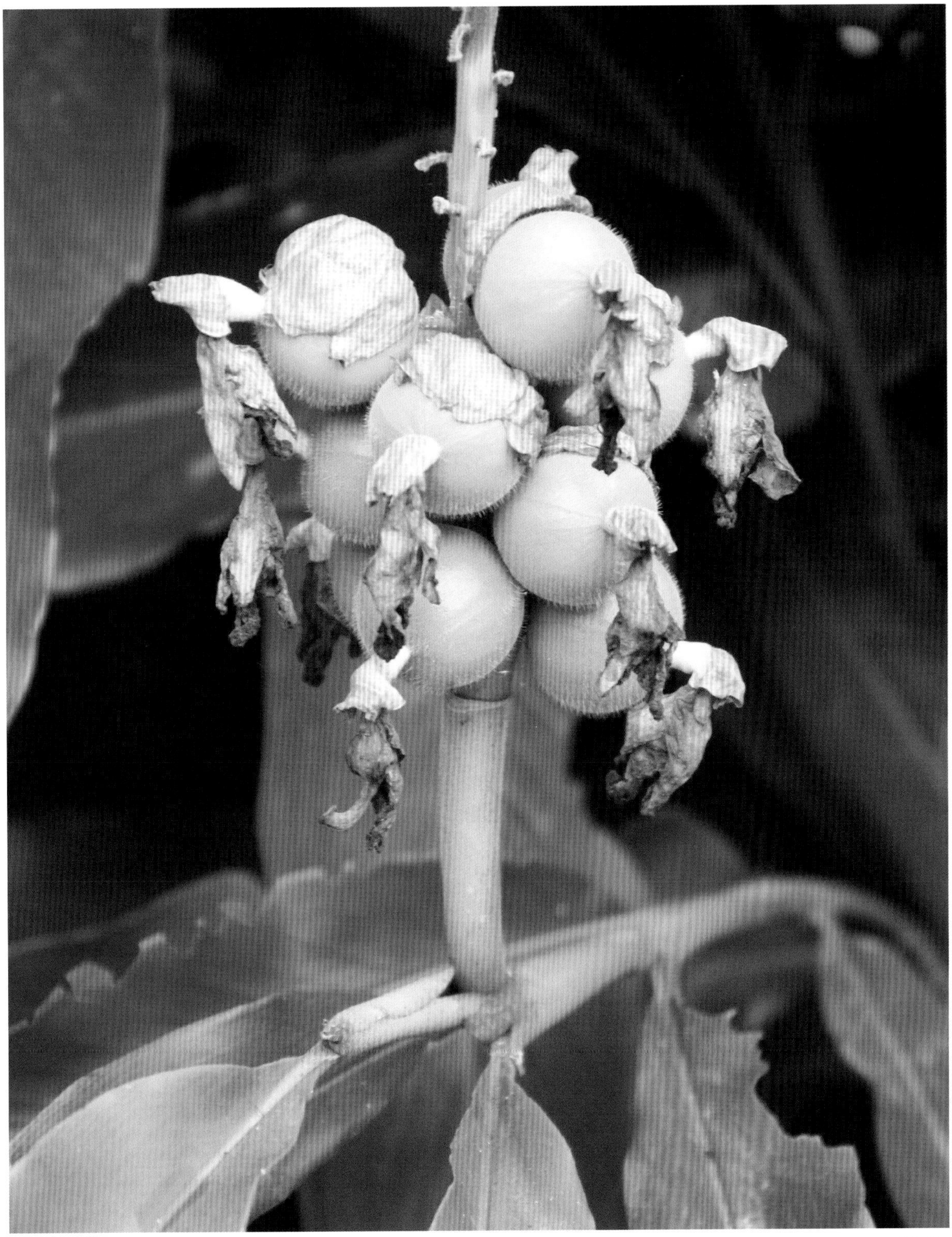

草豆蔻

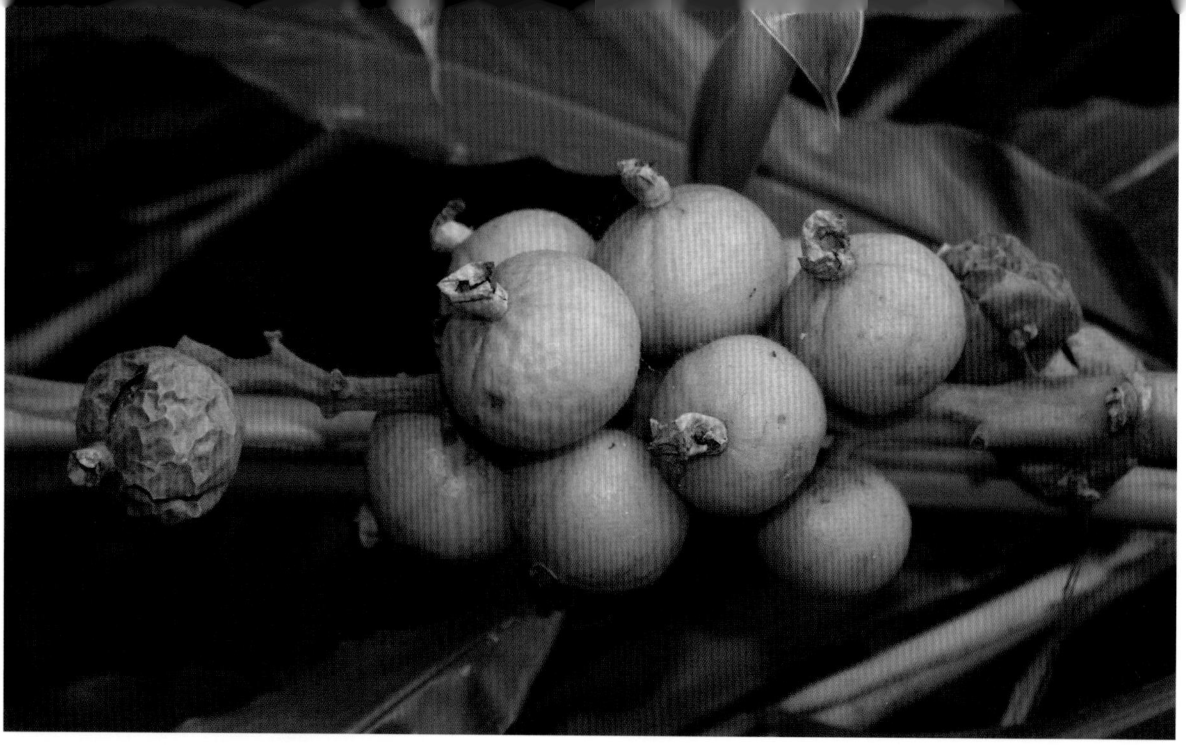

草豆蔻

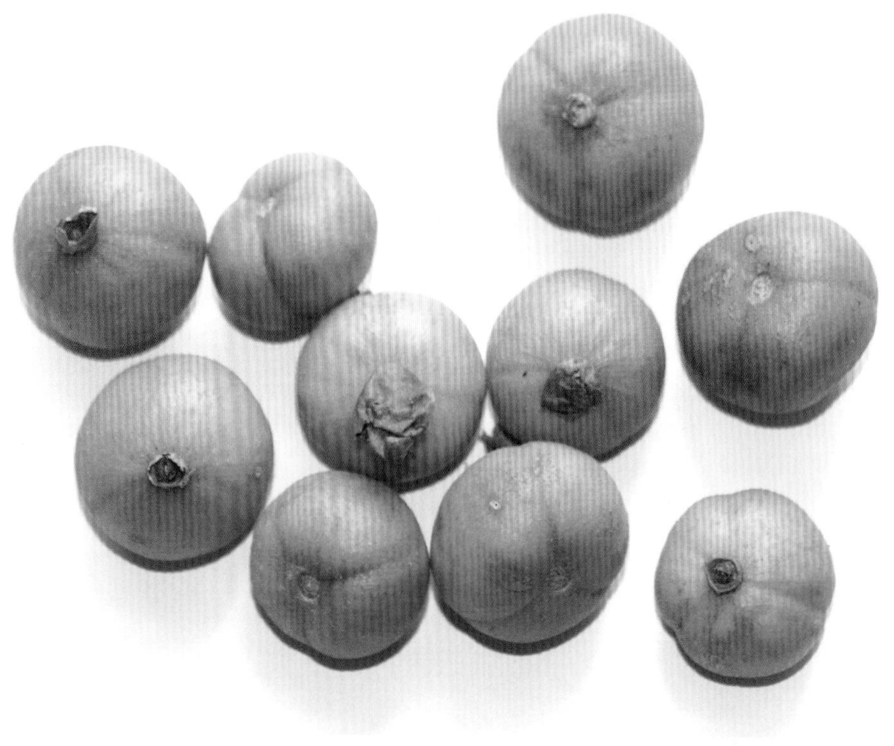

草豆蔻药材

生境分布| 生长于林缘、灌木丛或山坡草丛中。分布于广东、广西等地。

采收加工| 夏、秋二季采收。晒干，或用沸水略烫，晒至半干，除去果皮，取其种子团晒干，捣碎生用。

药材鉴别| 本品为圆球形的种子团。表面灰褐色，中有黄白色隔膜，种子为卵圆形多面体。质硬，破开后可见灰白色种仁。气香，味辛，微苦。

性味归经 | 辛，温。归脾、胃经。

功效主治 | 燥湿行气，温中止呕。本品辛散温燥以燥湿行气，归脾胃经，温中焦而行胃气，胃气行则呕吐止，故又有温中止呕之效。

药理作用 | 煎剂在试管内对金黄色葡萄球菌、痢疾杆菌及大肠杆菌有抑制作用。低浓度煎剂可兴奋豚鼠离体肠管，高浓度则为抑制作用。挥发油对离体肠管呈抑制作用。

用法用量 | 5 ~ 10 g，煎服。宜后下。

精选验方 |

1. 心腹胀满 草豆蔻 50 g。去皮为末，每次 2 g，以木瓜生姜汤调服。

2. 慢性胃炎 草豆蔻适量。炒黄研末，每次 3 g，每日 3 次。

3. 中暑受热、恶心呕吐、腹痛泄泻、胸中满闷、晕车晕船、水土不服 草豆蔻、砂仁、青果、肉桂、槟榔、橘皮、茯苓、小茴香各 30 g，甘草 250 g，木香 45 g，红花、丁香各 15 g，薄荷冰 27 g，冰片 9 g，麝香 0.3 g。糊丸，每次 10 粒，温开水送服；平时每次 2 ~ 3 粒，含化。

4. 胸腹胀闷、食欲不振 草豆蔻、陈皮、香附各 10 g，石菖蒲 15 g。水煎服。

5. 小儿泄泻不止 草豆蔻 1 枚。剥开皮，入乳香 1 块在内，复用白面裹，慢火烧令熟，去面及豆蔻皮不用。同研为细末，以粟米饮和丸如麻子大，每服 5 ~ 7 丸，米汤饮下，不拘时服。

使用禁忌 | 阴虚血少者禁服。

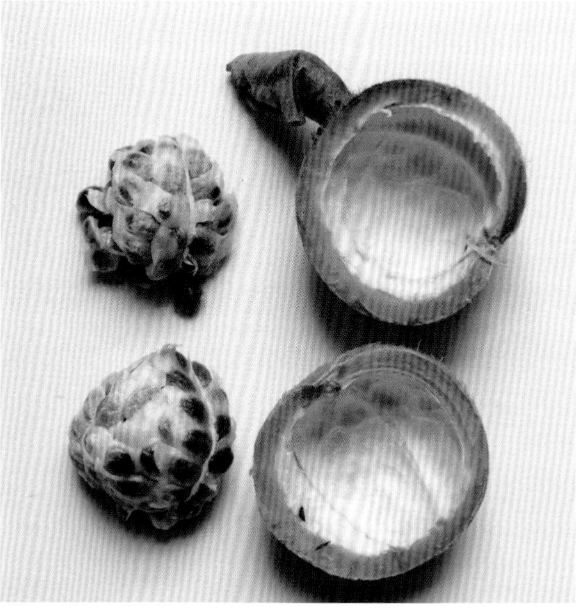

草豆蔻药材

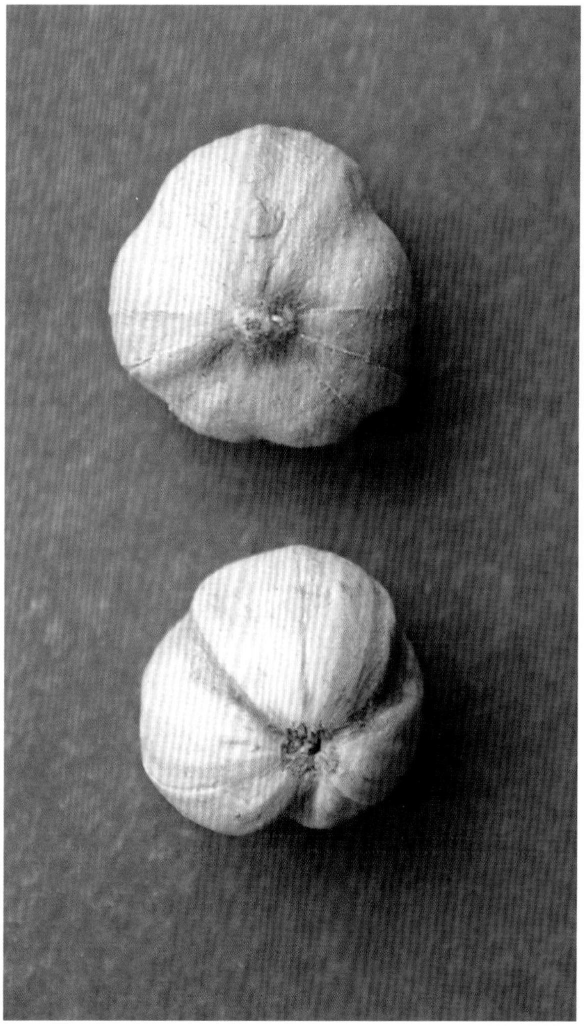

草豆蔻饮片

草果

CAOGUO

维药名丨 充卡克尔。

别　　名丨 草果仁、炒草果仁、姜炒草果。

来　　源丨 为姜科多年生草本植物草果 *Amomum tsao-ko* Crevost et Lemaire 的干燥成熟果实。

识别特征丨 多年生草本，丛生，高达 2.5 m。根茎横走，粗壮有节，茎圆柱状，直立或稍倾斜。叶 2 列，具短柄或无柄，叶片长椭圆形或狭长圆形，先端渐尖，基部渐狭，全缘，边缘干膜质，叶两面均光滑无毛，叶鞘开放，包茎。穗状花序从根茎生出。蒴果密集，长圆形或卵状椭圆形，顶端具宿存的花柱，呈短圆状突起，熟时红色，外表面呈不规则的纵皱纹。花期 4 ~ 6 月，果期 9 ~ 12 月。

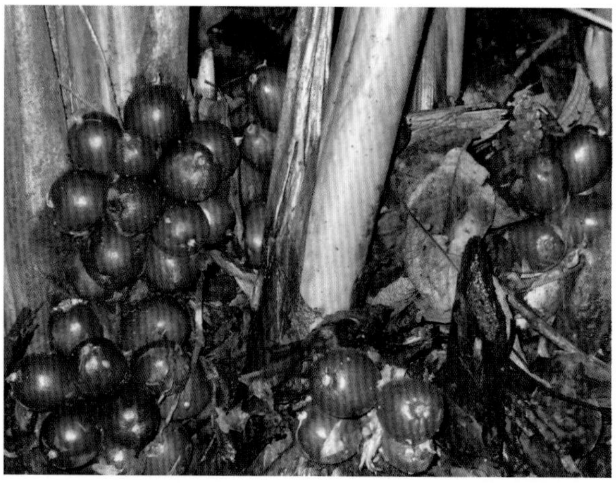

草果

生境分布丨 生长于山谷坡地、溪边或疏林下。分布于云南、广西、贵州等地。

采收加工丨 秋季果实成熟时采收，晒干或低温干燥。将原药炒至焦黄色并微鼓起，捣碎取仁用；或将净草果仁用姜汁微炒。

药材鉴别丨 本品呈长椭圆形，具三钝棱，长 2 ~ 4 cm，直径 1 ~ 2.5 cm。表面灰棕色至红棕色，具纵沟及棱线，顶端有圆形突起的柱基，基部有果梗或果梗痕。果皮质坚韧，易纵向撕裂。剥去外皮，中间有黄棕色隔膜，将种子团分成 3 瓣，每瓣有种子 8 ~ 11 粒。种子呈圆锥状多面体，直径约 5 mm；表面红棕色，外被灰白色膜质的假种皮，种脊为一条纵沟，尖端有凹状的种脐；质硬，胚乳灰白色。有特异香气，味辛、微苦。

性味归经丨 辛，温。归脾、胃经。

功效主治 | 燥湿温中，除痰截疟。主治寒湿内阻，脘腹胀痛，痞满呕吐，疟疾寒热。

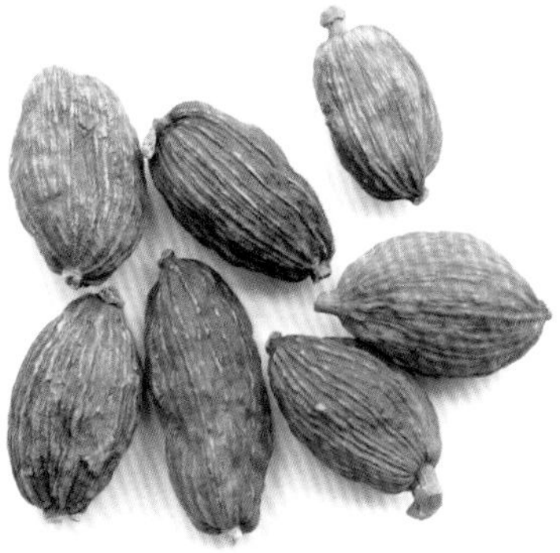
草果药材

药理作用 | 镇咳祛痰作用：本品所含的 α－蒎烯和 β－蒎烯有镇咳祛痰作用。1，8－桉油素有镇痛、解热、平喘等作用。抗炎、抗菌作用：β－蒎烯有较强的抗炎作用，并有抗真菌作用。香叶醇有抗细菌和真菌作用，对发须癣菌和奥杜安氏小孢子菌的最低抑菌浓度为 0.39 mg/ml。其他作用：小剂量香叶醇能抑制大鼠的自发活动，口服香叶醇能抑制大鼠胃肠运动，小量口服有轻度利尿作用。香叶醇还有驱豚鼠蛔虫作用。

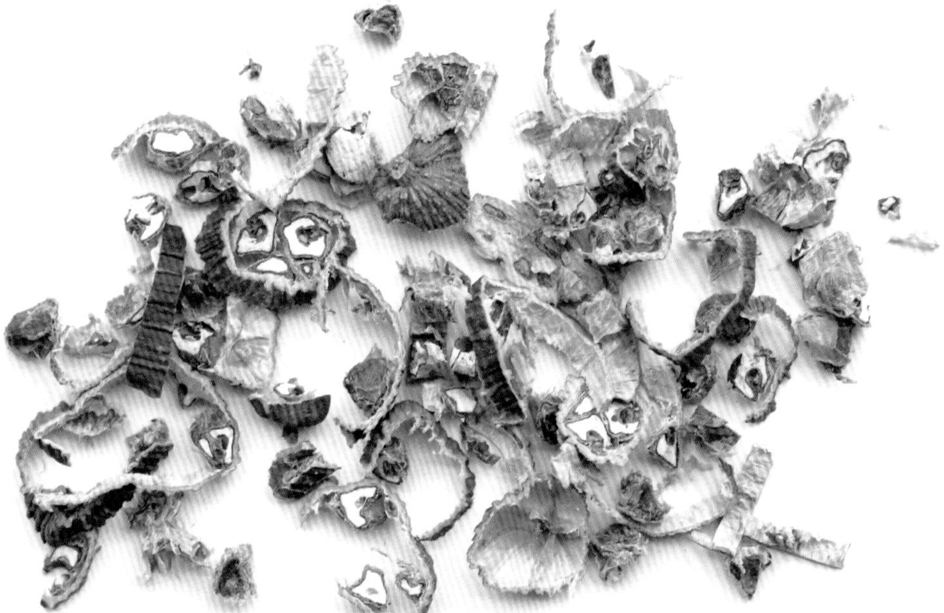
草果饮片

用法用量 | 3 ～ 6 g，煎服。去壳取仁捣碎用。

精选验方 |

1. 乙型肝炎 草果 40 g，人中黄 50 g，地骨皮 60 g。水煎服。

2. 斑秃 草果 15 g，诃子、山柰、肉桂、樟脑各 5 g。共为细末，用香油 125 ml 调成油浸剂，每次用手蘸擦患处 1 ～ 2 min，早、晚各 1 次。

3. 脾胃虚寒、反胃呕吐 草果仁 7.5 g，熟附子、生姜各 10 g，枣肉 20 g。水煎服。

4. 食积、腹痛胀满 草果 10 g，青皮、山楂、麦芽各 15 g。水煎服。

使用禁忌 | 体弱者慎用。

车前草

CHEQIANCAO

维 药 名| 帕卡优普日密克。

别　　名| 车轮菜、车舌草、五根草、猪耳草。

来　　源| 为车前科植物车前 *Plantago asiatica* L. 或平车前 *Plantago depressa* Willd. 的干燥全草。

识别特征| 多年生草本，连花茎高达 50 cm，具须根。叶根生，具长柄，几乎与叶片等长或长于叶片，基部扩大；叶片卵形或椭圆形，长 4 ~ 12 cm，宽 2 ~ 7 cm，先端尖或钝，基部狭窄成长柄，全缘或呈不规则波状浅齿，通常有 5 ~ 7 条弧形脉。花茎数个，高

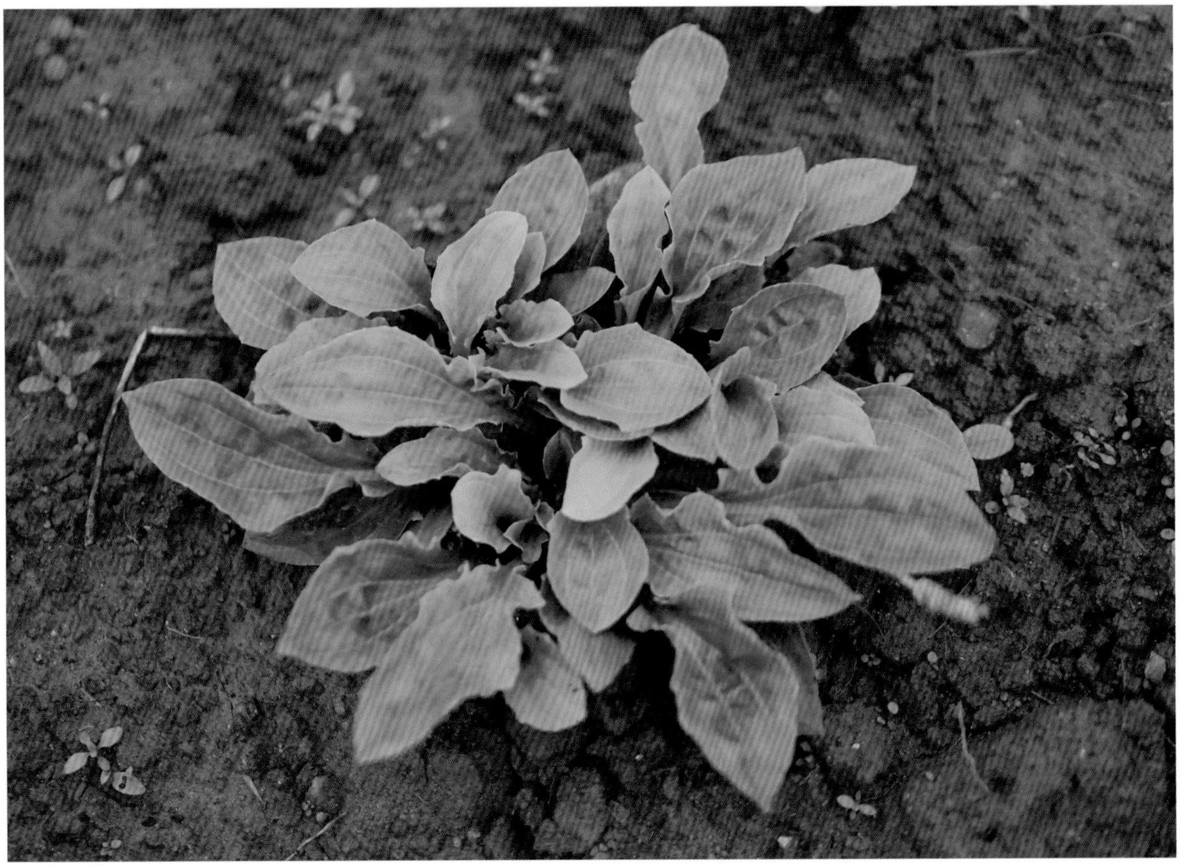

车前草

12 ~ 50 cm，具棱角，有疏毛；穗状花序为花茎的 2/5 ~ 1/2；花淡绿色，每花有宿存苞片 1 枚，三角形；花萼 4，基部稍合生，椭圆形或卵圆形，宿存；花冠小，胶质，花冠管卵形，先端 4 裂，裂片三角形，向外反卷；雄蕊 4，着生在花冠筒近基部处，与花冠裂片互生；花药长圆形，2 室，先端有三角形突出物，花丝线形；雌蕊 1，子房上位，卵圆形，2 室（假 4 室），花柱 1，线形，有毛。蒴果卵状圆锥形，成熟后约在下方 2/5 处周裂，下方 2/5 宿存。种子 4 ~ 8 枚或 9 枚，近椭圆形，黑褐色。花期 6 ~ 9 月，果期 7 ~ 10 月。

生境分布| 生长于山野、路旁、沟旁及河边。分布于全国各地。

采收加工| 夏季采挖，除去泥沙，晒干。

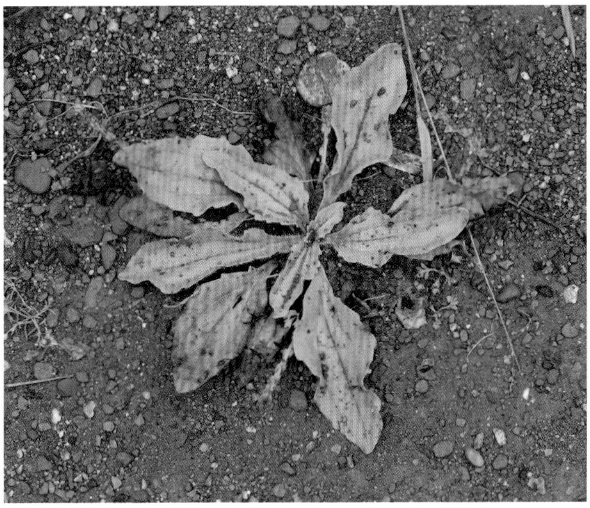

车前草

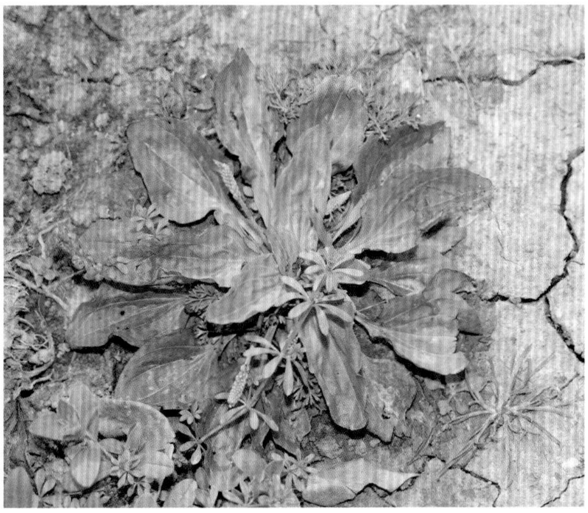

车前草

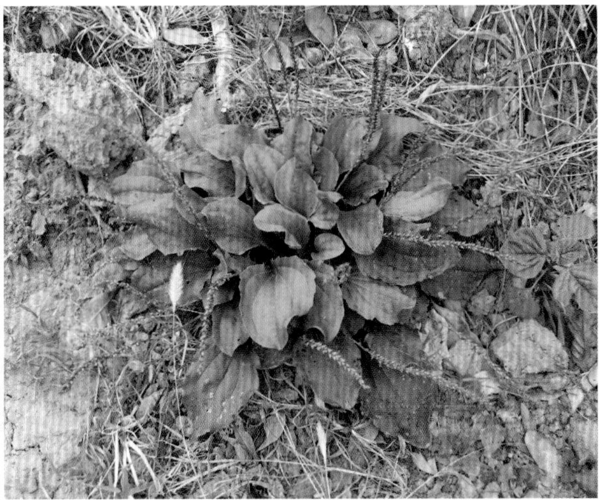

车前草

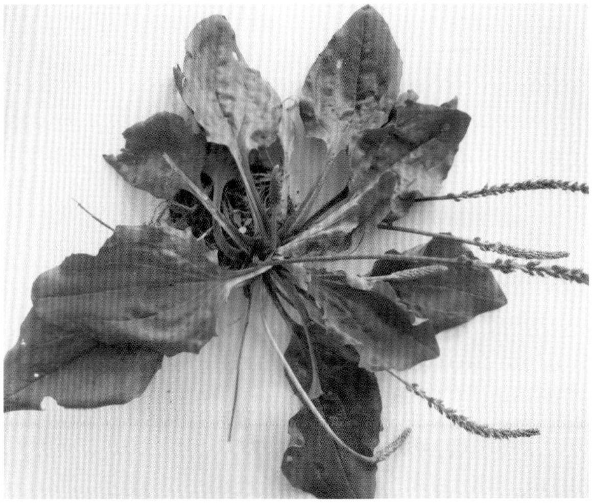

车前草（平车前）药材

药材鉴别 | 本品为不规则小段，根、叶、花混合。叶片皱缩卷曲或破碎，呈灰绿色或污绿色，具明显纵脉。常见长条穗状花序。气微香，味微苦。

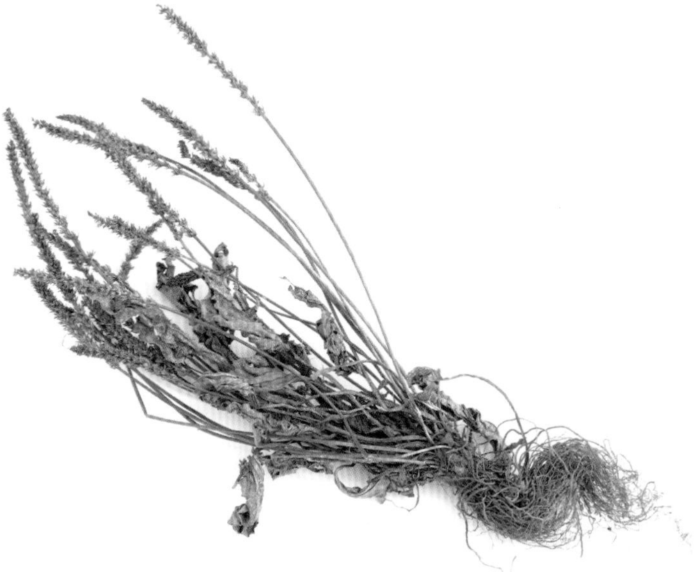
车前草（平车前）药材

性味归经 | 甘，寒。归肝、肾、肺、小肠经。

功效主治 | 清热利尿通淋，祛痰，凉血，解毒。用于水肿尿少、热淋涩痛、暑湿泄泻、痰热咳嗽、吐血衄血、痈肿疮毒等症的治疗。

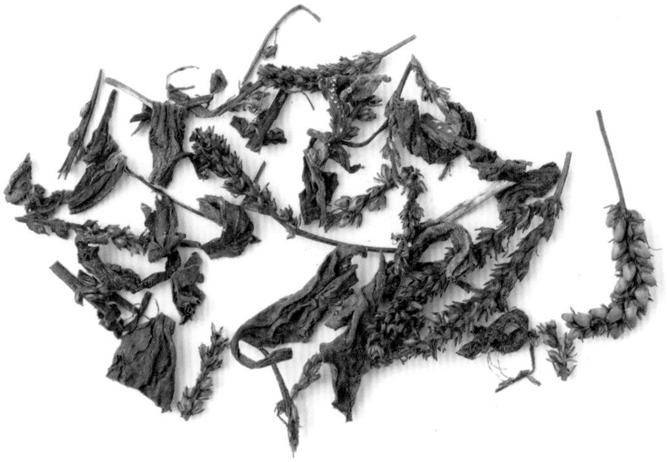
车前草（平车前）饮片

药理作用 | 对泌尿系统的影响：车前草有一定利尿作用，可使犬、家兔及人的水分排出增多，并增加尿素、尿酸及氯化钠的排出。镇咳、平喘、祛痰作用：车前草煎剂以高低两种剂量给猫灌胃，均可使猫的致咳电刺激阈显著上升，且随剂量增加，作用加强。抗病原微生物作用：车前草水浸剂在试管内对同心性毛癣菌、羊毛状小芽胞癣菌、星状奴卡菌等有不同程度的抑制作用。对胃、肠道作用：给巴甫洛夫小胃及胃瘘的狗灌服车前草木提物或浸剂 0.5 g/kg，显示该药物对胃液分泌有双向调节作用；对毛果芸香碱增加所致胃液分泌过多和肾上腺素所致胃液分泌过少，均有对抗作用。

用法用量 | 内服：9 ~ 30 g；鲜品 30 ~ 60 g，煎服或捣汁服。外用：鲜品适量，捣敷患处。

精选验方 |

1. 小便不通 车前草 500 g。水 3000 ml，煎取 1500 ml，分 3 次服。

2. 尿血（热性病引起者） 鲜车前草适量。捣汁 500 ml，空腹服。

3. 热痢不止 车前草叶适量。捣汁入蜜 100 ml，煎温服。

4. 水肿、结肠炎、湿泻 鲜车前草 150 g。煎汤服，每日 1 剂。

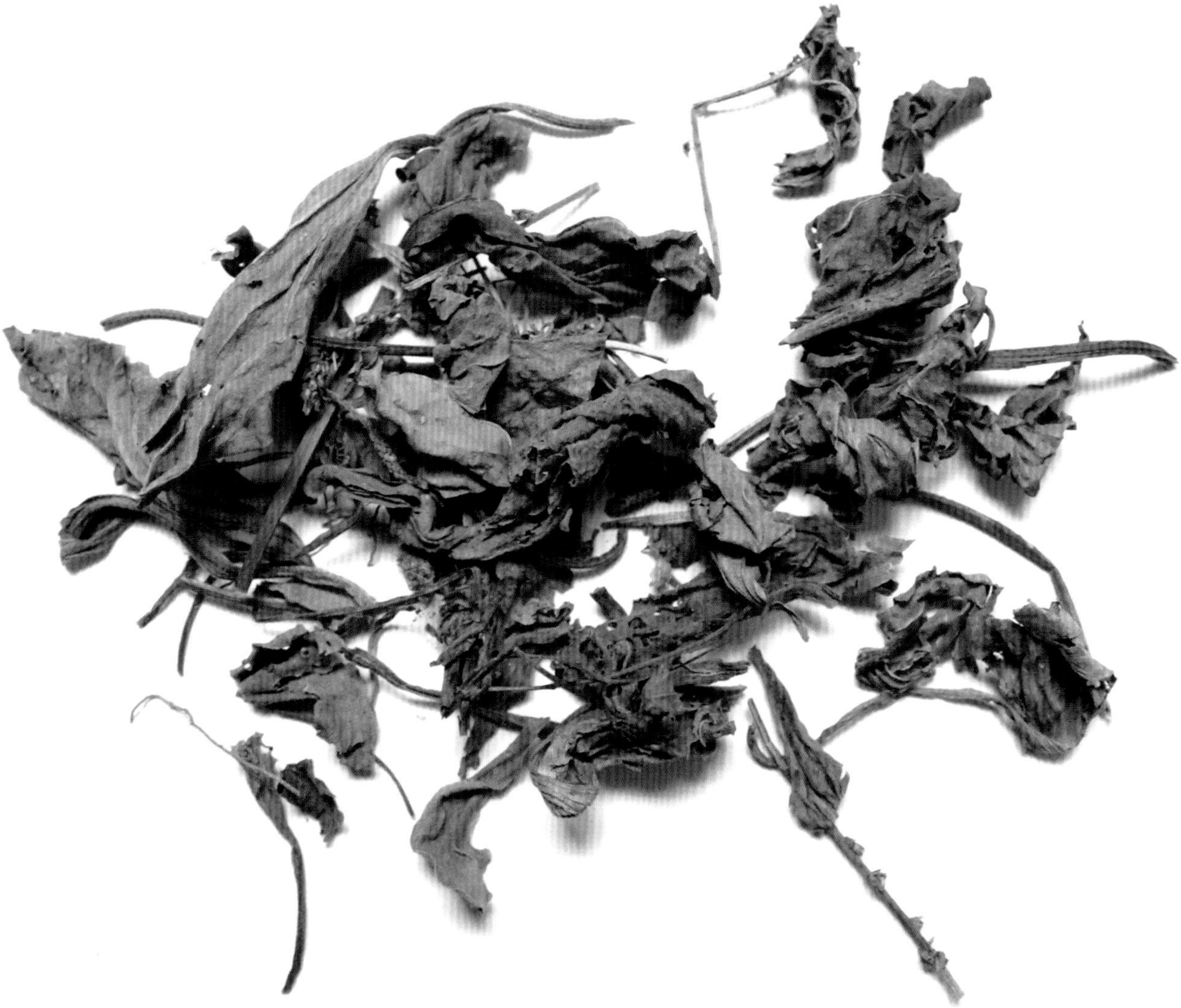

车前草（平车前）饮片

5. 百日咳、急慢性气管炎　车前草 60 g。水煎服。

6. 外伤出血　车前草适量。捣烂敷患处。

7. 高血压　车前草、鱼腥草各 50 g。水煎服。

8. 小儿痫病　车前草 250 g。绞汁，加冬蜜 25 g，开水冲服。

9. 上呼吸道感染　车前草、古山龙、裸花紫珠、黑面叶各 25 g。水煎，浓缩成 30 ml，分 3 次服。

10. 咳嗽、支气管炎　车前草、东风橘叶、布渣叶、华泽兰根各 25 g。水煎服。

11. 黄疸、肝炎　车前草、红旱莲各 25 g，栀子 20 g，决明子 10 g，香附 15 g。水煎服。

使用禁忌｜ 内伤劳倦、阳气下陷、肾虚精滑及内无湿热者慎服。

车前子

CHEQIANZI

维药名 | 帕卡优普日密克欧如合。

别　名 | 炒车前子。

来　源 | 为车前科多年生草本植物车前 *Plantago asiatica* L. 或平车前 *Plantago depressa* Willd. 的干燥成熟种子。

识别特征 | 见“车前草”项下。

生境分布 | 生长于山野、路旁、沟旁及河边。分布于全国各地。

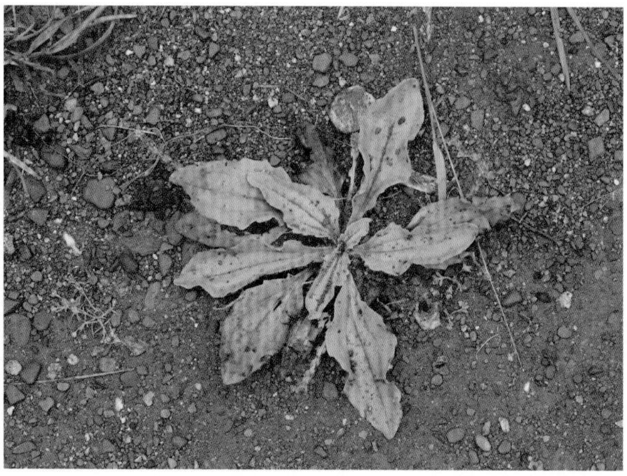

车前草

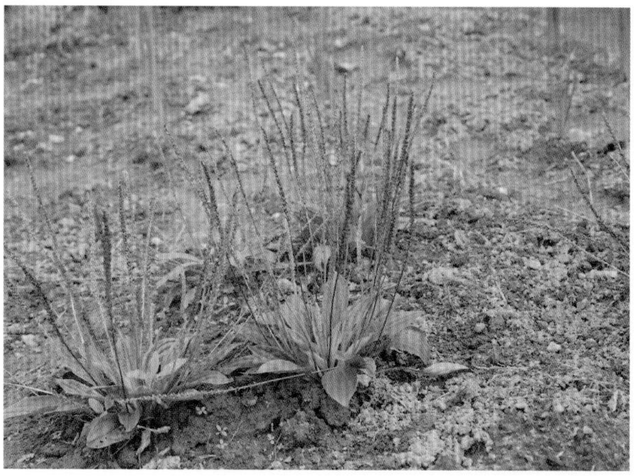

车前草

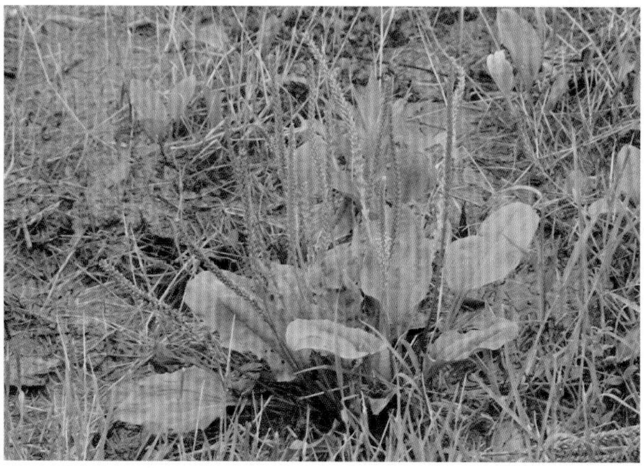

车前草

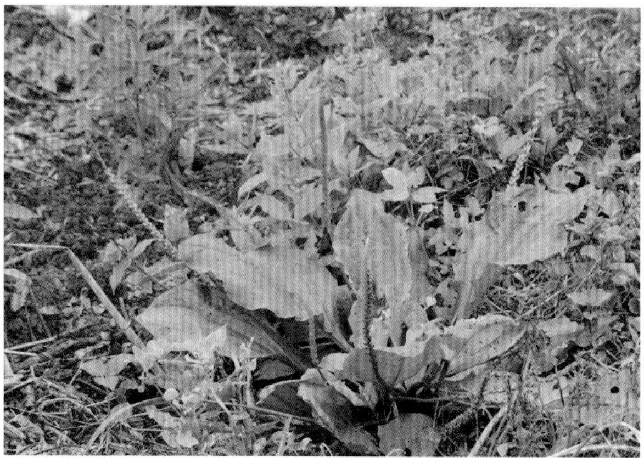

车前草

采收加工| 秋季果实成熟时，割取果穗，晒干后搓出种子，筛去果壳杂质。

药材鉴别| 本品为扁平椭圆形细小种子，表面黑褐色或黄棕色。质硬，断面白色。无臭，味淡，嚼之带黏液性。

性味归经| 甘，寒。归肾、肝、肺经。

功效主治| 利尿通淋，渗湿止泻，清肝明目，清肺化痰。本品甘寒滑利，可清利湿热而通淋、止泻；入肺清肺化痰止咳，入肝清肝明目，故能利尿通淋、止泻、明目、化痰。

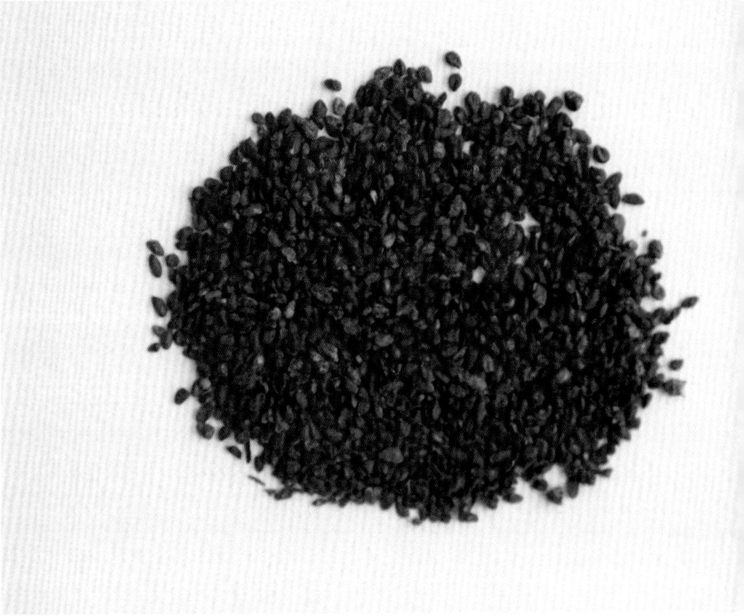

车前子

药理作用| 有显著利尿作用，又能促进呼吸道黏液分泌，稀释痰液，有祛痰作用。对各种杆菌和葡萄球菌均有抑制作用。关节腔注射车前子注射剂可增加关节囊紧张度。

用法用量| 15 ~ 30 g，煎服，宜布包煎。

精选验方|

1. 高血压 车前子 9 ~ 18 g。水煎 2 次，每日当茶饮。

2. 上消化道出血 车前子 3 g，大黄 120 g。煎为 200 ml，4 ~ 6 次服，每 4 ~ 6 h 服 1 次，首次量加倍。

3. 急慢性细菌性痢疾 炒车前子 2 份，焦山楂 1 份。共研细末，每日 3 次，每次 10 g，用温开水送服，服药期间忌油腻及生冷食物。

4. 腹泻 炒车前子、枯矾各 10 g。共研细末备用，每次 1 ~ 2 g，每日 2 次，饭前冲服，5 日为 1 个疗程。

5. 小儿单纯性消化不良 车前子炒焦研粉口服。4 ~ 12 月龄者每次 0.5 g，1 ~ 2 岁小儿每次 2 g，每日 3 ~ 4 次。

6. 泌尿系感染 车前子 20 g，红枣树皮 60 g（洗净）。装入布袋内缝好，置砂锅（或铝锅）内，加水 1500 ml，小火煮沸，将药液煮至 500 ml，倒碗内加 30 g 白糖，口服，每日 1 次，儿童量酌减。

7. 青光眼 车前子 60 g。加水 300 ml，1 次煮服，每日 1 剂。

使用禁忌| 本品性寒，脾胃虚弱、阴证疮肿者忌用。

沉香

CHENXIANG

维 药 名| 印地亚合其。

别　　名| 沉香屑、海南沉香。

来　　源| 为瑞香科植物白木香 *Aquilaria sinensis* (Lour.) Gilg 含有树脂的木材。

识别特征| 常绿乔木，高达 30 m。幼枝被绢状毛。叶互生，稍带革质；具短柄，长约 3 mm；叶片椭圆状披针形、披针形或倒披针形，长 5.5 ~ 9 cm，先端渐尖，全缘，下面叶脉有时被绢状毛。伞形花序，无梗，或有短的总花梗，被绢状毛；花白色，与小花梗等长或较短；花被钟形，5 裂，裂片卵形，长 0.7 ~ 1 cm，喉部密被白色绒毛的鳞片 10 枚，外被绢状毛，内密被长柔毛，花冠管与花被裂片略等长；雄蕊 10，着生于花被管上，其中有 5 枚较长；子房上位，长卵形，密被柔毛，2 室，花柱极短，柱头扁球形。白木香为常绿乔木，植株高达 15 m。树皮灰褐色，小枝叶柄及花序均被柔毛或夹白色绒毛。叶互生；叶柄长约 5 mm；叶片革质，长卵形、倒卵形或椭圆形，长 6 ~ 12 cm，宽 2 ~ 4.5 cm，先端渐尖，基部楔形，全缘，两面被疏毛，后渐脱落，光滑而亮。伞形花序顶生和腋生；小花梗长 0.5 ~ 1.2 cm；花黄绿色，被绒毛；花被钟形，5 裂，矩圆形，长约 7 mm，宽约 4 mm，先端钝圆，花被管喉部有鳞片 10 枚，密被白色绒毛，长约 5 mm，基部连合成一环；雄蕊 10，花丝粗壮；子房卵形，密被绒毛。花期 3 ~ 4 月，果期 5 ~ 6 月。

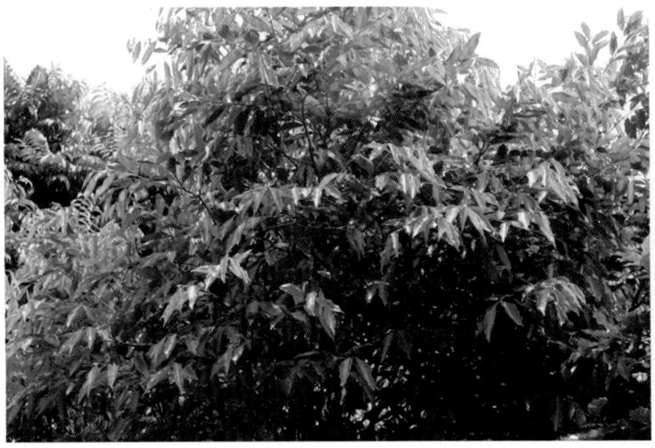

白木香

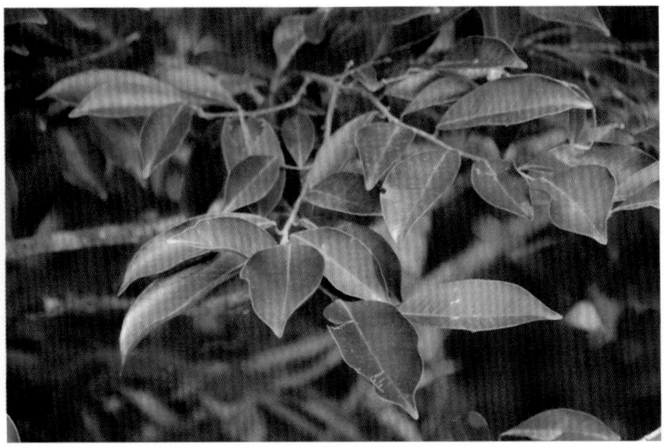

白木香

生境分布| 生长于中海拔山地、丘陵地。沉香分布于东南亚、印度等地；白木香分布于海南、广东、云南、台湾等地。

采收加工| 全年均可采收，割取含树脂的木材，除去不含树脂的部分，阴干。

药材鉴别| 本品外形极不规则，呈棒状、片状或盔帽状。外表皮褐色，常有黄色与黑色相互交错的纹理。质坚实，难以折断，断面呈灰褐色。

性味归经| 辛、苦，温。归脾、胃、肾经。

功效主治| 行气止痛，温中止呕，纳气平喘。本品芳香辛散、苦降温通，既温脾胃、散寒邪、行中焦气滞，又温肾纳气以平喘，故有行气止痛、温中止呕、纳气平喘之功效。

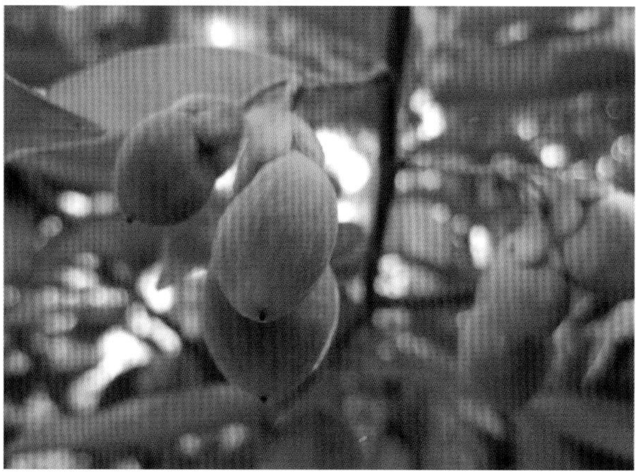

白木香

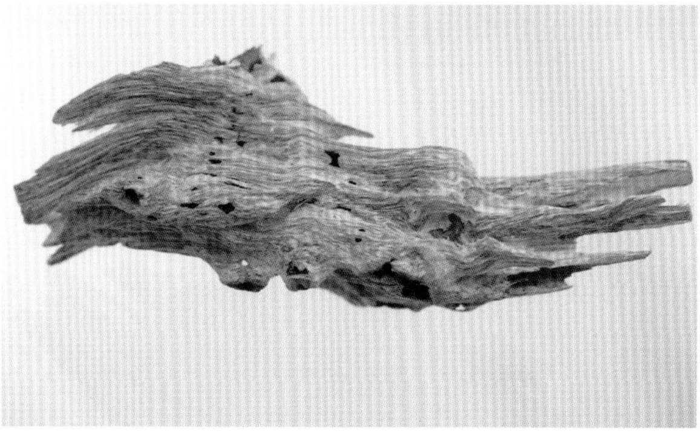

白木香（沉香）药材

药理作用| 本品有抑制家兔离体小肠运动的作用。其挥发油有促进消化液及胆汁分泌等作用。

用法用量| 1 ~ 3 g，煎服，宜后下；或磨汁冲服；或入丸、散剂，每次 0.5 ~ 1 g。

精选验方|

1. 腹胀气喘、坐卧不安 沉香、枳壳、木香各 25 g，莱菔子（炒）50 g，每次 25 g，姜 3 片。水煎服。

2. 哮喘 沉香 100 g，莱菔子（淘净，蒸熟，晒干）250 g。研为细末，调生姜汁为细丸，每次 3 g，开水送下。

3. 支气管哮喘 沉香 1.5 g，侧柏叶 3 g。共研细末，临睡前顿服，可根据病情加减用量。实证者，也可配葶苈子、杏仁、半夏等；肾虚喘促者，可配附子、熟地黄、五味子。

4. 产后尿潴留 沉香、肉桂各 1 ~ 2 g，琥珀 1.5 ~ 4 g。研末冲服，如有热可减量或不用肉桂，另以车前子 20 g，泽泻 15 g，水煎，取药液调服上末。

5. 子宫内膜异位症 沉香、当归、乳香、三七、土鳖虫各等份。研为细末，用黄酒调成糊状，放于棉签上贴于阴道内穹窿结节处，隔日 1 次，经期停用，1 个月为 1 个疗程。

使用禁忌| 阴虚火旺、气虚下陷者慎用。

柽柳

CHENGLIU

维 药 名｜优里混梅维斯。

别　　名｜西河柳。

来　　源｜为柽柳科植物柽柳 *Tamarix chinensis* Lour. 的细嫩枝叶。

识别特征｜柽柳为落叶灌木或小乔木。柽柳的老枝红紫色或淡棕色。叶互生，披针形，鳞片状，小而密生，呈浅蓝绿色。总状花序集生于当年枝顶，组成圆锥状复花序；花小而密，花粉红色。花期 4 ～ 9 月，果期 6 ～ 10 月。

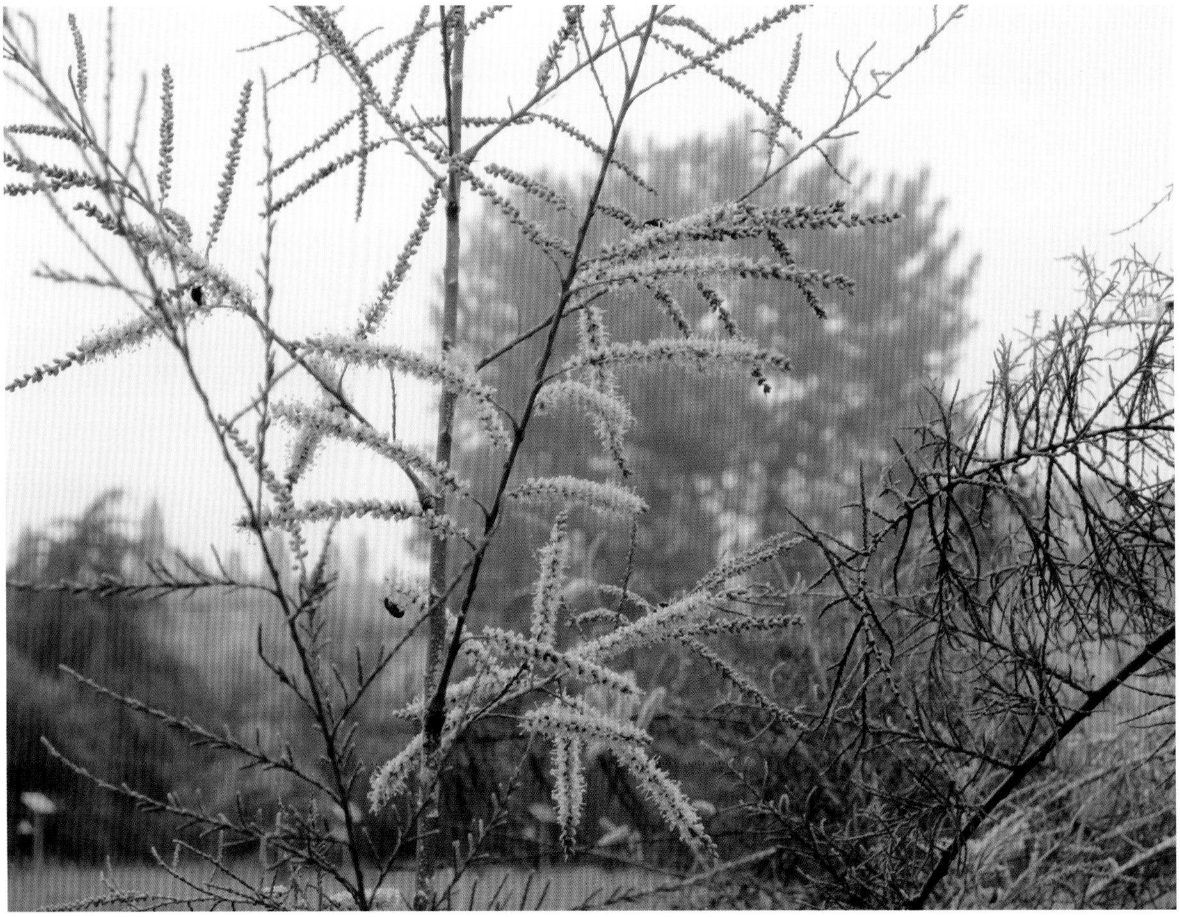

柽柳

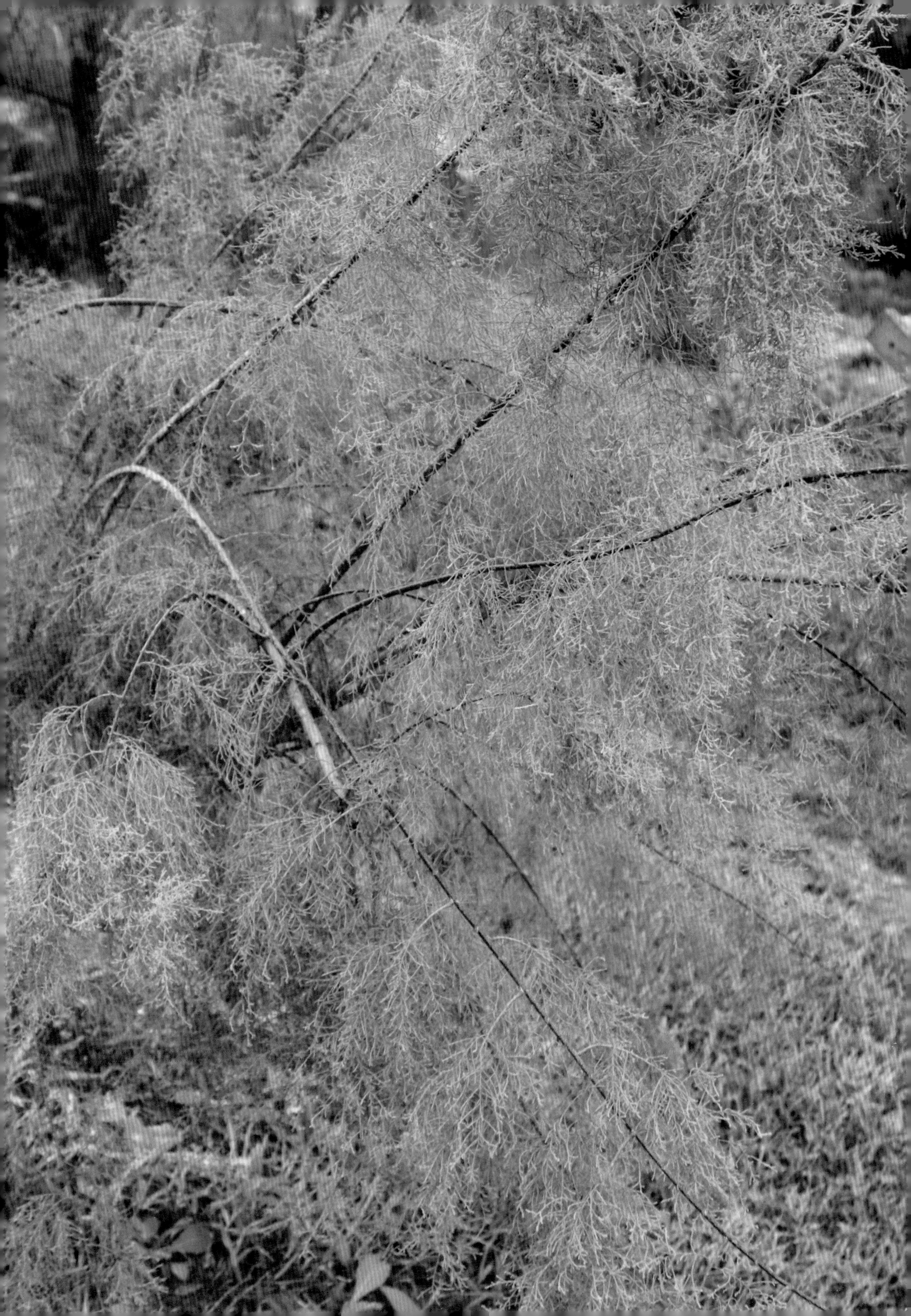

生境分布 生长于坡地、沟渠旁。全国各地均有分布，主要分布于河北、河南、山东、安徽、江苏、湖北、云南、福建、广东等省。

采收加工 5 月前后花欲开时剪取细嫩枝叶，晒干或阴干。

药材鉴别 干燥的枝梗呈圆柱形，嫩枝直径 1 ~ 1.5 mm，表面灰绿色，生有许多互生的鳞片状小叶。粗梗直径约 3 mm，表面红褐色，叶片常脱落而残留叶基呈突起状。质脆，易折断。横断面黄白色，木质部占绝大部分，有明显的年轮，皮部与木质部极易分离，中央有髓。气微弱，味淡。

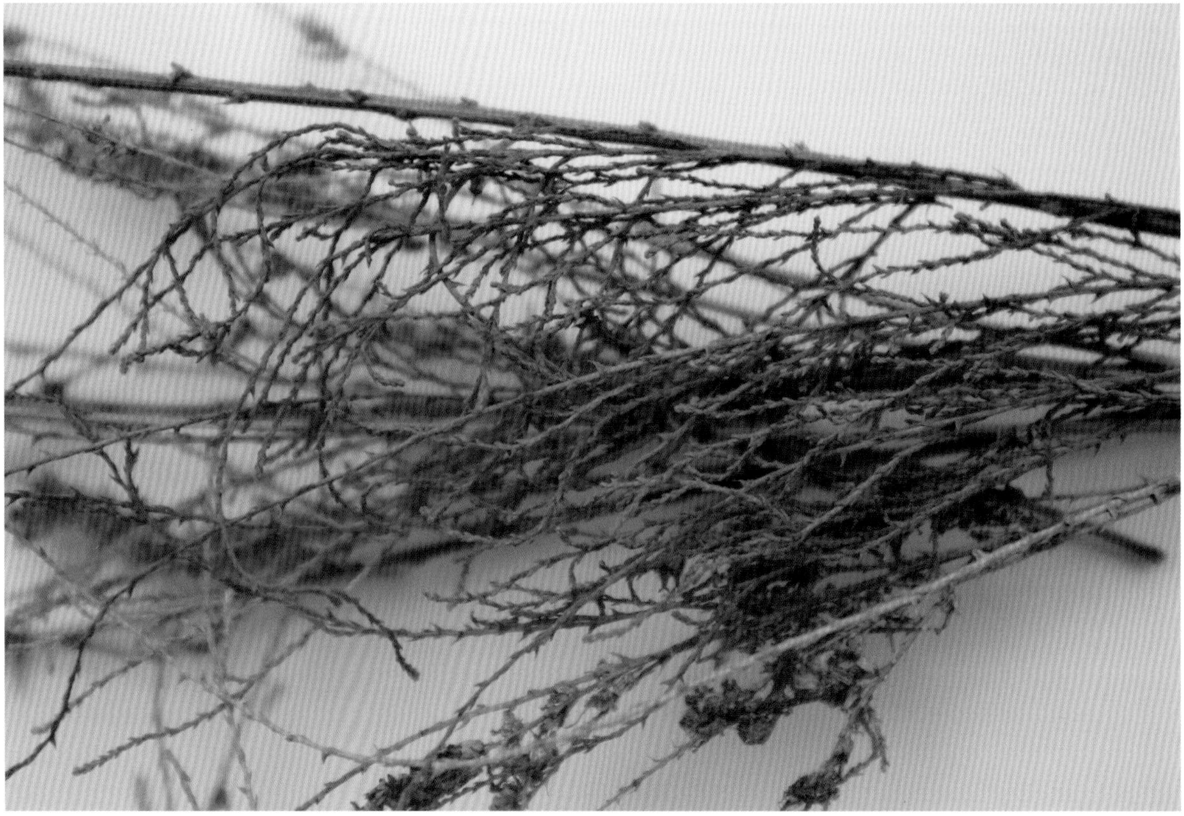

柽柳药材

性味归经 辛，平。归肺、胃、心经。

功效主治 发表透疹，祛风除湿。本品味辛性散，善于疏散祛除肌表、筋肉邪气，故有发表透疹和祛风湿除痹功效。

药理作用 本品能调节体温中枢，扩张皮肤血管，起发汗解热作用；对肺炎球菌、甲型溶血性链球菌、白色葡萄球菌、流感杆菌有抑制作用；对中脑、延髓有一定麻醉作用。

用法用量 3 ~ 10 g，水煎服。外用：适量。

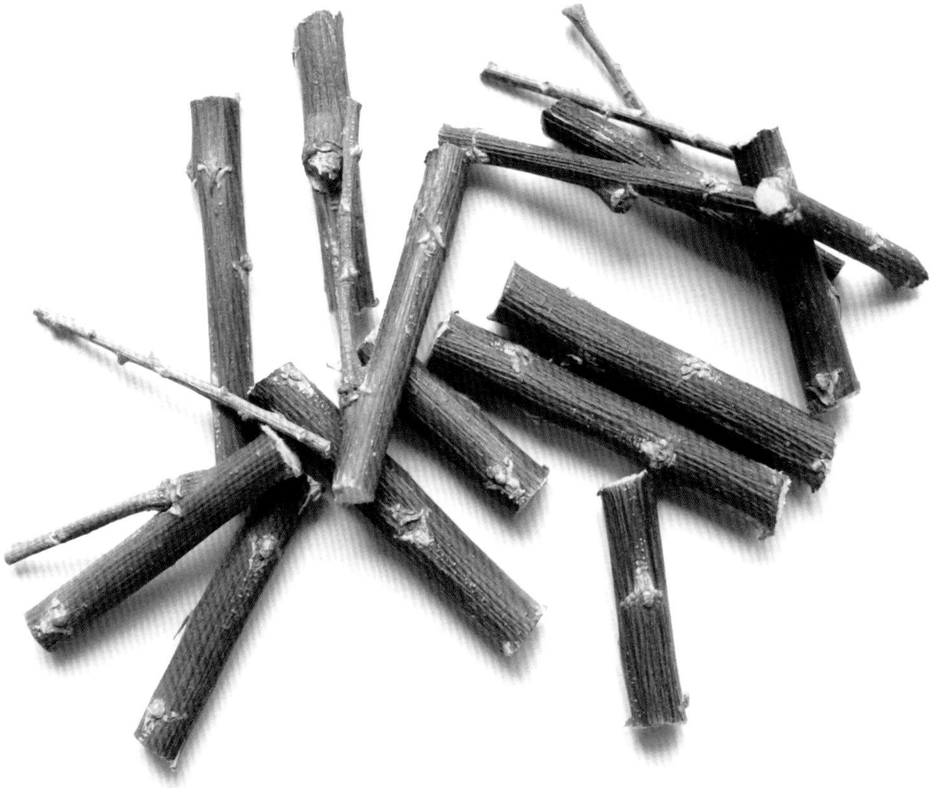

柽柳药材

精选验方 |

1. 慢性气管炎　鲜柽柳 100 g（干者减半），白矾 6 分。水煎 2 次（白矾分两次入煎），药液混合，早、晚分服。

2. 肾炎　柽柳 30 g。水煎，分 2 次空腹温服，15 日为 1 个疗程，连服 1 ～ 4 个疗程。

3. 慢性气管炎　柽柳（细粉）500 g，白矾（细粉）100 ～ 200 g。混合制成水丸，每次 10 g，每日 2 次。

4. 慢性气管炎　鲜柽柳 1500 g（干者减半），柽柳（细粉）250 g，白矾 150 g。制成冲剂 100 包（每包重 5 ～ 5.5 g），开水冲服，每次 1 包，每日 2 次。

5. 类风湿性关节炎风湿热证　柽柳、功劳叶、虎杖根各 30 g，豨莶草、威灵仙各 15 g，防己、秦艽、地鳖虫、当归、芍药各 12 g。每次加水 500 ml，煎取药汁 2 次，将二煎混合，每日 1 剂，分 2 次服用，10 剂为 1 个疗程，一般服 1 ～ 3 个疗程。

6. 感冒、发热、头痛　柽柳、薄荷、绿豆衣各 9 g，生姜 3 g。水煎服。

7. 麻疹透发不快　柽柳叶 15 g（鲜枝叶 30 g），荸荠 90 g。水煎服，每日分 2 次服用。

8. 牙龈出血　柽柳 9 g，芦根 30 g。水煎服。

使用禁忌 |　过量应用令人心烦、血压下降、呼吸困难。麻疹已透者不宜服用。

赤芍

CHISHAO

维 药 名｜ 克孜力出胡鲁克。

别　　名｜ 红芍药、山芍药、草芍药、木芍药、赤芍药。

来　　源｜ 为毛茛科多年生草本植物草芍药 *Paeonia Obovata* Max-im 或川芍药 *Paeonia veitchii* Lynch 的根。

识别特征｜ 川赤芍为多年生草本，茎直立。茎下部叶为2回3出复叶，小叶通常2回深裂，小裂片宽 0.5 ～ 1.8 cm。花 2 ～ 4 朵，生茎顶端和其下的叶腋；花瓣 6 ～ 9，紫红色或粉红色；雄蕊多数；心皮 2 ～ 5。蓇葖果密被黄色绒毛。根为圆柱形，稍弯曲。表面暗褐色或暗棕色，粗糙，有横向突起的皮孔，手搓则外皮易破而脱落（俗称糟皮）。花期 5 ～ 6 月，果期 6 ～ 8 月。

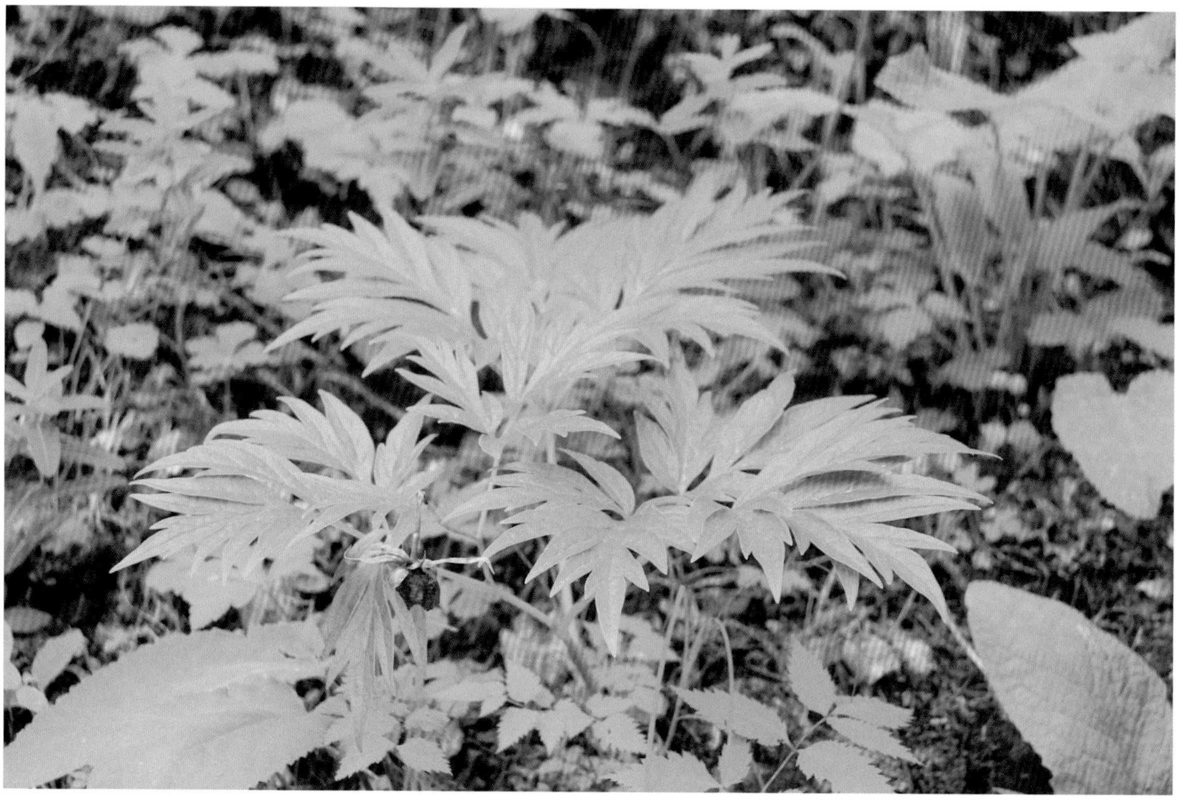

川芍药

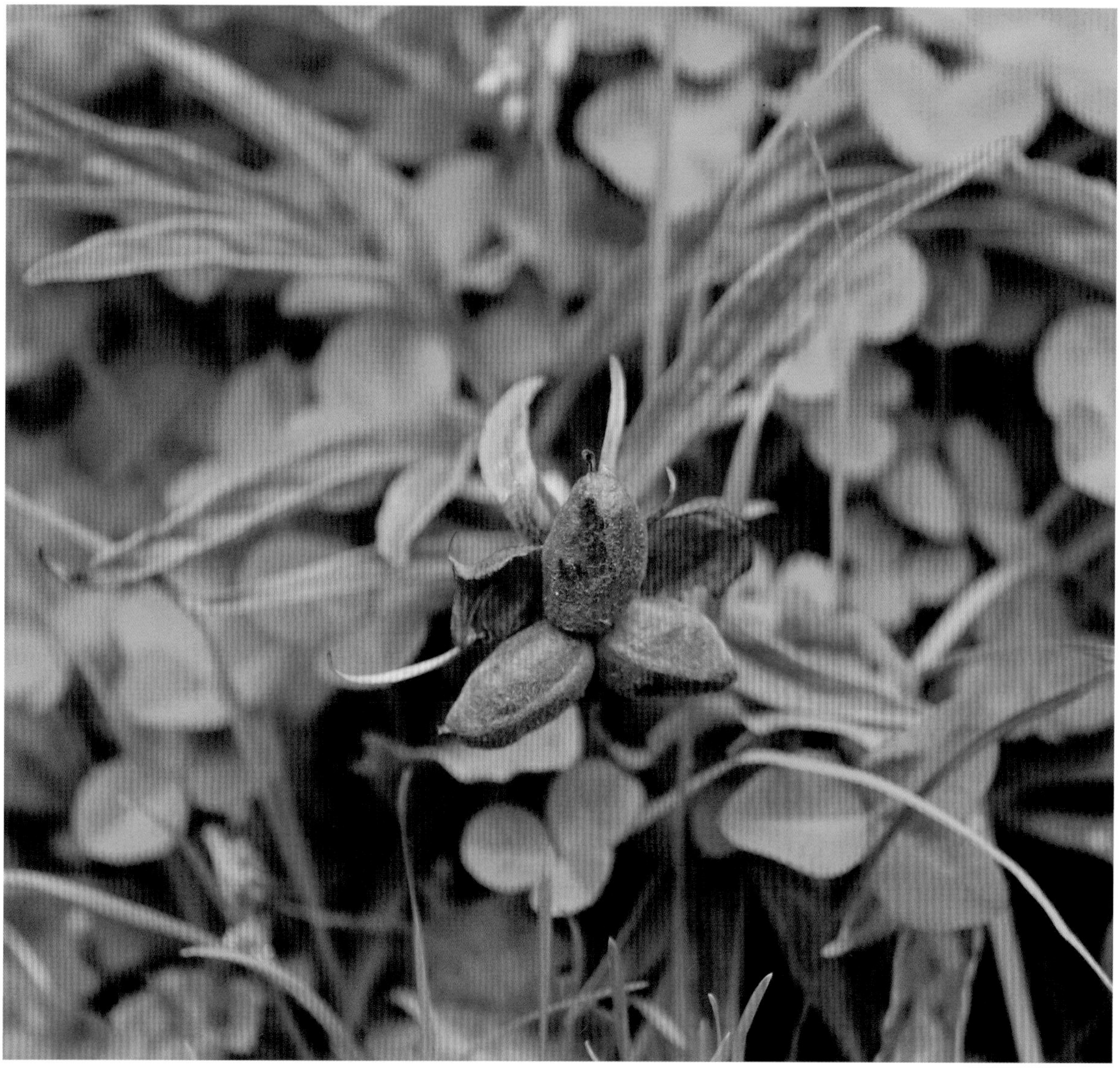

川芍药

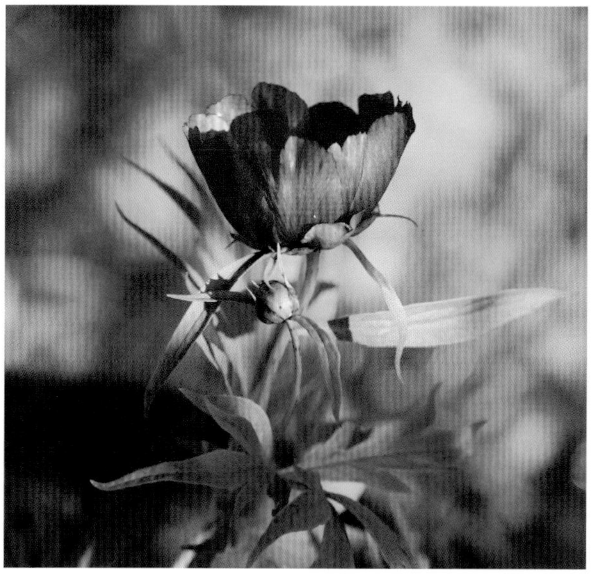

川芍药

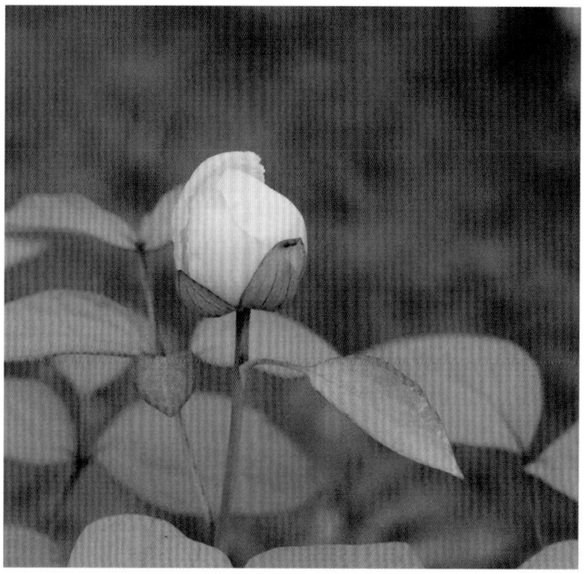

草芍药

赤芍

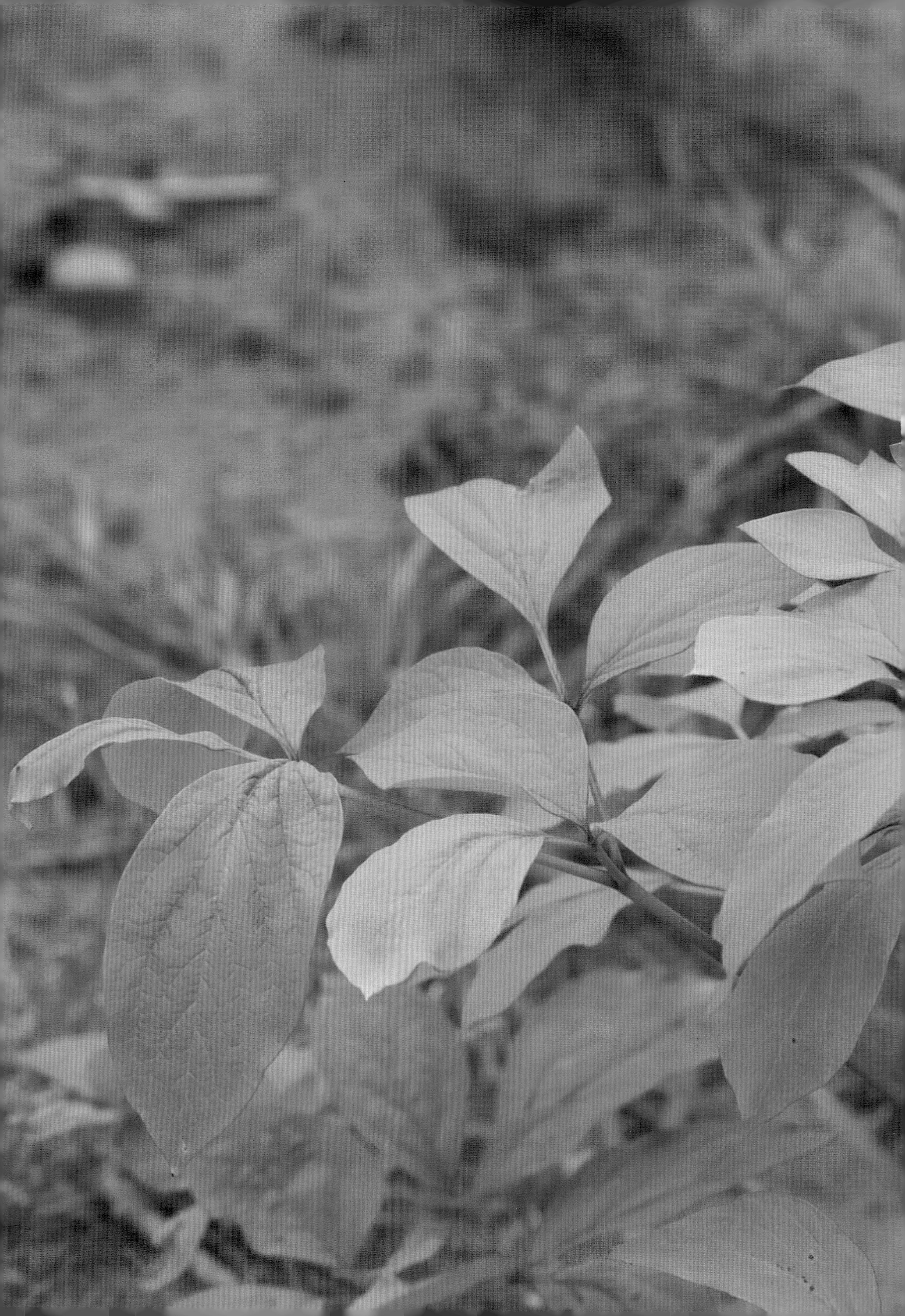

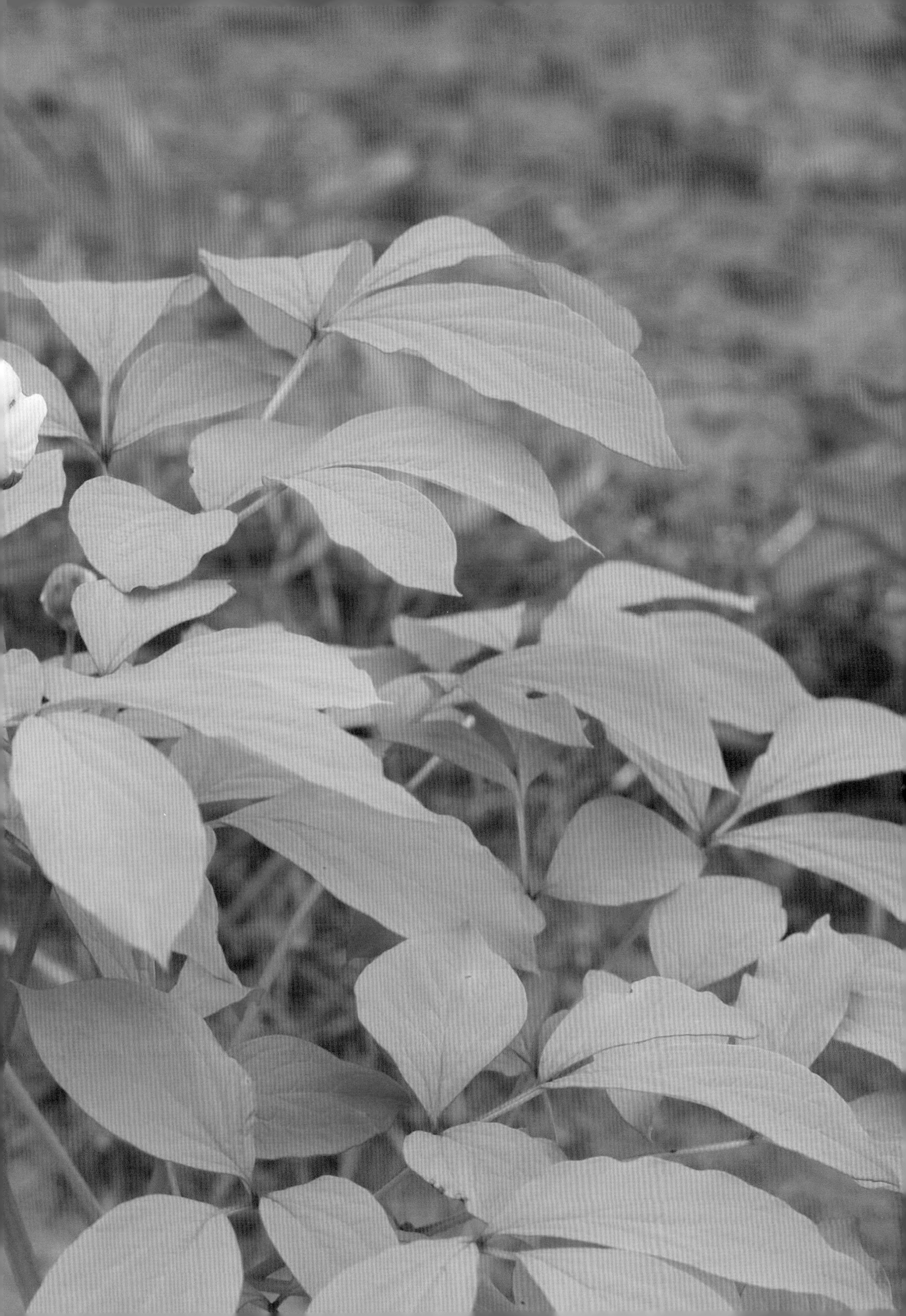

生境分布| 生长于山坡林下草丛中及路旁。分布于内蒙古、四川及东北各地。

采收加工| 春、秋二季采挖，除去根头、须根及泥土，晒干。

药材鉴别| 本品为类圆形切片，外表皮棕褐色，皱纹较多，皮易脱落，有皮孔。切面粉白色或粉红色。皮部窄，木部放射状纹理明显，有的有裂隙。质脆而硬，易折。气微香，味苦涩、酸。

性味归经| 苦、辛，微寒。归肝经。

功效主治| 清热凉血，散瘀止痛。本品辛散苦降，主入肝经血分，故能清血分实热，散瘀血留滞，为凉血祛瘀之要药。

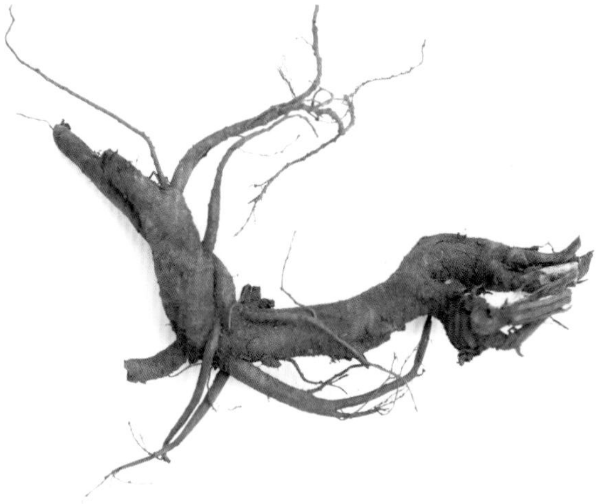

赤芍药药材

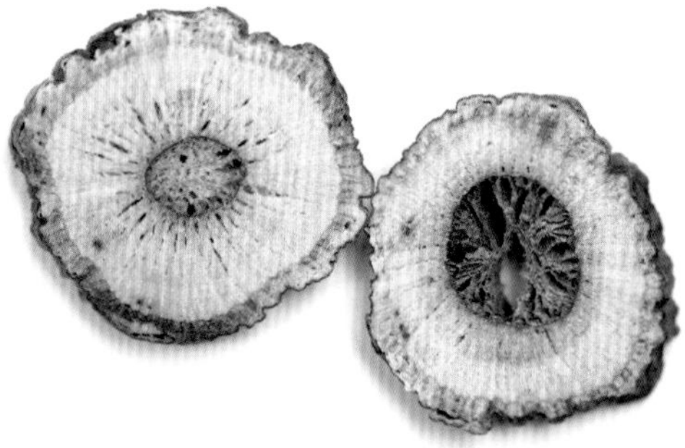

赤芍药饮片

药理作用| 有解热、镇静、镇痛、解痉、抗惊厥、扩张血管等作用，并能抗菌及抑制流感病毒。

用法用量| 煎服，6 ~ 15 g。

精选验方|

1. **血热炎症、热蕴疮痈** 赤芍、金银花各 9 g，天花粉、白芷、陈皮、防风、当归、贝母、没药、乳香、甘草各 3 g。水、酒各半煎为仙方活命饮，温服。

2. **血瘀疼痛、血瘀痛经** 赤芍、延胡索、香附、乌药、当归各 6 g。水煎服。

3. **胁肋瘀痛** 赤芍 9 g，青皮、郁金各 6 g。水煎服。

4. **血瘀头痛** 赤芍、川芎各 9 g，当归、白芷、羌活各 6 g。水煎服。

5. **冠心病、心绞痛** 赤芍 10 g，丹参 20 g，降香、川芎各 15 g。水煎服。

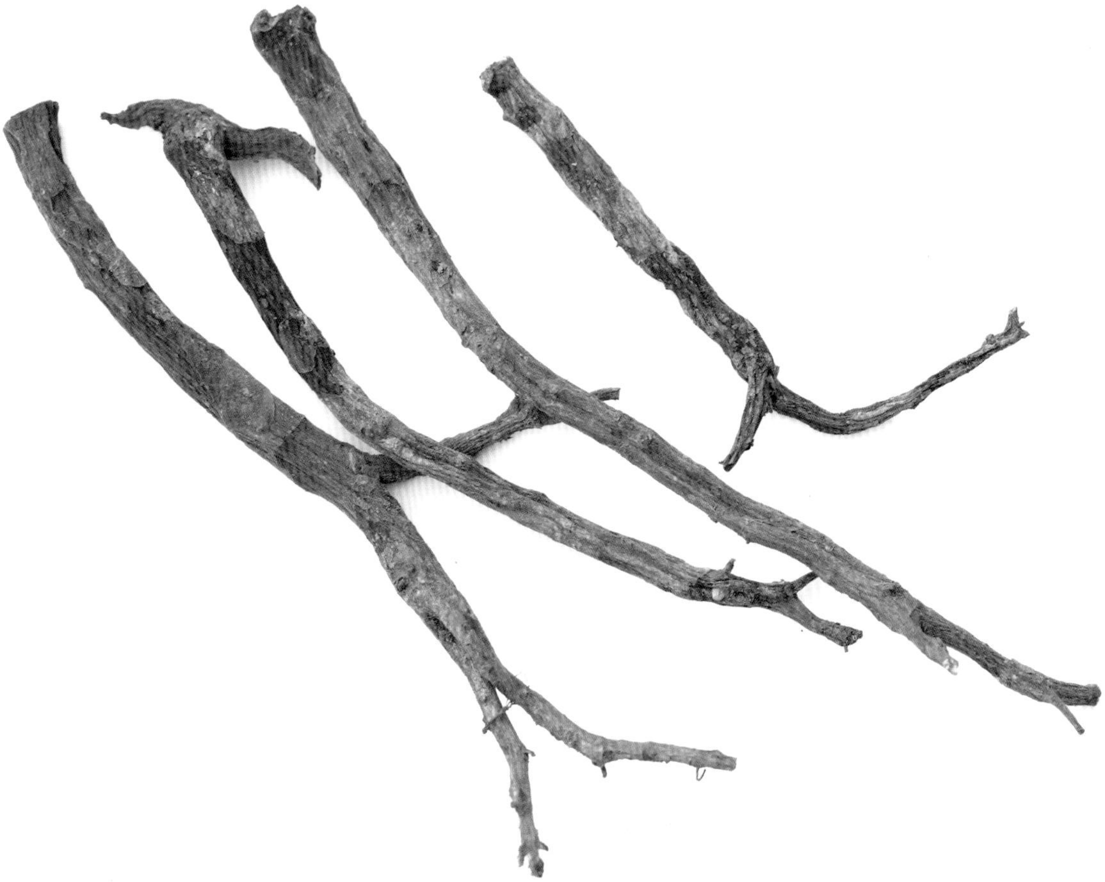

草芍药药材

6. 顽固性口腔溃疡 赤芍、茯苓、土贝母各 15 g，黄连、青皮各 10 g，苍术、枳壳各 12 g，莱菔子 20 g，甘草 6 g。水煎 200 ml，2 次分服，每日 1 剂。

7. 子宫肌瘤 赤芍、茯苓、桂枝各 15 g，牡丹皮 10 g，桃仁、莪术、三棱各 12 g。水煎服，每日 1 剂。

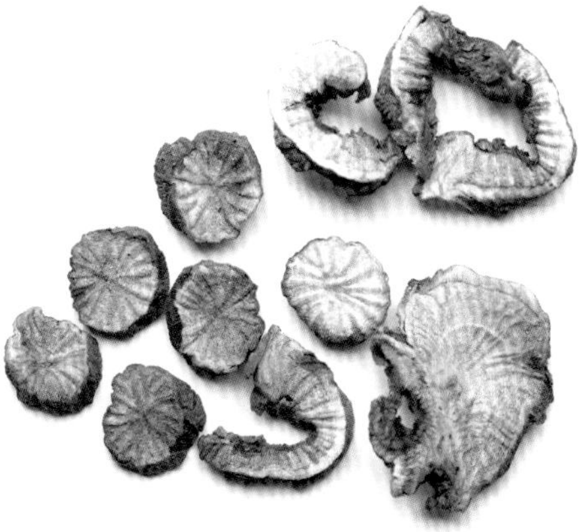

草芍药饮片

8. 阑尾脓肿 赤芍、皂刺各 15 g，桃仁、穿山甲各 10 g，紫花地丁、败酱草、薏苡仁、冬瓜仁各 30 g。加水 800 ml，煎取药汁 300 ml，每日 1 剂，分 2 次服用。

9. 慢性阑尾炎 赤芍 50 g，白术、茯苓各 12 g，泽泻 25 g，当归、川芎各 10 g，败酱草 30 g。水煎取药汁，口服，每日 1 剂。

使用禁忌| 血寒经闭者不宜用。反藜芦。

赤石脂

CHISHIZHI

维 药 名 | 斤艾尔美尼。

别　　名 | 赤符、红高岭、吃油脂、红土。

来　　源 | 为单斜晶系的多水高岭土 *Halloysite* 的集合体。

识别特征 | 为块状集合体，呈不规则块状，大小不一。表面粉红色、红色至紫红色，或有红白相间的花纹，断面有的具蜡样光泽，疏松多孔者具土样光泽。质软，易碎，硬度 1 ~ 2，比重 2.0 ~ 2.2，吸水性强，具土腥气，不溶于水，能溶于酸类。味淡，嚼之无沙粒感。

生境分布 | 分布于福建、河南、山东、山西等省。

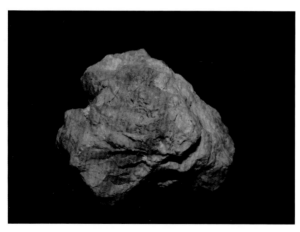

赤石脂（多水高岭石）药材

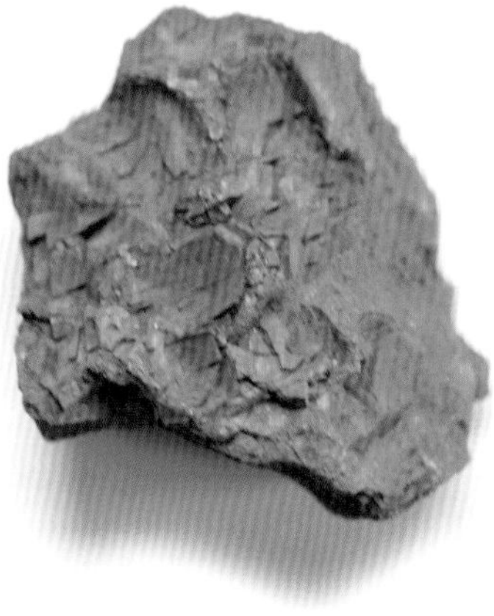

赤石脂药材

采收加工 | 全年均可采挖，挖出后，选择红色滑腻如脂的块状体，拣去杂石、泥土。

药材鉴别 | 本品为不规则块状。红色、粉红色至紫红色，或具红白相间的花纹。质软易碎。吸水性强，具黏土气。味淡。

性味归经 | 甘、酸、涩，温。归大肠、胃经。

功效主治｜ 涩肠止泻，收敛止血，生肌敛疮。本品味酸涩，性温和，入大肠、胃二经，功专收敛，故可涩肠止泻、止血；又具甘温之性，故可生肌敛疮。

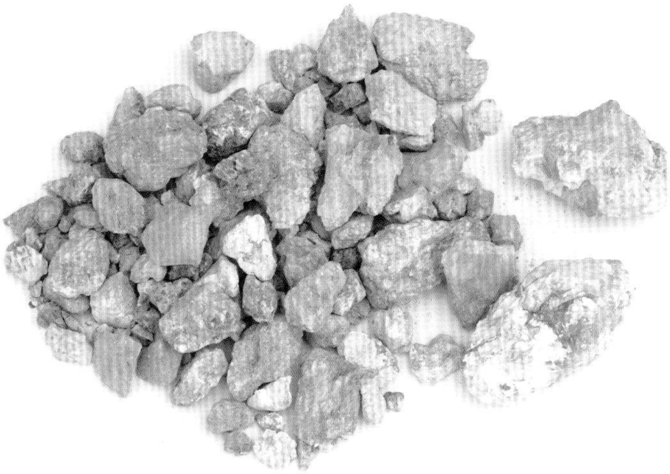

赤石脂（多水高岭石）药材

药理作用｜ 有吸附作用，内服能吸附消化道内的有毒物质，如磷、汞、细菌毒素及食物异常发酵的产物，同时对发炎的胃肠黏膜有保护作用，对胃肠出血有止血作用。

用法用量｜ 10 ～ 20 g，内服：煎汤。外用：适量。

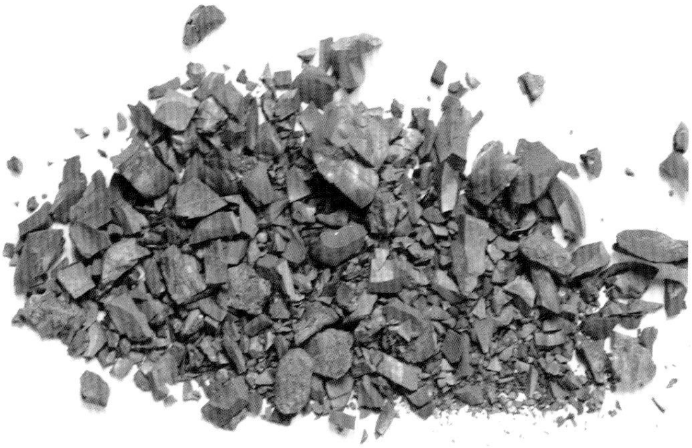

赤石脂饮片

精选验方｜

1. 小儿脱肛 赤石脂适量，鲜石榴皮（干者亦可）50 ～ 100 g。先用石榴皮煎水洗肛门，然后将赤石脂（研为极细面）均匀洒在敷料上，敷托住肛门用胶布固定。

2. 上消化道出血 赤石脂、白及各适量。用量按 1 ∶ 1 比例配制，温开水调成糊状空腹服用，每日 3 次，每次 3 g。

3. 寻常疣、扁平疣 赤石脂、鸦胆子各 300 g。共研细末，备用。临床时取食醋适量调药末成糊状，涂擦患处，早晚各 1 次。

4. 浅表外伤出血 可消毒后将本品外敷局部。

5. 慢性阿米巴痢疾引起的腹部隐痛、排出脓血胶液样便 赤石脂 24 g，干姜 6 g，粳米 30 g。水煎服。

6. 功能性子宫出血、虚寒性月经过多 常与禹余粮、血余炭同用。

使用禁忌｜ 湿热积滞忌用，孕妇慎用。畏官桂。

磁石

CISHI

维 药 名| 麻格尼提特西。

别　　名| 灵磁石、活磁石、煅磁石。

来　　源| 为等轴晶系氧化物类矿物尖晶石族磁铁矿的矿石，主含四氧化三铁（Fe_3O_4）。

识别特征| 磁石为等轴晶系磁铁矿的矿石。常与石英、透闪石及其变化产物——黏土矿共存。晶形为菱形十二面体、八面体，多为粒块状集合体。呈不规则块状，大小不一，多具棱角。表面铁黑色或呈暗蓝的锖色。条痕黑，具半金属光泽，不透明，质坚硬，硬度 5.5 ~ 6，比重 4.9 ~ 5.2，无解理，可有八面体或立方体裂开，断口不平坦，具磁性，日久磁性渐弱。有土腥气，无味。

生境分布| 分布山东、江苏、辽宁、河北、安徽、广东等地。

采收加工| 随时可采，除去杂质，选择吸铁能力强者入药。生用或煅后醋淬研细用。

药材鉴别| 本品呈不规则块状，或略带方形，多具棱角。棕褐色或灰黑色，条痕黑色，具金属光泽。体重，质硬，断面不整齐。具磁性。有土腥气，无味。

性味归经| 咸，寒。归心、肝、肾经。

功效主治| 镇惊安神，平肝潜阳，聪耳明目，纳气定喘。本品咸寒质重而降下，归心、肝经，则镇惊安神，平肝潜阳；归肾经则聪耳明目，纳气定喘。

药理作用| 磁石有补血及镇静中枢神经的作用，可用于缺铁性贫血及神经衰弱、失眠等的治疗。

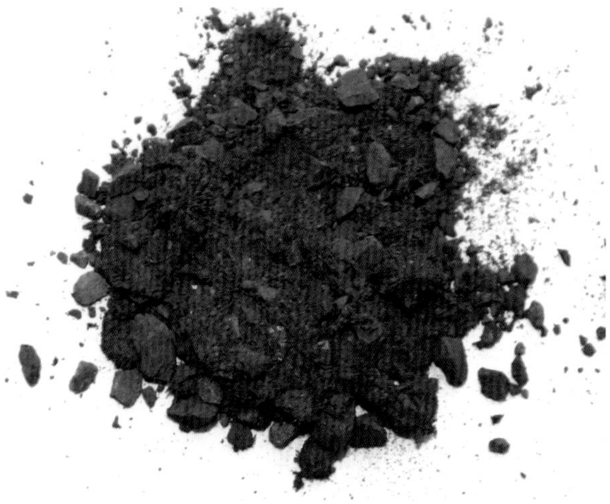

磁石药材

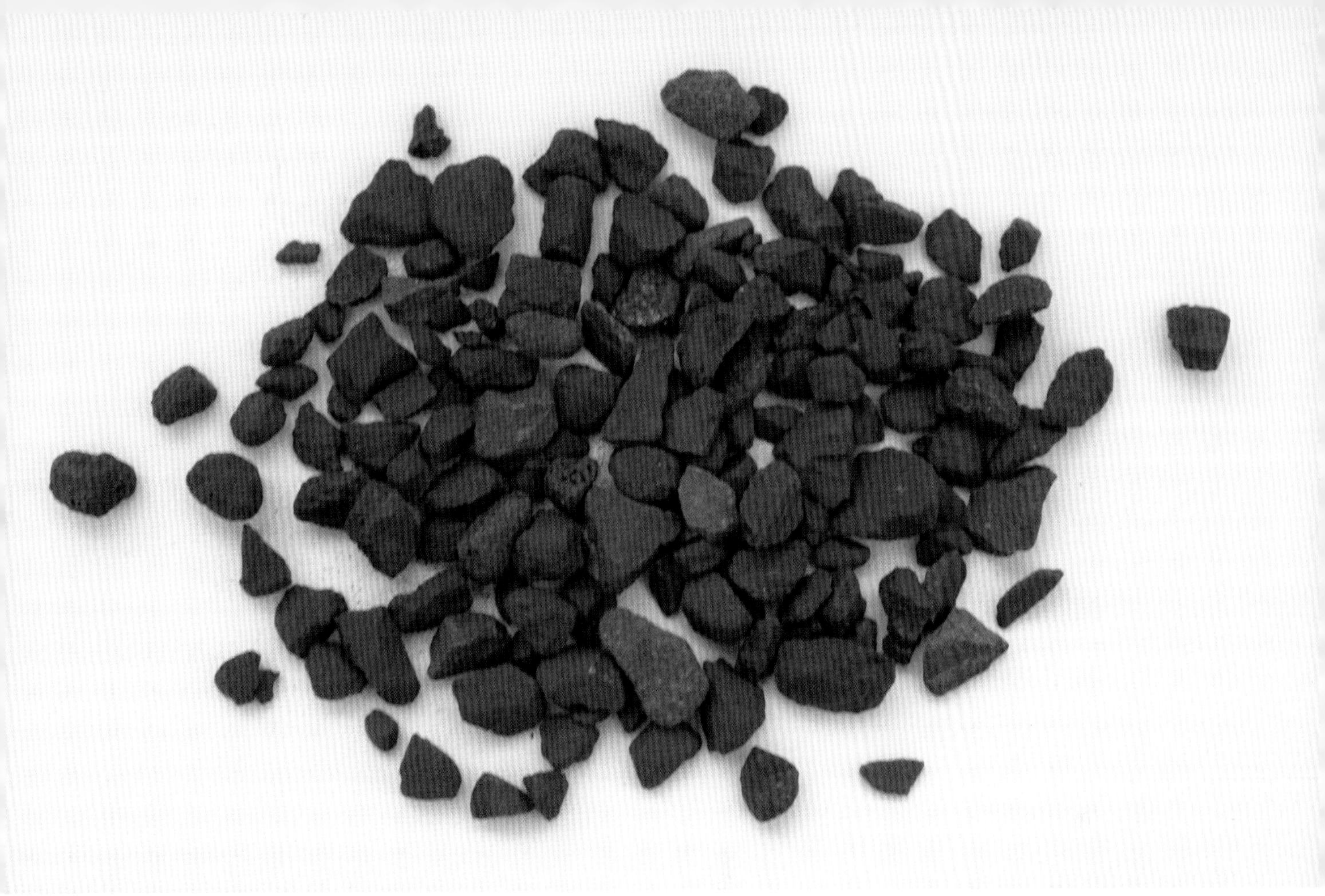

磁石饮片

用法用量 | 15 ~ 30 g，煎服，入汤剂宜打碎先煎。入丸、散服，每次 1 ~ 3 g，宜煅用。

精选验方 |

1. 牙痛 细辛 1.2 g，煎水冲磁石粉 3 g 噙患处。每日 2 次。

2. 产后尿潴留 磁石、商陆各 5 g，麝香 0.1 g。研细末，外敷于脐眼、关元穴上。

3. 神经官能症、癫痫（烦躁不宁、心悸、失眠等，证属阴虚阳亢者） 常与朱砂、神曲配用，如磁朱丸。

4. 眩晕综合征（头晕、耳鸣，证属肝肾阴虚者） 可与熟地黄、山茱萸、五味子等药配用。

5. 高血压病（头痛、头晕，证属阴虚阳亢者） 与石决明、白芍、生地黄等药配用。

6. 气管炎哮喘、慢性支气管炎、肺气肿、心源性哮喘等见咳嗽、气喘、呼吸困难，证属上实下虚、肾不纳气者 宜与代赭石、五味子、胡桃肉等药配伍。

7. 扁平疣 磁石、代赭石、紫贝齿、紫草各 30 g，生石决明 12 g，生白芍 6 g。水煎服。

使用禁忌 | 吞服后不易消化，如入丸、散不可多服，最好配神曲、鸡内金以助消化。脾胃虚弱者慎服。内服过量或长期服用易发生铁剂中毒。

刺蒺藜

CIJILI

维 药 名| 欧胡日提坎。

别　　名| 蒺藜、白蒺藜、蒺藜子。

来　　源| 为蒺藜科一年生或多年生草本植物蒺藜 *Tribulus terrestris* L. 的成熟果实。

识别特征| 一年生或多年生草本，全株密被灰白色柔毛。茎匍匐，由基部生出多数分枝，枝长 30 ～ 60 cm，表面有纵纹。双数羽状复叶，对生，叶连柄长 2.5 ～ 6 cm；托叶对生，形小，卵形至卵状披针形；小叶 5 ～ 7 对，具短柄或几无柄，小叶片长椭圆形，长 5 ～ 16 mm，宽 2 ～ 6 mm，先端短尖或急尖，基部常偏斜，上面仅中脉及边缘疏生细柔毛，下面毛较密。花单生叶腋间，

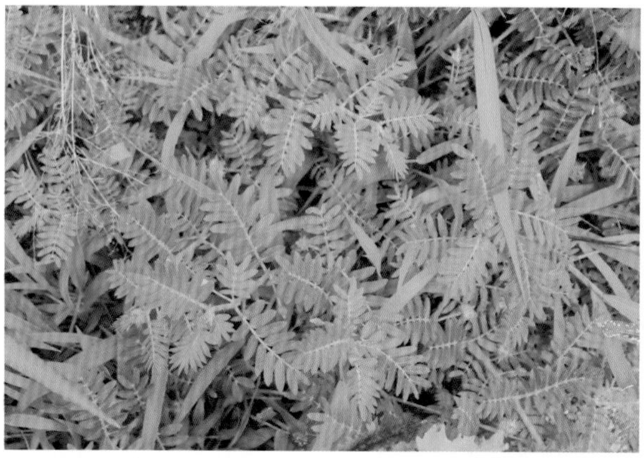

蒺藜（刺蒺藜）

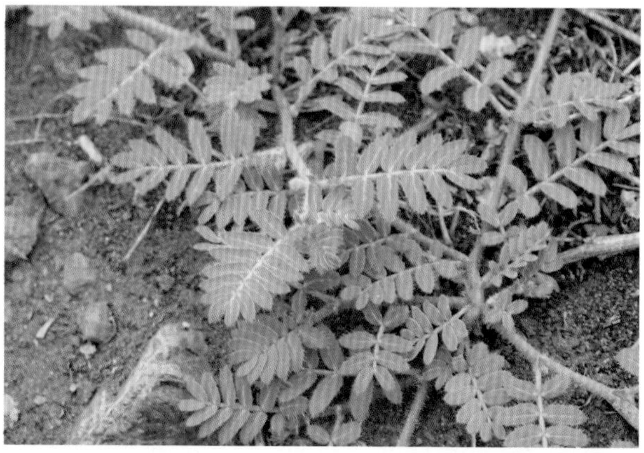

蒺藜（刺蒺藜）

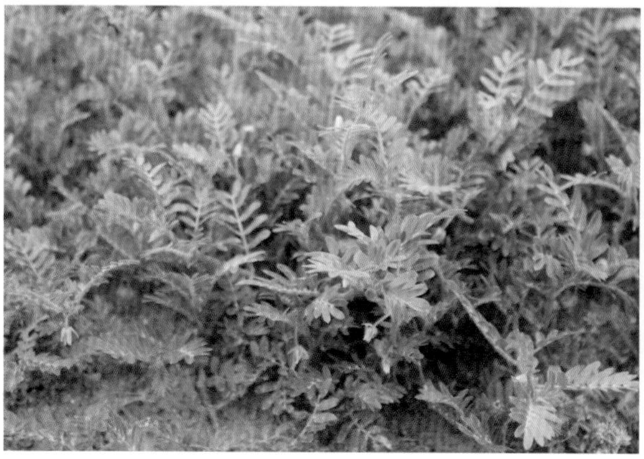

蒺藜（刺蒺藜）

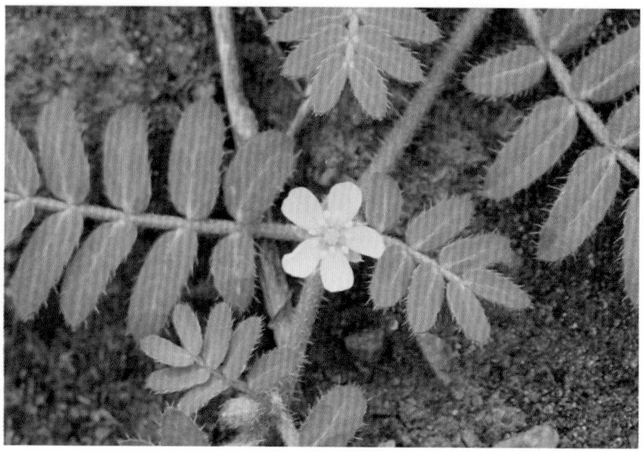

蒺藜（刺蒺藜）

直径 8 ~ 20 mm，花梗丝状；萼片 5，卵状披针形，边缘膜质透明；花瓣 5，黄色，倒广卵形；花盘环状；雄蕊 10，生于花盘基部，其中 5 枚较长且与花瓣对生，在基部的外侧各有 1 小腺体，花药椭圆形，花丝丝状；子房上位，卵形，通常 5 室，花柱短，圆柱形，柱头 5，线形。果五角形，直径约 1 cm，由 5 个果瓣组成，成熟时分离，每果瓣呈斧形，两端有硬尖刺各 1 对，先端隆起，具细短刺。每分果有种子 2 ~ 3 枚。花期 5 ~ 7 月，果期 7 ~ 9 月。

生境分布｜ 生长于沙丘、路旁。分布于河南、河北、山东、安徽等地。

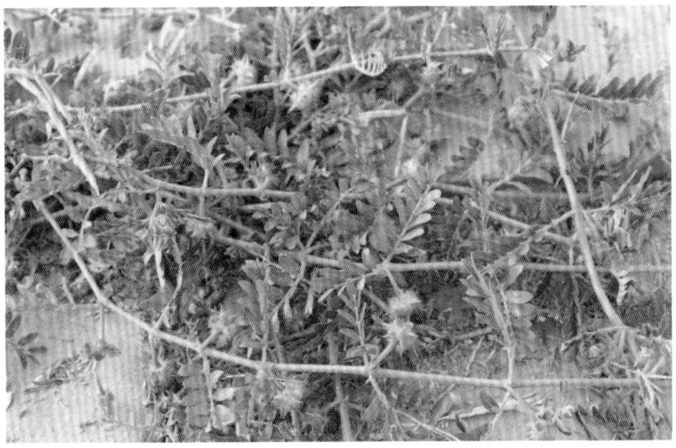

蒺藜子

采收加工｜ 秋季果实成熟时采割植株，晒干，打下果实，碾去硬刺，簸净杂质。

药材鉴别｜ 本品呈放射状五棱形。表面绿白色或灰白色，背部隆起，有许多网纹及小刺。质坚硬，破面可见白色而有油性的种仁。无臭，味苦、辛。

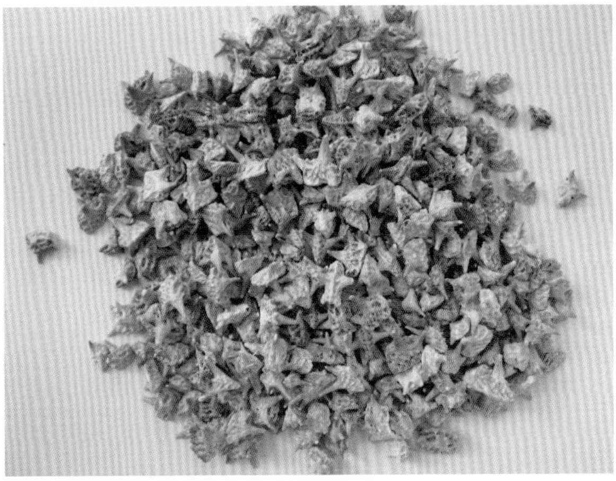

蒺藜药材

性味归经｜ 苦、辛，平。归肝经。

功效主治｜ 平肝疏肝，祛风明目。本品苦泄辛散，主入肝经，能平肝阳、解肝郁，兼能疏散肌肤及肝经风热，故有平肝疏肝、祛风明目之效。

药理作用｜ 水浸剂及乙醇浸出液对麻醉中的动物有降压作用。煎剂有利尿作用。生物碱和水溶性部分能抑制大鼠小肠运动，对乙酰胆碱有拮抗作用，并能抑制金黄色葡萄球菌、大肠杆菌的生长。

用法用量｜ 6 ~ 15 g，煎服。外用：适量。

精选验方｜

1. 白癜风 刺蒺藜、补骨脂、白鲜皮、生地黄各 15 g，白芷、菟丝子、赤芍、防风各 10 g，僵蚕 6 g，红花 6 ~ 10 g，丹参 15 ~ 20 g。水煎服，每日或隔日 1 剂。

2. 肝虚视物模糊 刺蒺藜、女贞子、枸杞子、生地黄、菊花各 10 g。水煎服，每日 1 剂。

使用禁忌｜ 孕妇慎用。

刺猬皮

CIWEIPI

维药名 | 克尔排。

别　名 | 猬皮、刺鼠皮、猬鼠皮、刺球子皮、仙人衣、毛刺。

来　源 | 为刺猬科动物刺猬或短刺猬 *Hemichianus douricns* Sundevall Erinaceidae 的干燥外皮。

识别特征 | 体形较大，体长约 22 cm，尾长约 2 cm。头宽，吻尖。耳短，不超过其周围之棘刺。足及爪较长。身体背面被粗而硬的棘刺，头顶部之棘略向两侧分列。棘之颜色可分两类，一类纯白色，或尖端略染棕色；另一类棘之基部白色或土黄色，其上为棕色，再上段复为白色，尖梢呈棕色。整个体背呈土棕色。脸部、体侧、腹面及四肢的毛为灰白或浅灰黄色，四足浅棕色。头骨之颌关节窝后突甚小，明显低于颞乳突。昼伏夜出，冬眠期长达半年。遇敌则蜷缩成一刺球。食物以昆虫及其幼虫为主，也食幼鸟、鸟卵、蛙、蜥蜴及瓜果、蔬菜等。

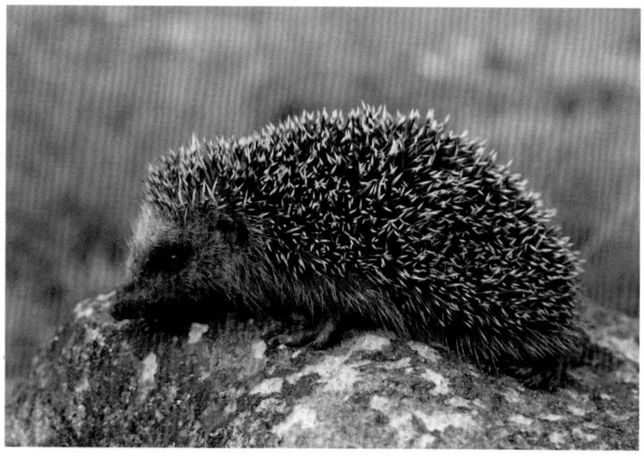
刺猬

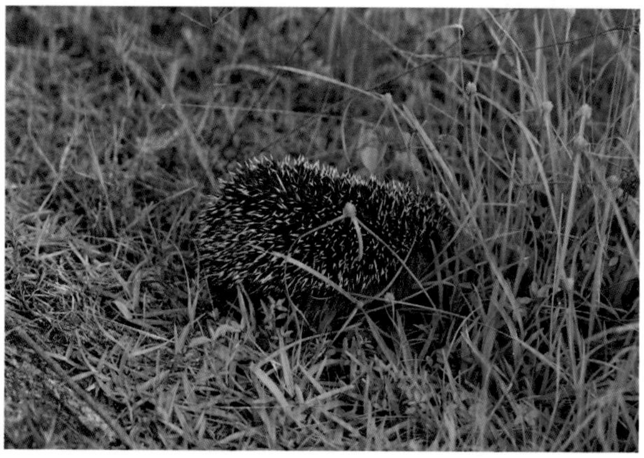
刺猬

生境分布 | 刺猬栖息于平原、丘陵或山地的灌木丛中，也见于市郊、村落附近。分布于河北、江苏、山东、河南、陕西、甘肃、内蒙古、浙江、安徽、吉林、湖北、湖南等地。

采收加工 | 四季均可捕捉，捕得后用刀纵剖腹部，剥皮并将其翻开，撒上一层石灰，于通风处阴干。

药材鉴别｜ 本品为密生硬刺的不规则小块。外表面灰白色、黄色或灰褐色，皮内面灰白色，边缘有毛，质坚韧。有特殊腥臭气。

性味归经｜ 苦，平。归胃、肾、大肠经。

功效主治｜ 行瘀止痛，止血，固精。主治胃脘疼痛、子宫出血、便血、痔疮、遗精、遗尿。

药理作用｜ 本品有止血和促进平滑肌蠕动的作用。

用法用量｜ 3 ~ 10 g，煎服。研末服，1.5 ~ 3 g。

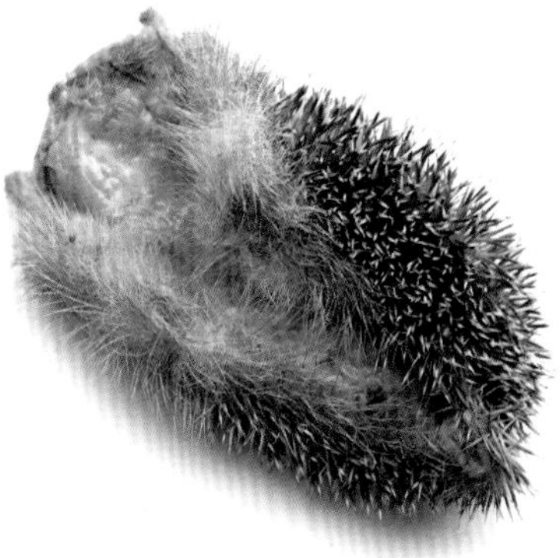

刺猬皮药材

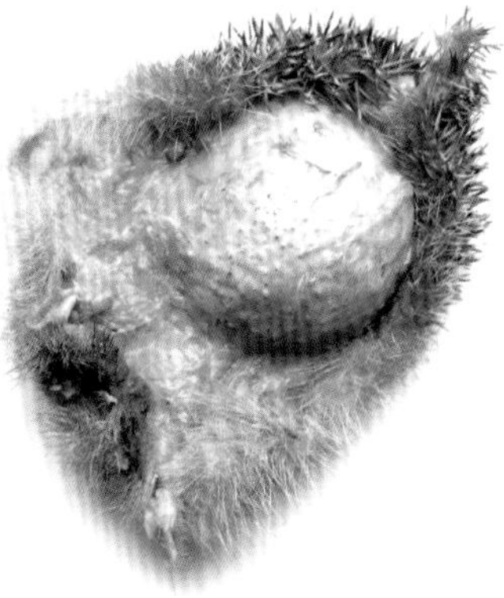

刺猬皮药材

精选验方｜

1. 反胃吐食 刺猬皮适量。烧灰，酒服或煮汁，或五味淹炙食。

2. 疥疮 刺猬皮1具，苦参100 g，露蜂房15 g，黍米1000 g，酒曲150 g。先将苦参、刺猬皮、露蜂房捣成粗末，放锅中，加水750 ml，煎取汁500 ml备用。再将黍米蒸成饭，与药汁、酒曲相拌，放容器中，密封瓶口，酿造7 ~ 10日，滤取汁，装瓶备用。饭前温服10 ~ 15 ml，每日3次，10日为1个疗程。

3. 肠痔下部如虫啮 刺猬皮适量。烧末，生油和敷之。

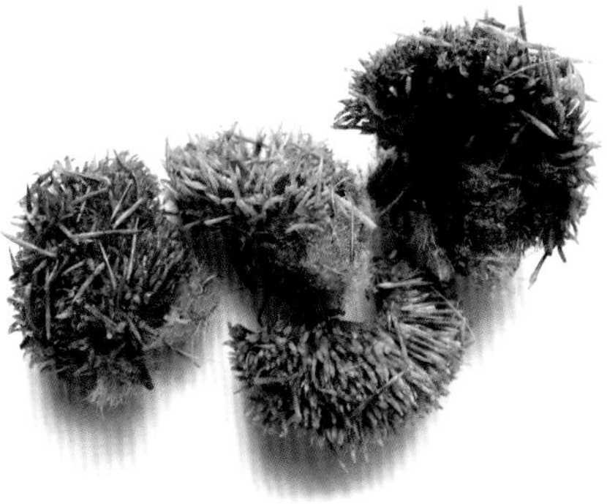

刺猬皮饮片

4. 鼻中息肉 刺猬皮适量。炙末，绵裹塞之3日。

5. 五色痢疾 刺猬皮适量。烧灰，酒服10 g。

6. 遗精 炒刺猬皮适量。研细末，每次10 g，每日2次。

7. 前列腺炎，肾结石 刺猬皮2个。焙干研末，分40包，早、晚用米汤各送服1包。服药过程中可有尿道灼痛感，勿顾虑。

8. 鼻衄 刺猬皮1枚。烧为灰，细研，每用2.5 g，绵裹纳鼻中。

使用禁忌｜ 孕妇忌服。

大黄

DAHUANG

维药名｜热万。

别　名｜将军、川军、生大黄（生军）、大黄炭（军炭）、制大黄（熟军）、酒炒大黄（酒军）。

来　源｜为蓼科植物掌叶大黄 *Rheum palmatum* L. 或药用大黄 *Rheum officinale* Baill. 等的干燥根及根茎。

识别特征｜多年生高大草本。叶多根生，具长柄，叶片广卵形，3 ~ 5 深裂至叶片 1/2 处。茎生叶较小，互生。花小，紫红色，圆锥花序簇生。瘦果，三角形有翅。唐古特大黄与上种相似，不同处：叶片分裂极深，裂片成细长羽状。花序分枝紧密，常向上贴于茎。药用大黄：叶片浅裂达 1/4 处。花较大，黄色。花期 6 ~ 7 月，果期 7 ~ 8 月。

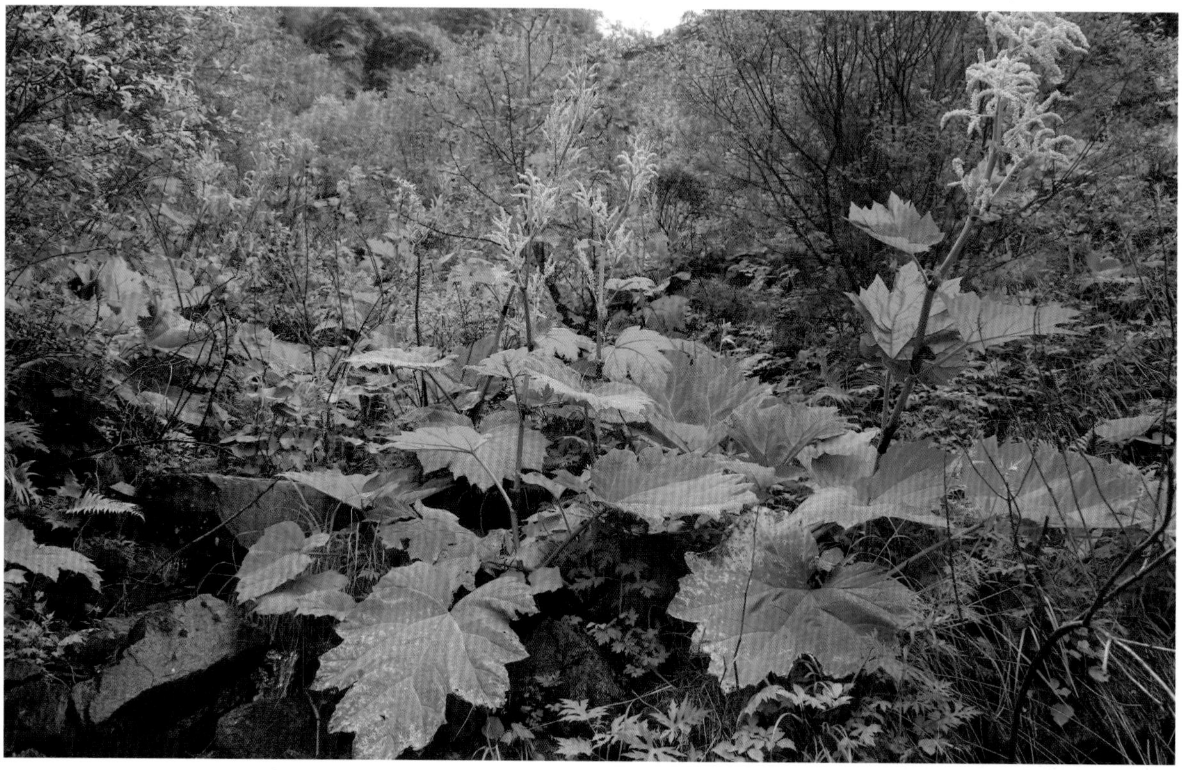

药用大黄

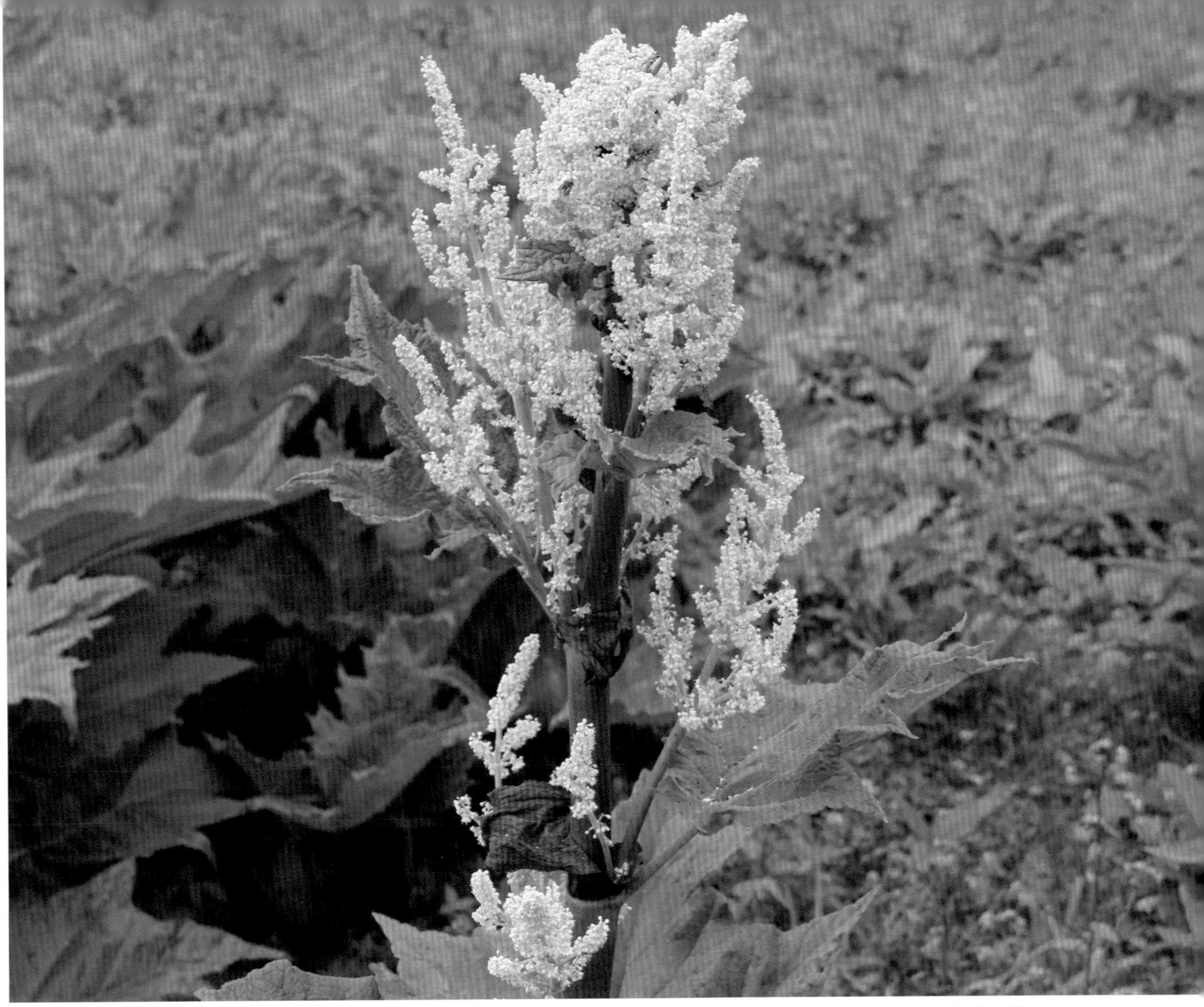

掌叶大黄（大黄）

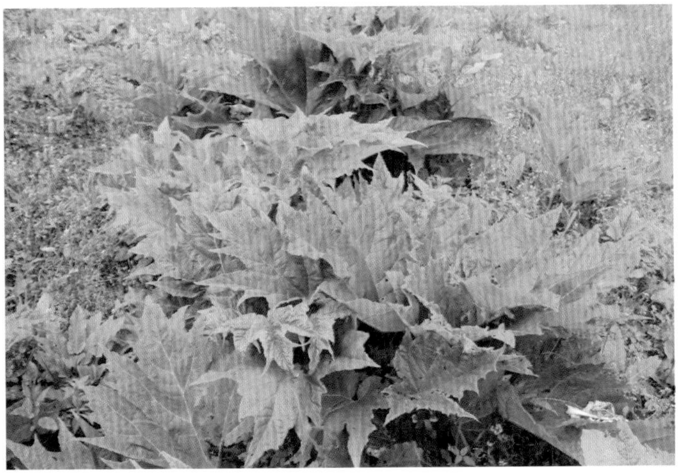

掌叶大黄（大黄）

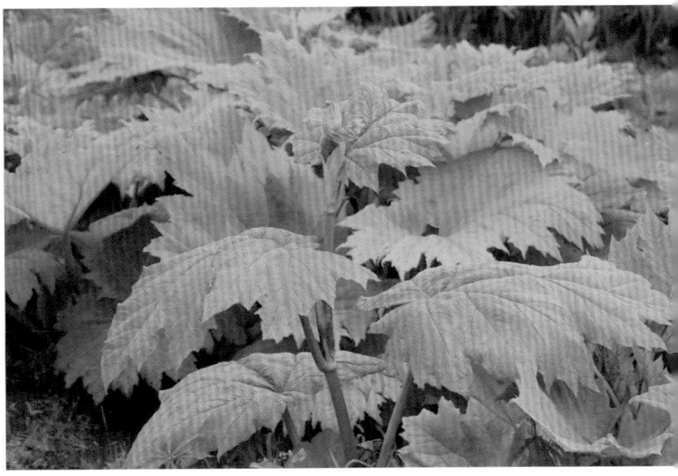

药用大黄

生境分布| 生长于山地林缘半阴湿的地方。分布于四川、甘肃、青海、西藏等地。

采收加工| 秋末茎叶枯萎或次春发芽前采挖，除去细根，刮去外皮，切瓣或段，绳穿成串干燥或直接干燥。

药材鉴别| 本品呈不规则厚片或块状。除净外皮者，表面黄棕色至红棕色，有的可见类白色网状纹理及星点（异型维管束）散在，微显朱砂点，习称“锦纹”。断面淡红棕色或黄棕色，显颗粒性；根茎髓部宽广，有星点环列或散在；根木部发达，具放射状纹理，形成层环明显，无星点。

性味归经| 苦，寒。归脾、胃、大肠、肝、心经。

功效主治| 泻热通便，凉血解毒，逐瘀通经。本品苦寒沉降，性猛善走，素有“将军”之称，可荡涤肠胃积滞，为治疗热结便秘之要药。并能泻血分实热，有清热泻火、凉血解毒及活血祛瘀之效。

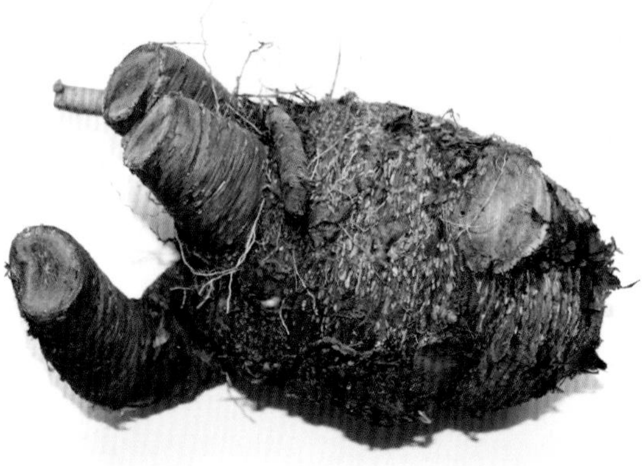

掌叶大黄（大黄）药材

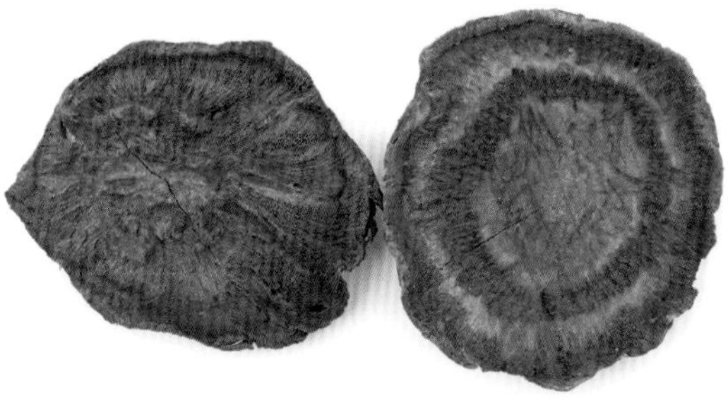

掌叶大黄（大黄）药材

药理作用| 大黄有利胆作用，能加强胆囊收缩，使奥迪括约肌松弛，从而使胆汁排出增加。大黄有解热镇痛作用，能抑制 Na^+-K^+-ATP 酶活性，从而使 ATP 分解减少，产能下降。大黄有止血作用，能缩短凝血时间，降低毛细血管通透性，改善血管脆性。

用法用量| 3 ~ 12 g，煎服。外用：适量。生用泻下力强，制用泻下和缓。活血宜酒制，止血则应炒炭用。入汤剂应后下或开水泡服。

精选验方|

1. 食积腹痛 大黄、砂仁各 9 g，莱菔子 30 g。水煎服，每日 3 次。

2. 胆囊炎、胆石症 大黄、黄连各 9 g，枳壳、黄芩、木香各 12 g。水煎服，每日 3 次。

3. 急性胰腺炎 大黄 12 g，柴胡、白芍各 15 g，胡黄连、延胡索、黄芩、木香、芒硝各 9 g。水煎服，每日 3 次。

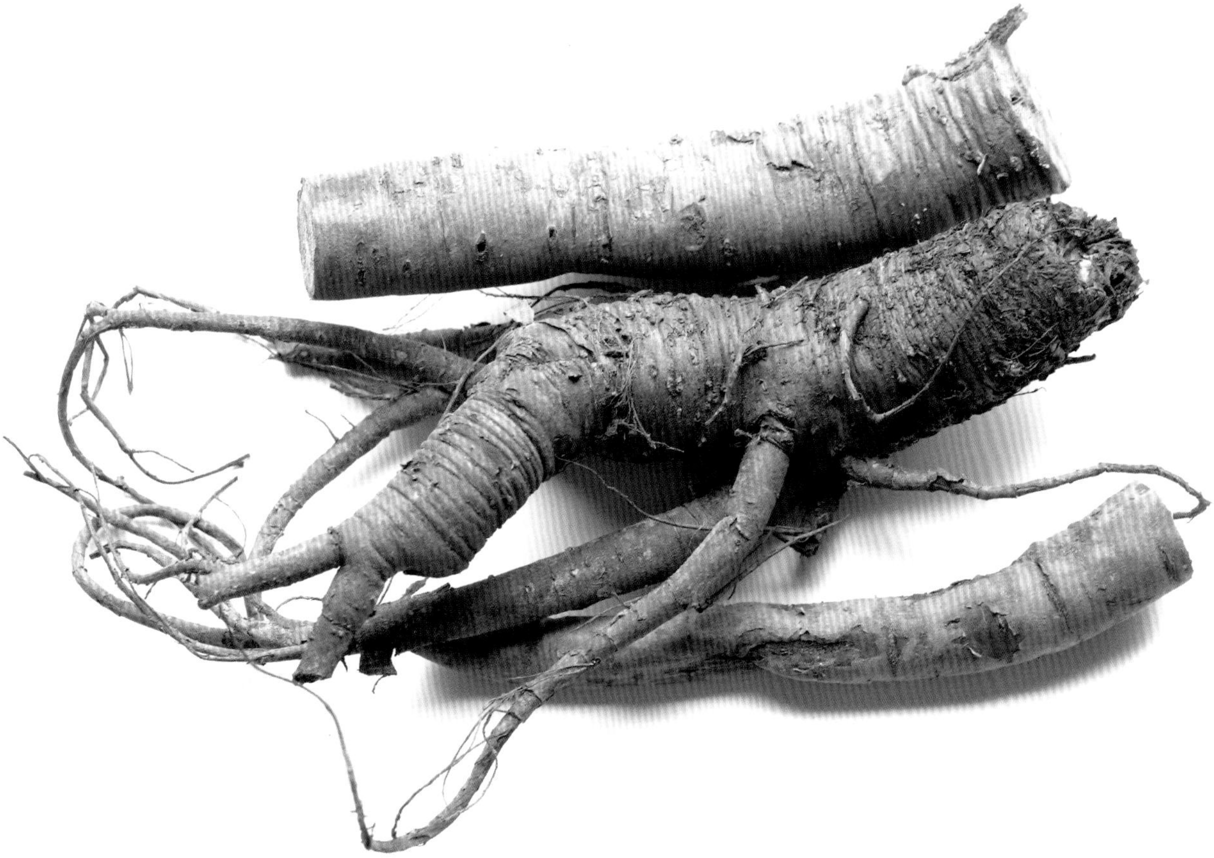

药用大黄（大黄）药材

4. 脾胃湿热、胸闷腹痛、积滞泄泻 大黄10 g，枳实、白术、黄芩、泽泻、六曲各15 g。水煎服。

5. 肺痈、鼻中生疮、肿痛 川大黄（生用）、黄连（去须）各0.3 g，麝香（细研）6 g。上药捣细罗为散，研入麝香令均匀，以生油旋调，涂入鼻中。

6. 冻疮皮肤溃烂、痛不可忍 川大黄适量。研为末，新汲水调，搽于疮面。

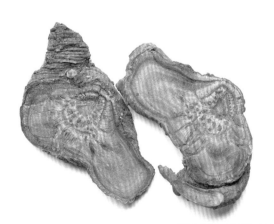

药用大黄（大黄）饮片

使用禁忌 | 本品攻下力量峻猛，易伤正气，非实证者不宜妄用。妇女胎前产后、经期、哺乳期均应慎用或忌用。

大蓟

DAJI

维 药 名｜ 充伙哈。

别　　名｜ 大蓟草、大蓟根、大蓟炭。

来　　源｜ 为菊科植物蓟 *Cirsium japonicum* Fisch.ex DC. 的干燥地上部分。

识别特征｜ 多年生草本，高 50 ～ 100 cm。根长圆锥形，丛生，肉质，鲜时折断可见橙红色油滴渗出。茎直立，基部被白色丝状毛。基生叶有柄，倒卵状披针形或披针状长椭圆形，长 10 ～ 30 cm，宽 5 ～ 8 cm，羽状深裂，边缘不整齐，浅裂，齿端具针刺，上面疏生丝状毛。背面脉上有毛；茎生叶无柄，基部抱茎。头状花序，顶生或腋生；总苞钟状，有蛛丝状毛，总苞片多层，条状披针形。外层顶端有刺；花两性，全部为管状花，花冠紫红色。瘦果椭圆形，略扁，冠毛暗灰色，羽毛状，顶端扩展。花期 5 ～ 8 月，果期 6 ～ 8 月。

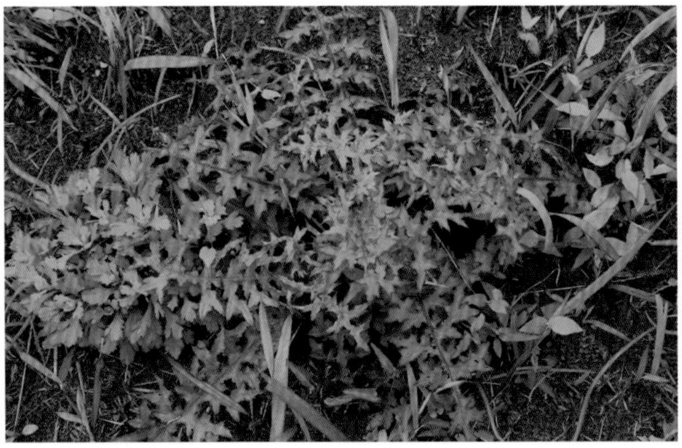

大蓟

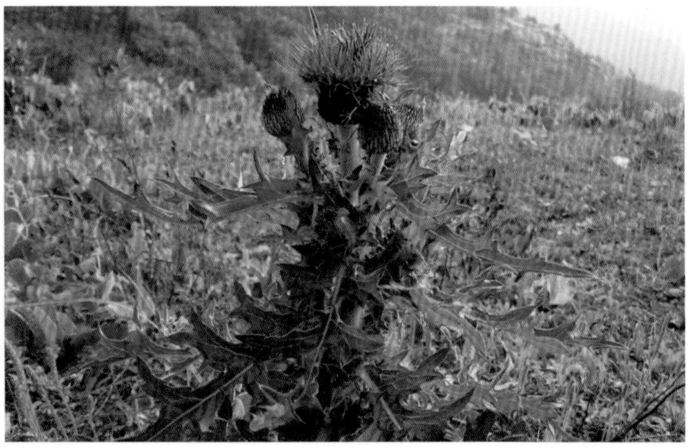

大蓟

生境分布｜ 生长于山野、路旁、荒地。全国大部分地区均产。

采收加工｜ 夏、秋二季花开时割取地上部分，或秋末挖根，除去杂质，晒干。

药材鉴别｜ 本品为不规则形的段，茎、叶、花混合。茎短圆柱形，表面绿褐色或棕褐色，有数条纵棱，被丝状毛；切面灰白色，髓部疏松或中空。叶皱缩，多破碎，边缘具不等长的针刺；两面均具灰白色丝状毛。头状花序多破碎。气微，味淡。

性味归经 | 苦、甘，凉。归心、肝经。

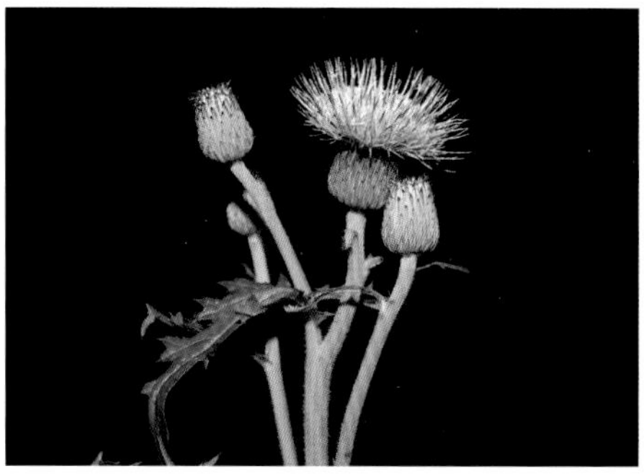

大蓟

功效主治 | 凉血止血，散瘀解毒消痈。本品苦凉清泻，入心肝、走血分，故有凉血止血、散热瘀、解热毒、消疮痈之效。

药理作用 | 有抗纤维蛋白溶解作用，故有助于止血；炒炭能缩短出血时间。有降压作用，其根水煎液和根碱液降压作用更显著。对人型结核杆菌有抑制作用。还有利胆、利尿作用。

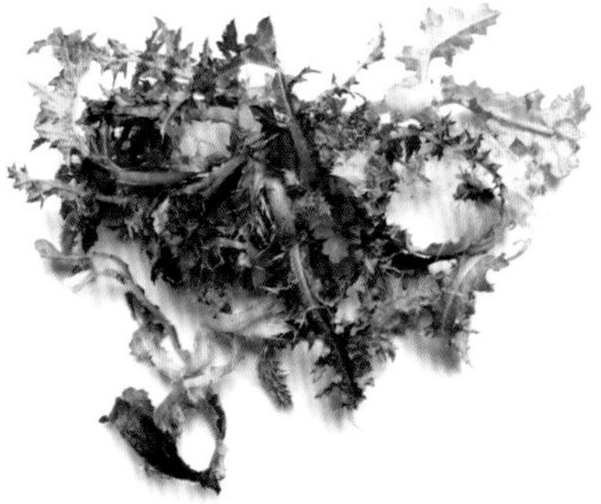

大蓟药材

用法用量 | 10 ~ 15 g。煎服；鲜品可用 30 ~ 60 g。外用：适量，捣敷患处。

精选验方 |

1. 尿血、鼻出血、咯血和功能性子宫出血等 大蓟 30 g。每日 1 剂，水煎分 3 次服。鲜品可单味捣汁服或加生地汁及少许姜汁同用。

2. 外伤出血 大蓟适量。捣烂外敷。

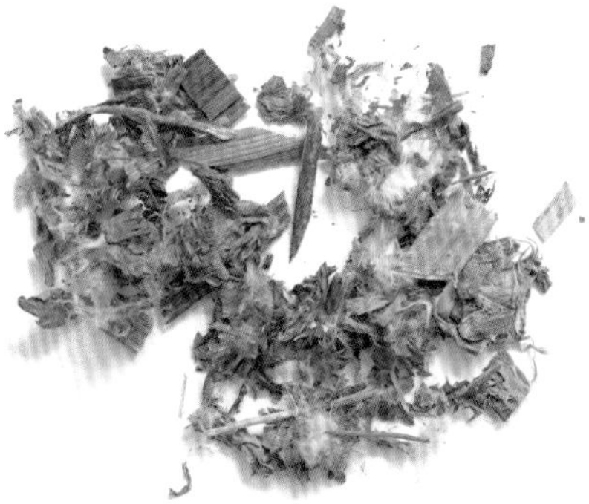

大蓟饮片

3. 体表脓肿未溃 鲜大蓟适量。捣烂敷患处，每日 3 次。

4. 阑尾炎 大蓟适量。捣烂外敷或煎服。

5. 副鼻窦炎 大蓟适量。捣烂外敷或煎服。

6. 肺结核 大蓟根 100 g。水煎分 2 次服，每日 1 剂，连服 3 个月。如与瘦肉或猪肺同煎更好。

7. 高血压病（对 1、2 级高血压有较好的降压作用） 可服用大蓟根或叶制成的浸膏片。

8. 肝癌 大蓟根、三白草根各 90 ~ 120 g。分别水煎，去渣后加适量白糖，上午服三白草根水煎液，下午服大蓟根水煎液。

9. 高血压 取新鲜大蓟干根适量。加水浸泡约半小时，煎煮 3 次，每次煮沸半小时，滤液合并浓缩成每 100 ml 相当于生药 15 g 的煎剂；早、晚各服 1 次，每次 100 ml。也可用新鲜干根或叶制成浸膏片。根制片每日 3 次，每次 4 片，日量相当于干根 30 g；叶制片每日 3 次，每次 3 片，日量相当于干叶 15 g 左右。

10. 烫伤 取鲜大蓟根适量。捣细绞汁搽敷患处，药干后另换，每日 4 ~ 5 次，2 ~ 3 日后肿退痛止，结痂，1 周后痊愈。

使用禁忌 | 虚寒性出血者不宜用。

大青叶

DAQINGYE

维药名 欧斯玛。

别　名 蓝菜、蓝叶、大青、靛青叶、菘蓝叶、板蓝根叶。

来　源 为十字花科植物菘蓝 *Isatis indigotica* Fort. 的干燥叶片。

识别特征 两年生草本，茎高 40 ~ 90 cm，稍带粉霜。基生叶较大，具柄，叶片长椭圆形，茎生叶披针形，互生，无柄，先端钝尖，基部箭形，半抱茎。花序复总状，花小。黄色短角果，长圆形，扁平有翅，下垂，紫色；种子 1 枚，椭圆形，褐色。花、果期 6 月至翌年 2 月。

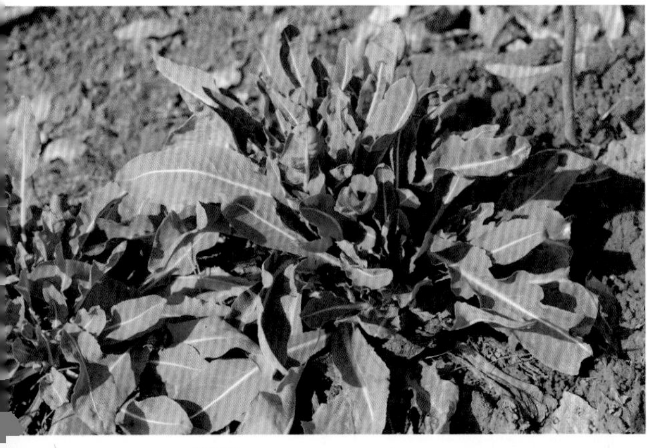

菘蓝

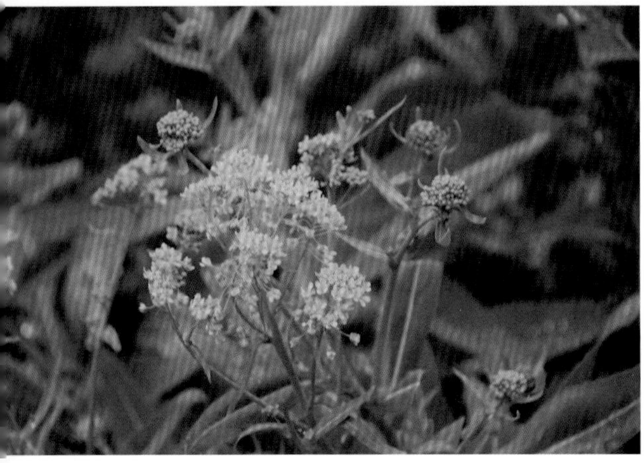

菘蓝

生境分布 生长于山地林缘较潮湿的地方，野生或栽培。分布于江苏、安徽、河北、河南、浙江等地。

采收加工 夏、秋二季分 2 ~ 3 次采收，除去杂质，晒干。

药材鉴别 本品为不规则的碎段。叶片皱缩卷曲，有的破碎，完整叶片展开后呈长椭圆形至长圆状倒披针形，暗灰绿色，叶上表面有的可见色较深稍突起的小点；叶柄碎片淡棕黄色。质脆。气微，味微酸、咸、苦、涩。

性味归经 苦、咸，大寒。归心、肺、胃经。

功效主治 清热解毒，凉血消斑。本品味苦、咸，性寒，既走气分，又走血分，善解心、胃二经实火热毒及瘟疫时毒，又能凉血消斑，故有此功。

药理作用 有抗菌、抗病毒、解热、抗炎作用，对乙肝表面抗原有抑制作用。

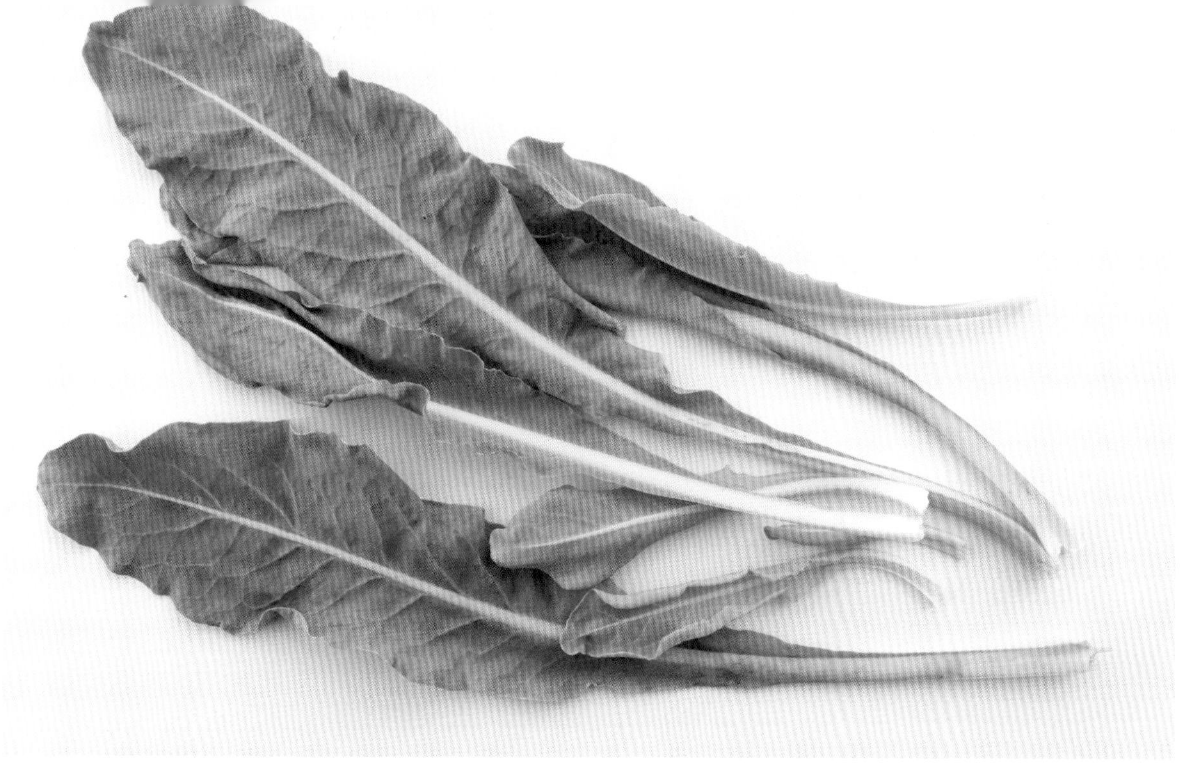

大青叶药材

用法用量| 煎服，10 ～ 15 g，鲜品 30 ～ 60 g。外用：适量。

精选验方|

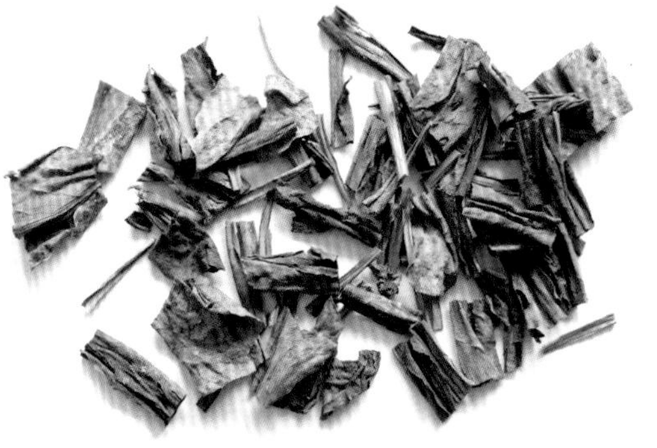

大青叶饮片

1. 预防乙脑、流脑 大青叶 25 g，黄豆 50 g。水煎服，每日 1 剂，连服 7 日。

2. 乙脑、流脑、感冒发热、腮腺炎 大青叶 25 ～ 50 g，海金沙根 50 g。水煎服，每日 2 剂。

3. 热甚黄疸 大青叶 100 g，茵陈、秦艽各 50 g，天花粉 40 g。水煎服。

4. 无黄疸型肝炎 大青叶 100 g，丹参 50 g，大枣 10 枚。水煎服。

5. 防治暑疖、痱子 鲜大青叶 50 g。水煎代茶饮。

6. 肺炎高热喘咳 鲜大青叶 50 ～ 100 g。捣烂绞汁，调蜜少许，炖热，温服，每日 2 次。

7. 血淋、小便尿血 鲜大青叶 50 ～ 100 g，生地黄 25 g。水煎调冰糖服，每日 2 次。

8. 上呼吸道感染 大青叶、鸭跖草、四季青各 3000 g，紫苏、荆芥各 1500 g。加水 2500 ml，浓煎成每毫升内含生药 4 g 的合剂，口服 3 ～ 4 次，每次 50 ml，病重热甚者可 3 ～ 4 h 服药 1 次。

9. 风热感冒 大青叶 10 g，金银花 15 g，蜂蜜 50 g。将大青叶、金银花放入锅内，加水煮沸，3 min 后将药液滗出，放进蜂蜜，搅匀即可，代茶频饮，每日 1 剂，病情严重者可适当增加剂量，最多不超过 3 剂。

使用禁忌| 脾胃虚寒者忌用。

大蒜

DASUAN

维药名| 萨木萨克。

别　　名| 独头蒜、紫皮蒜。

来　　源| 为百合科多年生草本植物大蒜 *Allium sativum* L. 的鳞茎。

识别特征| 多年生草本，具强烈蒜臭气。鳞茎大形，具 6 ～ 10 瓣，外包灰白色或淡棕色干膜质鳞被。叶基生，实心，扁平，线状披针形，宽约 2.5 cm，基部呈鞘状。花茎直立，高约 60 cm；佛焰苞有长喙，长 7 ～ 10 cm；伞形花序，小而稠密，具苞片 1 ～ 3 枚，片长 8 ～ 10 cm，膜质，浅绿色；花小形，花间多杂以淡红色珠芽，长 4 mm，或完全无珠芽；花柄细，长于花；花被 6，粉红色，椭圆状披针形；雄蕊 6，白色，花药突出；雌蕊 1，花柱突出，白色，子房上位，长椭圆状卵形，先端凹入，3 室。蒴果，1 室开裂。种子黑色。花期夏季。

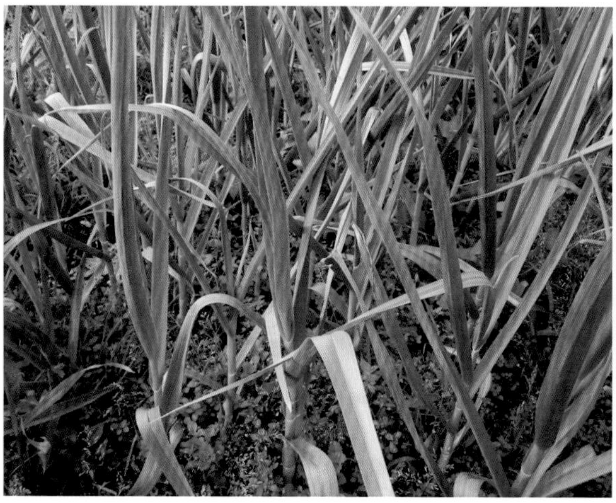
大蒜

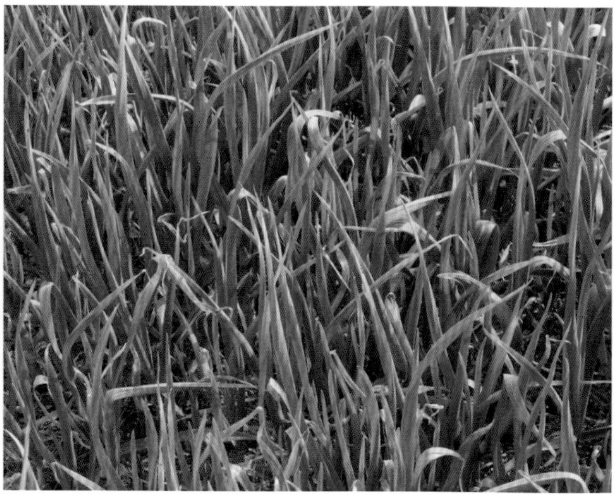
大蒜

生境分布| 全国各地均有栽培。

采收加工| 夏初叶枯萎时采挖，除去泥沙，于通风处晾干或烘烤至外皮干燥，生用。

药材鉴别| 本品呈圆盘状或不规则的扁块状，有的似莲房状，大小不一。表面灰白色

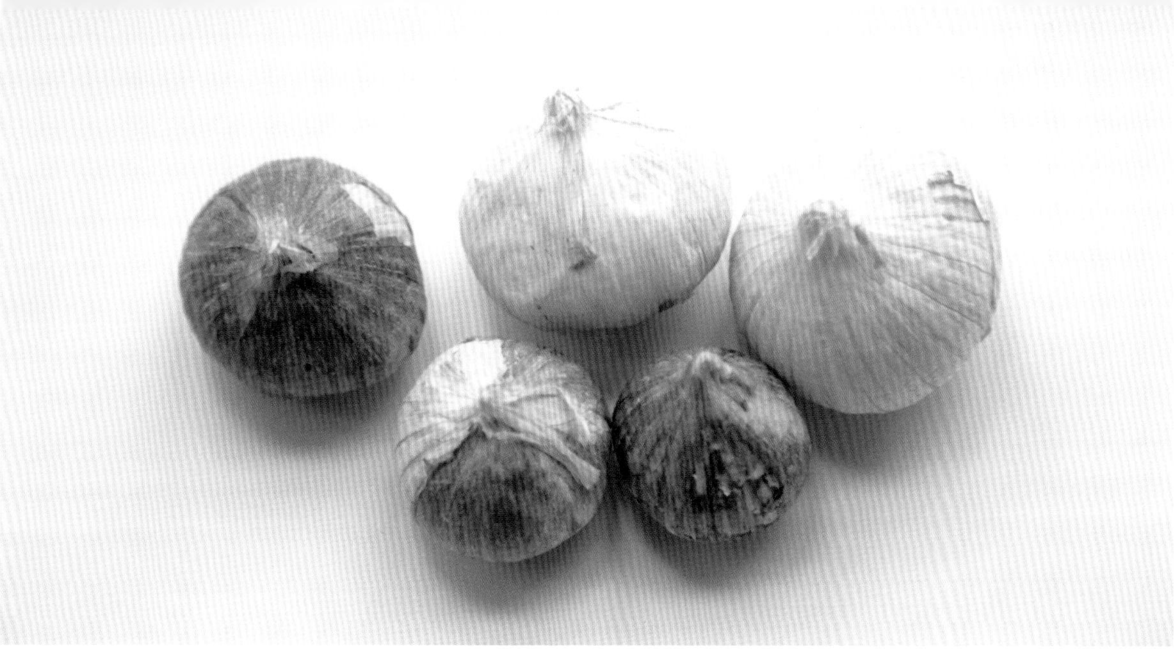

大蒜药材

或灰褐色。腹面有多数整齐的六角形房孔，孔径 3 ~ 4 mm 或 6 ~ 8 mm，背面有 1 个或数个黑色短柄。体轻，质韧，略有弹性。气微，味辛淡。

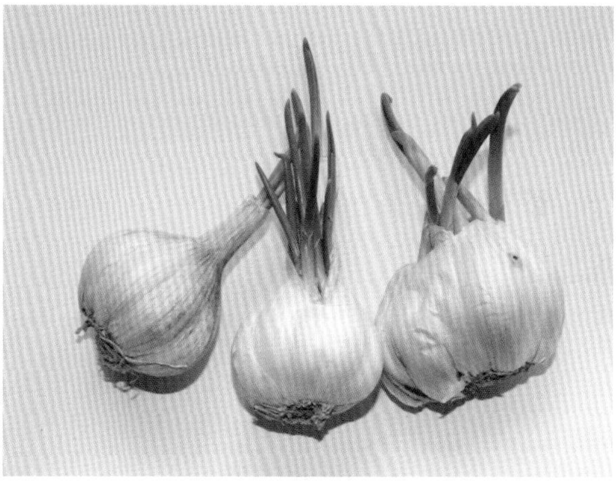

大蒜药材

性味归经 | 辛，温。归脾、胃、肺经。

功效主治 | 消肿，解毒，杀虫。为辛温之品，解毒作用较强，并有一定的杀虫作用，目前应用广泛。

药理作用 | 大蒜挥发油、大蒜辣素、大蒜汁、大蒜浸出液均有强大的广谱抗菌作用，对多种致病菌均有明显的抑制或杀灭作用。有抗阿米巴原虫、滴虫作用及抗肿瘤、降血脂、抑制动脉粥样硬化斑块作用。此外，还有抗炎、兴奋子宫、降血糖及改善慢性铅中毒症状等作用。

用法用量 | 10 ~ 15 g。外用：适量。

精选验方 |

1. 疮疖初发 用独头蒜切片贴肿处。

2. 皮肤或头癣瘙痒 大蒜切片外擦或捣烂外敷。

3. 肺痨咯血 以大蒜煮粥送服白及粉。

4. 泻痢 单用大蒜或以 10%大蒜浸液保留灌肠。

5. 蛲虫病 大蒜适量。将大蒜捣烂，加茶油少许，睡前涂于肛门周围。

使用禁忌 | 阴虚火旺及有目疾、舌喉口齿诸疾者均不宜服。外敷易引起皮肤发红、灼热起疱，故不可敷之过久。

大枣

DAZAO

维 药 名| 其郎。

别　　名| 枣、枣子、红枣。

来　　源| 为鼠李科植物枣 *Ziziphus jujuba* Mill. var. *inermis* (Bunge.) Rehd. 的干燥成熟果实。

识别特征| 灌木或小乔木，高达 10 m。小叶有成对的针刺，嫩枝有微细毛。叶互生，椭圆状卵形或卵状披针形，先端稍钝，基部偏斜，边缘有细锯齿，基出三脉。花较小，淡黄绿色，2 ~ 3 朵集成腋生的聚伞花序。核果卵形至长圆形，熟时深红色。花期 5 ~ 6 月，果期 9 ~ 10 月。

生境分布| 生长于海拔 1700 m 以下的山区、丘陵或平原，全国各地均有栽培。分布于河南、河北、山东、陕西等省。

采收加工| 秋季果实成熟时采收，晒干。

药材鉴别| 本品呈不整齐的条状或不规则的碎块状，大小不等，最长 1.5 cm，果肉和果核混合，常粘结成块。果肉外皮皱缩不平，枣红色，有光泽；中层黄棕色或色稍浅，似软木状，

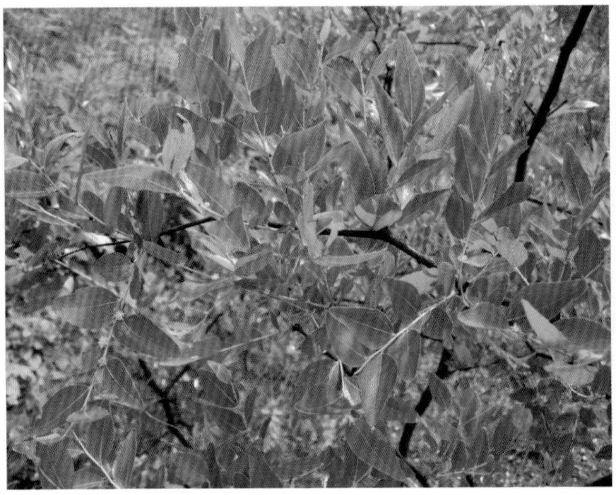

大枣树

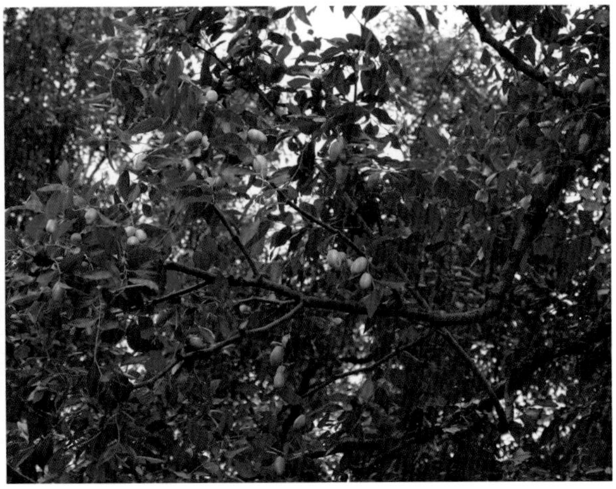

大枣树

较软，果核呈梭形，完整者长约 1.5 cm，表面棕红色，常粘有果肉。质坚硬，切断面有中隔，内表面淡绿黄白色。气微香，味甜。

性味归经| 甘，温。归脾、胃经。

功效主治| 补中益气，养血安神，缓和药性。本品甘温，药食兼用。具补中益气、养血安神之功，味甘能缓，有缓和药性的作用。

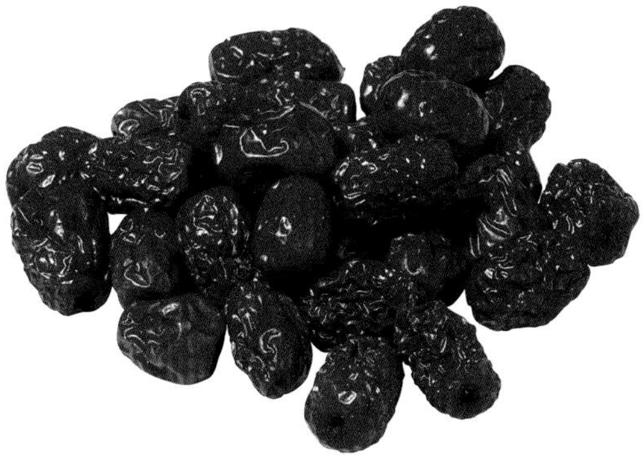

大枣

药理作用| 增加体重和肌力，保肝。人口服后，白细胞内及血浆中 cAMP 含量均明显上升，cAMP/cGMP 比值上升，这是其抗过敏作用的药理机制。大枣的热水提取物，体外试验对 JTC-26 细胞生长抑制率达 90%以上，且与剂量大小有关，小剂量无效。三萜类化合物是抗肿瘤活性成分。本品还有镇静作用。

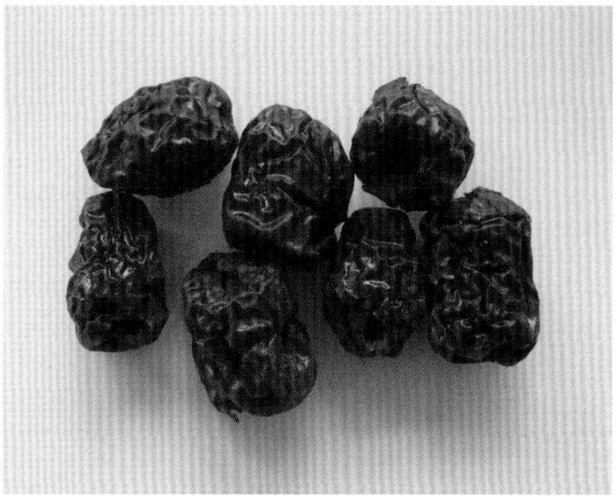

大枣饮片

用法用量| 10 ~ 30 g，煎服；或 3 ~ 12 枚，劈开，入丸去皮核捣烂，入散服宜去核，也可生食。

精选验方|

1. 腹泻 大枣 10 枚，薏苡仁 20 g，干姜 3 片，山药、糯米各 30 g，红糖 15 g。共煮粥服食。

2. 贫血 大枣、绿豆各 50 g。同煮，加红糖适量服用，每日 1 次。

3. 中老年人低血压 大枣 20 枚，太子参、莲子各 10 g，山药 30 g，薏苡仁 20 g，大米 50 g。煮粥食用。

4. 病后体虚 大枣、花生各 30 g，羊肉 100 g。调料少许炖汤，喝汤食肉。

5. 自汗、盗汗 大枣、乌梅各 10 个，或加桑叶 10 g，浮小麦 15 g。水煎服。

6. 小儿过敏性紫癜 每日煮大枣 500 g。分 5 次食完。

7. 金黄色葡萄球菌肺炎 大枣、甘草、生姜各 6 g，枳实、竹茹、半夏、茯苓各 10 g，陈皮 12 g。水煎取药汁，每日 2 剂，分 4 次服用。

8. 消化不良 大枣 10 枚，橘皮 10 g（可换干品 3 g）。先将大枣放锅内炒焦，然后与橘皮同放入杯中，加沸水冲泡 10 min 即成。饭后代茶饮。

使用禁忌| 味甘助湿生痰蕴热，令人中满，故湿盛脘腹胀满者忌用。实热、湿热、痰热诸疾均不宜。

代赭石

DAIZHESHI

维 药 名｜ 沙德乃吉。

别　　名｜ 赭石、生赭石、煅赭石。

来　　源｜ 为三方晶系氧化物类矿物赤铁矿的矿石。分布于许多种矿床和岩石中。

识别特征｜ 为豆状、肾状、葡萄状集合体，多呈不规则的扁平块状，大小不一。暗棕红色或灰黑色，铁青色，多具金属光泽，也可暗淡或无光泽。一面多有圆形的突起，习称“钉头”，另一面与突起相对应处有同样大小的凹窝。体重，质硬，硬度 5.5 ～ 6，比重 5 ～ 5.3，条痕樱红色或棕红色。砸碎后断面显层叠状。气微，味淡。

生境分布｜ 出产于许多种矿床和岩石中。分布于山西、河北、河南、山东等地。

采收加工｜ 开采后，除去杂石泥土。

药材鉴别｜ 本品为不规则碎粒，大小不一。棕红色、深棕色或黑褐色，表面附有少量红色粉末，具乳头状突起，或有同样大小的凹窝。体重，断面显层叠状。气微，味淡。

性味归经｜ 苦，寒。归肝、心经。

功效主治｜ 平肝潜阳，重镇降逆，凉血止血。本品苦寒质重，清降镇潜，入心、肝走血分，故有平肝潜阳、重镇降逆、凉血止血之功。

药理作用｜ 所含铁质能促进红细胞及血红蛋白的新生；对肠管有兴奋作用，使肠管蠕动亢进；对中枢神经有镇静作用；对离体蛙心有抑制作用。

用法用量｜ 煎服，10 ～ 30 g，宜打碎先煎。入丸、散，每次 1 ～ 3 g。生用降逆平肝，煅用止血。

精选验方｜

1. 癫痫　代赭石、赤石脂各 50 g，巴豆霜 5 g，杏仁 20 g。共研为细末，蜜丸如小豆粒大小，

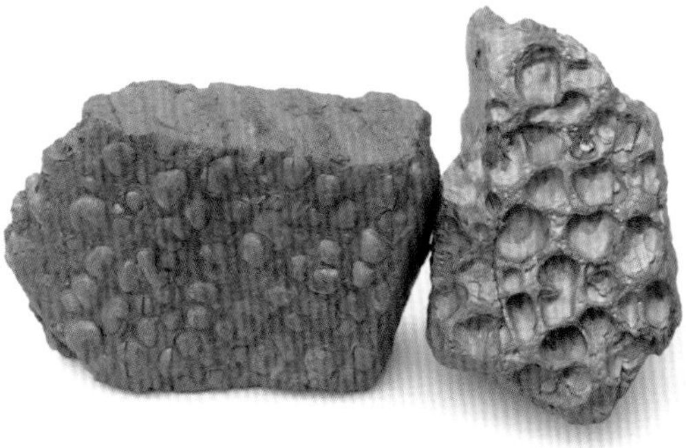

代赭石（赤铁矿）药材

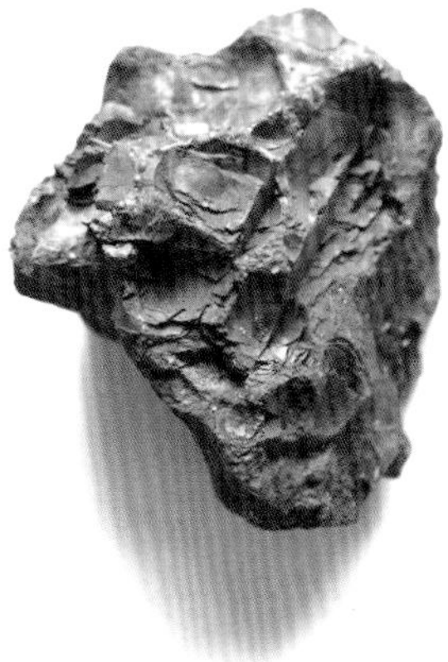

代赭石药材

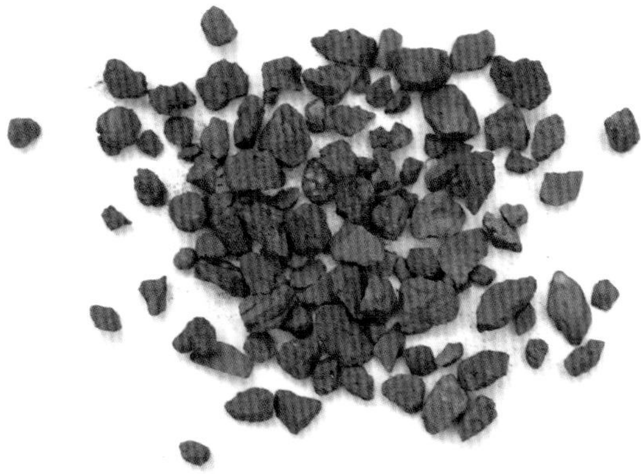

代赭石药材

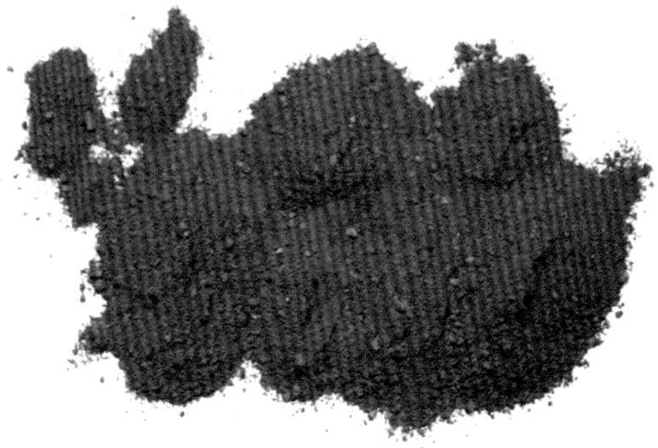

代赭石饮片

成人每服 3 粒，每日 3 次，饭后服。如无不良反应可增至 5 粒。

2. 食管癌 代赭石（先煎）15 g，姜半夏、陈皮、佛手、薤白头各 10 g，旋覆花 12 g，半枝莲、半边莲、藤梨根各 30 g，鲜竹沥 1 支，韭菜汁、生姜汁、蜜汁、梨汁各 1 匙。水煎取药汁，每日 1 剂，分 2 次服用，30 日为 1 个疗程。

3. 泛发性神经性皮炎 代赭石、生地黄、磁石、生龙牡、熟地黄各 15 g，当归、白芍、何首乌各 9 g，紫贝齿、珍珠母各 30 g。水煎取药汁，口服，每日 1 剂。

4. 跖疣 代赭石、灵磁石、生牡蛎各 30 g，当归、黄柏各 6 g，赤芍 10 g。水煎取药汁，分 2 次服用，每日 1 剂，10 日为 1 个疗程。

使用禁忌 | 孕妇慎用。因含微量砷，故不宜长期服用。

胆矾

DANFAN

维 药 名| 库克塔西。

别　　名| 石胆、蓝矾、鸭嘴绿胆矾。

来　　源| 为硫酸盐类矿物胆矾 *Chalcanthitum* 的晶体，或为人工制成的含水硫酸铜。

识别特征| 本品呈不规则粒块状结晶集合体，单体可呈板状或短柱状，大小不一。深蓝色或淡蓝色，或微带绿色。在空气中失水后可呈白色粉末状，附于表面。晶体具玻璃样光泽，透明至半透明。质脆、易碎，硬度 2.5，比重 2.1 ～ 2.3，条痕无色或带浅蓝，断口贝壳状，碎块呈棱柱状。用舌舔之，先涩而后甜。

生境分布| 分布云南、山西，江西、广东、陕西、甘肃等地也产。

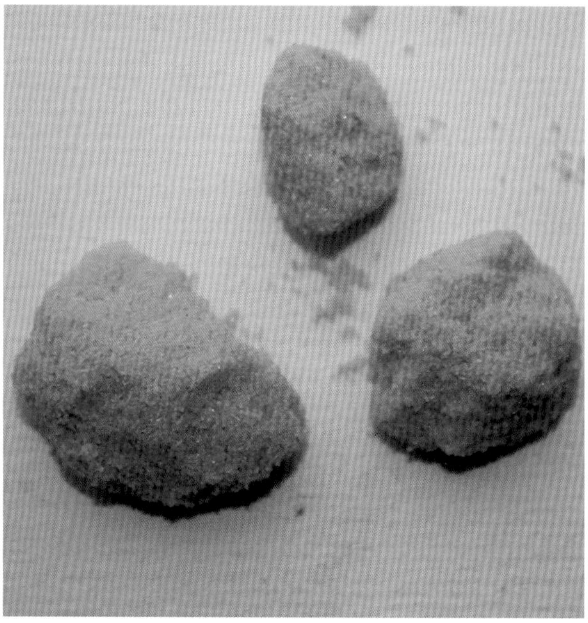

胆矾

采收加工| 可于铜矿中挖得，选择蓝色透明的结晶，即得。人工制造者，可用硫酸作用于铜片或氧化铜而制得。

药材鉴别| 本品为不规则的结晶块状，大小不一。表面蓝色或淡蓝色，常附有白色粉霜，半透明，质脆，易碎，断面蓝色，具较强光泽。气无，味涩。

性味归经| 辛、酸，寒；有毒。归肝、胆经。

功效主治| 涌吐痰涎，解毒收湿，祛腐蚀疮。本品辛散、酸涩，寒以清热、涌吐之功甚捷，内服涌吐风痰，外用燥湿解毒。

药理作用| 胆矾能刺激胃黏膜，引起呕吐中枢兴奋而催吐。

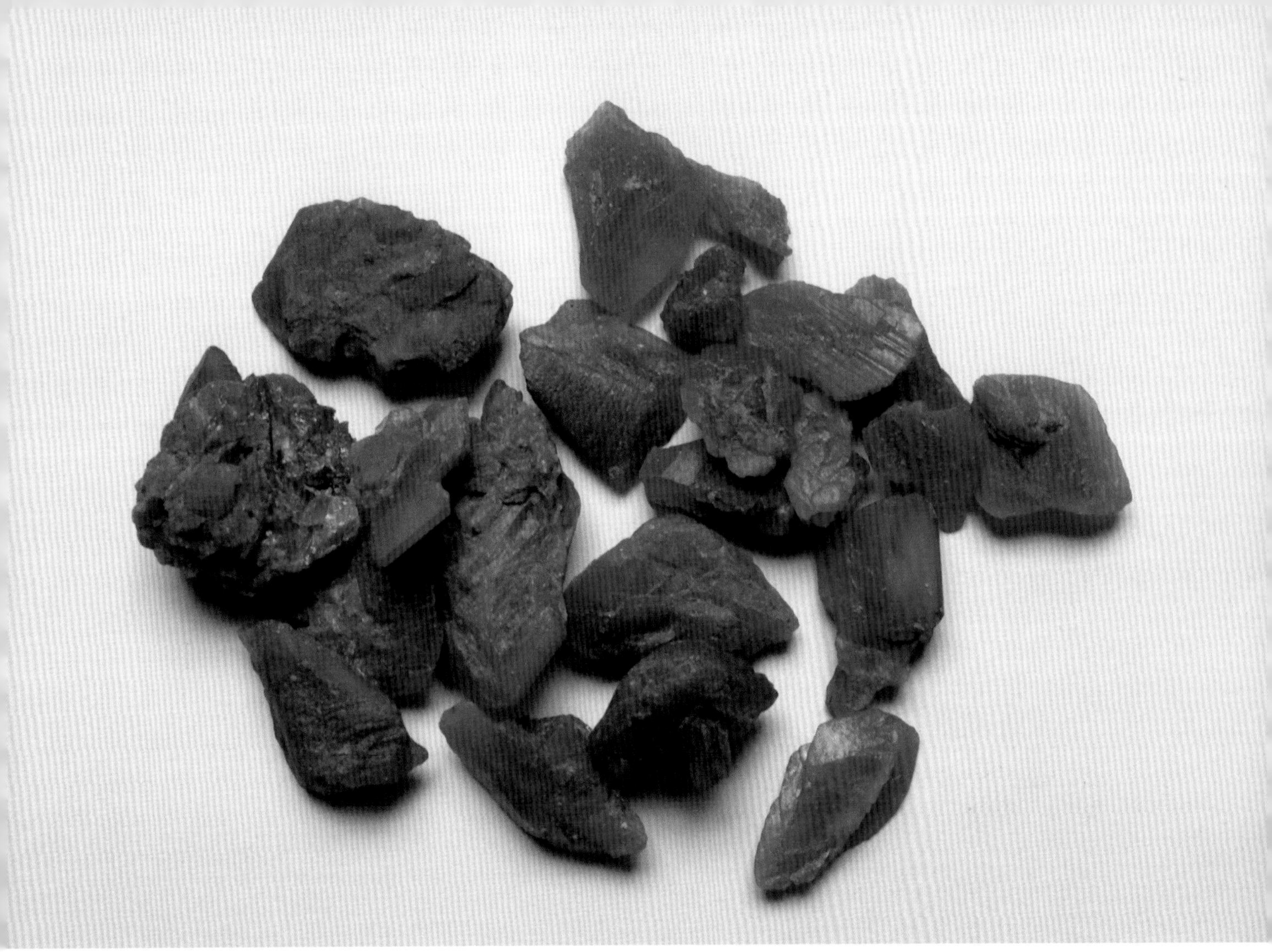

胆矾药材

用法用量| 0.1 ～ 0.3 g，温汤化服。外用：适量，研细末撒布或调敷，或水溶外洗。

精选验方|

1. 风痰癫痫 胆矾适量。研细末，温醋调下，服后吐出痰涎即可。

2. 误食毒物 胆矾适量。用胆矾取吐，以排出胃中毒物。

3. 鹅掌风 胆矾、大黄、青盐、轻粉、儿茶、铜绿、雄黄、枯矾、皂矾各 1.2 g，杏仁 3 个，麝香 0.3 g，冰片 0.15 g。共研为细末，然后以苏合油调匀，即成。以药油搽患处，然后用火烘之，以助药性渗透皮肤。

4. 小儿支气管炎 生胆矾 30 g，米醋适量。生胆矾研末，用米醋调成糊状，备用，贴于足心。

使用禁忌| 体虚者忌服。

地龙

DILONG

维 药 名｜ 萨脏。

别　　名｜ 蚯蚓、广地龙、沪地龙、土地龙。

来　　源｜ 为巨蚓科动物参环毛蚓 *Pheretima aspergillum* （E. Perrier）的全体。

识别特征｜ 参环毛蚓体较大，长 110 ～ 380 mm，宽 5 ～ 12 mm。体背部灰紫色，腹面稍淡。前端较尖，后端较圆，长圆柱形。头部退化，口位于体前端。全体由 100 多个体节组成。每节有一环刚毛， 刚毛圈稍白。第 14 ～ 16 节结构特殊，形成环带，无刚毛。雌性生殖孔 1 个位于第 14 节腹面正中，雄性生殖也有 1 对位于第 18 节腹面两侧，受精囊孔 3 对位于 6 ～ 7，7 ～ 8，8 ～ 9 节间。

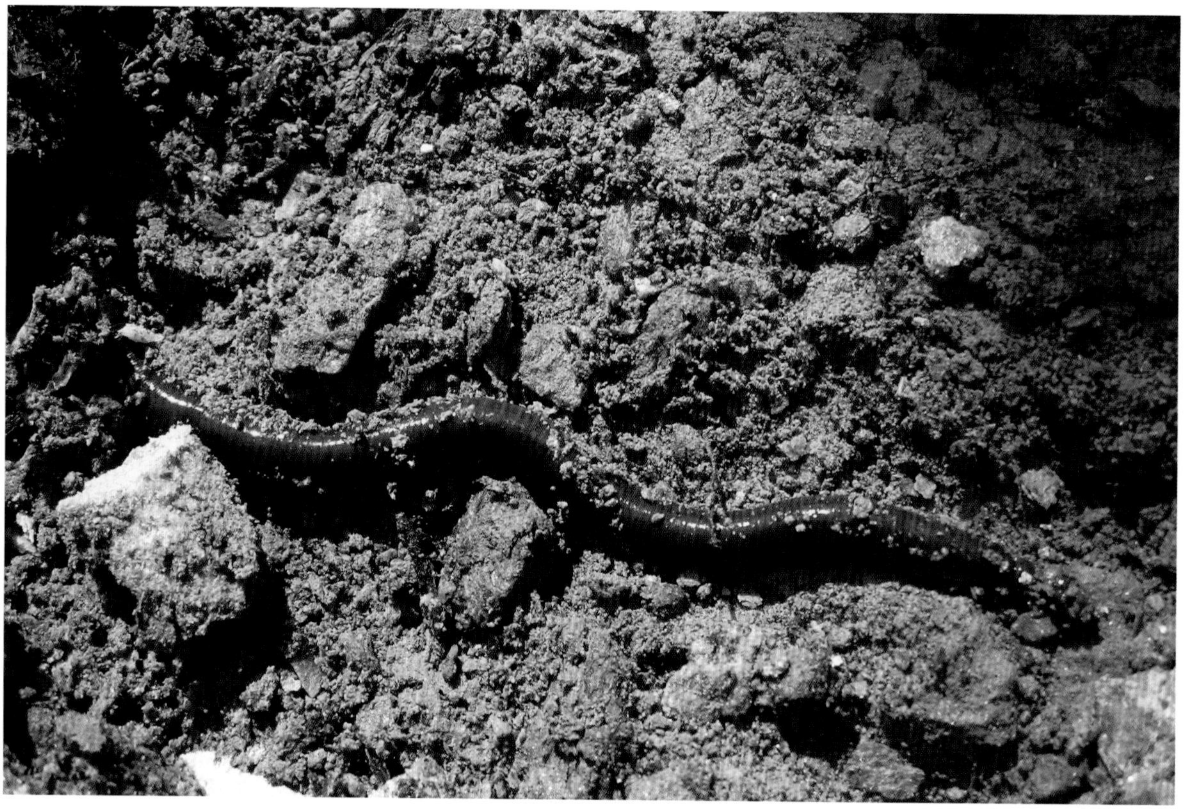

地龙

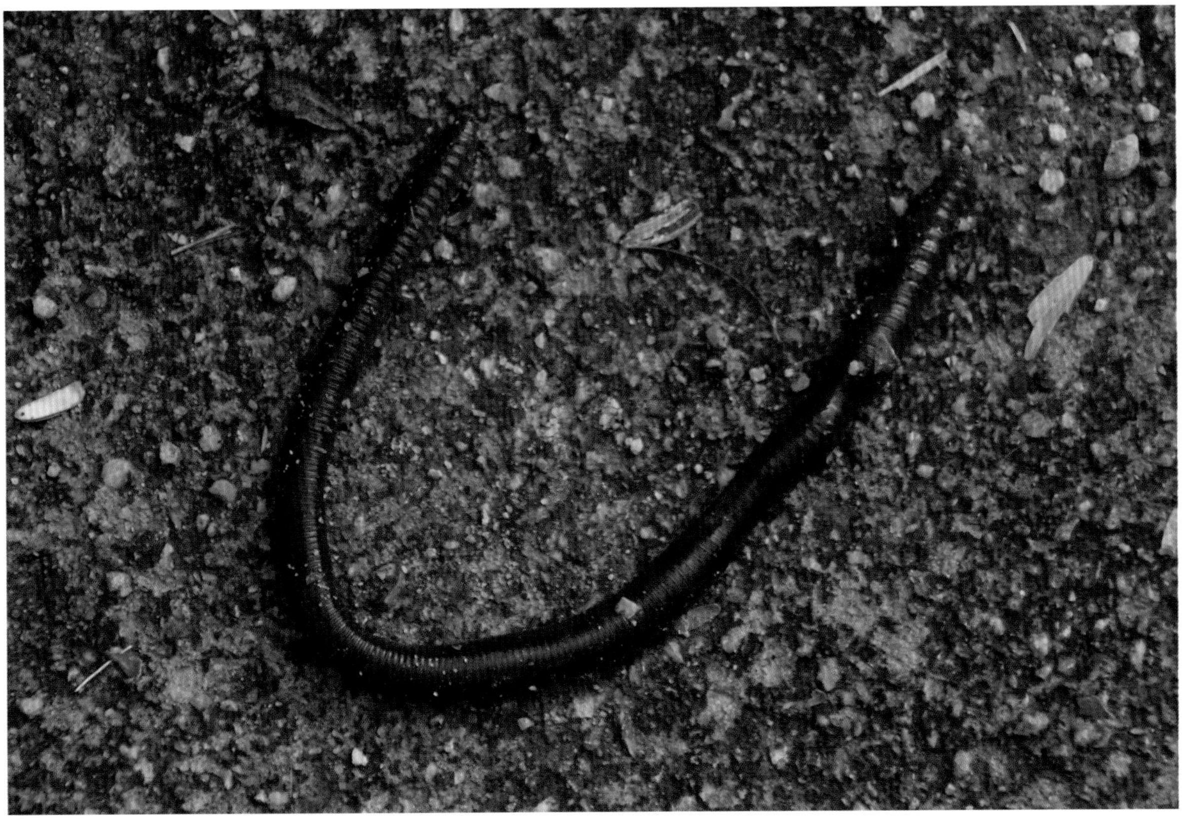
地龙

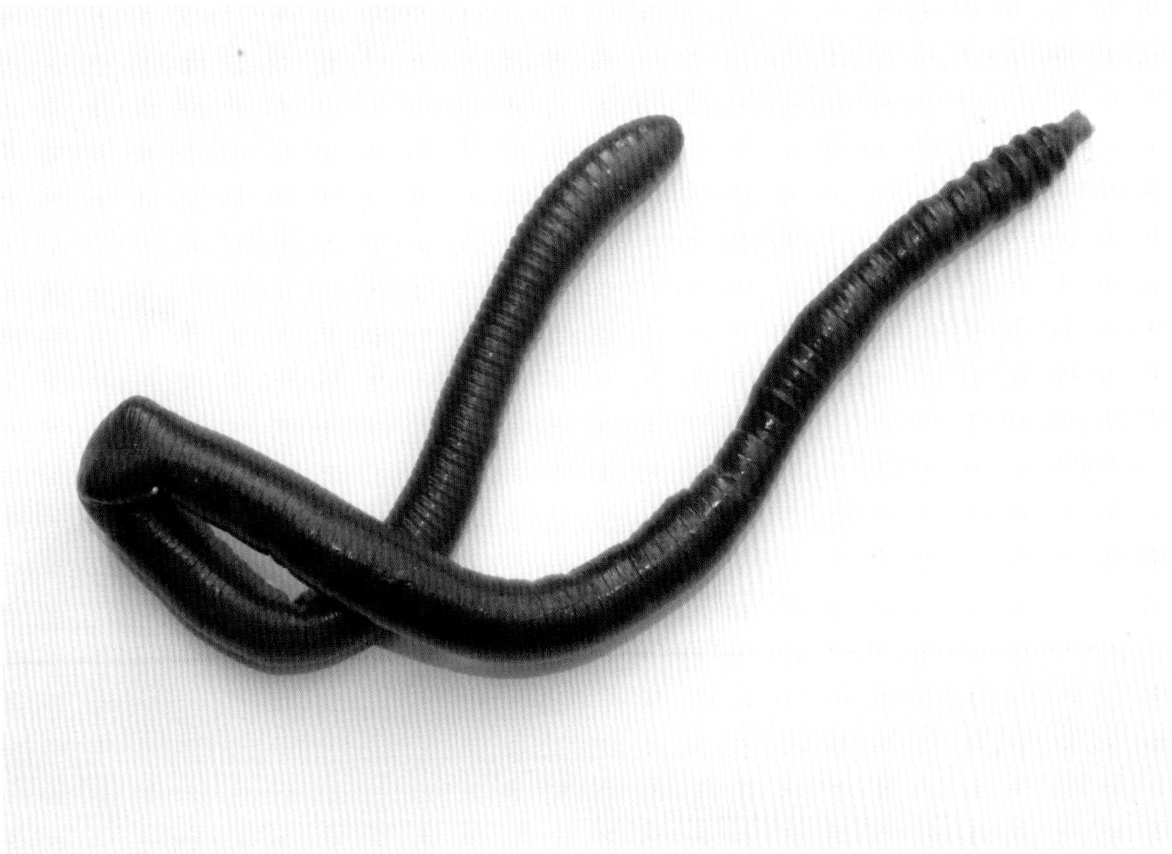
参环毛蚓

生境分布｜ 前一种习称“广地龙”，生长于潮湿、疏松的泥土中，行运迟缓，分布于广东、广西、福建等地；后三种习称“沪地龙”，生活于潮湿多有机物处，分布于上海一带。

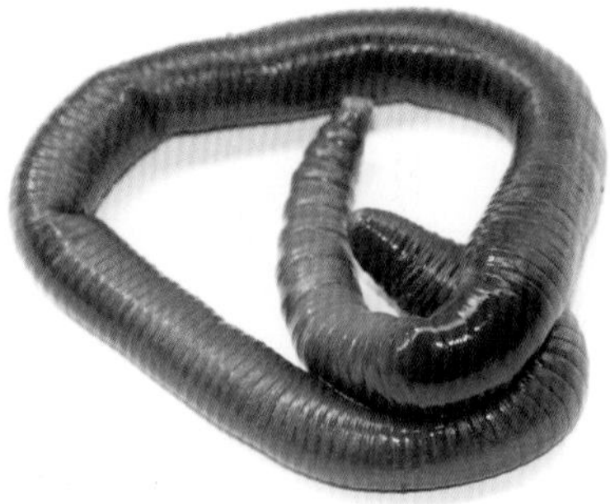

地龙

采收加工｜ 广地龙春季至秋季捕捉，沪地龙夏季捕捉，捕得后即时剖开腹部，除去内脏及泥沙，洗净，晒干或低温干燥；土地龙夏秋季捕捉，捕得后用草木灰呛死，洗去灰，晒干或低温干燥。

药材鉴别｜ 广地龙为薄片状小段，边缘略卷，具环节。背部棕褐色至紫灰色，腹部浅黄棕色，生殖环带较光亮。体轻，略呈革质，质韧不易折断。气腥，味微咸。土地龙呈弯曲的圆柱形，长 5 ～ 10 cm，直径 3 ～ 7 mm。环带多不明显，黄色至灰棕色，不平直。质轻而脆，断面肉薄，常附泥土。

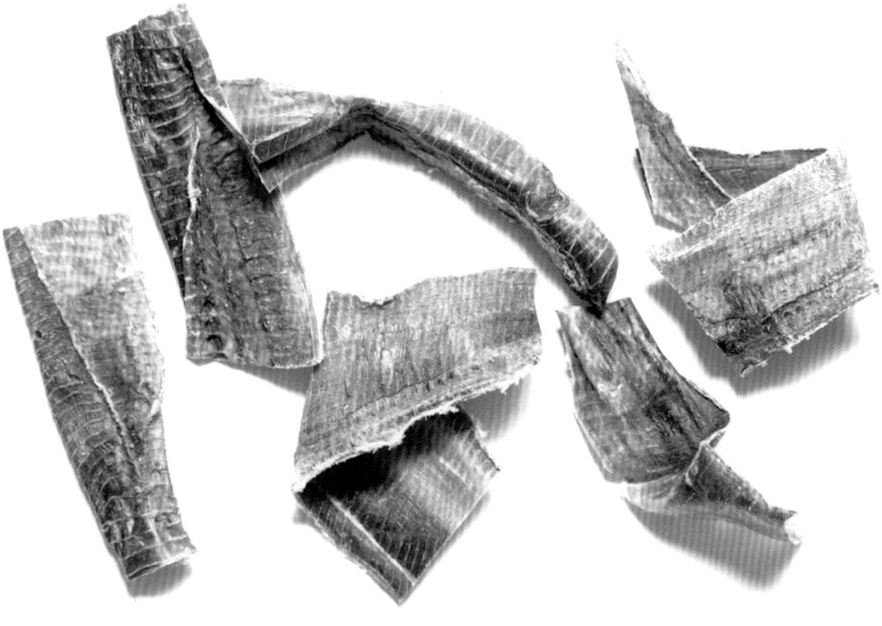

参环毛蚓饮片

性味归经｜ 咸，寒。归肝、脾、膀胱经。

功效主治｜ 清热定惊，通络，平喘，利尿。主治高热神昏，惊痫抽搐，关节痹痛，肢体麻木，半身不遂，肺热喘咳，尿少水肿，高血压。

药理作用｜ 地龙热浸剂、乙醇浸剂对麻醉动物和高血压模型动物均有明显的降压作用；

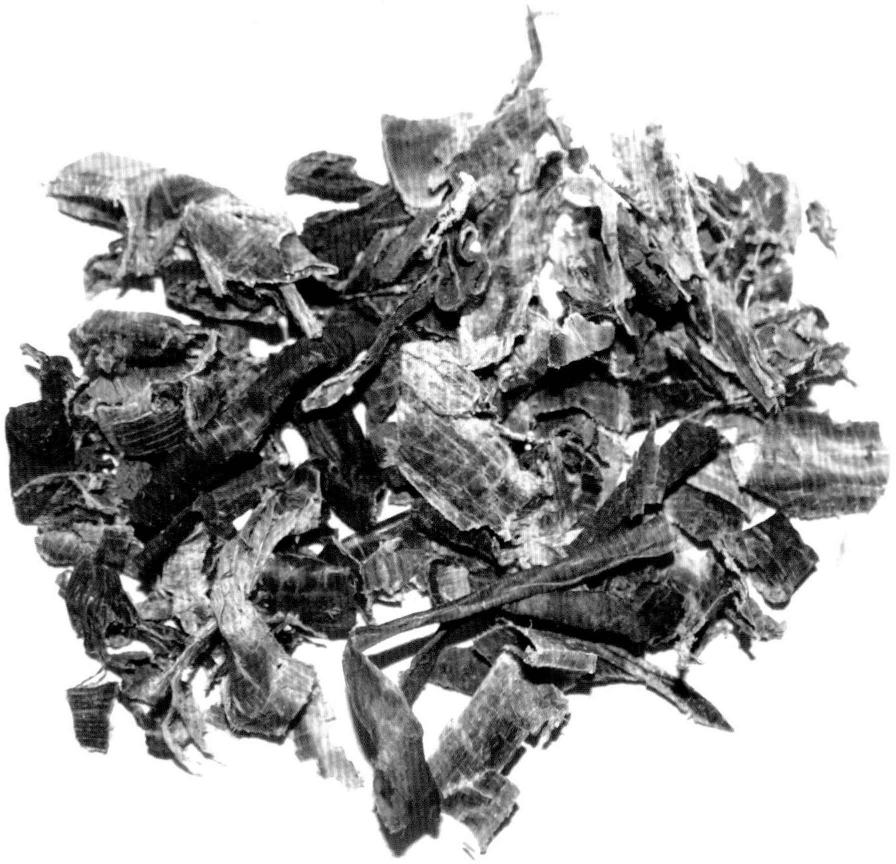

地龙饮片

对白鼠和家兔均有镇静和抗惊厥作用；所含次黄嘌呤能抗组织胺，明显舒张支气管；其水溶性提取物，具有良好的退热作用，有效成分主要为蚯蚓解热碱。此外，还有抗血栓形成、抗心律失常、收缩血管、兴奋子宫及肠道平滑肌以及杀精子等作用。

用法用量| 煎服，5 ~ 15 g，鲜品 10 ~ 20 g。研末吞服，每次 1 ~ 2 g。外用：适量。

精选验方|

1. 头痛 地龙、野菊花各 15 g，白僵蚕 10 g。水煎服，每日 2 次。

2. 婴幼儿抽搐 地龙 5 ~ 10 条。捣烂如泥，加少许盐，搽囟门。

3. 神经性皮炎 地龙、当归、苦参、乌梢蛇各 15 g，刺蒺藜、焦山楂、冬凌草、制首乌、生地黄各 30 g，川芎、苍术、红花各 10 g，黄芩 20 g。水煎取药汁，每日 1 剂，分 2 次服用。

4. 毛细支气管炎 地龙、黄芩、全蝎、川贝母、白术各 7 g，胆南星、甘草各 5 g。水煎取药汁，每日 1 剂，分 3 次服用。

5. 冠心病、心绞痛 地龙、黄芪、丹参、赤芍、郁金、当归、麦冬、桃仁、红花、川芎各 10 g。水煎取药汁，每日 1 剂，分 2 次服用，连续服用 3 个月为 1 个疗程。

使用禁忌| 脾胃久虚及血虚无瘀或出血者慎服。地龙有毒，有溶血作用，内服过量可产生毒副反应。

丁香

DINGXIANG

维 药 名| 开兰甫尔。

别　　名| 公丁香、丁子香、母丁香。

来　　源| 为桃金娘科植物丁香 *Eugenia caryophyllata* Thunb. 的干燥花蕾。

识别特征| 常绿乔木，高达 12 m。单叶对生，革质，卵状长椭圆形至披针形，长 5 ~ 12 cm，宽 2.5 ~ 5 cm，先端尖，全缘，基部狭窄，侧脉平行状，具多数透明小油点。花顶生，复聚伞花序；萼筒先端 4 裂，齿状，肉质。花瓣紫红色，短管状，具 4 裂片，雄蕊多数，成 4 束与萼片互生，花丝丝状；雄蕊 1 枚，子房下位，2 室，具多数胚珠，花柱锥状，细长。浆果椭圆形，长 2.5 cm，红棕色。顶端有宿萼。稍似鼓槌状，长 1 ~ 2 cm，上端蕾近似球形，下端萼部类圆柱形而略扁，向下渐狭。表面呈红棕色或暗棕色，有颗粒状突起，用指甲刻划时有油渗出。萼片 4，三角形，肥厚，外入，花瓣 4，膜质，黄棕色，覆瓦状抱合成球形，花瓣内有多数向内弯曲的雄蕊。质坚而重，入水则萼管垂直下沉。香气浓郁，味辛辣，后有微麻舌感。花期 3 ~ 6 月，果期 6 ~ 9 月。

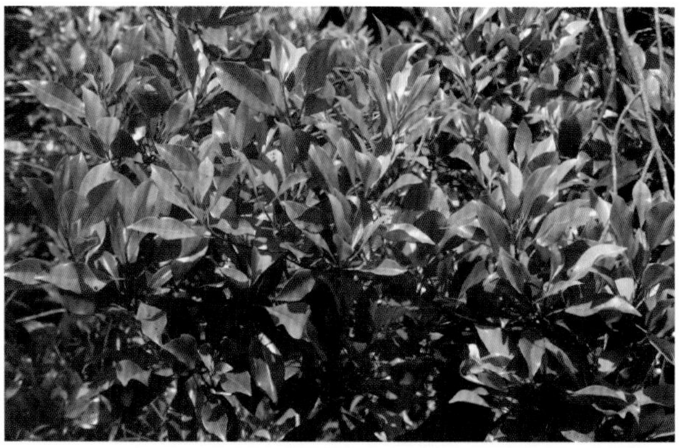

丁香

生境分布| 生长于路边、草坪、向阳坡地或与其他花木搭配栽植在林缘。主要分布于坦桑尼亚、马来西亚、印度尼西亚，我国海南省也有栽培。

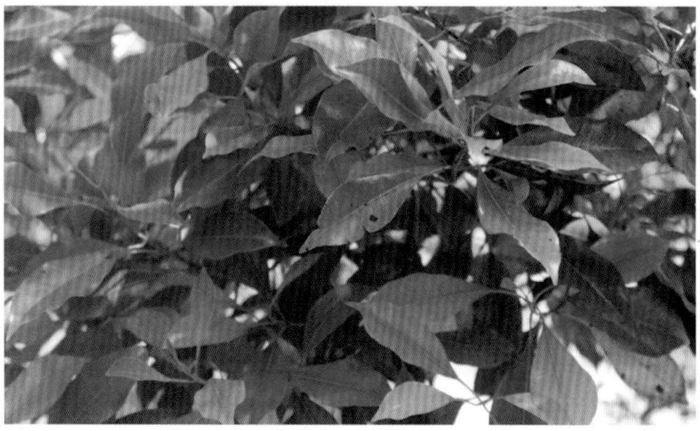

丁香

采收加工| 9 月至次年 3 月，花蕾由绿转红时采收，晒干。

药材鉴别| 本品略呈研棒状。花冠近

圆球形，花瓣棕褐色或褐黄色。萼筒类圆柱状而略扁，有的稍弯曲，向下渐狭，微具棱，红棕色或棕褐色，表面有颗粒状突起，用指甲刻划时有油渗出。质坚实，富油性。

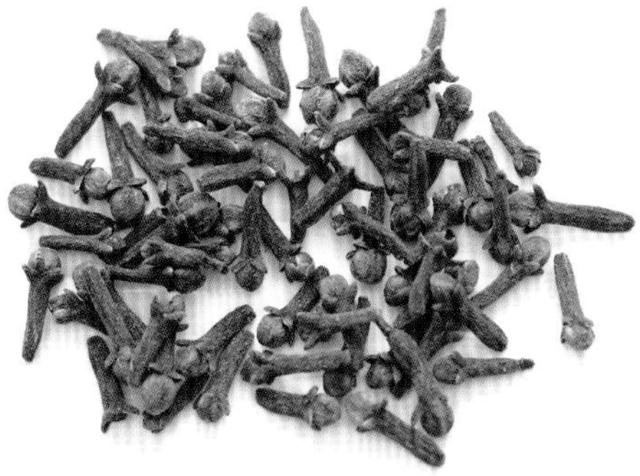

丁香饮片

性味归经 | 辛，温。归脾、胃、肾经。

功效主治 | 温中降逆，散寒止痛，温肾助阳。本品辛散温通，入脾胃，温中焦降胃气，寒凝散而疼痛止；入肾经，温下焦而助肾阳，故有此效。

药理作用 | 本品内服能促进胃液分泌，增强消化力，减轻恶心呕吐，缓解腹部气胀，为芳香健胃剂。丁香油酚有局部麻醉止痛作用。其水或醇提取液对猪蛔虫有麻醉和杀灭作用。其煎剂对葡萄球菌、链球菌及白喉、大肠、痢疾、伤寒等杆菌均有抑制作用。丁香油及丁香油酚对致病性真菌有抑制作用。在体外，丁香对流感病毒 PR6 株有抑制作用。

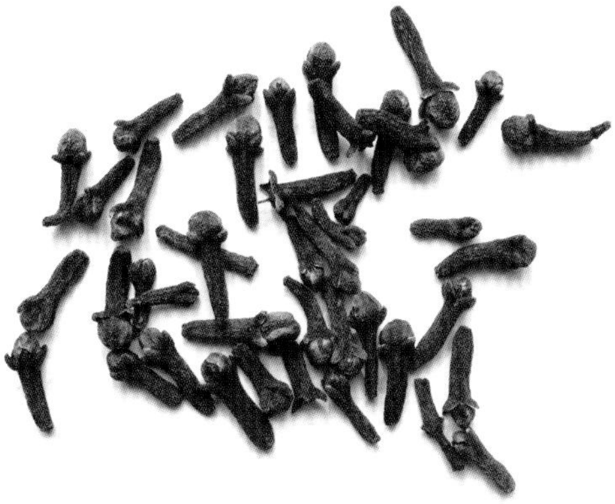

丁香饮片

用法用量 | 1.5 ~ 6 g，煎服，或入丸、散。

精选验方 |

1. 慢性胃炎呕吐 丁香、柿蒂各 3 g，党参 12 g，生姜 6 g。水煎服。

2. 头痛 公丁香 3 粒，细辛 0.9 g，瓜蒂 7 个，赤小豆 7 粒，冰片 0.2 g，麝香 0.1 g。共为细末，取黄豆大药末放入患侧鼻腔。

3. 牙痛 丁香、厚朴各 4 g，薄荷 2 g。用开水浸泡 15 min，滤去药渣后含漱。

4. 幼儿腹泻 丁香 30 g，荜茇 10 g，胡椒、肉桂、吴茱萸各 5 g，车前子（炒）20 g。诸药共研极细末，用时取药末 100 ~ 300 mg，置入脐窝内，脐突者以食指轻按使之陷下后再放药，并以胶布固定，1 ~ 2 日换药 1 次，患脐炎或皮肤过敏者忌用。

5. 足癣 丁香 15 g，苦参、大黄、明矾、地肤子各 30 g，黄柏、地榆各 20 g。煎水外洗，每日 1 剂，每剂煎 2 次，可洗 5 ~ 6 次，每次洗 15 min。

6. 口腔溃疡 丁香 9 ~ 15 g。打碎，放入杯或小瓶中，用冷开水浸过药面，约 4 h 后，便成棕色药液，将此药液涂于口腔溃疡表面，每日 6 ~ 8 次。

使用禁忌 | 畏郁金。

冬葵子

DONGKUIZI

维 药 名 | 胡巴孜。

别　　名 | 葵子、葵菜子。

来　　源 | 为锦葵科一年生草本植物冬葵 *Malva verticillata* L. 的干燥成熟种子。

识别特征 | 一年生草本，高 30 ~ 90 cm。茎直立，被疏毛或几乎无毛。叶互生；5 ~ 7 掌状浅裂，圆肾形或近圆形，基部心形，边缘具钝锯齿，5 ~ 7 掌状脉，有长柄。花小，丛生于叶腋，淡红色，小苞片 3，广线形；萼 5 裂，裂片广三角形；花冠 5 瓣，倒卵形，先端凹入；雄蕊多数，花丝合生；子房 10 ~ 12 室，每室有一个胚珠。果实扁圆形，由 10 ~ 12 心皮组成，果熟时各心皮彼此分离，且与中轴脱离，心皮无毛，淡棕色。花期 6 ~ 9 月。

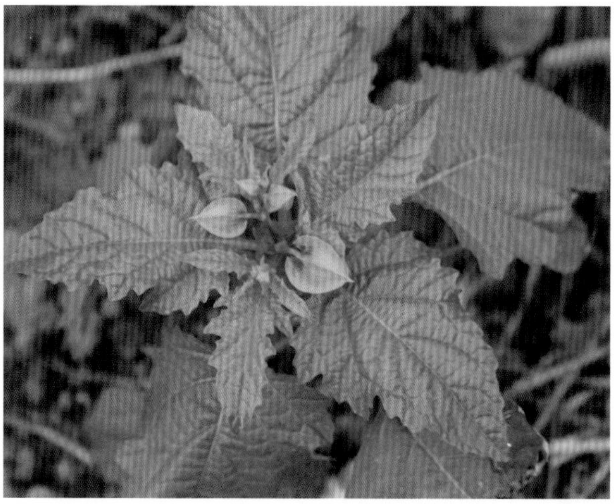

冬葵

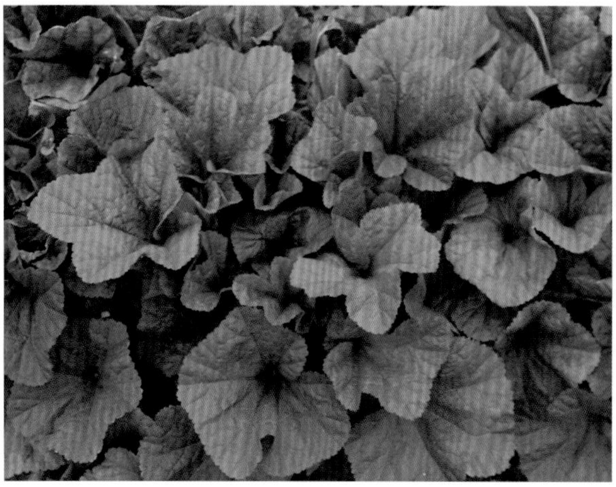

冬葵

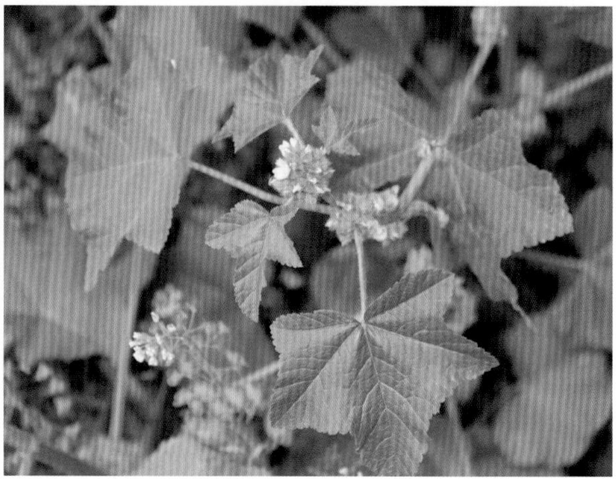

冬葵

生境分布 | 生长于平原、山野等处，多为栽培。全国各地均有产。

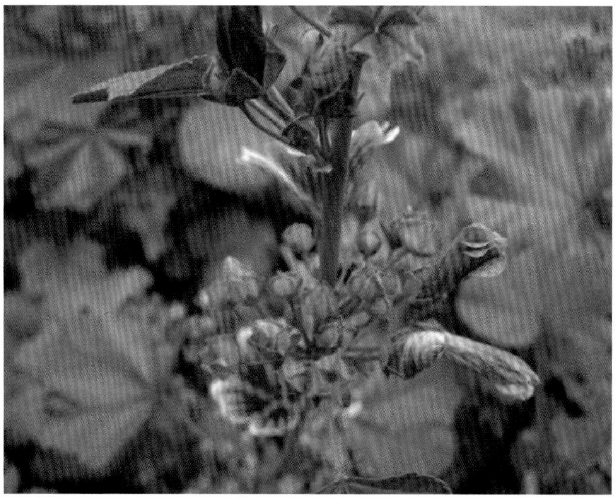

冬葵子

采收加工 | 夏、秋二季种子成熟时采收。除去杂质，阴干。

药材鉴别 | 本品呈肾形，中央凹陷，两端凸起。表面灰褐色，质坚。破开外壳，内有黄白色种仁，富有油性。气微，味涩。

性味归经 | 甘，寒。归大肠、小肠、膀胱经。

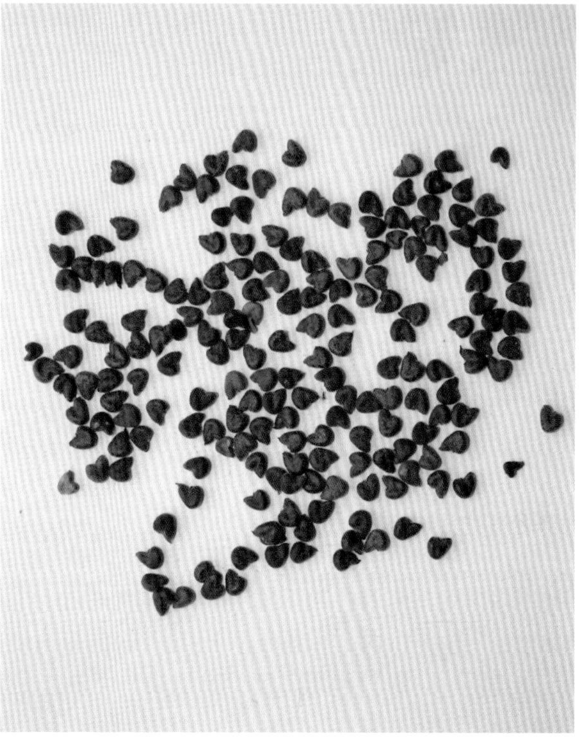

冬葵子

功效主治 | 利水通淋，下乳润肠。本品甘寒滑利，能通利膀胱、润滑肠道、疏通乳络，故有利水通淋、下乳润肠之功。

药理作用 | 有降血糖和抗补体活性作用。

用法用量 | 10 ～ 15 g，煎服。

精选验方 |

1. 泌尿系结石 冬葵子、当归、王不留行、陈皮、石韦、滑石各 15 g。水煎服。

2. 乳腺炎、乳少（乳腺炎初期、乳汁稀少或排乳困难、乳房肿痛） 冬葵子 30 g。水、酒各半煎服；或以本品配砂仁各等量，研为细末，热酒冲服。

3. 便秘 冬葵子 15 g，薏苡仁 100 g。冬葵子洗净切碎，煮沸 10 ～ 15 min 后，再放入薏苡仁共煮，熬成粥，空腹服用。

4. 尿路感染、小便不利 冬葵子、泽泻各 15 g，茯苓皮 25 g，车前子 20 g。水煎服。

使用禁忌 | 脾虚肠滑者忌用。孕妇慎用。

儿茶

ERCHA

维 药 名｜ 卡提印地。

别　　名｜ 孩儿茶、乌爹泥。

来　　源｜ 为豆科植物儿茶 *Acacia catechu* (L. f.) Willd. 的去皮枝、干的干燥煎膏。

识别特征｜ 落叶乔木，皮棕色或灰棕色，常呈条状薄片开裂，不脱落，小枝细，有棘刺。叶为偶数二回羽状复叶，互生。总状花序腋生，花黄色或白色。荚果扁而薄，紫褐色，有光泽，有种子 7 ～ 8 枚。花期 8 ～ 9 月，果熟期翌年 2 ～ 3 月。

生境分布｜ 生长于向阳坡地。分布于云南西双版纳傣族自治州，广西等地也有栽培。

采收加工｜ 儿茶膏：一般在 12 月至翌年 3 月，采收儿茶的枝干，剥去外皮，砍成碎片，加水煎熬后，过滤，浓缩成糖浆状，冷却，倾于特制的模型中，干后即成。

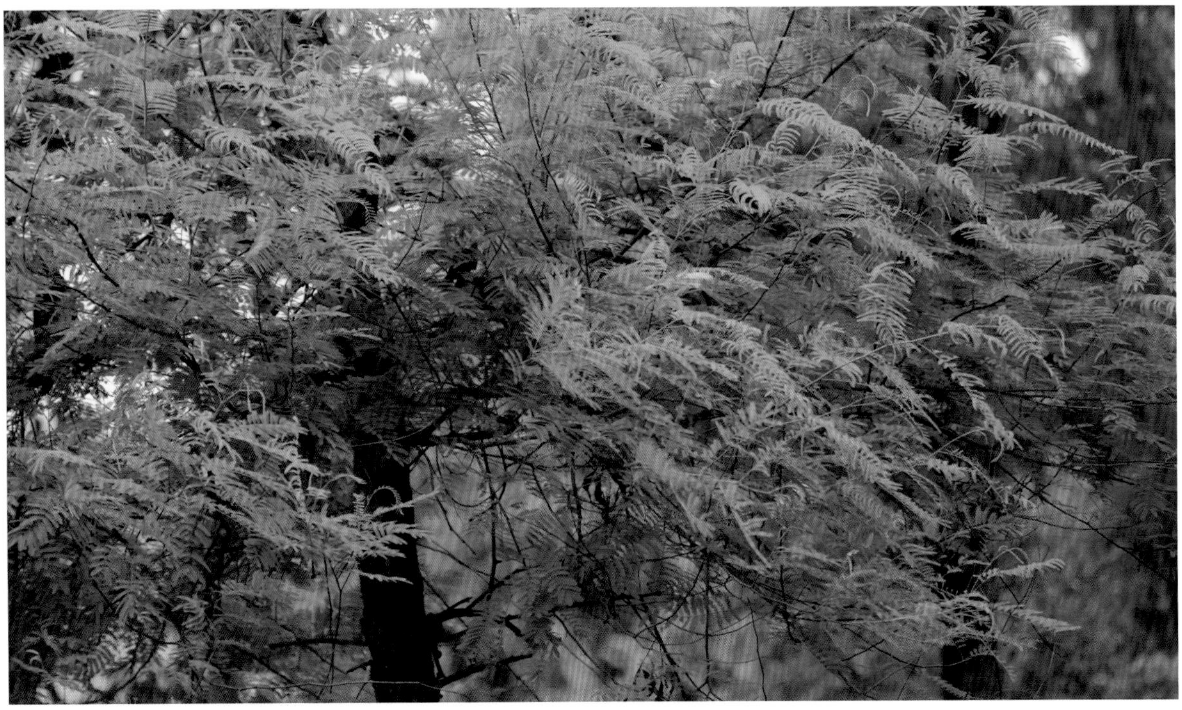

儿茶

药材鉴别 | 本品为不规则的块状或颗粒状，表面黑褐色，有胶质亮光。有黏性。质地坚或较松。无臭，味苦、涩。

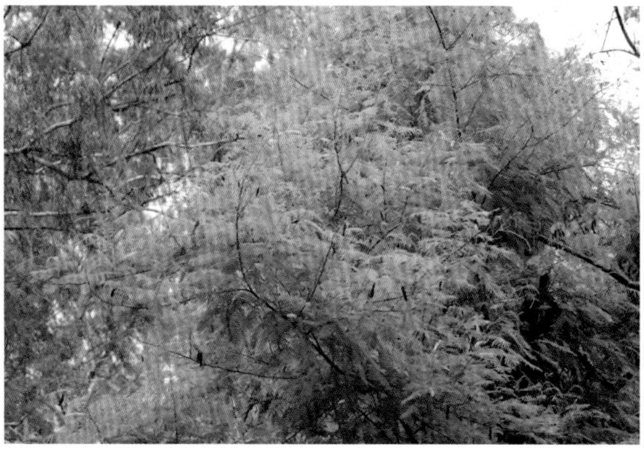

儿茶

性味归经 | 苦、涩，微寒。归肺经。

功效主治 | 收湿敛疮，生肌止血，清热化痰。本品苦涩，能燥湿敛疮而用于湿疮、溃疡等证，又能收敛止血用于各种出血证。本品性寒归肺经，故可清肺化痰，用于肺热咳喘。

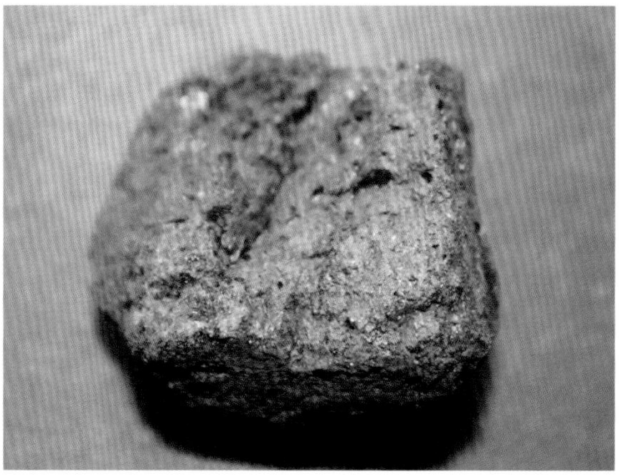

儿茶药材

药理作用 | 本品有收敛、止血作用。体外实验证明其对多种皮肤真菌及金黄色葡萄球菌、多种杆菌有不同程度的抑制作用，能降低肝脏以外其他脏器组织的毛细血管通透性。

用法用量 | 1 ~ 3 g。内服：多入丸、散，煎汤可适当加量。外用：适量，研末撒或调敷。

精选验方 |

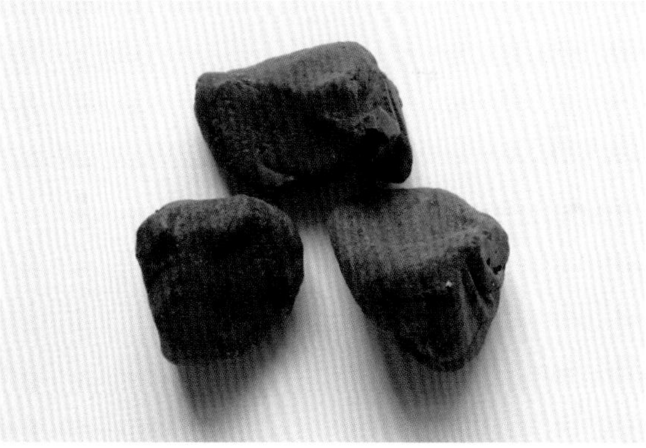

儿茶药材

1. 扁桃体炎 儿茶、柿霜各 15 g，冰片 0.6 g，枯矾 10 g。共研细粉，用甘油调成糊状，擦患处。

2. 口疮糜烂 儿茶 5 g，硼砂 2.5 g。共研细粉，敷患处。

3. 疮疡久不收口、湿疹 儿茶、龙骨各 5 g，冰片 0.5 g。共研细粉，敷患处。

4. 肺结核咯血 儿茶 50 g，明矾 40 g。共研细末，水煎服，每次 0.1 ~ 0.2 g，每日 3 次。

5. 溃疡性结肠炎 儿茶（另包）、白头翁、黄柏、地榆各 16 g。加水 500 ml，煎取药汁 150 ml。每日 1 剂，药温保持在 35 摄氏度，灌肠。病重者早、晚各灌 1 次，病轻者每晚 1 次，15 日为 1 个疗程。

6. 子宫颈癌结节型 儿茶、血竭、铜绿、穿山甲、炉甘石、黄柏各 9 g，蜈蚣、冰片各 3 g，麝香适量。研细末和匀备用，每日 1 剂，分 2 次服用。

使用禁忌 | 寒湿之证者忌用。

番泻叶

FANXIEYE

维 药 名| 萨那。

别　　名| 泻叶、旃那叶、泡竹叶。

来　　源| 为豆科草本状小灌木狭叶番泻 *Cassia angustifolia* Vahl 或尖叶番泻 *Cassia acutifolia* Delile 的干燥小叶。

识别特征| 狭叶番泻为一种矮小灌木，高约 1 m。叶互生，偶数羽状复叶，小叶 4 ~ 8 对。总状花序，花黄色。荚果扁平长方形，长 4 ~ 6 cm，宽 1 ~ 1.7 cm，含种子 6 ~ 7 枚。尖叶番泻与上不同点为小叶基部不对称。荚果宽 2 ~ 2.5 cm，含种子 8 枚。花期 9 ~ 12 月，果期翌年 3 月。

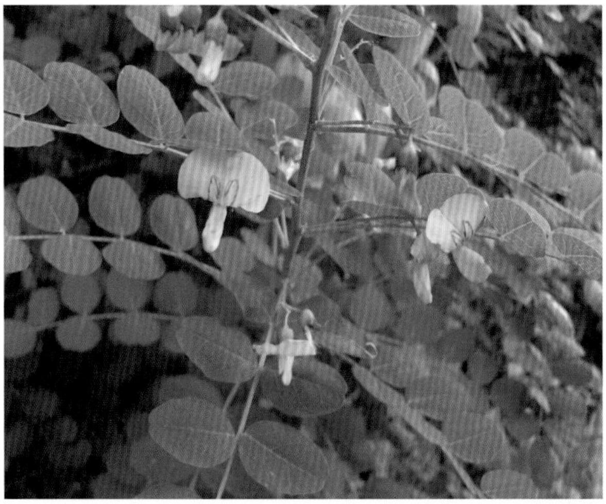
番泻叶

生境分布| 野生或栽培，原分布于干热地带。适宜生长在全年有 180 ~ 200 日，气温低于 10℃的区域。土壤要求疏松、排水良好的沙质土或冲积土，以微酸性或中性为宜。前者分布于印度、埃及和苏丹，后者分布于埃及，我国广东、广西及云南等地也有栽培。

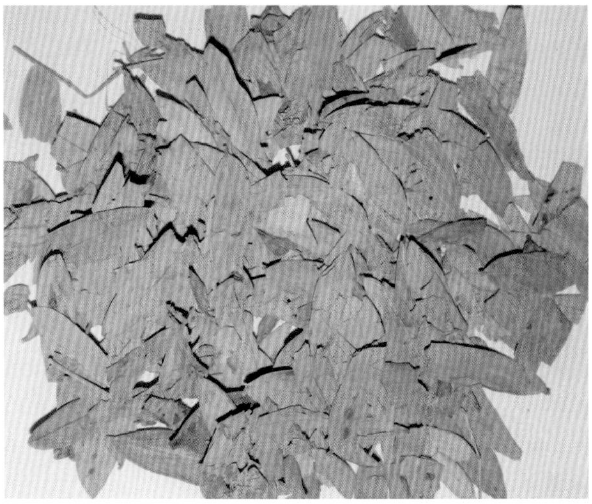
番泻叶

采收加工| 狭叶番泻在开花前摘取叶，阴干，按叶片大小和品质优劣分级。尖叶番泻在果实成熟时，剪下枝条，摘取叶片，晒干，按完整叶与破碎叶分别包装。

药材鉴别| 本品呈长卵形或卵状披针形，全缘，叶端急尖，叶基稍不对称。上表面黄绿色，下表面浅黄绿色。革质。气微弱而特异，味微苦，稍有黏性。

性味归经| 甘、苦，寒。归大肠经。

功效主治| 泻热通便，消积导滞，止血。主治热结便秘，习惯性便秘，积滞腹胀，水肿臌胀，胃、十二指肠溃疡出血。

药理作用| 抗菌作用：番泻叶对多种细菌有抑制作用，对大肠杆菌、痢疾杆菌、变形杆菌、甲型链球菌和白色念珠菌有明显抑制作用。止血作用：口服番泻叶粉可增加血小板和纤维蛋白原，能缩短凝血时间、复钙时间、凝血活酶时间与血块收缩时间，有助于止血。致泻作用：番泻叶浸剂可导致土拨鼠大肠推进性运动而致泻，番泻甙 A、B 是致泻的主要成分。肌肉松弛与解痉作用：番泻叶有箭毒样作用，能在运动神经末梢和骨骼接头处阻断乙酰胆碱，从而使肌肉松弛。番泻叶中某些羟基蒽醌类成分具有一定的解痉作用。

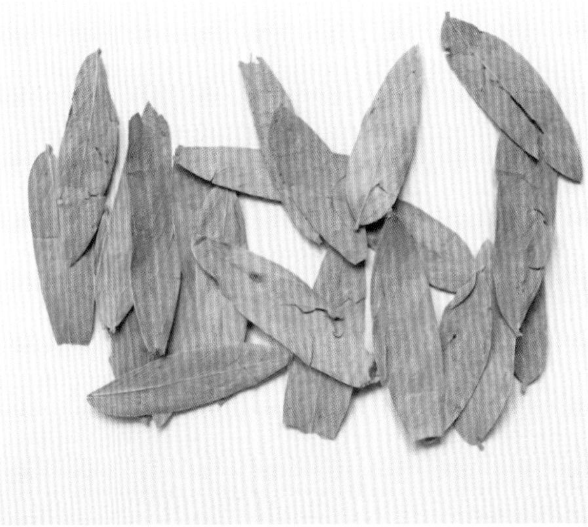
番泻叶饮片

用法用量| 温开水泡服，1.5 ~ 3 g；煎服，5 ~ 9 g，宜后下。

精选验方|

1. 便秘 木香、厚朴、番泻叶各 10 g。用开水冲泡，当茶饮。

2. 腹水肿胀 番泻叶适量。用开水冲泡，当茶饮。

3. 急性水肿型胰腺炎 番泻叶 5 ~ 10 g，泡水 300 ~ 500 ml。频服，首次大便后，改为每日 2 ~ 3 次，每次 5 g，保持大便每日 3 ~ 5 次。

4. 肥胖症 番泻叶 1.5 g，决明子、泽泻各 12 g。水煎取药汁，每日 1 剂，分 2 次服用。

5. 胃弱、消化不良、便秘，腹膨胀、胸闷 番泻叶、橘皮各 5 g，生大黄、丁香各 3 g，黄连 2.5 g。沸水温浸 2 h，去渣滤液，每日 3 次分服。

使用禁忌| 哺乳期、月经期妇女及孕妇忌用。

附子
FUZI

维 药 名| 节得瓦尔其尼。

别　　名| 生附子、制附子、熟附子、淡附子、黑附片、白附片、炮附子。

来　　源| 为毛茛科植物乌头 *Aconitum carmichaelii* Debx. 的子根的加工品。

识别特征| 为多年生草本，高 60 ～ 150 cm。根呈瘦长圆锥形，中部多向一侧膨大，顶端有残存的茎基，长 2 ～ 7.5 cm，直径 1.5 ～ 4 cm。主根纺锤形至倒卵形，中央的为母根，周围数个子根（附子）。外表棕褐色，皱缩不平，有瘤状侧根及除去子根后的痕迹。叶片五角形，3 全裂，中央裂片菱形，两侧裂片再 2 深裂。总状圆锥花序狭长，密生反曲的微柔毛；萼片 5，蓝紫色（花瓣状），上裂片高盔形，侧萼片近圆形；花瓣退化，其中两枚变成蜜叶，紧贴盔片下有长爪，距部扭曲；雄蕊多数分离，心皮 3 ～ 5，通常有微柔毛。蓇葖果，种子有膜质翅。花期 9 ～ 10 月，果期 10 ～ 11 月。

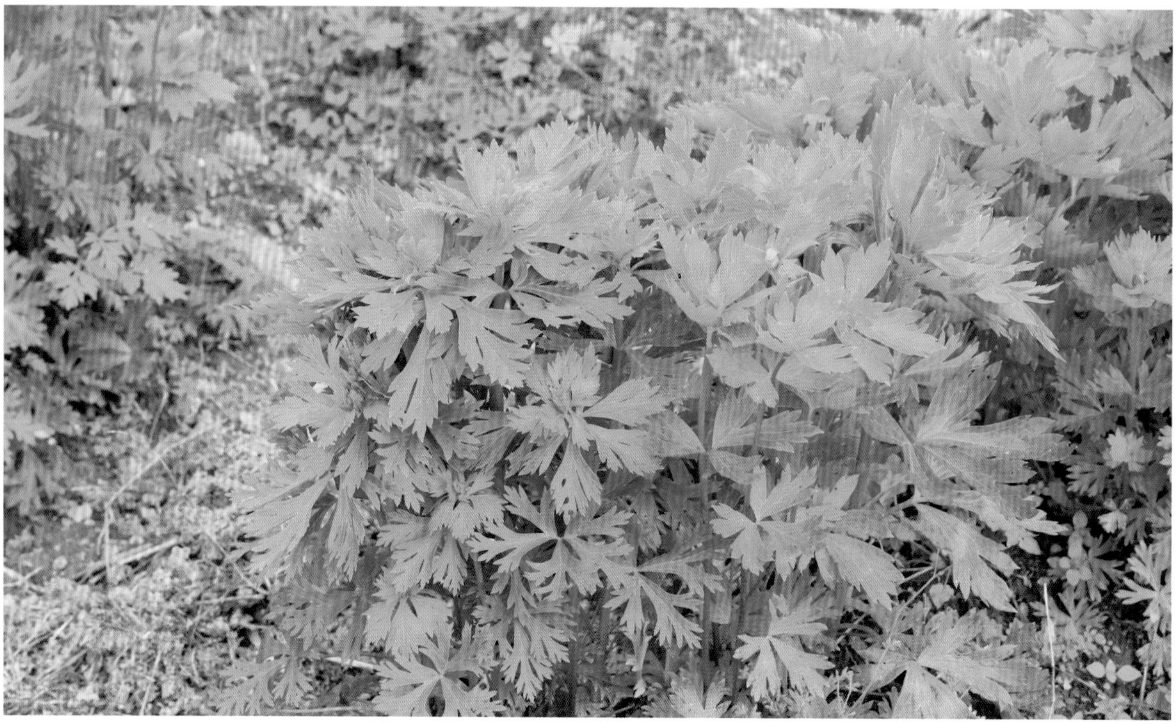

乌头（附子）

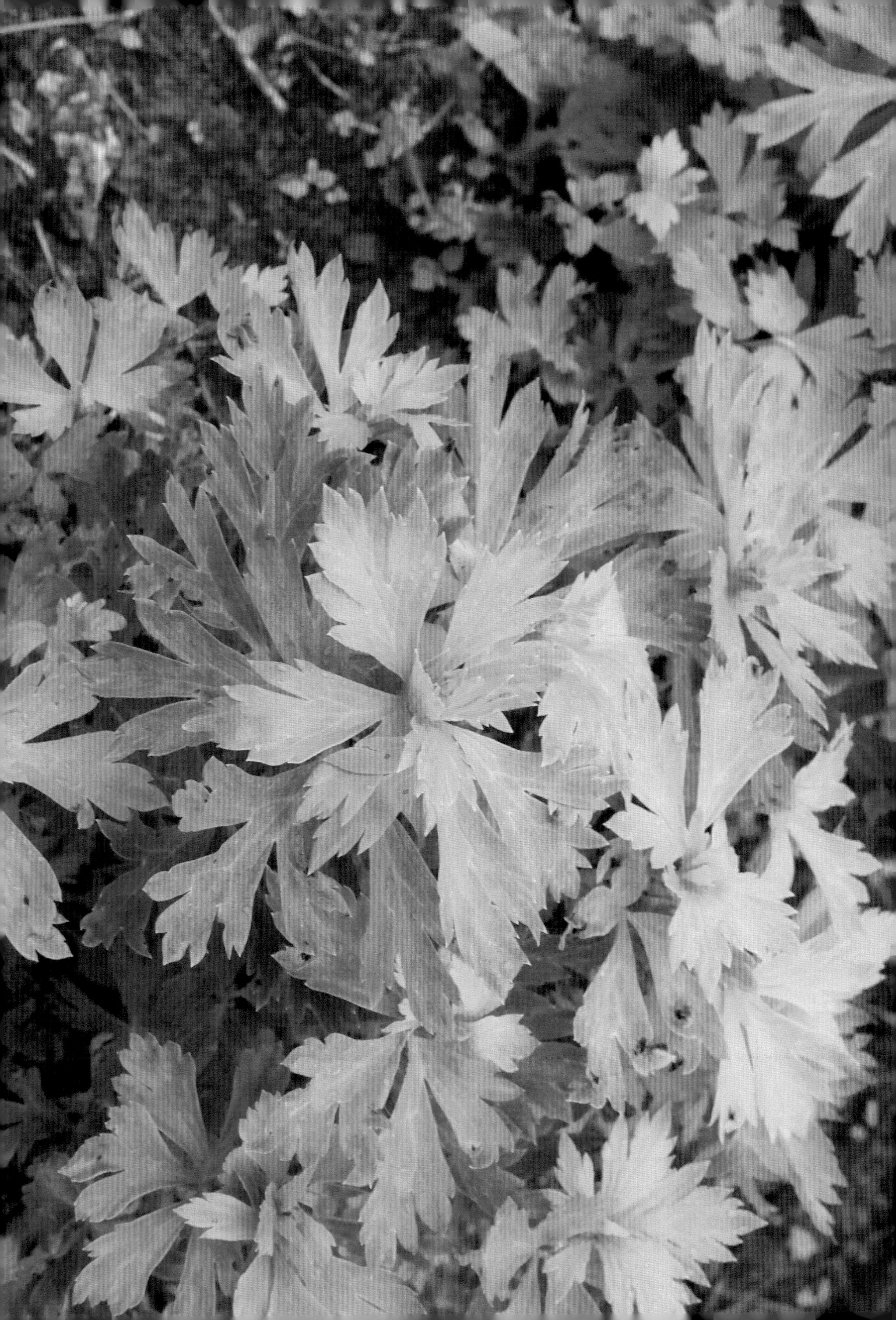

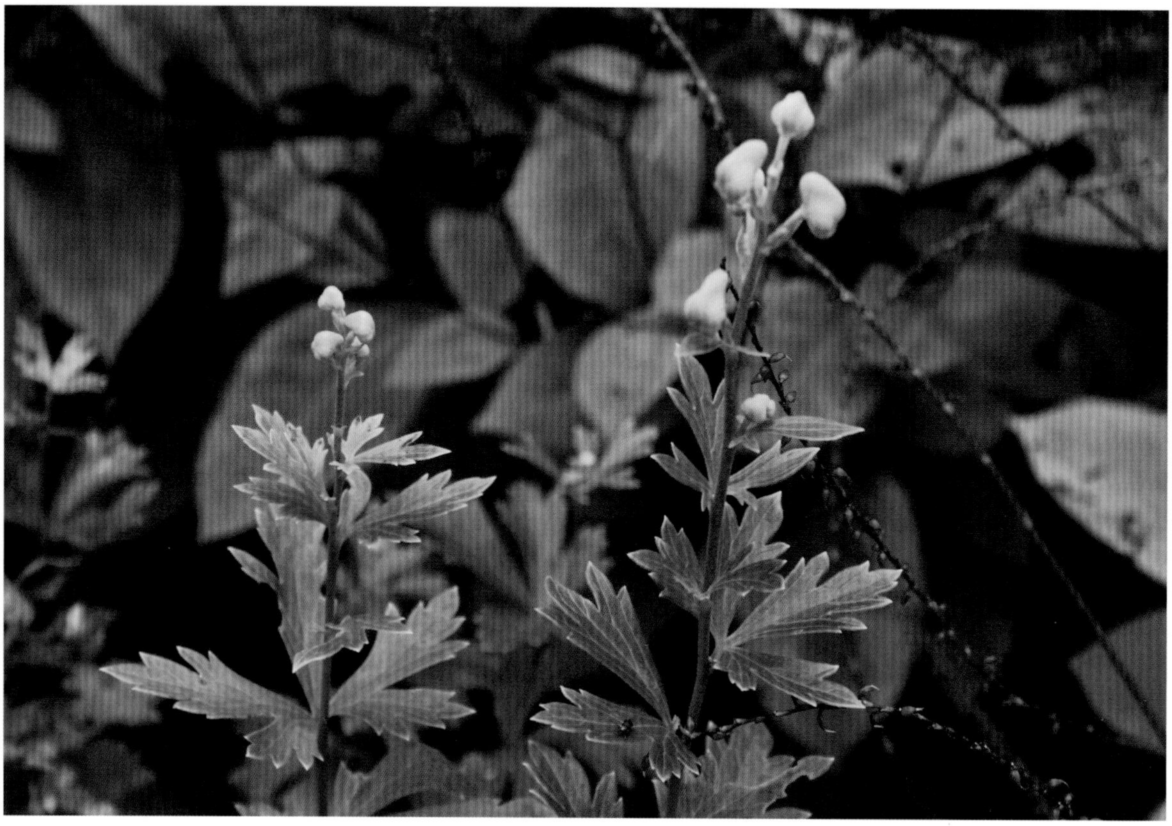

乌头（附子）

生境分布 | 生长于山地草坡或灌木丛中。分布于四川、湖北、湖南等地。

采收加工 | 6月下旬至8月上旬采挖，除去母根、须根及泥沙，可分为泥附子、盐附子、黑附片、白附片几种。

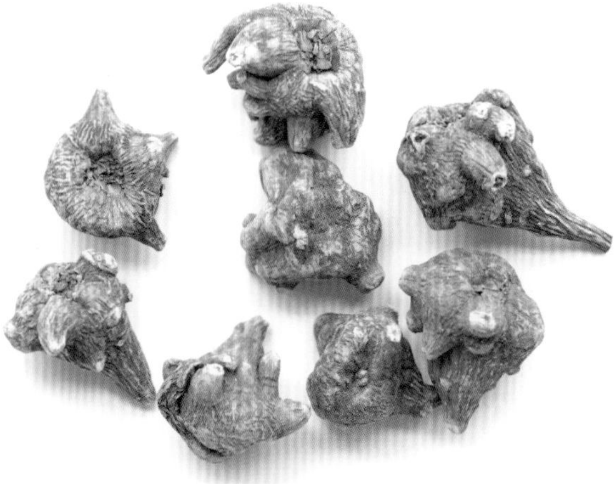

附子（乌头）药材

药材鉴别 | 本品为不规则薄片。表面灰白色或灰褐色。味淡，口尝无麻舌感。

性味归经 | 辛、甘，大热；有毒。归心、肾、脾经。

功效主治 | 回阳救逆，补火助阳，散寒止痛。本品辛散甘补、性热燥烈，能上助心阳，中温脾阳，下补肾阳益火，又能散在里之寒邪而止痛，为回阳救逆之要药。

药理作用 | 有强心，增加心肌耐缺血、耐缺氧力，以及抗心律失常、抗休克、促凝血、抗炎、镇痛、抗过敏、抗过氧化作用，还有局部麻醉的作用。

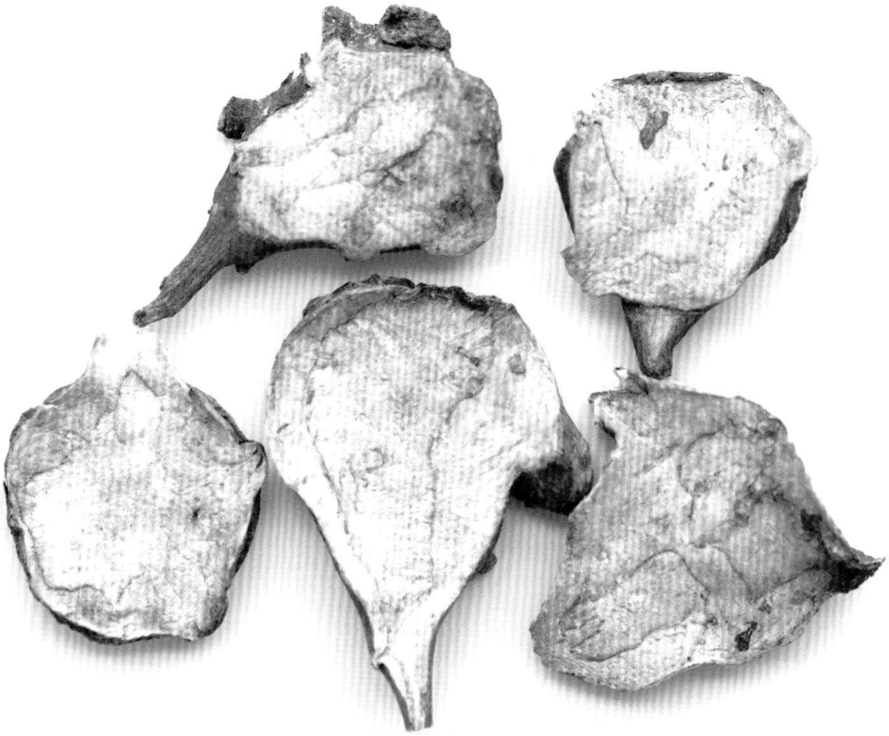

附子（乌头）饮片

用法用量| 3 ~ 15 g，煎服，宜先煎 0.5 ~ 1 h，口尝无麻辣感为度。

精选验方|

1. 血栓闭塞性脉管炎 附子、大黄、丹参、细辛、赤芍、黄芪、肉桂、甘草、当归、海马、桃仁、金银花各适量。水煎服，并外敷荜茇膏。

2. 胃下垂 淡附片 9 ~ 30 g（先煎 30 min），炒白术 9 ~ 15 g，焦艾叶 12 ~ 30 g。水煎服，每日 1 剂，连服 50 日。

3. 呕逆反胃 大附子 1 个，生姜 1 个（细锉）。煮研如面糊，米饮下。

4. 头痛 附子（炮）、石膏（煅）各等份。研为细末，入麝少许，茶酒下 1.5 g。

5. 鹅口疮（虚火上浮） 附子、吴茱萸各 10 g。共研细末，用米醋调成稠糊，做成饼状，敷贴于两足心涌泉穴，每日换药 1 次，可连用 3 ~ 5 日。

6. 顽固性头痛 制附子 60 g，盐 30 g（为 1 剂量）。分别研末，各分成 6 包，每次服 1 包，每日 2 次，饭后冲服。阳虚头痛服 1 剂后仍未缓解者，间隔 3 ~ 5 日，可持上方再服 1 剂，但不宜连续久服。

使用禁忌| 本品辛热燥烈，阴虚阳亢者及孕妇忌用。反半夏、瓜蒌、贝母、白蔹、白及。本品有毒，内服须经炮制。内服过量，或煮煎方法不当，会引起中毒。

蝮蛇

FUSHE

维 药 名| 充依朗。

别　　名| 土锦、土虺蛇、灰地匾、反鼻蛇、草上飞、地扁蛇、七寸子。

来　　源| 为蝮蛇科动物蝮蛇 *Agkistrodon halys*（Pallas）除去内脏的全体。

识别特征| 蝮蛇全长 60 cm 左右。头略呈三角形，与颈区分明显；背面浅褐色至红褐色，正脊有两行深棕色圆斑，彼此交错排列略并列；背鳞外侧及腹鳞间有 1 行黑褐色不规则粗点，略呈星状；腹面灰白，密布棕褐色或黑褐色细点。

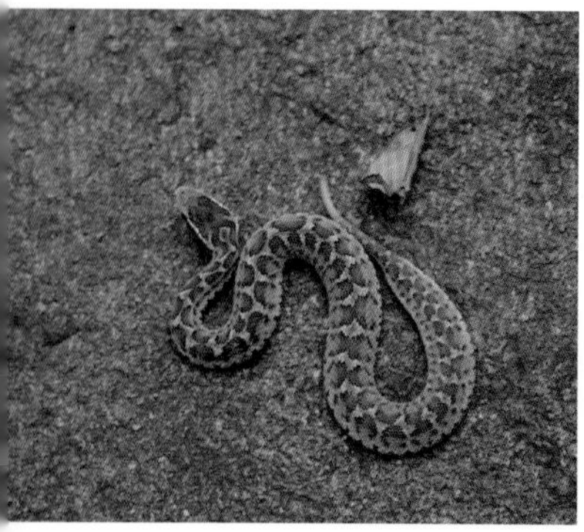

蝮蛇

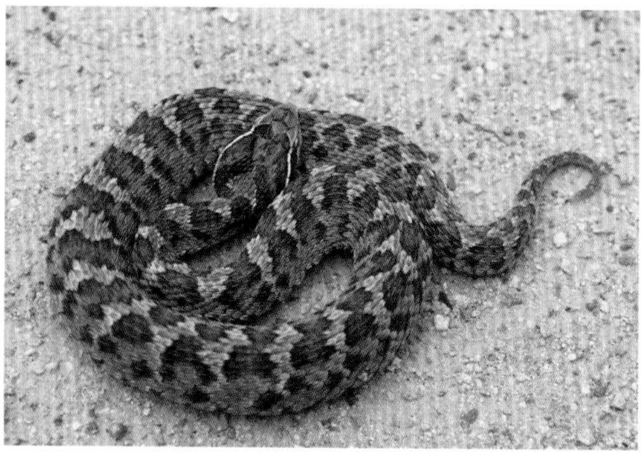

蝮蛇

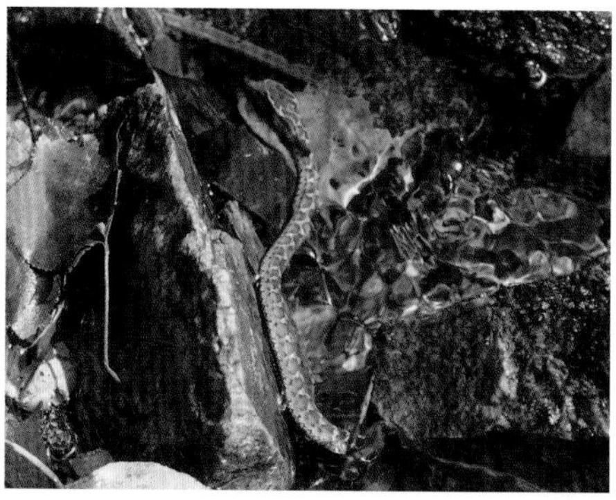

蝮蛇

生境分布| 多栖息于平原、丘陵地带、荒野、田边和路旁。我国北部、中部均有分布，以内蒙古、辽宁、吉林、黑龙江、山西、河北产量最高，浙江、江西也产。

采收加工| 春、夏二季捕捉，剖腹除去内脏，鲜用或焙干用。

药材鉴别| 本品呈圆盘状，盘径 6 ～ 8 cm，头居中，体背黑灰色，有的个体有圆形黑斑，背鳞起棱，多脱落。腹面可见剖除内脏的沟槽，脱落的腹鳞长条形，半透明。尾部较短，长 6 ～ 8 cm。质坚韧，不易折断。气腥。骨骼特征：鼻骨前端较突出，躯干椎的棘突较低矮，基本不后倾，椎体不突，尖端较平截，多数成长短不等的竖刀状，尾椎脉突侧面观亦成短竖刀状。

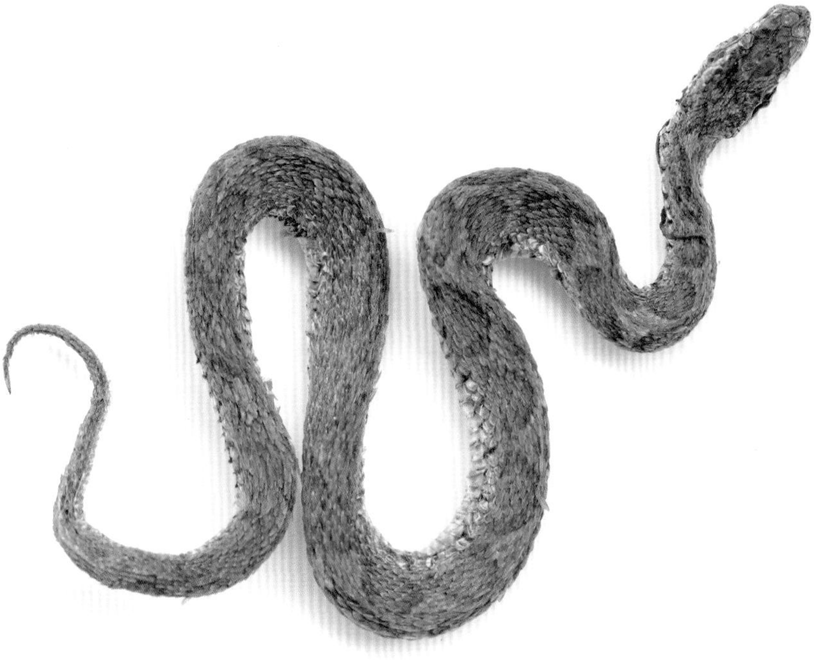

蝮蛇

性味归经| 甘、辛，温；有毒。归肝、脾经。

功效主治| 祛风，攻毒。主治麻风、癞疾、皮肤顽痹、瘰疬、痔疾。

药理作用| 抗炎作用：蝮蛇挥发油中的棕榈酸及月桂酸，对角叉菜引起的大鼠足肿胀有抑制作用；癸酸和月桂酸对小鼠网状内皮系统和吞噬功能有刺激作用。溶栓作用：蝮蛇毒素之类纤维酶具有对家兔实验性肺栓塞的溶栓效应，对照组与试验组有显著差别（$P<0.05$）。

用法用量| 干蛇粉 1 ~ 2 g，内服；或入丸、散，酒浸或烧存性研末。外用：浸油、酒渍或烧存性研末调敷。

精选验方|

1. 白癞 大蝮蛇 1 条。切勿令伤，以酒渍之，大者 1 斗，小者 5 升，以糠火温，令下，寻取蛇 1 寸许，以腊月猪油和，敷疮。

2. 一般肿毒、创伤溃烂久远等症 蝮蛇 1 条。去其首尾，刳腹除肠，锉，浸油中，50 日后，微蒸取用，外涂。

3. 胃痉挛 蝮蛇 1 条，香油 500 ml。先将香油放入瓷罐内，后将蝮蛇放入浸泡，封口，埋地下。百日后取出，晒半干，捣成膏状物，敷患处。

4. 遗溺 蝮蛇 5 g，鸡舌香 1 g。研为细末，临睡前用白汤送服。7 ~ 15 岁，每次服 2.5 g；15 岁以上，每次服 5 g。

5. 半身不遂 蝮蛇 500 g，高粱酒 1500 ml，浸泡 10 日，饭后服 25 ~ 50 g，每日 2 ~ 3 次。

使用禁忌| 阴虚血亏者慎服，孕妇禁服。

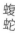

甘草

GANCAO

维药名| 曲曲克布亚。

别　名| 国老、粉甘草、生甘草、炙甘草、甘草梢、甘草节、甘草头。

来　源| 为豆科植物甘草 *Glycyrrhiza uralensis* Fisch. 的干燥根及根茎。

识别特征| 甘草为多年生草本植物，高 30 ~ 80 cm，根茎多横走，主根甚发达。外皮红棕色或暗棕色。茎直立，有白色短毛和刺毛状腺体。奇数羽状复叶互生，小叶 7 ~ 17 对，卵状椭圆形，全缘，两面被短毛及腺体。总状花序腋生，花密集。花萼钟状，外被短毛或刺状腺体，花冠蝶形，紫红色或蓝紫色。荚果扁平，呈镰刀形或环状弯曲，外面密被刺状腺毛，种子扁卵圆形，褐色。花期 6 ~ 8 月，果期 7 ~ 10 月。

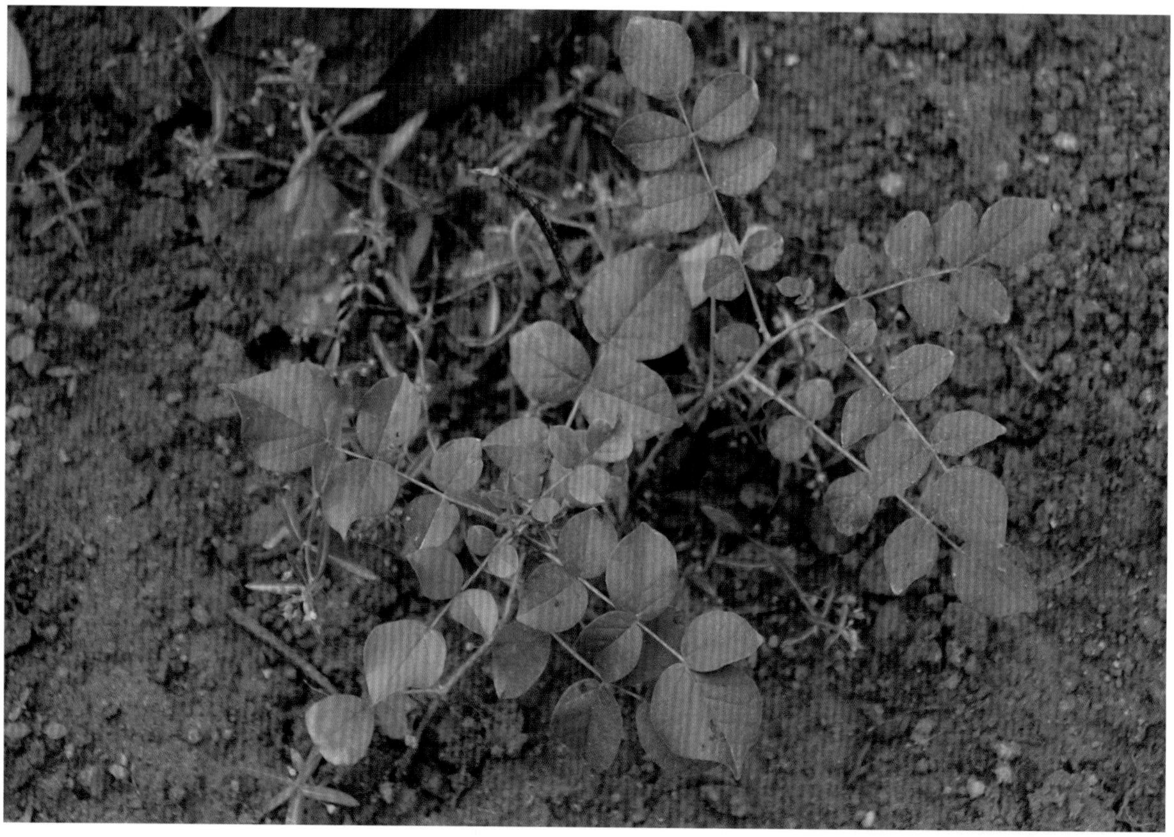

甘草

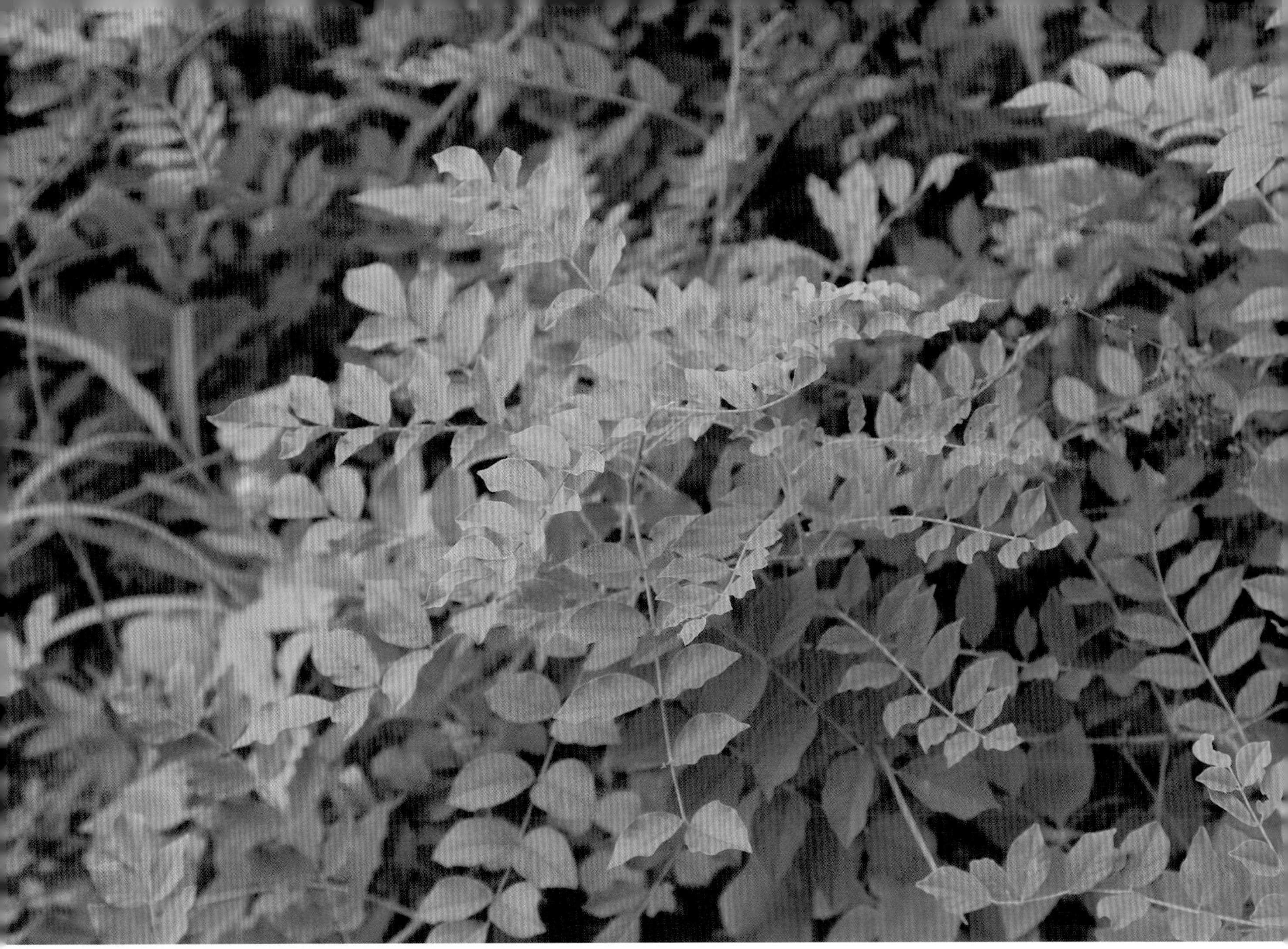

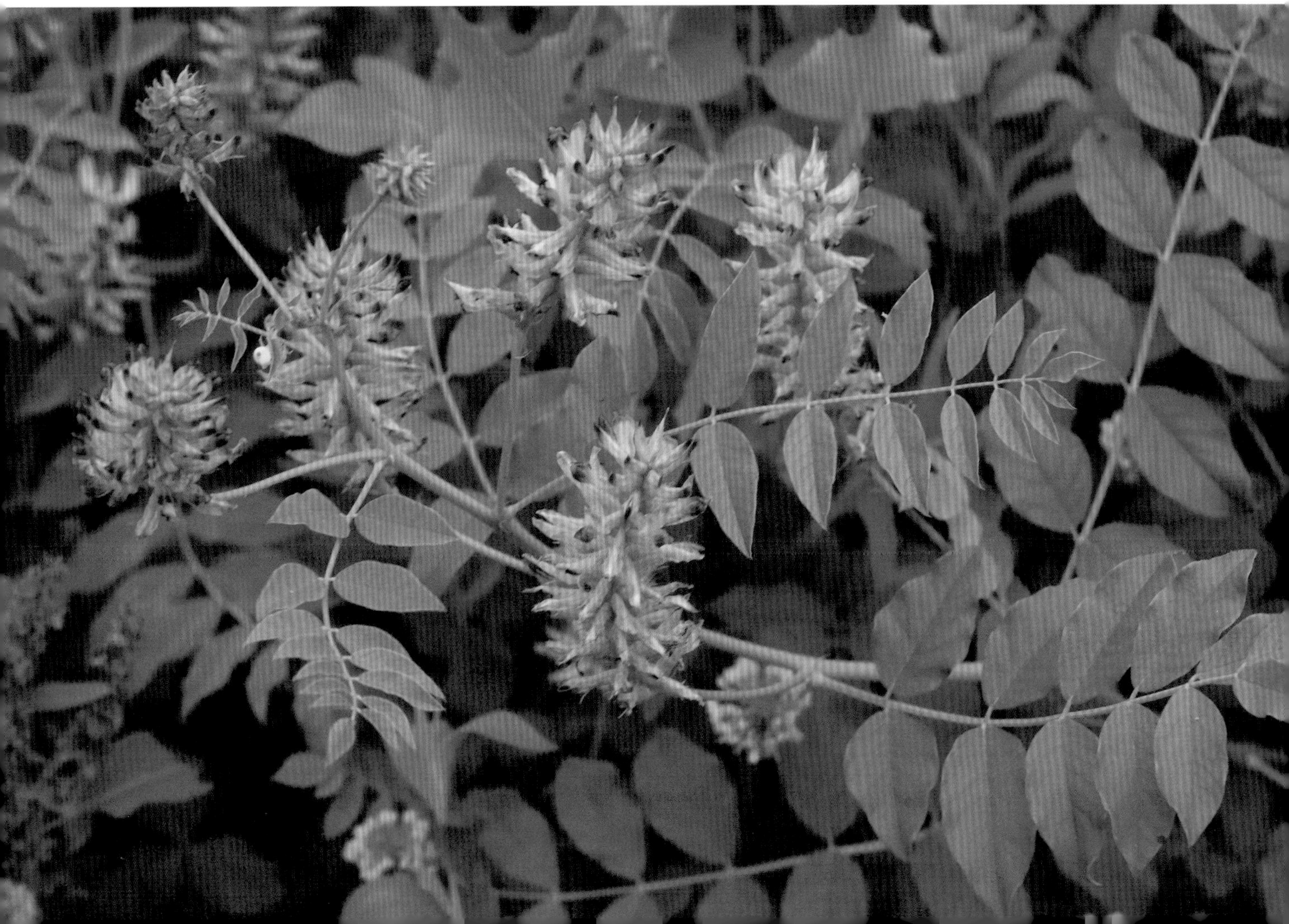

生境分布 | 生长于干旱、半干旱的荒漠草原及沙漠边缘和黄土丘陵地带。分布于内蒙古、山西、甘肃、新疆等地。

采收加工 | 春、秋二季均可采挖，但以春季为佳。将挖取的根和根茎，切去茎基的幼芽串条、枝杈、须根，洗净。截成适当的长短段，按粗细、大小分等，晒至半干，打成小捆，再晒至全干，去掉栓皮者，称“粉甘草”。

药材鉴别 | 本品为类圆形或椭圆形厚片，或斜片。表面黄白色，略显纤维性，中间有一较明显的棕色环纹及放射状纹理，有裂隙。周边棕红色、棕色或灰棕色，粗糙，具纵皱纹。质坚，有粉性。气微，味甜而特殊。粉甘草表面淡黄色，显菊花纹，周边光洁，淡黄色，有刀削痕迹，质坚实，有粉性，气味同甘草。

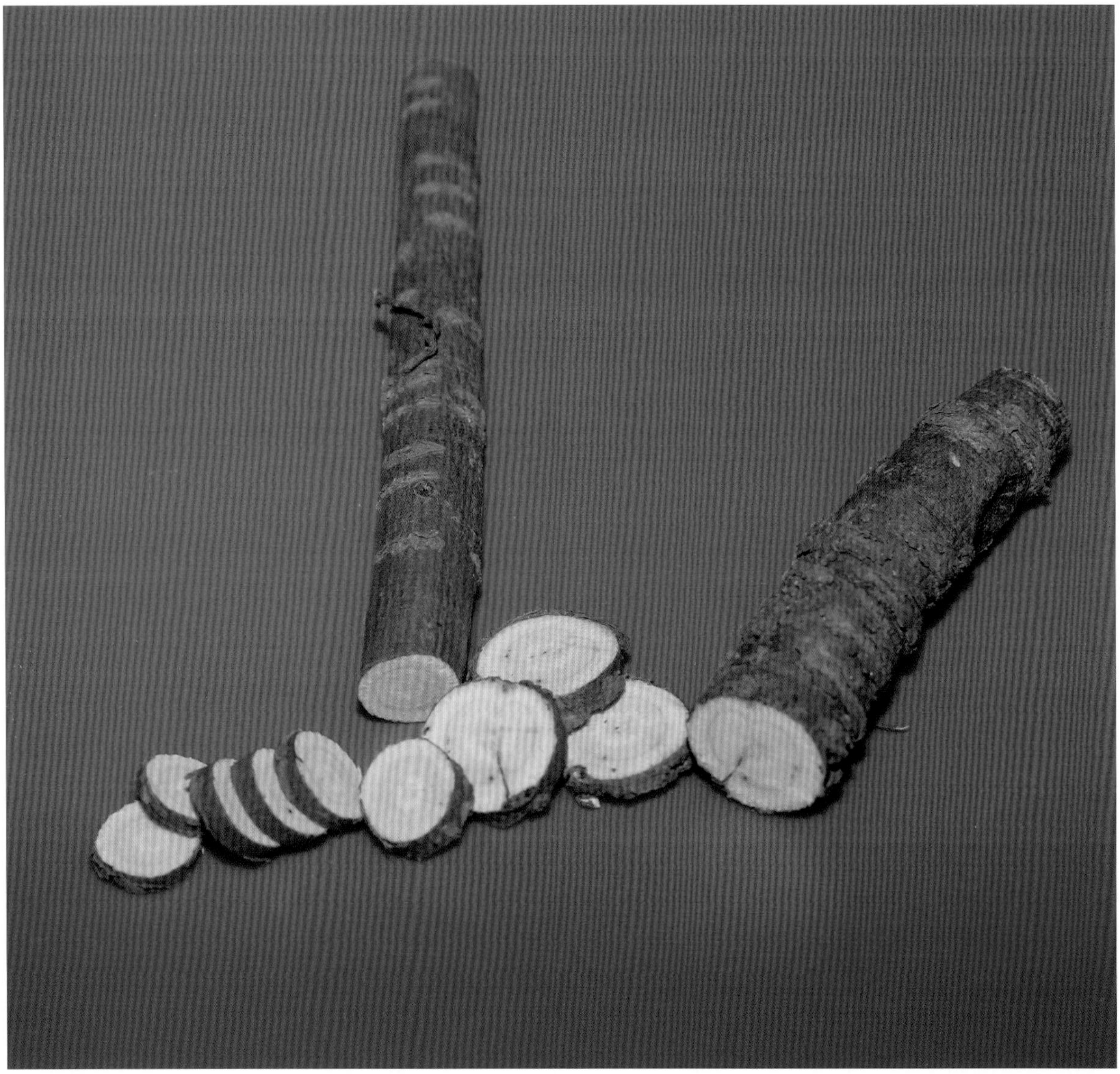

甘草药材

性味归经| 甘，平。归心、肺、脾、胃经。

功效主治| 补脾益气，祛痰止咳，清热解毒，缓急止痛，调和诸药。本品甘平，为治脾胃要药。生用偏凉，能清热解毒、祛痰止咳，炙用偏温，能补中益气。其甘缓之性又可缓急止痛、调和药性。

药理作用| 具有盐皮质激素及糖皮质激素样作用。有抗炎、抗变态反应作用，有抗消化道溃疡、解毒、解痉作用。

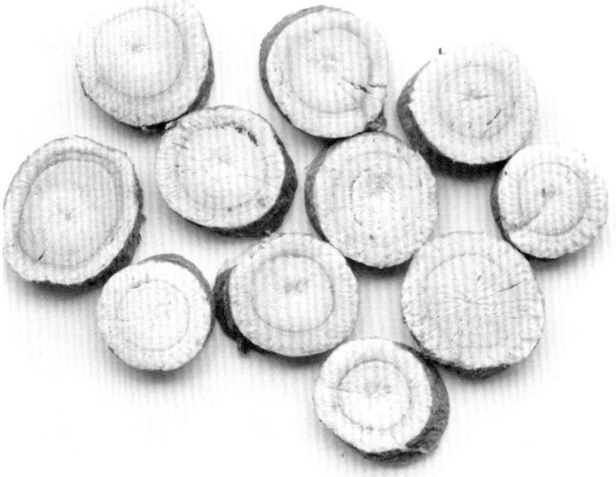

甘草饮片

用法用量| 3 ~ 10 g，煎服。生用：清热解毒。炙用：补中益气。

精选验方|

1. 消化性溃疡 甘草粉适量。口服，每次 3 ~ 5 g，每日 3 次。

2. 原发性血小板减少性紫癜 甘草 12 ~ 20 g。水煎，早、晚分服。

3. 室性早搏 生甘草、炙甘草、泽泻各 30 g。水煎服，每日 2 剂，早、晚分服。

4. 肺结核 甘草 50 g。每日 1 剂，煎汁分 3 次服用。

5. 胃及十二指肠溃疡 甘草、海螵蛸各 15 g，白术、延胡索各 9 g，白芍 12 g，党参 10 g。水煎服。

6. 癔病 甘草 25 g，大枣 50 g，浮小麦 20 g。水煎服。

7. 暑热烦渴 甘草 5 g，西瓜翠衣 50 g，滑石 30 g。水煎服。

8. 过敏性鼻炎 甘草 8 g，乌梅、柴胡、防风、五味子各 12 g。水煎取药汁，每次饮用时加 15 克蜂蜜，每日 1 剂，分 2 次服用。

9. 流行性感冒 甘草 15 g，贯众、板蓝根各 30 g。用开水冲泡，代茶饮用，每日 1 剂，不拘时频饮。

10. 急性咽炎 甘草 3 g，桔梗 6 g，葱白 2 根。将桔梗、甘草放入适量清水中煎煮 6 min，再放入葱白，焖 2 min，即成。趁热服用，早、晚各 1 次。

使用禁忌| 恶心呕吐者忌用。各种原因的水肿、肾病、高血压、低血钾、充血性心力衰竭患者不宜服。不宜与洋地黄、利尿药、水杨酸、硫酰尿类降糖药合用。

甘松

GANSONG

维 药 名｜ 松布力。

别　　名｜ 甘松香。

来　　源｜ 为败酱科植物甘松 *Nardostachys jatamansi* DC. 的干燥根及根茎。

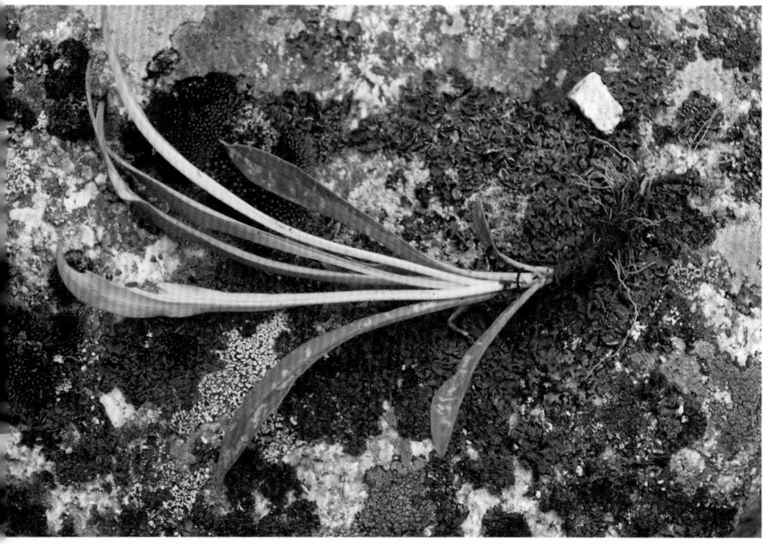

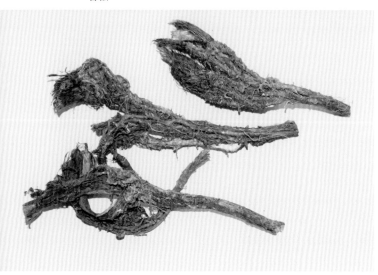

甘松

甘松药材

识别特征｜ 多年生草本，高 20 ~ 35 cm。基生叶较少而疏生，通常每丛 6 ~ 9 片，叶片窄线状倒披针形或倒长披针形，先端钝圆，中以下渐窄略成叶柄状，基部稍扩展成鞘，全缘，上面绿色，下面淡绿色；主脉三出。聚伞花序呈紧密圆头状，花萼 5 裂，齿极小，花粉红色，花冠筒状，花柱细长，伸出花冠外，柱头漏斗状。瘦果倒卵形，长约 3 mm，萼突破存。花期 6 ~ 8 月。

生境分布｜ 生长于高山草原地带。分布于四川、甘肃、青海等地。

采收加工｜ 春、秋二季采挖，以秋季采为佳。除去泥沙杂质，晒干或阴干。

药材鉴别｜ 本品为类圆柱形大片。外表面黑棕色或棕褐色。切面皮部深棕色，常呈裂片状，木部黄白色。质松脆。气特异，味苦而辛，有清凉感。

性味归经｜ 辛、甘，温。归脾、胃经。

功效主治| 行气止痛，开郁醒脾。本品辛温行散温通兼甘缓香窜，为脾胃经之药，故有行气止痛、开郁醒脾之效。

药理作用| 甘松有镇静、安定作用。所含缬草酮有抗心律不齐作用。匙叶甘松能使支气管扩张，其醇提取物对实验动物的离体大肠、小肠、子宫、支气管有抗组织胺、5－羟色胺及乙酰胆碱的作用，也可拮抗氯化钡引起的平滑肌痉挛。

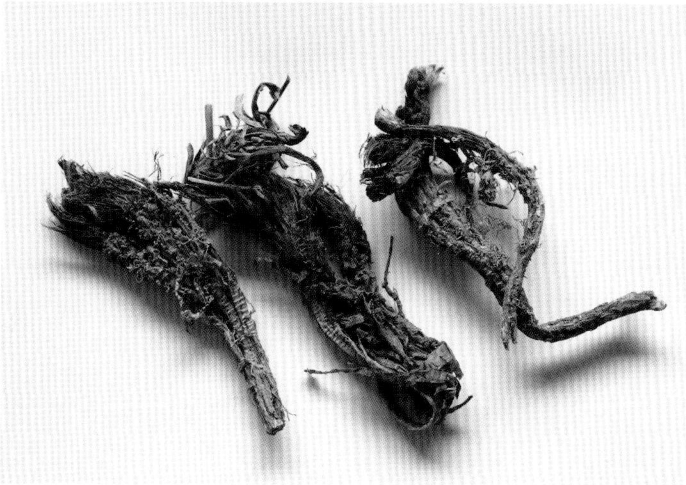

甘松药材

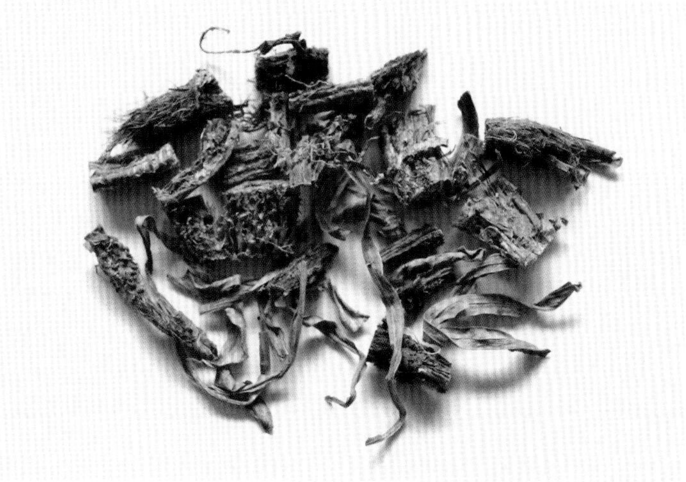

甘松药材

用法用量| 3 ~ 6 g，煎服。外用：适量。

精选验方|

1. 神经性胃痛 甘松香、香附、沉香各适量。水煎服。

2. 神经衰弱、癔病、胃肠痉挛等 甘松 18 g，广陈皮 4.5 g，水 500 ml。浸于沸水中 3 h（每半小时煮沸 1 次），分 12 次服，每日 6 次。

3. 胃及十二指肠球部溃疡 甘松、白及、鹿角胶（冲）、延胡索各 12 ~ 15 g，黄芪、海螵蛸各 20 ~ 30 g，白芍 15 ~ 18 g，甘草 6 ~ 9 g。每日 1 剂，水煎服；或研细末，炼蜜为丸（每丸重 9 g），每次 1 丸，每日 2 ~ 3 次。

4. 病毒性心肌炎 甘松 6 ~ 9 g，生地黄、炙甘草、党参、丹参各 15 ~ 30 g，麦冬、桂枝各 6 ~ 9 g，苦参 9 ~ 12 g，紫石英 30 g，板蓝根 12 ~ 15 g。水煎服。

5. 胃腹胀痛、食欲不振 甘松、香附、乌药、陈皮各 15 g，肉桂 5 g，麦芽 25 g。水煎服。

使用禁忌| 气虚血热者忌用。

橄榄

GANLAN

维 药 名 | 再屯。

别　　名 | 青果、忠果、甘榄、黄榄、青橄榄、干青果、橄榄子。

来　　源 | 为橄榄科常绿乔木橄榄 *Canarium album* Raeusch. 的成熟果实。

识别特征 | 常绿乔木，高 10 ～ 20 m。羽状复叶互生；小叶 9 ～ 15，对生，革质，长圆状披针形，先端尾状渐尖，下面网脉上有小窝点。圆锥花序顶生或腋生；花小，两性或杂性；萼杯状，花瓣白色。核果卵形，长约 3 cm，青黄色。花期 5 ～ 7 月，果期 8 ～ 10 月。

生境分布 | 生长于低海拔的杂木林中；多为栽培。分布于广东、福建、四川等地。

采收加工 | 秋季果实成熟时采收，鲜用或阴干生用。

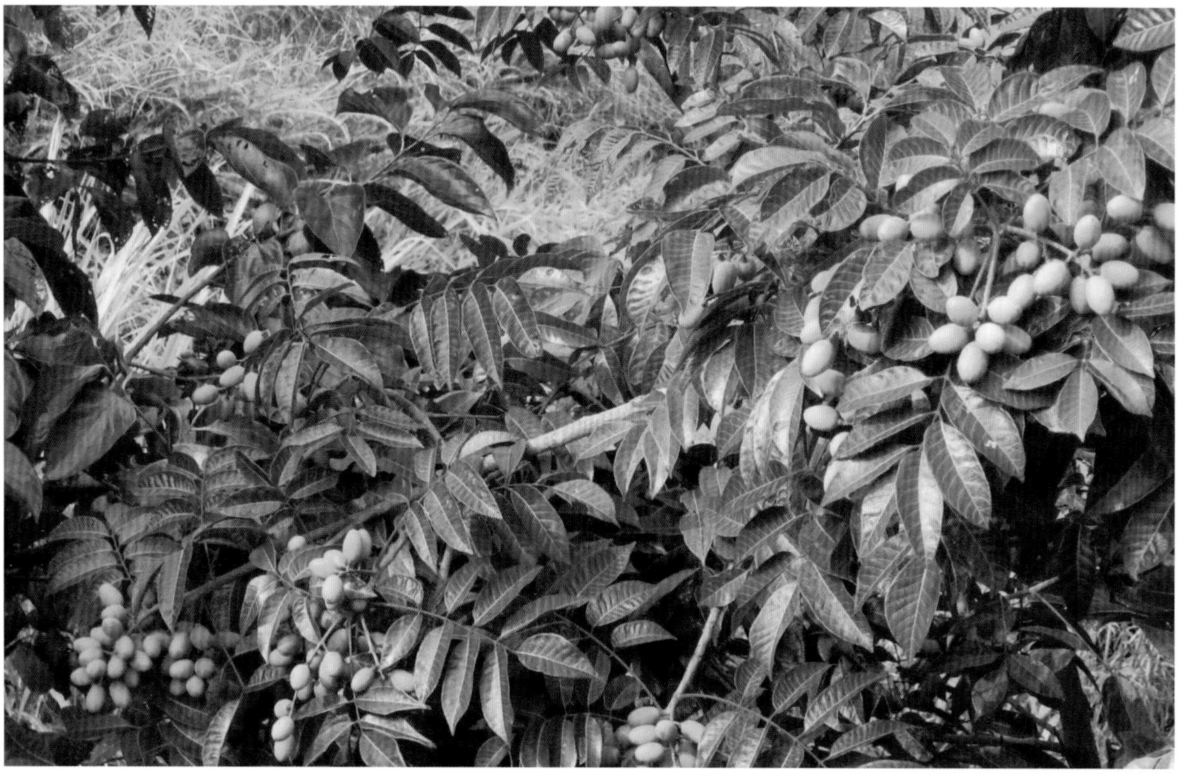

橄榄

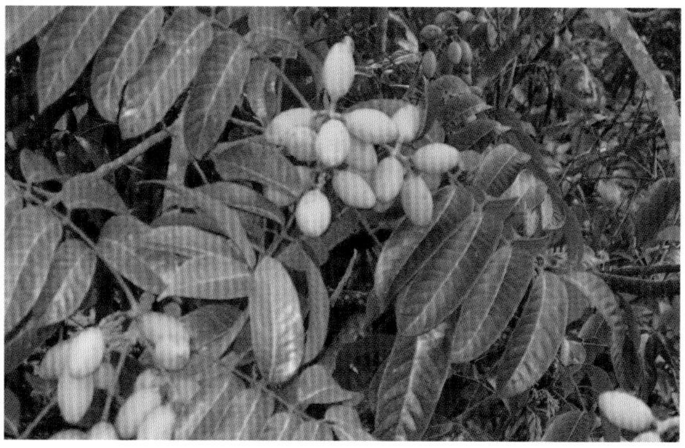

橄榄

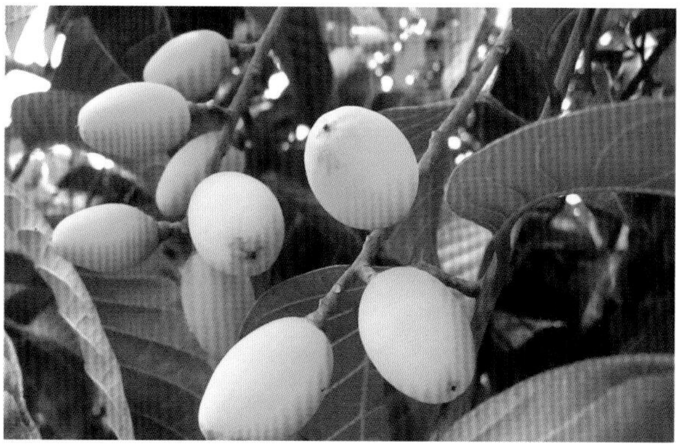

橄榄

药材鉴别| 本品呈纺锤形，两端钝尖，长 2.5 ～ 4 cm，直径 1 ～ 1.5 cm。表面棕黄色或黑褐色，有不规则皱纹。果肉灰棕色或棕褐色，质硬。果核梭形，暗红棕色，具纵棱；内分 3 室，各有种子 1 粒。气微，果肉味涩，久嚼微甜。

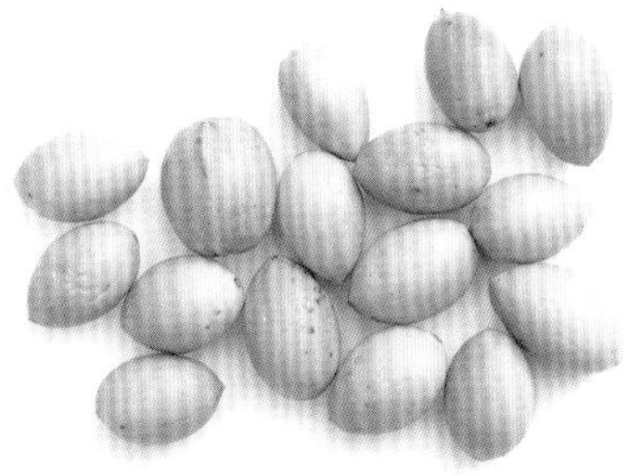

橄榄药材

性味归经| 甘、涩、酸，平。归肺经。

功效主治| 清肺，利咽，生津，解毒。主治咽喉肿痛，烦渴，咳嗽吐血，菌痢，癫痫，解河豚毒及酒毒。

药理作用| 保肝作用：熊果 -12- 烯 -3a，16B- 二醇和齐墩果 -12- 烯 -3a，16B- 二醇可用于由半乳糖胺引起的鼠肝细胞中毒，有保肝作用。短叶苏木酚、并没食子酸和 3，3'- 二甲氧基并没食子酸能减少四氯化碳对鼠肝脏损害作用。

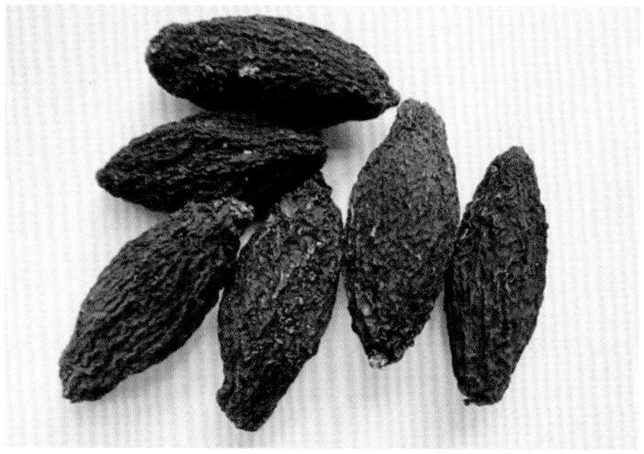

橄榄饮片

用法用量| 6 ～ 12 g，或用至 30 g，煎服。

精选验方|

1. 肺胃热毒壅盛，咽喉肿痛 鲜橄榄 15 g，鲜萝卜 250 g。切碎或切片，加水煎汤服。

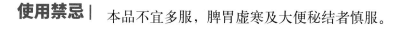

2. 癫痫 橄榄 500 g，郁金 25 g。加水煎取浓汁，放入白矾（研末）25 g，混匀再煎，约得 500 ml，每次 20 ml，早、晚分服，温开水送下。

3. 慢性咽炎 咸橄榄 4 枚，麦冬 30 g，芦根 20 g。加水两碗半，煎至一碗后，去药渣取汁服用，每日 1 剂，分数次饮用。

4. 溃疡性结肠炎 橄榄果、绞股蓝、香菇各 20 g，黄芪 50 g，当归、川芎各 10 g，丹参 30 g。水煎取药汁，每日 1 剂，分 2 次服用，2 个月为 1 个疗程。

使用禁忌| 本品不宜多服，脾胃虚寒及大便秘结者慎服。

干姜

GANJIANG

维 药 名| 赞吉维力。

别　　名| 淡干姜、白干姜。

来　　源| 为姜科植物姜 *Zingiber officinale* Rosc. 的干燥根茎。

识别特征| 本品呈扁平块状，长 3 ~ 6 cm。表皮皱缩，灰黄色或灰棕色。质硬，断面粉性和颗粒性，白色或淡黄色，有黄色油点散在。气香，味辣。去皮干姜表面平坦，淡黄白色。花期 6 ~ 8 月，果期 12 月至翌年 1 月。

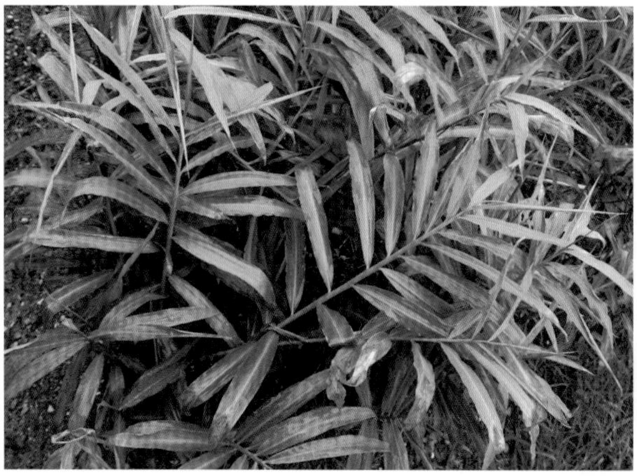

干姜

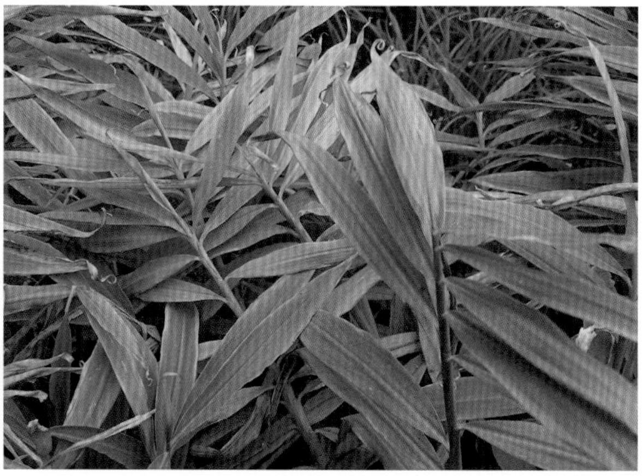

干姜

生境分布| 生长于阳光充足、排水良好的沙质地。分布于四川、广东、广西、湖北、贵州、福建等地。

采收加工| 冬季采挖，除去须根及泥沙，晒干或低温干燥。

药材鉴别| 本品为不规则的厚片或段片。表面灰棕色或浅黄棕色，粗糙；切面黄白色或灰白色，内皮层环明显，具筋脉点。质坚脆。香气特异，味辛辣。

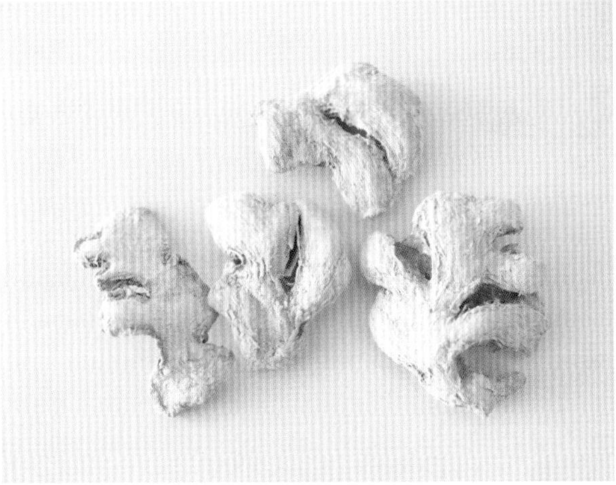

干姜药材

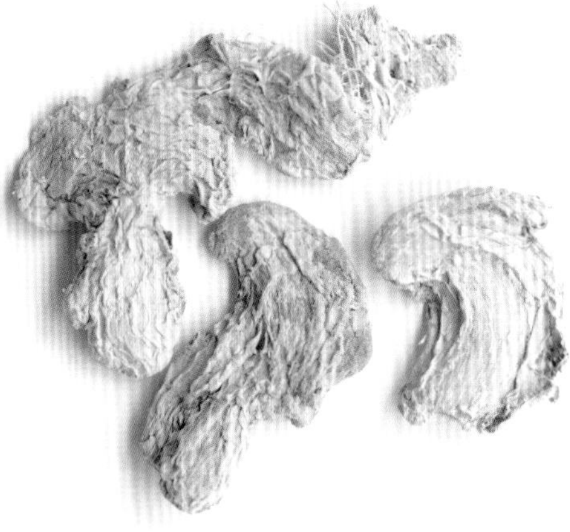

干姜饮片

性味归经| 辛，热。归脾、胃、心、肺经。

功效主治| 温中散寒，回阳通脉，温肺化饮。本品辛热燥烈，为温中散寒之主药。

药理作用| 有镇呕、镇静、镇痛、止咳等作用。姜的乙醇提取液能直接兴奋心脏，对血管运动中枢有兴奋作用。

用法用量| 3 ~ 10 g，煎服。

精选验方|

1. 中寒水泻 干姜（炮）适量。研细末，饮服 10 g。

2. 崩漏、月经过多 干姜（炮）10 g，艾叶 15 g，红糖适量。水煎服。

3. 脾寒疟疾 干姜、高良姜等量。研细末，每次 6 g，水冲服。

4. 赤痢 干姜适量。烧黑存性，候冷为末，每次 3 g，用米汤送饮。

5. 痛经 干姜、红糖、大枣各 30 g。将大枣去核洗净，干姜洗净切片，加红糖同煎汤服，每日 2 次，温热服。

6. 小儿腹泻 干姜、艾叶、小茴香各 20 g，川椒 15 g。共为细末，然后加鲜姜 30 g，捣烂拌匀，敷于脐部并以热水袋保持温度，昼夜持续，5 日为 1 个疗程。

7. 妊娠呕吐 干姜、人参各 50 g，半夏 100 g。研细末，以生姜糊为丸，如梧桐子大，每次 10 丸，每日 3 次。

8. 胃寒痛 小茴香、干姜、木香各 15 g，甘草 10 g。水煎服。

使用禁忌| 阴虚内热、血热妄行者忌用。孕妇慎用。

高良姜

GAOLIANGJIANG

维药名 | 胡林江。

别　名 | 良姜。

来　源 | 为姜科植物高良姜 *Alpinia officinarum* Hance 的干燥根茎。

识别特征 | 多年生草本，高 30 ～ 110 cm，根茎棕红色或紫红色。叶互生，叶片线状披针形，先端渐尖或尾尖，基部渐窄，全缘或具不明显的疏钝齿，两面颓净；叶鞘开放抱茎，叶舌膜质，长达 3 cm，棕色。总状花序顶生，花序轴被绒毛，小苞片极小，花萼先端不规则 3 浅圆裂，外被短毛；花冠管漏斗状。蒴果球形，不开裂，被绒毛，熟时橙红色。花期 4 ～ 9 月，果期 5 ～ 11 月。

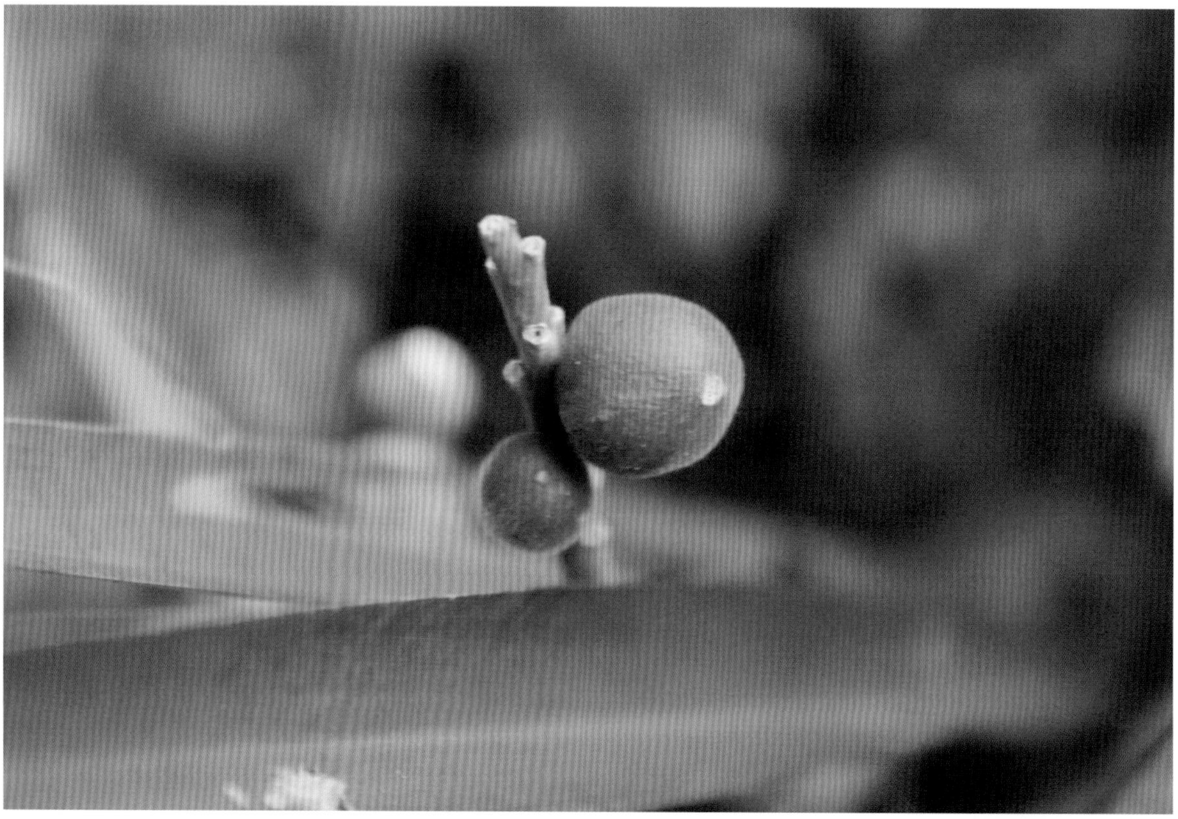

高良姜

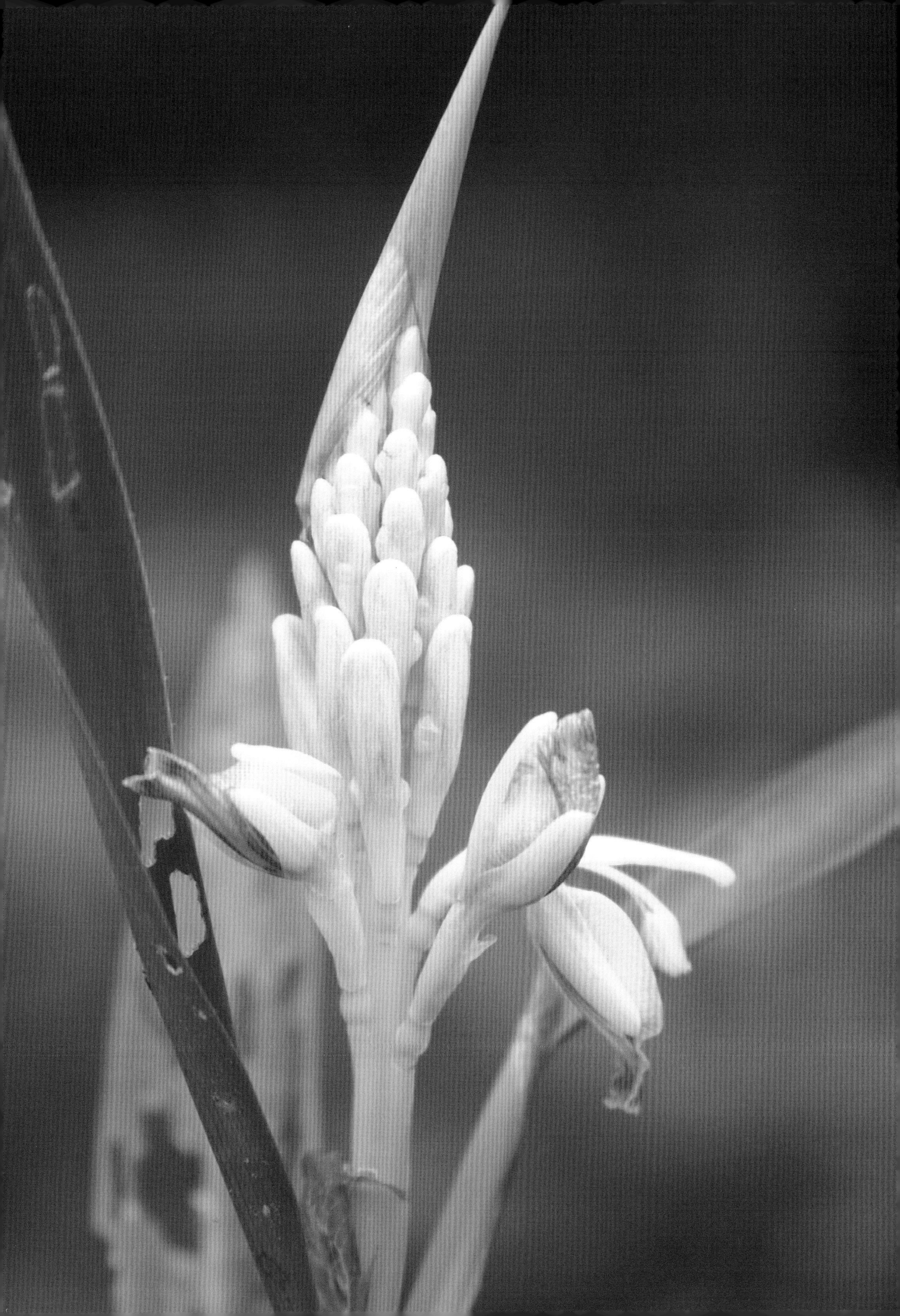

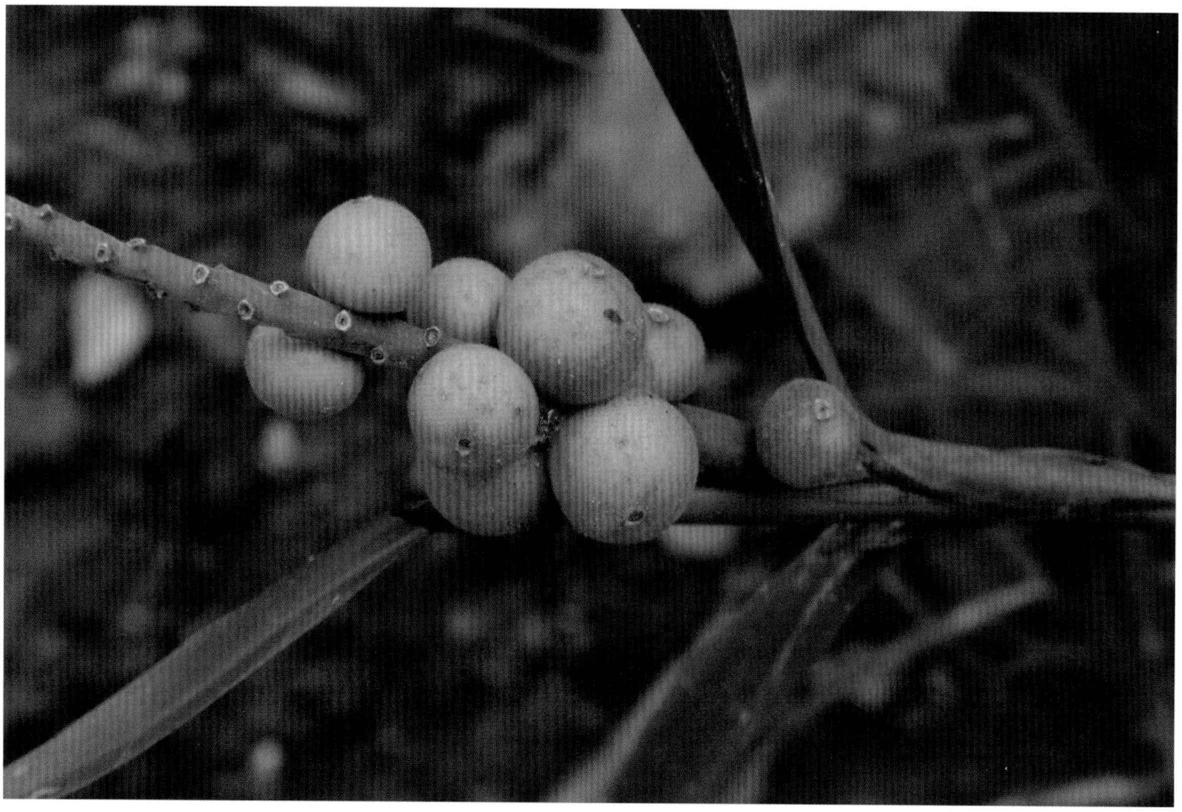

高良姜

生境分布 | 生长于山坡、旷野的草地或灌木丛中。分布于广东、广西、台湾等地。

采收加工 | 夏末秋初采挖生长 4 ～ 6 年的根茎，除去地上茎、须根及残留鳞片，洗净，切段，晒干。

药材鉴别 | 本品为类圆形或不规则形的薄片。外皮棕红色至暗褐色。切面灰棕色或红棕色，纤维性，中柱约占 1/3。质坚韧。气香，味辛辣。

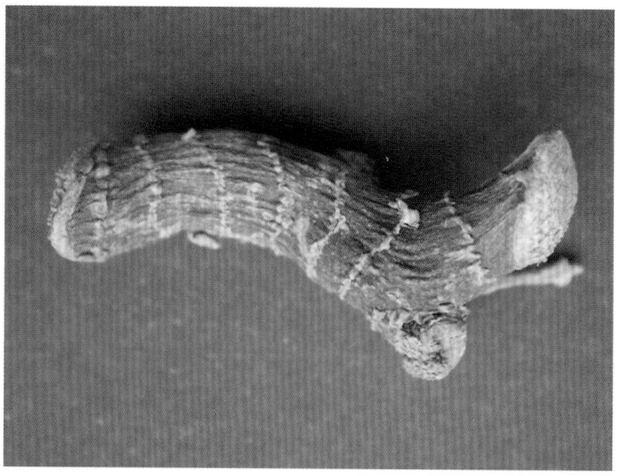

高良姜药材

性味归经 | 辛，热。归脾、胃经。

功效主治 | 散寒止痛，温中止呕。本品辛热散寒，专祛脾胃之寒邪，故有温中散寒、止呕、止痛之效。

药理作用 | 有促进胃酸分泌和小肠收缩，抑制前列腺素合成，抑制炭疽杆菌、白喉杆菌、溶血性链球菌、枯草杆菌、肺炎双球菌、金黄色葡萄球菌、人型结核杆菌等作用。

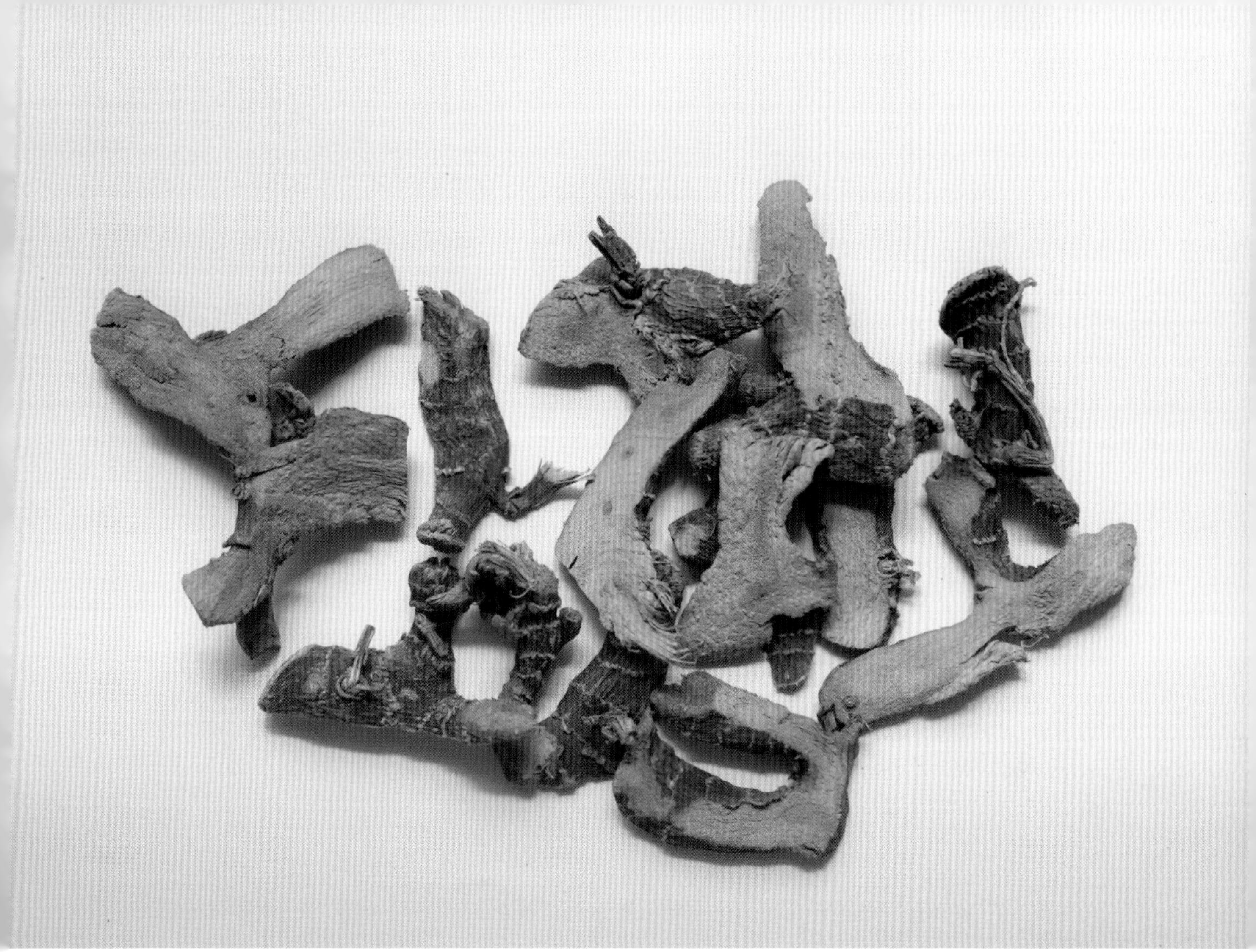

高良姜饮片

用法用量| 3 ~ 10 g，煎服；研末服，每次 3 g。

精选验方|

1. 花斑癣 高良姜 50 g，75%的酒精溶液 250 ml。混合浸泡 7 日备用，用时涂擦患处，每日 2 次，涂擦后有隐刺痛，几分钟后自行消失。

2. 霍乱吐泻、腹痛 将高良姜火炙焦香。用 250 g 加酒 1 升，煮沸，顿服。

3. 胃痛 高良姜、制香附、延胡索、乌贼骨各 30 g，姜半夏 10 g。上药研末，每次 3 g，每日 3 次，饭前温开水送服。

4. 胃寒病、吐清水 高良姜、延胡索各 15 g。水煎服。

5. 胃寒气滞作痛 高良姜、制香附各 100 g。共研细粉，水泛为丸，每次 5 g，每日 3 次。

6. 胸胁胀痛 高良姜、厚朴、当归各 15 g，桂心 5 g，生姜 10 g。水煎服。

使用禁忌| 阴虚有热者忌服。

鸽肉

GEROU

维 药 名 | 开普台尔古西。

别　　名 | 鸽子肉。

来　　源 | 为鸠鸽科动物原鸽 *Colmba livia* Gmelin、家鸽 *Colmba livia* domestica Gmelin 或岩鸽 *Colmba rupestris* Pallas 的肉或全体。

识别特征 | 原鸽体长约 30 cm，头较小而圆。头、颈、胸和上背为石板灰色，在颈部、上背、前胸闪耀着金属绿紫色；背的其余部分及两翅覆羽呈暗灰色，翅上各有 1 道黑色横斑；下体自胸以下为鲜灰色。雌鸟体色似雄鸟，但要暗一些。幼鸟背部灰黑，羽端多少为白色，下体也较暗。家鸽由原鸽驯养而来，也有家鸽野生化。但在人工饲养过程中其形态的变化较小，以青灰色较普遍，有纯白、茶褐、黑白混杂等。岩鸽很似普通驯养的鸽子，但腰和尾上覆羽为石板灰色；尾羽基部也为石板灰色，先端黑色，中段贯以宽阔的白色横带。

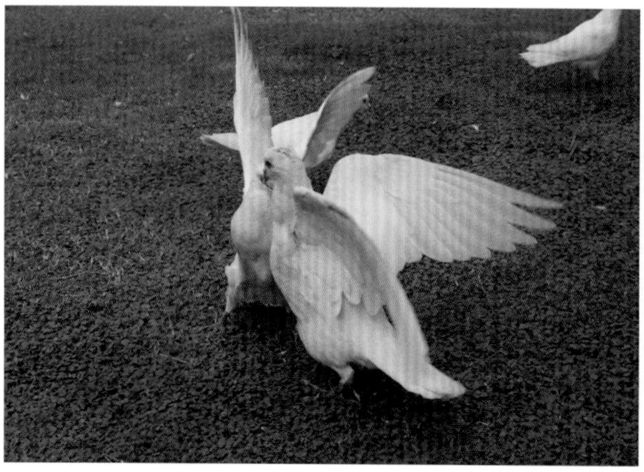
鸽

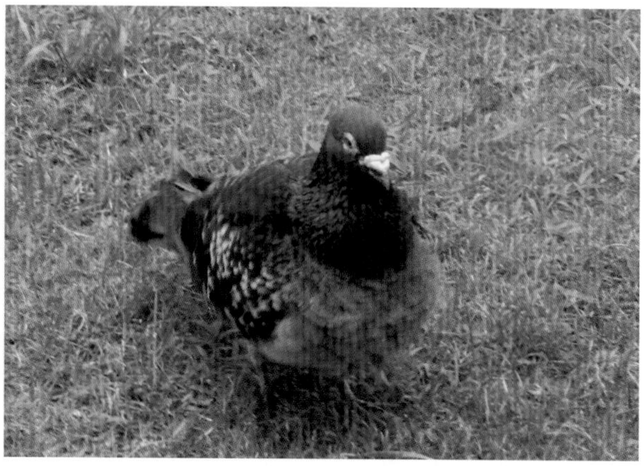
鸽

生境分布 | 原鸽栖息于高山岩壁上或高大建筑物上，性喜群飞，晨、晚飞至耕作地上觅食，以各种植物种子及果实为食。岩鸽栖息于山区多岩和峭壁处，常小群在山谷或平原觅食，分布于我国北部。家鸽在我国大部分地区饲养。

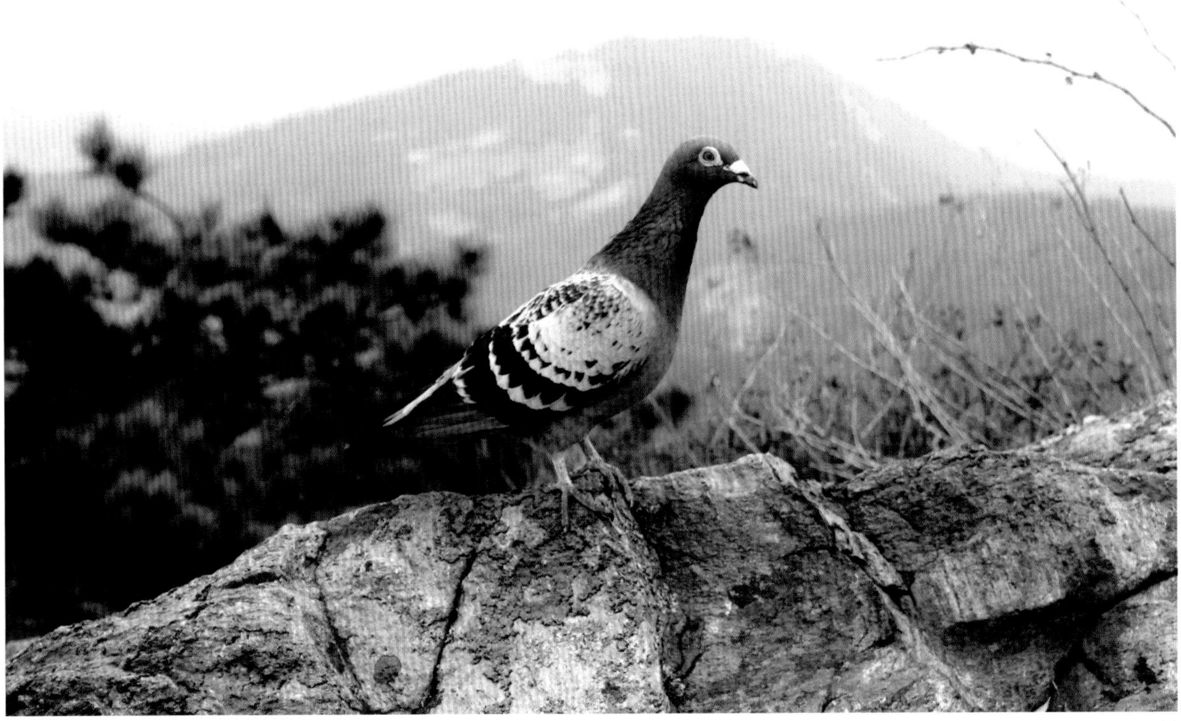

鸽

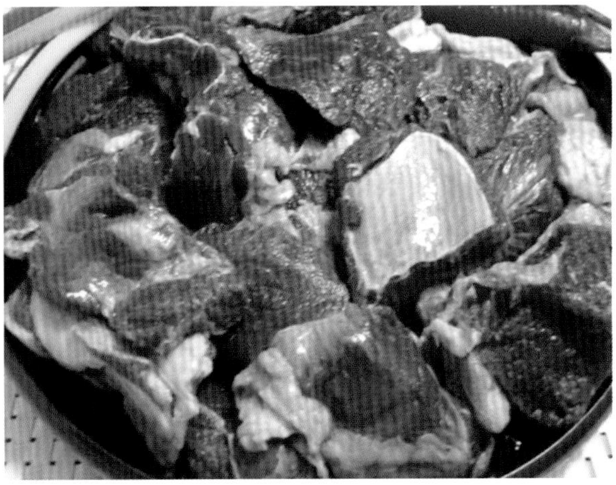

鸽肉

采收加工 | 将鸽杀死，去毛与肠杂。

性味归经 | 咸，平。归肝、肾经。

功效主治 | 滋肾益气，祛风解毒。主治虚羸、消渴、久疟、妇女血虚经闭、恶疮疥癣。

药理作用 | 本品有调节人体血糖、壮体补肾、健脑提神的作用。

用法用量 | 30 ~ 60 g，内服、煮食或蒸食。

精选验方 |

1. **消渴饮水不知足** 白花鸽 1 只。切作小脔，以土苏煎，含之咽汁。
2. **久疟** 鸽肉适量。蒸食。
3. **妇女干血劳和月经闭止** 鸽肉、魔芋、夜明砂、鳖甲、龟板各适量。共炖服。
4. **麻疹、猩红热、神昏** 鸽子 1 只。剖腹贴患儿胸前，绷带包扎。

使用禁忌 | 食多减药力。

枸杞

GOUQI

维 药 名｜ 阿勒卡特。

别　　名｜ 杞子、杞果、枸杞子、西杞果、甘枸杞、枸杞豆。

来　　源｜ 为茄科植物宁夏枸杞 *Lycium barbarum* L. 的干燥成熟果实。

识别特征｜ 为灌木或小乔木状。主枝数条，粗壮，果枝细长，先端通常弯曲下盘，外皮淡灰黄色，刺状枝短而细，生于叶腋。叶互生或丛生于短枝上，叶片披针形或卵状长圆形。花腋生，花冠漏斗状，粉红色或深紫红色。果实熟时鲜红，种子多数。花、果期较长，一般从5 月到 10 月边开花边结果。

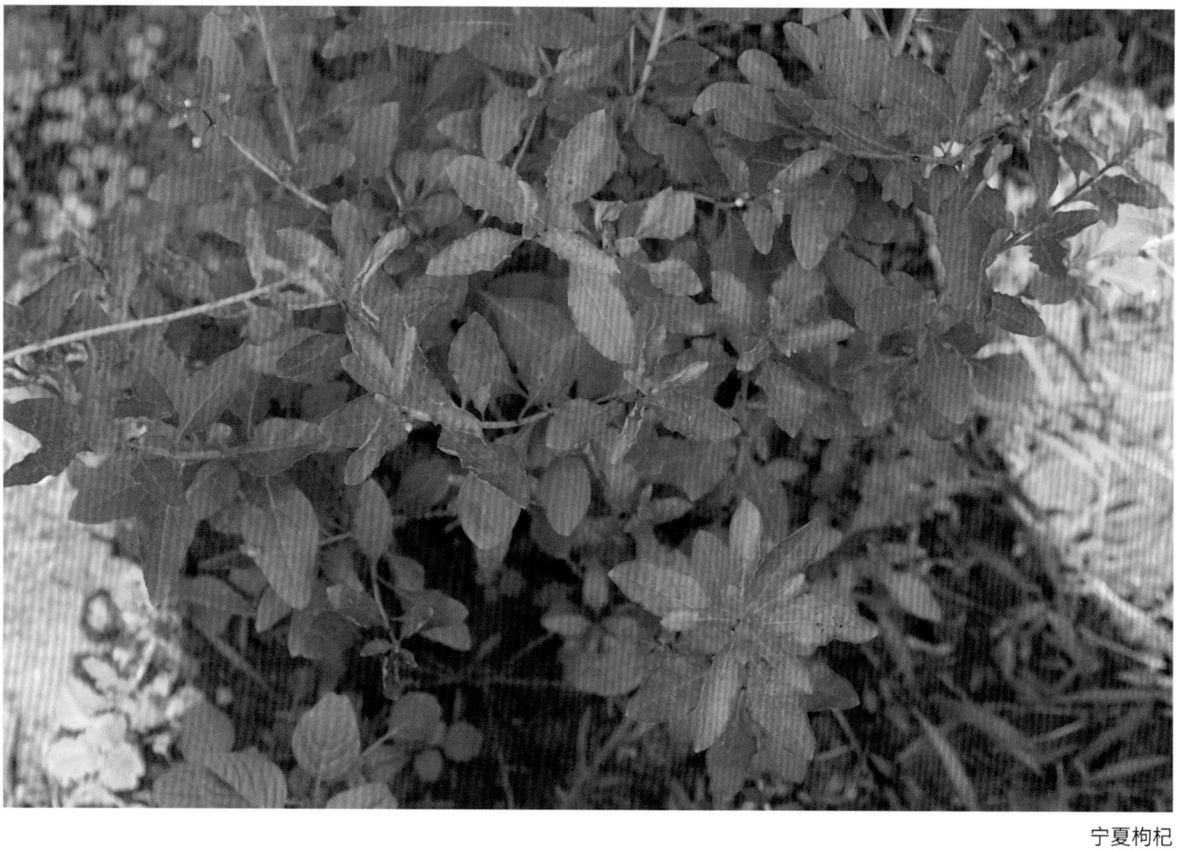

宁夏枸杞

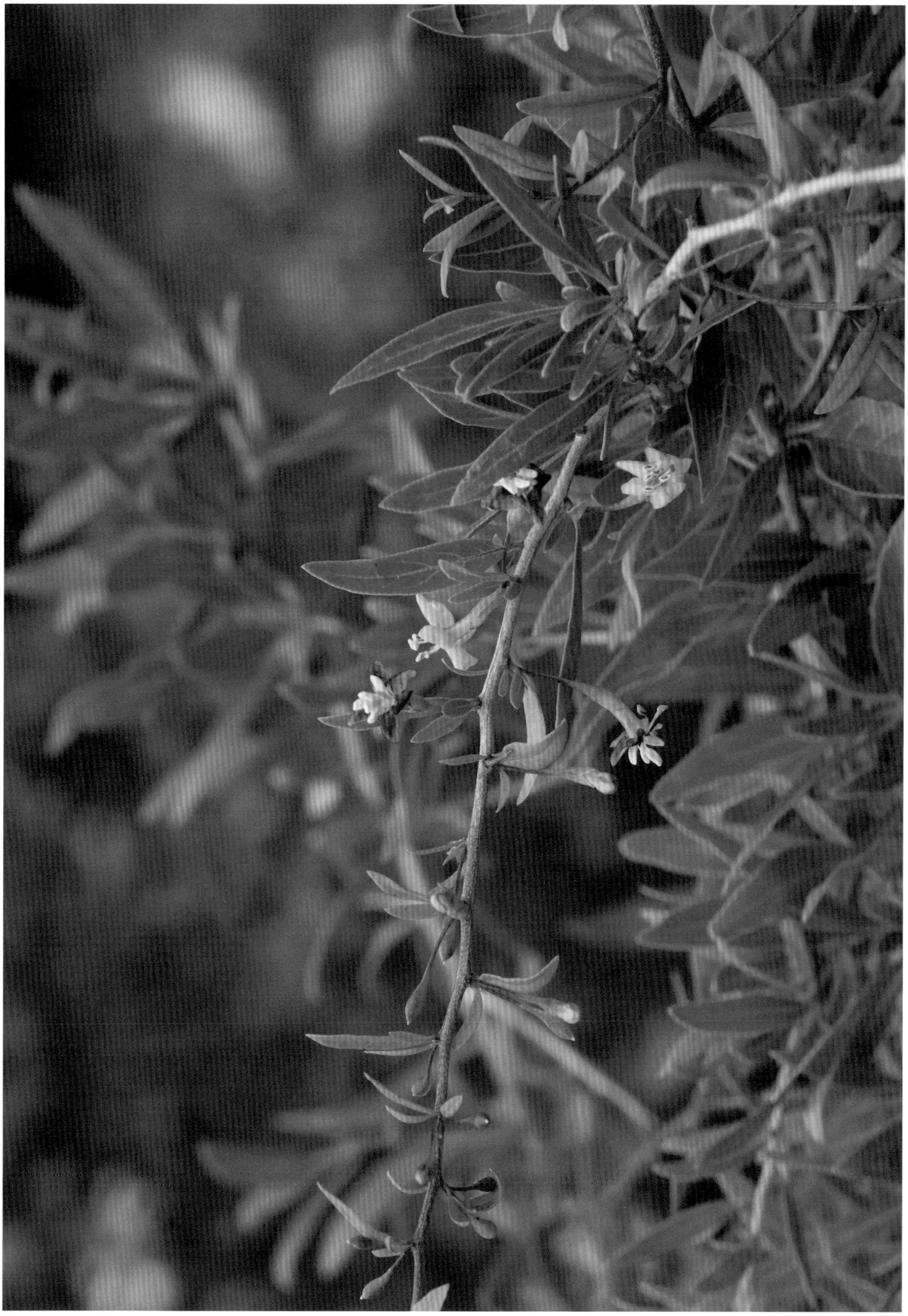

宁夏枸杞

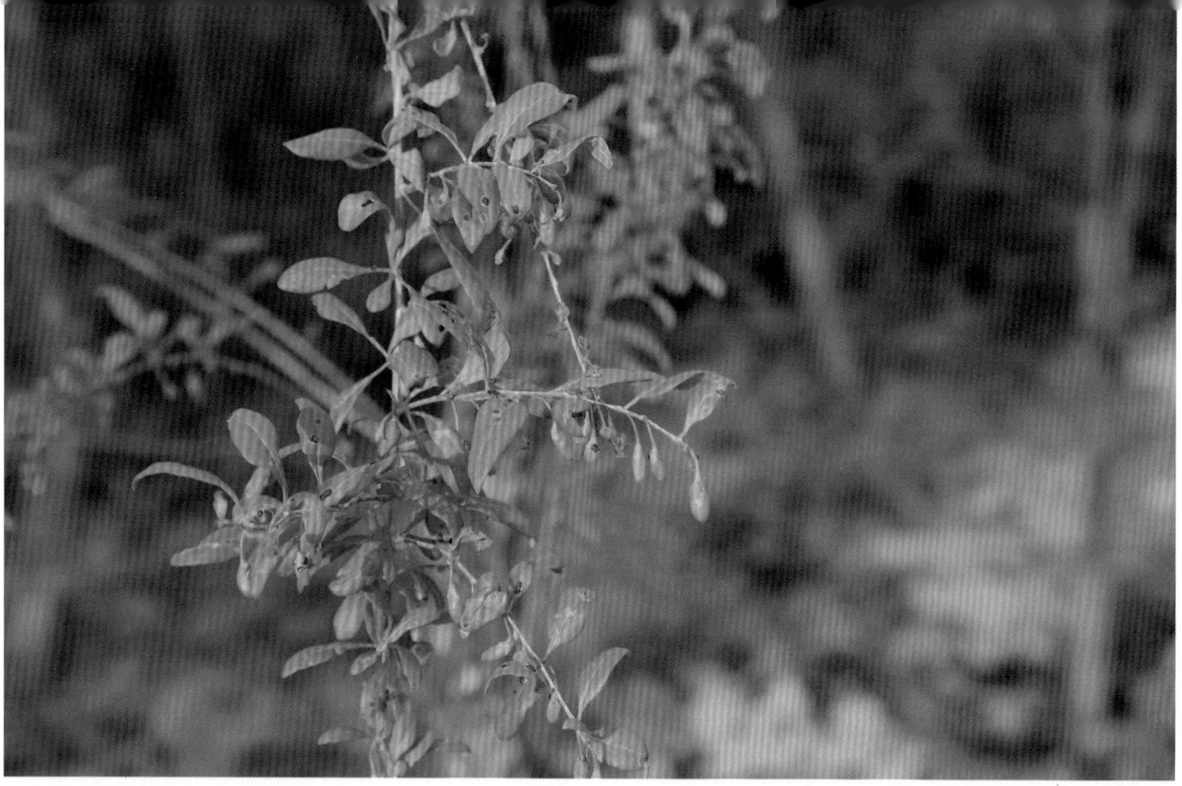

宁夏枸杞

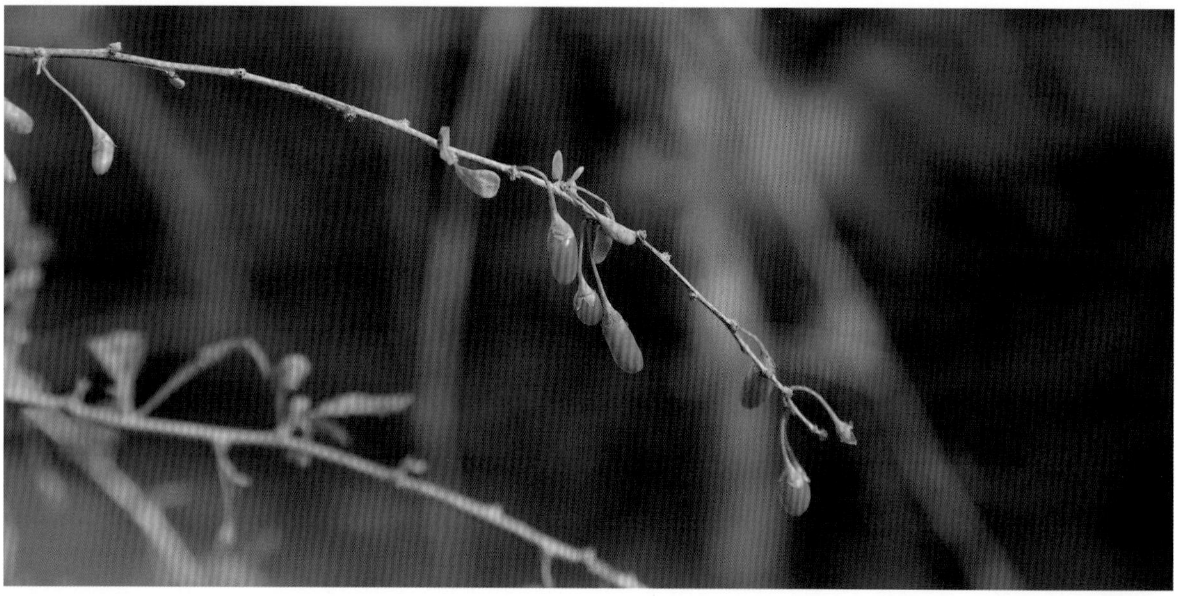

宁夏枸杞

生境分布｜ 生长于山坡、田野向阳干燥处。分布于宁夏、内蒙古、甘肃，新疆等地也有少量生产，以宁夏产者质地最优，有“中宁枸杞甲天下”之美誉。

采收加工｜ 夏、秋二季果实呈橙黄色时采收，晾至皮皱后，再曝晒至外皮干硬、果肉柔软，除去果梗，生用或鲜用。

药材鉴别｜ 本品呈扁长卵形或类纺锤形，有皱纹，色鲜红或暗红。顶端有小突起的花柱痕，基部有白色的果梗痕，质柔，肉厚，有黏性，内具多数黄色肾形种子 20 ~ 50 粒。气微，味酸甜。

性味归经｜ 甘，平。归肝、肾、肺经。

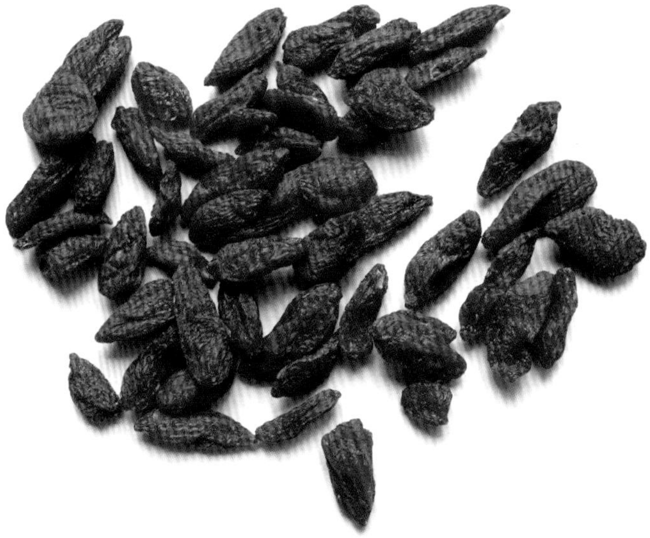

枸杞饮片

功效主治｜ 滋肾，润肺，补肝明目。本品甘平质润，药性平和，药食兼用，平补肝肾，为滋肾、润肺、补肝明目要药。

药理作用｜ 有降低血糖及胆固醇的作用。有轻微的抑制脂肪在肝细胞内沉积和促进肝细胞新生的作用。能显著增加血清及肝中磷脂含量。有中枢性及末梢性的副交感神经兴奋作用，对心脏有抑制作用，可使血压下降。甜菜碱可扩张血管。对造血功能有促进作用，还可保护环磷酰胺引起的抑制白细胞生成的作用，对小鼠 S180 实体瘤有一定的抑制作用。

用法用量｜ 9 ～ 12 g，大剂量可用至 30 g，煎服；或入丸、散、酒剂。

精选验方｜

1. **疖肿**　枸杞子 15 g，凡士林 50 g。枸杞子烘脆研末，加凡士林制成软膏，外涂患处，每日 1 次。

2. **妊娠呕吐**　枸杞子、黄芩各 50 g。置于带盖大瓷杯内，用沸水冲泡，频频饮服。

3. **男性不育症**　枸杞子 15 g。每晚嚼服，连服 1 个月为 1 个疗程，待精液常规检查正常后再服 1 疗程，服药期间应戒房事。

4. **肥胖病**　枸杞子 15 g。用沸水冲泡当茶饮服，早、晚各 1 次。

5. **老人夜间口干**　枸杞子 30 g。每晚嚼服，10 个月为 1 个疗程。

6. **身体虚弱、腰膝酸软**　枸杞子、旱莲草、桑椹各 20 g，女贞子 15 g。水煎服。

7. **早期高血压病**　枸杞子、白菊花各 15 g，生杜仲 20 g，桑寄生 25 g，生牡蛎 30 g。水煎服。

8. **遗精、滑精**　枸杞子、芡实各 20 g，补骨脂、韭菜子各 15 g，牡蛎 40 g（先煎）。水煎服。

9. **肝肾不足、头晕盗汗、迎风流泪**　枸杞子、菊花、熟地黄、怀山药各 20 g，山茱萸肉、牡丹皮、泽泻各 15 g。水煎服。

10. **肾虚腰痛**　枸杞子、金毛狗脊各 20 g。水煎服。

使用禁忌｜ 外有表邪、内有实热、脾胃湿盛肠滑者忌用。

蛤蚧

GEJIE

维 药 名｜ 克来尔。

别　　名｜ 蛤解、蛤蟹、仙蟾、蚧蛇、大壁虎。

来　　源｜ 为壁虎科动物蛤蚧 *Gekko gecko* Linnaeus 的干燥尸体。

识别特征｜ 陆栖爬行动物。形如大壁虎，全长 34 cm 左右。体尾等长。头呈三角形，长大于宽，吻端凸圆。鼻孔近吻端，耳孔椭圆形，其直径为眼径之半。头及背面鳞细小，呈多角形，尾鳞不甚规则，近于长方形，排成环状；胸腹部鳞较大，均匀排列呈复瓦状。指、趾间具蹼；指（趾）膨大，底部具有单行劈褶皮瓣，第一指（趾）不是特别短小但无爪，余者末端均具小爪。体背为紫灰色，有砖红色及蓝灰色斑点。

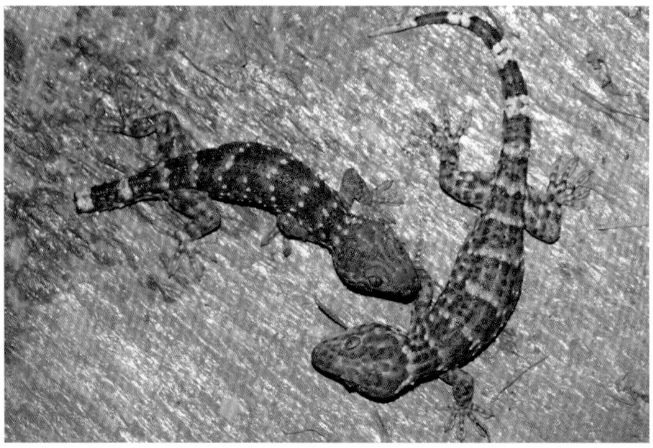

蛤蚧

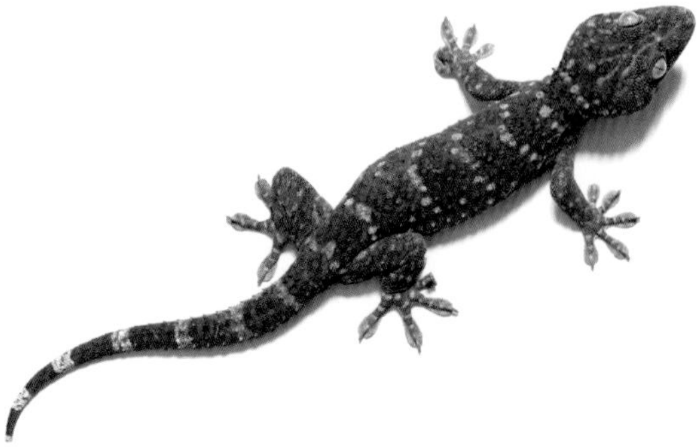

蛤蚧

生境分布｜ 多栖于山岩及树洞中，或居于墙壁上。分布于广西南宁、梧州，广东肇庆地区以及贵州、云南，越南也产。

采收加工｜ 全年均可捕捉，除去内脏，拭净血液，切开眼睛，放出汁液。然后用竹片撑开，使全体扁平顺直，烘干（低温）。

药材鉴别｜ 本品为不规则的片状小块。表面灰黑色或银灰色，有棕黄色的斑点及鳞甲脱落的痕迹。切面黄白色或灰黄色。脊椎骨和肋骨突起。气腥，味微咸。

性味归经｜ 咸，平。归肺、肾经。

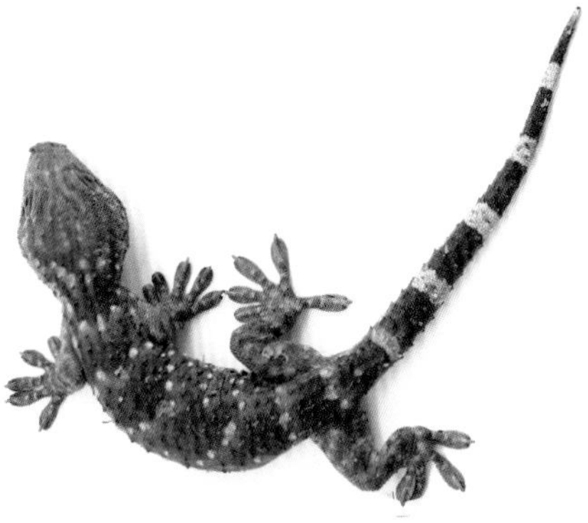

蛤蚧

功效主治｜ 补肺益肾，定喘止嗽。主治虚劳，肺痿，喘嗽，咯血，消渴，阳痿。

药理作用｜ 本品具雄性激素和雌性激素样作用。其提取物对遭受低温、高温、缺氧等应激刺激的小鼠有明显的保护作用及免疫增强作用。有抗炎及促肾上腺皮质激素样作用，并有一定的降糖活性。

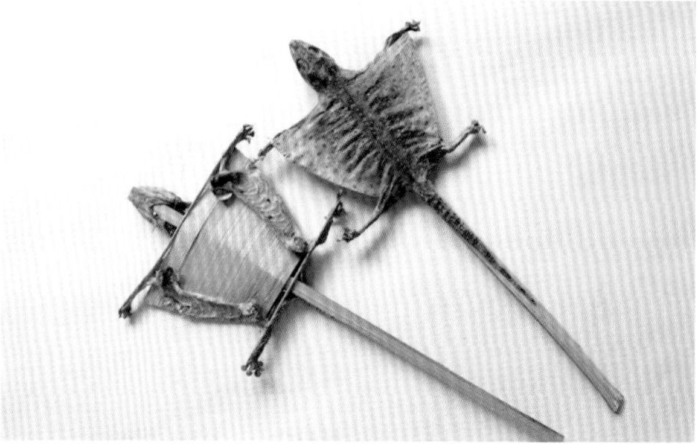

蛤蚧

用法用量｜ 3 ~ 7 g，煎汤，研末服，每次 1 ~ 2 g，也可浸酒服。

精选验方｜

1. 小儿慢性支气管炎 蛤蚧 4 对，人参、三七粉各 30 g，紫河车 2 具，蜂蜜 250 g。将洗净的紫河车置于花椒汤中煮 2 ~ 3 min，捞出沥水，剪成碎块，瓦上焙干，研末；其他各药也烘干研末，炼蜜为丸，每丸约重 3 g。4 ~ 8 岁每次服 1 丸，9 ~ 12 岁服 2 丸，13 ~ 16 岁服 3 丸，每日 2 次，30 日为 1 个疗程。

2. 夜尿频多 蛤蚧、茯苓、巴戟天、白术、狗脊、黄芪、杜仲、熟地、黄精、续断、当归、枸杞子、女贞子、淮山药、炙草等各适量。每服 4 粒，每日 2 次，40 日为 1 个疗程。

3. 阳痿 蛤蚧 2 对，鹿茸 20 g。将蛤蚧置清水中浸透，捞起后去头足黑皮（不要损坏尾部），隔纸微火烤干，鹿茸切片，微烤后共研粉，临睡前黄酒适量，送服 2 g，每晚 1 次，服完为止。

4. 男性不育症 蛤蚧 2 对，枸杞子、龟板、菟丝子各 200 g，仙茅、淫羊藿各 150 g，柴胡 120 g，五味子、白芍、蛇床子各 10 g，黄精 250 g。小火烘干，研细末，每日 2 次，每次 3 g，30 日为 1 个疗程。

5. 小儿哮喘 蛤蚧 1 对（约 80 g），海螵蛸 10 g。焙干研细末，每次 6 g，每日 3 次，连服 4 个月。

6. 老年慢性喘息性支气管炎 蛤蚧 2 对（去头足），冬虫夏草、川贝母各 60 g，海螵蛸 80 g，冰糖 80 ~ 120 g。早、晚各服 1 次，每次 8 g，在秋末、春初服用。

使用禁忌｜ 风寒及实热咳喘均忌。

海马

HAIMA

维药名| 阿提别西别克力。

别　　名| 水马、海蛆、对海马、大海马。

来　　源| 为海龙科动物线纹海马 *Hippocampus kelloggi* Jordan et Snyder 的干燥体。

识别特征| 线纹海马体形侧扁，腹部稍凸出，躯干部呈七棱形，尾部四棱形，为海马中最大的一种，体长 30 ~ 33 cm。头冠短小，尖端有 5 个短小的棘，略向后方弯曲。吻长，呈管状。眼较大，侧位而高。眼间隔小于眼径，微隆起。鼻孔很小，每侧 2 个，相距甚近，紧位于眼的前方。口小，端位，无牙。鳃盖凸出，无放射状纹。鳃孔小，位近于侧背方。肛门位于躯干第 11 节的腹侧下方。体无鳞，完全为骨质环所包，骨质环体部 11，尾部 39 ~ 40；体上各环棱棘短钝呈瘤状。背鳍 18 ~ 19，较发达，位于躯干最后 2 体环及尾部最前 2 体环的背方。臀鳍 4，短小，胸鳍 18，短宽，略呈扇形。无腹鳍及尾鳍。各鳍无棘，鳍条均不分枝。尾端卷曲。全体淡黄色，体侧具白色线状斑点。

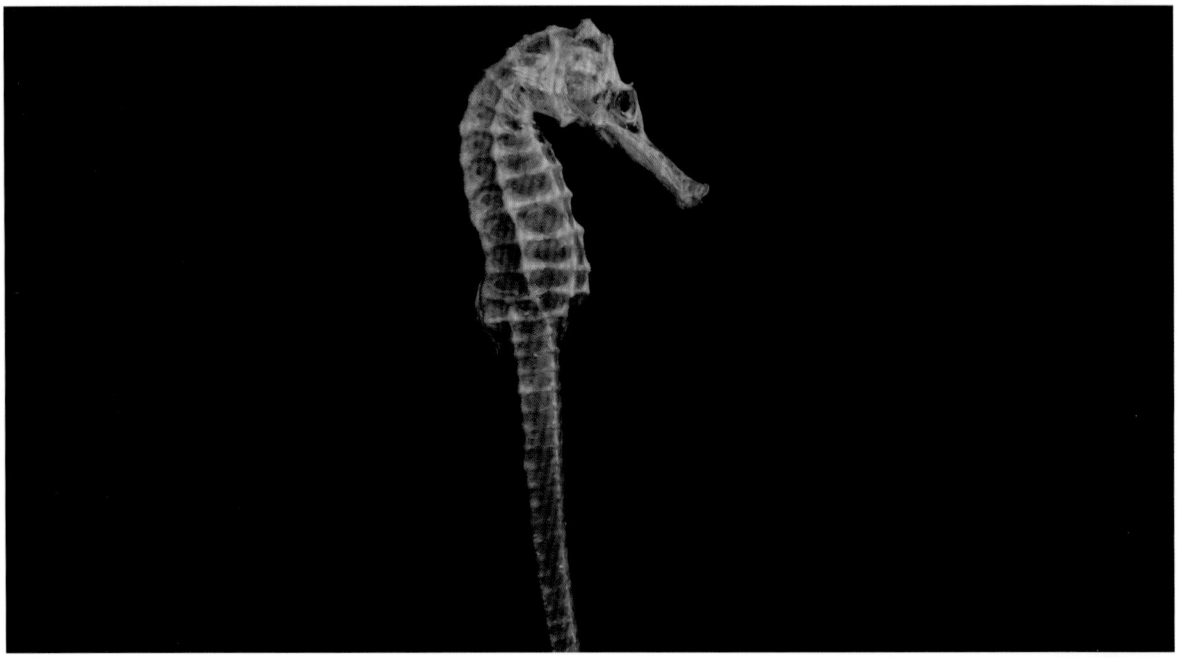

线纹海马

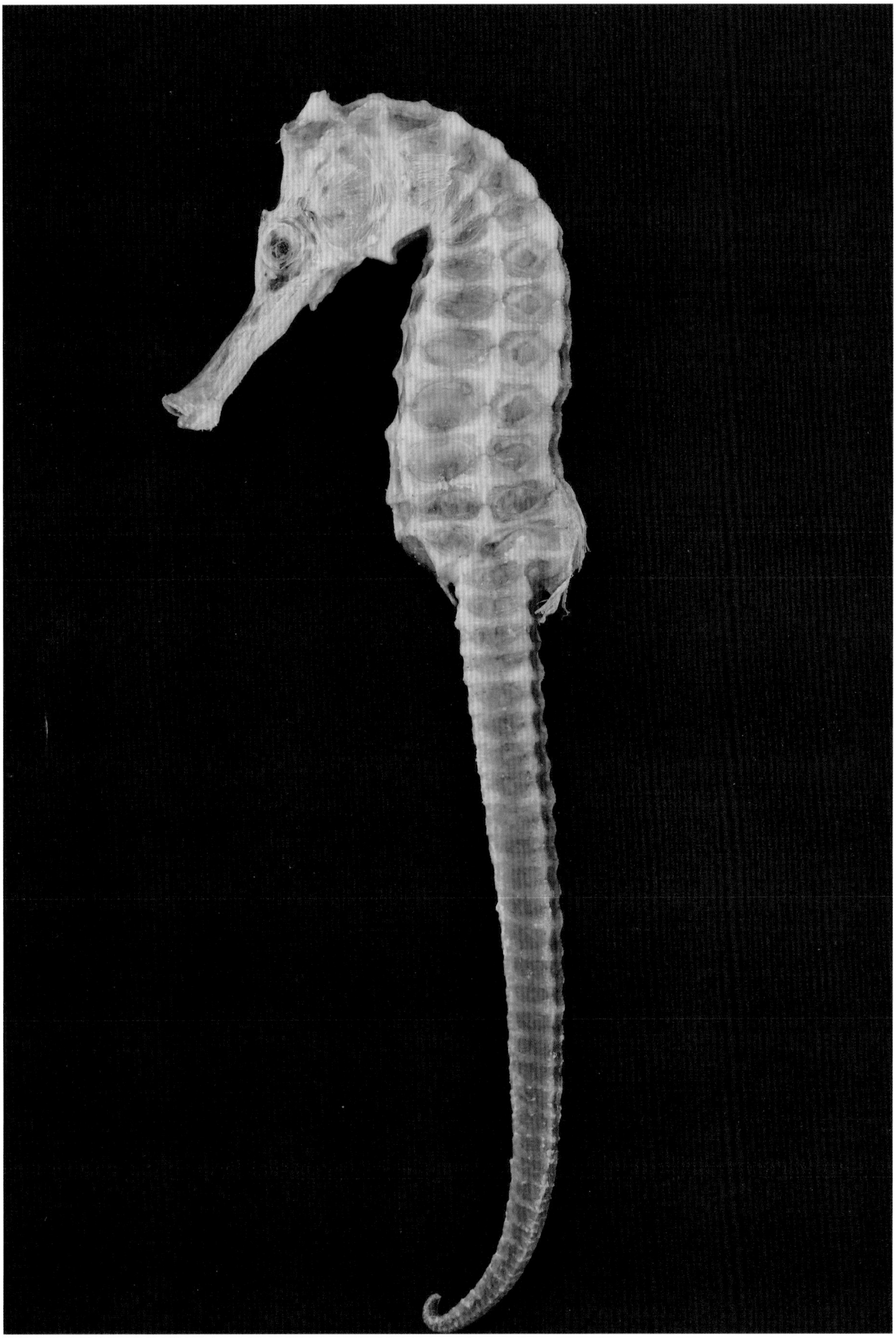

线纹海马

生境分布 | 线纹海马、刺海马多栖于深海藻类繁茂处。分布于广东、福建、海南等沿海地区。

采收加工 | 夏、秋二季捕捞，洗净，晒干，或除去皮膜及内脏，将尾盘起，晒干。

药材鉴别 | 本品呈扁长形，弯曲。外表面呈黄白色。头部有冠状突起，具管状长吻，口小，无牙，两眼深陷。躯干部呈七棱形，尾部呈四棱形，渐细卷曲。体轻，骨质坚硬。气微腥，味微咸。

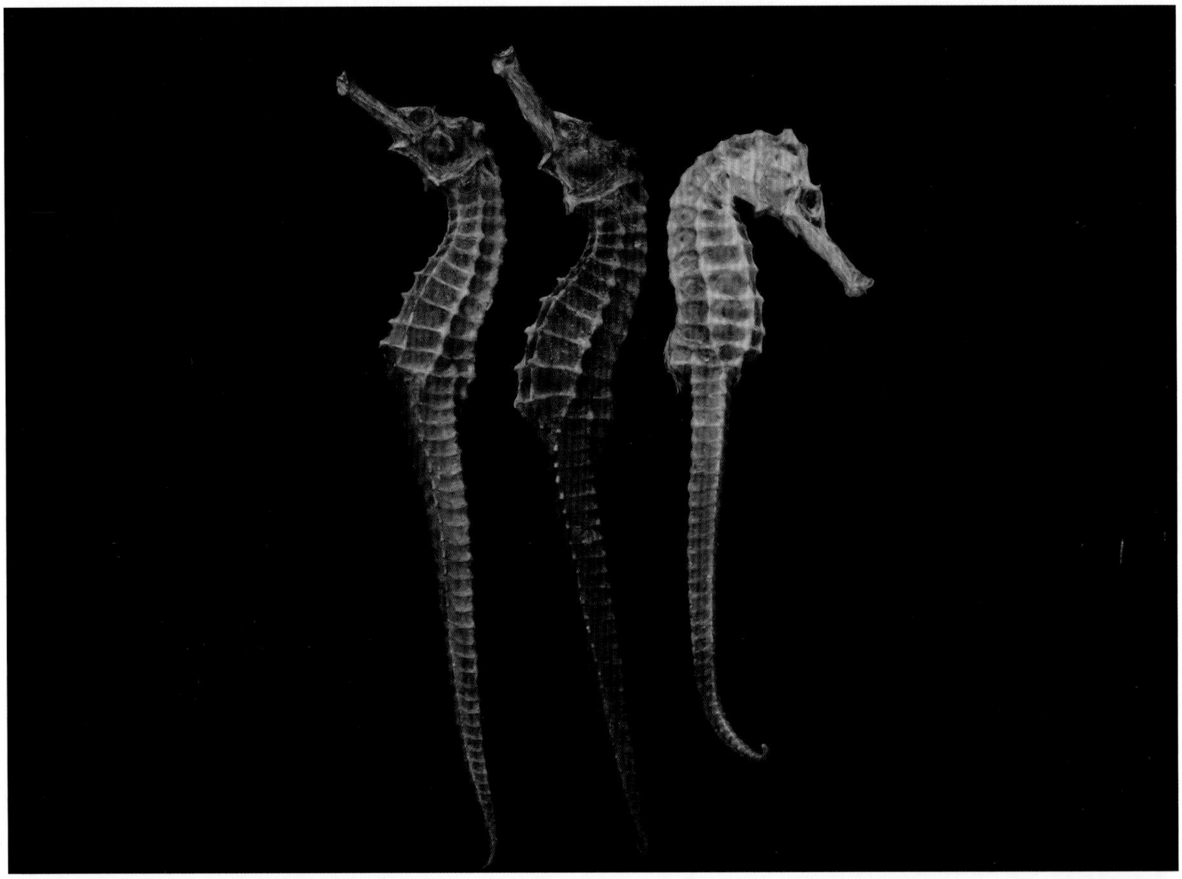

线纹海马药材

性味归经 | 甘、咸，温。归肝、肾经。

功效主治 | 温肾壮阳，散结消肿。主治阳痿，遗尿，肾虚作喘，癥瘕积聚，跌仆损伤；外治痈肿疔疮。

药理作用 | 克氏海马的乙醇提取物可延长正常雌小鼠的动情期，使去势鼠也出现动情期，并能使子宫及卵巢（正常小鼠）重量增加。以小鼠前列腺、精囊、提睾肌的重量为指标，海马提取液呈现雄激素样作用，其效力较蛇床子、淫羊藿弱，但比蛤蚧强。

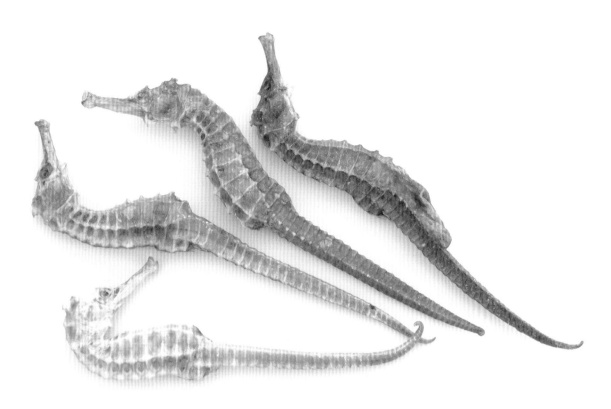

线纹海马药材

用法用量 | 3 ~ 9 g，研末服。外用：适量，研末敷患处。

精选验方 |

1. 年老体弱、神经衰弱 海马 30 g。研粉，每服 3 g，每日 3 次，温开水送下。

2. 妇女宫寒不孕 海马 1 对。炙焦研粉，每服 3 g，每日 3 次，黄酒送下。

3. 阳痿腰酸、少气乏力 海马、人参、小茴香各等份。共研细末，加盐少许，每次 1 g，温水送下，或用熟肉点食。

4. 阳痿 海马 2 只，白酒 500 ml。浸泡 1 周，每日睡前饮服 10 ~ 15 ml，还可用海马 1 对，炙燥，研细粉，每服 2.5 g，每日 3 次，温酒送下。

5. 遗尿、尿频 海马、虾仁各 15 g，仔公鸡 1 只。共炖服。

6. 再生障碍性贫血 海马 15 g，鹿茸 2 g。共为细末，以仙鹤草 50 g 煎汤，分 2 次送服，每日 1 剂。

7. 小儿缺钙、脚软无力 制海马 1 只，猪尾巴 1 条。加水共炖熟，每日分数次服用，隔 2 ~ 3 日再服，连服 2 ~ 3 剂。

8. 跌打损伤 海马适量。焙燥研末，每服 3 ~ 9 g，黄酒送服。

使用禁忌 | 孕妇及阴虚火旺者忌服。

海螵蛸

HAIPIAOXIAO

维 药 名 库皮克代尔亚。

别　　名 乌贼骨、墨鱼骨。

来　　源 为乌贼科动物无针乌贼 *Sepiella maindroni* de Rochebrune 或金乌贼 *Sepia esculenta* Hoyle 的干燥内壳。

识别特征 无针乌贼：头部短，长约 29 mm，两侧各有 1 发达的眼；眼后有椭圆形的嗅觉陷窝。前部中央有口，前方有腕 4 对和触腕 1 对，腕呈放射状排列于口的周围，长度相近，内方有吸盘 4 行，其角质环外缘具尖锥形小齿；雄性左侧第 4 腕茎化为生殖腕。触腕长度一般超过胴长；触腕穗狭小，长约 40 mm，其上有吸盘约 20 行。头部的腹面有 1 漏斗器。胸部卵圆形，长达 157 mm（背面），宽约 65 mm；两侧有肉鳍；胴后腹面有 1 腺孔。生活时胴背有明显的白花斑。外套腔背面中央有 1 石灰质的长椭圆形内壳，后端无骨针。肛门附近有墨囊，遇敌时由墨囊放出墨液，以掩护自己。肉食性，栖于海底。

金乌贼：头部长约 30 mm。腕的长短相近，各腕吸盘大小相近，其角质环外缘具不规则钝形小齿；雄性左侧第 4 腕茎化为生殖腕。触腕稍超过胴长，触腕穗呈半月形，上有吸盘约 10 行。胴部呈卵圆形，长可达 20 cm，约为宽度的 1.5 倍。生活时体黄褐色，胴背有紫棕色细斑和白斑相间，雄性胴背有波状条纹。内壳后端具粗壮骨针。近漏斗管附近有贮黑水的墨囊。

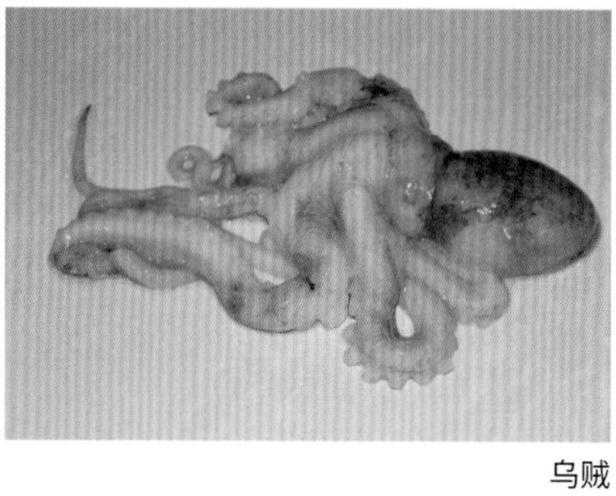
乌贼

生境分布 分布辽宁、江苏、浙江等省沿海地区。

采收加工 4 ~ 8 月捞捕，取其内壳洗净，日晒夜露至无腥味，生用。

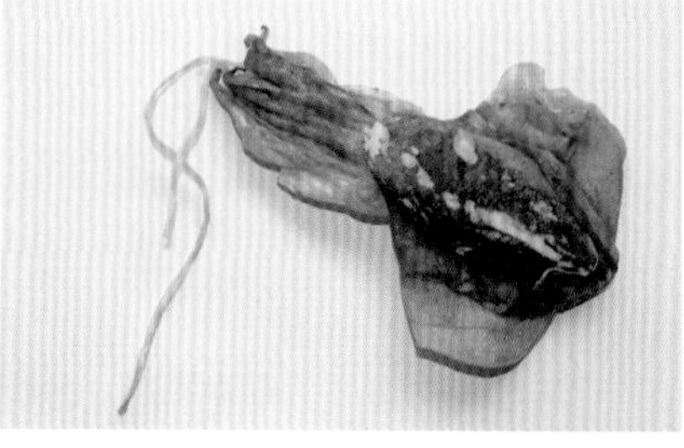
海螵蛸药材

药材鉴别 本品为不规则形或类方形小块。表面类白色或微黄色。体轻，质松，易折断，断面粉质，显疏松层纹，具吸水性。气微腥，味淡。

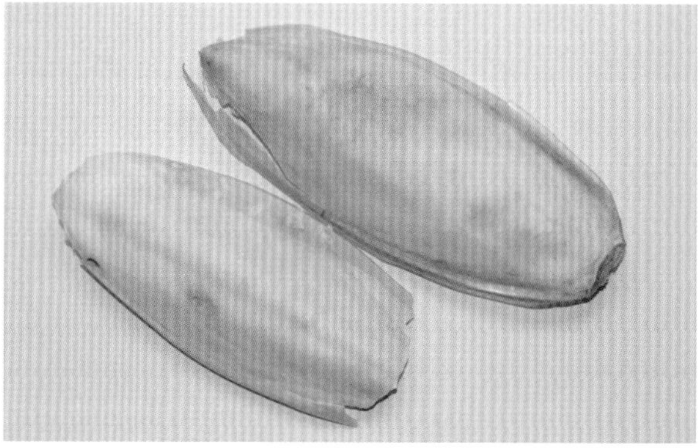
海螵蛸药材

性味归经 | 咸、涩，温。归肝、肾经。

功效主治 | 收敛止血，涩精止带，制酸，敛疮。主治胃痛吞酸，吐血衄血，崩漏便血，遗精滑精，赤白带下，溃疡病。外治损伤出血，疮多脓汁。

药理作用 | 乌贼骨中所含的碳酸钙可作制酸剂。新鲜乌贼中所含 5 －羟色胺及另一种物质，可能是一种多肽类（脑、腮、心含量较多），具有促进骨缺损修复及抗辐射、抗肿瘤、抗溃疡的作用。

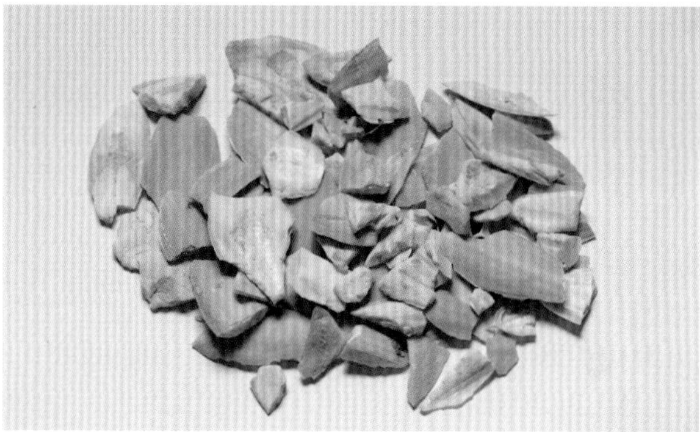
海螵蛸饮片

用法用量 | 6 ～ 12 g，如研末吞服，每次 1.5 ～ 3 g，口服 1 ～ 2 次。外用：适量，研末撒敷或调敷。

精选验方 |

1. 胃出血 海螵蛸、白及各 60 g。共研为末，饭前冲服 3 ～ 5 g。

2. 胃、十二指肠溃疡 海螵蛸（乌贼骨）为主，配合其他药物（贝母、大黄、白及等）内服。

3. 上消化道出血 海螵蛸、生大黄各研成细粉，过筛等量拌匀，装入胶囊备用。每次 4 ～ 6 粒，每粒含生药 0.5 g，每 4 ～ 6 h 1 次，凉开水送下，待血止后再服 1 ～ 2 日。

4. 疟疾 乌贼骨粉 3 g，加白酒或黄酒 10 ml，混合后 1 次服完，一般只需 1 次，至多 3 次。

5. 各类骨质疏松症 海螵蛸 300 g，胎盘（紫河车）1 个，鳖鱼肝 200 g。将海螵蛸从乌贼鱼中取出，洗净晾晒，除去腥味，然后研成细粉。将胎盘去除羊膜及脐带，用清水漂洗几次，然后入沸水锅中略煮，捞出烘干，研成细末。鳖鱼肝洗净，切片，晒干（或烘干），研成细粉。三种粉末充分混合，瓶装，密封，放入冰箱冷藏保存。每日 2 次，每次 10 g，温开水送服。

6. 慢性化脓性中耳炎 海螵蛸、五倍子、枯矾、龙骨、黄连各 6 g，冰片 0.6 g。将五倍子研碎，海螵蛸去皮，与枯矾、黄连、龙骨、冰片共研成极细末，备用。先用双氧水将耳道内外的脓液清洁干净，再以消毒棉花卷条蘸药塞入耳中，每日 3 ～ 5 次。

7. 脾胃虚弱型胃溃疡 海螵蛸 20 g，黄芪 30 g，白芍 15 g，白及、甘松、鹿角胶（冲）、延胡索各 12 g，甘草 6 g。水煎取药汁，每日 1 剂，分 2 次服用。

使用禁忌 | 本品性温，能伤阴助热，故阴虚多热者不宜用。

合欢皮

HEHUANPI

维 药 名｜ 赛热斯。

别　　名｜ 合昏皮、夜台皮、合欢木皮。

来　　源｜ 为豆科落叶乔木植物合欢 *Albizia julibrissin* Durazz. 的干燥树皮。

识别特征｜ 落叶乔木，高 4 ~ 15 m。羽片 4 ~ 12 对，小叶 10 ~ 30 对，长圆形至线形，两侧极偏斜。花序头状，多数，伞房状排列，腋生或顶生，花淡红色。荚果线形，扁平，幼时有毛。花期 6 ~ 7 月，果实成熟期为 10 月。

生境分布｜ 生长于林边、路旁及山坡上。全国大部分地区都有分布，主要分布长江流域各省（区）。

采收加工｜ 夏、秋二季剥取树皮，切片晒干生用。

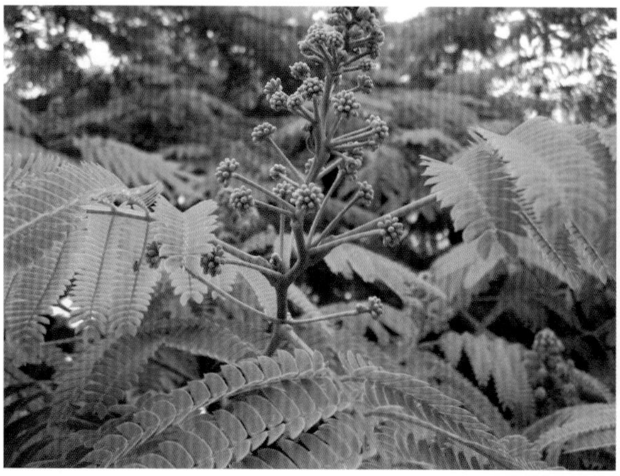

合欢

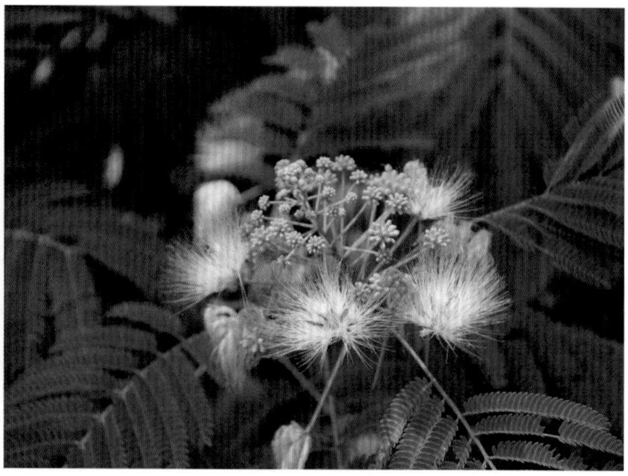

合欢

药材鉴别｜ 本品呈丝状或块状。外表皮粗糙，有的可见棕色或红棕色椭圆形横向皮孔；内表面具细纵皱纹。切面近外皮处有断续排列不整齐的黄白色条带。质硬而脆，易折断，断面呈纤维性片状，易层层剥离。

性味归经 | 甘，平。归心、肝经。

功效主治 | 安神解郁，活血消肿。本品甘补心血而安神，舒肝而解郁，郁解结散则肿消血活，故有安神解郁、活血消肿之效。

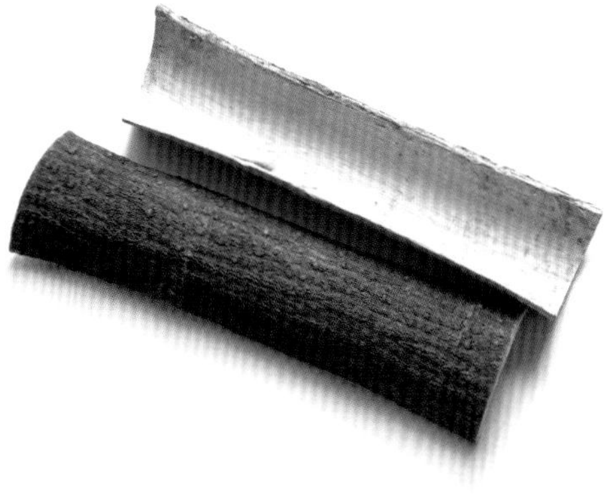

合欢皮（合欢）药材

药理作用 | 能显著抑制小鼠自发性活动，呈现镇静催眠作用。可增强妊娠子宫节律性收缩，并有抗早孕效应。

用法用量 | 10 ~ 15 g，水煎服。

精选验方 |

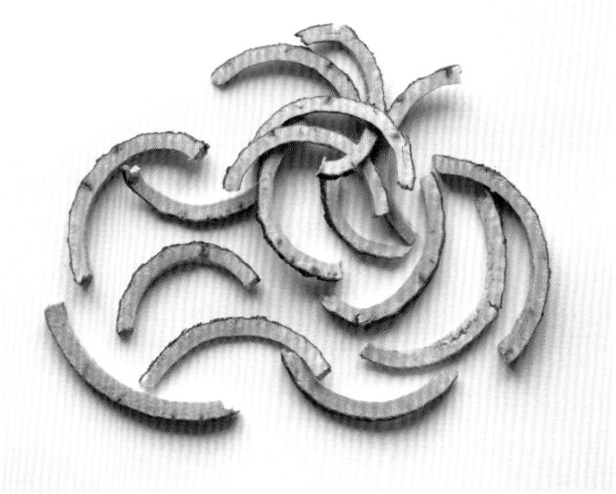

合欢皮（合欢）饮片

1. 心烦失眠 合欢皮 9 g，夜交藤 15 g。水煎服。

2. 夜盲 合欢皮、千层塔各 9 g。水煎服。

3. 疮痈肿痛 合欢皮、紫花地丁、蒲公英各 10 g。水煎服。

4. 肺痈（肺脓肿）咳吐脓血 合欢皮、芦根、鱼腥草各 15 g，桃仁、黄芩各 10 g。水煎服。

5. 神经衰弱、郁闷不乐、失眠健忘 合欢皮或花、夜交藤各 15 g，酸枣仁 10 g，柴胡 9 g。水煎服。

6. 跌打损伤、瘀血肿痛 合欢皮 15 g，川芎、当归各 10 g，没药、乳香各 8 g。水煎服。

7. 肝郁气滞型子宫内膜癌 合欢皮、白芍、山药、白花蛇舌草、夏枯草各 30 g，柴胡、青皮、枳壳各 10 g，郁金、茯苓、白术、当归各 15 g。水煎取药汁，每日 1 剂，分 2 次服用。

8. 顽固性失眠 合欢皮、墨旱莲、生地黄、白芍、女贞子、丹参各 15 g，法半夏、夏枯草各 10 g，生牡蛎、夜交藤各 30 g。加水煎 2 次，两煎所得药汁分置，备用。睡前 1 h 服用头煎，夜间醒后服用二煎。如果夜间不醒，则第 2 天早晨服二煎。

9. 百日咳 合欢皮、白前、炙枇杷叶各 6 g，百部、沙参各 8 g，贝母 5 g，杏仁、葶苈子各 3 g。水煎取药汁，每日 1 剂，分 3 次服用。

使用禁忌 | 孕妇慎用。

红花

HONGHUA

维 药 名| 扎让杂切其克。

别　　名| 红蓝花、杜红花、川红花、草红花。

来　　源| 为菊科植物红花 *Carthamus tinctorius* L. 的干燥花。

识别特征| 一年生或二年生草本，高 30 ～ 90 cm。叶互生，卵形或卵状披针形，长 4 ～ 12 cm，宽 1 ～ 3 cm，先端渐尖，边缘具不规则锯齿，齿端有锐刺；几无柄，微抱茎。头状花序顶生，直径 3 ～ 4 cm，总苞片多层，最外 2 ～ 3 层叶状，边缘具不等长锐齿，内面数层卵形，上部边缘有短刺；全为管状花，两性，花冠初时黄色，渐变为橘红色。瘦果白色，倒卵形，长约 5 mm，具四棱，无冠毛。花、果期 5 ～ 8 月。

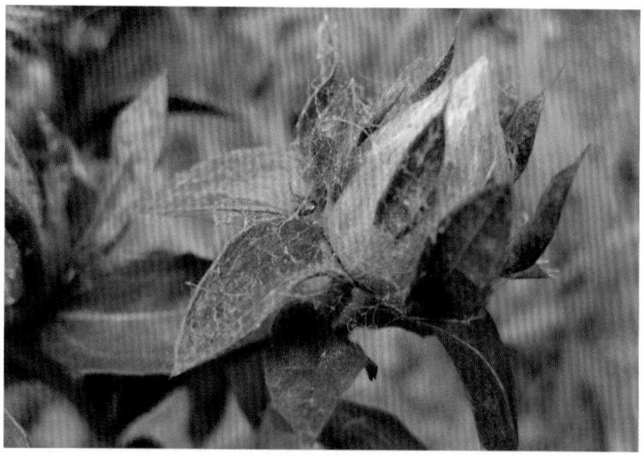

红花

生境分布| 生长于向阳、土层深厚、中等肥力、排水良好的砂质壤土中。分布于河南、浙江、四川、江苏、新疆等地，全国各地多有栽培。

采收加工| 夏季花色由黄变红时采摘。多在早晨太阳未出、露水干前采摘管状花，摊晾阴干或弱日光下晒干。

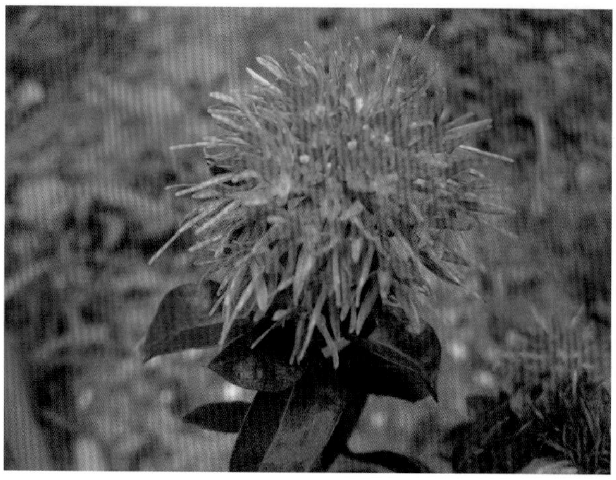

红花

药材鉴别| 本品为干燥管状花，不带子房。表面鲜艳橙红色或橙黄色。花冠筒细长；雄蕊 5 枚，花药聚合成筒状，黄白色；柱头长圆柱形，顶端微分叉。质地柔软。香气特殊，味微苦。

性味归经| 辛，温。归心、肝经。

功效主治| 活血通经，祛瘀止痛。本品辛散温通，入心肝经血分，行血散瘀，血行则经脉通，瘀祛则疼痛止，故能活血通经，祛瘀止痛。

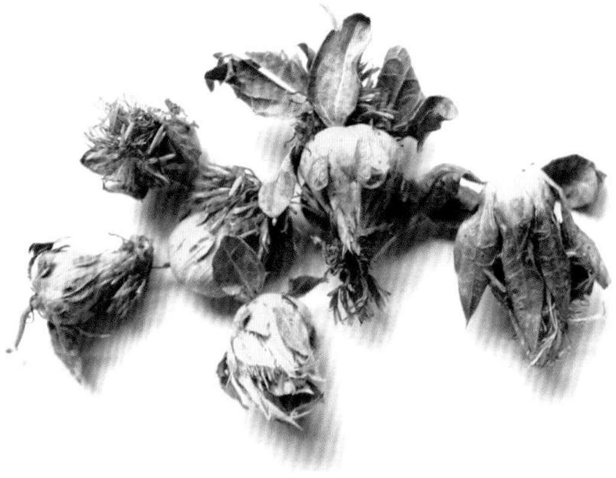

红花药材

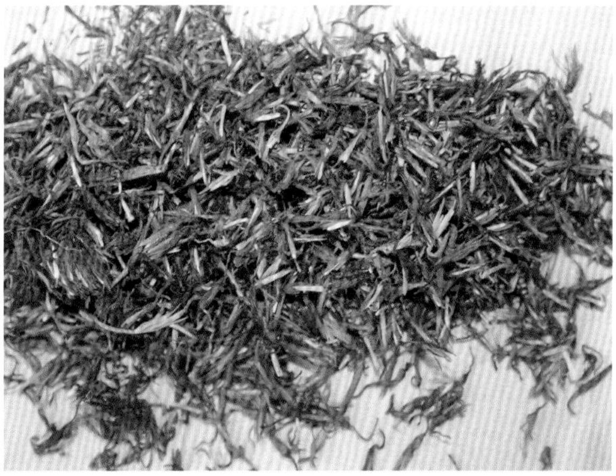

红花饮片

药理作用| 红花水提取物有轻度兴奋心脏、增加冠脉流量作用，红花对犬急性心肌缺血有减轻作用，并使心率减慢，心电图ST段抬高的幅度显著下降。红花黄素对乌头碱所致心律失常有一定对抗作用；对麻醉中的动物有不同程度的降压作用；有抑制血小板聚集和增加纤溶作用。煎剂对各种动物，不论已孕及未孕子宫均有兴奋作用，甚至发生痉挛，对已孕子宫尤为明显。此外，红花油还有降血脂作用。

用法用量| 3～9 g，煎服，外用：适量。

精选验方|

1. 痛经 红花6 g，鸡血藤24 g。水煎，调黄酒适量服。

2. 关节肿痛 红花适量。炒后研末，加入等量的地瓜粉，盐水或烧酒调敷患处。

3. 产后腹痛 红花、川芎、炙甘草、炮姜各10 g，桃仁、蒲黄（包煎）各15 g，五灵脂20 g（包煎）。水煎服。

4. 咽痛、音哑 红花、枳壳、柴胡各5 g，桃仁、桔梗、甘草、赤芍各10 g，生地黄20 g，当归、玄参各15 g。水煎服。

5. 冻疮 红花10 g，川椒、苍术、侧柏叶各20 g。泡酒，用药酒擦手足。

6. 肝郁气滞型脂肪肝 红花、青皮各10 g。将上药去杂质，洗净，青皮晾干后切成丝，与红花同入砂锅，加水浸泡30 min，煎煮30 min，用洁净纱布过滤，去渣取汁即成。代茶饮，可连续冲泡3～5次，当日饮完。

使用禁忌| 孕妇忌服。

胡黄连

HUHUANGLIAN

维 药 名 | 布日布哈尔。

别　　名 | 胡连。

来　　源 | 为玄参科多年生草本植物胡黄连 *Picrorhiza scrophulariiflora* Pennell 的干燥根茎。

识别特征 | 多年生草本，高 20 ~ 40 cm。主根圆柱形，根头部具多数疣状突起的茎部残基。茎直立，上部节略膨大。叶对生，无柄，叶片披针形，长 5 ~ 30 mm，宽 1.5 ~ 4 mm，全缘。二歧聚伞花序，花瓣 5，白色，先端 2 裂。蒴果近球形，外被宿萼，成熟时顶端 6 齿裂。根类圆柱形，偶有分枝，长 15 ~ 40 cm，直径 1 ~ 2.5 cm。花期 6 月，果期 7 月。

生境分布 | 生长于干燥的草原、悬岩的石缝或碎石中。分布于宁夏、甘肃、陕西等地。

采收加工 | 秋季采挖，除去泥土及须根，晒干、切片，生用。

药材鉴别 | 本品为不规则的近圆形薄片。外表皮灰棕色至暗棕色，皮较粗糙，有隆起的疙瘩及明显的纵皱纹或横环纹。切面灰黑色或棕黑色，皮部空隙较多，木部有 4 ~ 10 个类白色点状维管束排列成环，气微，味极苦。

性味归经 | 苦，寒。归心、肝、胃、大肠经。

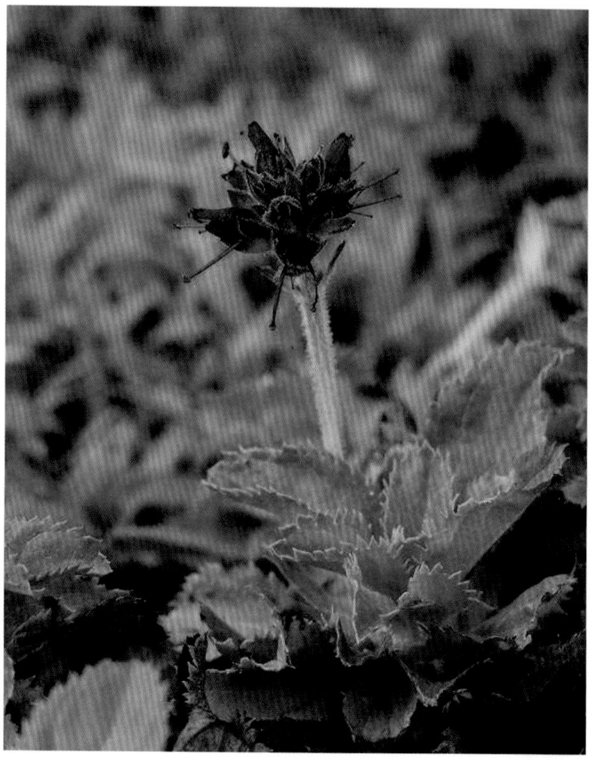

胡黄连

功效主治｜ 退虚热，除疳热，清湿热。本品味苦燥湿，寒能清热，入肝、胃、大肠经，既清泻阳明湿热，又可凉肝退虚热、除骨蒸，为治劳热骨蒸、小儿疳积、湿热积滞之良药。

药理作用｜ 水浸剂对堇色毛癣菌等皮肤真菌有抑制作用；提取物有利胆、抗真菌作用。

用法用量｜ 3 ~ 10 g，煎服。

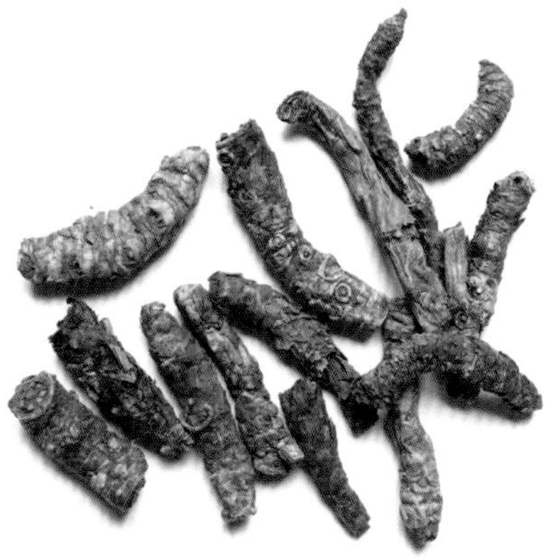

胡黄连药材

精选验方｜

1. **湿热泻痢** 胡黄连、黄柏、甘草、黄芩、金银花各 10 g，白头翁 15 g，白芍 12 g，木香 6 g。水煎服。

2. **骨蒸劳热、四肢无力、夜卧虚汗** 胡黄连、银柴胡、鳖甲各等份。研粉过筛，每次 3 g，每日 3 次。

3. **痔疮肿痛不可忍** 胡黄连适量。研末过筛，以猪胆汁调涂患处。

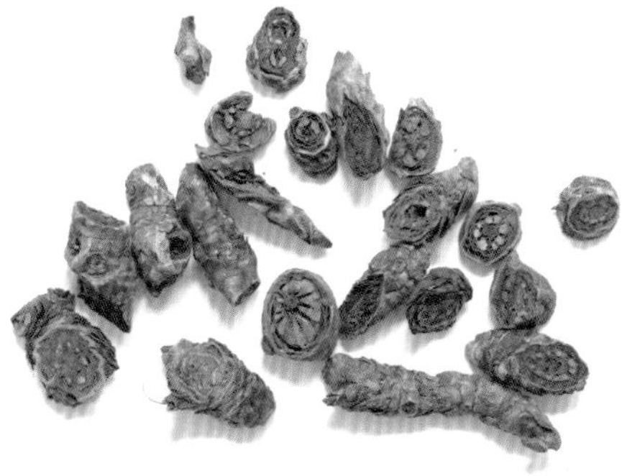

胡黄连饮片

4. **痢疾** 胡黄连、山楂各适量。炒研为末，每次 5 ~ 10 g，拌白糖少许，温开水调匀，空腹服用。

5. **小儿疳积** 胡黄连 6 g。研末装入胶囊，用米汤送服。

6. **阴虚发热** 胡黄连、秦艽、青蒿、知母、地骨皮各 9 g。水煎服。

7. **疳积、虫积** 胡黄连、芦荟、砂仁、大黄、六曲、槟榔、山楂、麦芽各 100 g，炒山楂、炙甘草各 25 g，使君子仁 150 g。共研细粉，水泛为丸，每服 5 分，每日 2 次。

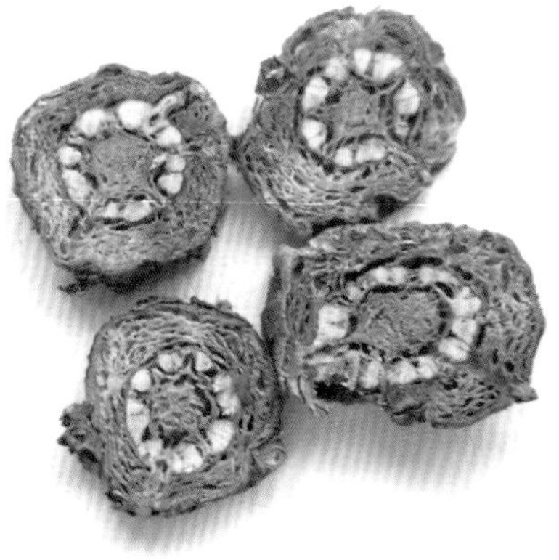

胡黄连饮片

8. **肝胆瘀热** 胡黄连、齿叶草、当药、栀子各 30 g。水煎服，每日 3 次。

9. **痢血** 胡黄连、乌梅肉、灶下土各等份。研为细末，腊茶清调下，空腹温服。

10. **热痢腹痛** 胡黄连末适量。用水泛丸梧桐子大，每次用米汤送下 30 丸。

使用禁忌｜ 外感风寒、血虚无热者忌用。

胡椒
HUJIAO

维药名| 木其。

别　名| 黑胡椒、白胡椒。

来　源| 为胡椒科植物胡椒 *Piper nigrum* L. 的干燥近成熟果实或成熟果实。

识别特征| 常绿藤本。茎长达 5 m 多，多节，节处略膨大，幼枝略带肉质。叶互生，叶柄长 1.5 ~ 3 cm，上面有浅槽；叶革质，阔卵形或卵状长椭圆形，长 8 ~ 16 cm，宽 4 ~ 7 cm，先端尖，基部近圆形，全缘，上面深绿色，下面苍绿色，基出脉 5 ~ 7 条，在下面隆起。花单性，雌雄异株，成为杂性，成穗状花序，侧生茎节上；总花梗与叶柄等长，花穗长约 10 cm；每花有一盾状或杯状苞片，陷入花轴内，通常具侧生的小苞片；无花被；雄蕊 2，花丝短，花药 2 室；雌蕊子房圆形，1 室，无花柱，柱头 3 ~ 5 枚，有毛。浆果球形，直径 4 ~ 5 mm，稠密排列，果穗圆柱状，幼时绿色，熟时红黄色；种子小。花期 4 ~ 10 月，果期 10 月至次年 4 月。

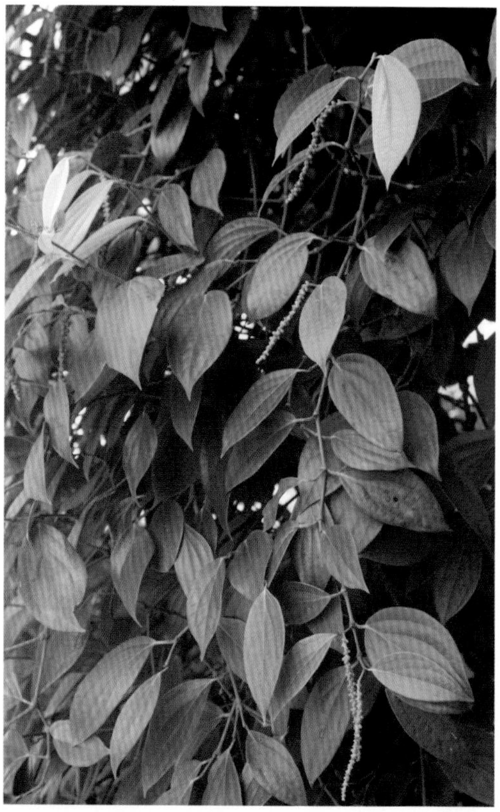
胡椒

生境分布| 生长于荫蔽的树林中。分布于海南、广东、广西、云南等地。

采收加工| 秋末至次春果实呈暗绿色时采收，晒干，为黑胡椒；果实变红时采收，水浸，擦去果肉，晒干，为白胡椒。

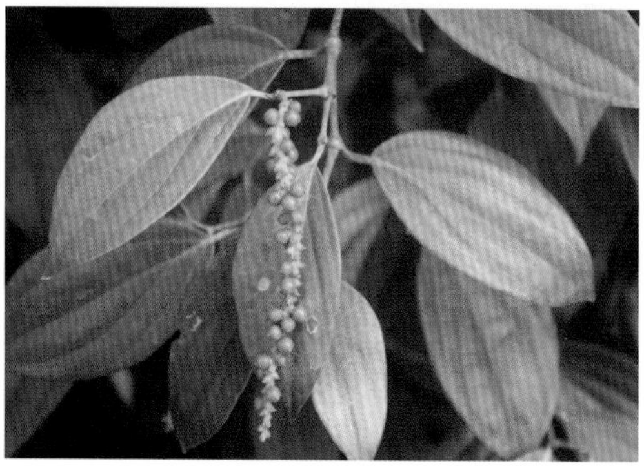
胡椒

药材鉴别｜ 本品呈圆球形。表面灰白色，平滑，一端有一小突起，另一端有一微凹陷的圆脐，表面有浅色脉纹。质硬而脆。破开面微有粉性，黄白色，外皮薄，中间有细小空心。气芳香，味辛辣。

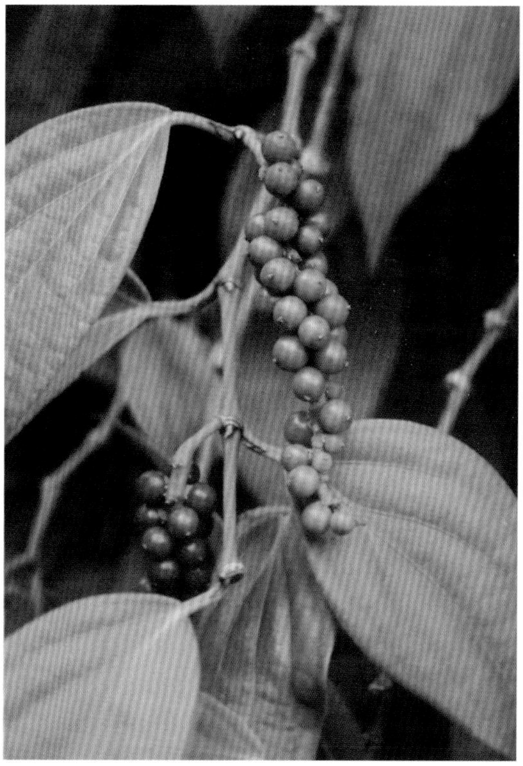

胡椒

性味归经｜ 辛，热。归胃、大肠经。

功效主治｜ 温中止痛，下气消痰。本品辛热，温中散寒以止痛，中焦无寒则升降有序而气下痰消，故有此功。

药理作用｜ 有祛风健胃、抗惊厥、镇静、使皮肤血管扩张产生温热感等作用。

用法用量｜ 2 ~ 4 g，煎服；0.5 ~ 1 g，研末服。外用：适量。

精选验方｜

1. 婴幼儿腹泻 吴茱萸 6 g，苍术 7 g，白胡椒 2 g，肉桂、枯矾各 3 g。共为细末，分 3 等份，每次取 1 份，以醋适量调匀，置于神厥穴（脐孔），外用麝香止痛膏或胶布固定，每日换药 1 次。

2. 子宫脱垂 白胡椒、附片、肉桂、白芍、党参各 20 g。研末加红糖 60 g，和匀分 30 包，每日早、晚各服 1 包（服药前先饮少量酒），15 日为 1 个疗程。

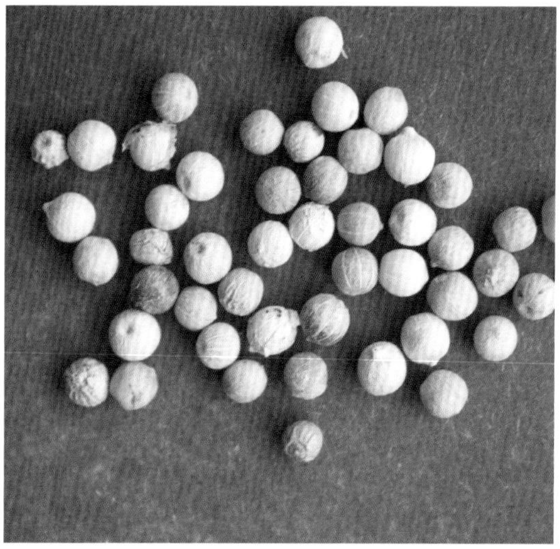

胡椒

3. 小儿消化不良性腹泻 白胡椒、葡萄糖粉各 1 g。研粉混匀，1 岁以下每次服 0.3 ~ 0.5 g；3 岁以上每次服 0.5 ~ 1.5 g，一般不超过 2 g，每日 3 次。连服 1 ~ 3 日为 1 个疗程。

4. 慢性气管炎 将白胡椒放入 75%酒精溶液中浸泡 30 min，取出切成 2 瓣或 4 瓣，用于穴位埋藏。

5. 感冒咳嗽 胡椒 8 粒，暖脐膏 1 张。将胡椒研碎，放在暖脐膏中央，贴于第 2 和第 3 胸椎之间，贴后局部发痒为药物反应，不要剥去。

使用禁忌｜ 胃热或胃阴虚者忌用。

胡桃仁

HUTAOREN

维 药 名 | 洋哈克麦核子。

别　　名 | 核桃仁、胡桃肉。

来　　源 | 为胡桃科植物胡桃 *Juglans regia* L. 的干燥成熟种子。

识别特征 | 落叶乔木，高 20 ～ 25 m。树皮灰白色，幼时平滑，老时浅纵裂。小枝被短腺毛，具明显的叶脉和皮孔；冬芽被芽鳞；髓部白色，薄片状。奇数羽状复叶，互生。花单性，雌雄同株，与叶同时开放，雄花序腋生，下垂，花小而密集，雄花有苞片 1，长圆形，小苞片 2，长卵形，花被片 1 ～ 4，均被腺毛，雄蕊 6 ～ 30；雌花序穗状，直立，生于幼枝顶端，通常有雌花 1 ～ 3 朵，总苞片 3 枚，长卵形，贴生于子房，花后随子房增大；花被 4 裂，裂片线形，高出总苞片；子房下位，2 枚心皮组成，花柱短，柱头 2 裂，呈羽毛状，鲜红色。果实近球形，核果状，外果皮绿色，由总苞片及花被发育而成，表面有斑点，中果皮肉质，不规则开裂，内果皮骨质，表面凹凸不平，有 2 条纵棱，先端具短尖头，内果皮壁内具空隙而有皱折，隔膜较薄，内里无空隙。花期 5 ～ 6 月，果期 9 ～ 10 月。

生境分布 | 各地均有栽培。分布于华北、东北、西北地区。

采收加工 | 9 ～ 10 月果实成熟时采收。除去果皮，敲破果核（内果皮），取出种子。

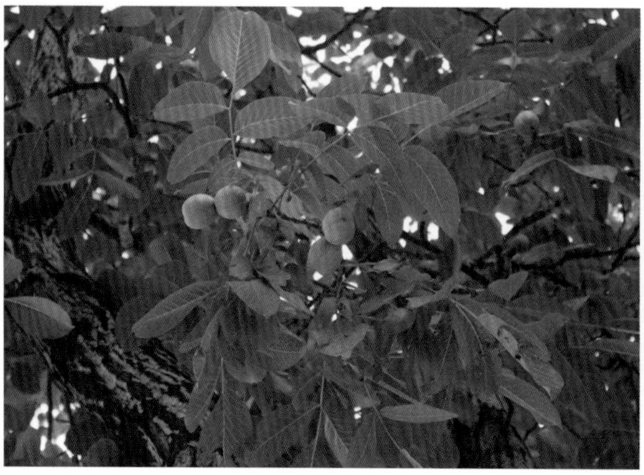

胡桃

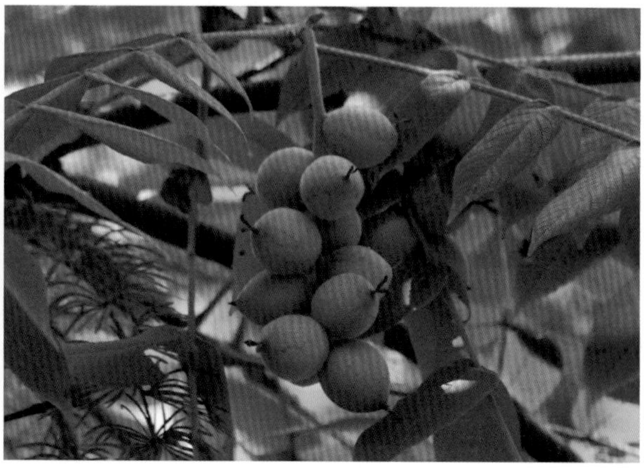

胡桃

药材鉴别｜ 本品为不规则的碎块。淡黄色或棕黄色。质脆，切面类白色，富油性。无臭，味甘。

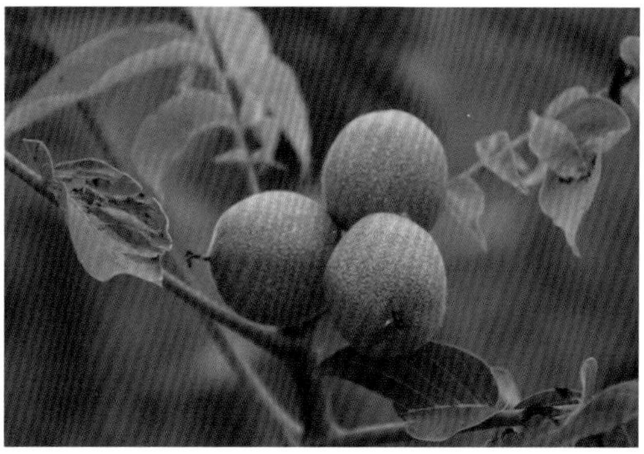

胡桃

性味归经｜ 甘，温。归肾、肺、大肠经。

功效主治｜ 补肾固精，温肺定喘，润肠通便。主治腰痛脚弱，尿频，遗尿，阳痿，遗精，久咳喘促，肠燥便秘，石淋及疮疡瘰疬。

药理作用｜ 给犬喂食含胡桃油的混合脂肪饮食，可使其体重快速增长，并能使血清白蛋白增加，而血胆固醇水平之升高则较慢。本品可能影响胆固醇的体内合成及氧化、排泄。

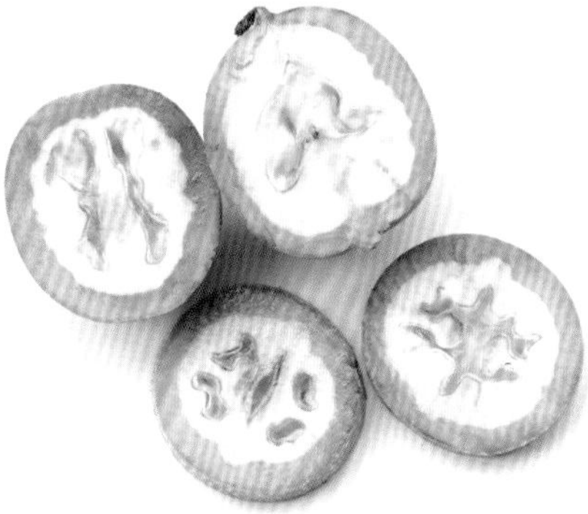

胡桃仁药材

用法用量｜ 内服：9 ～ 30 g，入汤、丸、散、膏、粥等。

精选验方｜

1. 低血压症 胡桃仁 20 g，陈皮 15 g，甘草 6 g。水煎取药汁，每日 2 剂，连服 3 日。

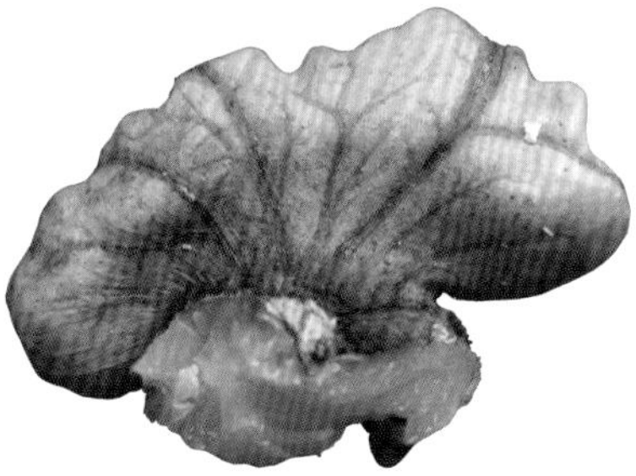

胡桃仁饮片

2. 肾阳虚型骨质疏松症 胡桃仁、蜂蜜各 20 g，牛奶 250 ml。胡桃仁洗净，晒干（或烘干）后研成粗末，备用。牛奶倒入砂锅中，用小火煮沸，调入胡桃粉，再煮沸时停火，加入蜂蜜，搅匀即成。早餐时食用。

3. 小儿百日咳恢复期 胡桃仁 15 g，党参 9 g。加水煎取药汁，每日 1 剂，分 1 ～ 2 次食用。

4. 低血压症 胡桃仁 20 g，陈皮 15 g，甘草 6 g。水煎取药汁，每日 2 剂，连服 3 日。

5. 化脓性中耳炎 胡桃仁 3 个，冰片 3 g。将胡桃仁挤压出油，加入冰片，调匀备用。用时洗净耳内外，拭干耳道，将药油滴于耳内。每日 1 或 2 次，5 ～ 10 日可愈。

6. 酒渣鼻 大枫子、木鳖子、樟脑粉、胡桃仁、蓖麻子、水银各等份。共研成细末，以水银调成糊状，药膏（二子水银膏）即成，先清洗鼻患处，然后取二子水银膏薄薄涂上一层，晚上用药，第 2 天早晨洗去，隔日 1 次，连用 2 周为 1 个疗程。

7. 神经衰弱 胡桃仁 12 g，丹参 15 g，佛手片 6 g，白糖 50 g。胡桃仁捣烂，加白糖混合均匀；将丹参、佛手共煎汤，加入胡桃白糖泥，沸煮 10 min 即成。每日 1 剂，分 2 次服用。

使用禁忌｜ 肺热咳嗽、阴虚有热者忌服。

葫芦

HULU

维 药 名｜ 哈木哈帕克。

别　　名｜ 陈葫芦、葫芦壳、陈壶卢瓢。

来　　源｜ 为葫芦科一年生攀缘草本植物葫芦 *Lagenaria sicararia* (Molina) Standl. 的干燥果皮和种子。

识别特征｜ 一年生攀缘草本，有软毛；卷须 2 裂。叶片心状卵形至肾状卵形，长 10 ～ 40 cm，宽与长近相等，稍有角裂或 3 浅裂，顶端尖锐，边缘有腺点，基部心形；叶柄长 5 ～ 30 cm，顶端有 2 腺点。花生于叶腋，雄花的花梗较叶柄长，雌花的花梗与叶柄等长或稍短；花萼长 2 ～ 3 cm，落齿锥形；花冠白色，裂片广卵形或倒卵形，长 3 ～ 4 cm，宽 2 ～ 3 cm，边缘皱曲，顶端稍凹陷或有细尖，有 5 脉；子房椭圆形，有绒毛。果实光滑，初为绿色，后变白色或黄色，中间缢细，下部大于上部；种子白色，倒卵状椭圆形，顶端平截或有 2 角。花期 6 ～ 7 月，果期 7 ～ 8 月。

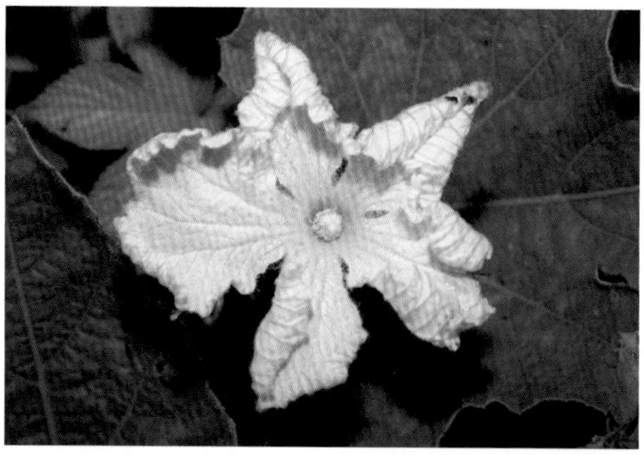

葫芦花

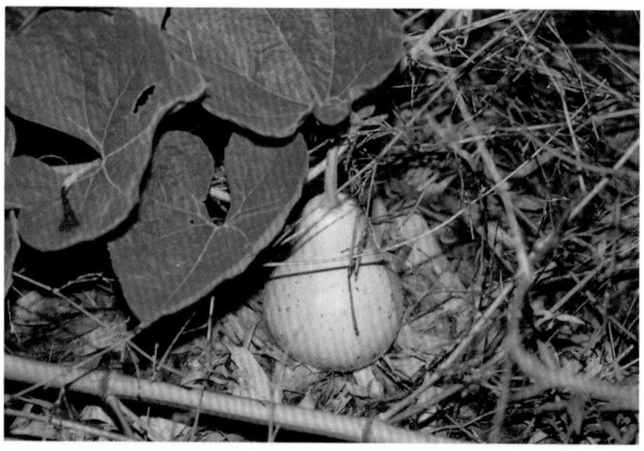

葫芦

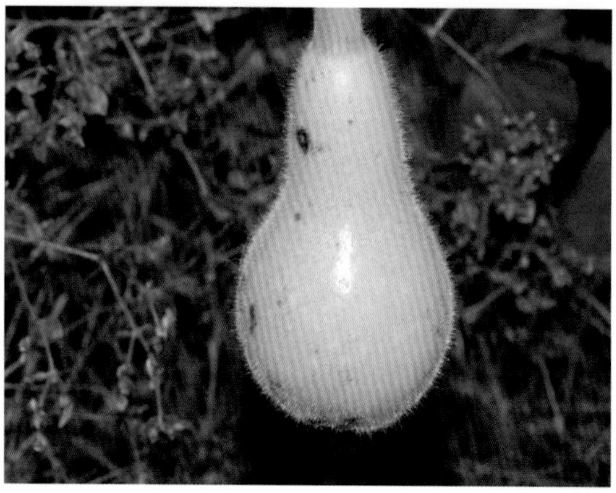

葫芦

生境分布｜ 全国大部分地区均有栽培。

采收加工｜ 秋末或冬初，采取老熟果实，打碎，除去果瓤及种子，晒干。

药材鉴别｜ 本品呈瓢状，多碎成块片。外表面黄棕色，较光滑；内表面黄白色或灰黄色，

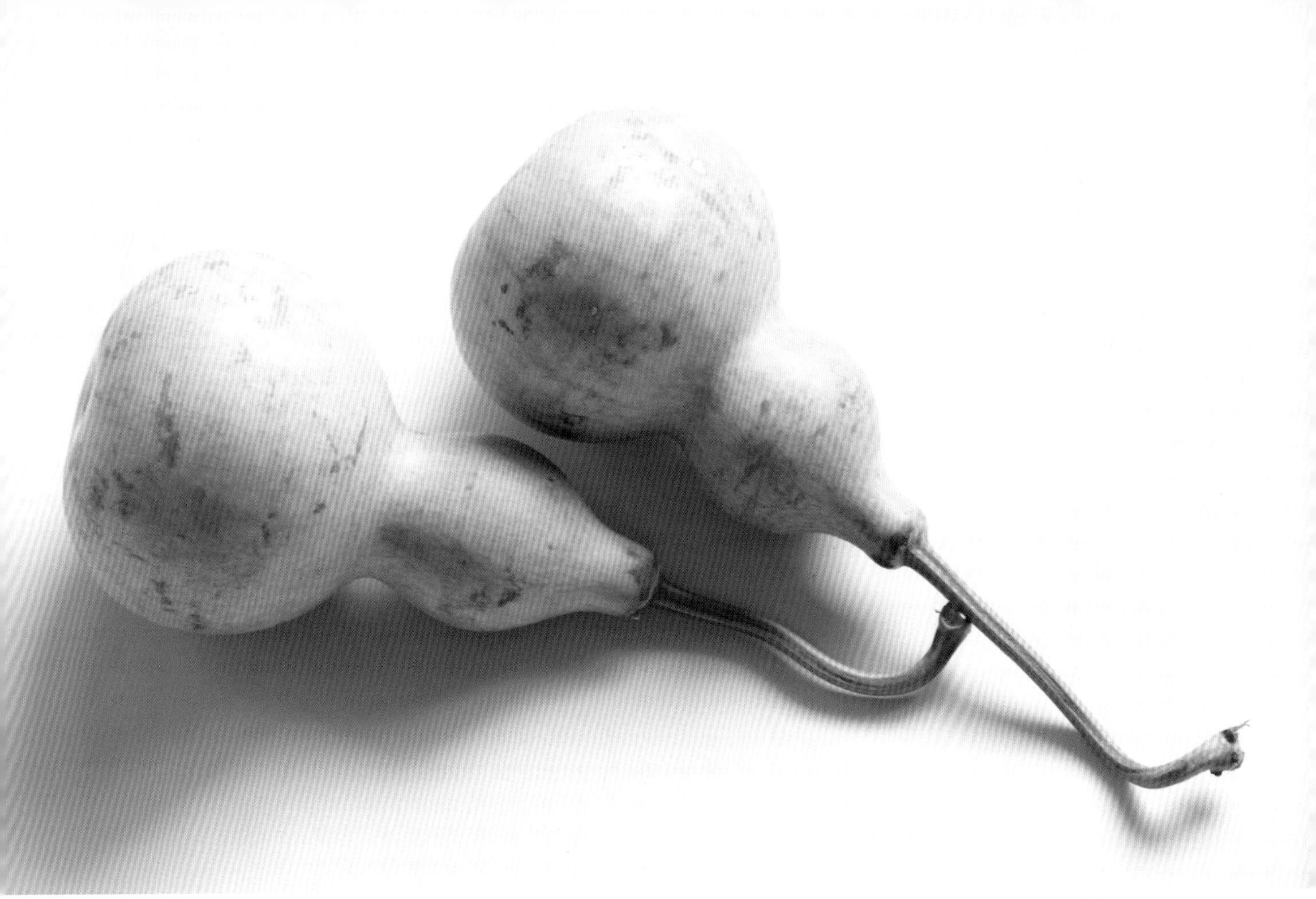

葫芦药材

松软。体轻，质硬，断面黄白色。气微，味淡。

性味归经｜ 甘，平。归肺、小肠经。

功效主治｜ 利尿，消肿，散结。主治水肿、腹水、颈淋巴结结核。

药理作用｜ 其煎剂内服，有显著利尿作用。

用法用量｜ 15 ～ 30 g，煎服。

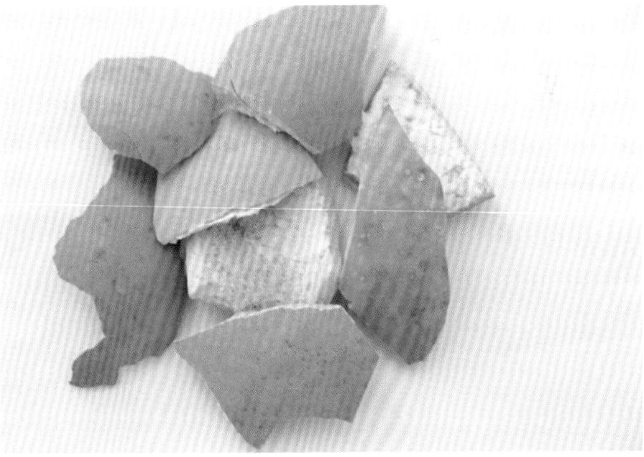

葫芦壳饮片

精选验方｜

1. 肾炎及心脏病水肿、脚气水肿 葫芦 15 g，粳米 100 g，冰糖 20 g。将葫芦磨成细粉待用，将粳米、冰糖加水放入砂锅内，煮至米开时，加入葫芦粉，再煮片刻，至粥稠即可。

2. 重症水肿及腹水 葫芦 15 ～ 30 g。水煎服，每日 3 次。

使用禁忌｜ 中寒者忌服。

琥珀

HUPO

维 药 名丨 开合日巴。

别　　名丨 血琥珀、老琥珀、琥珀屑。

来　　源丨 为古代松科植物的树脂埋藏地下年久转化而成的化石样物质。

识别特征丨 本品多呈不规则的粒状、块状、钟乳状及散粒状。有时内部包含着植物或昆虫的化石。颜色为黄色、棕黄色或红黄色，条痕白色或淡黄色。具松脂光泽，透明至不透明。断口贝壳状极为显著。硬度 2 ～ 2.5，比重 1.05 ～ 1.09。质极脆，摩擦带电。

生境分布丨 埋藏于黏土层、沙层、煤层及沉积岩内。分布于云南、广西、辽宁、河南、福建等地。

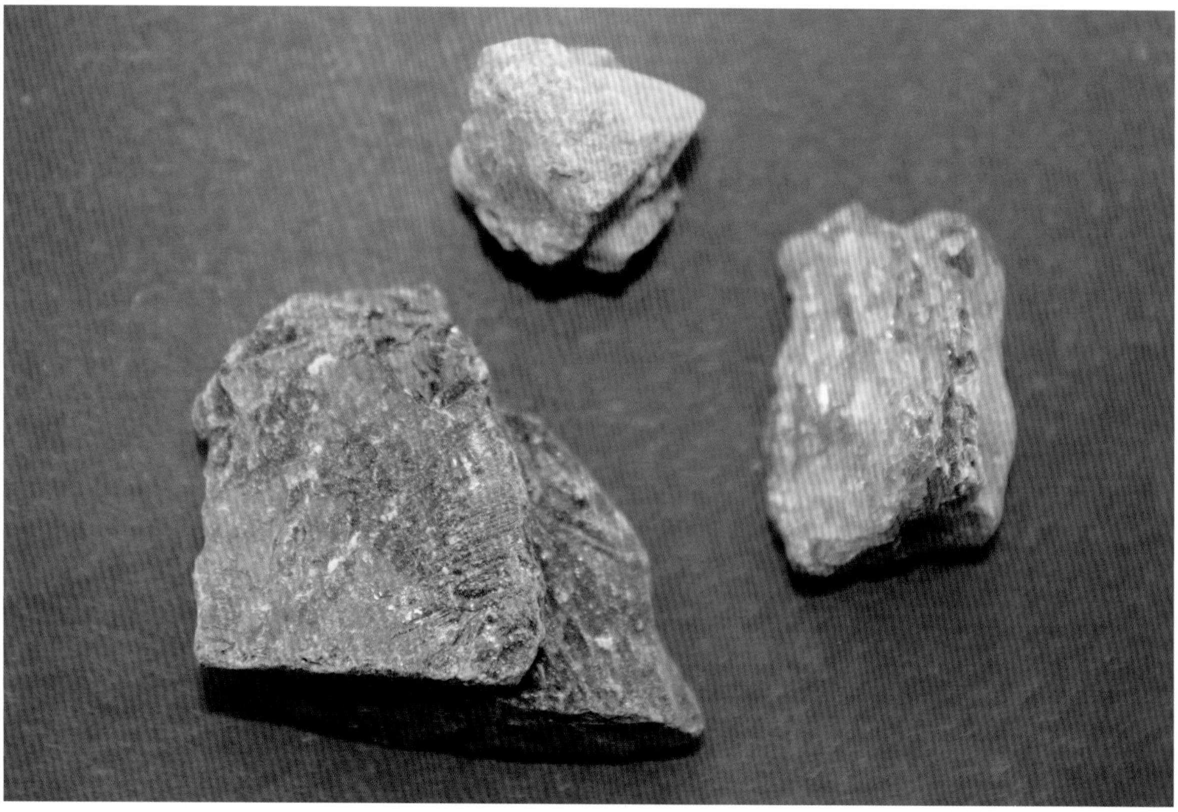

琥珀

采收加工 | 全年可采，从地下或煤层挖出后，除去沙石、泥土等杂质，研粉用。分布于煤中者，称“煤珀”。

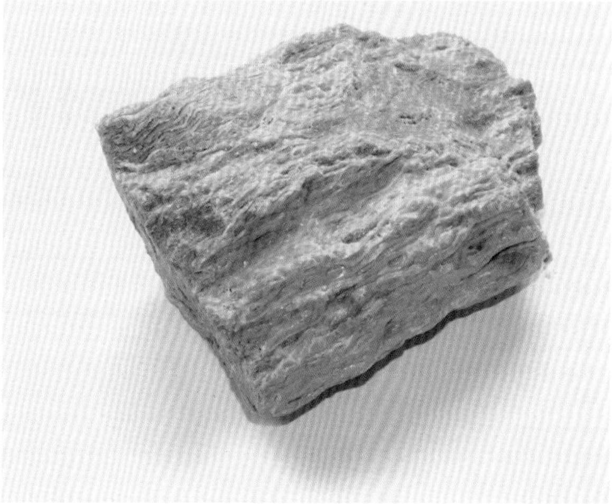
琥珀药材

药材鉴别 | 本品为不规则的块状。表面血红色或棕黄色。不平坦，有光泽，质松脆，捻之易成粉末。

性味归经 | 甘，平。归心、肝、膀胱经。

功效主治 | 镇惊安神，活血散瘀，利尿通淋。本品质重降下而镇惊安神，归心、肝走血分而活血散瘀，入膀胱则利尿通淋。

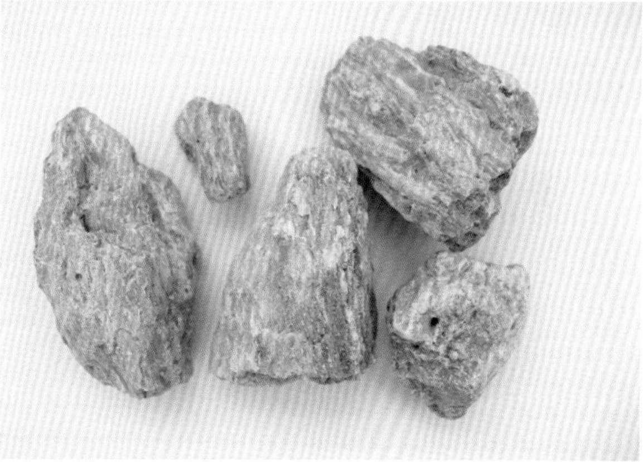
琥珀药材

药理作用 | 琥珀酸具有中枢抑制作用，能明显减少小鼠自主活动时间；对大鼠听源性惊厥、小鼠电惊厥及士的宁引起的药物性惊厥，均具有对抗作用。

用法用量 | 1.5 ~ 3 g，研末冲服，不入煎剂，多入丸、散用。外用：适量。

精选验方 |

1. 心绞痛气虚血瘀型 琥珀末 2 g，人参、川芎、郁金、枳壳、决明子 10 g，丹参、鸡血藤、石菖蒲 15 g，黄芪 30 g，藏红花 1.5 g，三七 3 g。水煎取药汁，每日 1 剂，分 2 次服用。

2. 湿热下注型淋病 琥珀粉 3 g，甘草 6 g，栀子、黄柏、车前子、金银花、连翘、石韦、冬葵子、当归各 10 g，白花蛇舌草 30 g。水煎取药汁，每日 1 剂，分 2 次服用，药渣再煎水外洗局部。

3. 前列腺增生 琥珀、滑石各 30 g，生黄芪 100 g。生黄芪、滑石两味加水先煎，煎 2 次，取药液和匀，再将琥珀研粉兑入即成，每日 1 剂，分 2 次空腹服下。

4. 梅毒 琥珀 18 g，钟乳石 60 g，朱砂 12 g，冰片 3 g，土茯苓 100 g。将前 4 味药研粉后分成 4 包，每次 1 包，每日 2 次，用 25 g 土茯苓水煎，送服。

5. 白内障 琥珀末、生蒲黄各 15 g，磁石 60 g，朱砂 30 g，神曲 120 g。共研为细末，炼蜜为丸，每日 3 次，每次服 9 g。

使用禁忌 | 阴虚内热及无瘀滞者忌服。

花椒

HUAJIAO

维药名 | 卡巴拜其尼。

别　名 | 川椒、蜀椒。

来　源 | 为芸香科植物花椒 *Zanthoxylum bungeanum* Maxim. 或青椒 *Zanthoxylum schinifolium* Sieb. et Zucc. 的干燥成熟果皮。

识别特征 | 灌木或小乔木，高 3 ~ 6 m。茎枝疏生略向上斜的皮刺，基部侧扁；嫩枝被短柔毛。叶互生；单数羽状复叶，长 8 ~ 14 cm，叶轴具狭窄的翼，小叶通常 5 ~ 9 片，对生，几乎无柄，叶片卵形、椭圆形至广卵形，长 2 ~ 5 cm，宽 1.5 ~ 3 cm，先端急尖；通常微凹，基部为不等的楔形，边缘钝锯齿状，齿间具腺点，下面在中脉基部有丛生的长柔毛。伞房状圆锥花序，顶生或顶生于侧枝上，花单性，雌雄异株，花轴被短柔毛；花被片 4 ~ 8，三角状披针形；雄花具雄蕊 5 ~ 7，花药矩圆形，药隔近顶端具腺点，花丝线形，退化心皮 2，先端 2 叉裂；雌花心皮通常 3 ~ 4，子房背脊上部有突出的腺点，花柱略外弯，柱头头状，子房无柄。成熟心皮通常 2 ~ 3。果实红色至紫红色，密生疣状突起的腺点。种子 1 枚，黑色，有光泽。花期 3 ~ 5 月，果期 7 ~ 10 月。

生境分布 | 生长于温暖湿润、土层深厚肥沃的砂质土壤中。我国大部分地区有分布，但以四川产者为佳。

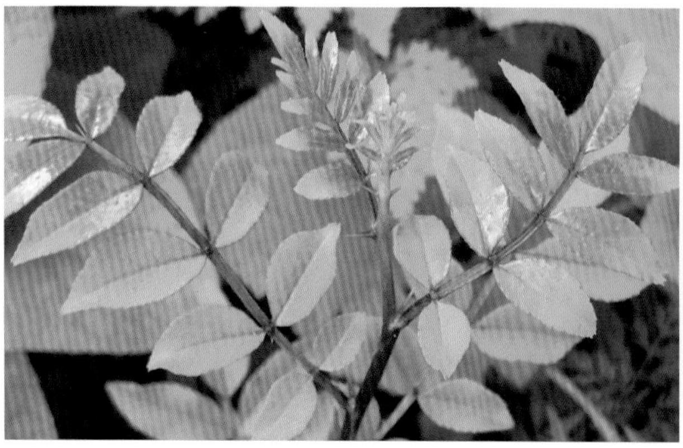

花椒

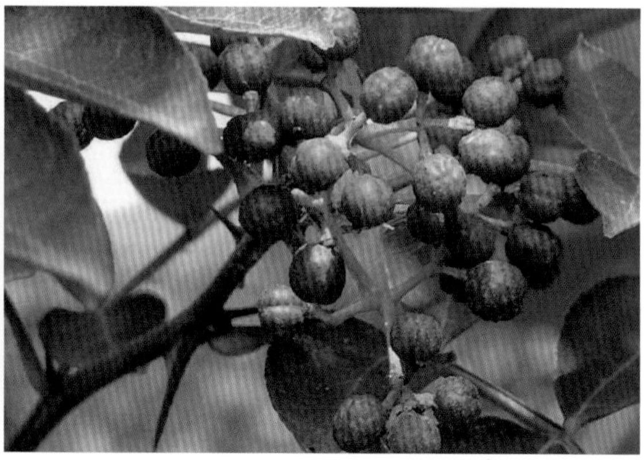

花椒

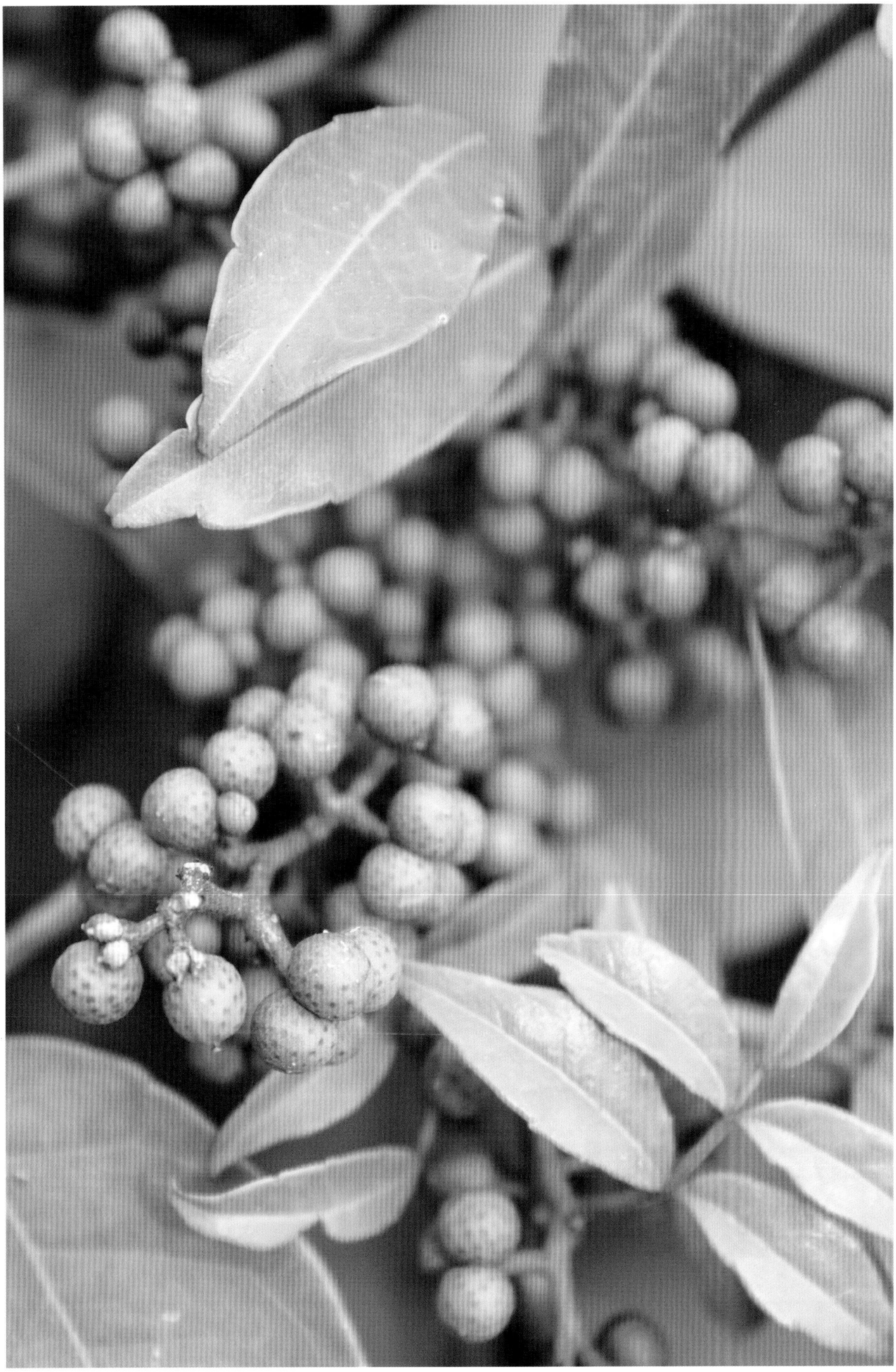

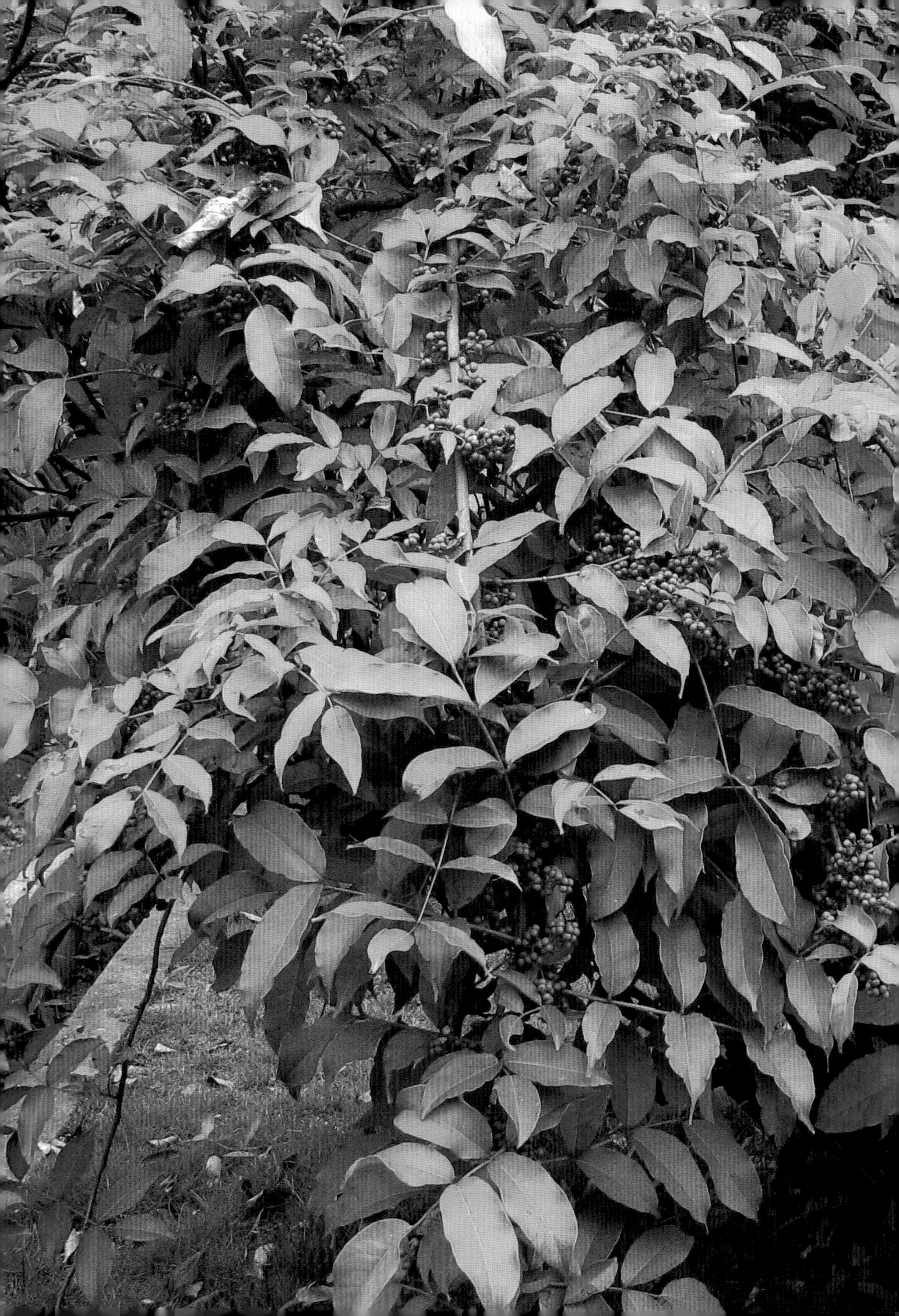

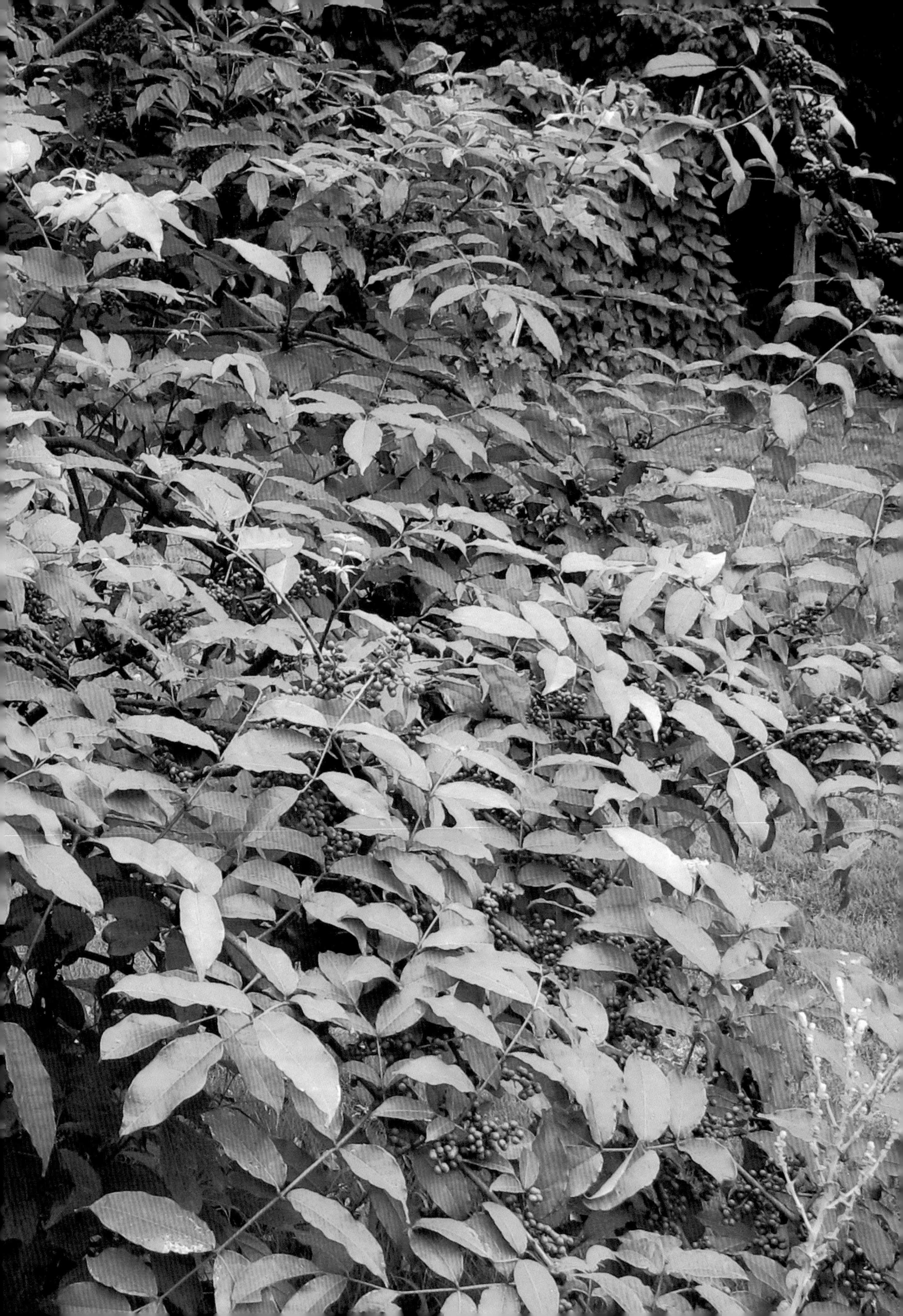

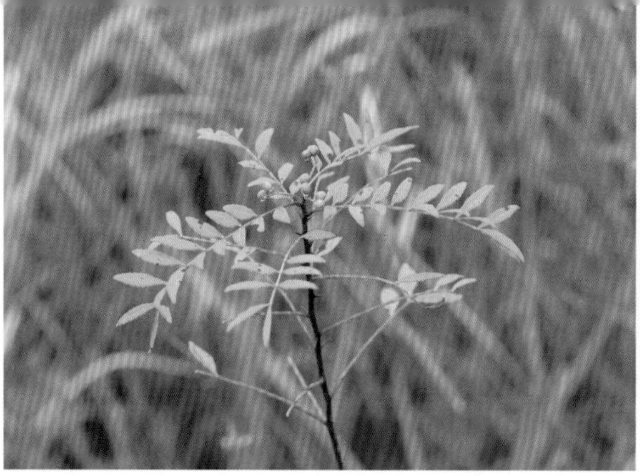

花椒

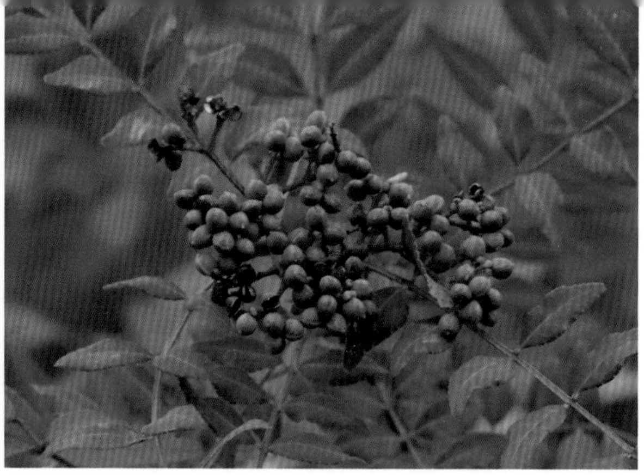

花椒

采收加工 | 秋季采收成熟果实，晒干，除去种子及杂质。

药材鉴别 | 本品呈卵圆形或类球形。表面黑色有光泽。种皮质坚硬，剥离后可见乳白色的胚乳及子叶。气香，味辣。

性味归经 | 辛，温。归脾、胃、肾经。

功效主治 | 温中止痛，杀虫，止痒。本品辛温燥散，能温中散寒止痛，兼能燥湿杀虫止痒，故有此效。

药理作用 | 小剂量牻牛儿醇能增强肠蠕动，剂量大时则会抑制蠕动；对多种致病菌及

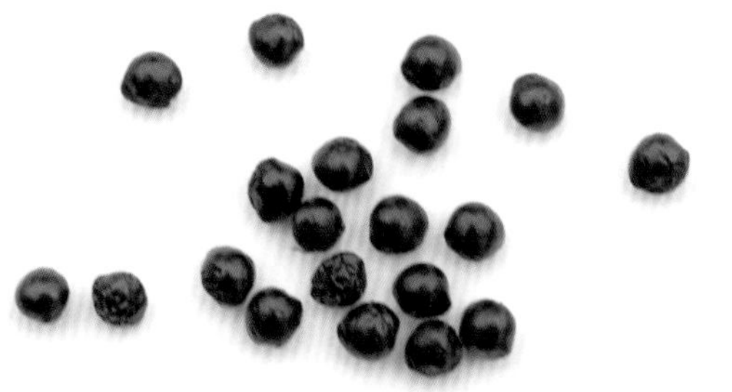

青花椒药材

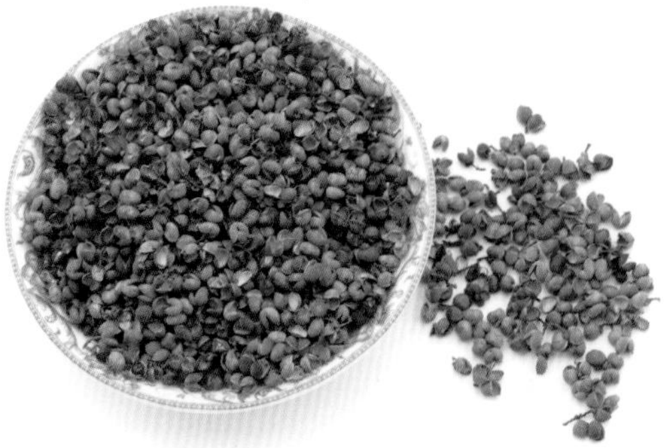

青花椒饮片

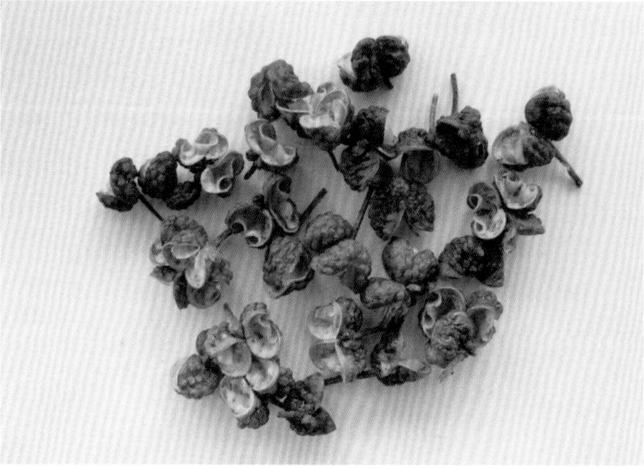

花椒药材

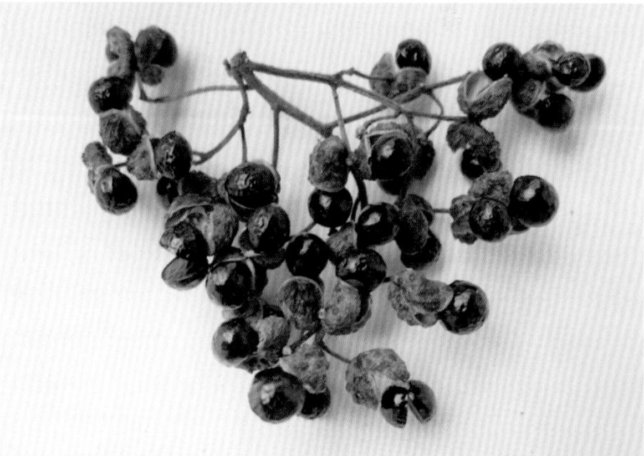

花椒药材

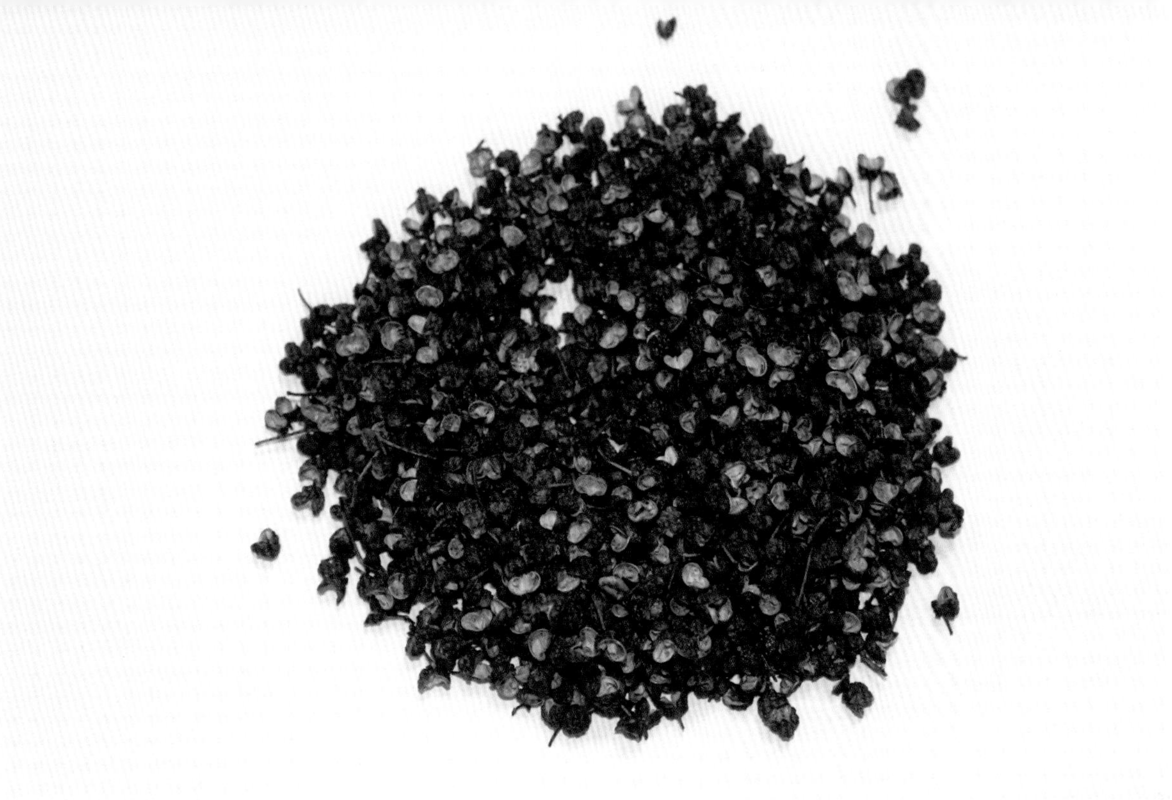

花椒饮片

某些皮肤真菌有抑制作用，对猪蛔虫有杀灭作用。局部使用有麻醉止痛作用。还有降血压、降血脂的作用。

用法用量｜ 3 ~ 10 g，煎服。外用：适量。

精选验方｜

1. 止痛 花椒果皮制成 50%的注射液。痛时肌内注射或穴位注射，每次 2 ml。

2. 拔牙麻醉 花椒挥发油（提取挥发油配以苯甲醇及 60%的乙醇）。涂于患牙四周 3 ~ 5 min，待痛感消失，即可行拔牙术。

3. 回乳 花椒 6 ~ 15 g。加水 400 ~ 500 ml，浸泡后煎煮浓缩成 250 ml，然后加入红糖（白糖效果不佳）30 ~ 60 g，于断奶当日趁热 1 次服下，每日 1 次，1 ~ 3 次即可回乳。

4. 血吸虫病 花椒适量。炒研成粉装胶囊，成人每日 5 g，分 3 次服，20 ~ 25 日为 1 个疗程。

5. 蛔虫性肠梗阻 麻油 125 ml 加热后，将花椒 9 ~ 30 g（去椒目）倒入油锅煎至焦黄色，再将花椒滤去，待麻椒油微温时 1 次顿服或 2 ~ 3 h 内服下。

6. 蛲虫病 花椒 30 g。加水 1000 ml，煮沸 40 ~ 50 min，过滤。取微温滤液 25 ~ 30 ml，行保留灌肠，每日 1 次，连续 3 ~ 4 次。

7. 皮肤瘙痒 花椒 15 g，艾叶 50 g，地肤子、白鲜皮各 25 g。水煎熏洗。

8. 胆道蛔虫病 花椒 20 粒，食醋 10 g，糖少许。煎煮后去花椒，1 次服用。

9. 风湿性关节炎 花椒 50 g，辣椒 20 个。先将花椒煎水，水沸后放入辣椒煮软，取出撕开，贴患处，再用水热敷。

使用禁忌｜ 阴虚火旺者与孕妇忌用。

滑石
HUASHI

维 药 名丨 台里克。

别　　名丨 滑石粉、飞滑石。

来　　源丨 为硅酸盐类矿物滑石族滑石 Talcum，主含含水硅酸镁 Mg_3（Si_4O_{10}）（OH）$_2$。

识别特征丨 为硅酸盐类矿物滑石族滑石的块状体，呈扁平块状或不规则形，大小不一。全体白色、灰白色或淡黄色，层间或隙缝处常夹有灰褐色泥岩。每层由纤维状的结晶聚合体纵向集合而成。单层的块附有青灰色或黄色片状泥岩。有的半透明。质较松软，硬度 1.5 ~ 2，比重 2.3，条痕白色，易纵向断裂，手捻能碎，纵断面纤维状，显丝绢光泽。气味皆无。

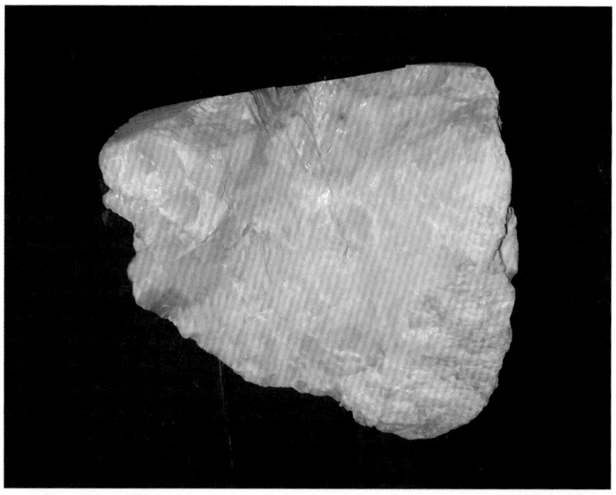
滑石

生境分布丨 多生长于变质岩、石灰岩、白云岩、菱镁矿及页岩中。分布于山东、江西、山西、辽宁等地。

采收加工丨 采得后，除去泥沙或杂石。

药材鉴别丨 本品呈不规则的碎块状。白色或黄白色，有蜡样光泽。体较重，质软细腻，置水中不崩散。无臭，无味。

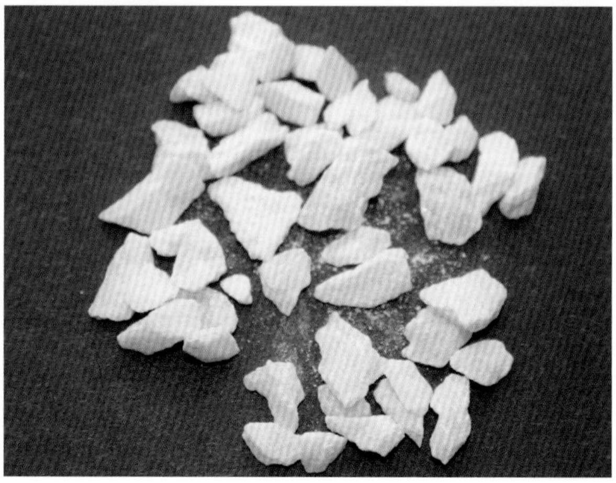
滑石

性味归经丨 甘、淡，寒。归胃、膀胱经。

功效主治丨 利水通淋，清解暑热，祛湿敛疮。本品甘淡渗利，寒能清热，滑能利窍，故有利水通淋、清解暑热之功。

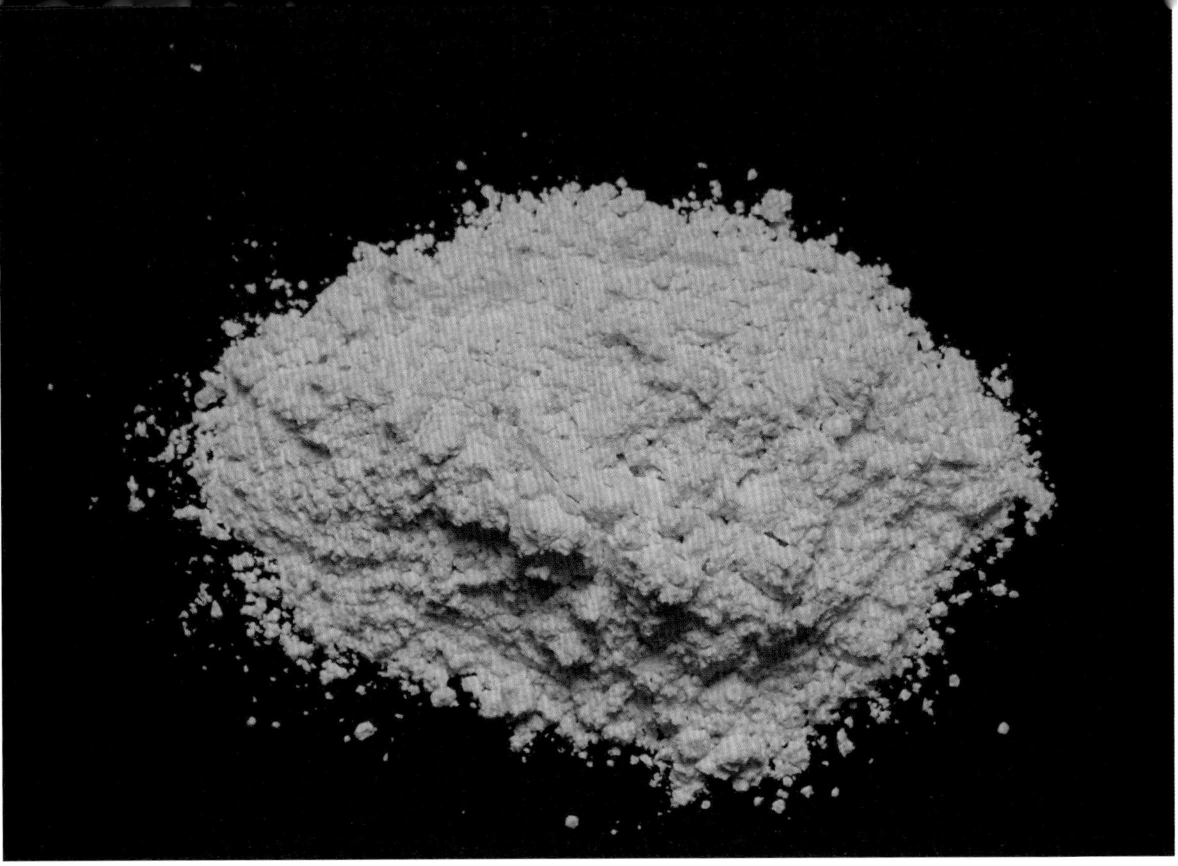

滑石饮片

药理作用｜ 所含硅酸镁有吸附和收敛作用，外用能保护发炎或破损的表面，吸收分泌物，促进结痂；内服能保护发炎的胃肠黏膜而止吐、止泄，并能阻止毒物在胃肠道中吸收。

用法用量｜ 煎服，10 ～ 15 g；宜布包。外用：适量。

精选验方｜

1. 反流性食管炎 滑石、黄连、甘草、枳壳、陈皮，用量比例为 6 ∶ 1 ∶ 1 ∶ 2 ∶ 2。共研细末，每服 3 g，大枣 10 枚煎汤送下，每日 3 次，4 周为 1 个疗程，睡前 2 h 不进食，睡时将床头抬高 15 ～ 20 cm，避免弯腰，举重物。

2. 慢性浅表性胃炎及十二指肠炎 水飞滑石、醋制延胡索、炒白芍、甘草各等份。研末过筛，装胶囊，每丸 0.6 ～ 0.7 g，每次 5 丸，每日 3 次，饭前服。

3. 婴幼儿秋冬腹泻 滑石、车前子、黄芩各 10 g，橘红 7 g，黄连、杏仁、通草、半夏、川厚朴各 5 g。每日 1 剂，水煎 3 次，混合浓缩为 40 ml，1 岁以内小儿每次服 5 ml，每 6 h 服 1 次。

4. 前列腺炎 滑石、生山栀、玄参、紫苏叶、马鞭草、生大黄、川牛膝、六神曲各 12 g，生山楂 18 g，萹蓄 10 g，青皮 6 g。煎服，每日 1 剂。

5. 慢性牙周炎 滑石 18 g，甘草粉 6 g，朱砂面 3 g，雄黄、冰片各 1.5 g。共研为细末，早晚刷牙后撒患处；或以 25 g 药粉兑 60 g 生蜜，调和后早、晚涂患处。

使用禁忌｜ 脾虚、热病伤津者及孕妇忌用。有报道称滑石性燥，可导致腹腔、直肠、阴道等组织的肉芽肿。

黄瓜

HUANGGUA

维 药 名｜ 台尔海买克。

别　　名｜ 胡瓜、王瓜、刺瓜。

来　　源｜ 为葫芦科一年生攀缘状草本植物黄瓜 *Cucumis sativus* L. 的果实。

识别特征｜ 一年生蔓生或攀缘草本。茎细长，具纵棱，被短刚毛，卷须不分枝。黄瓜根系分布浅，再生能力较弱。茎蔓性，长可达 3 m 以上，有分枝。叶掌状，大而薄，叶缘有细锯齿。花通常为单性，雌雄同株。瓠果，狭长圆形或圆柱形。嫩时绿色，成熟后黄色。花、果期 5 ~ 9 月。

生境分布｜ 全国各地均产。

采收加工｜ 鲜用，四季可采。

性味归经｜ 甘，凉。归肺、脾、大肠经。

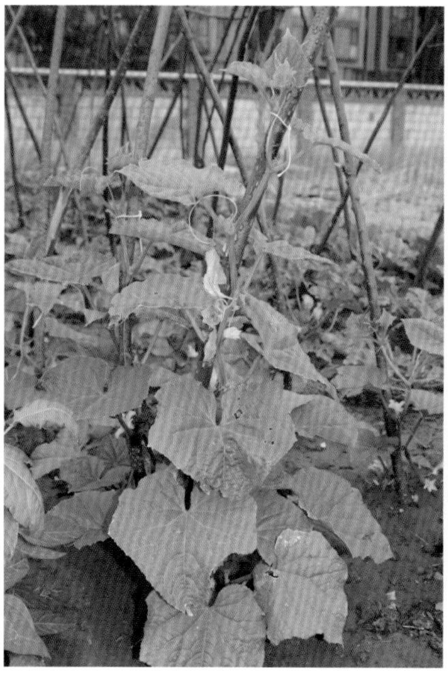

黄瓜

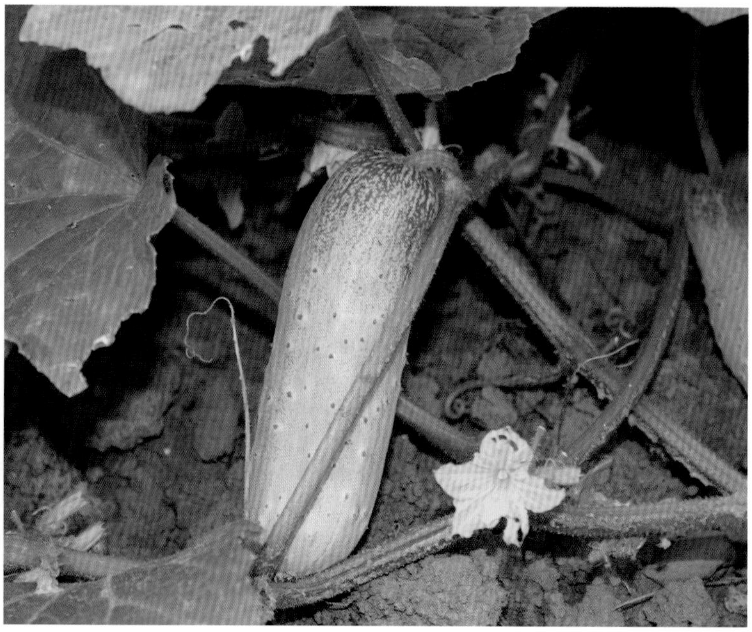

黄瓜

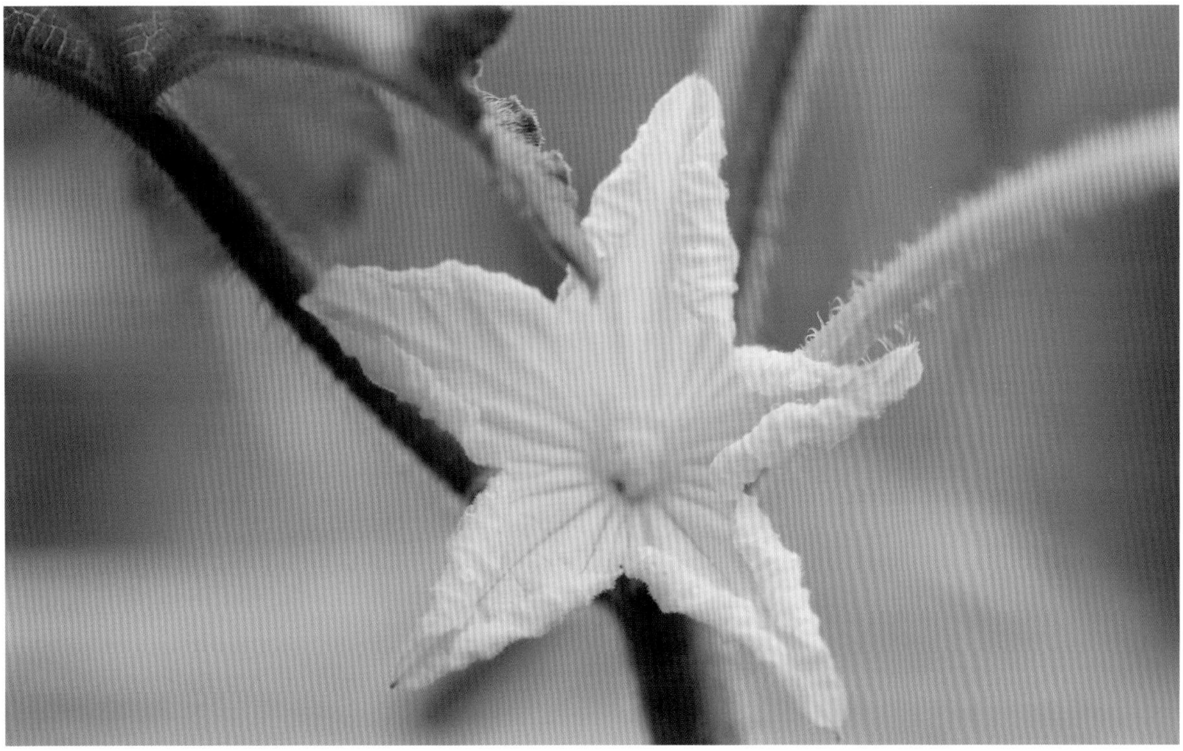

黄瓜

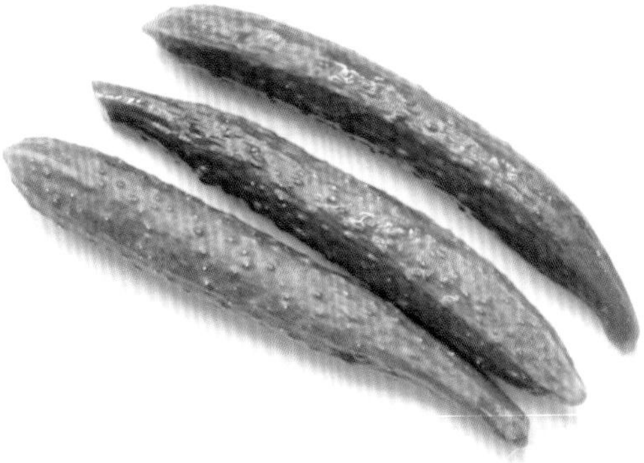

黄瓜

功效主治 | 清热解毒，利水消肿。主治烦渴，小便不利；外用治火烫伤。

药理作用 | 葫芦素 C 在动物实验中有抗肿瘤作用，毒性较低。

用法用量 | 10 ~ 60 g，煮食或生啖。外用：浸汁、制霜或研末调敷。

精选验方 |

1. **小儿热痢** 嫩黄瓜同蜜食十余根。

2. **水病肚胀至四肢肿** 黄瓜 1 根。破作两片（不出子），以醋煮一片，水煮一片，俱烂，空心顿服，须臾下水。

3. **咽喉肿痛** 老黄瓜一根。去子，入芒硝填满，阴干为末，每以少许吹之。

4. **跌打疮焮肿** 6 月取黄瓜入瓷瓶中，水浸之，每以水扫于疮上。

5. **火眼赤痛** 5 月取老黄瓜一根，上开小孔，去瓤，入芒硝令满，悬阴处，待芒硝透出刮下，点眼。

6. **汤火灼伤** 5 月掐黄瓜入瓶内，密封，挂檐下，取水刷之。

使用禁忌 | 黄瓜性凉，胃寒患者食之易致腹痛泄泻。

黄连

HUANGLIAN

维 药 名 | 马米然其尼。

别　　名 | 味连、支连、王连、云连、雅连、川连。

来　　源 | 为毛茛科多年生草本植物黄连 *Coptis chinensis* Franch. 和三角叶黄连 *Coptis deltoidea* C. Y. Cheng et Hsiao 的根茎。

识别特征 | 多年生草本，高 15 ~ 25 cm。根茎黄色，成簇生长。叶基生，具长柄，叶片稍带革质，卵状三角形，3 全裂，中央裂片稍呈棱形，具柄，长为宽的 1.5 ~ 2 倍，羽状深裂，边缘具锐锯齿，侧生裂片斜卵形，比中央裂片短，叶面沿脉被短柔毛。花葶 1 ~ 2，二歧或多歧聚伞花序，有花 3 ~ 8 朵，萼片 5，黄绿色，长椭圆状卵形至披针形，长 9 ~ 12.5 mm；花瓣线形或线状披针形，长 5 ~ 7 mm，中央有蜜槽；雄蕊多数，外轮比花瓣略短；心皮 8 ~ 12。蓇葖果具柄。三角叶黄连与上种不同点为：叶的裂片均具十分明显的小柄，中央裂片三角状卵形，4 ~ 6 对羽状深裂，2 回裂片彼此密接；雄蕊长为花瓣之半，种子不育。花期 2 ~ 4 月，果期 3 ~ 6 月。

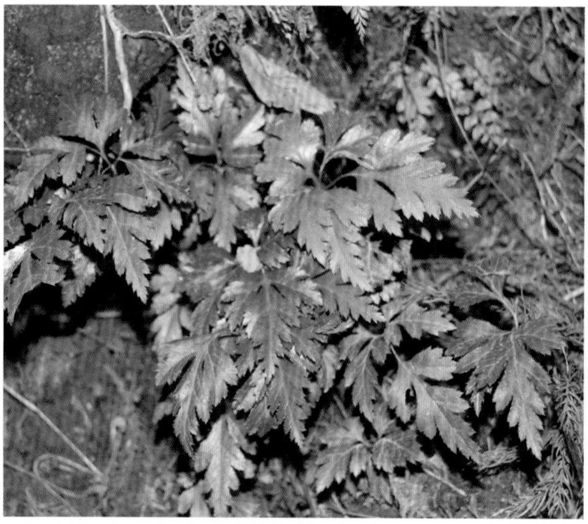

黄连

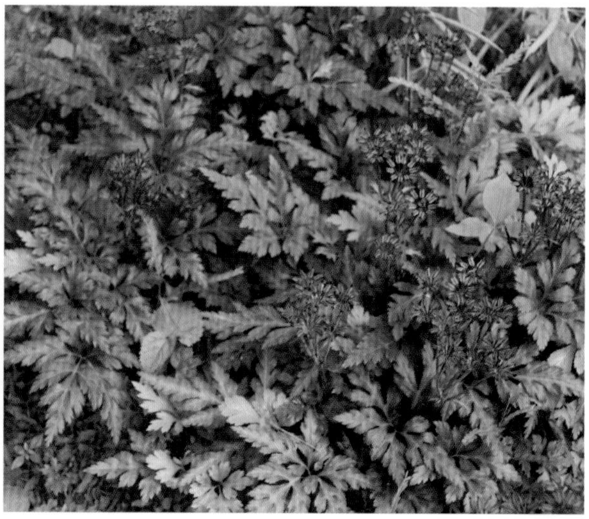

黄连

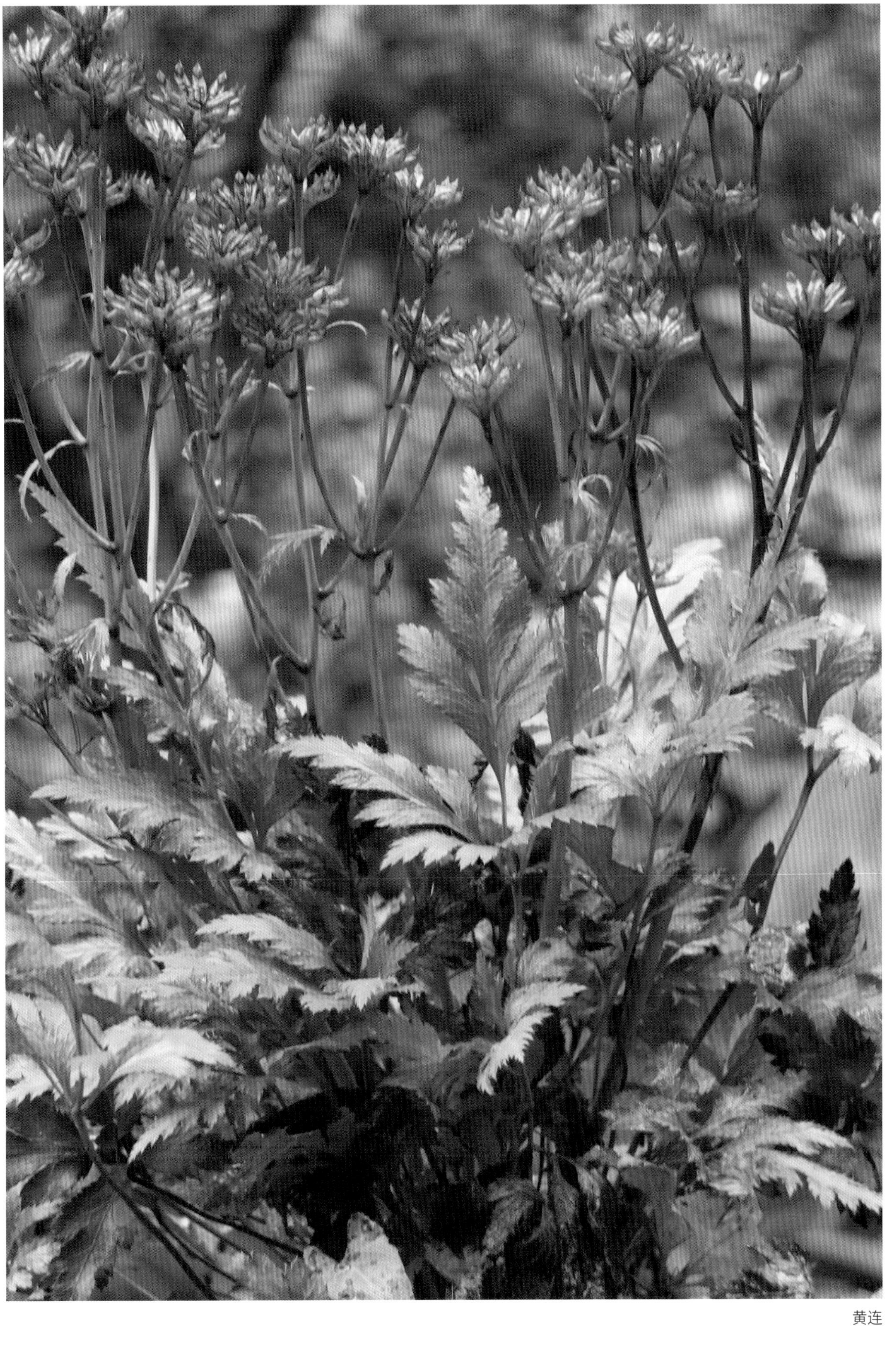

黄连

生境分布| 生长于海拔1000～1900 m的山谷、凉湿荫蔽密林中。黄连多系栽培。分布于我国中部及南部各省。四川、云南产量较大。

采收加工| 秋季采挖，除去苗叶、须根及泥沙，干燥，撞去残留须根。生用或炒用。

药材鉴别| 本品呈不规则的薄片。外表皮暗黄色，粗糙，有细小的须根。切面或碎断面皮部棕色至暗棕色，木部鲜黄色或红黄色，具放射状纹理，髓部红棕色，有时中央有空隙。质地坚实，不易折。气微，味极苦。

性味归经| 苦，寒。归心、肝、胃、大肠经。

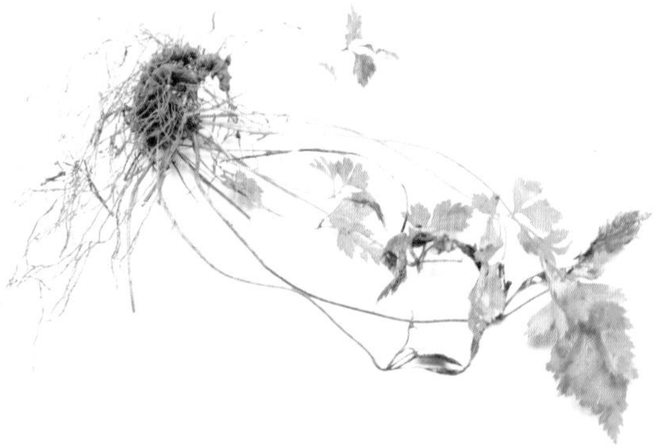

黄连（野生）药材

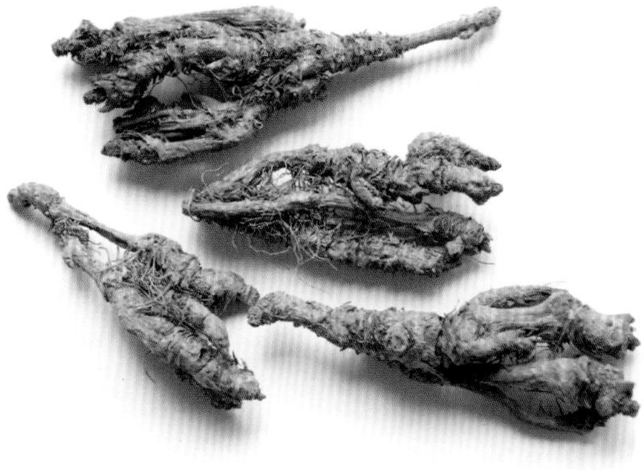

黄连药材

功效主治| 清热燥湿，泻火解毒。主治湿热痞满、呕吐吞酸、泻痢、黄疸、高热神昏、心火亢盛、心烦不寐、血热吐衄、目赤、牙痛、消渴、痈肿疔疮；外治湿疹、湿疮、耳道流脓。酒黄连善清上焦火热，主治目赤、口疮。姜黄连清胃和胃止呕，主治寒热互结，湿热中阻，痞满呕吐。萸黄连舒肝和胃止呕，主治肝胃不和、呕吐吞酸。

药理作用| 具广谱抗菌作用，并能抑制钩端螺旋体、阿米巴原虫、流感病毒及各种致病性真菌。小檗碱在体内可增强白细胞的吞噬功能，具扩张末梢血管、降低血压、利胆、解热、利尿、局部麻醉、镇静、镇痛及抗肿瘤作用。

用法用量| 煎服，2～10 g；或1～1.5 g，入丸、散。外用：适量。炒用制其寒性，姜汁炒清胃止呕，酒炒清上焦火，吴茱萸炒清肝胆火。

精选验方|

1. 痔疮 黄连100 g。煎膏，加入等份芒硝、冰片5 g，痔疮敷上即消。

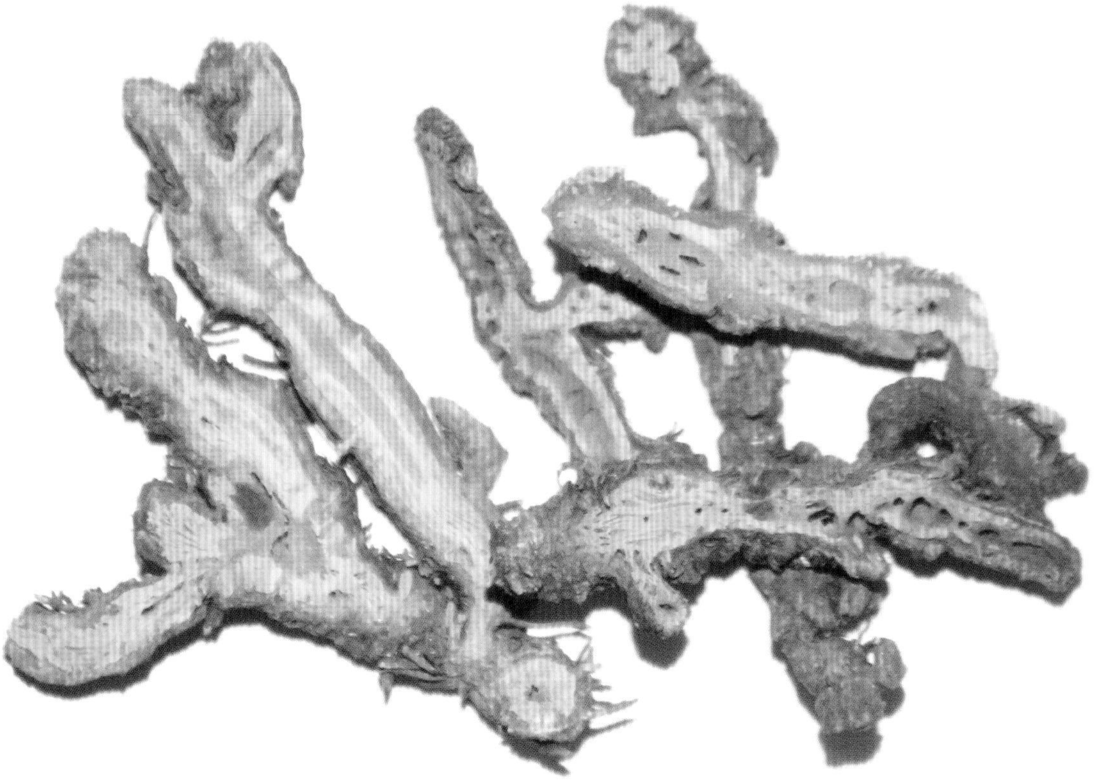

黄连饮片

2. **黄疸** 黄连 5 g，茵陈 15 g，栀子 10 g。水煎服。

3. **痈疮，湿疮，耳道流脓** 黄连适量。研细末，茶油调涂患处。

4. **颈痈，背痈** 黄连、黄芩、炙甘草各 6 g，栀子、枳实、柴胡、赤芍、金银花各 9 g。水煎取药汁。

5. **心肾不交型失眠** 黄连、肉桂各 5 g，半夏、炙甘草各 20 g。水煎服。

6. **肺炎咳喘** 黄连、甘草各 6 g，金银花、沙参、芦根、枇杷叶、薏苡仁各 30 g，天冬、百合各 12 g，橘皮 10 g，焦三仙各 9 g，三七粉 3 g。水煎取药汁，每日 1 剂，分 2 次服用。

7. **浸润型肺结核** 黄连 19 g，蛤蚧 13 g，白及 40 g，百部 10 g，枯矾 8 g。共研细末，水泛为丸，阴干后备用，每次 10 g，每日 3 次，温开水送服，儿童量酌减。

使用禁忌 | 苦寒易伤脾胃，故脾胃虚寒者慎用。

火麻仁

HUOMAREN

维 药 名 | 坎地尔欧如合。

别　　名 | 麻仁、麻子仁、大麻仁。

来　　源 | 为桑科一年生草本植物大麻 *Cannabis sativa* L. 的干燥成熟种子。

识别特征 | 一年生直立草本，高 1 ～ 3 m。掌状叶互生或下部对生，全裂，裂片 3 ～ 11 枚，披针形至条状披针形，下面密被灰白色毡毛。花单性，雌雄异株；雄花序为疏散的圆锥花序，黄绿色，花被片 5；雌花簇生于叶腋，绿色，每朵花外面有一卵形苞片。瘦果卵圆形，质硬，灰褐色，有细网状纹，为宿存的黄褐色苞所包裹。花期 5 ～ 6 月，果期 7 ～ 8 月。

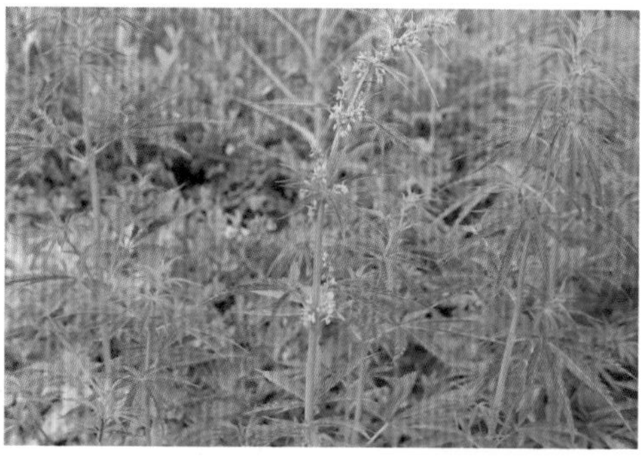
大麻（火麻仁）

生境分布 | 生长于土层深厚、疏松肥沃、排水良好的沙质土壤或黏质土壤中。分布于东北、华北、华东、中南等地。

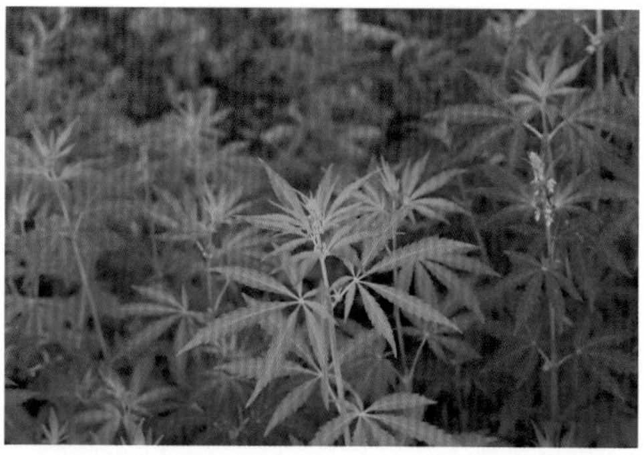
大麻（火麻仁）

采收加工 | 秋、冬二季果实成熟时，割取全株，晒干，打下果实，除去杂质。

药材鉴别 | 本品果实呈卵圆形，长 4 ～ 5.5 mm，直径 2.5 ～ 4 mm。外表光滑，灰绿色或灰黄色，有微细的白色或棕色网纹。内有白色种仁，富油性。气微，味淡。

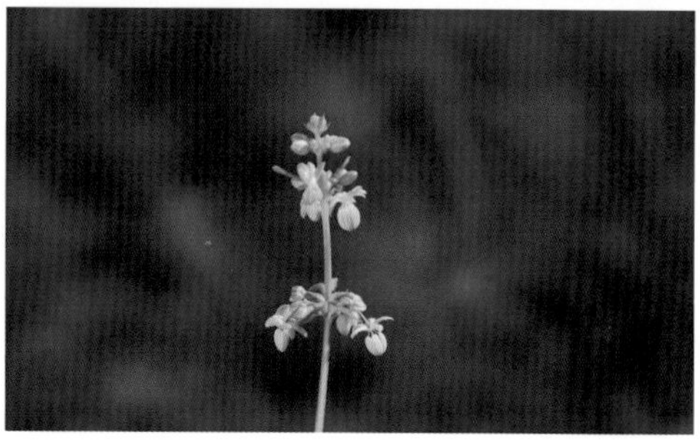
大麻（火麻仁）

性味归经 | 甘，平。归脾、胃、大肠经。

功效主治 | 润肠通便。本品甘、平，质润多脂，

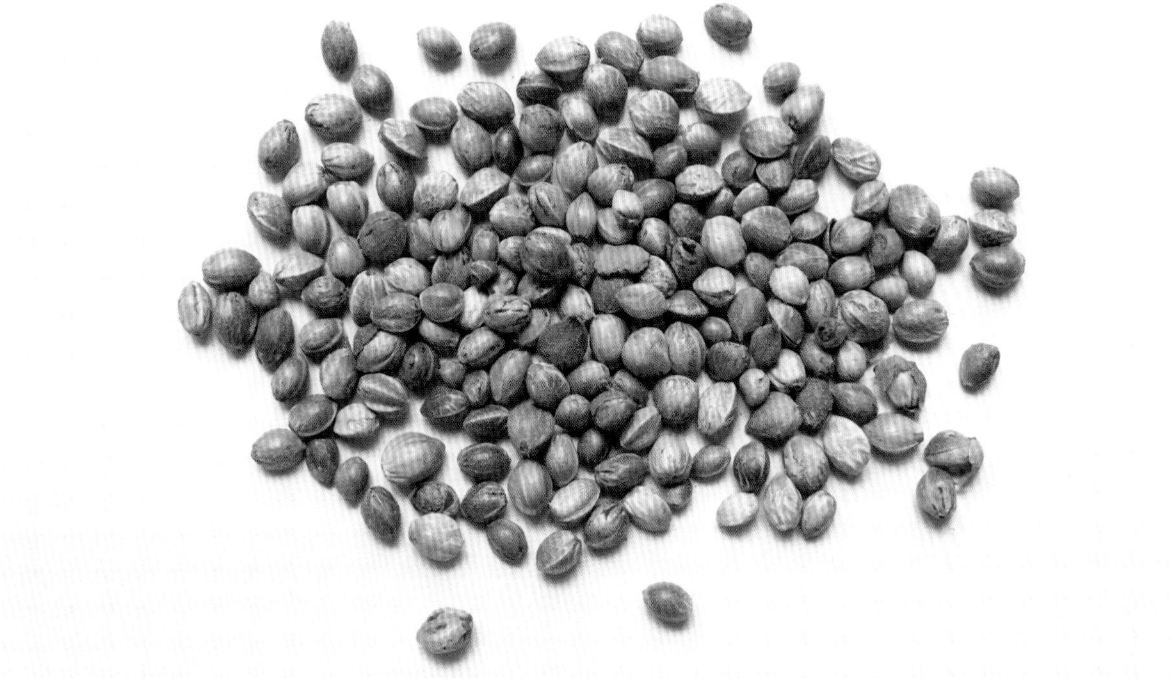

火麻仁饮片

故能润肠通便，兼能滋养补虚。

药理作用 | 麻仁有明显阻止大鼠血清胆固醇升高的作用。火麻仁乙醇提取物 2 g，按每千克体重用量 10 g 分别给麻醉猫及正常兔灌胃，30 min 后均出现缓慢降压现象。火麻仁能刺激肠黏膜，使分泌物增加，肠蠕动加快，并可抑制大肠吸收水分，故有泻下作用。

用法用量 | 10 ~ 15 g，打碎入煎，或捣取汁煮粥。外用：适量。

精选验方 |

1. 大便不通　火麻仁适量。研末，同米煮粥食用。

2. 烫伤　火麻仁、黄柏、黄栀子各适量。共研末，调猪油涂。

3. 跌打损伤　火麻仁 200 g。煅炭，对黄酒服。

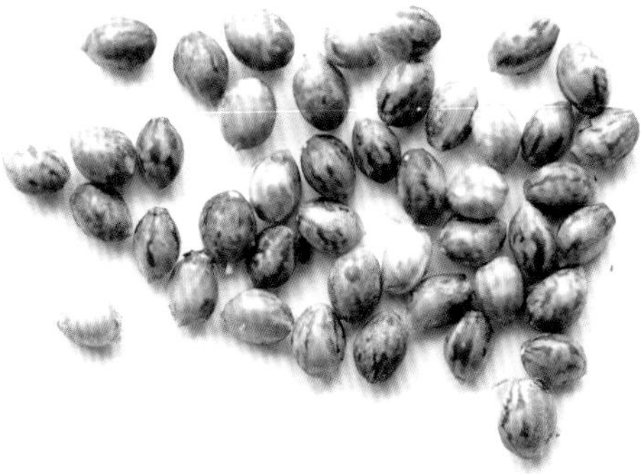

火麻仁（大麻）药材

4. 大便秘结　火麻仁、大黄、枳实、白芍各 50 g，杏仁、厚朴各 15 g。共研细粉，炼蜜为丸，每服 9 g，每日 1 ~ 2 次。

5. 妇女产后头昏、多汗、大便秘结　火麻仁 15 g，紫苏子 10 g，粳米适量。前两味加水研磨，取汁与粳米煮粥食，每日 2 次。

6. 白痢　火麻仁汁、绿豆各适量。用火麻仁汁煮取绿豆，空腹食。

使用禁忌 | 大量食用火麻仁，可引起中毒。

藿香

HUOXIANG

维 药 名| 品乃。

别　　名| 合香、山茄香、排香草、野藿香。

来　　源| 为唇形科多年生草本植物藿香 *Agastache rugosa*（Fisch. et Mey.）O. Ktze. 的干燥地上部分。

识别特征| 多年生草本，高达 1 m，茎直立，上部多分枝，老枝粗壮，近圆形；幼枝方形，密被灰黄色柔毛。叶对生，圆形至宽卵形，长 2 ～ 10 cm，宽 2.5 ～ 7 cm，先端短尖或钝，基部楔形或心形，边缘有粗钝齿或有时分裂，两面均被毛，脉上尤多；叶柄长 1 ～ 6 cm，有毛。轮伞花序密集成假穗状花序，密被短柔毛；花萼筒状，花冠紫色，前裂片向前伸。小坚果近球形，稍压扁。花期 6 ～ 9 月，果期 9 ～ 11 月。

生境分布| 生长于向阳山坡。分布于广东、海南，有广东广藿香及海南广藿香之分。

采收加工| 每年可采收 2 次，第一次在 5 ～ 6 月间枝叶茂盛时采收，第二次在 9 ～ 10 月间采收，日晒夜闷，反复至干。

药材鉴别| 本品常对折或切断扎成束。

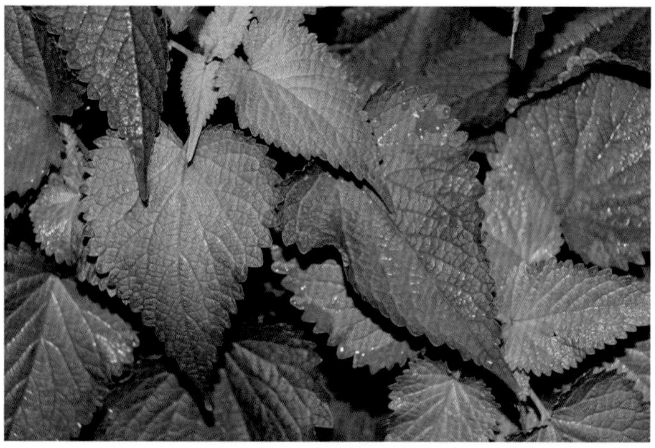

藿香

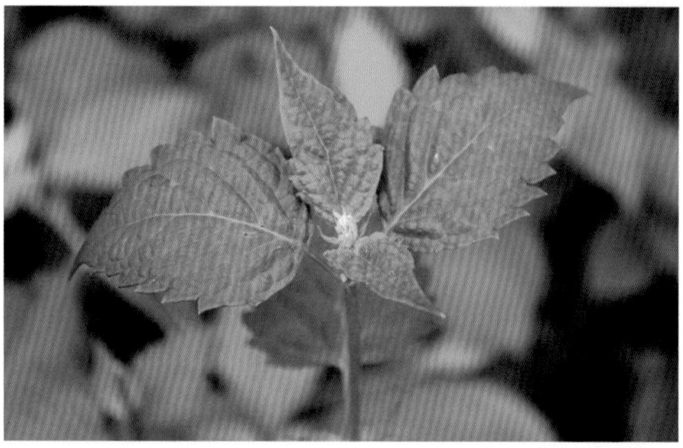

藿香

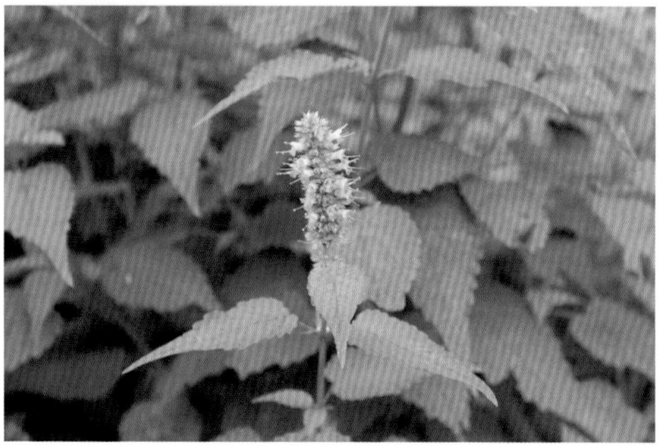

藿香

茎方柱形，多分枝，四角有棱脊，四面平坦或凹入成宽沟状；表面暗绿色，有纵皱纹，稀有绒毛；节明显，常有叶柄脱落的痕迹；老茎坚硬、质脆，易折断，断面白色，髓部中空。叶对生；叶片深绿色，多皱缩或破碎，完整者展平后呈卵形，先端尖或短渐尖，基部圆形或心形，边缘有钝锯齿，上表面深绿色，下表面浅绿色，两面微具茸毛。茎顶端有时有穗状轮伞花序，呈土棕色。气芳香，味淡而微凉。

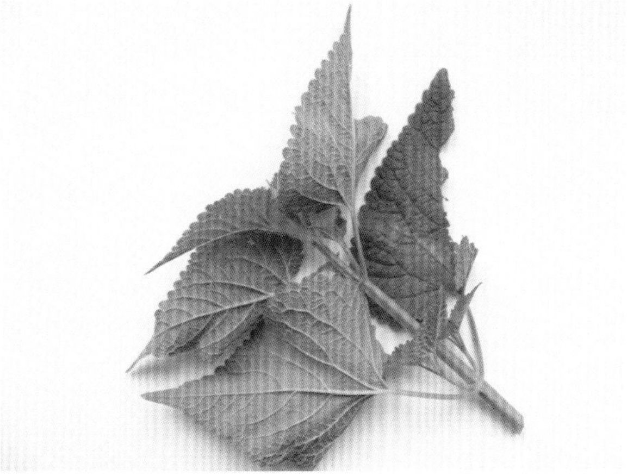

藿香药材

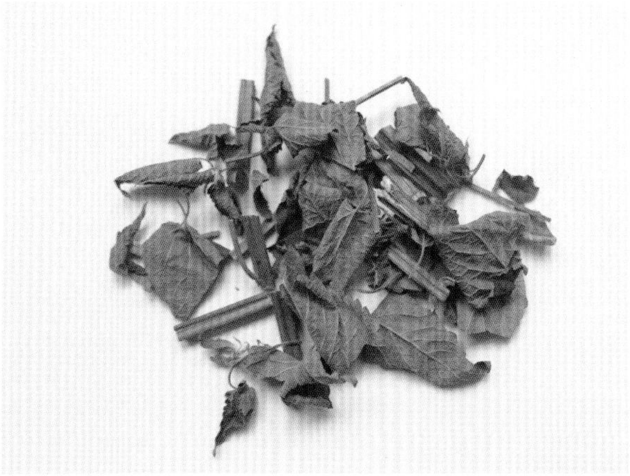

藿香药材

性味归经| 辛，微温。归脾、胃、肺经。

功效主治| 行气，和中，辟秽，祛湿。主治感冒暑湿，寒热，头痛，胸脘痞闷，呕吐泄泻，疟疾，痢疾，口臭。

药理作用| 藿香挥发油能促进胃液分泌，增加消化能力，对胃肠有解痉作用。此外，尚有收敛止泻、扩张微血管而略有发汗等作用。广藿香酮有广谱抗菌作用，对常见致病性皮肤真菌、白色念珠菌、新型隐球菌及金黄色葡萄球菌、绿脓杆菌、大肠杆菌、痢疾杆菌、甲型溶血性链球菌、肺炎双球菌和鼻病毒等均有抑制作用，并有防腐作用。

用法用量| 5 ~ 10 g，煎服。鲜品加倍。

精选验方|

1. 急性胃肠炎 藿香、厚朴、陈皮各 6 g，苍术、清半夏各 9 g，甘草 3 g。水煎服。

2. 寻常疣 每日用鲜藿香叶 2 ~ 3 片擦揉患处 3 ~ 5 min。

3. 婴幼儿腹泻 丁香、胡椒各等份。研成细末，装瓶备用，每次用 1 ~ 2 g 放入小杯内，再用藿香正气水调成稀糊状外敷于肚脐内，胶布固定，每日换药 1 次，连用 2 ~ 3 日即愈。

4. 口臭 藿香 5 ~ 10 g。洗净后煎汤取汁，频频含漱，能香口去臭。

使用禁忌| 本品性偏辛散，故暑热之症及阴虚火旺、舌燥光滑、津液不布者，不宜应用。入煎剂宜后下，不宜久煎。

鸡内金

JINEIJIN

维药名｜托伙塔西里克。

别　名｜内金、生鸡金、炒鸡金、制鸡金。

来　源｜为雉科动物家鸡 *Gallus gallus domesticus* Brisson 的干燥砂囊内壁。

识别特征｜家鸡，家禽。嘴短而坚，略呈圆锥状，上嘴稍弯曲。鼻孔裂状，被有鳞状瓣。眼有瞬膜。头上有肉冠，喉部两侧有肉垂，通常呈褐红色；肉冠以雄者为高大，雌者低小；肉垂也以雄者为大。翼短；羽色雌、雄不同，雄者羽色较美，有长而鲜丽的尾羽；雌者尾羽甚短。足健壮，跗、跖及趾均被有鳞板；趾 4，前 3 趾，后 1 趾，后趾短小，位略高，雄者跗跖部后方有距。

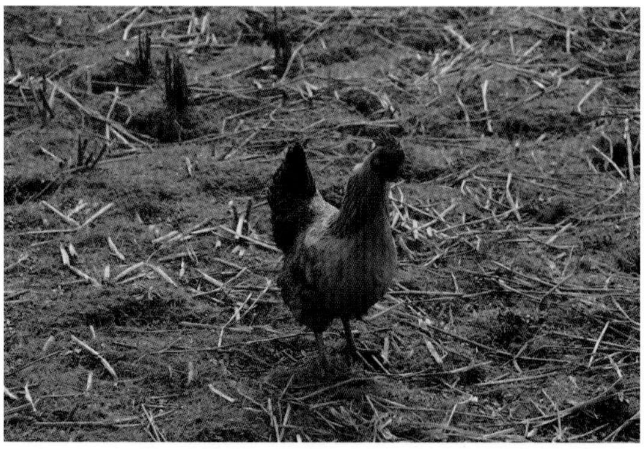
鸡

生境分布｜全国各地均产。

采收加工｜将鸡杀死后，立即剥下鸡肫内壁，洗净，干燥即可。

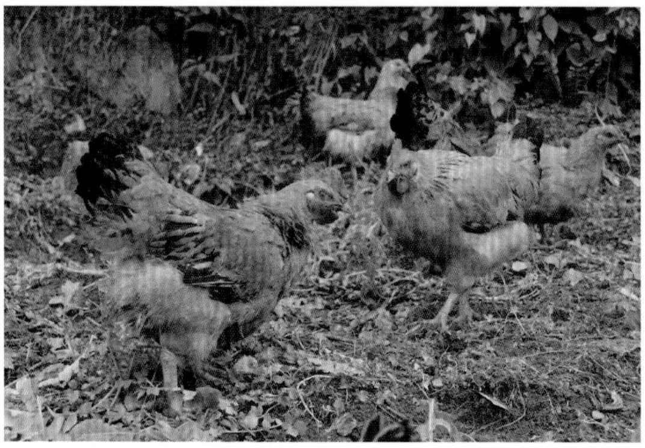
鸡

药材鉴别｜本品为不规则卷片，厚约 2 mm。表面黄色、黄绿色或黄褐色，薄而半透明，具明显的条状皱纹。质脆，易碎，断面角质样，有光泽。气微腥，味微苦。

性味归经｜甘，平。归脾、胃、小肠、膀胱经。

功效主治｜健胃消食，涩精止遗。主治食积不消、呕吐泻痢、小儿疳积、遗尿、遗精。

药理作用｜口服鸡内金后，胃液分泌量、酸度、消化力均见增加，胃运动机能明显增强。此外，本品还有抗癌作用。其酸提取液或煎剂能加速从尿中排出放射性锶。

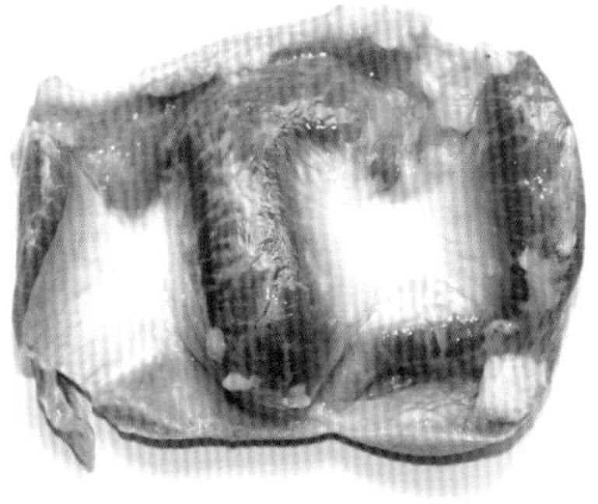

鸡内金（鸡）药材

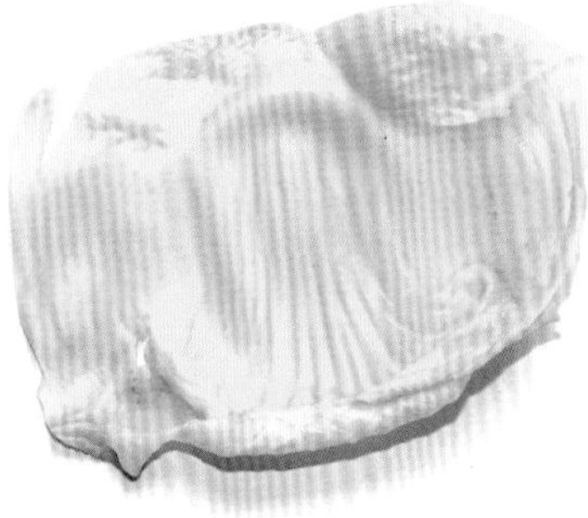

鸡内金（鸡）药材

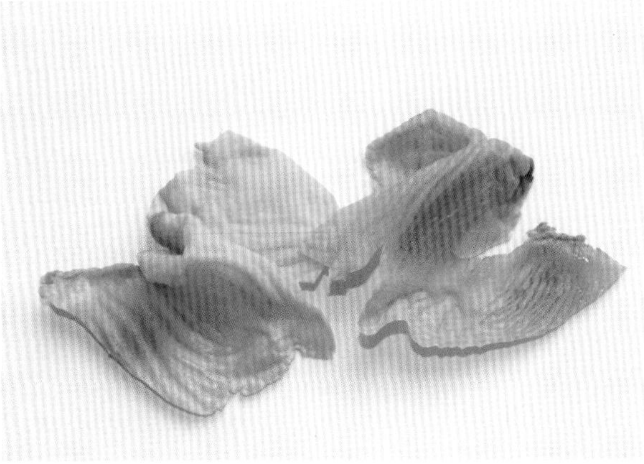

鸡内金（鸡）药材

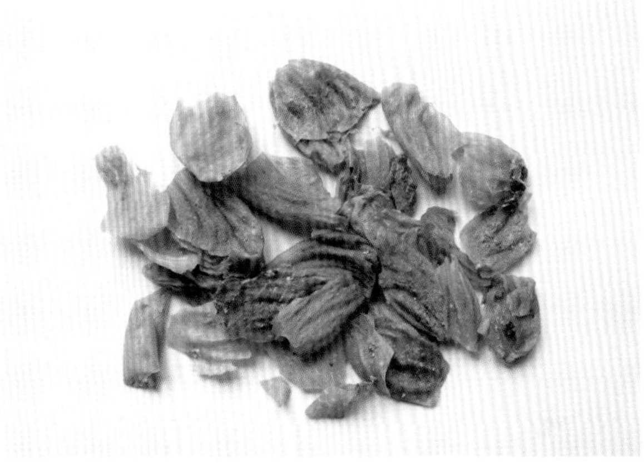

鸡内金饮片

用法用量｜ 3 ～ 10 g，水煎服。研末 1.5 ～ 3 g，研末冲服效果优于煎剂。

精选验方｜

1. 消化不良（对于腹胀、嗳气、反胃、吐酸） 焦鸡内金适量。研细末，每服 1.5 ～ 3 g，每日 2 ～ 3 次，开水送服，可减轻肠内异常发酵、腹胀、口臭及大便不成形等症状；又常配用麦芽、山楂、白术及陈皮等。

2. 口腔炎、齿龈炎 鸡内金适量。焙焦研末，外敷。

3. 扁平疣 生鸡内金 20 g。加水 200 ml，浸泡 2 ～ 3 日，外擦患处，每日 5 ～ 6 次。

4. 胃石症 鸡内金粉 10 g。以温水于饭前 1 h 冲服，每日 3 次。

5. 泌尿系结石 鸡内金适量。烤干，研成粉末，装瓶备用。使用时，取鸡内金粉 15 g，倒入杯中，加入 300 ml 开水冲开，15 min 后即可服用。早晨空腹服，一次服完，然后慢跑步，以助结石排出，用于治疗多发性肾结石。

6. 遗尿、尿频 鸡内金、桑螵蛸（炙）各 9 g，龙骨（煅）、牡蛎（煅）各 12 g，浮小麦 15 g，炙甘草 6 g。水煎服。

7. 体虚遗精 焙鸡内金粉。每次 3 g，每日 2 次，连服 3 日，于清晨及睡前开水冲服。对肺结核患者之遗精效果尤为明显，也可与芡实、莲肉、菟丝子等配用。

使用禁忌｜ 脾虚无积滞者慎用。

鸡子白

JIZIBAI

维药名 | 吐胡米阿克。

别　　名 | 蛋清、鸡子清、鸡卵白、鸡蛋清。

来　　源 | 为雉科动物家鸡 *Gallus gallus domesticus* Brisson 的蛋白。

识别特征 | 家鸡，家禽。嘴短而坚，略呈圆锥状，上嘴稍弯曲。鼻孔裂状，被有鳞状瓣。眼有瞬膜。头上有肉冠，喉部两侧有肉垂，通常呈褐红色；肉冠以雄者为高大，雌者低小；肉垂也以雄者为大。翼短；羽色雌、雄不同，雄者羽色较美，有长而鲜丽的尾羽；雌者尾羽甚短。足健壮，跗、跖及趾均被有鳞板；趾 4，前 3 趾，后 1 趾，后趾短小，位置略高，雄者跗跖部后方有距。

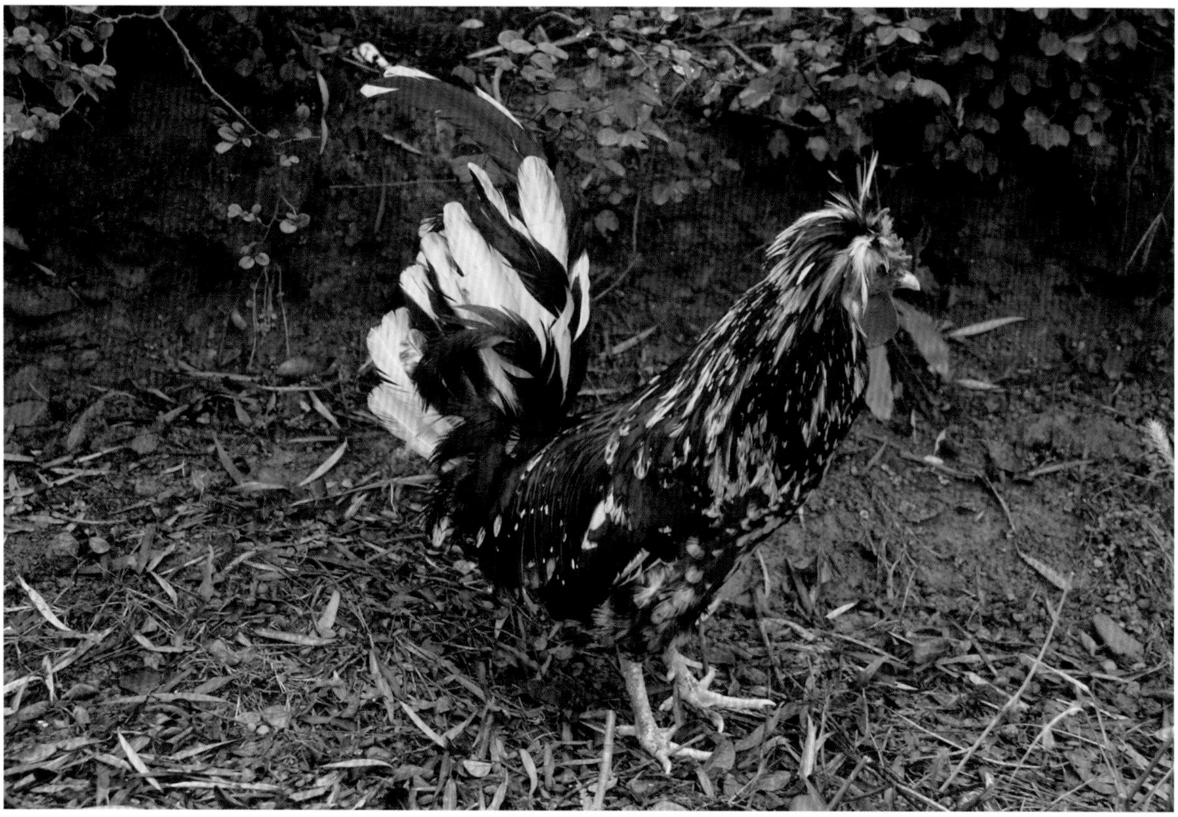

鸡

生境分布｜ 全国各地均产。

采收加工｜ 将鲜鸡蛋打开，取蛋清。

药材鉴别｜ 鸡子白是一个混合物，至少有3层，外层及内层都比较稀薄，中层含纤维状黏蛋白，较黏稠，内外两层含此种黏蛋白极少。

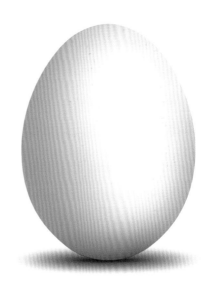

鸡蛋

性味归经｜ 甘，凉。归肺、肝经。

功效主治｜ 润肺利咽，清热解毒。主治咽痛、目赤、咳逆、下肉、疟疾、烧伤、热毒肿痛。

药理作用｜ 许多鸟类的卵清富含蛋白酶抑制剂。由鸡蛋分离出的鸡卵白蛋白，各洗脱峰蛋白中只有峰Ⅱ蛋白对胰蛋白酶有强烈抑制作用，为鸡卵白蛋白胰蛋白酶抑制剂。研究表明该抑制剂有较高的热稳定性，80℃保温 15 min 有 90% 的抑制作用，95℃时其抑制作用降至 20%。此外，该抑制剂在中性和酸性溶液中较稳定，在碱性溶液中则迅速丧失活性。鸡卵白蛋白的积压洗脱峰对胰凝乳蛋白酶的活性均无抑制作用。前述鸡蛋卵白蛋白胰蛋白酶抑制剂（峰Ⅱ蛋白）对枯草杆菌蛋白酶活性也有明显抑制作用，但比对胰蛋白酶的抑制程度要低些。已有研究结果表明，鸡卵黏蛋白能抑制牛、猪、羊和鸡的胰蛋白酶活性，不抑制牛和鸡的胰凝乳蛋白酶，对枯草杆菌蛋白酶有一定抑制作用。

用法用量｜ 内服：生服、煮食，或与药汁调服。外用：适量，涂敷。

精选验方｜

1. 少阴病、咽中生疮、不能言语、声不出者 半夏（洗，破如枣核）14 枚，鸡子 1 枚（开孔去黄）。纳半夏着苦酒中，以鸡子壳安火上，令三沸，去滓。少含咽之，不瘥，更作三剂。

2. 汤火烧、浇，皮肉溃烂疼痛 鸡蛋清、好酒淋洗之。

3. 产后血闭不下 鸡子 1 枚，打开取白，酽醋如白之半，搅调吞之。

使用禁忌｜ 胃中有积滞未消者不宜。动心气，脾胃虚弱者不宜多食，多食发闷。

鸡子黄

JIZIHUANG

维 药 名 | 吐胡米色日合。

别　　名 | 鸡卵黄、鸡蛋黄。

来　　源 | 为雉科动物家鸡 *Gallus gallus domesticus* Brisson 的蛋黄。

识别特征 | 家鸡，家禽。嘴短而坚，略呈圆锥状，上嘴稍弯曲。鼻孔裂状，被有鳞状瓣。眼有瞬膜。头上有肉冠，喉部两侧有肉垂，通常呈褐红色；肉冠以雄者为高大，雌者低小；肉垂也以雄者为大。翼短；羽色雌、雄不同，雄者羽色较美，有长而鲜丽的尾羽；雌者尾羽甚短。足健壮，跗、跖及趾均被有鳞板；趾 4，前 3 趾，后 1 趾，后趾短小，位略高，雄者跗跖部后方有距。

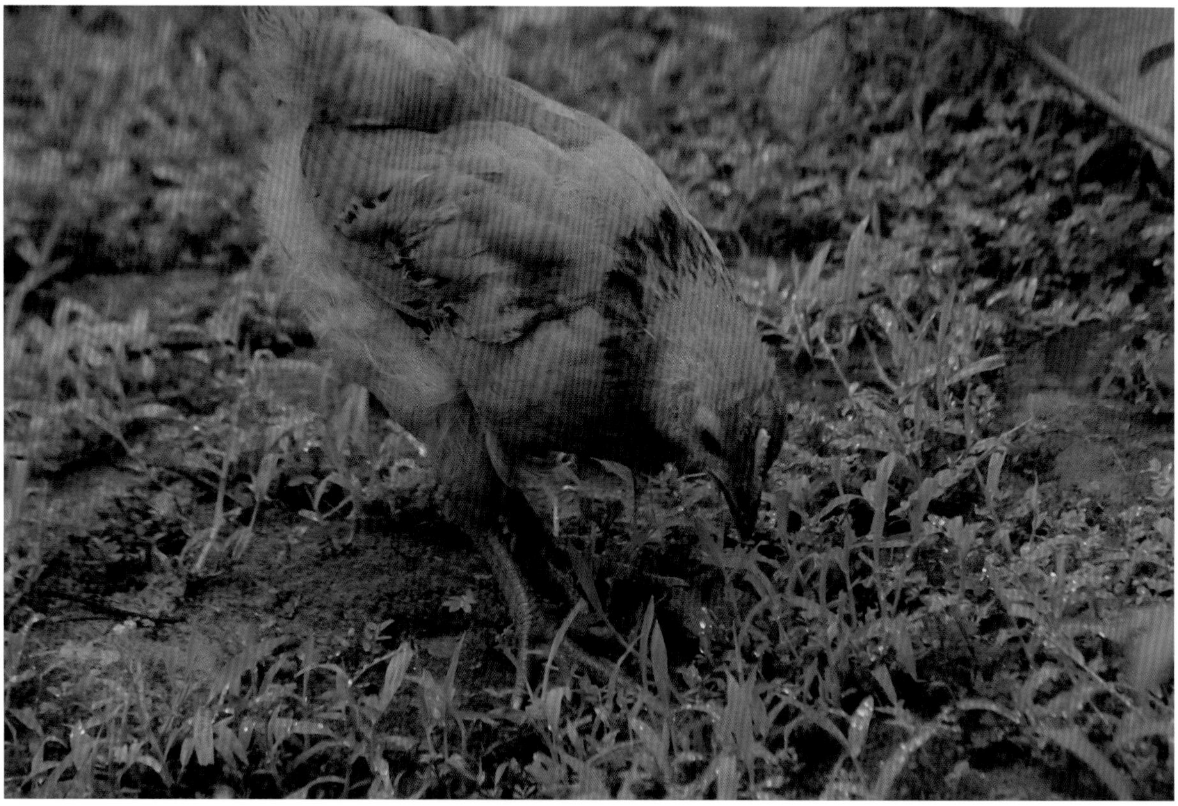

鸡

生境分布| 全国各地均产。

采收加工| 将鲜鸡蛋打开，取出蛋黄。

药材鉴别| 本品气味俱厚，黄色黏稠液体。

性味归经| 甘，平。归心、肺、肾经。

功效主治| 滋阴润燥，养血熄风。主治心烦不得眠、热病痉厥、虚劳吐血、呕逆、下痢、烫伤、热疮、肝炎、小儿消化不良。

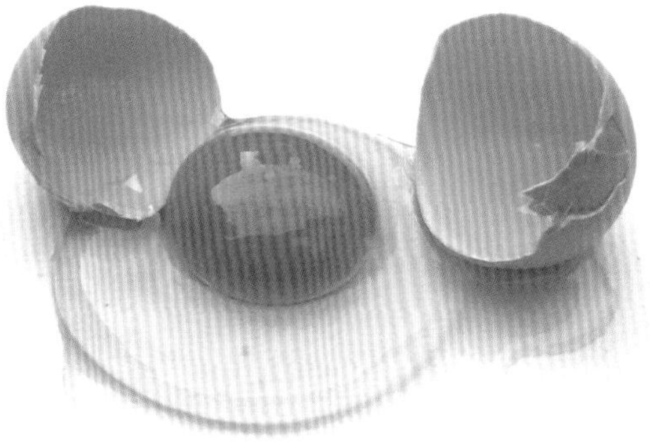

鸡子黄

药理作用| 鸡子黄有镇静作用。

用法用量| 内服：煮食，1 ~ 3 枚；或生服。外用：适量，涂敷。

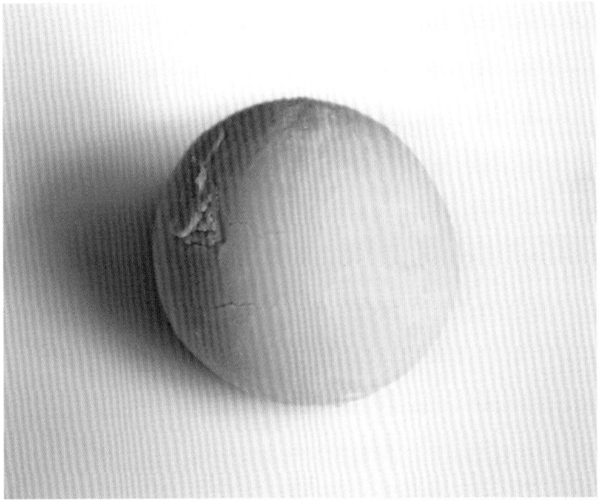

鸡子黄

精选验方|

1. 烧伤 将鸡蛋煮熟，去壳取蛋黄，置铜锅内以小火加热，待水分蒸发后再用大火，即熬出蛋黄油，过滤装瓶，高压灭菌备用。用时，将蛋黄油直接涂在经清创处理的烧伤创面上，以暴露疗法为佳。

2. 静脉曲张性溃疡 将煮熟的鸡蛋，去白留黄，研碎，置铜锅内加热熬出蛋黄油，贮于无菌瓷器中备用。用时先清理创面，然后用浸有蛋黄油的棉片平敷于上，外加包扎。隔日或隔 2 日换药 1 次，至疮愈为止。

3. 麻风溃疡 先清洗创面，并剪除疮缘过度角化皮肤组织及疮底不良肉芽组织，而后用滴管吸蛋黄油少许滴入疮口，再用复方黄连油膏（由黄连、黄柏、紫草、生地黄、当归、黄蜡、麻油煎熬而成）护盖包扎。隔日或隔 2 日换药 1 次。

4. 皮肤湿疹 将蛋黄油直接涂抹患部，每日 1 次。一般用药后局部发红、渗液、瘙痒等即可减轻，经治三五次即可获愈。如以蛋黄油和入儿茶、冰片，或三仙丹、雄黄，调抹患部，可治疗皮癣、脚癣或头癣。

5. 小儿消化不良 蛋黄油每日 5 ~ 10 ml，分 2 次服，4 ~ 5 日为 1 个疗程。

使用禁忌| 老年人、胆固醇高者慎用。

急性子

JIXINGZI

维 药 名| 黑乃欧如合。

别　　名| 凤仙花子。

来　　源| 为凤仙花科植物凤仙花 *Impatiens balsamina* L. 的干燥成熟种子。

识别特征| 一年生草本，高 60 ~ 80 cm。茎粗壮，肉质，常带红色，节略膨大。叶互生，披针形，长 6 ~ 15 cm，宽 1.5 ~ 2.5 cm，先端长渐尖，基部楔形，边缘有锐锯齿；叶柄两侧

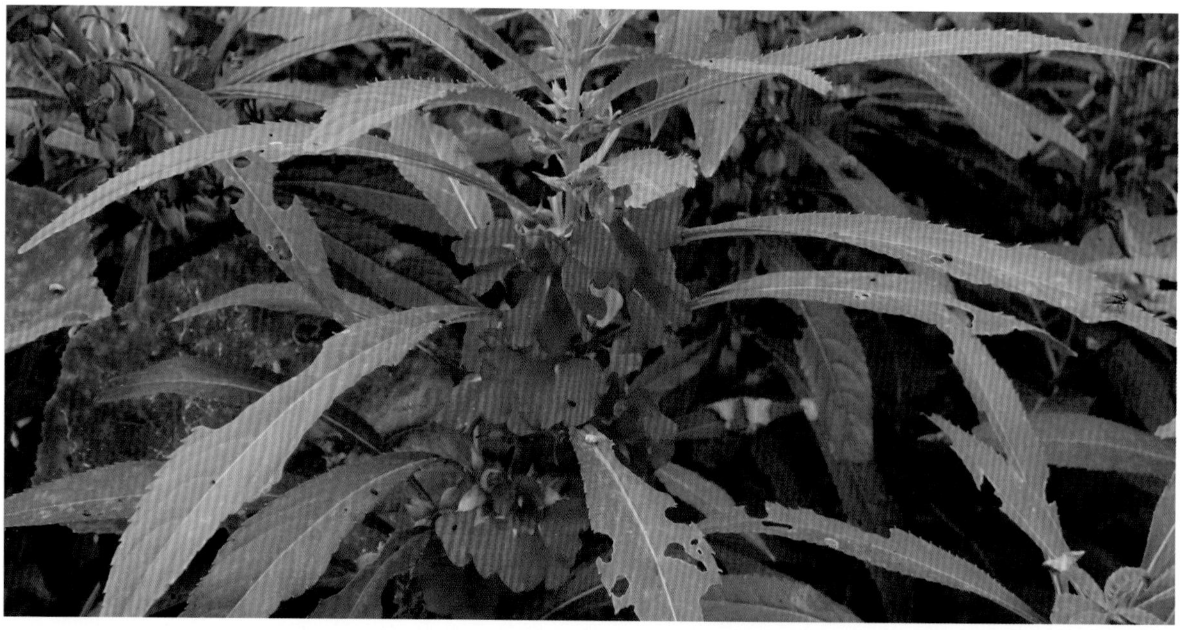

凤仙花

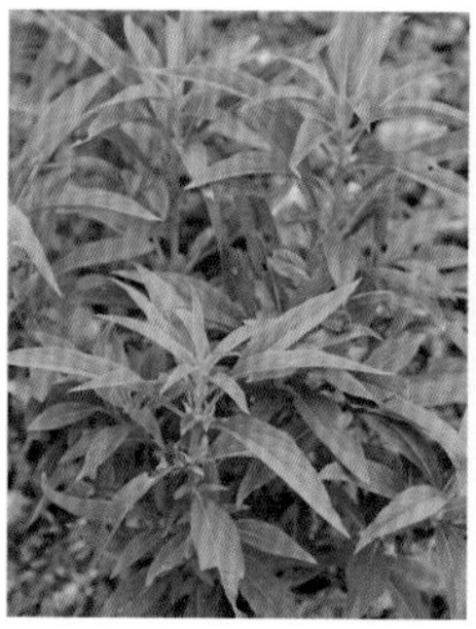

凤仙花

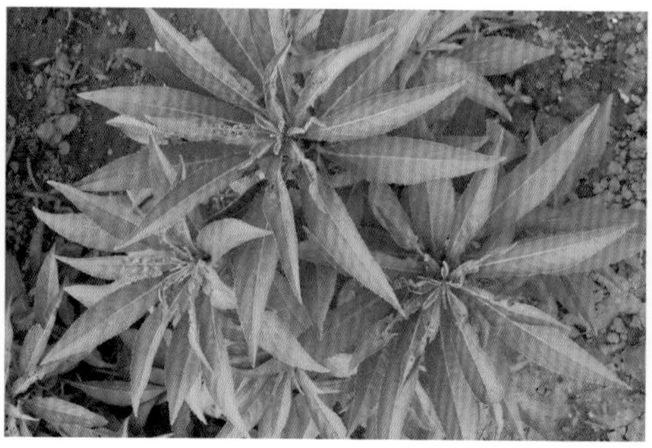

凤仙花

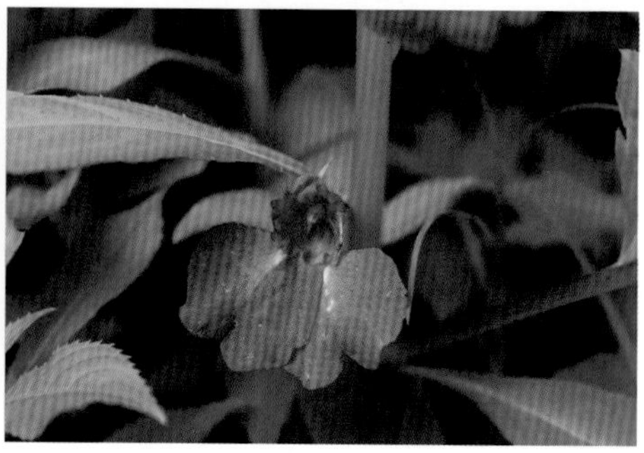

凤仙花

有腺体。花不整齐，单一或数朵簇生于叶腋，密生短柔毛，粉红色、红色、紫红色或白色；萼片 3，后面一片大，花瓣状，向后延伸成距；花瓣 5，侧瓣合生，不等大；雄蕊 5，花药黏合；子房上位，5 室。蒴果密生茸毛。种子圆形，黄褐色。花期 6 ~ 8 月，果期 9 月。

生境分布| 全国各地均有栽培。分布于江苏、浙江、河北、安徽等地。

采收加工| 夏、秋二季果实成熟后采收，除去杂质果皮后晒干。

药材鉴别| 本品呈椭圆形、扁圆形或卵圆形，长 2 ~ 3 mm，宽 1.5 ~ 2.5 mm。表面棕褐色或灰褐色，粗糙，有稀疏的白色或浅黄棕色小点，种脐位于狭端，稍突出。质坚实，种皮薄，子叶灰白色，半透明，油质。无臭，味淡、微苦。

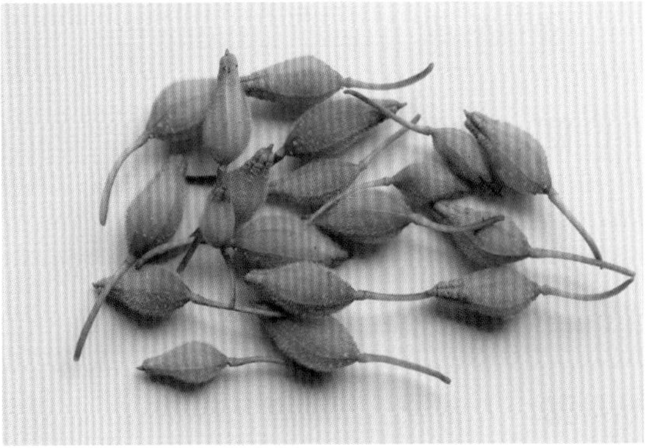

急性子药材

性味归经| 苦、辛，温；有小毒。归心、肝经。

功效主治| 破血散结，消肿软坚。本品味辛能散，苦降温通，入肝经走血分，有破血散结之功；入心经而兼有解毒消肿、软坚之功效。

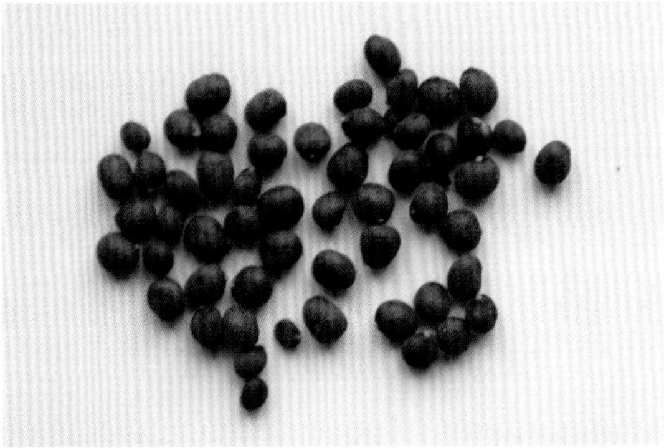

急性子药材

药理作用| 对子宫有明显兴奋作用，表现为节律收缩增快、紧张度增高甚至强直性收缩。有避孕作用。

用法用量| 3 ~ 4.5 g，水煎服，或入丸、散。外用：研末吹喉，或调敷或熬膏贴。

精选验方|

1. 月经困难 凤仙子 90 g，当归 15 g。研细蜜丸，每日 3 次，每次 5 g，煎汤送服。

2. 产难催生 凤仙子 10 g。研细末，水服，勿近牙。外以蓖麻子，随年数捣涂足心。

3. 胎衣不下 凤仙子适量。炒黄为末，黄酒温服 5 g。

4. 骨鲠 金凤花子适量。嚼烂噙化下，无子用根也可，口中骨自下，便用温水灌漱，免损齿。鸡骨尤效。一方擂碎，水化服。

5. 跌打损伤、阴囊入腹疼痛 急性子、沉香各 2.5 g。研末冲开水送下。

使用禁忌| 内无瘀积者及孕妇忌用。

姜黄

JIANGHUANG

维 药 名| 则其外。

别　　名| 广姜黄、色姜黄、片子姜黄。

来　　源| 为姜科多年生草本植物姜黄 *Curcuma longa* L. 的干燥根茎。

识别特征| 多年生宿根草本。根粗壮，末端膨大呈长卵形或纺锤状块根，灰褐色。根茎卵形，内面黄色，侧根茎圆柱状，红黄色。叶根生；叶片椭圆形或较狭，长 20 ～ 45 cm，宽 6 ～ 15 cm，先端渐尖，基部渐狭；叶柄长约为叶片之半，有时几与叶片等长；叶鞘宽，约与叶柄等长。穗状花序稠密，长 13 ～ 19 cm；总花梗长 20 ～ 30 cm；苞片阔卵圆形，每苞片内含小花数朵，顶端苞片卵形或狭卵形，腋内无花；萼 3 钝齿；花冠管上部漏斗状，3 裂；雄蕊药隔矩形，花丝扁阔，侧生退化，雄蕊长卵圆形；雌蕊 1，子房下位，花柱丝状，基部具 2 棒状体，柱头 2 唇状。蒴果膜质，球形，3 瓣裂。种子卵状长圆形，具假种皮。花期 8 月。

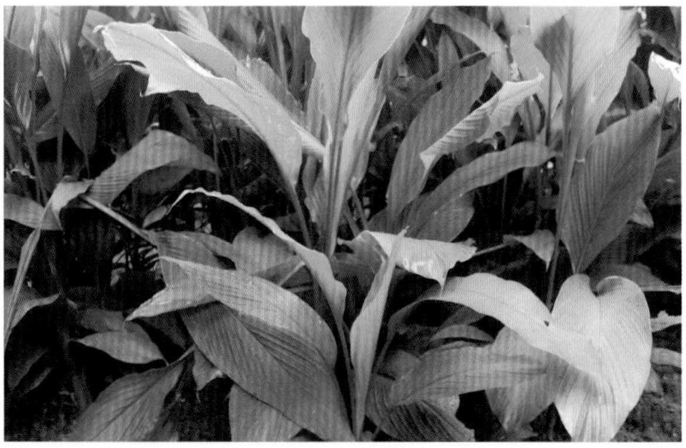
姜黄

生境分布| 生长于排水良好、土层深厚、疏松肥沃的砂质壤土。分布于四川、福建等地。

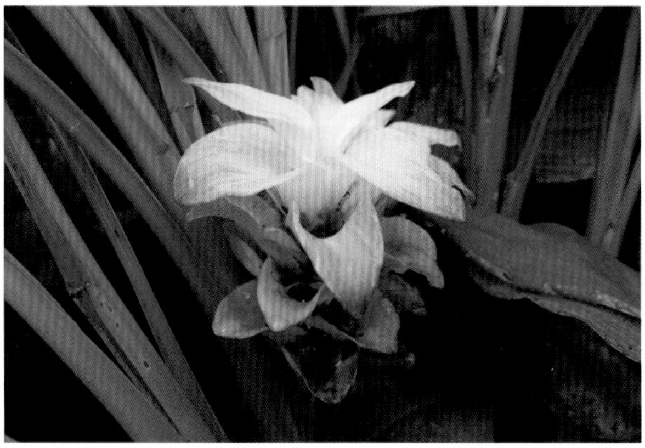
姜黄

采收加工| 冬季茎叶枯萎时采挖，煮或蒸至透心，晒干，除去须根，切厚片，生用。

药材鉴别| 本品为不规则或类圆形的厚片。外表皮深黄色，棕色纹理，粗糙，有时可见环节。切面棕黄色至金黄色，角质样，皮心易离，内皮层环纹明显，维管束呈点状

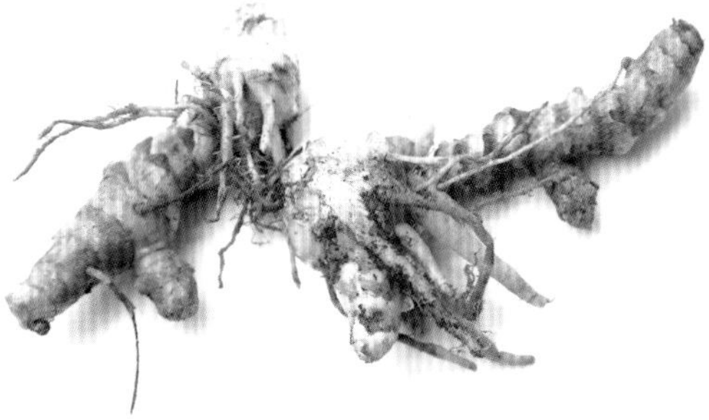

姜黄药材

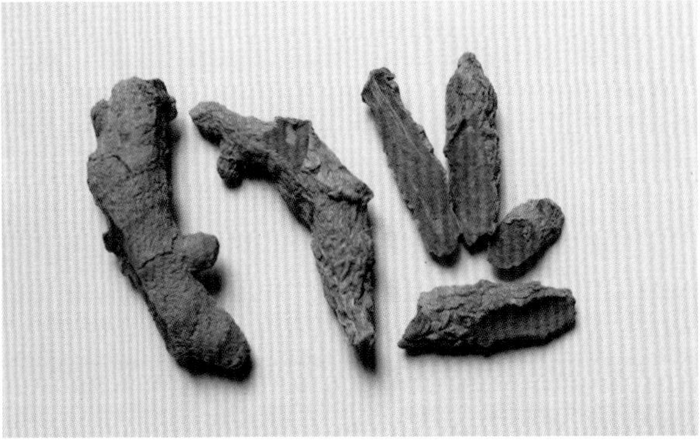

姜黄饮片

散在。气香特异，味苦、辛。

性味归经｜ 辛、苦，温。归肝、脾经。

功效主治｜ 活血行气，通经止痛。姜黄辛苦而温，归肝、脾经，走气分又入血分，辛温相合可内行气血，苦温相合可活血通经，故有此功。

药理作用｜ 姜黄能降血脂和抗心绞痛，并能抑制血小板聚集和增强纤溶活性，对大鼠和小鼠足肿有与可的松、保泰松相似的抗炎作用；姜黄煎剂腹腔注射，对小鼠各期妊娠和兔早期妊娠有明显的终止作用。此外，还有兴奋子宫、利胆、抗病原微生物等作用。

用法用量｜ 生用。内服：煎汤，3 ~ 10 g；或入丸、散。外用：适量，研末调敷。

精选验方｜

1. 心绞痛 口服姜黄浸膏片或服姜黄散（与当归、木香和乌药配伍），可缓解心腹痛。

2. 高脂血症 口服姜黄浸膏片（每片相当于生药 3.5 g）5 片。每日 3 次。

3. 胆囊炎、肝胆结石、上腹痛 姜黄、郁金各 9 g，茵陈 15 g，黄连、肉桂各 3 g，延胡索 6 g。水煎服。

4. 跌打损伤、体表脓肿疼痛属阳证者 姜黄、大黄、黄柏、陈皮、白芷、天南星、苍术、厚朴、花粉、甘草各适量。研末外敷。

5. 风湿肩臂、关节、肌肉疼痛及腰痛 姜黄、羌活、白术、当归、赤芍、海桐皮、甘草各适量。水煎服。

6. 产后腹痛 姜黄 1 ~ 6 g。研末或煎汤分服。

7. 闭经、痛经之血瘀者 姜黄、莪术、川芎、当归、白芍、玄胡素、牡丹皮、红花、肉桂各适量。同配用，如《证治准绳》姜黄散。

使用禁忌｜ 孕妇慎服。

金箔

JINBO

维 药 名 | 阿里屯瓦热克。

别　　名 | 金、金薄。

来　　源 | 为自然金锤成的纸状薄片。自然金通常分为脉金（山金）和沙金两种，脉金分布于石英脉中，沙金分布于冲积层中。

识别特征 | 等轴晶系。晶体呈八面体，但很少见，常见的为颗粒状或桐枝状的集合体，颜色金黄。条痕为光亮的金黄色，具极强的金属光泽，不透明，锯齿状断口。硬度 2.5 ～ 3，比重 15.6 ～ 18.3（纯金为 19.3）。富延展性。有高度的传热及导电性，不溶于酸，能溶于王水。在空气中极稳定。

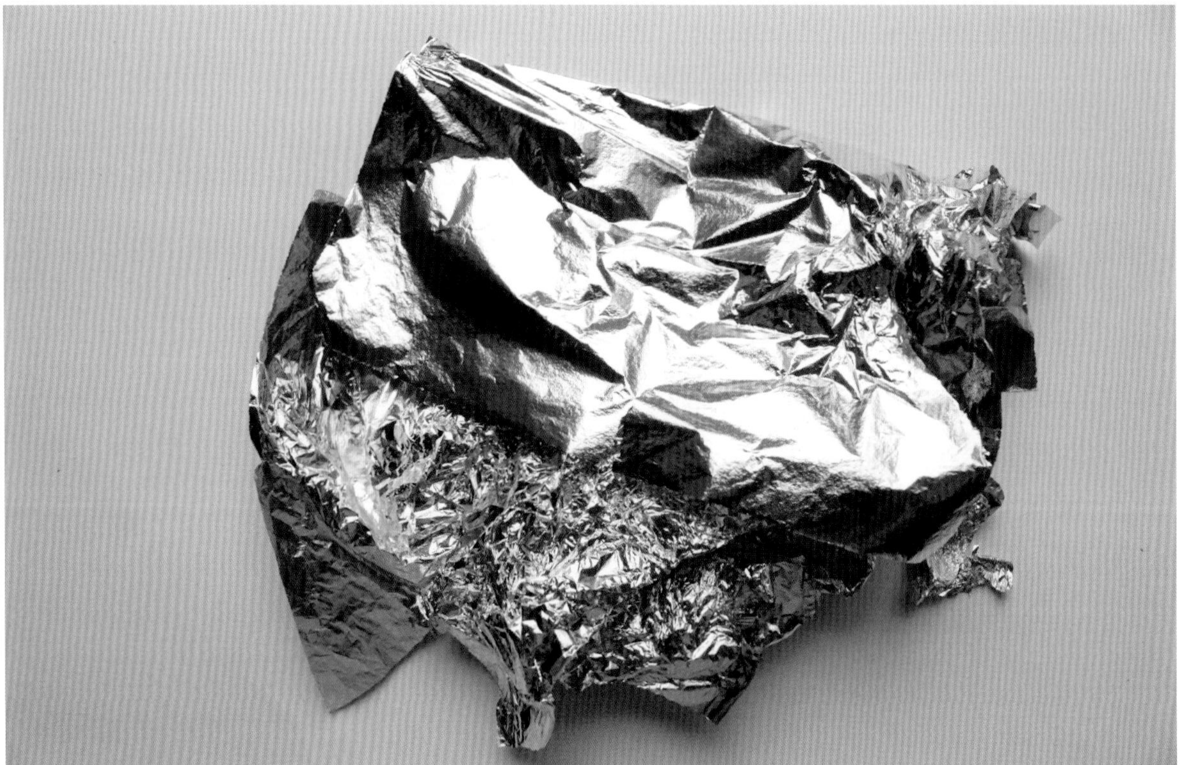

金箔药材

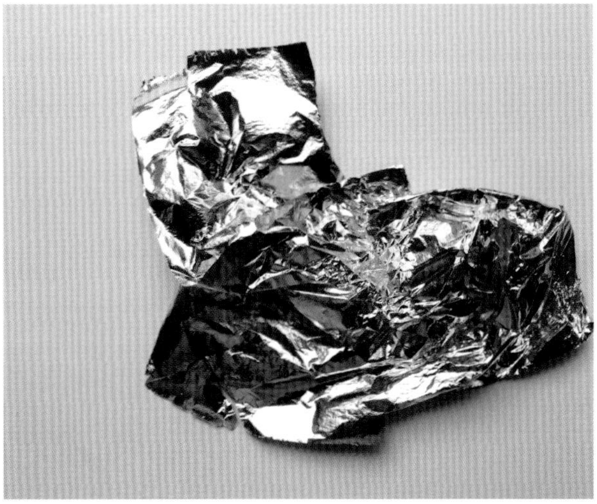

金箔药材

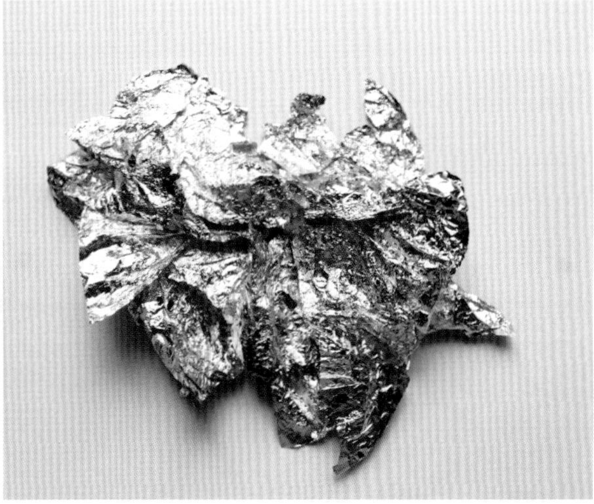

金箔药材

生境分布| 我国多数地区有产，其中原生矿床以山东等地著称，砂金矿以金沙江、黑龙江和湖南沅水流域分布最多。

采收加工| 用黄金加工锤成极薄的纸状薄片即可。

药材鉴别| 本品略呈斜方形或矩形。表面黄绿色或黄棕色。质脆易碎，气无，味淡。

性味归经| 辛、苦，凉。归心、肝经。

功效主治| 镇心安神，清热解毒。本品苦降，质重镇潜，故能清降心热而镇心安神，凉则清热，热清以绝化毒之源，故又能清热解毒。

用法用量| 一般入丸、散，内服，或多作丸药挂衣。外用：研粉外撒。

精选验方|

1. 心脏风邪、恍惚狂言、意志不定 金箔200片，腻粉15 g。用新小铛子，先布金箔，逐重用粉隔之，然后下牛乳一小盏，用小火煎至乳尽，金箔如泥，即于火上焙干，研为末，蒸饼和丸如小豆大。每服5丸，食后新汲水下。

2. 风邪发狂 金箔100片，丹砂（研）、龙脑（研）、牛黄（研）、珍珠末、琥珀末、犀角末各15 g。将六味同研匀。以鼎子1个，铺一重金箔，掺一重药末，次第铺盖，用牛乳3升，于鼎上浇之，以慢火煨令乳汁尽成膏为度。每服取皂角子大，薄荷汤化服之。

使用禁忌| 阳虚气陷、下利清冷者忌服。

韭菜子

JIUCAIZI

维药名 库德欧如合。

别　名 韭子、韭菜仁。

来　源 为百合科植物韭菜 *Allium tuberosum* Rottl.ex Spreng. 的干燥成熟种子。

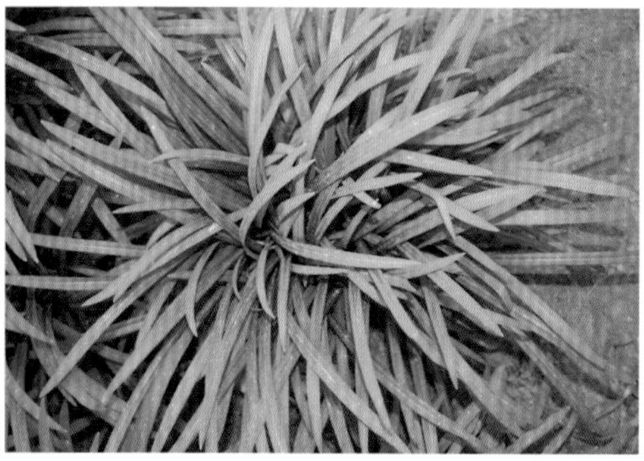
韭菜

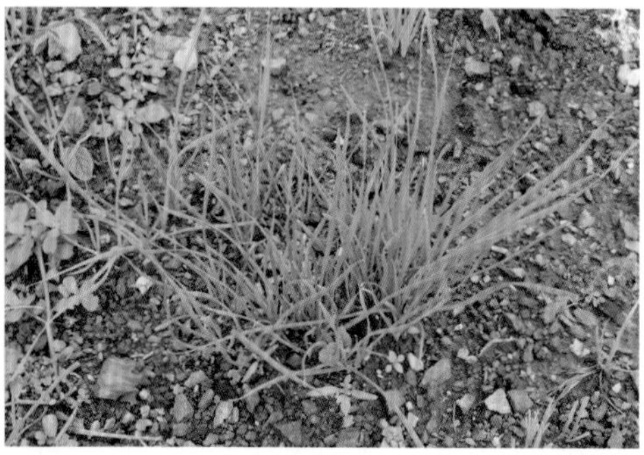
韭菜

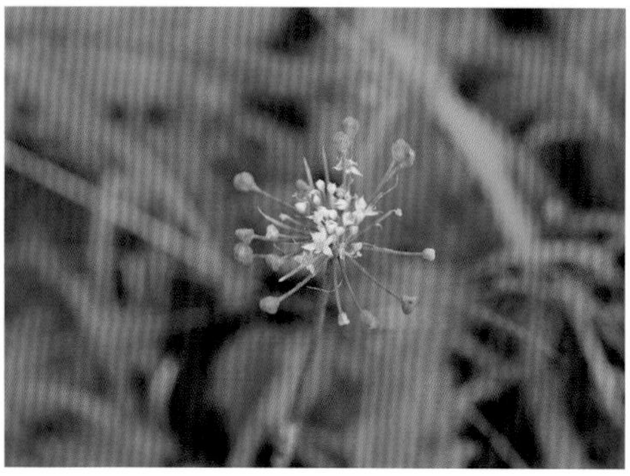
韭菜

识别特征 多年生草本，全草有异臭，鳞茎狭圆锥形。叶基生，扁平，狭线形，长 15 ～ 30 cm，宽 1.5 ～ 6 mm。花茎长 30 ～ 50 cm，顶生伞形花序，具 20 ～ 40 朵花；总苞片膜状，宿存；花梗长为花被的 2 ～ 4 倍；花被基部稍合生，裂片 6，白色，长圆状披针形，长 5 ～ 7 mm；雄蕊 6；子房三棱形。蒴果倒卵形，有三棱。种子 6，黑色。花期 7 ～ 8 月，果期 8 ～ 9 月。

生境分布 生长于田园，全国各地均有栽培。以河北、河南、山西、江苏、山东、安徽、吉林产量最多。

采收加工 秋季果实成熟时，收采果序，晒干，搓出种子，除去杂质及果皮。

药材鉴别 本品呈半圆形或卵圆形，略扁。表面黑色，一端凸起，粗糙，有细密的皱纹，另一面微凹，皱纹不甚明显。质硬。气特异，味微辛。

性味归经 辛、甘，温。归肝、肾经。

功效主治 补肝肾，暖腰膝，助阳，固精。主治阳痿、遗精、遗尿小便频数、腰膝酸软、冷痛、白带过多。

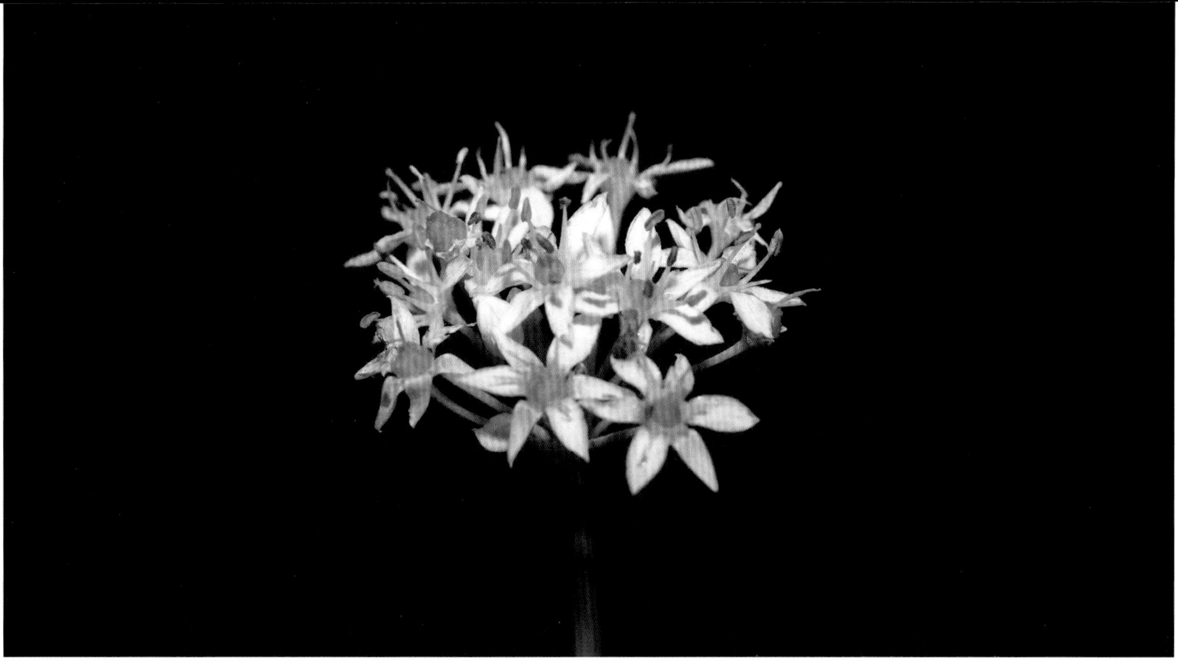

韭菜

药理作用｜ 具有增强性功能和强壮作用。

用法用量｜ 6 ~ 10 g，煎服；或入丸、散。

精选验方｜

1. 遗精 韭菜子 25 g，牛鞭 1 根，淫羊藿、菟丝子各 15 g。水煎服。

2. 重症呃逆 韭菜子适量。轧为细面，每日 3 次，每次 3 ~ 6 g，口服，煎则无效。

3. 阳痿 韭菜子 60 g。水煎服，每日 1 剂。

4. 中老年人肾阳虚损、阳痿不举、早泄精冷之症 韭菜子、巴戟天、胡芦巴、杜仲各 10 g。水煎服。

5. 遗精 韭菜子适量。每日生吞 10 ~ 20 粒，淡盐汤送下。

6. 肾虚遗精、小便频数 韭菜子 15 g，粳米 50 g。先煎韭菜子，去渣取汁，入米煮粥，空腹食用。

7. 小儿遗尿 韭菜子、面粉各适量。韭菜子研细和面粉制成面饼，蒸熟，每日 2 次。

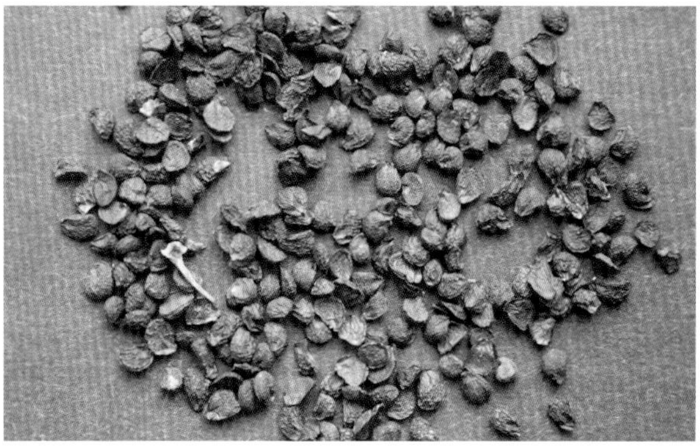

韭菜子

8. 腰痛脚弱 韭菜子适量。研细粉，每服 10 g，开水送服。

9. 慢性胃炎及消化性溃疡 韭菜子 12 g，猪肚 1 个。韭菜子洗净，纱布袋装好，放入猪肚内，隔水蒸至烂熟，取出药袋，取食猪肚。

10. 男性不育，精子过少 韭菜子、车前子、女贞子各 10 g，附子、五味子各 9 g，枸杞子、覆盆子各 12 g，菟丝子 15 g。水煎取药汁，口服，每日 1 剂。

使用禁忌｜ 阴虚火旺者忌服。

决明子

JUEMINGZI

维 药 名｜ 普奴斯欧日格。

别　　名｜ 草决明、生决明、炒决明。

来　　源｜ 为豆科一年生草本植物决明 *Cassia obtusifolia* L. 的干燥成熟种子。

识别特征｜ 决明为一年生半灌木状草本，高 1 ～ 2 m，上部多分枝，全体被短柔毛。双数羽状复叶互生，有小叶 2 ～ 4 对，在下面两小叶之间的叶轴上有长形暗红色腺体；小叶片倒卵形或倒卵状短圆形，长 1.5 ～ 6.5 cm，宽 1 ～ 3 cm，先端圆形，有小突尖，基部楔形，两侧不对称，全缘。幼时两面疏生柔毛。花成对腋生，小花梗长 1 ～ 2.3 cm；萼片 5，分离；花瓣

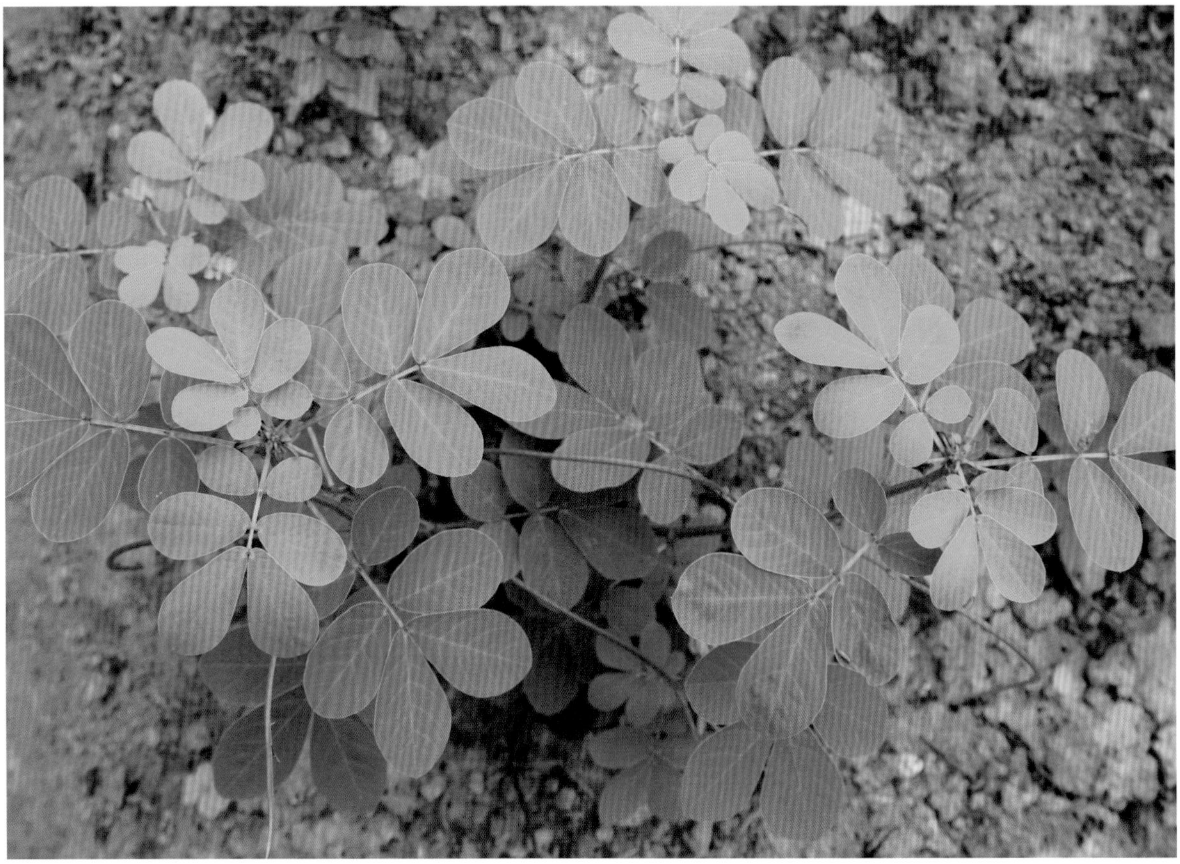

决明

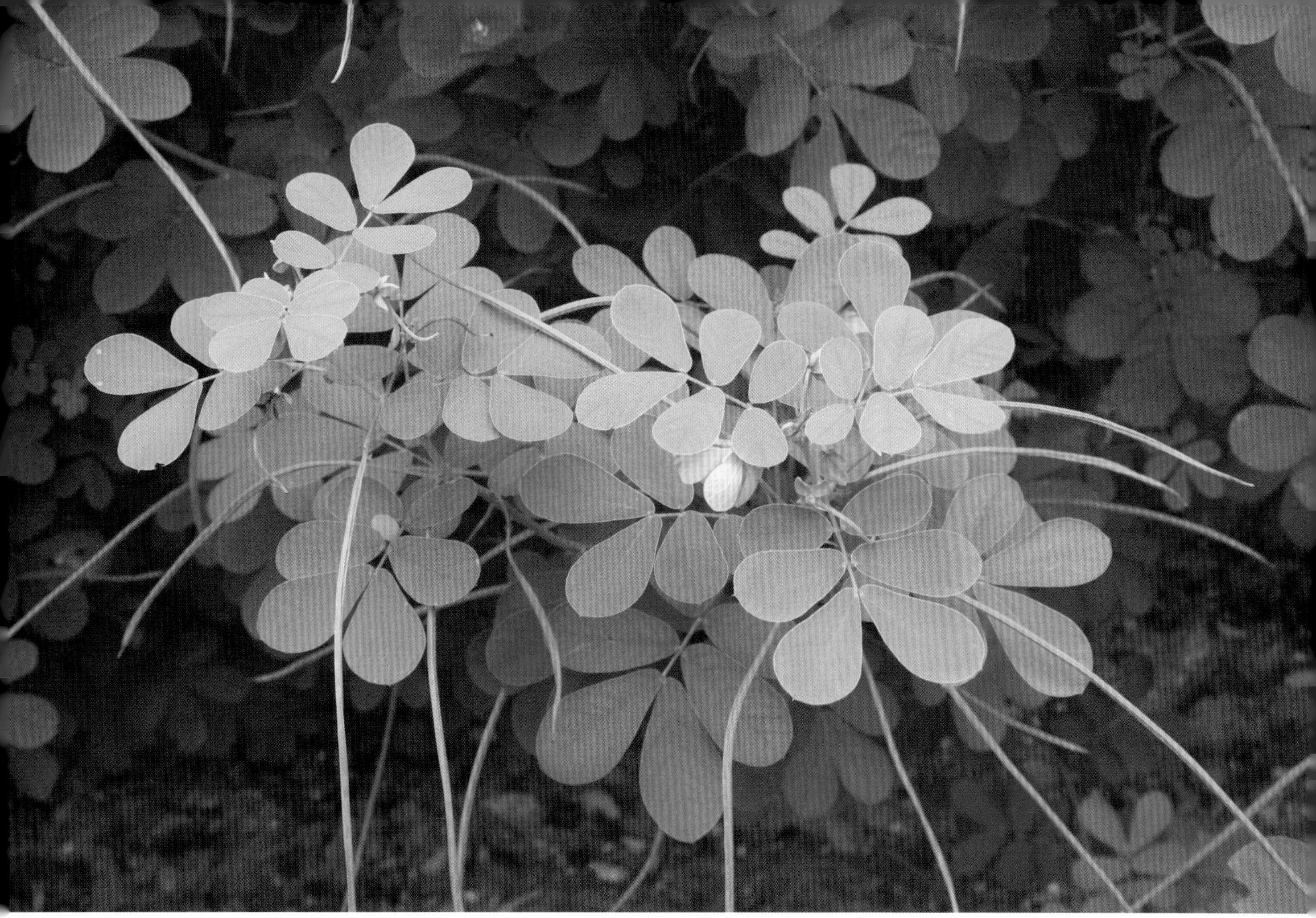

决明

5，黄色，倒卵形，长约 12 mm，具短爪，最上瓣先端有凹，基部渐窄；发育雄蕊 7，3 枚退化。子房细长弯曲，柱头头状。荚果 4 棱柱状，略扁，稍弯曲，长 15 ~ 24 cm，果柄长 2 ~ 4 cm。种子多数，菱状方形，淡褐色或绿棕色，有光泽，两侧面各有一条线形浅色斜凹纹。小决明与决明形态相似，但植株较小，通常不超过 130 cm。下面两对小叶间各有 1 个腺体；小花梗、果实及果柄均较短；种子较小，两侧各有 1 条宽 1.5 ~ 2 mm 的绿黄棕色带。具臭气。花期 6 ~ 8 月，果期 9 ~ 10 月。

生境分布| 生长于村边、路旁和旷野等处。分布于安徽、广西、四川、浙江、广东等省，南北各地均有栽培。

采收加工| 秋季果实成熟后，将全株割下或摘下果荚晒干，打出种子，扬净荚壳及杂质，再晒干。

药材鉴别| 本品呈棱方形或短圆柱形，两端平行倾斜，形似马蹄，长 3 ~ 7 mm，宽 2 ~ 4 mm。表面绿棕色或暗棕色，平滑有光泽，有突起的棱线和凹纹。种皮薄。质坚硬。气微，味微苦，口嚼稍有豆腥气味。入水中浸泡时，由一处胀裂，触之有黏性。

性味归经| 甘、苦、咸，微寒。归肝、肾、大肠经。

功效主治｜ 清肝明目，润肠通便。本品苦寒可降泄肝经郁热，有清肝明目作用而为眼科常用药；味甘质润而有润肠通便之功。

药理作用｜ 有降压及轻度泻下作用。其醇提取物对葡萄球菌、白喉杆菌及伤寒、副伤寒、大肠杆菌等均有抑制作用，其 1 ： 4 水浸剂对皮肤真菌有抑制作用。

用法用量｜ 10 ～ 15 g，煎服。

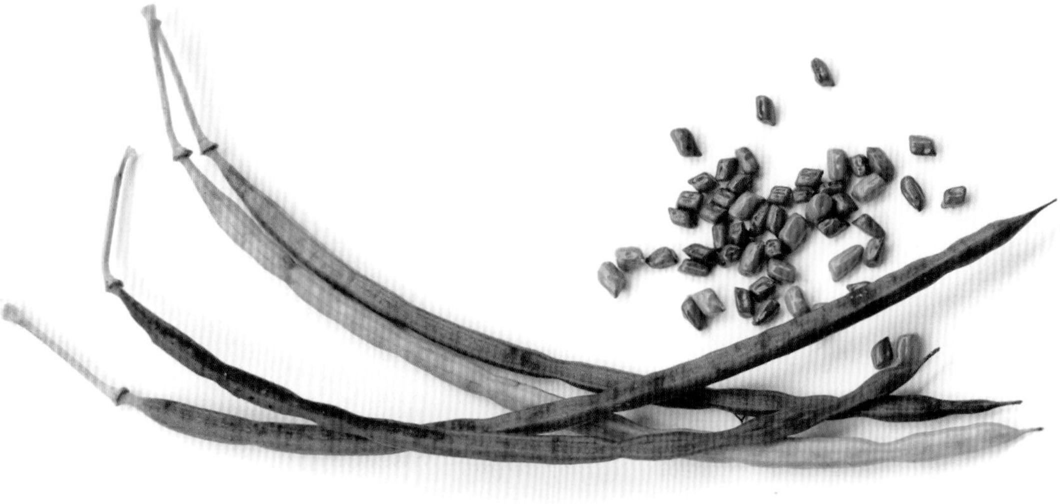

决明子药材

精选验方｜

1. 急性结膜炎 决明子、菊花、蝉蜕、青葙子各 15 g。水煎服。

2. 夜盲症 决明子、枸杞子各 9 g，猪肝适量。水煎，食肝服汤。

3. 雀目 决明子 100 g，地肤子 50 g。上药捣细罗为散，每于食后以清粥饮调。

4. 习惯性便秘 决明子、郁李仁各 18 g。沸水冲泡代茶。

5. 外感风寒头痛 决明子 50 g。用火炒后研成细粉，然后用凉开水调和，涂在头部两侧太阳穴处。

6. 口腔炎 决明子 20 g。煎汤至剩一半的量，待冷却后，用来漱口。

7. 妊娠合并高血压综合征 决明子、夏枯草、白糖各 15 g，菊花 10 g。水煎取汁，加入白糖，煮沸即可，随量饮用。

8. 肝郁气滞型脂肪肝 决明子 20 g，陈皮 10 g。切碎，放入砂锅，加水浓煎 2 次，每次 20 min，过滤，合并 2 次滤汁，再用小火煨煮至 300 g 即成，代茶饮，可连续冲泡 3 ～ 5 次，当日饮完。

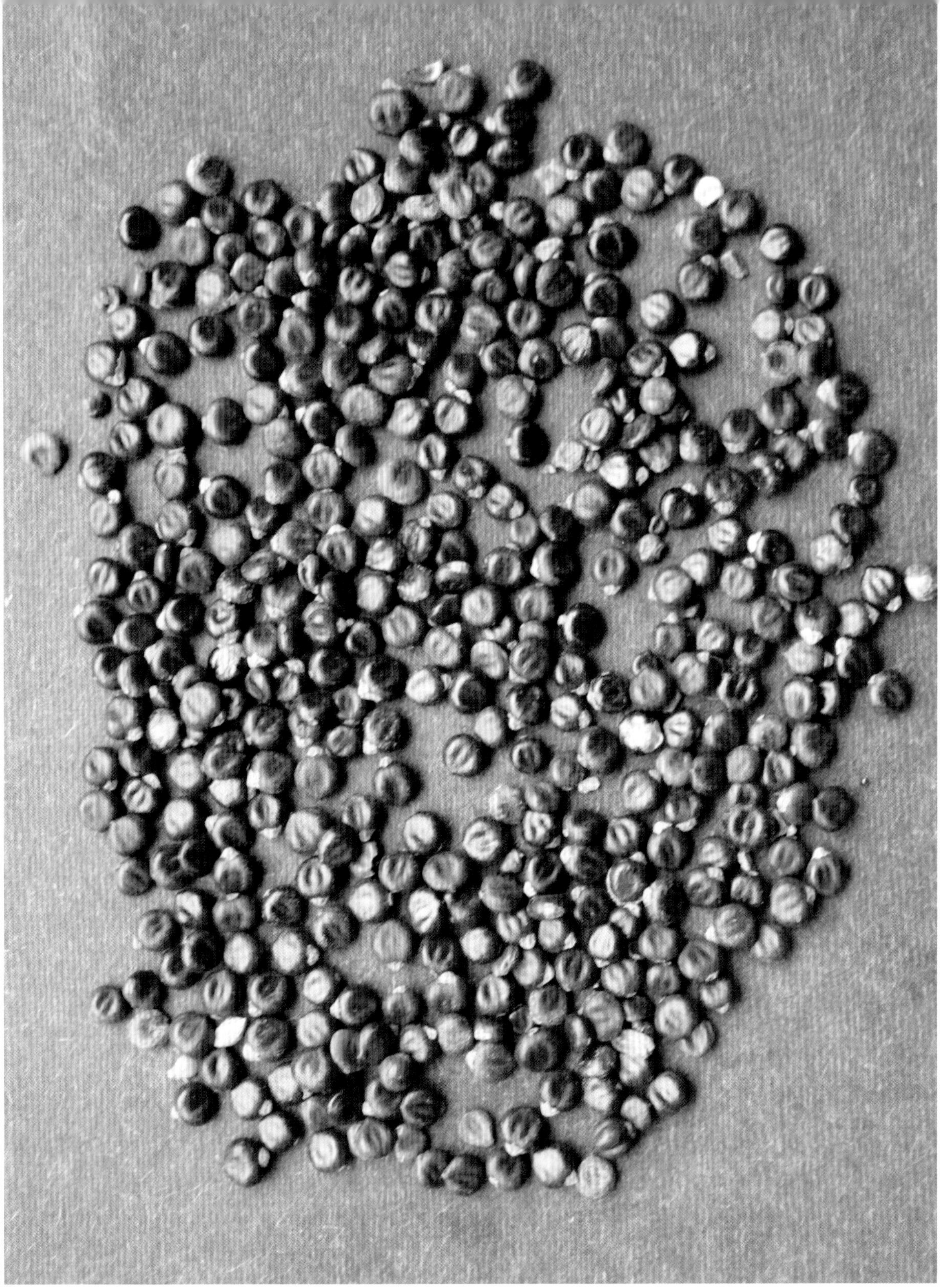

决明子饮片

9. 热结肠燥型肛裂 决明子 30 g，黄连 3 g，绿茶 2 g。放入大号杯中，用沸水冲泡，加盖焖 10 min 即成，代茶频饮，可冲泡 3 ～ 5 次，当日饮完。

10. 肥胖症 决明子、泽泻各 12 g，番泻叶 1.5 g。水煎取药汁，每日 1 剂，分 2 次服用。

使用禁忌| 气虚便溏者慎用。

苦楝皮

KULIANPI

维 药 名| 阿扎德欧如合。

别　　名| 苦楝根皮。

来　　源| 为楝科乔木植物川楝 *Melia toosendan* Sieb. et Zucc. 的干燥根皮或树皮。

识别特征| 落叶乔木，高 15 ~ 20 m。树皮暗褐色，幼枝有星状毛，旋即脱落，老枝紫色，有细点状皮孔。2 回羽状复叶，互生，长 20 ~ 80 cm；小叶卵形至椭圆形，长 3 ~ 7 cm，宽 2 ~ 3 cm，基部阔楔形或圆形，先端长尖，边缘有齿缺，上面深绿，下面浅绿，幼时有星状毛，稍后除叶脉上有白毛外，余均无毛。圆锥花序腋生；花淡紫色，长约 1 cm；花萼 5 裂，裂片披针形，两面均有毛；花瓣 5，平展或反曲，倒披针形；雄蕊管通常暗紫色，长约 7 mm。核果圆卵形或近球形，长约 3 cm，淡黄色，4 ~ 5 室，每室具种子 1 枚。花期 4 ~ 5 月，果期 10 ~ 11 月。

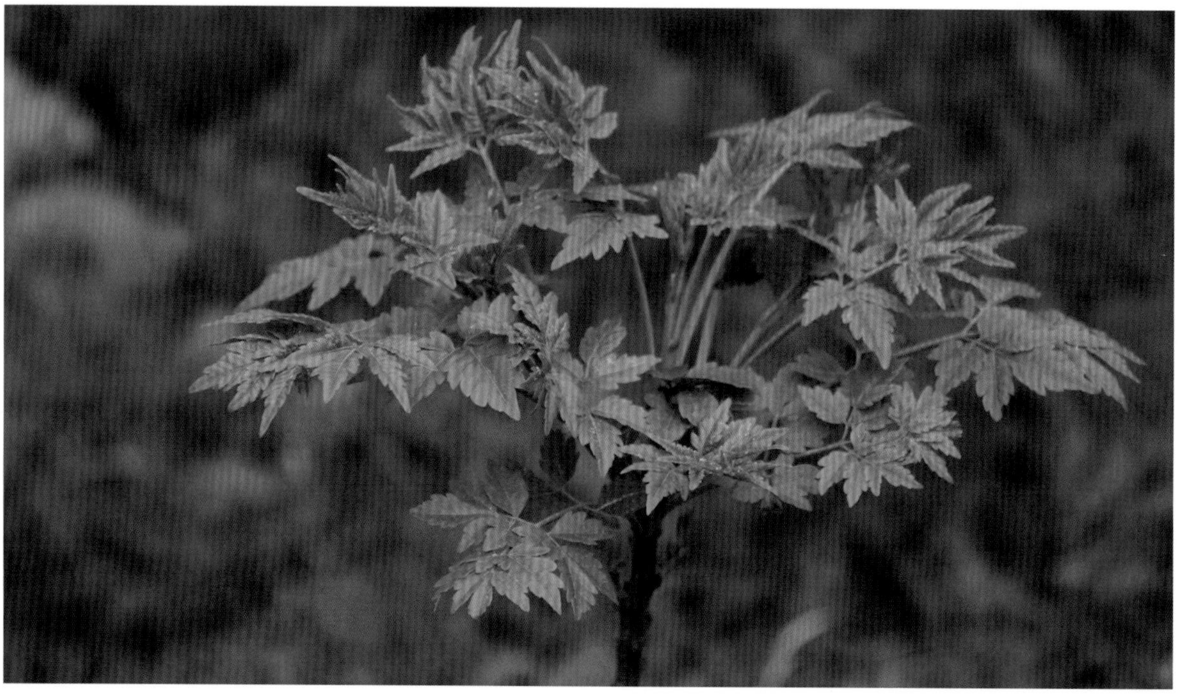

苦楝

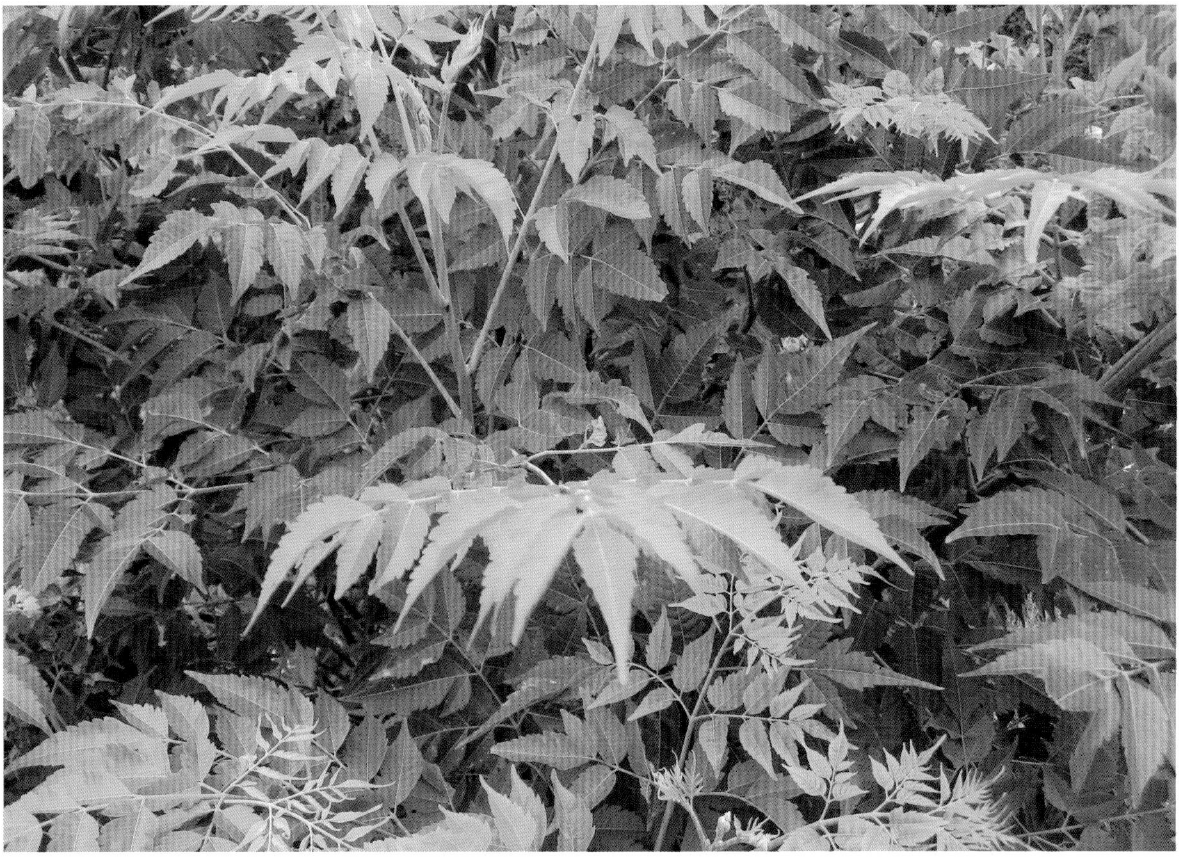

苦楝

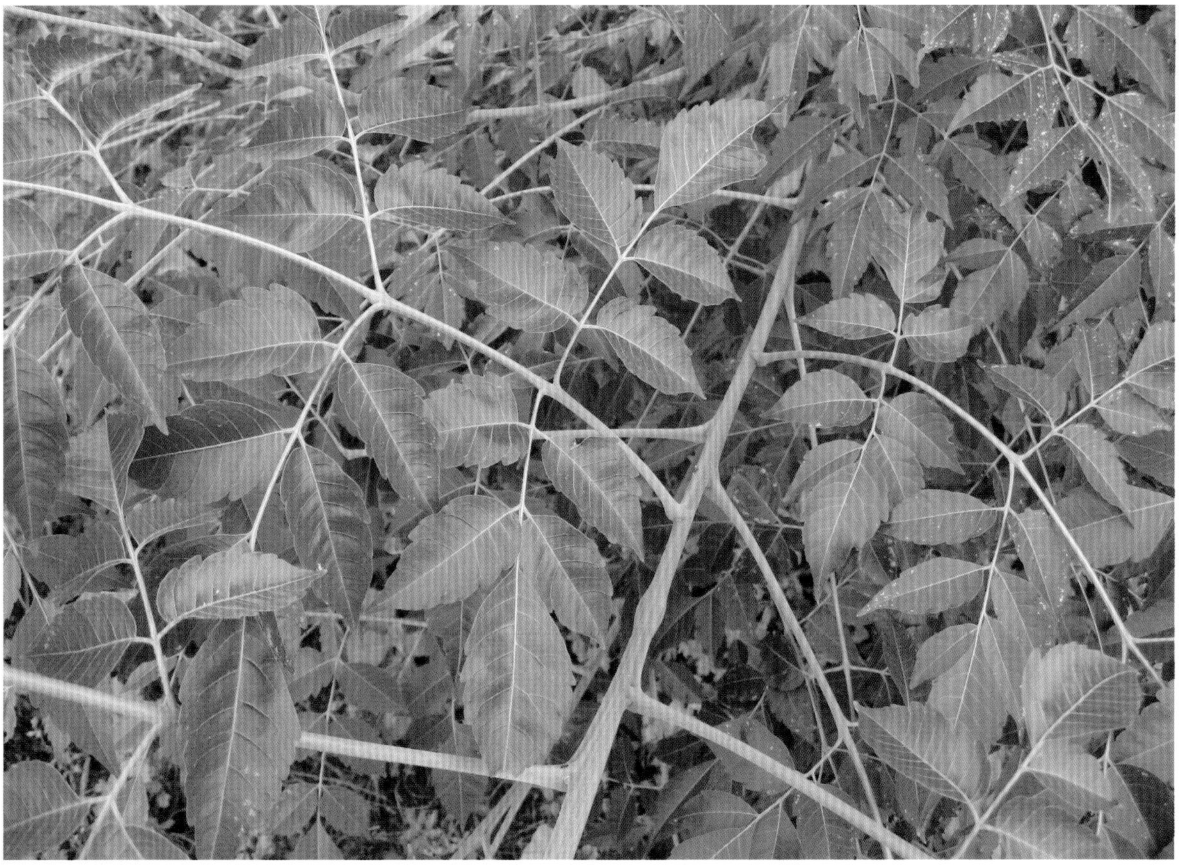

苦楝

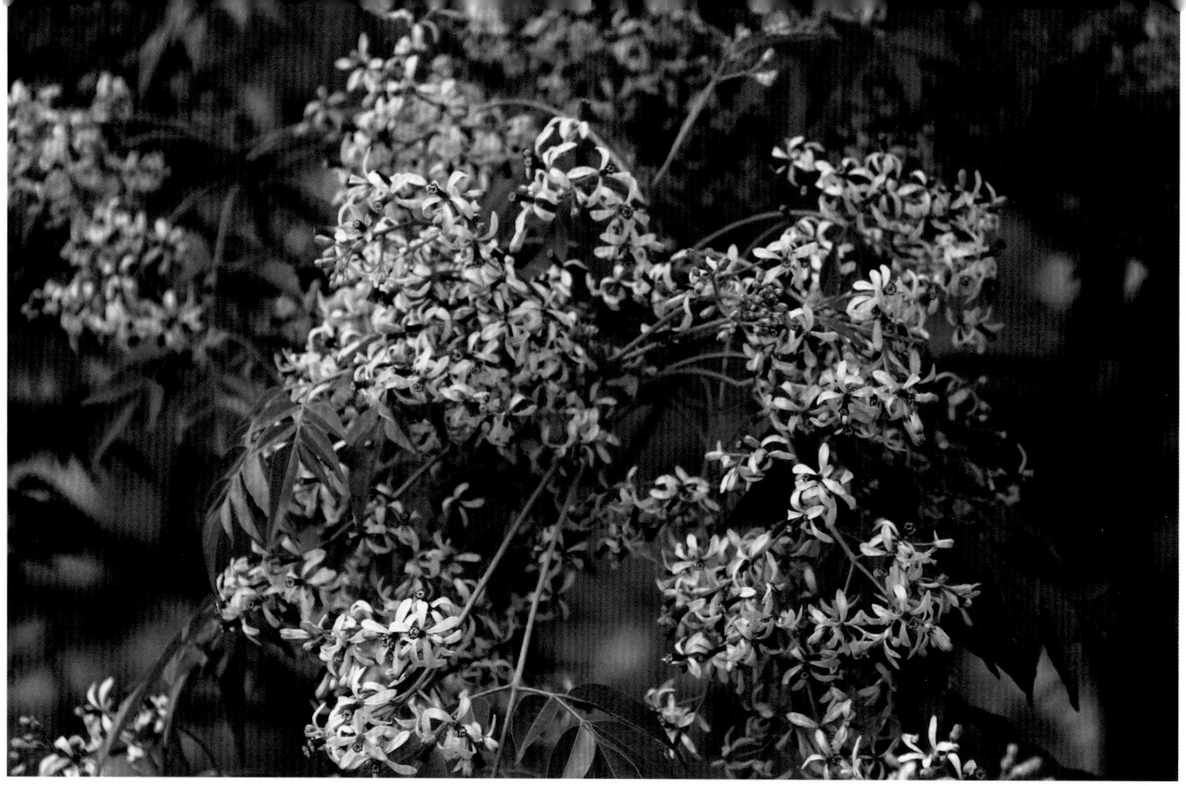

苦楝花

生境分布｜ 生长于土壤湿润、肥沃的杂木林和疏林内，栽培于村旁附近或公路边。分布于四川、湖北、贵州、河南等地。

采收加工｜ 四时可采，但以春、秋二季为宜。剥取根皮或干皮，刮去栓皮，洗净。鲜用或切片生用。

药材鉴别｜ 本品为不规则的槽状或半卷筒状的丝。外表面灰棕色或灰褐色，除去粗皮者呈淡黄色。内表面类白色或淡黄色。质韧，断面纤维性，呈层片状，易剥离。无臭，味苦。

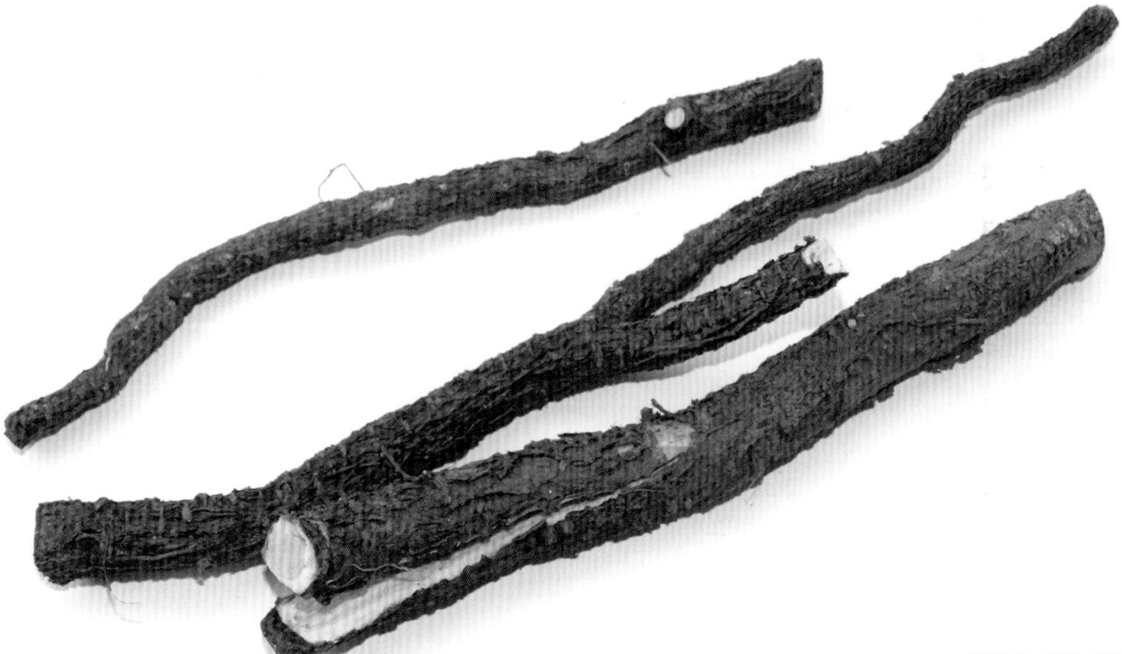

苦楝皮（根）药材

性味归经｜ 苦，寒；有毒。归肝、脾、胃经。

功效主治｜ 杀虫疗癣。本品苦寒，有毒，能除湿热，湿热除以绝生虫之源，或借毒杀虫，故能杀虫疗癣而止痒。

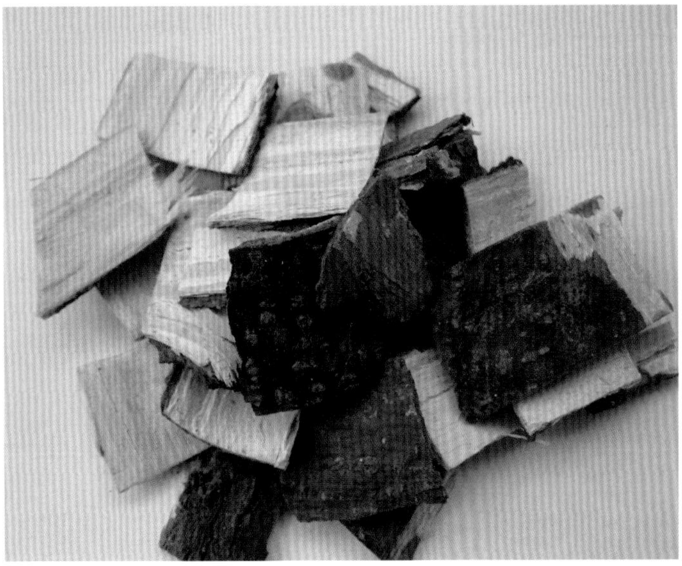
苦楝皮饮片

药理作用｜ 驱蛔虫的有效成分为川楝素（川楝素），较山道年作用缓慢而持久，特别对蛔虫头部具有麻痹作用。25%～50%的苦楝皮药液在体外对蛲虫也有麻痹作用；煎液体外实验，对狗钩虫也有驱杀作用。因川楝素对肠肌有兴奋作用，故驱虫时一般不需另加泻药。苦楝皮水浸剂及酒精浸剂对皮肤真菌有抑制作用。川楝素用于肉毒毒素（毒性最强的毒素之一）中毒的实验动物有明显解毒作用。

用法用量｜ 6～15 g，煎服；鲜品 15～30 g，或入丸、散，以鲜者效果为佳。外用：适量，煎水洗或研末调敷。苦楝皮外粗皮毒性甚大，应去除。

精选验方｜

1. 龋齿牙痛 苦楝皮适量。煎汤漱口。

2. 小儿虫痛 苦楝皮 100 g，白芜荑 25 g。同为末，每次 5 g，水 1 小盏，煎取半盏，放冷，发作时服。

3. 疥疮风虫 苦楝皮、皂角（去皮子）各等份。为末，猪油调涂。

4. 钩虫病 苦楝皮 30 g，槟榔 20 g，白糖适量。将苦楝皮、槟榔入砂锅内，加水适量，浓煎取汁，加入白糖拌匀，睡前空腹服完。儿童可按年龄酌减用量，连服 2 日。此方不宜久服。

5. 蛲虫病 苦楝皮 100 g，百部 250 g，乌梅 15 g。加水 800 ml，煎至 400 ml，每晚睡前用 20～30 ml，保留灌肠。

使用禁忌｜ 本品有一定毒性，不宜过量或持续服用。体虚及脾胃虚寒者慎用。肝、肾病患者忌用。有效成分难溶于水，需小火久煎。

莱菔子

LAIFUZI

维 药 名｜ 土如皮欧如合。

别　　名｜ 萝卜子、炒莱菔子。

来　　源｜ 为十字花科植物萝卜 *Raphanus sativus* L. 的干燥成熟种子。

识别特征｜ 根肉质。茎高 1 m，多分枝，稍有白粉。基生叶大头状羽裂，侧生裂片 4 ~ 6 对，向基部渐缩小，有粗糙毛；茎生叶长圆形至披针形，边缘有锯齿或缺刻，很少全缘。总状花序顶生，花淡紫红色或白色，直径 15 ~ 20 mm。长角果肉质，圆柱形。花期 3 ~ 6 月，果期 5 ~ 8 月。

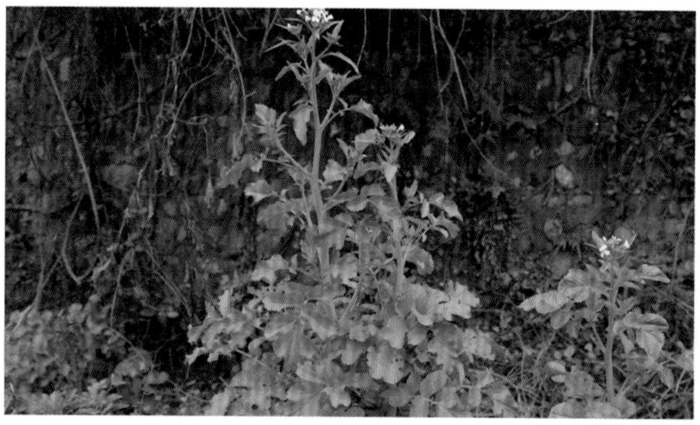

莱菔子

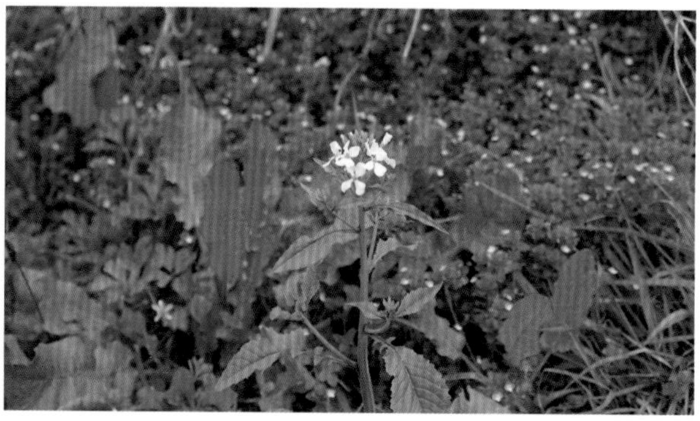

莱菔子

生境分布｜ 以栽培为主。全国各地均产。

采收加工｜ 夏季果实成熟时采割植株，晒干，搓出种子，除去杂质晒干。生用或炒用。

药材鉴别｜ 本品呈类卵形或椭圆形，稍扁。表面黄棕色、红棕色和灰棕色，一端有深棕色圆形种脐，一侧有数条纵沟。种皮薄而脆，破开后可见黄白色折叠的子叶，有油性。

性味归经｜ 辛、甘，平。归脾、胃、肺经。

功效主治｜ 消食除胀，降气化痰。本品归脾、胃经，辛能行散，可行滞消食、化积除胀。归肺经，辛散质重，长于降气，质润而滑，善于化痰，故能降气定喘、化痰止咳。

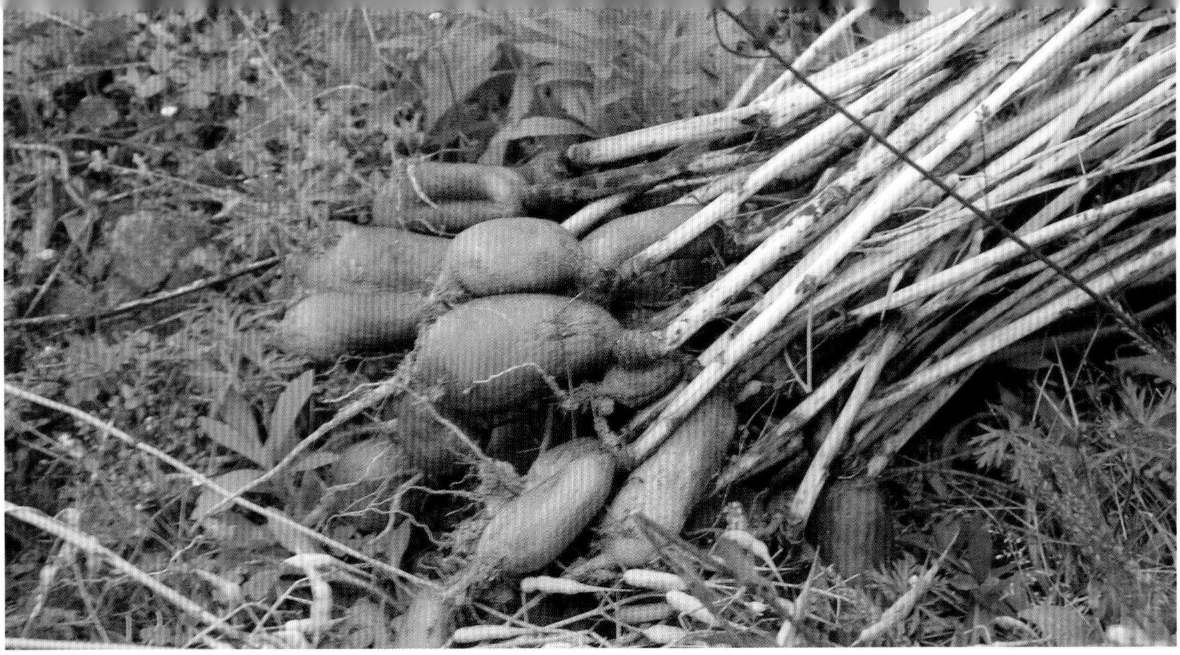

莱菔子

药理作用| 本品生用或炒用均能增强兔离体回肠的节律性收缩，抑制小白鼠的胃排空运动，提高幽门括约肌紧张性，降低胃底纵行肌紧张性，炒用作用大于生用。炒莱菔子能明显对抗肾上腺素对兔离体回肠节律性收缩的抑制。本品水提物对链球菌、痢疾杆菌、肺炎球菌、大肠杆菌有一定的抑制作用，对多种皮肤真菌有不同程度的抑制作用。

用法用量| 5 ～ 9 g，水煎服。生用治风痰，炒用消食下气化痰。

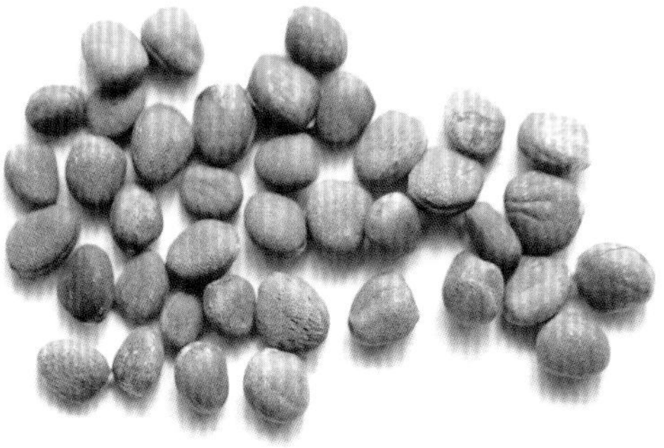

莱菔子饮片

精选验方|

1. 食积、脘腹饱胀 炒莱菔子、炒神曲、焦山楂各 9 g，陈皮 6 g。水煎服。

2. 肺热咳嗽 萝卜汁 10 g，冰糖（溶化）15 g。煎服，每日 1 剂，分 2 次服。

3. 慢性气管炎（咳嗽痰多者） 炒莱菔子、紫苏子各 9 g，白芥子 4.5 g 水煎服；或炒莱菔子、苦杏仁、牛蒡子各 9 g，水煎服。

4. 百日咳 莱菔子、紫苏子、罂粟壳、百部根、茯苓、南沙参、浙贝母、杏仁各 10 g，葶苈子 3 ～ 5 g，法半夏 5 ～ 10 g，陈皮 5 g，生姜 3 片，大枣 5 枚。水煎服，每日 1 剂。

5. 支气管哮喘 莱菔子、紫苏子、白芥子各 9 g。水煎服，每日 3 次。

6. 崩漏症 莱菔子 120 ～ 150 g。水煎服，分 3 次服，每日 1 剂，连服 1 ～ 2 剂，血止后改归脾丸巩固疗效。

7. 肠梗阻 炒莱菔子 12 g，大黄、木香各 9 g。加水 300 ml，莱菔子先煎 15 min，再放入木香、大黄煎 10 min，取药液 150 ml，分 2 次服（或从胃管注入），两次间隔 6 ～ 8 h，每日 1 剂，重者每日 2 剂，轻者 1 剂即愈，一般需服 3 ～ 5 剂。

使用禁忌| 本品辛散耗气，气虚及无积滞者忌用。不宜与人参同用。

梨

LI

维药名| 乃西葡提。

别　　名| 梨汁、梨皮、快果、果宗、蜜父、玉乳。

来　　源| 为蔷薇科植物白梨 *Pyrus bretschneideri* Rehd. 等栽培品种的果实。

识别特征| 乔木，高达 5 ～ 8 m。树冠开展；小枝粗壮，幼时有柔毛；二年生的枝紫褐色，具稀疏皮孔。叶柄长 2.5 ～ 7 cm；托叶膜质，边缘具腺齿；叶片卵形或椭圆形，长 5 ～ 11 cm，宽 3.5 ～ 6 cm，先端渐尖或急尖，基部宽楔形，边缘有带刺芒尖锐齿，微向内合拢，初时叶两面有绒毛，老叶无毛。伞形总状花序，有花 7 ～ 10 朵，直径 4 ～ 7 cm，总花梗和花梗幼时有绒毛，花梗长 1.5 ～ 3 cm；花瓣卵形，长 1.2 ～ 1.4 cm，宽 1 ～ 1.2 cm，先端呈啮齿状，基部具短爪；雄蕊 20，长约花瓣的一半；花柱 5 或 4，离生，无毛。果实卵形或近球形，微扁，褐色。花期 4 月，果期 8 ～ 9 月。

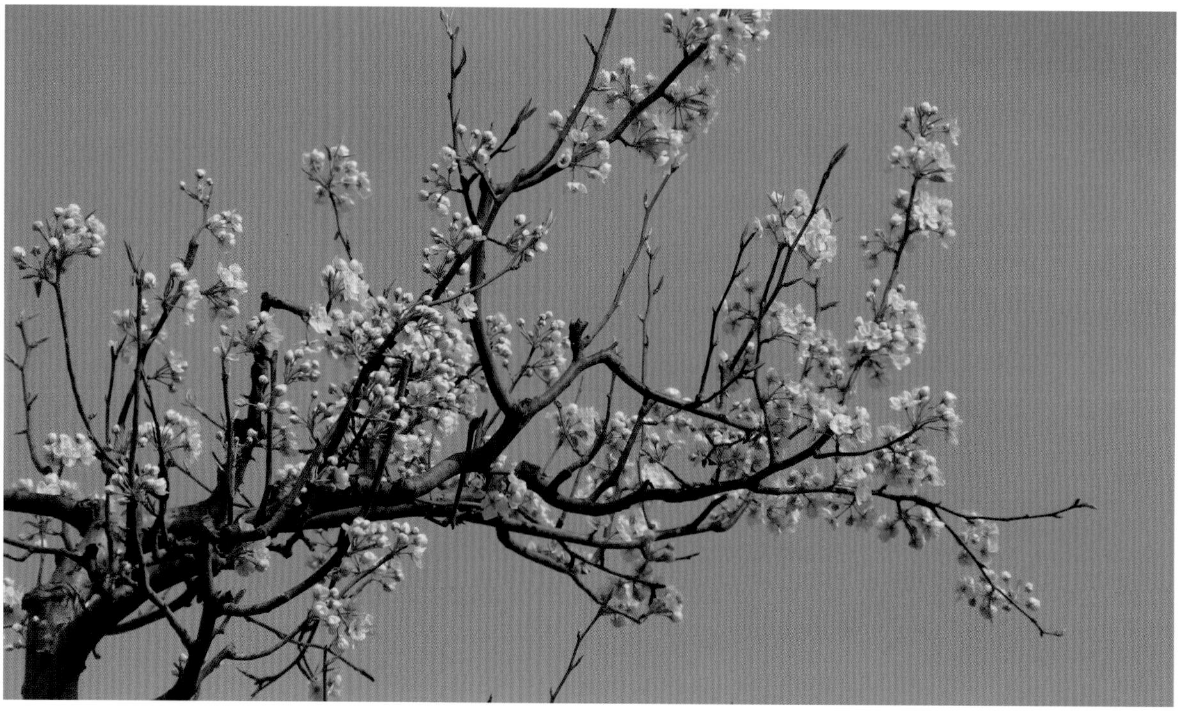

白梨树

生境分布｜ 生长于海拔 100 ～ 2000 m 的干旱寒冷地区山坡阳处。分布于华北、西北等地。品种繁多，分布较广。

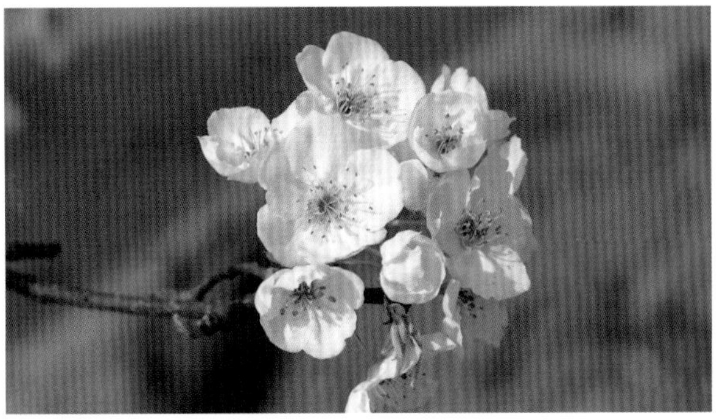

白梨花

采收加工｜ 秋季果实成熟时采收。鲜用，绞汁或切片晒干。

性味归经｜ 甘、微酸，凉。归肺、胃经。

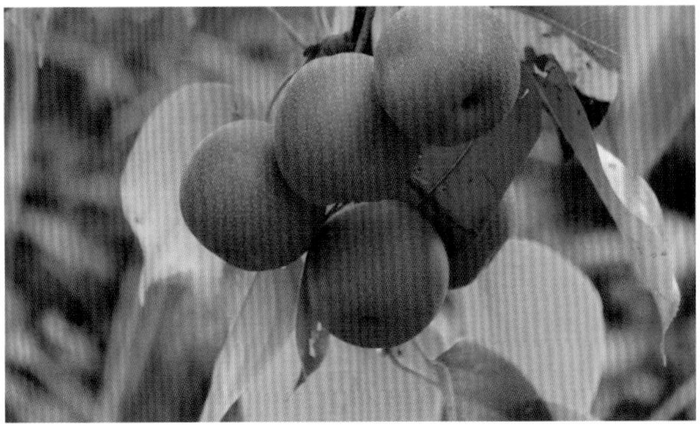

梨

功效主治｜ 生津，润燥，清热，化痰。主治热病津伤烦渴，消渴，热咳，痰热惊狂，噎膈，便秘。

药理作用｜ 梨子含有硼元素，可以预防妇女骨质疏松症。硼元素充足时，可提高记忆力、注意力、心智敏锐度。

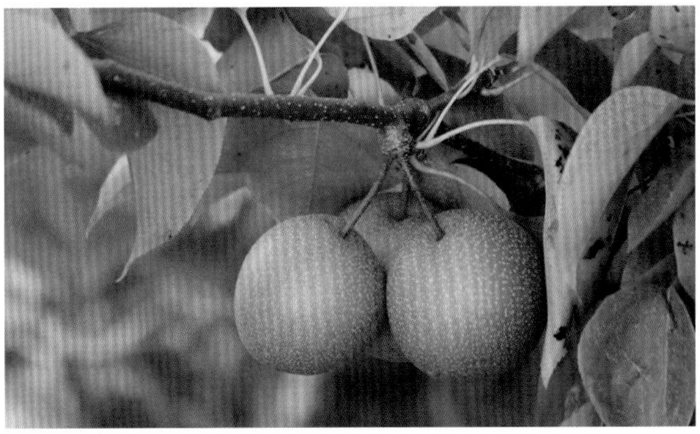

梨

用法用量｜ 酌量食用，可打汁或熬膏服。

精选验方｜

1. 急性咽炎（风寒型）所引起的咽喉微痛、吞咽不利等 雪梨 1 个，山豆根粉 6 g，白糖适量。将雪梨去皮，切成片状，放锅中。加水 1 碗，煎至半碗。趁热放入山豆根粉、白糖，调匀即成。每日 1 剂，分 3 次服用。

2. 肺癌咳嗽痰多、痰色黄质稠者 雪梨 250 g，金银花 30 g，蜂蜜 20 g。将金银花拣杂，洗净，放入碗中，研碎。雪梨洗净，连皮切碎，然后与金银花碎末同放入砂锅，加适量水，煎煮 20 min，用洁净纱布过滤，去渣，收取滤汁放入容器，趁温热时调入蜂蜜，调匀即成。分 2 次服用，早、晚各 1 次，或当饮料，分数次服食。

3. 肺癌 鲜梨汁 60 g，鲜竹沥 20 g。拌和均匀，分 2 次服用，早、晚各 1 次。

4. 白血病 梨、鲜芦根、鲜藕、荸荠、鲜麦冬各适量。五味全部切碎，捣汁。直接冷饮药汁，或者加热食用，不拘量。

5. 祛痰止嗽 梨适量。捣汁用，加姜汁、白蜜熬膏亦良。

使用禁忌｜ 胃寒、脾虚泄泻及风寒咳嗽者不宜食用。

藜芦

LILU

维药名｜ 阿克海尔拜克。

别　名｜ 山葱、鹿葱、黑藜芦。

来　源｜ 为百合科多年生草本植物藜芦 *Veratrum nigrum* L. 的根及根茎。

识别特征｜ 多年生草本，高 60 ～ 100 cm。植株粗壮，基部的鞘枯死后残留为有网眼的黑色纤维网。叶互生；无叶柄或茎上部叶具短柄；叶片薄革质，椭圆形、宽卵状椭圆形或卵状披针形，长 22 ～ 25 cm，宽约 10 cm，先端锐尖或渐尖，两面短毛。圆锥花序 30 ～ 50 cm，宽约 10 cm，先端锐尖或渐尖，两面短毛。侧生总状花序常具雄花，顶生总状花序常较偶生花序长 2 倍以上，几乎全部为两性花，总轴和枝轴密被白色绵状毛；花被片 6，开展或略反折，长圆形，长 5 ～ 8 mm，宽约 3 mm，全缘，黑紫色；雄蕊 6，花药肾形，背着，汇合为 1 室；子房卵形，3 室，无毛，花柱 3。蒴果卵圆形，具 3 钝棱，长 1.5 ～ 2 cm，宽 1 ～ 1.3 cm，种子扁平，具膜质翅。花、果期 7 ～ 9 月。

生境分布｜ 分布于山西、河南、河北、山东、辽宁等地，均为野生。

采收加工｜ 5 ～ 6 月未抽花茎时采挖，除去苗叶，直接晒干或用开水浸烫后晒干。

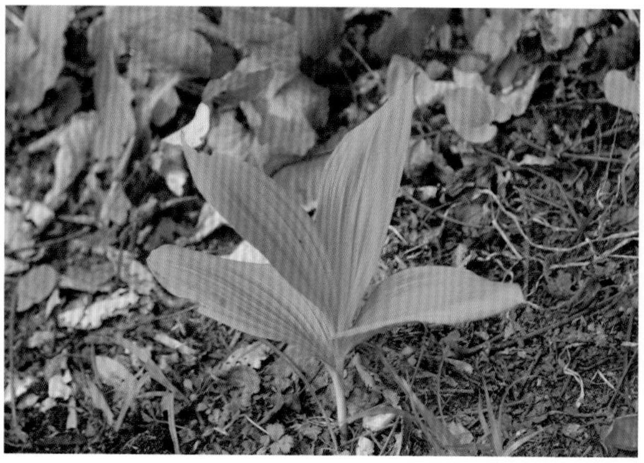

藜芦

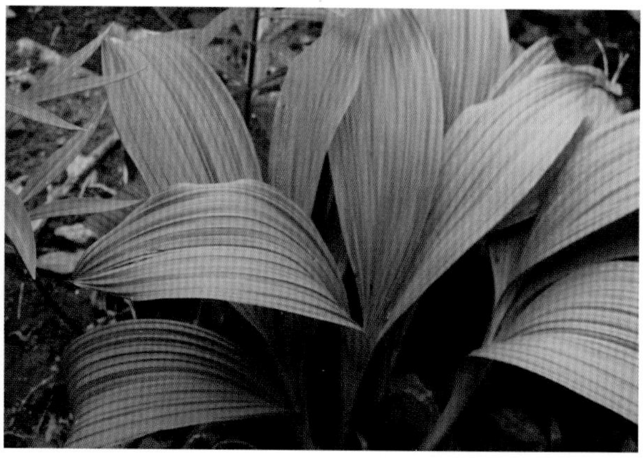

藜芦

药材鉴别｜ 本品呈圆柱形或不规则中段，直径0.7～1.5 cm，外被残留的棕色叶基维管束，形同蓑衣。下部簇生众多的须根。表面褐色，具有细而密的横皱纹，质脆，易折断，断面类白色，粉性。中心有淡黄色的木质部，易与皮部分离。气微，味苦、辛，粉末有强烈的催嚏性。以根粗壮、无杂质者为佳。

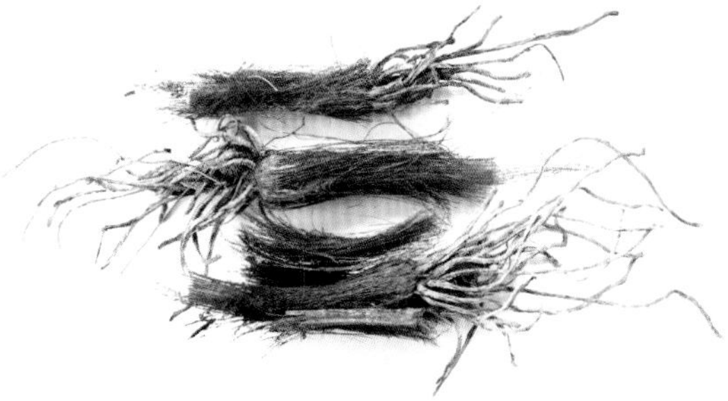

藜芦药材

性味归经｜ 辛、苦，寒；有毒。归肺、胃、肝经。

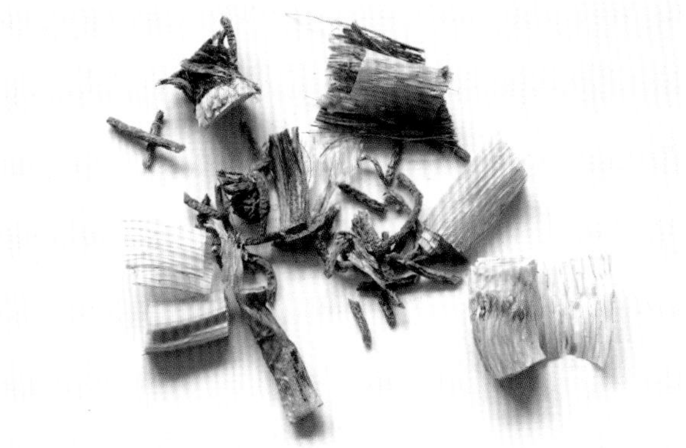

藜芦药材

功效主治｜ 吐风痰，杀虫毒。主治中风痰涌，风痫癫疾，黄疸，久疟，泄痢，头痛，喉痹，鼻息，疥癣，恶疮。

药理作用｜ 有降压作用，降压作用持久而显著，无急速耐受现象，在降压的同时伴有心率减慢、呼吸抑制或暂停。对家蝇有强大的毒杀效力。

用法用量｜ 0.3～0.9 g，宜作丸、散。外用：适量，研末，油调涂。

精选验方｜

1. 食物中毒 藜芦粉1.5～3 g。口服，可催吐，排出胃中毒物，作用较强，不可多服。

2. 疥疮 藜芦、大枫子、蛇床子、硫黄各20～30 g，川椒8～10 g，随症加减。每剂加水约4000 ml，煎2次，至药液3000 ml左右，以桶盛之，先用清水、肥皂将患处洗净，后用药液稍加力擦洗，直至将皮损擦破，每次洗20 min，每日1次，连洗2～4日。

3. 足癣 瘙疮散：藜芦、蜀椒、蛇床子、白附子、煅明矾、水银各10 g。将上药共研细末，过筛，瓶装备用。将瘙疮散撒布于患处（水泡挑破），反复加药用手指揉搓。

4. 斑秃 藜芦、蛇床子、黄柏、百部、五倍子各4.5 g，斑蝥3 g。用95%酒精溶液100 ml浸泡1周后，用棉签蘸药酒涂擦皮损处，每日1～2次。

5. 寻常疣 藜芦、乌梅、千金子、急性子各30 g。加入75%酒精溶液500 ml浸泡1周，以药液涂患处，一般3～5日疣体消失。若一次未愈则继续应用。

使用禁忌｜ 本品毒性强烈，内服宜慎。体弱、失血患者及孕妇忌服。反细辛、芍药及五参。

硫黄

LIUHUANG

维 药 名| 共古尔提。

别　　名| 硫黄、石硫黄。

来　　源| 为自然元素类矿物硫族自然硫，采挖后，加热熔化，除去杂质；或用含硫矿物经加工制得。

识别特征| 斜方晶系。晶体的锥面发达，偶尔呈厚板状，常见者为致密块状、钟乳状、被膜状、土状等。颜色有黄、浅黄、淡绿黄、灰黄、褐色和黑色等。条痕白色至浅黄色。晶面具金刚光泽，断口呈脂肪光泽，半透明，解理不完全，断口呈贝壳状或参差状。硬度 1 ～ 2，比重 2.05 ～ 2.08，质脆，易碎。用手握紧置于耳旁，可闻轻微的爆裂声，体轻。有特异的臭气，味淡。

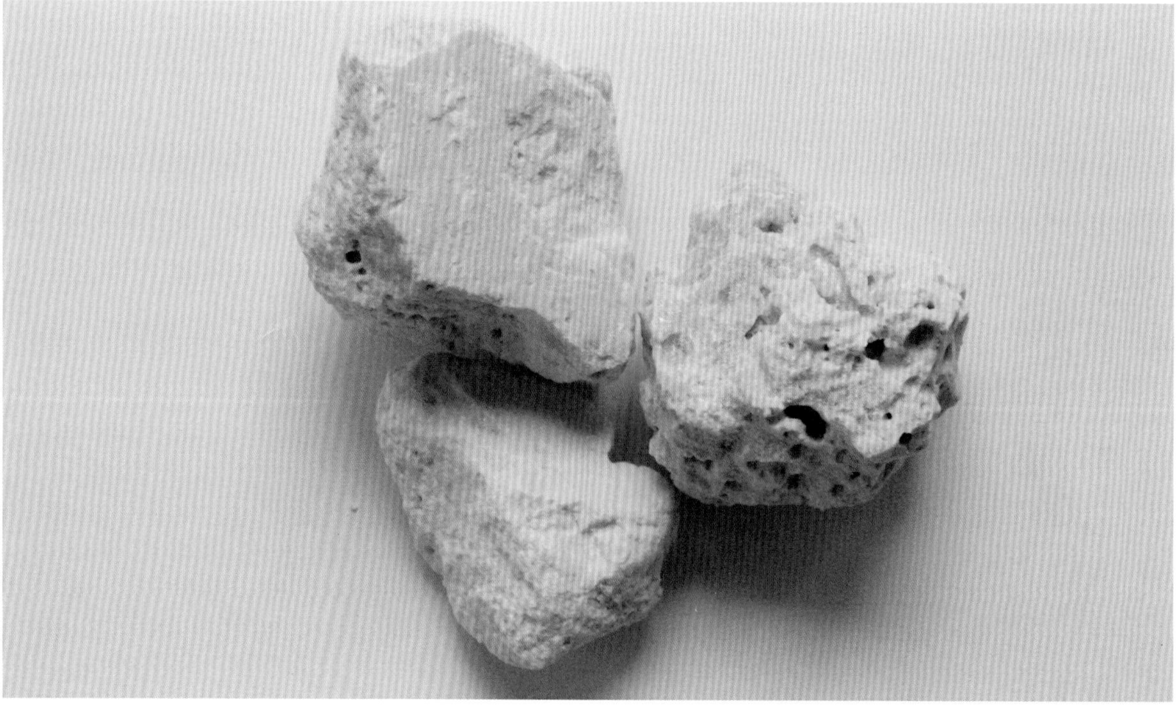

硫黄药材

生境分布｜ 常见于温泉、喷泉、火山口区域，沉积岩中也常有之。分布于山西、陕西、河南、山东、湖北、湖南、江苏、四川、广东等地。

采收加工｜ 将泥块状的硫黄及矿石，在坑内用素烧罐加热熔化，取其上层之硫黄溶液，倒入模型内，冷却后取出。

药材鉴别｜ 本品为不规则块状。略呈绿黄色或黄色，外表皮不平坦，呈脂肪光泽，常有多数小孔。体轻，质松易碎，断面常呈针状结晶形。有特异的臭气，味淡。

性味归经｜ 酸，温；有毒。归肾、大肠经。

功效主治｜ 外用杀虫止痒；内服壮阳通便。本品温热有毒，能以毒攻毒，外用解毒杀虫；其质纯阳，内服能益火助阳、疏利大肠。

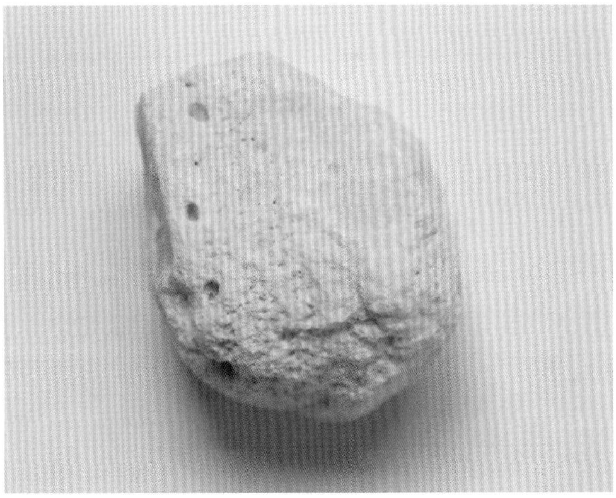

硫黄药材

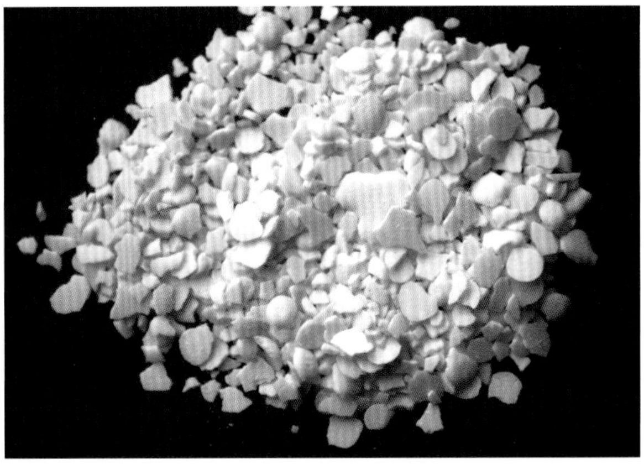

硫黄饮片

药理作用｜ 外用与皮肤接触后形成硫化物，有软化表皮和杀霉菌、疥虫的作用；内服在肠内可部分分解为硫化氢及硫化砷，刺激肠壁而促进蠕动，使粪便软化而缓泻。可明显加强氯丙嗪及硫喷妥纳的中枢抑制作用。

用法用量｜ 1 ～ 3 g。内服：入丸、散。外用：适量，研末撒，或油调涂，或烧烟熏。

精选验方｜

1. 疥 硫黄适量。研为细末，麻油调涂。

2. 疮疽 硫黄、白面、荞麦面各适量。研为细末贴敷患处。

3. 老年性肥胖 硫黄、肉桂、艾叶各 15 g（后入），淫羊藿 50 g，藿香叶、二丑各 30 g，麻黄、磁石各 10 g（后入）。上药除磁石、硫黄外，煎煮后提取、烘干研成粉；将磁石、硫黄研成细末，与前面所制药粉拌匀，装入用薄布制成的 8 cm × 8 cm 的药蕊，外用绸缎布制成肚兜。将药肚兜穿在身上，紧贴肚脐处。药蕊每隔 15 ～ 30 日更换 1 次，更换 3 个药蕊为 1 个疗程。

使用禁忌｜ 阴虚火旺者及孕妇忌服。不宜过量或久服。

柳枝

LIUZHI

维 药 名| 苏改提。

别　　名| 柳条。

来　　源| 为杨柳科植物垂柳 *Salix babylonica* L. 的枝条。

识别特征| 落叶乔木，高 10 ~ 12 m。有长而下垂的枝，小枝褐色无毛，幼时微有毛。叶披针形至线状披针形，长 9 ~ 16 cm，宽 5 ~ 15 mm，先端长渐尖，基部楔形，边缘具细锯齿，上面绿色，下面带白色，侧脉 15 ~ 30 对；叶柄长 6 ~ 12 mm。花单性，雌雄异株；柔荑花序先叶开放或与叶同时开放；总梗有短柔毛；雄花序长 1.5 ~ 2 cm，雌花序长达 5 cm；苞片圆形至线状披针形，早落；雄花有 2 腺体，雄蕊 2，分离，基部具长柔毛；雌花有一腺体，子房无毛，无柄，花柱极短，柱头 2 裂。蒴果长 3 ~ 4 mm，绿褐色，成熟后 2 裂，种子有绵毛。花期 3 ~ 4 月，果期 4 ~ 5 月。

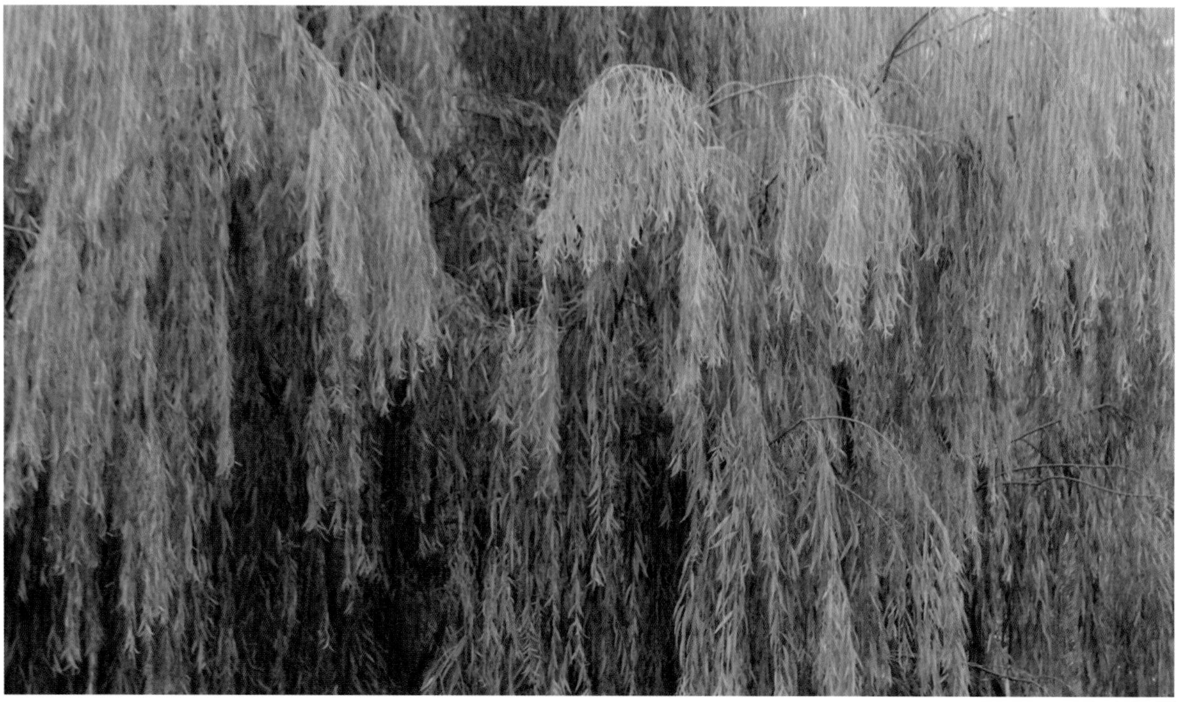

垂柳

生境分布| 生长于水边湿地。分布于长江流域诸省区。

采收加工| 全年可采。除去叶片，晒干。

药材鉴别| 本品呈圆柱形或不规则厚片，表面黄色，微有纵皱纹。质脆，容易折断。切面不平坦，皮部浅棕色。味微苦涩。

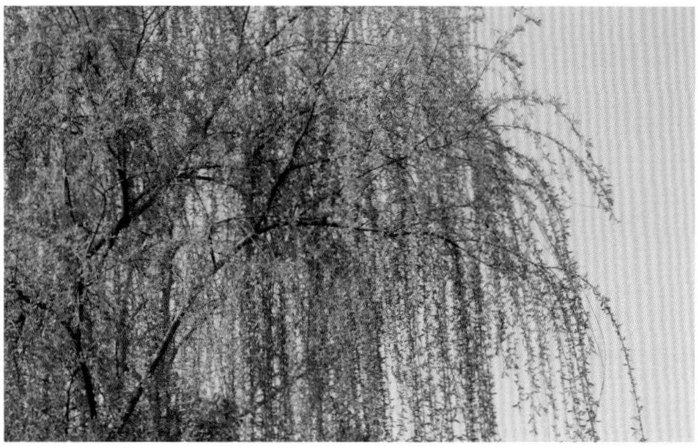

垂柳

性味归经| 辛、苦，寒。归胃、膀胱、肝经。

功效主治| 疏散风热，清热除湿，消肿止痛。本品辛散苦泄，性寒清热，故善散风热、清里热。

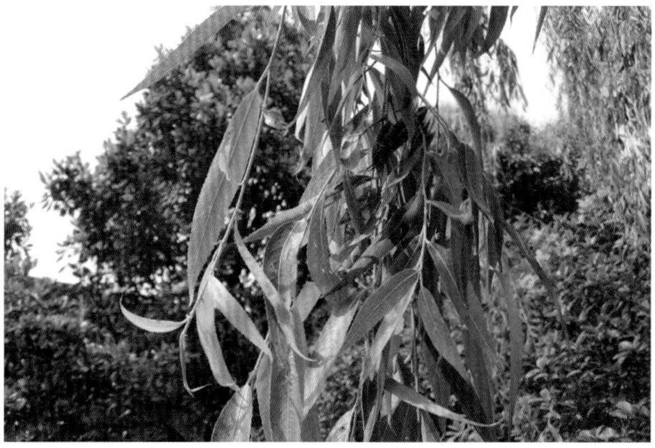

垂柳

药理作用| 浓度4%～10%的水杨甙元（水杨甙与稀盐酸或硫酸共煮的水解产物）有局部麻醉作用。本品对金黄色葡萄球菌、伤寒杆菌、甲型副伤寒杆菌、费氏痢疾杆菌、肺炎球菌、绿脓杆菌、大肠杆菌均有较强抑制作用。

用法用量| 30～60 g，煎服。外用：适量，煎水含漱、熏洗或熬膏涂敷。

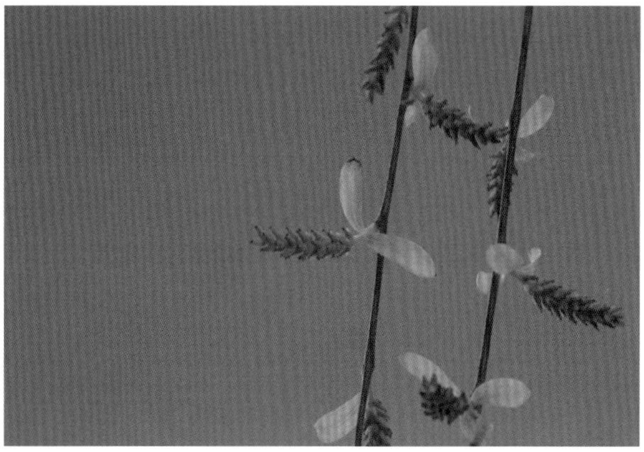

垂柳

精选验方|

1. 冠状动脉粥样硬化性心脏病 以柳枝制成糖浆，每100 ml含鲜生药300 g；服后有胃肠道反应者可加入适量麦芽（每100 ml加50 g），每次50 ml，每日3次，2个月为1个疗程。

2. 慢性气管炎 柳枝200 g。切碎洗净，水煎服，每日1剂，10日为1个疗程。

3. 传染性肝炎 用带叶的柳树枝100 g（干品50 g）。加水500 ml，煎至300 ml，2次分服。

4. 烧烫伤 取新鲜柳树枝烧成炭（不可烧成灰），研细末，过筛，用香油调成稀膏状，涂敷创面，每日1～2次，不包扎。换药时不必擦去前药，任其自行脱痂。上药后3～4 h创面渐干，结成焦痂，随之出现疼痛。此时，可在药面上涂以香油使之软润，切不可擦掉原药。

使用禁忌| 脾胃虚寒、久泻滑脱者慎服。

龙葵

LONGKUI

维 药 名| 依提欧祖蜜。

别　　名| 龙葵草。

来　　源| 为茄科植物龙葵 *Solanum nigrum* L. 的全草。

识别特征| 一年生草本，高 30 ～ 100 cm。茎直立，多分枝。叶卵形，似辣椒叶，长 2.5 ～ 10 cm，宽 1.5 ～ 3 cm，顶端尖锐，全缘或有不规则波状粗齿，基部楔形，渐狭成柄；叶柄长达 2 cm。花序为短蝎尾状或近伞状，侧生或腋外生，有花 4 ～ 10，白色，细小；花序梗长 1 ～ 2.5 cm，花柄长约 1 cm；花萼杯状，绿色，5 浅裂；花冠辐状，裂片卵状三角形，长约 3 cm；雄蕊 5；子房卵形，花柱中部以下有白色绒毛。浆果球形，直径约 8 mm，熟时黑色；种子近卵形，压扁状。花、果期 9 ～ 10 月。

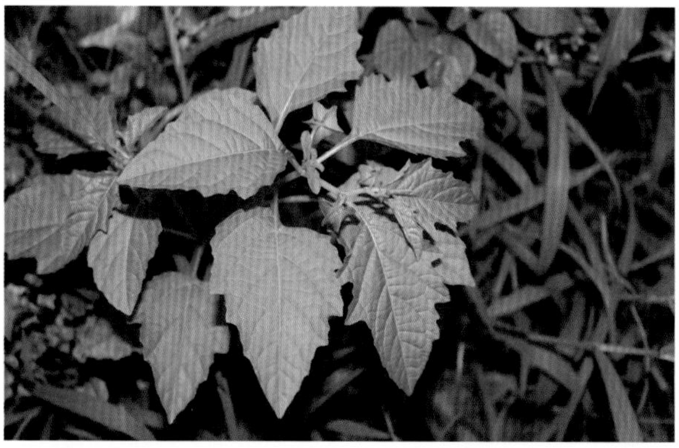

龙葵

生境分布| 生长于路边、荒地。分布于全国各地。

采收加工| 夏、秋二季采收，洗净，晒干。

药材鉴别| 本品为不规则的茎、叶、花、果实混合中段。茎呈圆柱形，有的可见分枝，直径 2 ～ 10 mm，表面黄绿色，具纵皱纹，光滑无毛或被极稀柔毛。质硬而脆，断面黄白色，中空。

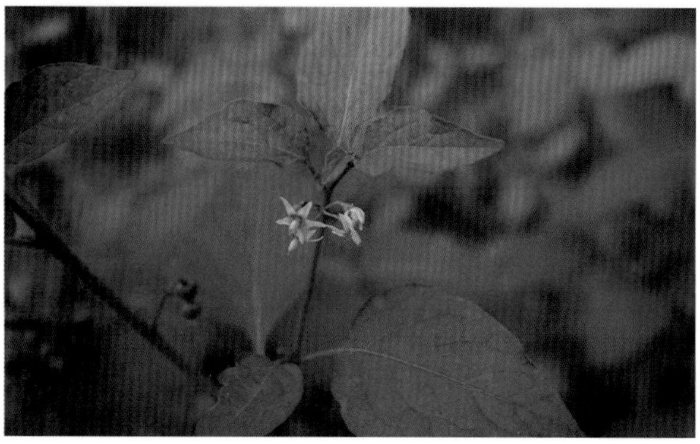

龙葵

性味归经| 性寒，味苦、微甘；有小毒。

功效主治| 清热解毒，利尿。用于疮痈肿毒、皮肤湿疹、小便不利、老年性慢性

气管炎、白带过多、前列腺炎、痢疾。

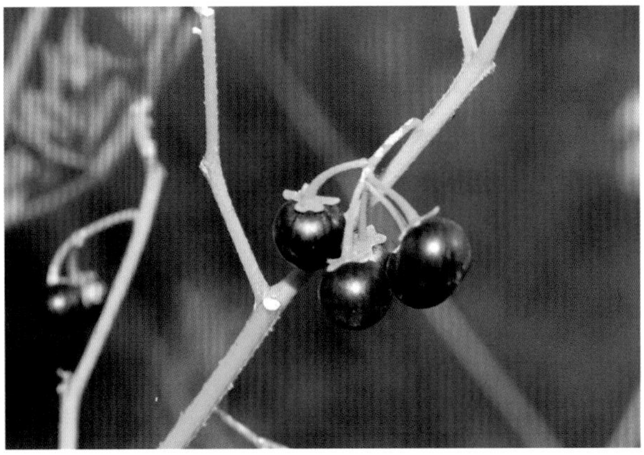

龙葵

药理作用| 本品有抗炎、抗过敏作用。有解热镇痛、祛痰止咳平喘作用。有降压、强心作用。有升高白细胞、升高血糖作用（但大剂量使用反致白细胞下降）。有抗肿瘤作用。有抗菌作用。对金黄色葡萄球菌、痢疾杆菌、伤寒杆菌、变形杆菌、大肠杆菌、绿脓杆菌、猪霍乱杆菌有一定抑制作用。有抗蛇毒作用。

用法用量| 15 ~ 30 g，煎服。外用：适量，捣烂敷患处。

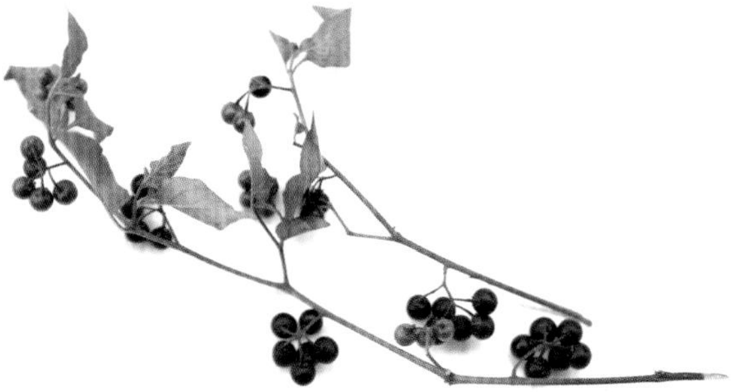

龙葵药材

精选验方|

1. 舌癌中期 龙葵、半枝莲、草河车各 30 g，蒲公英 20 g，山豆根、夏枯草、土贝母各 15 g，苦参 10 g，儿茶 9 g，川黄连粉（冲）3 g。水煎取药汁，每日 1 剂，分 2 次服用。

2. 乳腺癌 龙葵、白芷、蒲公英各 30 g，蛇莓、薜荔果、七叶一枝花各 15 g。水煎取药汁，每日 1 剂，分 2 次服用。

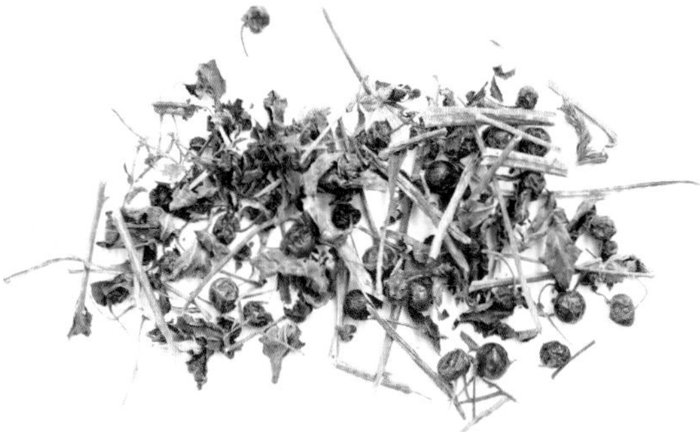

龙葵药材

3. 喉癌 龙葵、山豆根、夏枯草各 30 g，嫩薄荷 3 g。水煎取药汁，每日 1 剂，分 2 次服用。

4. 肺癌 龙葵 60 g，蜂蜜 30 g。将龙葵拣杂，洗净，晒干或烘干，切成段或切碎，放入砂锅，加水浸泡片刻，浓煎 2 次，每次 30 min，混合 2 次所煎得的浓汁，滤取液汁后倒入容器中，加入蜂蜜，调匀即成。佐餐食用，早、晚 2 次分服。

5. 食管癌 龙葵 30 g，半夏、党参各 12 g，丁香 3 g，代赭石 24 g，桔梗、旋覆花、竹茹、白芷、蛇莓、半枝莲各 15 g。水煎取药汁，每日 1 剂，分 2 次服用。

使用禁忌| 过量服用本品，可引起头痛、腹痛、吐泻、瞳孔散大、精神错乱。本品有溶血作用，又可致流产、胎儿畸形，故妇女妊娠期忌用。

芦根

LUGEN

维 药 名| 活木西依力提孜。

别　　名| 苇根、苇茎、鲜芦根。

来　　源| 为禾本科多年生草本植物芦苇 *Phragmites communis* Trin. 的新鲜或干燥根茎。

识别特征| 多年生高大草本，具有匍匐状地下茎，粗壮，横走，节间中空，每节上具芽。茎高 2 ~ 5 m，节下通常具白粉。叶 2 列式排列，具叶鞘；叶鞘抱茎，无毛或具细毛；叶灰绿色或蓝绿色，较宽，线状披针形，粗糙，先端渐尖。圆锥花序大形，顶生，直立，有时稍弯曲，暗紫色或褐紫色，稀淡黄色。花期 9 ~ 10 月。

生境分布| 生长于池沼地、河溪地、湖边及河流两岸沙地、湿地等处，多为野生。全国各地均有分布。

采收加工| 全年均可采挖其地下根茎，除去芽、须根及膜状叶，切成 3 ~ 4 cm 小段，鲜用或晒干。

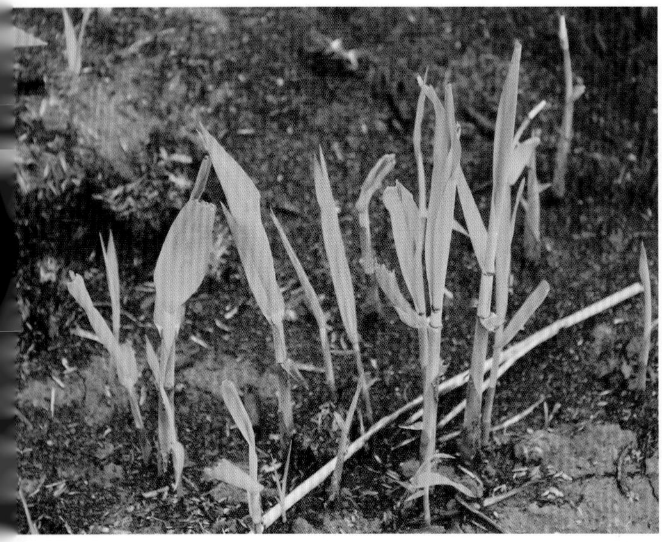

芦苇

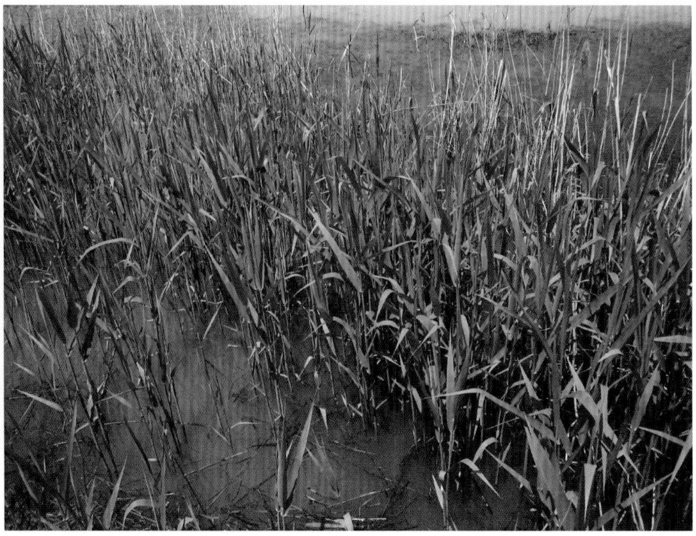

芦苇

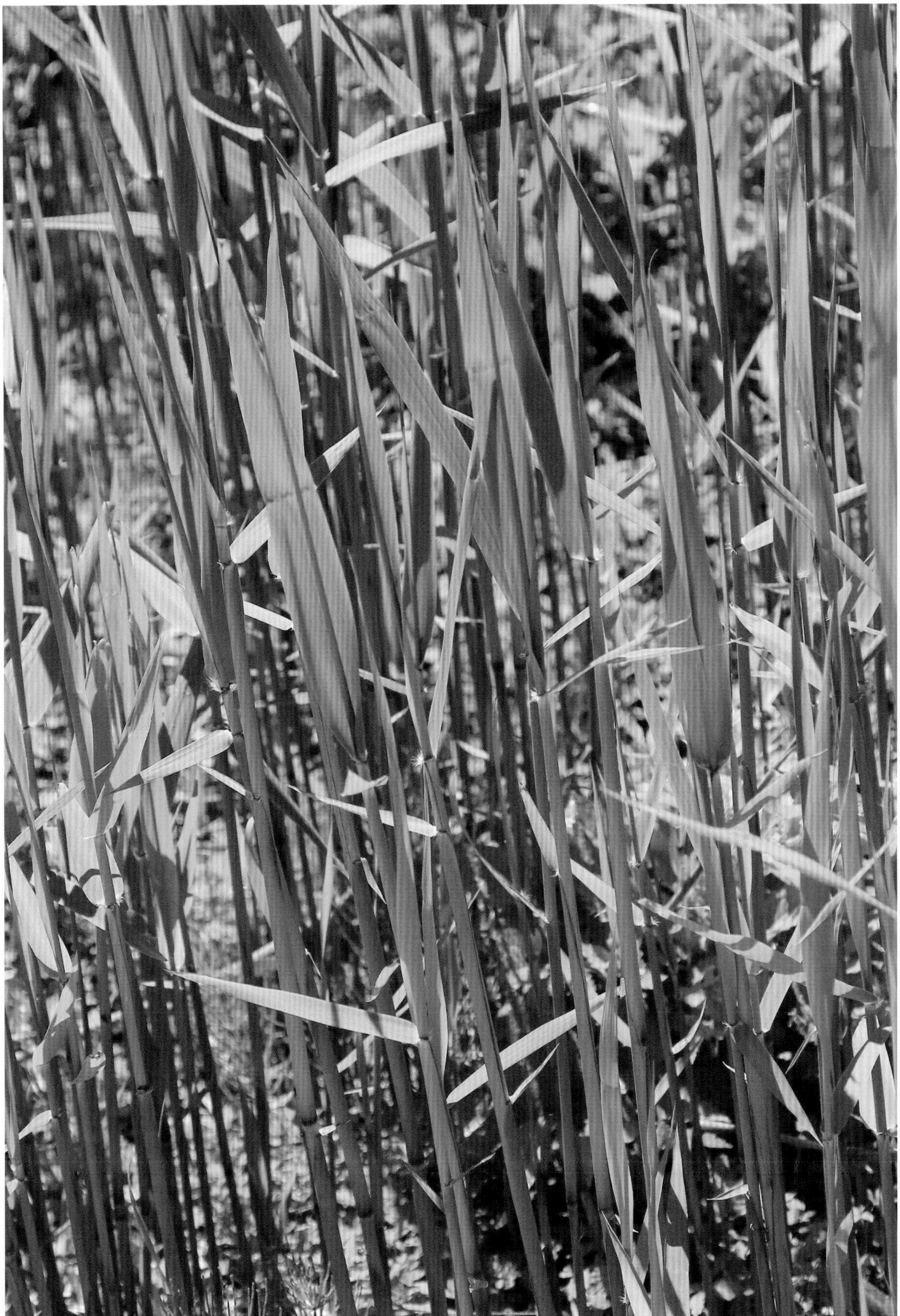

芦苇

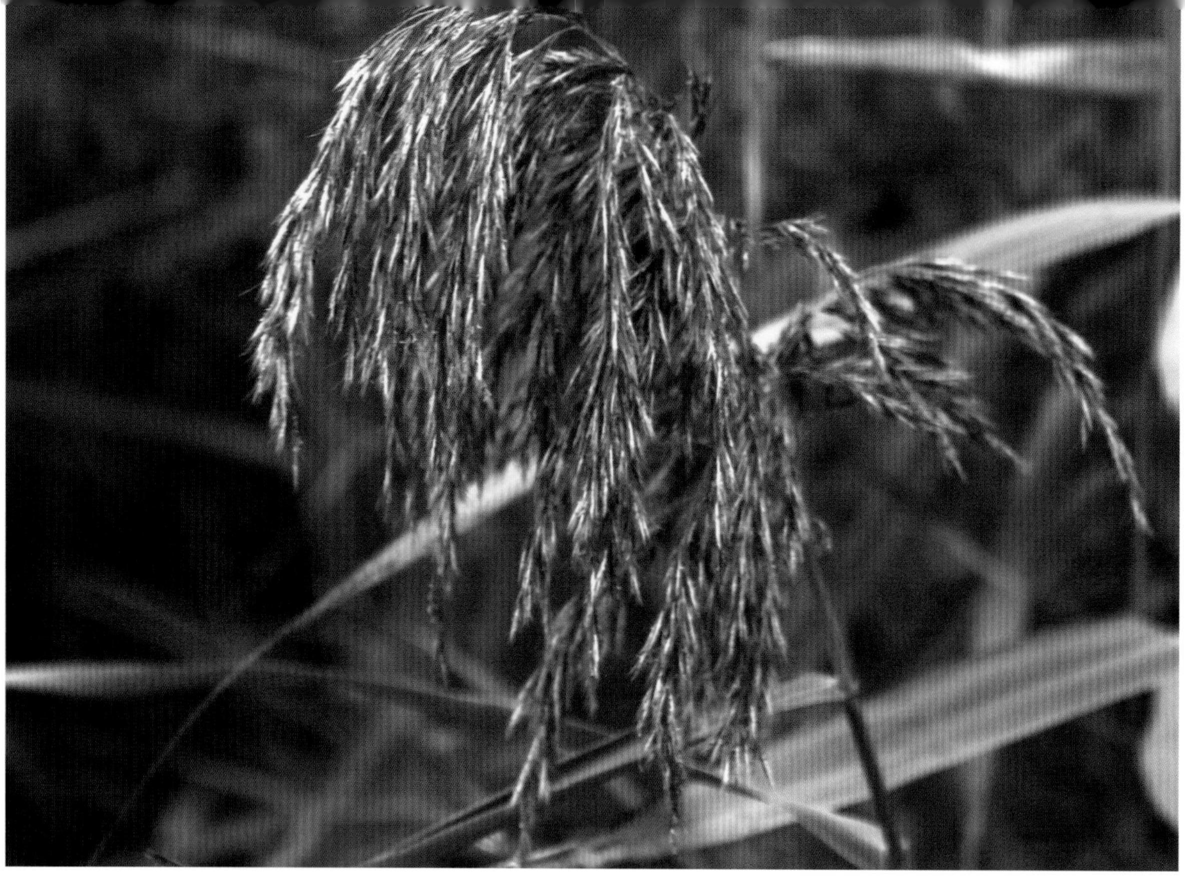

芦苇

药材鉴别 | 鲜芦根呈圆柱形段，表面黄白色，有光泽，节呈环状。切面黄白色，中空，有小孔排列成环。质轻而绵软。气微，味甘。干芦根呈扁圆柱形段。表面黄白色，节间有纵皱纹。切面中空，有小孔排列成环。质软而柔韧，不易折断，气无，味甘甜。

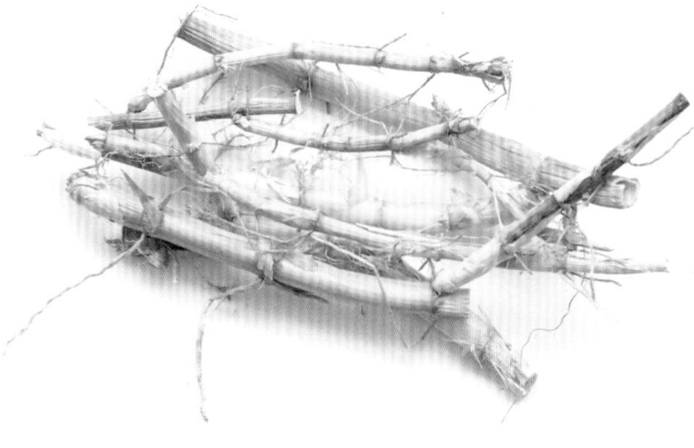

芦根（芦苇）药材

性味归经 | 甘，寒。归肺、胃经。

功效主治 | 清热生津，除烦止呕，祛痰排脓。本品甘寒则清热养阴。入肺、胃二经，则能清肺热、宣肺气而祛痰排脓，清胃热而生津止呕除烦。

药理作用 | 对 β 溶血性链球菌有抑制作用。

用法用量 | 干品 15 ~ 30 g，鲜品 30 ~ 60 g，煎服。鲜品捣汁内服尤佳。

精选验方 |

1. **肺热咳嗽，痰多黄稠** 芦根、瓜蒌各 12 g，半夏、黄芩各 10 g，甘草 6 g。水煎服。
2. **肺脓肿** 芦根 300 g。小火煎 2 次，取汁分 3 次服完。
3. **口疮** 芦根 16 g，黄柏、升麻 12 g，生地黄 20 g。水煎口含之。

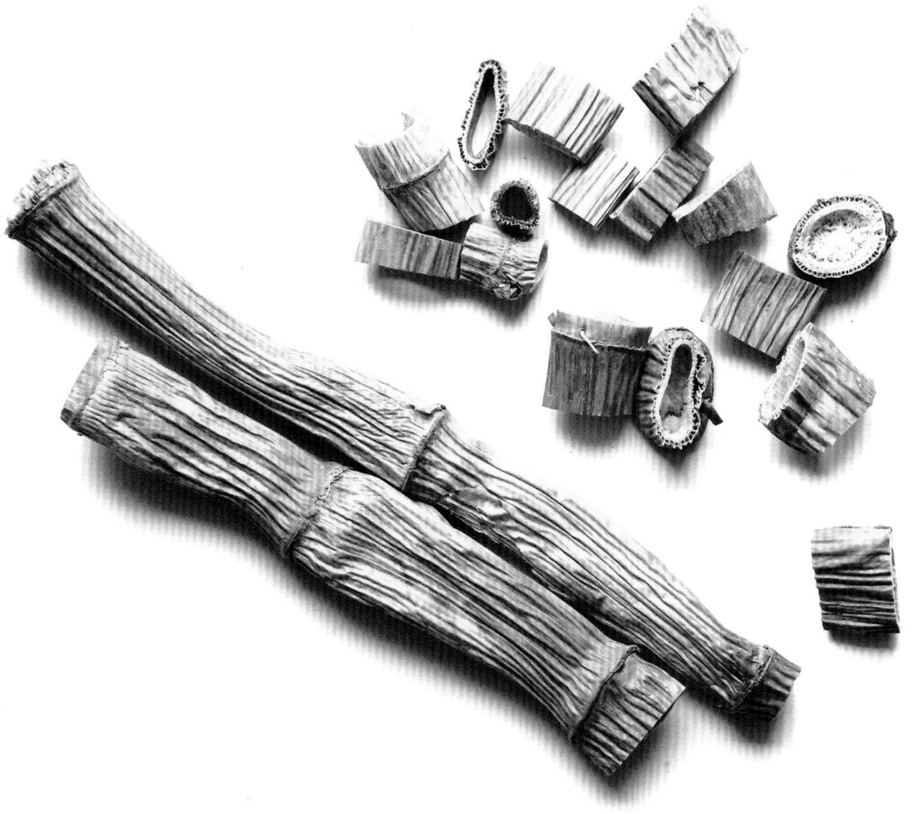

芦根药材

4. **风疹不透** 芦根、柽柳各30 g，胡荽10 g。煎汤内服或外洗。

5. **胃热呕吐** 芦根15 g，竹茹、葛根各10 g，生姜、甘草各3 g。水煎服。

6. **温热病后，余热未尽，胸脘微闷，知饥不食，苔腻** 芦根30 g，佩兰叶、藿香叶、薄荷叶、鲜荷叶、枇杷叶各10 g。加水煎汤，不可久煎，取汁，加白糖调味饮。

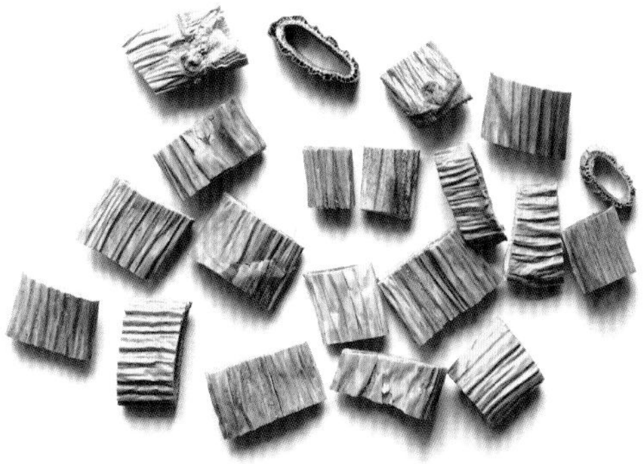

芦根饮片

7. **胃热呃逆、呕吐** 芦根汁、姜汁各适量。口服。

8. **肺痈，咳嗽胸痛，吐腥臭脓痰** 芦根30 g，薏苡仁20 g，桃仁6 g，冬瓜仁9 g。水煎服。

9. **上呼吸道感染** 鲜芦根、金荞麦、生石膏、金银花各30 g，黄芩、前胡、地骨皮、枇杷叶各12 g，知母、杏仁、薄荷、桔梗、炙麻黄各9 g，碧玉散（包）18 g。水煎取药汁，每日1剂，分3次服用。

10. **流行性感冒** 芦根、生石膏（先煎）各30 g，生甘草3 g，柴胡、荆芥、防风、薄荷（后下）、蝉蜕各6 g，葛根、金银花、连翘各10 g。水煎2次，每次煎取药汁50 ~ 200 g，每日1剂，少量多次频服。

使用禁忌｜ 脾胃虚寒者忌服。

芦荟

LUHUI

维药名| 赛比热。

别　　名| 卢会、奴会、象胆、真芦荟。

来　　源| 为百合科植物库拉索芦荟 *Aloe barbadensis* Miller 或其他同属近缘植物叶的汁液浓缩干燥物。

识别特征| 多年生草本，茎极短。叶簇生于茎顶，直立或近于直立，肥厚多汁；呈狭披针形，长 15 ~ 36 cm，宽 2 ~ 6 cm，先端长渐尖，基部宽阔，粉绿色，边缘有刺状小齿。花茎单生或稍分枝，高 60 ~ 90 cm；总状花序疏散；花点垂，长约 2.5 cm，黄色或有赤色斑点；花被管状，6 裂，裂片稍外弯；雄蕊 6，花药“丁”字着生；雌蕊 1，3 室，每室有多数胚珠。蒴果，三角形，室背开裂。花期 2 ~ 3 月。

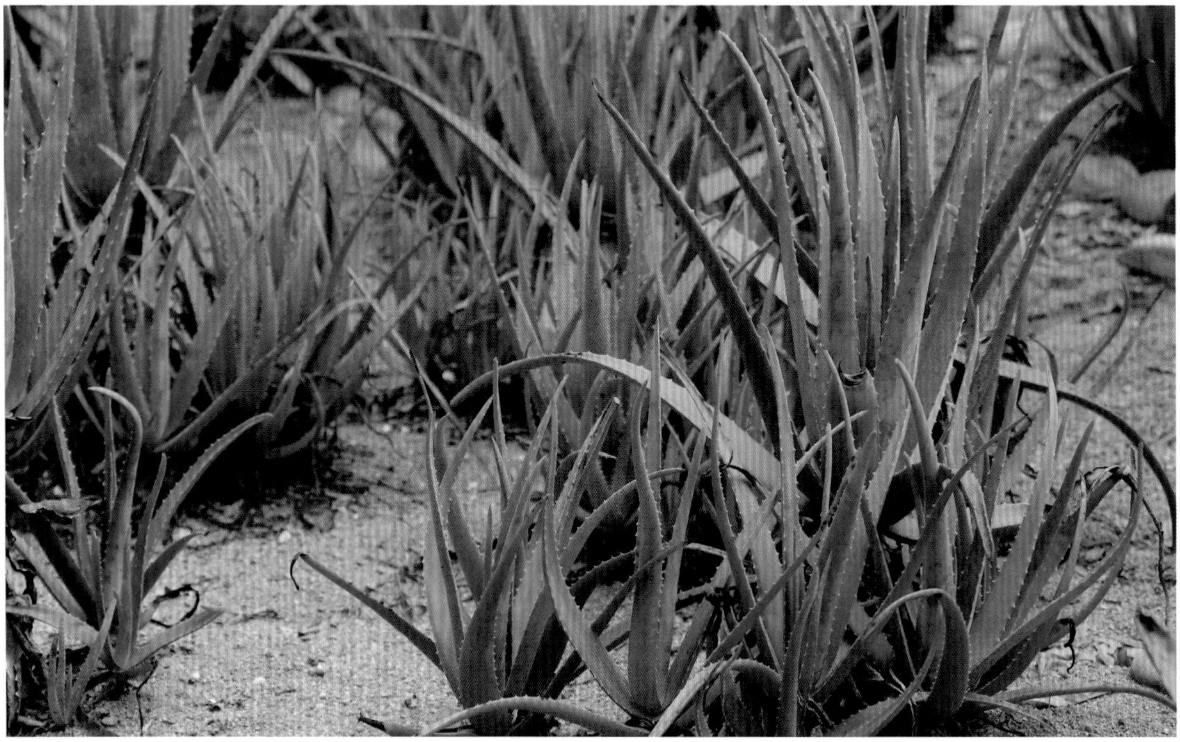

库拉索芦荟（芦荟）

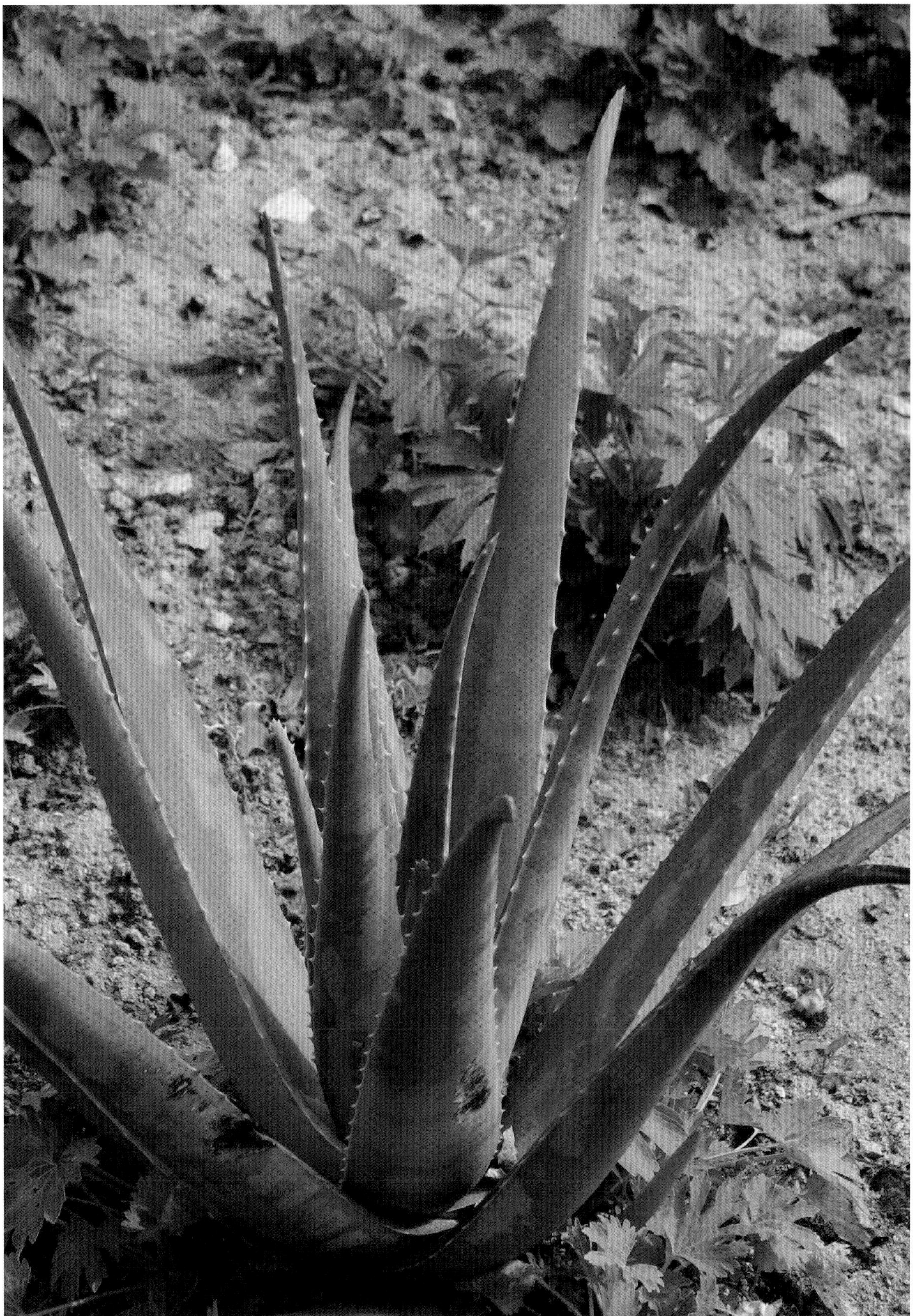

库拉索芦荟（芦荟）

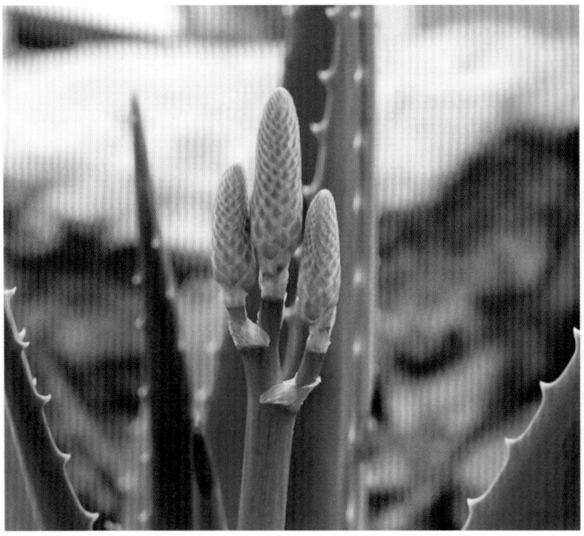

库拉索芦荟（芦荟）

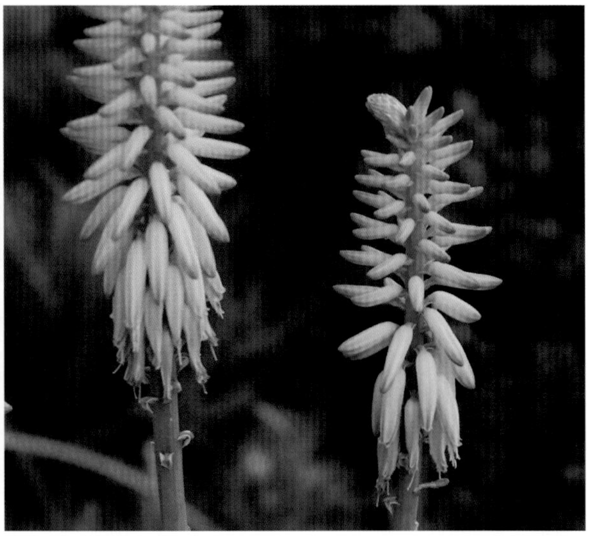

库拉索芦荟（芦荟）

生境分布｜ 生长于排水性能良好、不易板结的疏松土质中。福建、台湾、广东、广西、四川、云南等地有栽培。

采收加工｜ 全年可采，割取植物的叶片，收集流出的液汁，置锅内熬成稠膏，倾入容器，冷却凝固后即得。

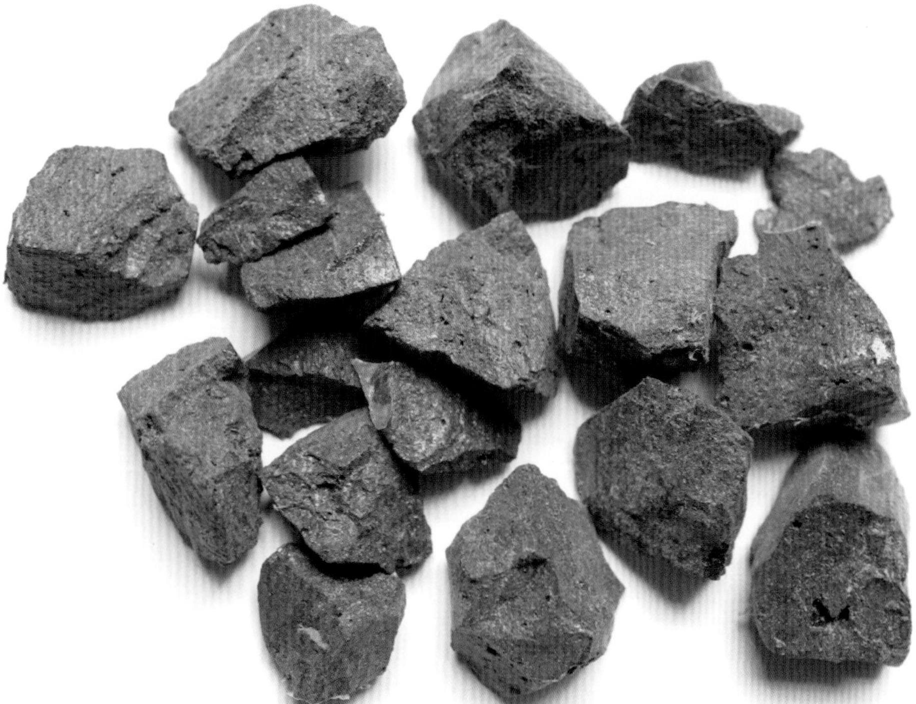

芦荟药材

药材鉴别| 本品呈不规则块状，常破裂为多角形，大小不一。表面呈暗红褐色或深褐色，无光泽。体轻，质硬，不易破碎，断面粗糙或显麻纹，富吸湿性。有特殊臭气，味极苦。

性味归经| 苦，寒。归肝、胃、大肠经。

功效主治| 泻下，清肝，杀虫。本品苦以降泄杀虫，寒以清热，入肝经而泻肝胆实火，行大肠以泻热通便、杀虫消疳，为泻火通便之峻剂，消疳杀虫之良药。

药理作用| 泻下作用：本品含较多的芦荟大黄素甙，具有泻下作用，可作为泻药。对实验性肝损伤的保护作用：对四氯化碳性肝损伤有保护作用，对硫代乙酰胺、氨基半乳糖引起的大鼠谷丙转氨酶升高有抑制作用。抗肿瘤作用：芦荟醇提取物及从中分离的芦荟素 A 和 Alomicin 成分均有抗肿瘤作用。芦荟多糖具有免疫调节活性，芦荟素有抗胃损伤作用。

用法用量| 每次 1 ~ 2 g，入丸、散服。外用：适量。

精选验方|

1. 便秘 芦荟鲜叶 5 g，蜂蜜 30 g。每晚睡前开水冲服。

2. 咯血、吐血、尿血 芦荟花 6 ~ 10 g。水浸泡去黏汁，水煎服。可加白糖适量。

3. 脚癣 用白酒泡芦荟，待芦荟色泽由绿变黄，取酒滴于脚癣患处，每日数次。

4. 蚊虫叮咬 新鲜芦荟叶片洗净，从中间分开，剪去边上的刺，直接涂在皮肤被叮咬处。

5. 疳积、虫积 芦荟、砂仁、胡黄连、大黄、六曲、槟榔、山楂、麦芽各 100 g，炒山楂、炙甘草各 15 g，使君子仁 150 g，共研细粉，水泛为丸，每服 1.5 g，每日 2 次。

6. 烧烫伤 鲜芦荟叶适量。捣汁涂患处。

7. 原发性青光眼 芦荟、丁香、黑丑各 50 g，磁石 100 g。共研细末，混匀，装入空心胶囊内，备用。根据病情，每日早、晚饭后 1 h 各服 3 ~ 5 粒（重 2 ~ 4 g）。

8. 小儿脾疳 芦荟、使君子均等份。研为细末，米汤调下 3 ~ 6 g。

使用禁忌| 脾胃虚弱、食少便溏者及孕妇忌用。

鹿角

LUJIAO

维 药 名| 卡提克布哈蒙固孜。

别　　名| 鹿角片、鹿角末。

来　　源| 为鹿科动物梅花鹿 *Cervus nippon* Linnaeus 骨化的角或锯茸后翌年春季脱落的角基。

识别特征| 一种中型的鹿。体长约1.5 m，肩高约90 cm。雄鹿有角，生长完全的共有四叉，眉叉斜向前伸；第二叉与眉叉相距较远，主干末端再分一叉。雌鹿无角。眶下腺明显，呈裂缝状。耳大直立。颈细长，颈和胸部下方有长毛。尾短，臀部有明显白斑。四肢细长，后肢外侧踝关节下有褐色腺体，名为跖腺；主蹄狭尖，侧蹄小。冬毛厚密，棕灰色或棕黄色，有白色斑点，夏季白斑更明显。腹部毛白色，四肢毛色较淡，背部有深棕色的纵纹。

生境分布| 分布于吉林、辽宁、黑龙江、新疆、甘肃等地。

采收加工| 多于春季拾取，除去泥沙，风干。

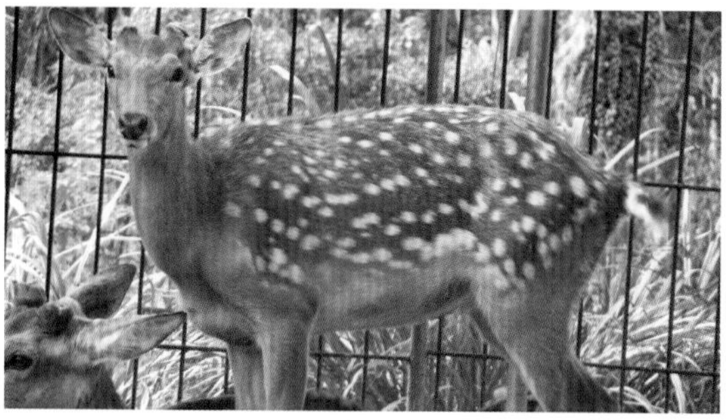

鹿角

药材鉴别| 鹿角片为圆形或椭圆形薄片。表面灰色或灰褐色，中部有细蜜蜂状小孔。周边白色或灰白色，质细密。体轻，质脆。鹿角块呈圆形块状。表面灰色或灰褐色，中部有细蜜蜂状小孔。周边白色或灰白色，质细密。体轻，质脆。

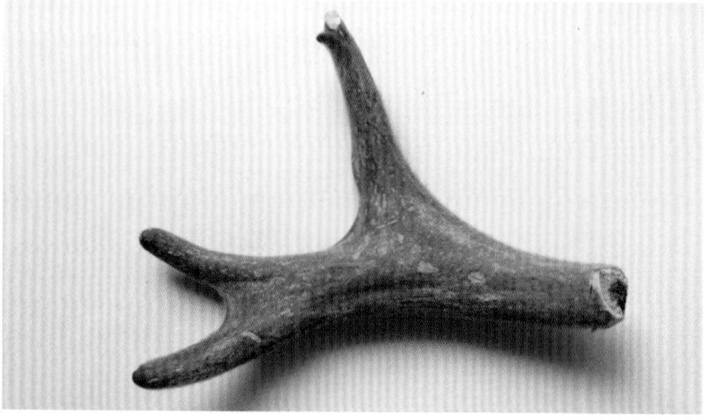

鹿角药材

性味归经| 咸，温。归肝、肾经。

功效主治| 温肾阳，强筋骨，行血消肿。本品生用散热行血消肿，主治恶疮痈肿、少腹血结痛、跌打损伤瘀血等证。熟用益肾补虚、强精活血。

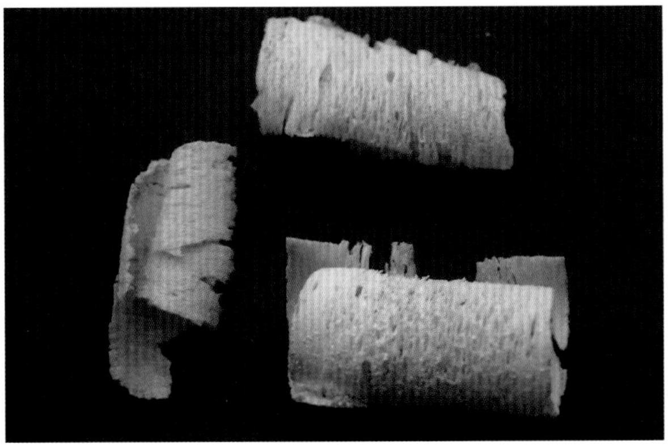
鹿角镑

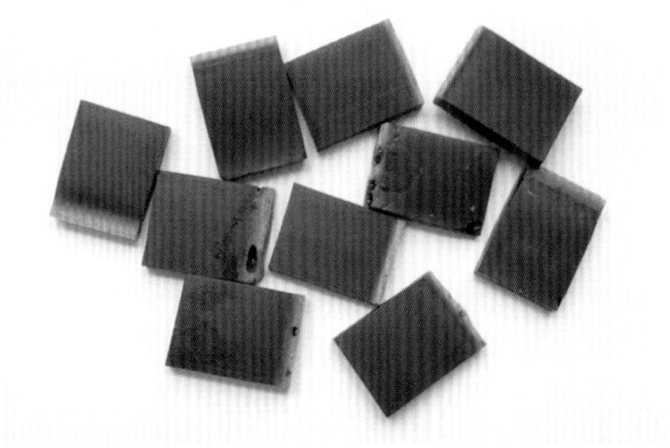
鹿角胶饮片

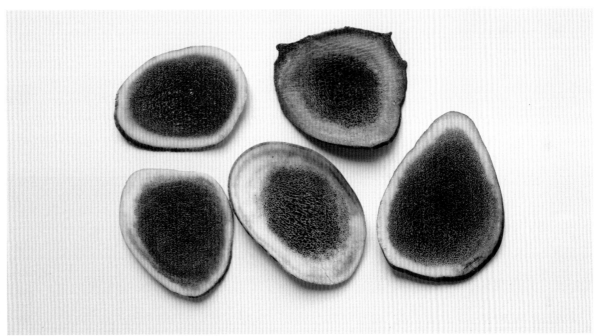
鹿角胶饮片

药理作用 | 具有活血散瘀消肿的作用。

用法用量 | 内服：煎汤，5 ~ 10 g；或研末服。外用：磨汁涂或研末敷。

精选验方 |

1. 虚证哮喘 鹿角片、淫羊藿各 20 g，熟地黄、紫石英各 30 g，当归、桃仁各 10 g，麻黄、白芥子各 6 g，五味子 4 g，肉桂、皂角各 3 g。水煎取药汁，每日 1 剂，分 2 次温服。

2. 乳腺增生 鹿角、丹参各 15 g，穿山甲 3 g，三棱、莪术各 9 g，当归、没药、玄胡、淫羊藿、牡蛎各 10 g，黄芪 20 g。水煎取药汁，每日 1 剂，分 2 次服用。

使用禁忌 | 阴虚阳亢者忌服。

鹿茸

LURONG

维 药 名｜ 友米让布哈蒙固孜。

别　　名｜ 鹿茸片、鹿茸粉、鹿茸血片。

来　　源｜ 为鹿科动物梅花鹿 *Cervus nippon* Linnaeus 雄鹿未骨化密生茸毛的幼角。

识别特征｜ 一种中型的鹿。体长约 1.5 m，肩高约 90 cm。雄鹿有角，生长完全的共有四叉，眉叉斜向前伸；第二叉与眉叉相距较远，主干末端再分一叉。雌鹿无角。眶下腺明显，呈裂缝状。耳大直立。颈细长，颈和胸部下方有长毛。尾短，臀部有明显白斑。四肢细长，后肢外侧踝关节下有褐色腺体，名为跖腺；主蹄狭尖，侧蹄小。冬毛厚密，棕灰色或棕黄色，有白色斑点，夏季白斑更明显。腹部毛白色，四肢毛色较淡，背部有深棕色的纵纹。

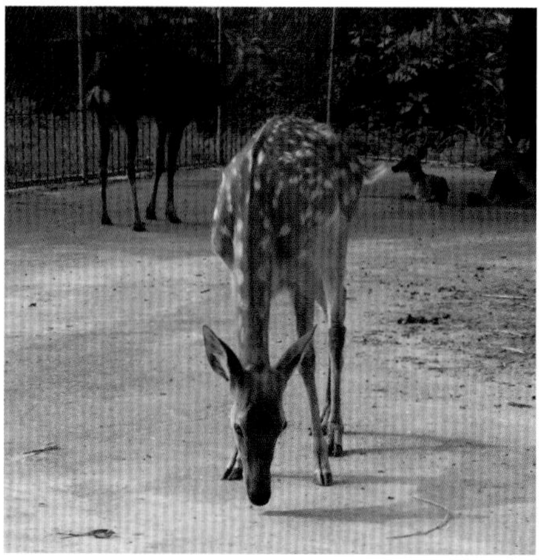

梅花鹿

生境分布｜ 分布于吉林、辽宁、黑龙江、新疆、甘肃等地。

采收加工｜ 分锯茸和砍茸两种方法。锯茸：一般从第三年的鹿开始锯茸。二杠茸每年可采收两次，第一次在清明后 45 ~ 50 日（头茬茸），采后 50 ~ 60 日再采第二次（二茬茸）；三茬茸则采一次，在 7 月下旬。锯时应迅速将茸锯下，伤口敷上止血药。将锯下的鹿茸立即进行烫炸等加工，至积血排尽为度，阴干或烘干。砍茸：将鹿头砍下，再将茸连脑盖骨锯下，刮净残肉，绷紧脑皮，进行烫炸等加工，阴干。

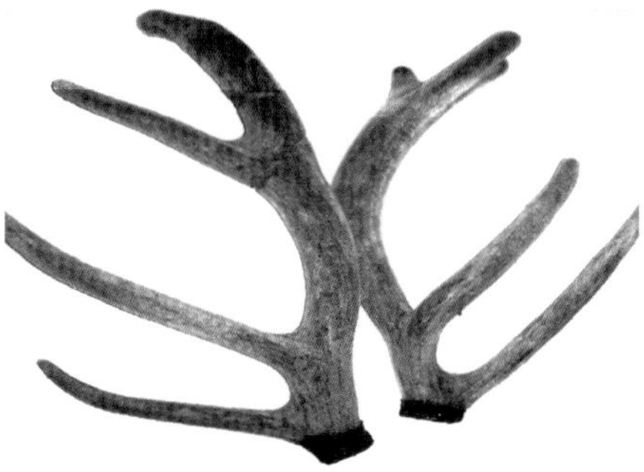

鹿茸药材

药材鉴别｜ 本品为圆形或类圆形厚片。表面粉白色或浅棕色，中间有蜂窝状细孔，外皮无骨质或略具骨质，周边粗糙，红棕色或棕色。质坚脆。气微腥，味微咸。

性味归经| 甘、咸，温。归肾、肝经。

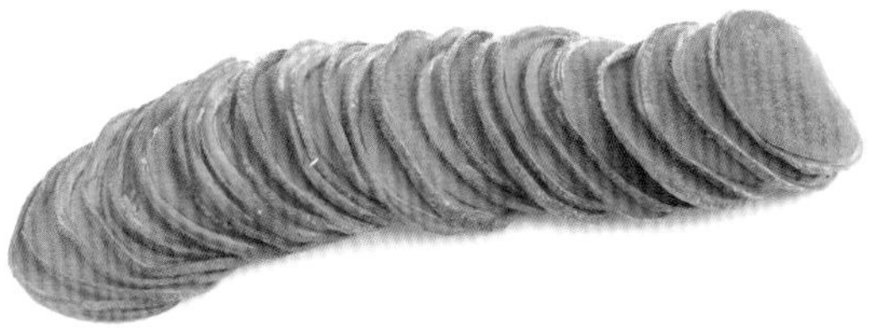

鹿茸药材

功效主治| 壮肾阳，补精髓，强筋骨，调冲任，托疮毒。主治肾虚，头晕，耳聋，目暗，阳痿，滑精，宫冷不孕，羸瘦，神疲，畏寒，腰脊冷痛，筋骨痿软，崩漏带下，阴疽不敛及久病虚损等症。

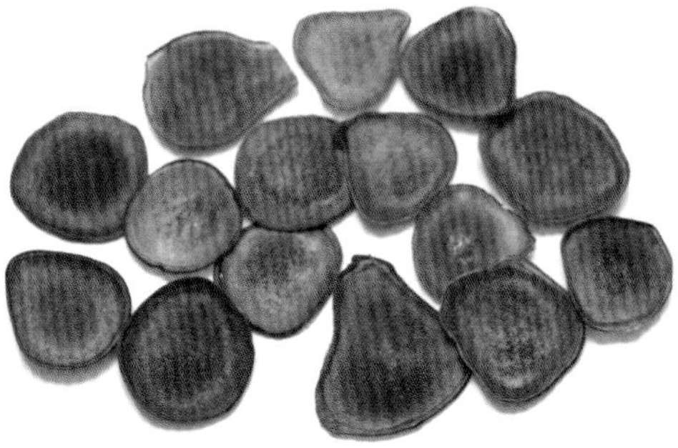

鹿茸饮片

药理作用| 鹿茸的粉、精、酊均有令人强壮的作用，可使家兔红细胞、血红蛋白增加，使小白鼠体重增加，促进物质代谢，增进食欲。所含的氨基酸有使人体强壮等作用。

用法用量| 1 ~ 3 g，研末服；或入丸、散。

精选验方|

1. 精血耗涸 鹿茸（酒蒸）、当归（酒浸）各 50 g。焙为末，乌梅肉煮膏捣为丸如梧桐子大，每次饮服 50 丸。

2. 饮酒成泄 嫩鹿茸（酥炙）、肉苁蓉（煨）各 50 g，生麝香 1.5 g。研为末，陈白米饭为丸，如梧桐子大，每米饮下 50 丸。

3. 病久体虚 鹿茸、人参各 30 g，续断、骨碎补各 60 g。研细冲服，每日 2 次，每次 3 ~ 5 g。

4. 腰脚痛 鹿茸不限量。搽酥炙紫色，为末，温酒调下 5 g。

5. 老人腰痛及腿痛 鹿茸（炙）、山楂各等份。研为末，加蜜做成丸子，如梧桐子大，每次 100 丸，每日 2 次。

6. 血栓闭塞性脉管炎疼痛较剧者 鹿茸、大蒜各 5 g，全蝎 3 g，蜈蚣 4 条，白酒 100 ml。前 4 味放入白酒中浸泡并密封，14 日后即成。饮酒，每次热饮 40 ml，15 日为 1 个疗程。

7. 阳痿 鹿茸（去毛，涂酥，炙令微黄）60 g，羊踯躅（酒拌，炒令干）、韭菜子（微炒）、附子（炮裂，去皮、脐）、桂心、泽泻各 30 g。捣研为极细末，装瓶备用。空腹服用，每次用粥汤送服 6 g。

使用禁忌| 本品甘温助阳，肾虚有火者不宜。阴虚阳亢、血分有热、胃火炽盛、肺有痰热、外感热病均忌用。本品宜从小剂量开始，缓慢增加，不宜骤用大量，以免风阳升动、头晕目赤或伤阴动血。高血压、肝炎、肾炎忌用。不宜与降糖药、水杨酸类药合用。

罗布麻叶

LUOBUMAYE

维 药 名| 罗布奴尔坎得日。

别　 名| 茶叶花、泽漆麻、野茶叶、红根草、野麻。

来　 源| 为夹竹桃科多年生草本植物罗布麻 *Apocynum venetum* L. 的叶。

识别特征| 半灌木，高 1.5 ~ 4 m，全株有白色乳汁，枝条常对生，无毛。紫红色或淡红色，背阴部分为绿色。叶对生，在中上部分枝处或互生。单歧聚伞花序顶生，花萼 5 深裂；花冠紫红色或粉红色，钟状，上部 5 裂，花冠内有明显三条紫红色脉纹，基部内侧有副花冠及花盘。蓇葖果长角状，叉生。种子多数，顶生一簇白色细长毛。花期 6 ~ 8 月，果期 9 ~ 10 月。

生境分布| 生长于河岸、山沟、山坡的砂质地。分布于我国东北、西北、华北等地。

采收加工| 夏季开花前采摘叶片，除去杂质，干燥。

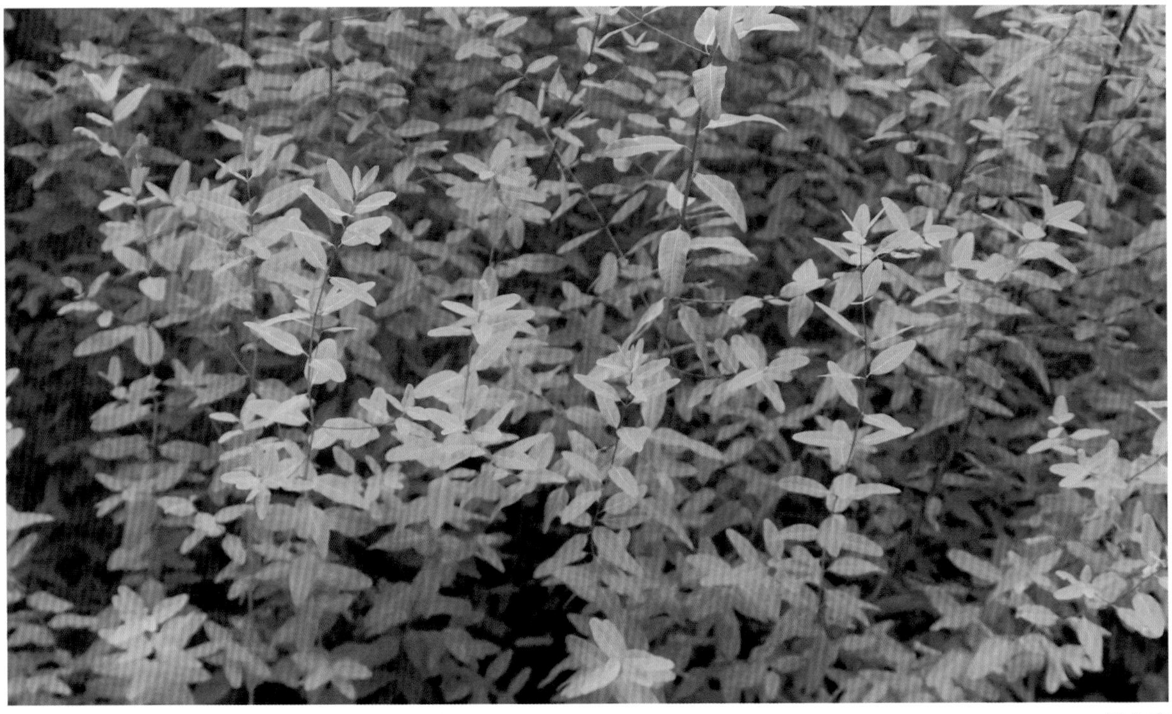

罗布麻

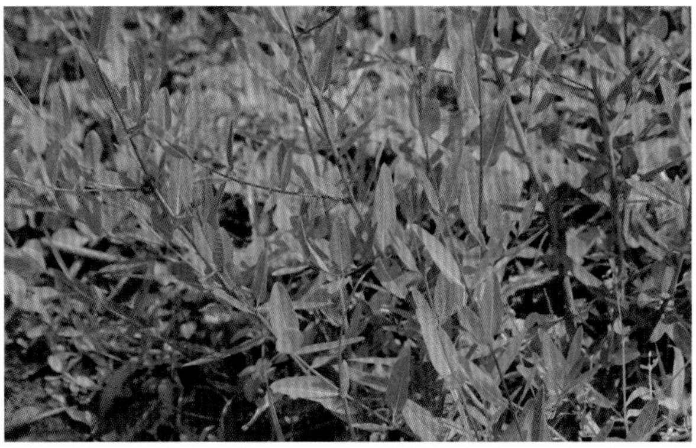
罗布麻

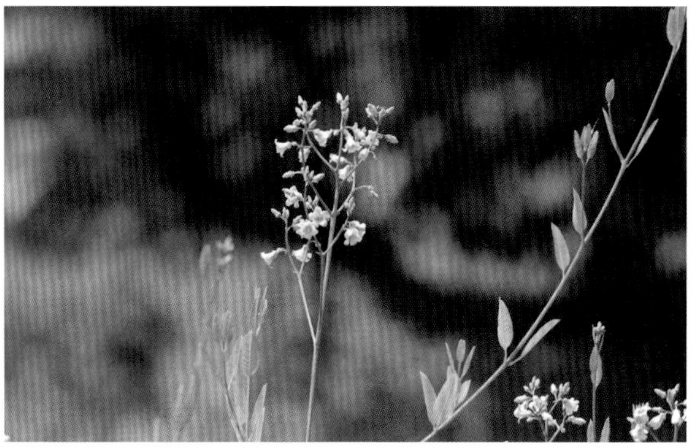
罗布麻

药材鉴别| 本品多皱缩卷曲，有的破碎，完整者呈椭圆形或卵圆状披针形，灰绿色或淡绿色，先端钝，有小芒尖，基部钝圆或楔形，边缘具细齿，常反卷，两面无毛，叶脉于下表面突起，叶柄细。质脆。气微，味淡。

性味归经| 甘、苦，凉。归肝经。

功效主治| 平抑肝阳，清热，利尿。本品苦凉，清热降泄，入肝经能泻肝火平抑肝阳，其性清泄以清热利尿。

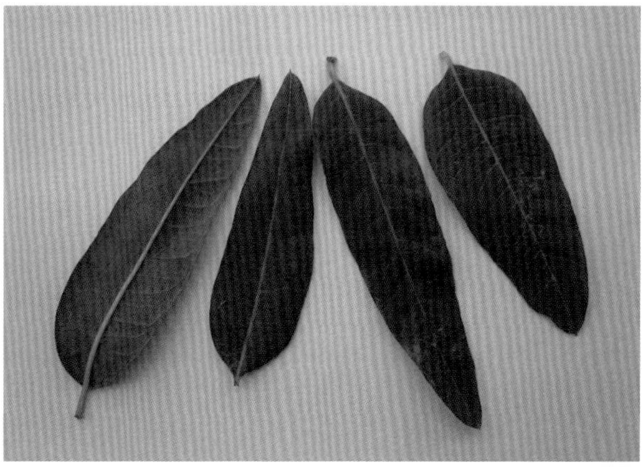
罗布麻叶药材

药理作用| 罗布麻叶煎剂有降压、利尿和降血脂作用，也有一定的镇静、抗惊厥作用。

用法用量| 3 ~ 15 g，煎服或开水泡服。

精选验方|

1. 高血压 罗布麻叶 20 g。开水泡，当茶饮用。

2. 急性肾炎高血压 罗布麻、菊花各 10 g。沸水浸泡，每日 1 剂，分 3 ~ 4 次服。

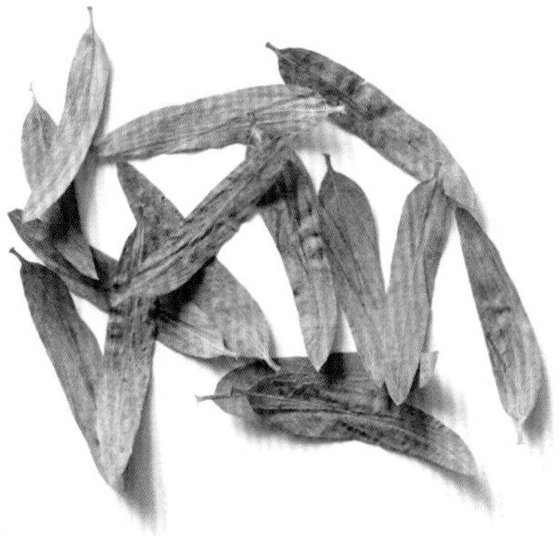
罗布麻叶药材

3. 肝炎腹胀 罗布麻、延胡索各 10 g，甜瓜蒂 7.5 g，公丁香 5 g，木香 15 g。共研细末，每次 2.5 g，每日 2 次，开水送服。

4. 神经衰弱、眩晕、心悸、失眠 罗布麻 5 ~ 10 g。开水冲泡当茶喝，不可煎煮。

5. 水肿 罗布麻根 20 ~ 25 g。水煎服，每日 2 次。

使用禁忌| 脾胃虚寒者不宜长期服用。

绿豆

LÜDOU

维 药 名 | 扩克马西。

别　　名 | 青小豆。

来　　源 | 为豆科一年生草本植物绿豆 *Phaseolus radiatus* L. 的种子。

识别特征 | 一年生直立或顶端微缠绕草本。高约 60 cm，被短褐色硬毛。三出复叶，互生；叶柄长 9 ~ 12 cm；小叶 3，叶片阔卵形至菱状卵形，侧生小叶偏斜，长 6 ~ 10 cm，宽 2.5 ~ 7.5 cm，先端渐尖，基部圆形、楔形或截形，两面疏被长硬毛；托叶阔卵形，小托叶线形。总状花序腋生，总花梗短于叶柄或近等长；苞片卵形或卵状长椭圆形，有长硬毛；花绿黄色；萼斜钟状，萼齿 4，最下面 1 齿最长，近无毛；旗瓣肾形，翼瓣有渐窄的爪，龙骨瓣的爪截形，其中一片龙骨瓣有角；雄蕊 10，二体；子房无柄，密被长硬毛。荚果圆柱形，长 6 ~ 8 cm，宽约 6 mm，成熟时黑色，被疏褐色长硬毛。种子绿色或暗绿色，长圆形。花期 6 ~ 7 月，果期 8 月。

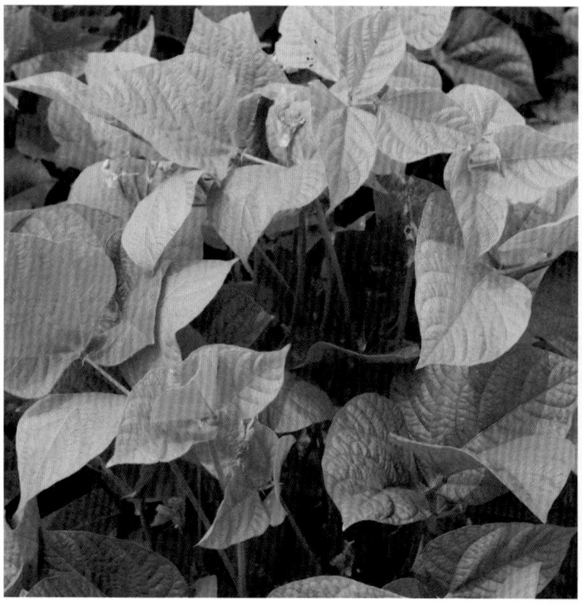

绿豆

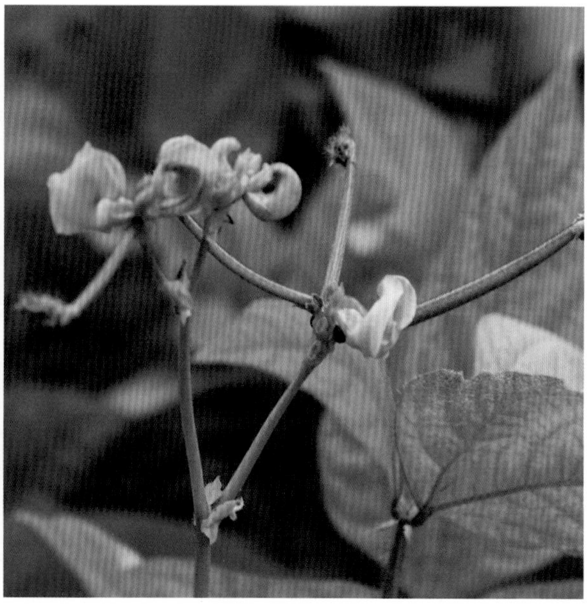

绿豆

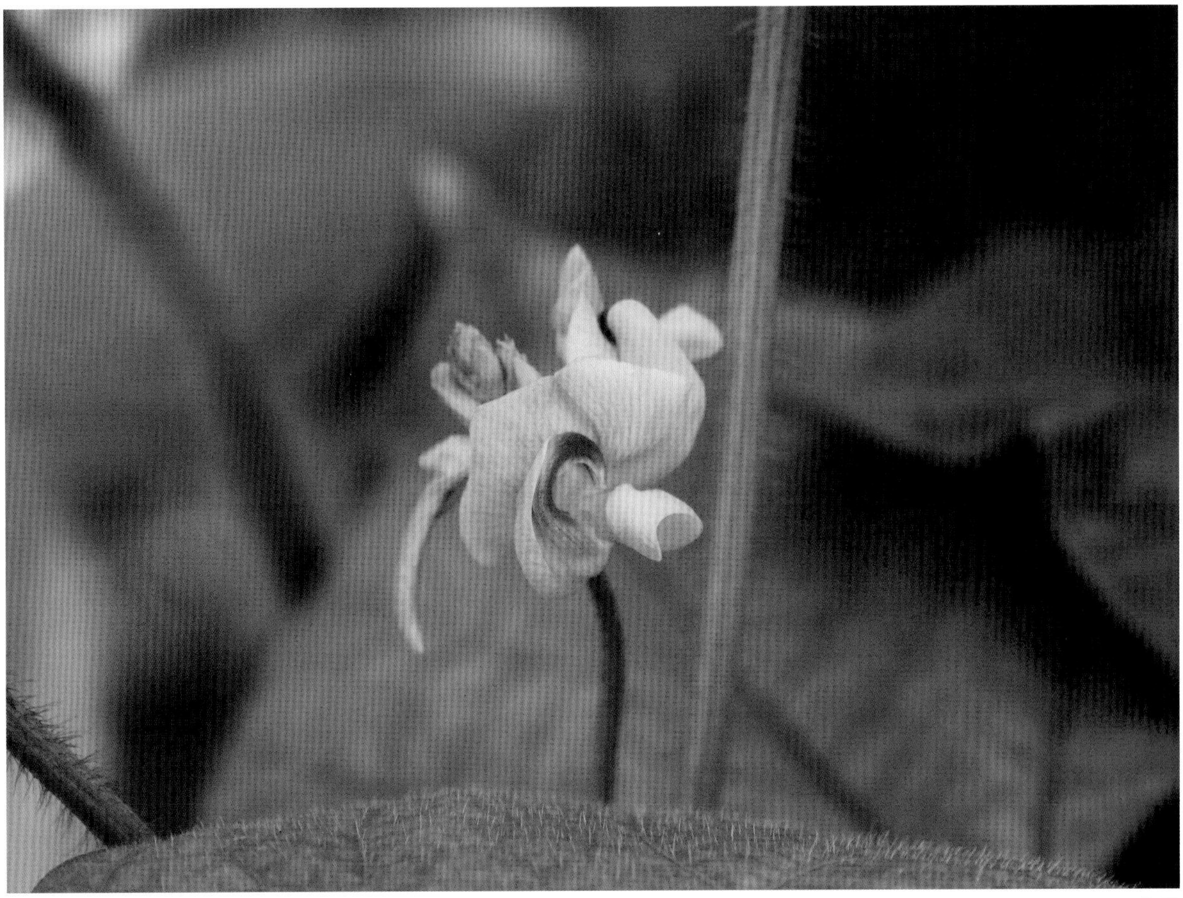
绿豆

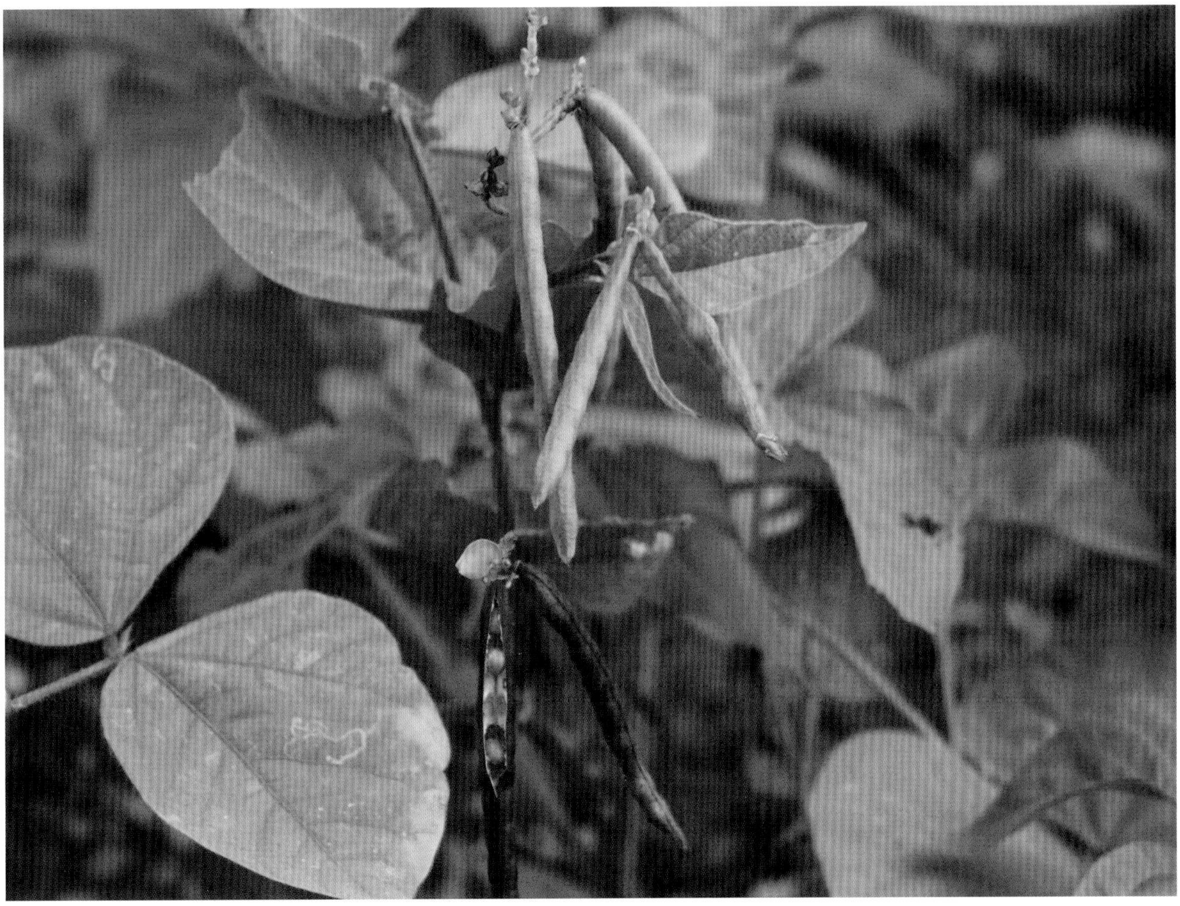
绿豆

生境分布 全国大部分地区均产，皆为栽培。

采收加工 秋后种子成熟时采收，洗净晒干。打碎入药或研粉用。

药材鉴别 本品呈短矩圆形，表面绿黄色或暗绿色，有光泽。种脐位于一侧上端。种皮薄而韧，剥离后露出种仁，呈黄白色或淡黄绿色。质坚硬。

性味归经 甘，寒。归心、胃经。

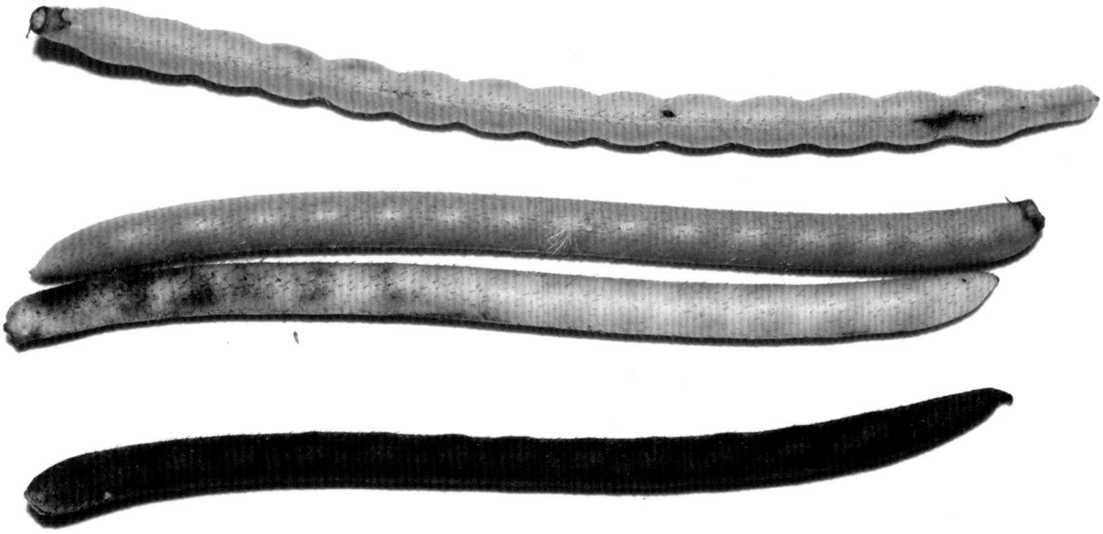

绿豆药材

功效主治 清热，消暑，利水，解毒。主治暑热烦渴，感冒发热，霍乱吐泻，痰热哮喘，头痛目赤，口舌生疮，水肿尿少，疮疡痈肿，风疹丹毒，药物及食物中毒。

药理作用 能防治实验性高脂血症，对葡萄球菌有抑制作用。

用法用量 15 ~ 30 g，煎服。外用：适量。

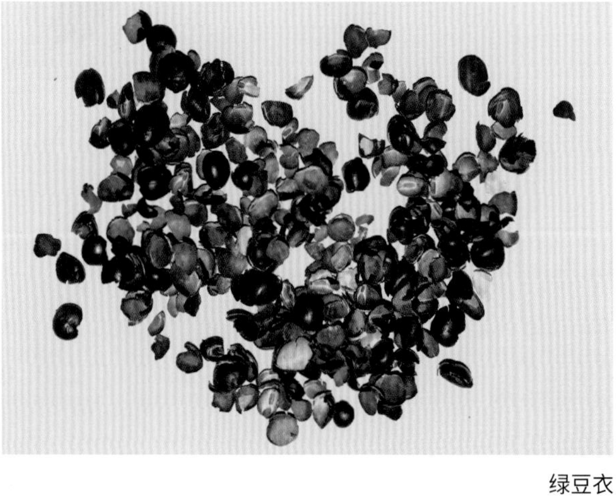

绿豆衣

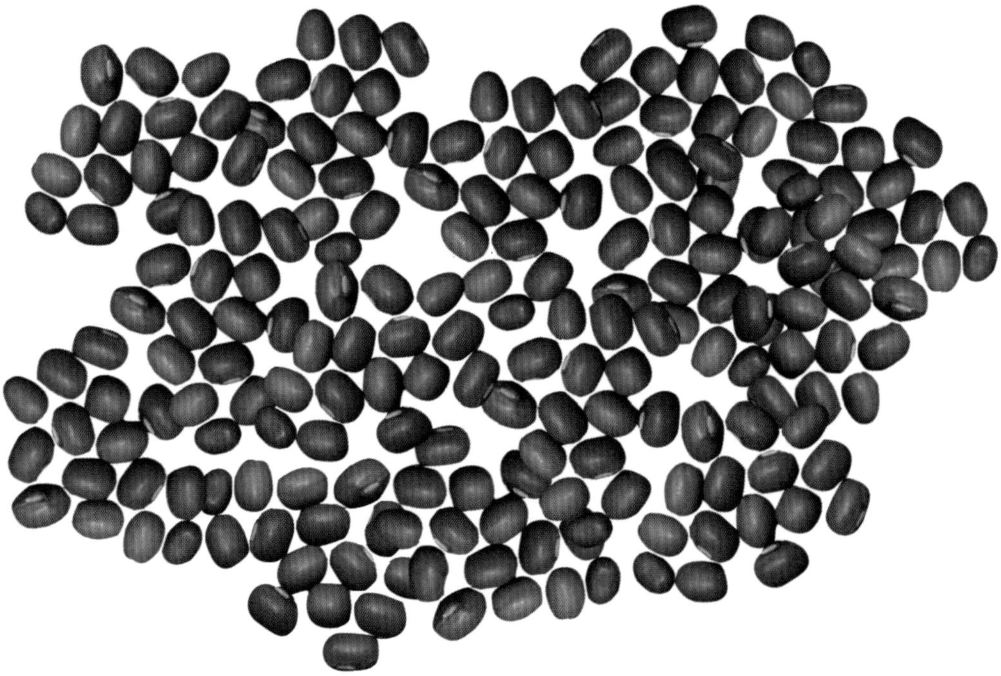

绿豆

精选验方 |

1. 烧伤　绿豆粉 60 g，75% 酒精溶液（白酒也可）适量。上药调成糊状，30 min 后，加入冰片 9 g 调匀备用，创面清洗后，将药糊涂于创面约 0.5 mm 厚，每日 2 ~ 3 次。

2. 烫伤　绿豆粉 30 g，鸡蛋清适量。调匀涂伤处，有水泡者，先刺破水泡，再涂。

3. 腮腺炎　生绿豆 60 g。置小锅内将绿豆煮至将熟时，加入白菜心 2 ~ 3 个，再煮约 20 min，取汁顿服，每日 1 ~ 2 次。

4. 小儿胃肠炎　绿豆粉 6 g，鸡蛋清 1 个。两味调匀，如呕吐不止，敷两脚心一晚；泻不止，敷囟会穴（位于督脉百会穴前 10 cm 处）一晚。

5. 中暑　绿豆粉、苦参各 10 g，茶 30 g，甘草 6 g。苦参、甘草研末，与茶、绿豆粉拌匀，每次取适量，沸水冲，频饮。

6. 慢性咽炎　绿豆 50 g，白糖 1 匙。绿豆洗净，加冷水适量，中火烧开后加白糖 1 匙，打开锅盖烧 20 min，至绿豆裂开，皮发青（未变黄），绿豆已熟时，离火当点心吃，当日吃完，勿过夜。

7. 猩红热　绿豆 20 g，牡丹皮 6 g，薄荷 3 g。水煎取药汁，每日 1 剂，分 2 ~ 3 次服用。

8. 小儿猩红热　绿豆 30 g，生地黄、金银花各 20 g。将生地黄和金银花加水煎汤，去渣取汁，再加绿豆煎汤。代茶饮，每日 3 次。

使用禁忌 | 脾胃虚寒、肠滑泄泻者忌用。

麻黄

MAHUANG

维 药 名| 查康达。

别　　名| 卑相、狗骨、龙沙、麻黄绒、净麻黄、炙麻黄。

来　　源| 为麻黄科草本状小灌木草麻黄 *Ephedra sinica* Stapf 等的草质茎。

识别特征| 小灌木，常呈草本状，木质茎短小，匍匐状；小枝圆，对生或轮生，节间长 2.5 ～ 6 cm，叶膜质鞘状，上部 1/3 ～ 2/3 分裂，2 裂（稀 3 裂），裂片锐三角形，反曲。雌雄异株；雄球花有多数密集雄花，或成复穗状，雄花有 7 ～ 8 枚雄蕊，雌球花单生枝顶，有苞片 4 ～ 5 对，上面一对苞片内有雌花 2 朵，雌球花成熟时苞片肉质，红色；种子藏于苞片内，通常为 2 粒。中麻黄茎高达 1 m 以上，叶上部约 1/3 分裂，通常 3 裂片（稀 2 裂），三角形或三角形状披针形；雄球花常数个密集于节上，呈团状；雌球花 2 ～ 3 朵生于茎节上，仅先端一轮苞片生有 2 ～ 3 朵雌花。种子通常 3 粒（稀 2 粒）。木贼麻黄为直立灌木，高达 1 m，节间短而纤细，长 1.5 ～ 2.5 cm，叶膜质鞘状，仅上部约 1/4 分离，裂片 2，呈三角形，不反曲；雌花序常着生于节上成对，苞片内有雌花 1 朵。种子通常为 1 粒。花期 5 ～ 6 月，果期 8 ～ 9 月。

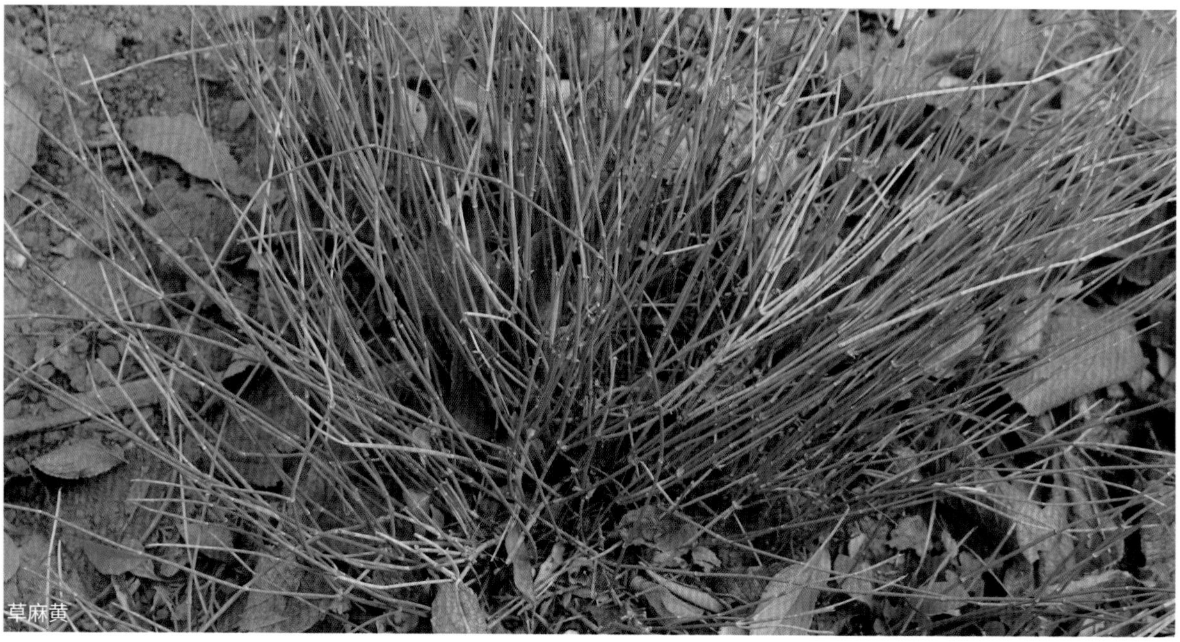
草麻黄

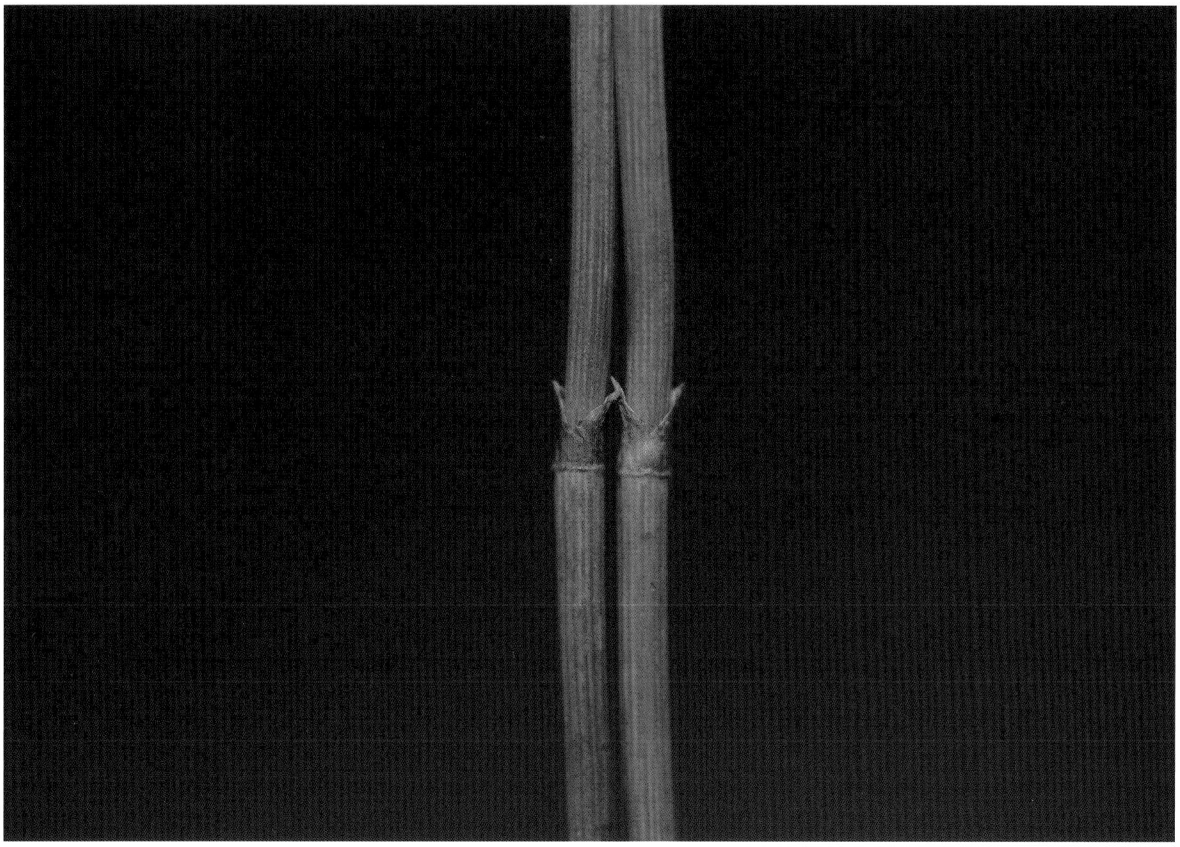
草麻黄

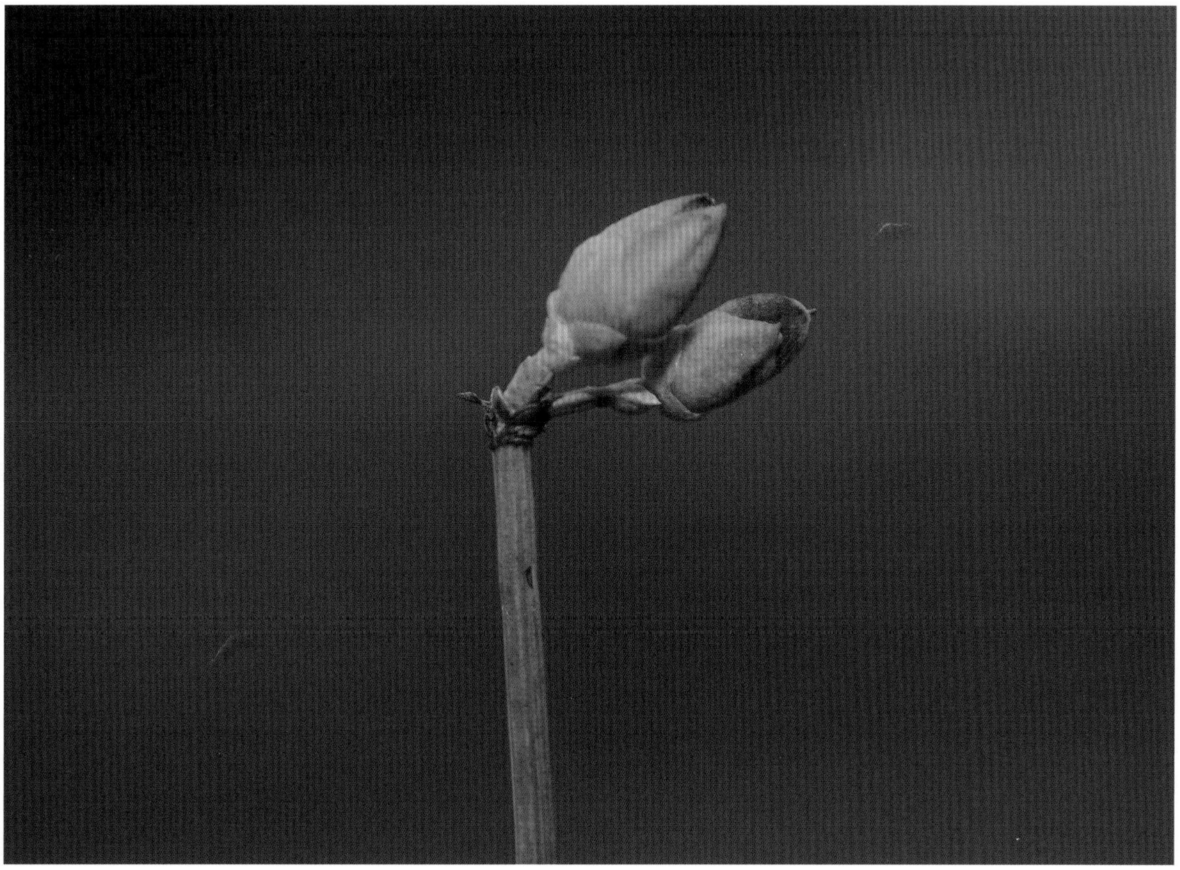
草麻黄

生境分布｜ 生长于干燥的山冈、高地、山田或干枯的河床中。分布于吉林、辽宁、内蒙古、河北、河南、山西等省（区）。

采收加工｜ 8 ~ 10 月割取地上绿色草质茎，通风处晾干或晒干。

药材鉴别｜ 本品呈圆柱形的段，段长 10 ~ 20 mm，直径 1 ~ 2 mm。表面淡黄色至黄绿色，粗糙，有细纵脊线，节上有细小鳞叶，节间长 2 ~ 6 cm。切面中心显红黄色。质脆，易折断，折断面纤维状。切面中心红棕色，边缘绿黄色，气微香，味涩、微苦。

性味归经｜ 辛、微苦，温。归肺、膀胱经。

草麻黄

麻黄药材

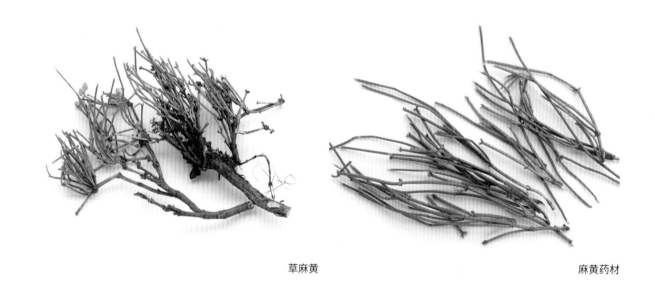

功效主治｜ 发汗散寒，宣肺平喘，利水消肿。主治风寒感冒、胸闷喘咳、风水浮肿及支气管哮喘。蜜麻黄润肺止咳，多用于表证已解、气喘咳嗽。

药理作用｜ 麻黄碱、伪麻黄碱能舒张支气管平滑肌而有平喘作用。伪麻黄碱有明显的利尿作用。挥发油有发汗解热作用。麻黄碱还能收缩血管，使血压升高，兴奋中枢神经系统，引起兴奋、不安、失眠。

用法用量｜ 3 ~ 10 g，水煎服。发汗解表常用生麻黄，止咳平喘多用炙麻黄。

精选验方｜

1. 小儿腹泻 麻黄 2 ~ 4 g，前胡 4 ~ 8 g。水煎，加少量白糖送服，每日 1 剂。

2. 过敏性鼻炎 麻黄（先煎）5 g，桂枝、杏仁各 10 g，葛根 20 g，炙甘草 6 g，细辛 3 g，白芷 15 g。水煎服。

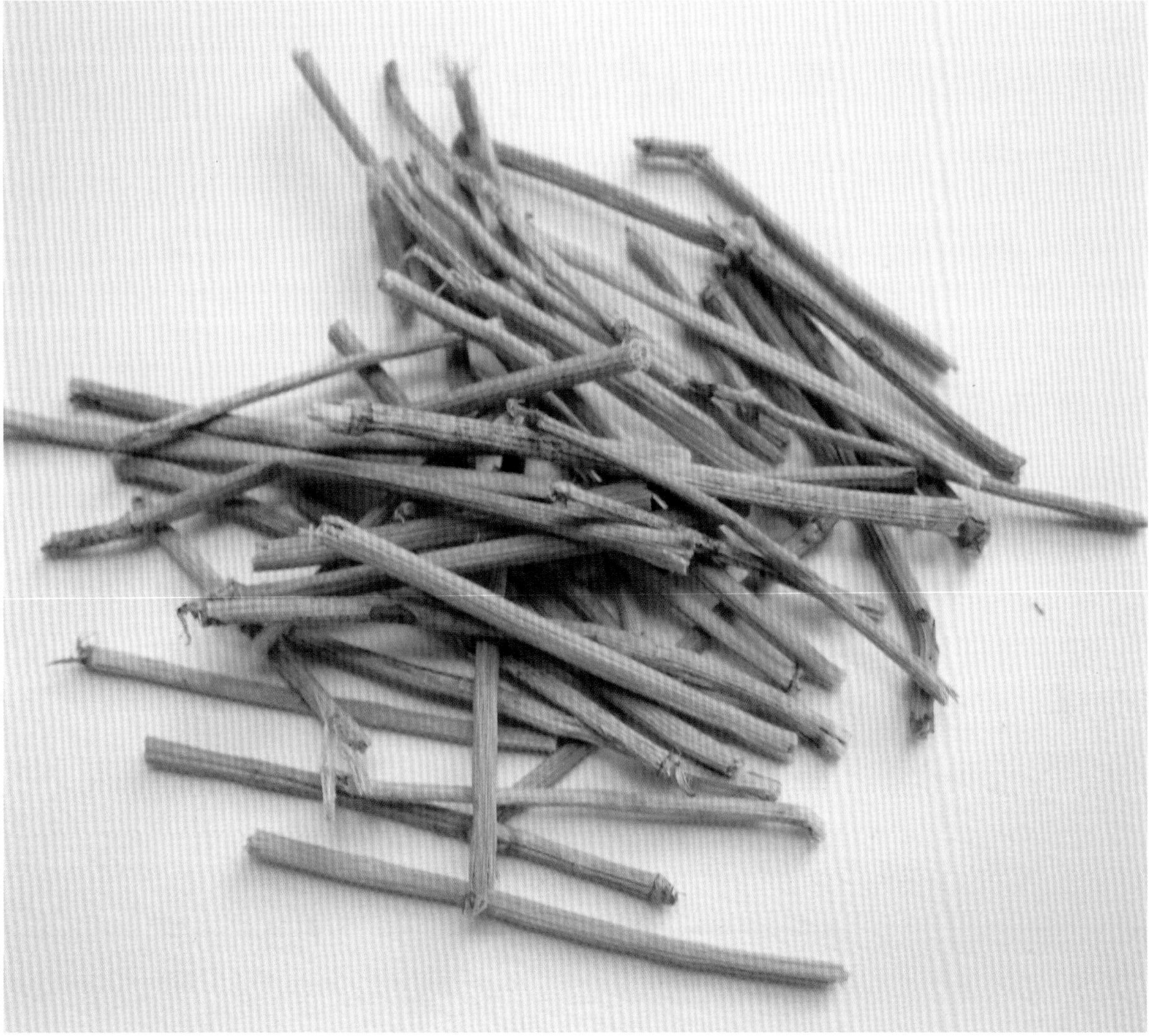

麻黄饮片

3. 小儿百日咳 麻黄、甘草各 3 g，橘红 5 g，杏仁、百部各 9 g。水煎服。

4. 荨麻疹 麻黄、蝉蜕、槐花、黄柏、乌梅、板蓝根、甘草、生大黄各 10 g。水煎服。

5. 头痛发热（恶风、无汗而喘） 麻黄 9 g，桂枝 6 g，炙甘草 3 g，杏仁 10 g。煎服发汗。

6. 支气管哮喘 麻黄、前胡、杏仁、黄芩、炙桑白皮、炙枇杷叶各 10 g，生甘草 6 g。共同加水煎煮两次，将两次药液混合，分早、晚 2 次温服，每日 1 剂。

7. 喘息型支气管炎 生麻黄、细辛各 3 g，半夏、桔梗、五味子、桂枝各 9 g，生石膏 30 g。水煎服，每日 1 剂。

使用禁忌| 本品发散力强，多汗、虚喘病人当慎用。能升高血压、兴奋中枢神经系统，故高血压、失眠患者也需慎用。

麻雀肉

MAQUEROU

维药名| 库西卡其古西。

别　名| 雀肉、麻雀肉。

来　源| 为文鸟科动物麻雀 *Passer montanus* saturatus Stejueger 的肉。

识别特征| 嘴短而强健，呈圆锥形，稍向下弯；初级飞羽 9 枚，外缘具两道淡色横斑。麻雀属晚成鸟。麻雀体型小，仅约一指长，故有的地方如河南将麻雀称之为小雏。它是常见的一种鸟类。麻雀是与人类伴生的鸟类，栖息于居民点和田野附近。白天四处觅食，活动范围最远为 2500 ～ 3000 m。在地面活动时双脚跳跃前进，翅短圆，不耐远飞。鸣声喧噪。主要以谷物为食。当谷物成熟时，多结成大群飞向农田掠食谷物。繁殖期食部分昆虫，并以昆虫育雏。繁殖力强。在北方，3 ～ 4 月开始繁殖，每年至少可繁殖 2 窝。在南方，几乎每月可见麻雀繁殖雏鸟。每窝产卵 4 ～ 6 枚。卵灰白色，满布褐色斑点。雌雄轮流孵卵。孵化期 11 ～ 12 日。雏鸟全身裸露，15 日以后才能出飞自行寻食。

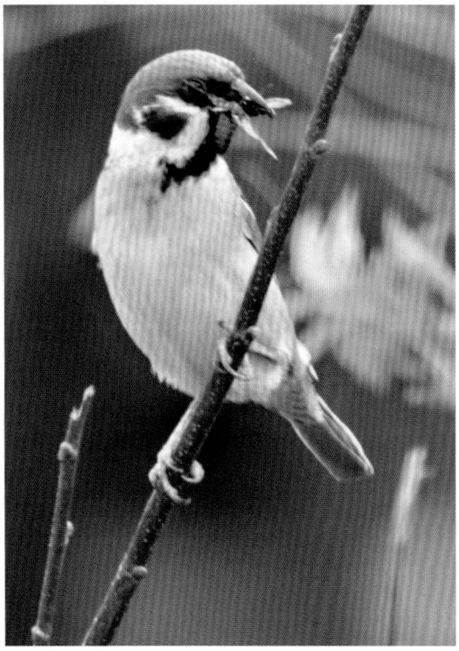

麻雀

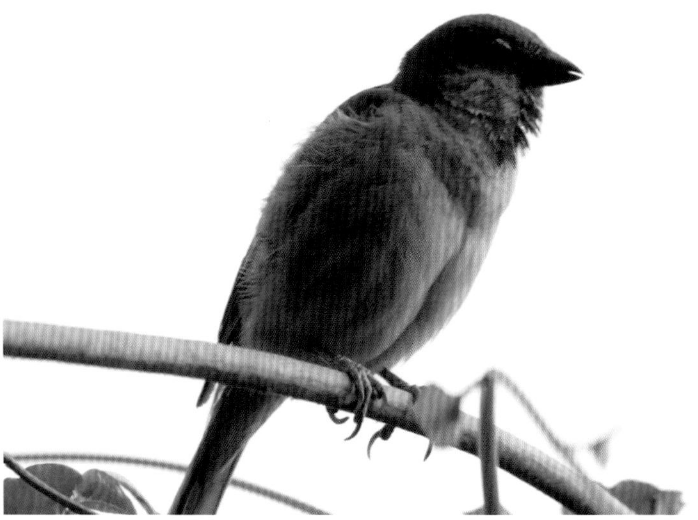

麻雀

生境分布 | 栖息于居民点和田野附近。分布于平原及丘陵地区。

采收加工 | 捕捉后杀死，去毛和内脏，洗净现用。

性味归经 | 甘，温。归肾、肝、膀胱经。

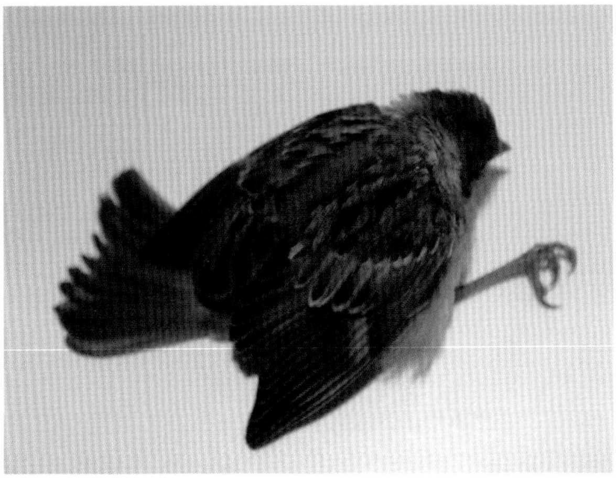

麻雀

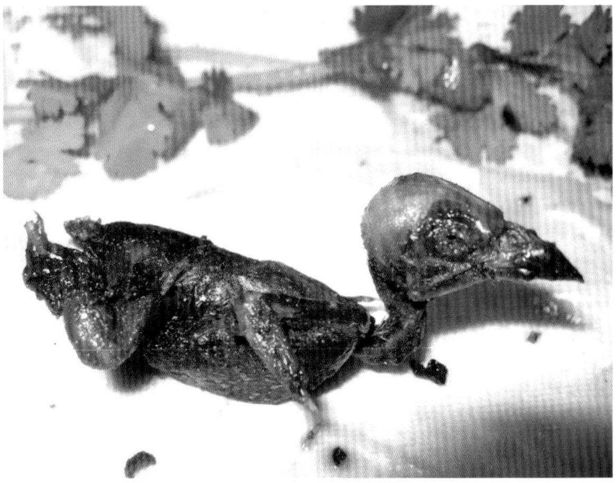

麻雀

功效主治 | 补肾阳，益精髓，暖腰膝，缩小便，调经固带。主治小儿疳积，神经衰弱所致长期失眠，抵抗力差，容易感冒，夜盲症，精力不足。

药理作用 | 本品甘温，有补肾壮阳之功效，又可益精补髓，暖腰膝，缩小便，可药可食。煨、炸、炒，熬膏，烧存性研末或为丸。

用法用量 | 内服：煎汤 6 ～ 15 g；或入丸、散剂。外用：煎水洗。

精选验方 |

1. 肾虚阳衰、腰膝酸软、体倦乏力、小便频数或肾虚阳痿 麻雀 5 只，粟米 100 g，葱白少许。先将雀肉用食油炒熟，再用米酒 1 杯略煮，加水适量，下粟米同煮，待米将熟时，下葱白及油、盐、花椒调味。

2. 预防感冒 麻雀肉适量。去肠与胆，加油盐酱醋煮食当小菜吃，成人每日可吃至 8 只，小儿酌减。

3. 百日咳 麻雀肉、冰糖各适量。煮烂吃。

使用禁忌 | 阴虚火旺者忌食，孕妇忌用。

马宝

MABAO

维药名｜阿提亚达特西。

别　　名｜马粪石、马结石。

来　　源｜为马科动物马 *Equus caballus*（L.）胃肠道中所生的结石。

识别特征｜马的体格高大，骨骼肌发达，四肢强劲有力。体高 1.27 ～ 1.60 m，体重 225 ～ 773 kg。雌雄差异很大。马头面部狭长，耳小而尖，直立。鼻宽，眼大。从头顶起沿颈背至肩胛，具有长毛（即鬃毛），两耳间垂向额部的长毛称门鬃，身体余部皆被短而均匀的毛。我国马的品种较多，有蒙古、河曲、伊犁、三河、黑河等种，因品种不同，身体大小、毛色也有差异，主要毛色有青毛、花毛、黑毛、栗毛等。

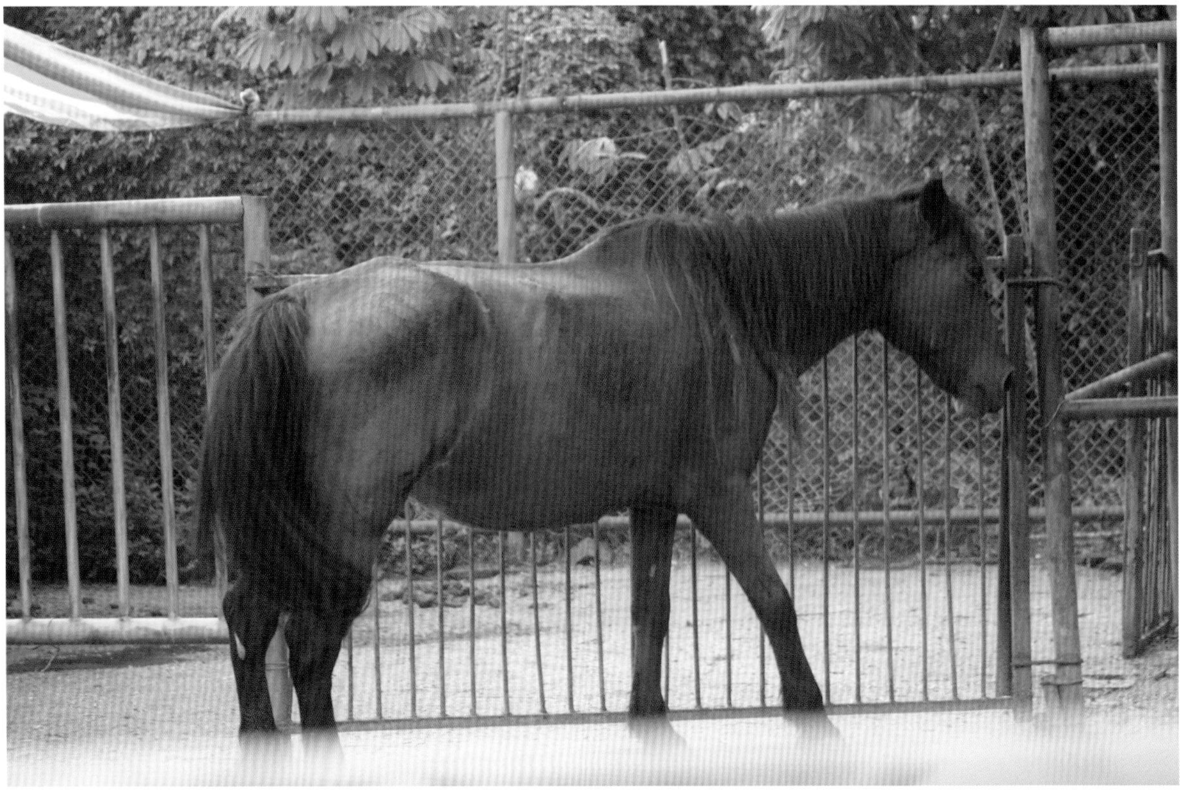

马

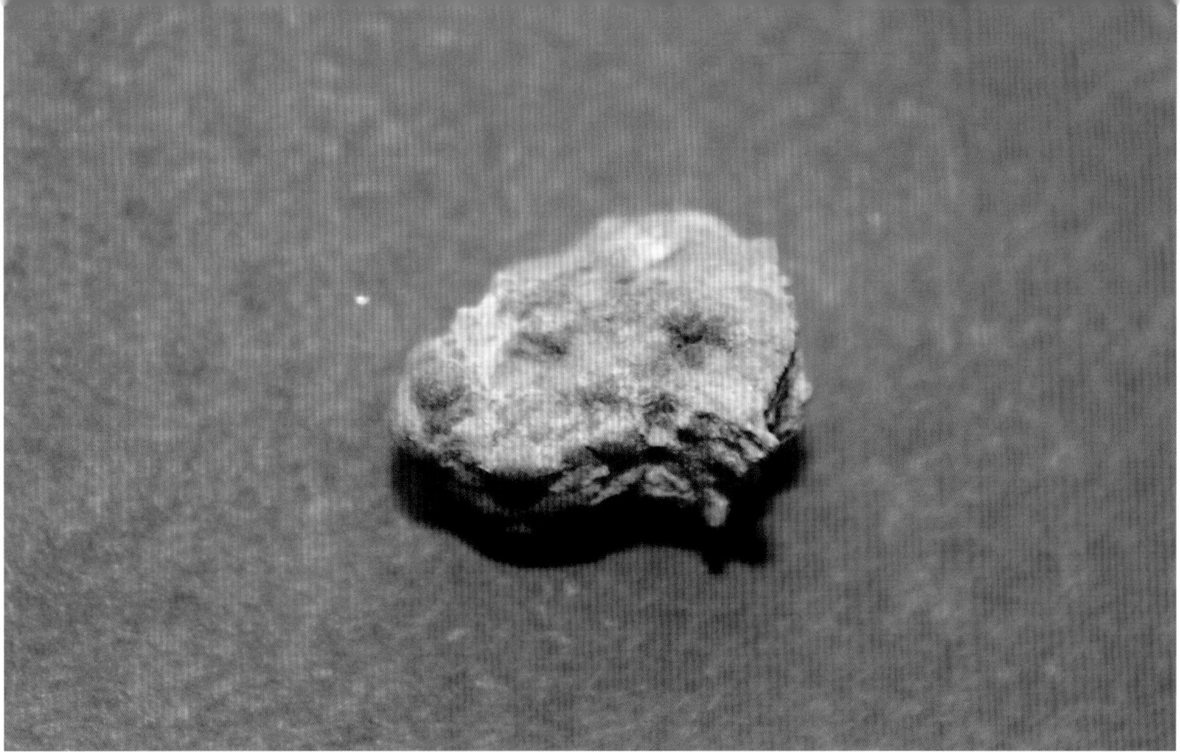

马宝

生境分布| 主产于河北、内蒙古、东北、新疆、甘肃、西藏等牧区。

采收加工| 当宰杀病马时，取出结石，用清水洗净，晾干。

药材鉴别| 本品呈球形、卵圆形或扁圆形，大小不一，直径 6 ~ 20 cm，重 250 ~ 2500 g，但也有小如豆粒者。表面灰色、青灰色或油棕色，光滑，略有光泽或附有杂乱的细草纹。质坚体重，断面可见明显的同心层纹，中心部位常有金属或其他粒状异物，无气味或微有臊臭。

性味归经| 甘、咸，凉。归肝、心经。

功效主治| 镇惊化痰，清热解毒。主治惊痫癫狂，痰热内盛，神志昏迷，吐血衄血，恶疮肿毒。

用法用量| 研末服，0.6 ~ 1.5 g。不入煎剂。

精选验方|

1. 癫痫、小儿抽搐　马宝 20 g、朱砂 10 g，天竺黄、僵蚕、全蝎各 15 g，茯苓、半夏、远志、石菖蒲、龙齿各 20 g，白术、川贝母各 25 g。共研细粉，每次服 10 g，每日 3 次。

2. 肺结核　马宝、百部各 6 g，白及 12 g。共研细末，每次 1.5 ~ 3 g，每日 3 次。

3. 小儿癫痫，妇女癔症，惊厥　马宝 0.3 ~ 0.6 g（小儿酌减）。同研细末，每日 2 ~ 3 次，凉开水送服。

使用禁忌| 中寒痰湿者忌用。

马齿苋

MACHIXIAN

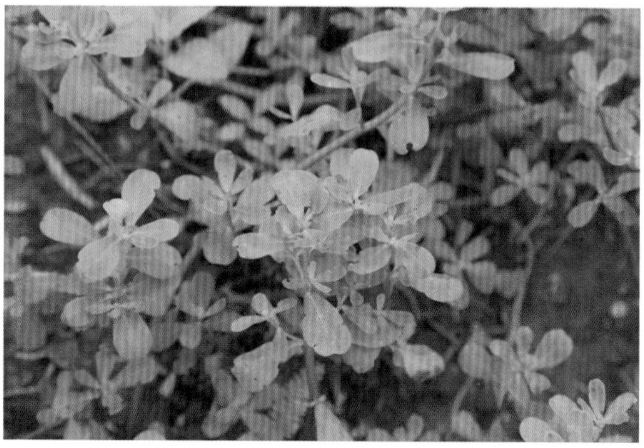

马齿苋

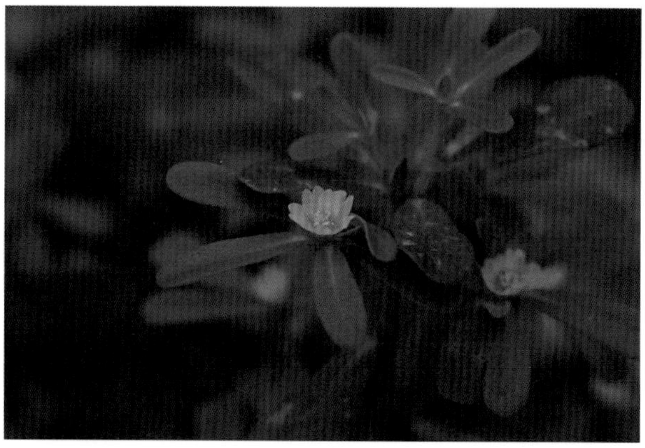

马齿苋

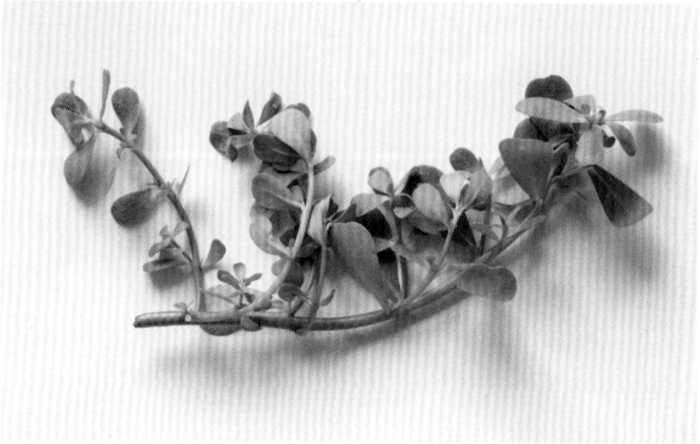

马齿苋药材

维 药 名| 斯米孜欧提。

别 名| 酸苋、马齿草、马齿菜、长命菜、马齿龙芽。

来 源| 为马齿苋科多年生肉质草本植物马齿苋 *Portulaca oleracea* L. 的干燥地上部分。

识别特征| 一年生草本，长可达 35cm。茎下部匍匐，四散分枝，上部略能直立或斜上，肥厚多汁，绿色或淡紫色，全体光滑无毛。单叶互生或近对生；叶片肉质肥厚，长方形或匙形，或倒卵形，先端圆，稍凹下或平截，基部宽楔形，形似马齿，故名“马齿苋”。夏日开黄色小花。蒴果圆锥形，自腰部横裂为帽盖状，内有多数黑色扁圆形细小种子。花期 5 ~ 8 月，果期 6 ~ 9 月。

生境分布| 生长于田野、荒芜地及路旁。南北各地均产。

采收加工| 夏、秋二季采收，除去残根及杂质，洗净，略蒸或烫后晒干。

药材鉴别| 本品为不规则形的段。茎圆柱形，表面黄褐色，有明显纵沟纹。叶多破碎，完整者展平呈倒卵形，先端钝平或微缺，全缘。蒴果圆锥形，内含多数黑色细小种子。气微，味微酸而带黏性。

性味归经 | 酸，寒。归大肠、肝经。

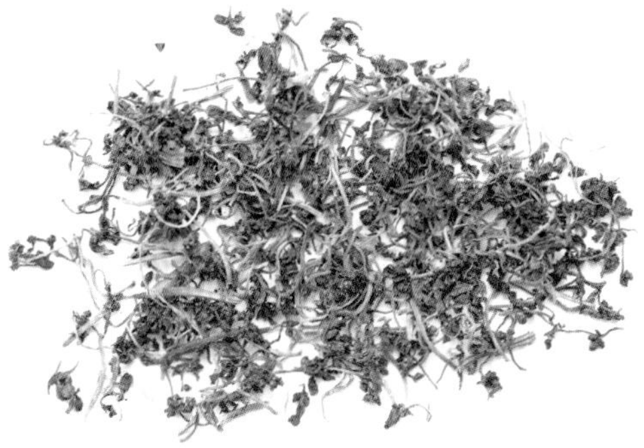

马齿苋药材

功效主治 | 清热解毒，凉血止痢。本品性寒滑利，入肝经走血分，有清热解毒凉血之功，归大肠而有滑利大肠之效，为解毒治痢之要药。

药理作用 | 煎剂在体外对各型痢疾杆菌、伤寒杆菌、金黄色葡萄球菌有抑制作用。对某些致病性真菌也有抑制作用。注射液对子宫平滑肌有明显的兴奋作用。此外，还可增强肠蠕动及利尿作用。

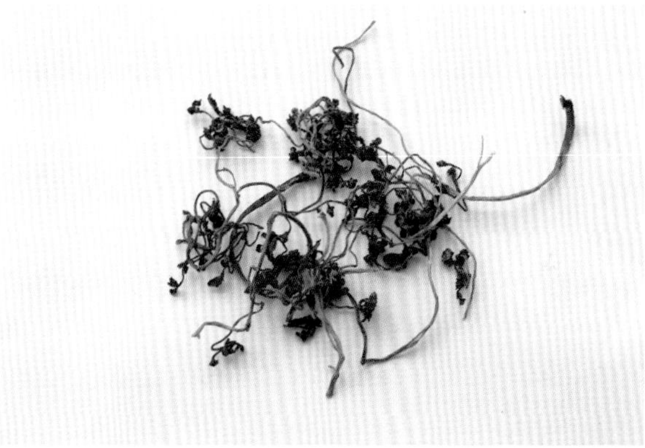

马齿苋饮片

用法用量 | 煎服，30 ~ 60 g，鲜品加倍。外用：适量。

精选验方 |

1. 赤白痢疾 马齿苋 60 ~ 90 g（鲜草加倍），扁豆花 3 ~ 12 g。水煎加红糖，每日 2 次。

2. 痢疾便血、湿热腹泻 马齿苋 250 g，粳米 60 g。粳米加水适量，煮成稀粥，马齿苋切碎后下，煮熟，空腹食。

3. 细菌性痢疾、肠炎 马齿苋 150 g。水煎服。

4. 妇女赤白带下 鲜马齿苋适量，生鸡蛋 2 枚。洗净，捣烂绞汁约 60 g，生鸡蛋去黄，将蛋白加入马齿苋汁中搅和，开水冲服，每日 1 次。

5. 痈肿疮疡、黄水疮、丹毒红肿 马齿苋 120 g。水煎内服，并以鲜品适量捣糊外敷。

6. 湿热下注型痔疮便血 新鲜马齿苋 100 g，黄连 5 g，绿茶 10 g。将新鲜马齿苋拣去杂质后洗净，切成小段，与黄连一同放入纱布袋中，扎住袋口，再与绿茶同入砂锅，加水浓煎 2 次，每次 20 min，合并 2 次煎液即成，代茶频饮。

7. 湿热下注型痔疮 马齿苋 60 g，车前草 30 g，蜂蜜 20 g。将马齿苋、车前草洗净，入锅，加适量水，煎煮 30 min，去渣取汁，待药汁转温后调入蜂蜜，搅匀即成。上、下午分别服用。

8. 细菌性阴道炎，证属湿热或热毒内盛者 鲜马齿苋 50 g，蜂蜜 25 g。将鲜马齿苋洗净，冷开水再浸洗 1 次，切小段，搅拌机搅烂，榨取鲜汁，加入蜂蜜调匀，隔水炖熟即成，分 2 次饮用。

使用禁忌 | 脾胃虚寒、肠滑泻痢者忌服。

马钱子

MAQIANZI

维药名｜库其拉。

别　　名｜马前、番木鳖、大方八、马前子、制马钱子、油马钱子。

来　　源｜为马钱科植物马钱 *Strychnos nux-vomica* L. 的干燥成熟种子。

识别特征｜乔木，高 10 ～ 13 m。树皮灰色，具皮孔，枝光滑。叶对生，叶柄长 4 ～ 6 mm；叶片草质，广卵形或近于圆形，长 6 ～ 15 cm，宽 3 ～ 8.5 cm，先端急尖或微凹，基部广楔形或圆形，全缘，两面均光滑无毛，有光泽，主脉 5 条罕 3 条，在背面凸起，两侧者较短，不达叶端，细脉成不规则的网状，在叶的两面均明显；叶腋有短卷须。聚伞花序顶生枝端，长 3 ～ 5 cm，直径 2.5 ～ 5 cm，被短柔毛；总苞片及小苞片均小，三角形，先端尖，被短柔毛；花白色，几无梗，花萼绿色，先端 5 裂，被短柔毛；花冠筒状，长 10 ～ 12 mm，先端 5 裂，裂片卵形，长 2.5 ～ 4 mm，内面密生短毛；雄蕊 5，花药黄色，椭圆形，无花丝；子房卵形，光滑无毛，花柱细长，柱头头状。浆果球形，直径 6 ～ 13 cm，幼时绿色，成熟时橙色，表面光滑。种子 3 ～ 5 粒或更多，圆盘形，直径 1.5 ～ 2.5 cm，表面灰黄色，密被银色茸毛，柄生于一面的中央，另一面略凹入，有丝光。花期春、夏二季，果期 8 月至翌年 1 月。

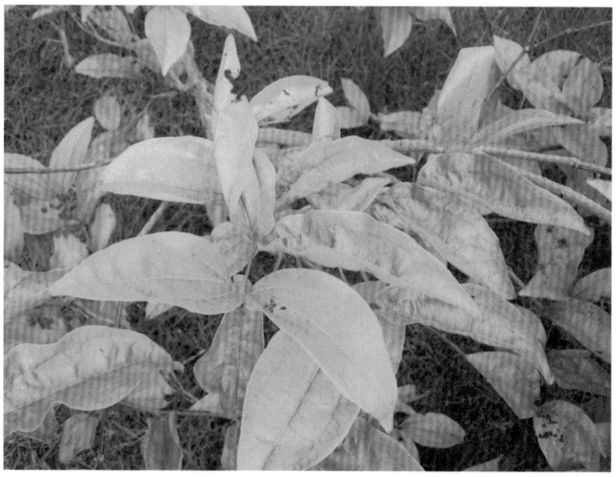

马钱子

生境分布｜生长于山地林中。主要分布于印度、越南、缅甸、泰国等地，我国的云南、广东、海南等地也有分布。

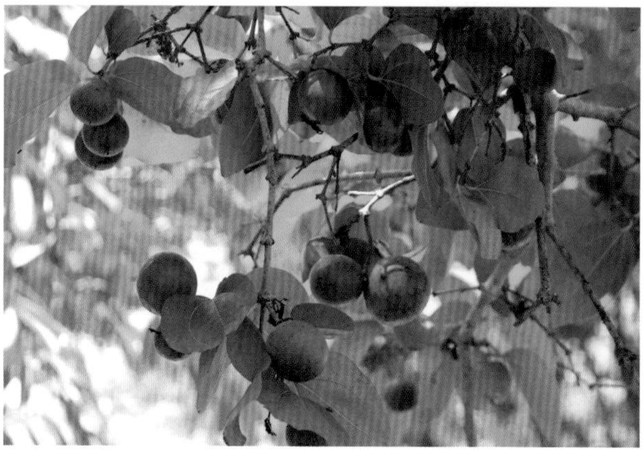

马钱子

采收加工｜ 冬季采取成熟果实，取出种子，晒干。

药材鉴别｜ 本品呈扁圆状，中间略鼓起，棕褐色或深棕色。质松脆，味苦。

性味归经｜ 苦，寒；有毒。归肝、脾经。

功效主治｜ 消肿散结，通络止痛。本品味苦性寒，其毒强烈，开通经络、透达关节之力甚捷，兼可攻毒。故具有消肿散结、通络止痛之功。

药理作用｜ 本品对中枢神经系统有兴奋作用，首先兴奋脊髓的反射机能，其次兴奋延髓的呼吸中枢及血管运动中枢，能提高大脑皮层的感觉中枢机能，大剂量使用易引起惊厥；士的宁（马钱子中提取的一种生物碱）刺激味觉感受器，反射性增加胃酸分泌；马钱子碱有明显的镇咳作用，对感觉神经末梢有麻痹作用；水煎剂对皮肤真菌有抑制作用。

用法用量｜ 内服：0.3 ~ 0.6 g，入丸、散。外用：适量，研末，吹喉或调涂。

精选验方｜

1. 喉炎肿痛 马钱子、青木香、山豆根各等份。研为末，吹入喉中。

2. 面神经麻痹 马钱子适量。湿润后切成薄片，6 克可切 18 ~ 24 片，排列于橡皮膏上，贴敷于患侧面部（向左歪贴右，向右歪贴左），7 ~ 10 日调换 1 张，直至恢复正常。

使用禁忌｜ 为行血散瘀之品，不宜久服，凡阴虚火旺、阴虚无瘀者均应慎用。

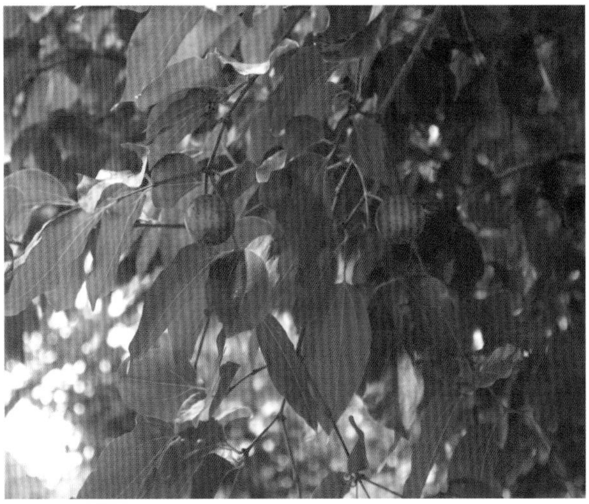

马钱子

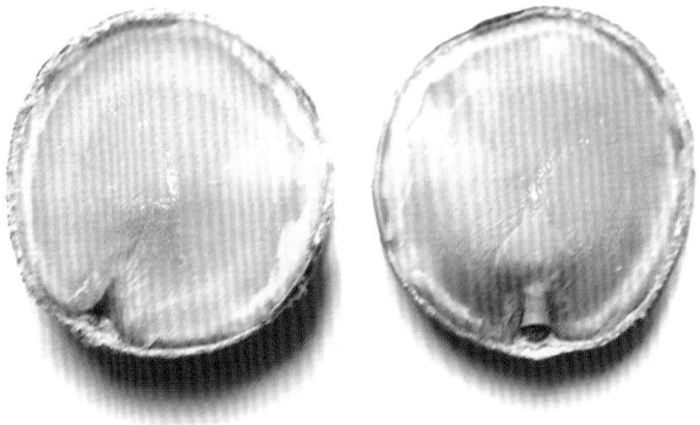

马钱子药材

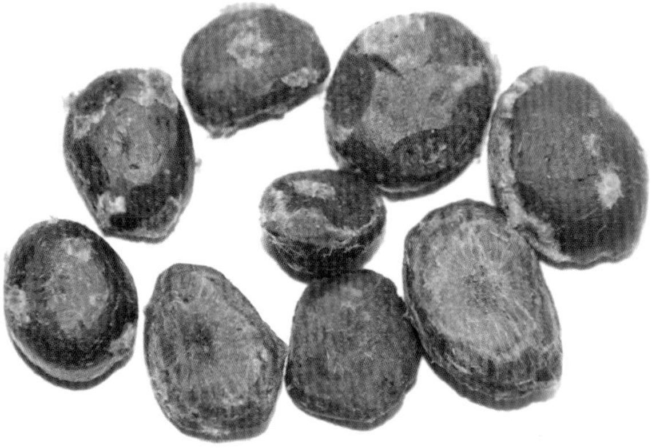

马钱子药材

曼陀罗

MANTUOLUO

维 药 名| 衣提洋克欧如合。

别　　名| 洋金花、曼陀罗花、曼陀罗子、曼陀罗叶、曼陀罗根。

来　　源| 为茄科植物白曼陀罗 *Datura metel* L. 或毛曼陀罗 *D.innoxia* Mill. 的花、叶、种子和根。

识别特征| 一年生草本，高 0.5 ~ 2 m，全体近于无毛。茎上部呈二歧分枝。单叶互生，上部常近对生，叶片卵形至广卵形，先端尖，基部两侧不对称，全缘或有波状短齿。花单生于枝的分叉处或叶腋间；花萼筒状，黄绿色，先端 5 裂，花冠大漏斗状，白色，有 5 角棱，各角棱直达裂片尖端；雄蕊 5 枚，贴生于花冠管；雄蕊 1 个，柱头棒状。蒴果表面具刺，斜上着生，成熟时由顶端裂开，种子宽三角形。花常干缩成条状，长 9 ~ 15 cm，外表面黄棕或灰棕色，花萼常除去。完整的花冠浸软后展开，呈喇叭状，顶端 5 浅裂，裂开顶端有短尖。质脆易碎，气特异，味微苦。花期 6 ~ 10 月，果期 7 ~ 11 月。

生境分布| 生长于山坡草地或住宅附近。多为栽培，也有野生。白曼陀罗的花称南洋金花，分布于江苏、福建、广东；毛曼陀罗的花称北洋金花，分布于河北、山东、河南。

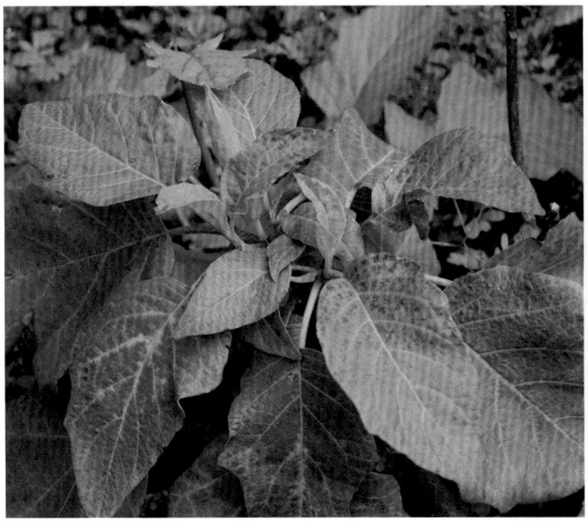

白花曼陀罗

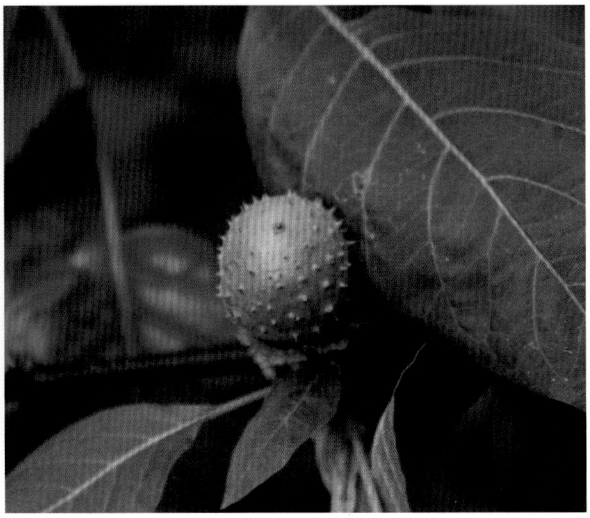

白花曼陀罗

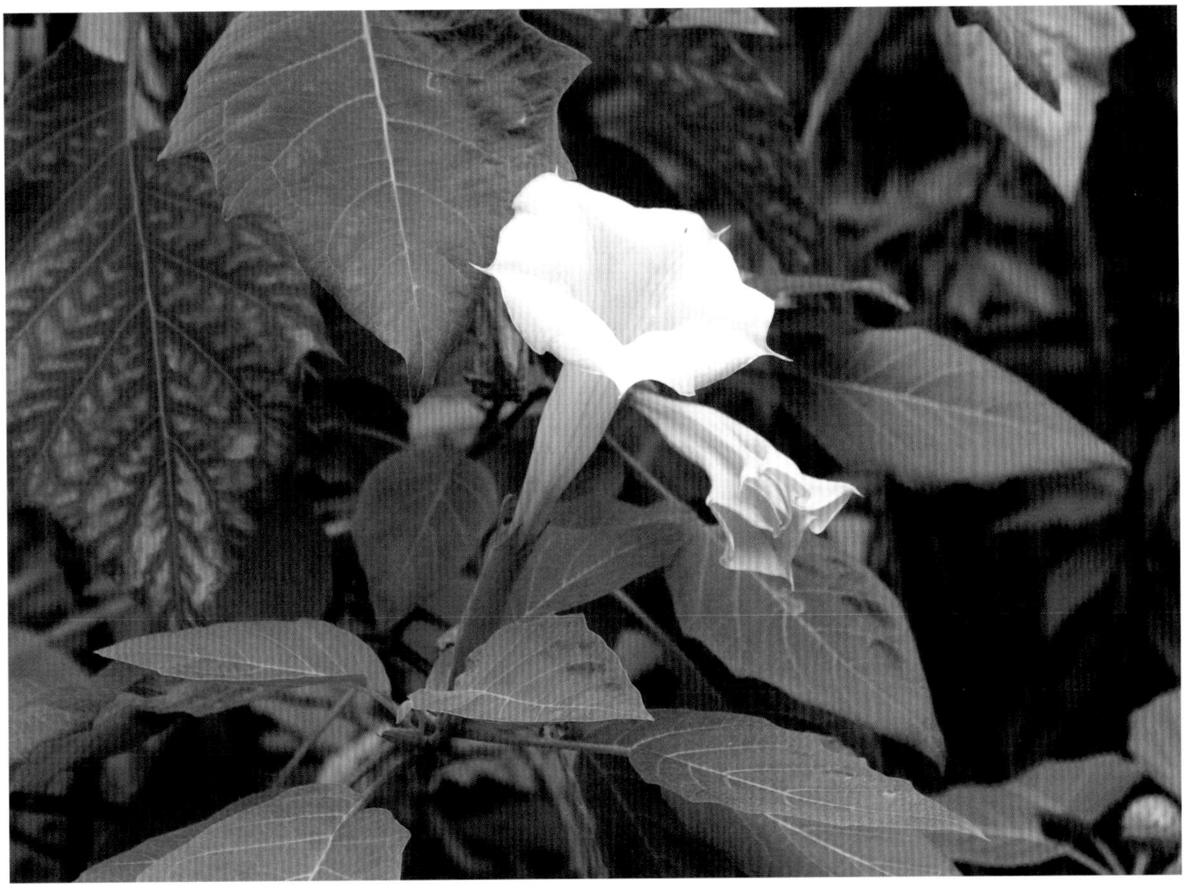

白花曼陀罗

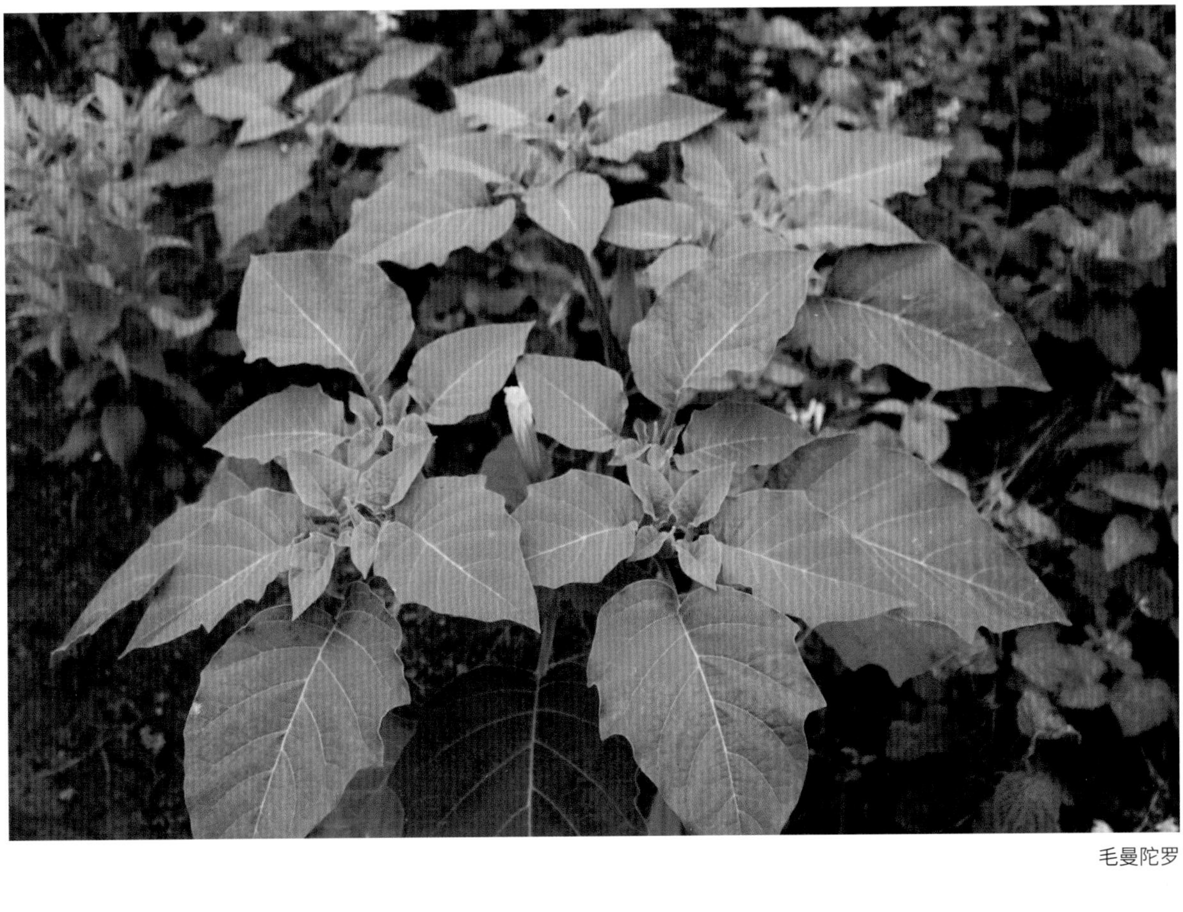

毛曼陀罗

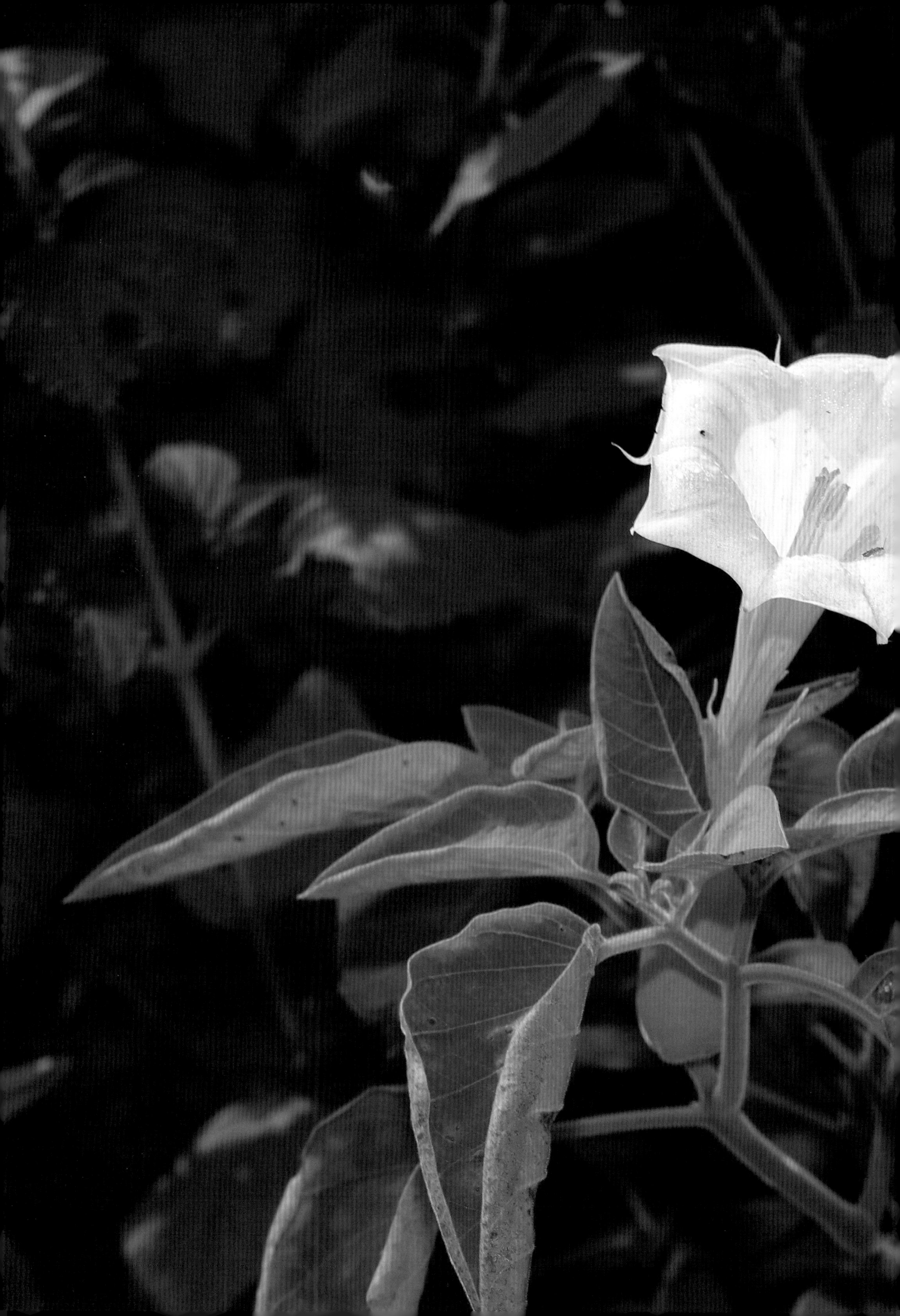

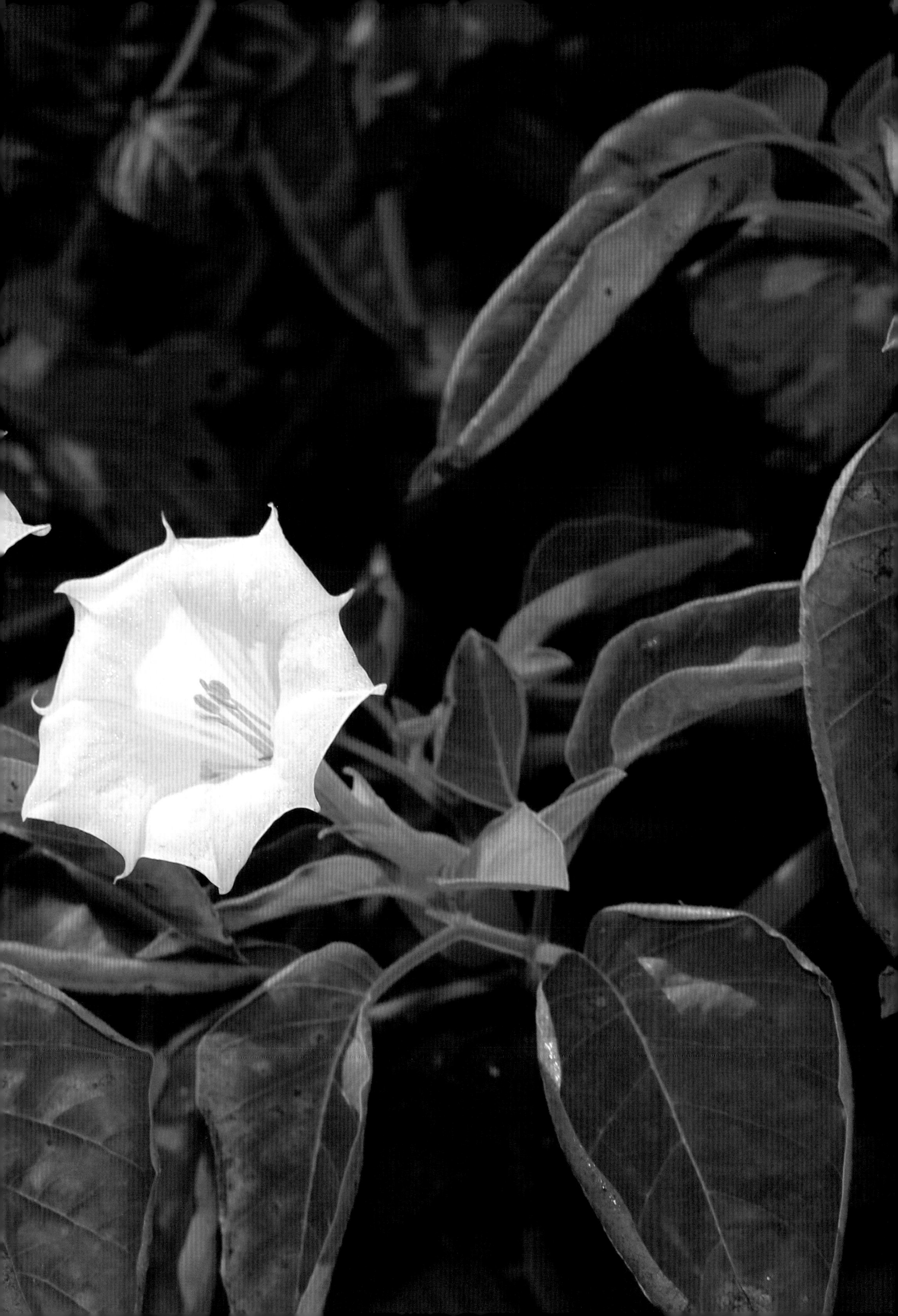

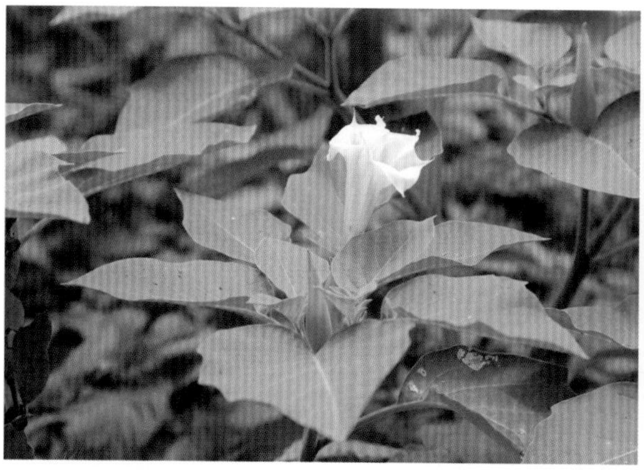

毛曼陀罗

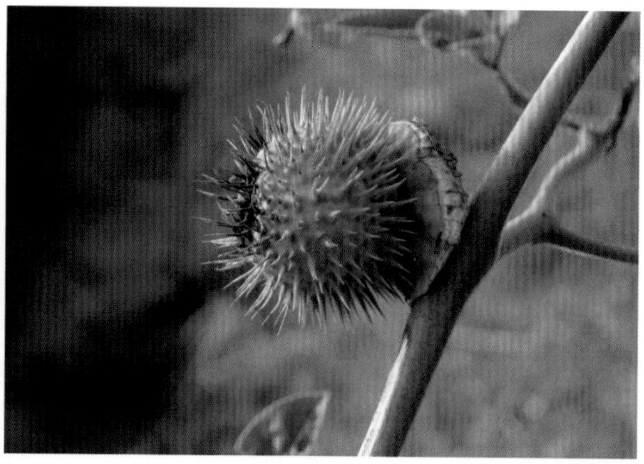

毛曼陀罗

采收加工 | 8 ~ 11 月间，花初开放时采下，阴干、晒干或烘干；采叶多在 7 ~ 8 月间，晒干或烘干；采种子多在夏、秋果实成熟期。

药材鉴别 | 白曼陀罗子，蒴果近球形或扁球形，直径约 3 cm，茎部有浅盘状宿萼及短果柄。表面黄绿色，疏生粗短刺。果皮木质化，成熟时作不规则 4 瓣裂。种子多数，扁平，三角形，宽约 3 mm，淡褐色。气特异，味微苦。有毒。毛曼陀罗子，蒴果近珠形或卵球形，直径 3 ~ 4 cm，基部宿萼略呈五角形，向处刺细而有韧性。果皮由上部作不规则形裂。种子扁肾形，长约 5 mm，宽约 3 mm，淡褐色。以果实饱满、种子数多、成熟者为佳。

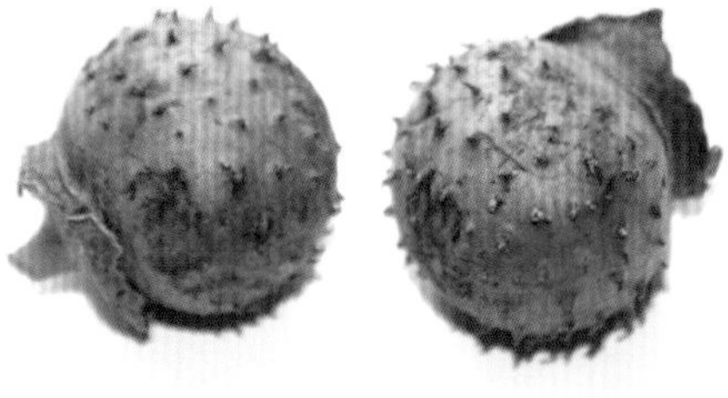

白花曼陀罗果药材

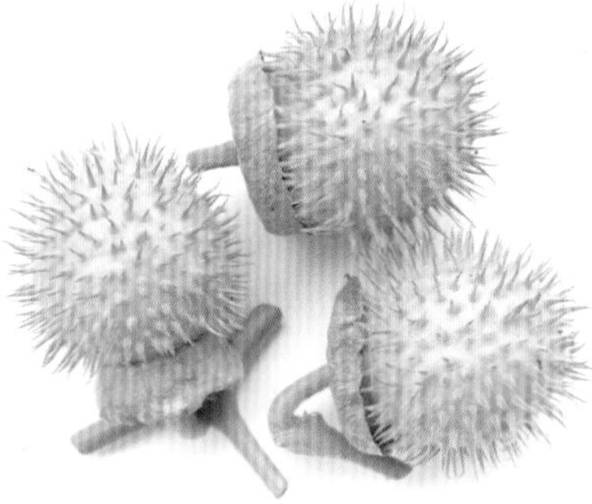

毛曼陀罗果药材

性味归经 | 辛，温；有毒。归心、肺、肝、脾经。

功效主治 | 平喘，祛风，止痛。主治喘咳、惊痫、风寒湿痹、泻痢、脱肛、跌打损伤。

药理作用 | 本品有显著的中枢镇静作用，可使动物进入麻醉状态，但对呼吸中枢有兴奋作用。

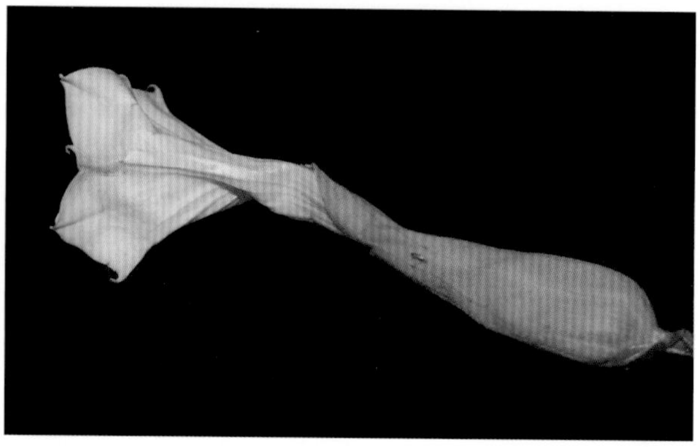

毛曼陀罗

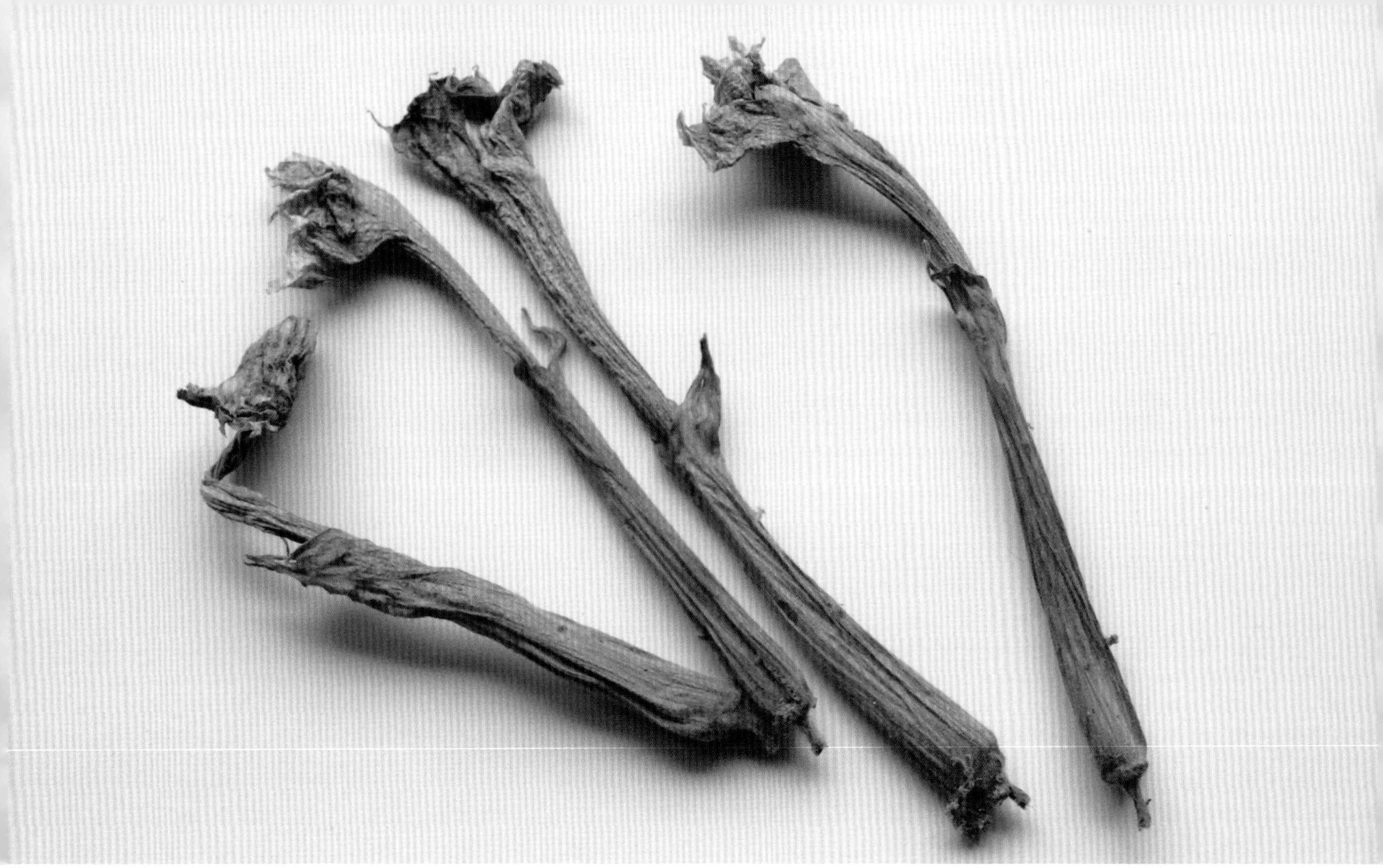

毛曼陀罗花药材

用法用量 | 花 0.3 ~ 0.6 g，果实 0.9 ~ 2.4 g，根 1.5 ~ 3 g，煎服；入丸、散或酒剂时酌减。外用：适量。

精选验方 |

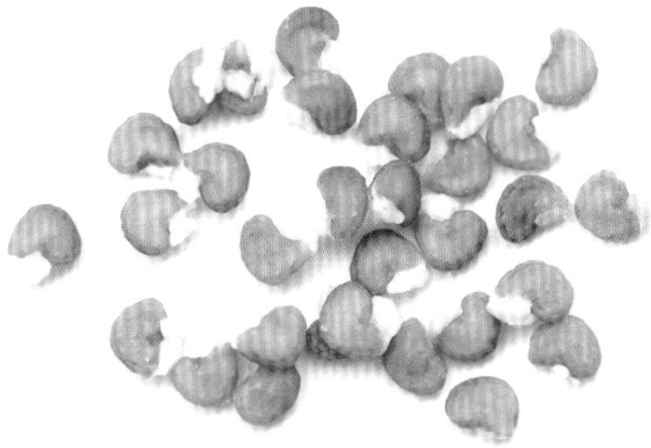

毛曼陀罗子药材

1. 慢性气管炎 曼陀罗花 0.15 g，金银花、远志、甘草各 0.8 g（每丸含量）。共研细末，加适量蜂蜜制成蜜丸。每次服 1 丸，每日 2 次，连服 30 日。

2. 哮喘 曼陀罗花（洋金花）、烟叶各等份。搓碎，作烟吸，喘止即停。此法限于成年人、老年人哮喘。作为临时平喘用，用量为 0.01 ~ 0.04 g，不可过量，以防中毒。儿童忌用。

3. 风湿性关节痛 曼陀罗花 5 朵，白酒 500 ml。泡半个月，一次饮半小酒盅，每日 2 次。

4. 骨折疼痛、关节疼痛 曼陀罗全草适量。晒干研末，每服 0.05 g 或配伍用。

使用禁忌 | 本品剧毒，应严格控制剂量。青光眼患者忌用，心脏病、高血压、体弱、孕妇、表证未解、热痰咳嗽、咯痰稠黏不利者慎用。

没药

MOYAO

维 药 名| 木尔买克。

别　　名| 末药、醋制没药。

来　　源| 为橄榄科植物没药树 *Commiphora myrrha* Engl. 或其他同属植物皮部渗出的油胶树脂。

识别特征| 本植物为灌木或矮乔木，高 3 m。树干粗，具多数不规则尖刺状粗枝；树皮薄，光滑，常有片状剥落。叶单生或丛生，多为 3 出复叶，小叶倒长卵形或倒披针形，中央 1 片较大；叶柄短。总状花序腋生或丛生于短枝上，花杂性，萼呈杯状，宿存；花冠 4 瓣，白色，雄蕊 8；子房 3 室。核果卵形，棕色，种子 1 ~ 3 枚。本品呈不规则颗粒状或黏结成团块，状似红砂糖，

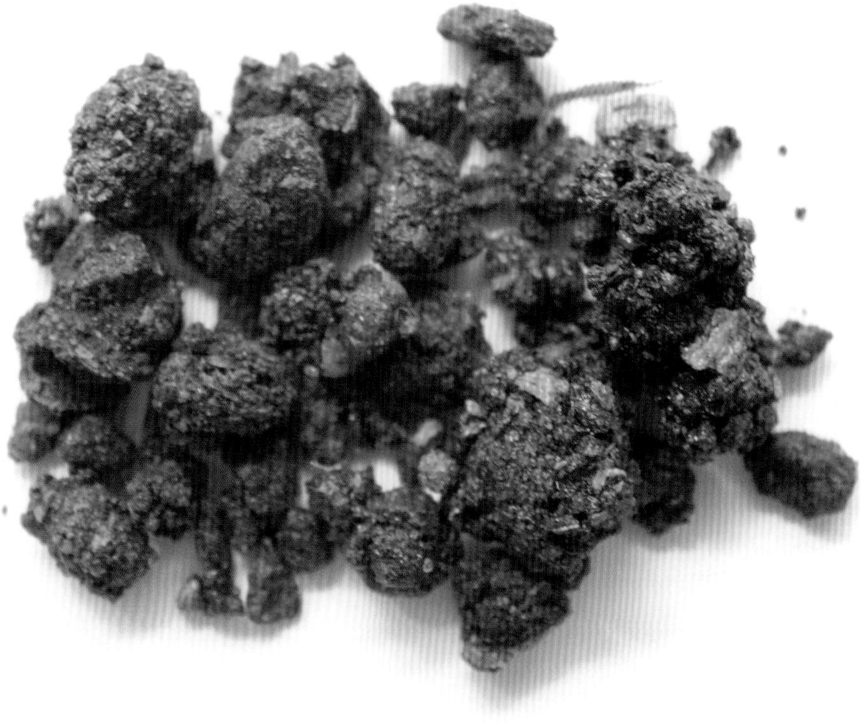

没药

大小不一，一般直径为 2.5 cm。表面红棕色或黄棕色，凹凸不平，被有粉尘。花期夏季。

生境分布| 生长于海拔 500 ～ 1500 m 的山坡地。分布于非洲索马里、埃塞俄比亚及印度等地。

采收加工| 每年 11 月至翌年 2 月，采集由树皮裂缝处渗出于空气中变成红棕色坚块的油胶树脂，去净树皮及杂质，打碎后炒用。

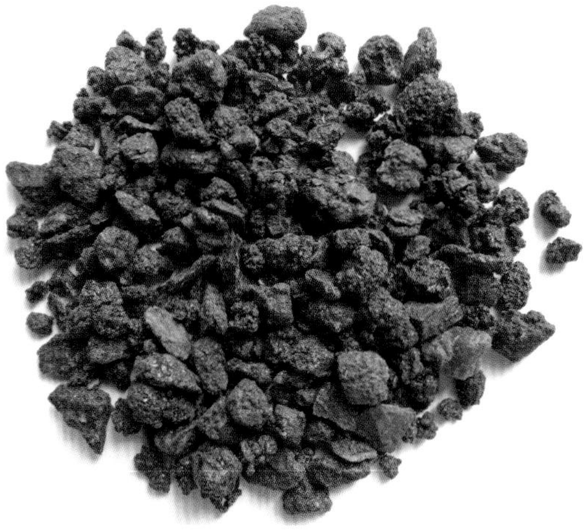
没药饮片

药材鉴别| 本品呈颗粒状或不规则块状。红棕色或黄棕色，表面粗糙，附有粉尘。质坚脆。气特殊，味苦而微辛。

性味归经| 苦、辛，平。归心、肝、脾经。

功效主治| 活血止痛，消肿生肌。本品味辛芳香，能走窜而善行，可活血行气，血行气利则疼痛止，肿疡消，故有此功。

药理作用| 能抑制多种致病性真菌局部刺激作用，并能降血脂。

用法用量| 炒用。内服，煎汤，3 ～ 9 g；或入丸、散。外用：适量，研末调敷。

精选验方|

1. 高脂血症 以没药胶囊（每粒含没药浸膏 0.1 g）。每次 2 ～ 3 次，每日 3 次，全日量相当于原生药 2 ～ 3 g，2 个月为 1 个疗程。

2. 急性腰腿扭伤 用乳没糊剂（乳香、没药等分为末，30%乙醇调糊）外敷。每日 1 ～ 2 次，连用 3 ～ 5 日。

3. 宫外孕（包块型） 没药、赤芍、乳香、桃仁各 10 ～ 15 g，丹参 15 ～ 25 g，三棱、莪术各 5 ～ 10 g。水煎服。

4. 心绞痛 （赤槐丸）没药 5 g，赤芍、槐花各 20 g，丹参 15 g，桃仁 10 g。制成水丸，每日 20 ～ 30 g。

使用禁忌| 孕妇及血虚无瘀者禁服。本品气浊味苦，易致呕吐，胃弱者不宜多服。

玫瑰花

MEIGUIHUA

维 药 名 | 克孜力古丽。

别　　名 | 徘徊花、刺客、穿心玫瑰。

来　　源 | 为蔷薇科植物玫瑰 *Rosa rugosa* Thunb. 的干燥花蕾。

识别特征 | 直立灌木，茎丛生，有茎刺。单数羽状复叶互生，椭圆形或椭圆形状倒卵形，先端急尖或圆钝，叶柄和叶轴有绒毛，疏生小茎刺和刺毛。花单生于叶腋或数朵聚生，苞片卵形，边缘有腺毛，花冠鲜艳，紫红色，芳香。花期 5 ~ 6 月，果期 8 ~ 9 月。

生境分布 | 均为栽培。分布于江苏、浙江、福建、山东、四川等地。

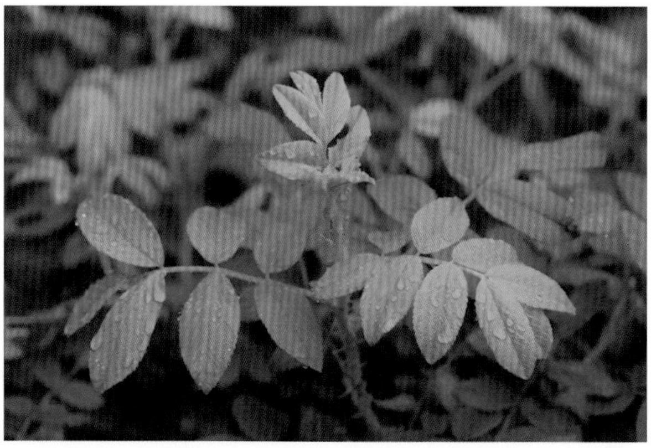

玫瑰

采收加工 | 春末夏初花将要开放时分批采摘，及时低温干燥。

药材鉴别 | 本品略呈半球形或不规则形的团状，直径 1 ~ 2.5 cm。花托半球形，与花萼基部合生；萼片 5，披针形，黄绿色或棕绿色；花瓣多皱缩，展平后宽卵形，紫红色，有的为黄棕色。体轻，质脆。气芳香浓郁，味微苦涩。

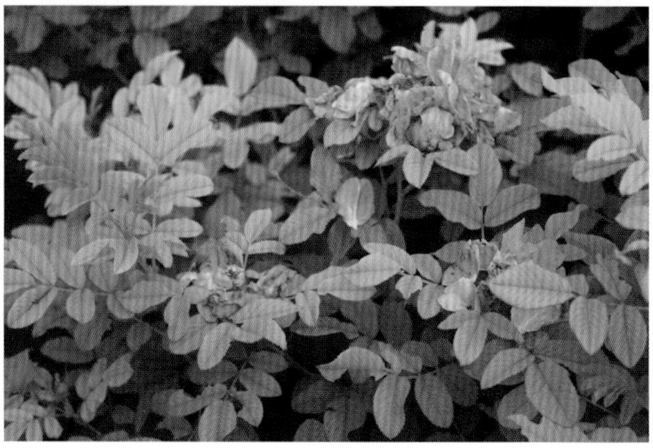

玫瑰

性味归经 | 甘、微苦，温。归肝、脾经。

功效主治 | 行气解郁，活血止痛。本品甘缓苦泄温通，芳香走散，能疏解肝郁，缓和肝气，醒脾和胃，活血散瘀以止痛，故有行气解郁、活血止痛之功。

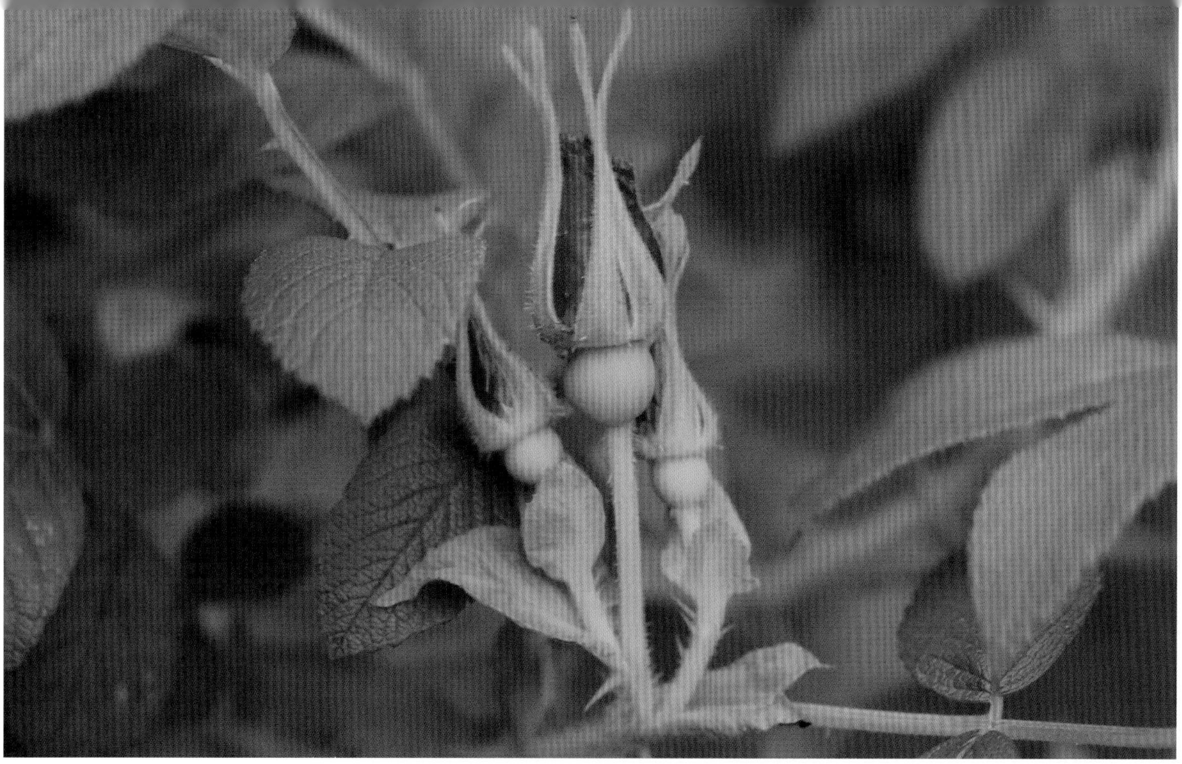

玫瑰

药理作用| 玫瑰油有促进大鼠胆汁分泌的作用。

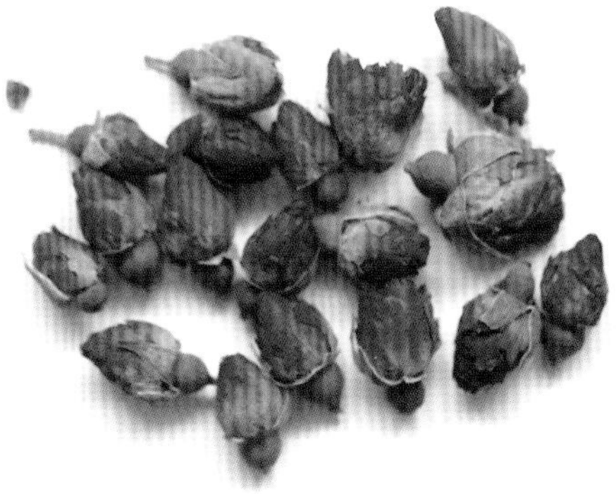

玫瑰花（玫瑰）饮片

用法用量| 3 ~ 6 g，煎服。

精选验方|

1. 功能性子宫出血 玫瑰花蕊（初开放者）300 朵。去心蒂，新汲水砂锅内煎取浓汁，滤去渣，再煎，白冰糖 500 克收膏，早晚开水冲服。

2. 乳腺炎 玫瑰花（初开放者）30 朵。阴干，去蒂，陈酒煎，饭后服。

3. 慢性胃炎 玫瑰花适量。阴干，冲汤代茶服。

4. 慢性肠炎 玫瑰花（干花）6 g，大黄 3 g。每日 1 剂，水煎分 3 次服。

5. 胃癌 玫瑰花瓣 10 g，茉莉花、绞股蓝、绿茶各 5 g。合置一大杯中，沸水冲泡即成，每日频饮。

6. 肥胖症 玫瑰花、茉莉花、荷叶、川芎各 5 g。用沸水冲泡 15 min，代茶饮，晚上服用。

7. 气滞血瘀型急性子宫颈炎 玫瑰花、佛手各 10 g，败酱草 40 g。洗净后一起放入药煲中，加水 300 ml，水煎取汁，代茶饮，每日 2 次。

8. 气滞血瘀型子宫肌瘤 干玫瑰花瓣、干茉莉花各 5 g，绿茶 9 g。用冷水 500 ml，煮沸后把绿茶、玫瑰花、茉莉花放在大茶壶内，将开水徐徐冲入，等茶叶沉底后，先把茶汁倒出冷却，再续泡 2 次，待冷后一并装入玻璃瓶，放入冰箱冷冻，成为冰茶，可经常饮用。

使用禁忌| 阴虚火旺者慎服。

棉花子

MIANHUAZI

维 药 名| 其格提。

别　　名| 棉籽。

来　　源| 为锦葵科植物草棉 *Gossypium herbaceum* L. 等的种子。

识别特征| 一年生草本至亚灌木，高达 1.5 m。疏被柔毛，叶互生；叶柄长 2.5 ~ 8 cm，被长柔毛；托叶线形，长 5 ~ 10 mm，早落；叶掌状 5 裂，直径 5 ~ 10 cm，通常宽超过长，裂片宽卵形，深裂不到叶片的中部，先端短尖，基部心形，上面被星状长硬毛，下面被细绒毛，沿脉被长柔毛。花单生于叶腋，花梗长 1 ~ 2 cm，被长柔毛；小苞片基部合生，阔三角形，长 2 ~ 3 cm，宽超过于长，先端具 6 ~ 8 齿，沿脉被疏长毛；花萼杯状，5 浅裂；花黄色，内面基部紫色，直径 5 ~ 7 cm。蒴果卵圆形，长约 3 cm，具喙，通常 3 ~ 4 室。种子大，约 1 cm，分离，斜圆锥形，被白色长棉毛和短棉毛。花期 7 ~ 9 月。

生境分布| 我国大部分地区有栽培。

采收加工| 秋季采收，除去棉毛。

药材鉴别| 本品呈卵圆形或长卵形，长 6 ~ 8 mm，直径 3 ~ 5 mm。表面黄棕色至棕褐色，

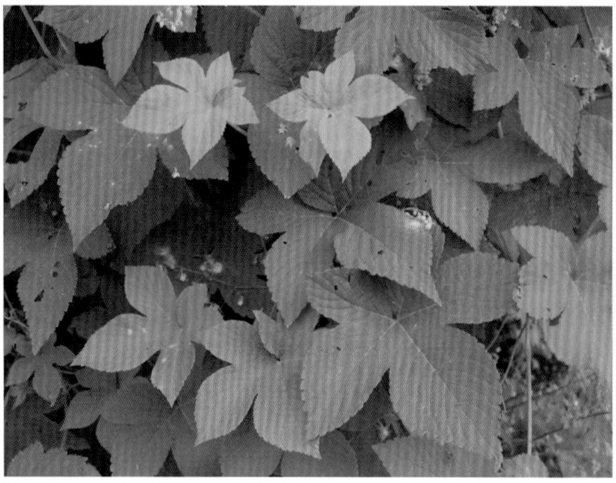

棉花

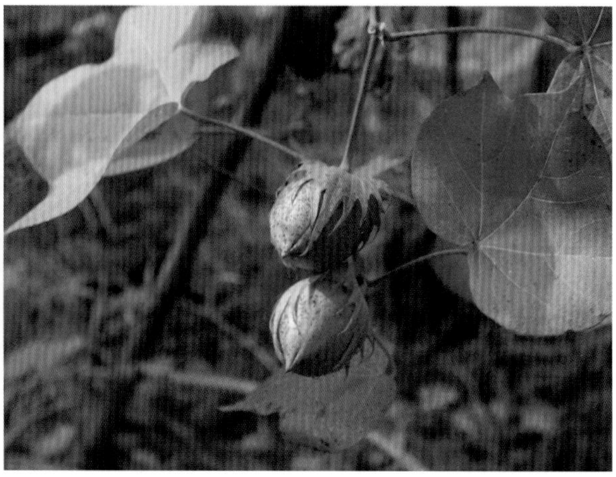

棉花

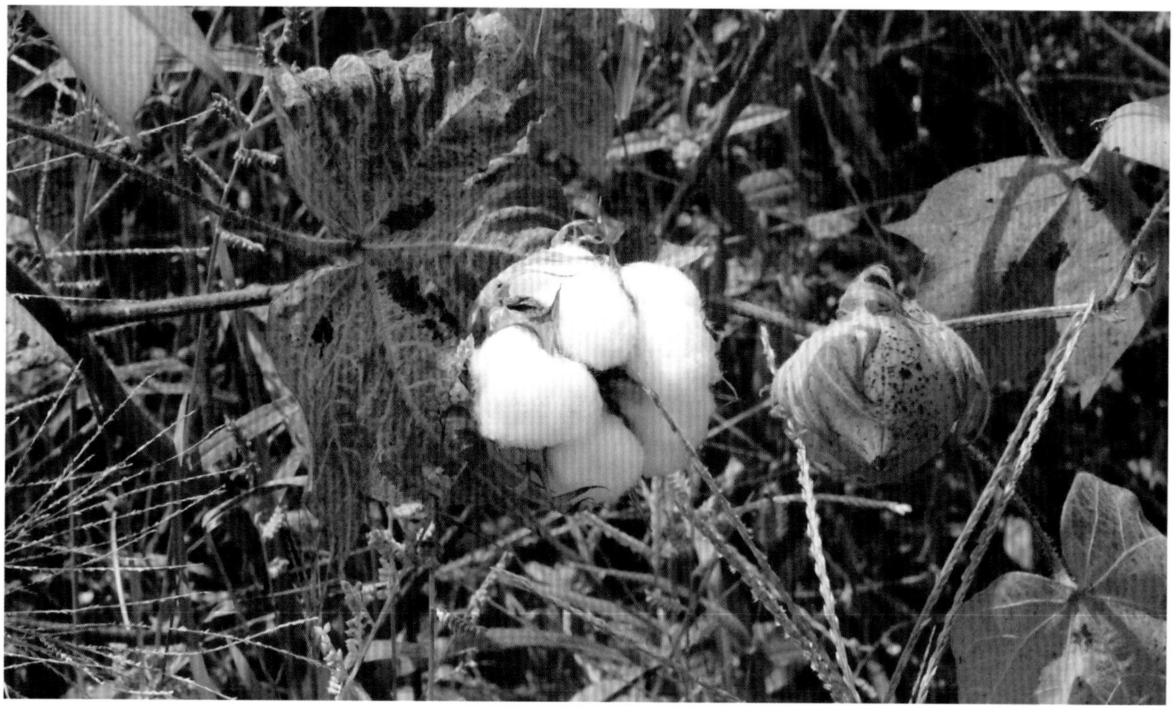

棉花

具灰黄色绒毛，多数附生于两端。用水浸泡后，可见重叠的子叶 2 片，蝶形，有众多散在的黑色小点。质坚。气微，味涩。

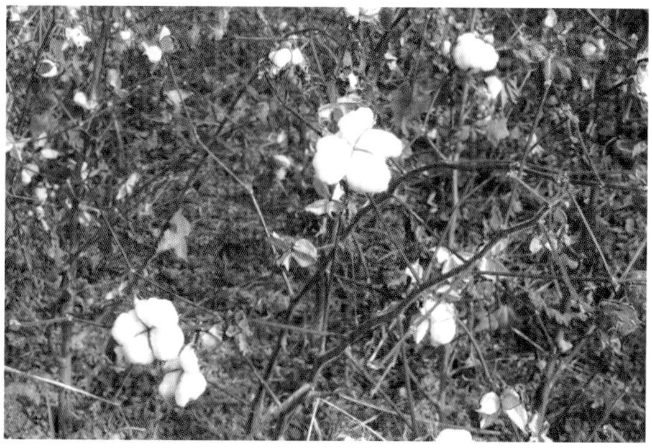

棉花

性味归经 | 辛，热；有毒。归肾、脾经。

功效主治 | 温肾，通乳，活血止血。主治阳痿，腰膝冷痛，白带，胃痛，乳汁不通，崩漏，痔血。

药理作用 | 有止咳、祛痰、平喘、抗菌、抗病毒、抗癌作用，对子宫有兴奋作用，有抗甲状腺的作用。

用法用量 | 6 ～ 12 g，内服：煎汤；或入丸、散。外用：煎汤熏洗。

精选验方 |

1. 盗汗不止 棉籽仁 9 ～ 12 g。每日煎汤 1 碗服用，连服 3 ～ 4 日。

2. 乳汁缺少 棉花子 9 g。打碎，加黄酒 2 匙，水适量，煎服。

3. 胃寒作痛 新棉花子适量。炒黄黑色，研末，每日 1 ～ 2 次，每次 10 g，用淡姜汤或温开水调服。

使用禁忌 | 肾阴不足、相火易动、精关不固、下焦湿热者不宜服用。

木香

MUXIANG

维药名｜库斯台。

别　名｜广木香、川木香、云木香、煨木香。

来　源｜为菊科植物木香 *Aucklandia lappa* Decne. 的干燥根。

识别特征｜多年生草本，高 1 ～ 2 m。主根粗壮，圆柱形。基生叶大型，具长柄，叶片三角状卵形或长三角形，基部心形，边缘具不规则的浅裂或呈波状，疏生短刺；基部下延成不规则分裂的翼，叶面被短柔毛；茎生叶较小呈广椭圆形。头状花序 2 ～ 3 个丛生于茎顶，叶生者单一，总苞由 10 余层线状披针形的薄片组成，先端刺状；花全为管状花。瘦果线形，有棱，上端着生一轮黄色直立的羽状冠毛。花期夏、秋二季，果期 9 ～ 10 月。

生境分布｜生长于高山草地和灌木丛中。分布于云南、广西者，称为云木香；分布于印度、缅甸者，称为广木香；川木香分布于四川、西藏等地。

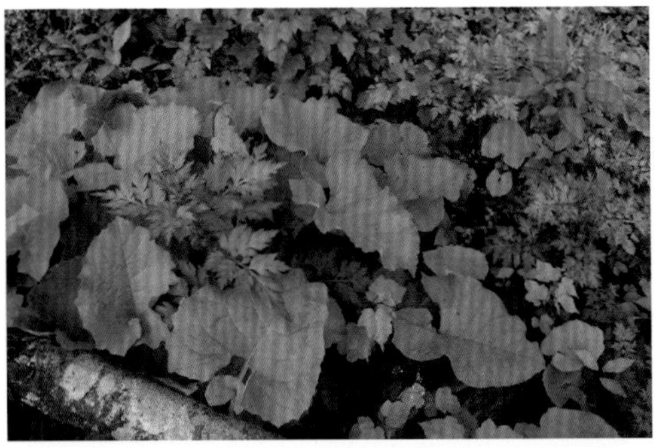

木香

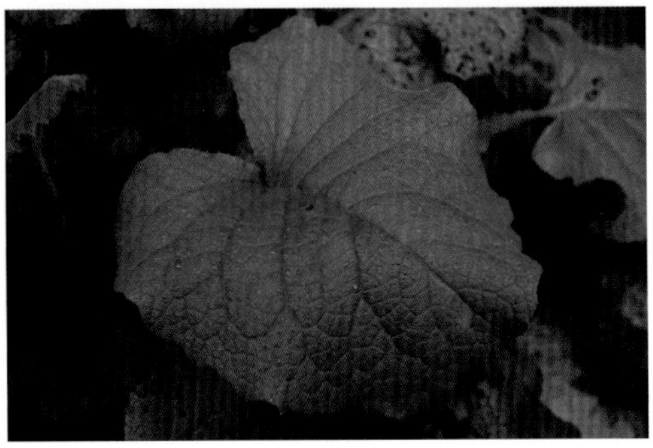

木香

采收加工｜秋、冬二季采挖，除去泥土及须根，切段，大的再纵剖成瓣，干燥后撞去粗皮。

药材鉴别｜本品为类圆形或不规则形的厚片。外表皮黄棕色至灰褐色，有明显的皱纹、纵沟及侧根痕。质坚，不易折断。切面棕黄色至暗褐色，中部有明显菊花心状的放射纹理，形成层环棕色，褐色油点（油室）散在。气香特异，味微苦。

性味归经｜辛、苦，温。归脾、胃、大肠、胆、三焦经。

功效主治｜行气止痛。本品辛行苦降温通，芳香气烈而味厚，为脾胃大肠经之主药，又能通行三焦气分，故有行气止痛之效。

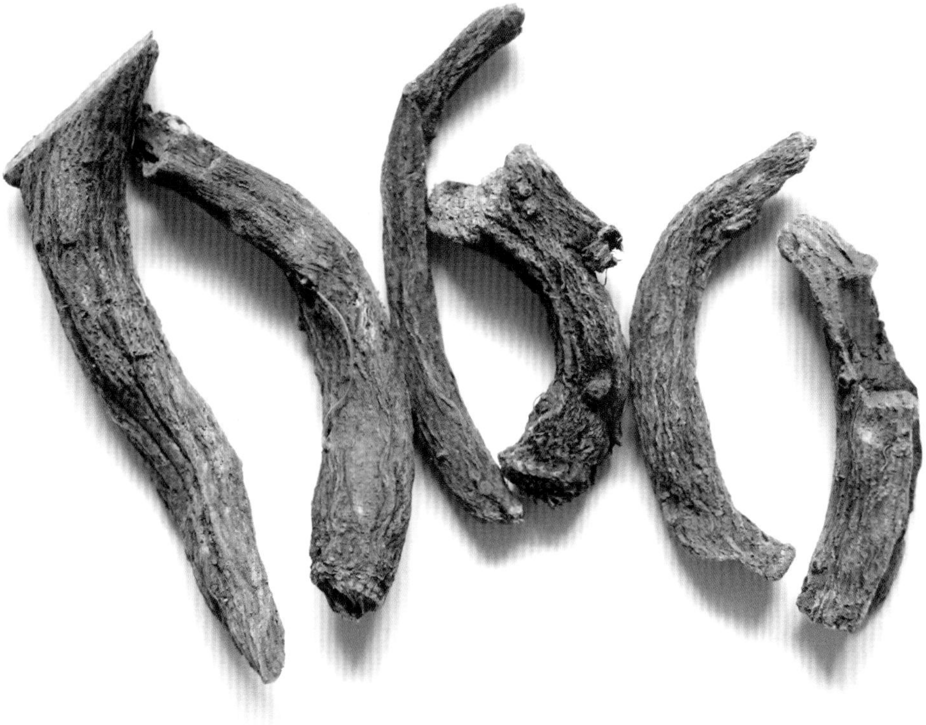

木香药材

药理作用｜ 木香对胃肠道有兴奋或抑制的双向作用。有促进消化液分泌、松弛气管平滑肌的作用，可抑制伤寒杆菌、痢疾杆菌、大肠杆菌及多种真菌，还有利尿及促进纤维蛋白溶解等作用。

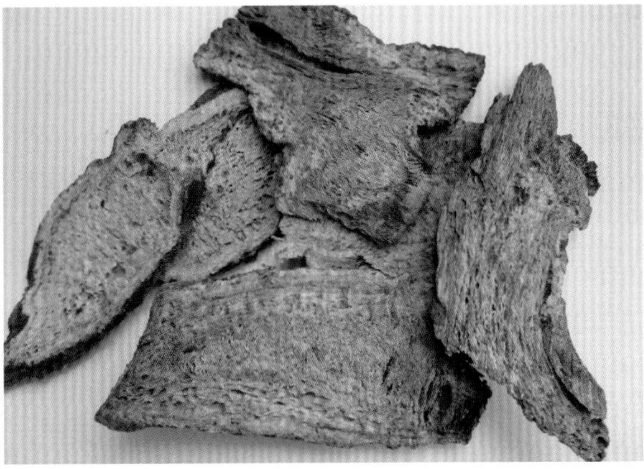

木香药材

用法用量｜ 3 ～ 10 g，煎服。生用行气力强，煨用行气力缓而多用于止泻。

精选验方｜

1. 一切气不和 木香适量。温水磨浓，热酒调下。

2. 肝炎 木香适量。研细末，每日 9 ～ 18 g，分 3 ～ 4 次服用。

3. 痢疾腹痛 木香 6 g，黄连 12 g。水煎服。

4. 糖尿病 木香 10 g，川芎、当归各 15 g，黄芪、葛根、山药、丹参、益母草各 30 g，苍术、赤芍各 12 g。水煎服。

5. 便秘 木香、厚朴、番泻叶各 10 g。用开水冲泡，当茶饮。

6. 胃气痛 木香 0.9 g，荔枝核（煅炭）2.1 g。共研细末，烧酒调服。

7. 脾虚气滞久泻 木香 9 g，大枣 10 枚。先将大枣数沸，入木香再煎片刻，去渣温服。

8. 胆绞痛 木香 10 g，生大黄 10 ～ 20 g。加开水 300 ml，浸泡 10 min，频频饮服。

使用禁忌｜ 阴虚、津液不足者慎用。

南瓜子

NANGUAZI

维 药 名| 扩克卡瓦欧如合。

别　　名| 南瓜仁、白瓜子。

来　　源| 为葫芦科一年生蔓生藤本植物南瓜 *Cucurbita moschata* Duch. 的种子。

识别特征| 一年生蔓生草本。茎有短刚毛，卷须3～4裂。叶片稍柔软，宽卵形或卵圆形，5浅裂，两面密生粗糙毛，边缘有细齿。花雌雄同株，单生，黄色；雄花花萼裂片线形，花冠钟状，雄蕊3；雌花花萼裂片显著叶状，花柱短。果柄有棱和槽，瓜蒂扩大成喇叭状，果实常有数条纵沟。花期7～8月，果期9～10月。

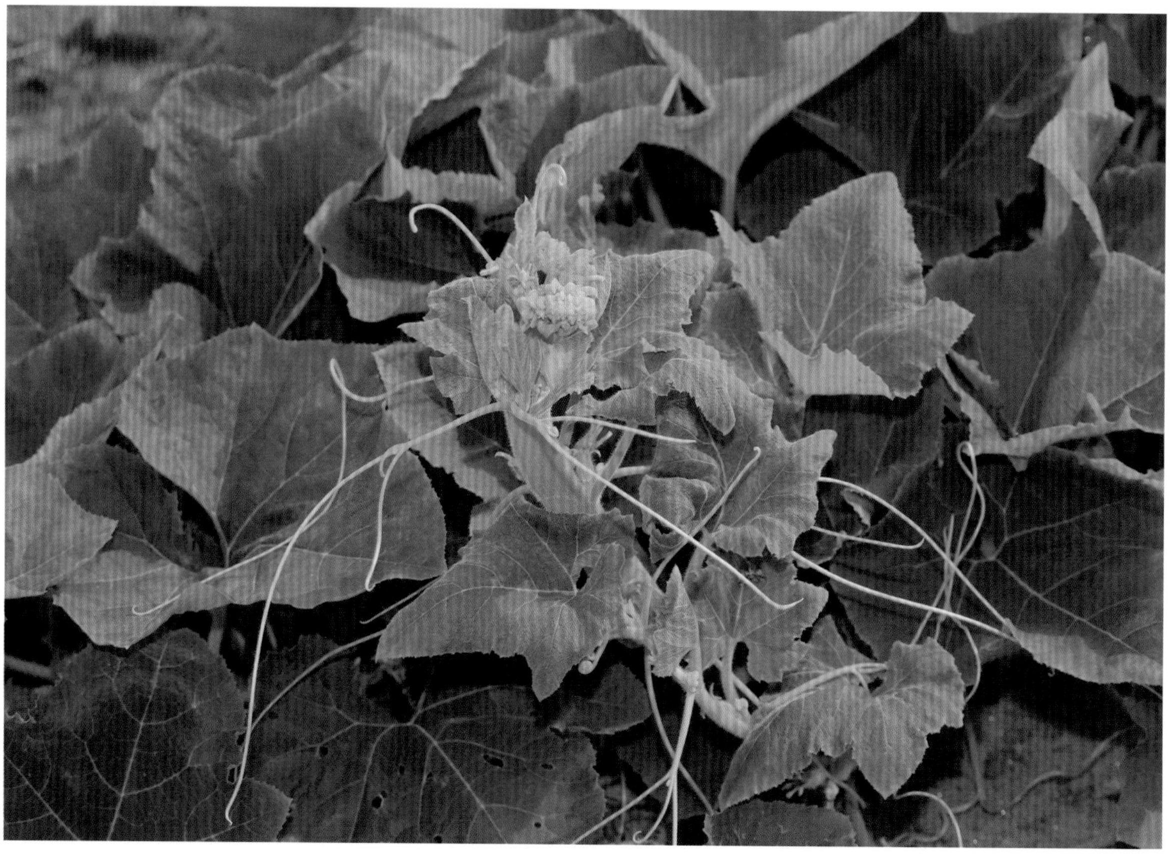

南瓜

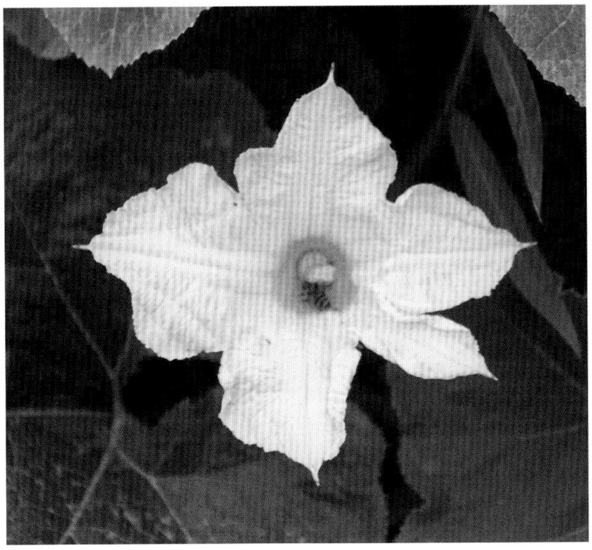

南瓜

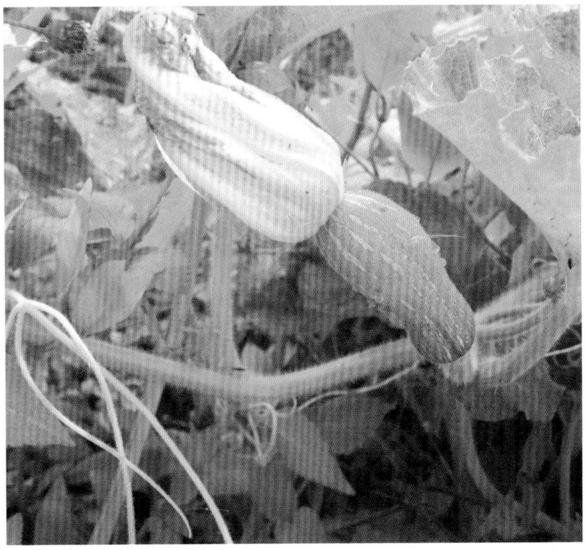

南瓜

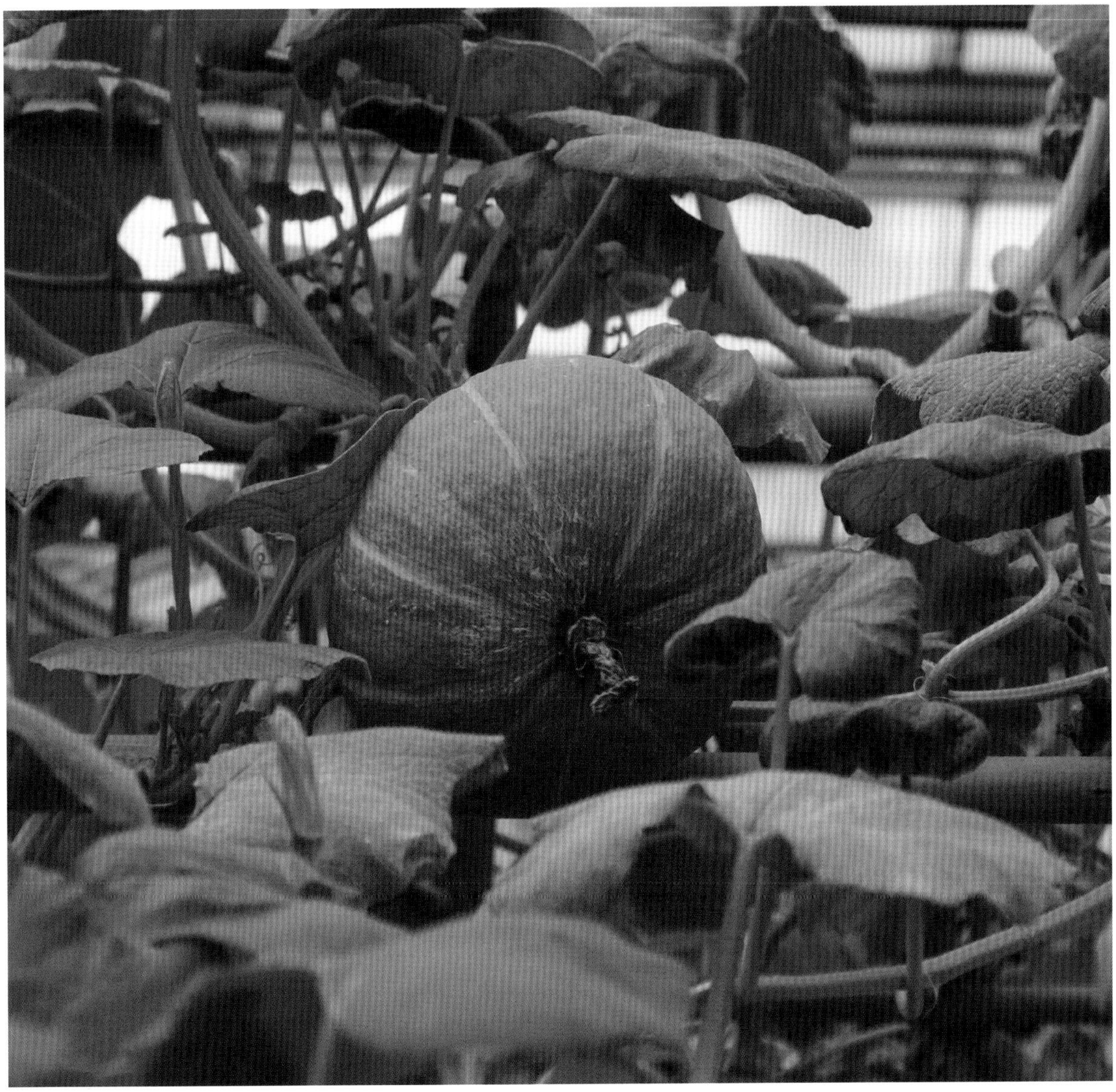

南瓜

生境分布 栽培于屋边、园地及河滩边。分布于浙江、江苏、河北、河南、山东、山西、四川等地。

采收加工 夏、秋二季果实成熟时采收，取子，晒干。捣碎或去壳研粉生用，以新鲜者良。

药材鉴别 本品呈扁圆形。表面淡黄白色至淡黄色，两面平坦而微隆起，边缘稍有棱，一端略尖，有珠孔，种脐稍突或不明显。除去种皮，胚乳薄膜状，黄色，肥厚，有油性。气微香，味微甘。

性味归经 甘，平。归胃、大肠经。

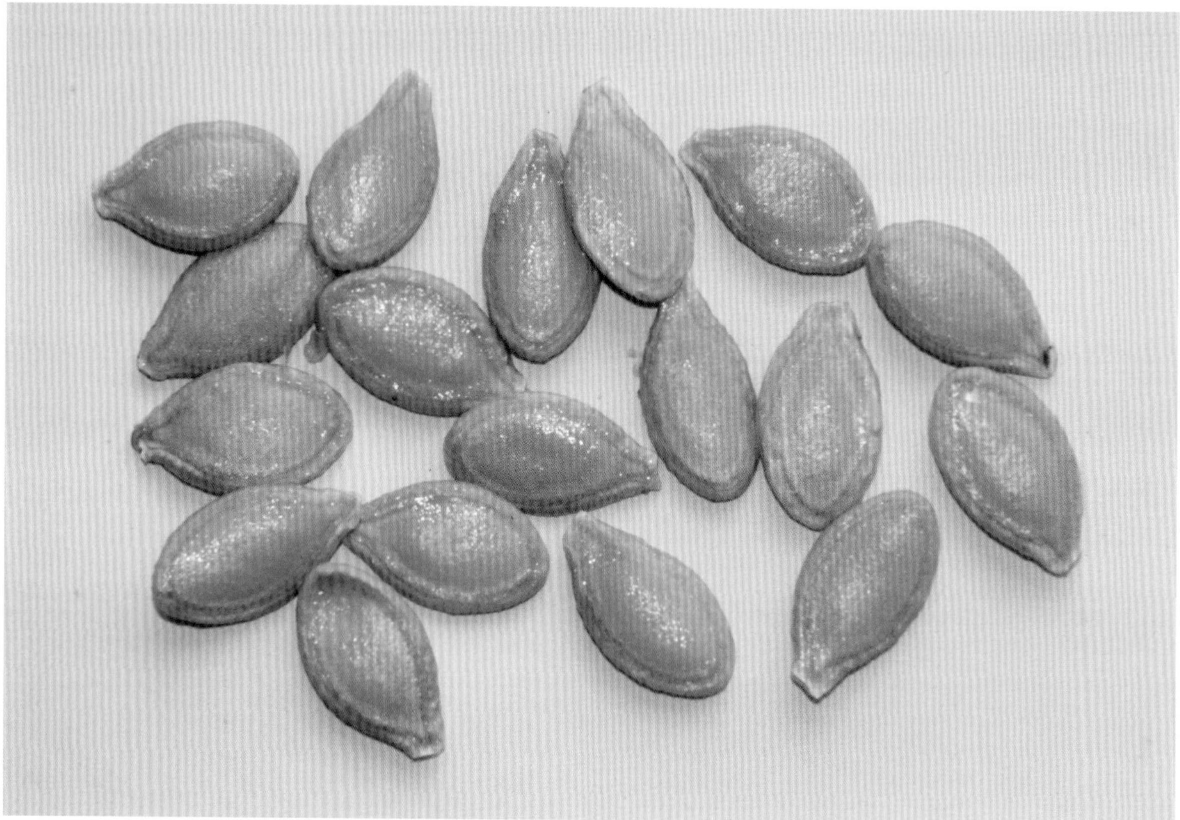

南瓜子药材

功效主治 杀虫，下乳，利水消肿。主治绦虫、蛔虫、血吸虫、钩虫、蛲虫病、产后缺乳、手足浮肿、百日咳、痔疮。

药理作用 南瓜子有效成分南瓜子氨酸对绦虫的中段及后段有麻痹作用，并与槟榔有协同作用，大剂量煎服（50 ~ 300 g）

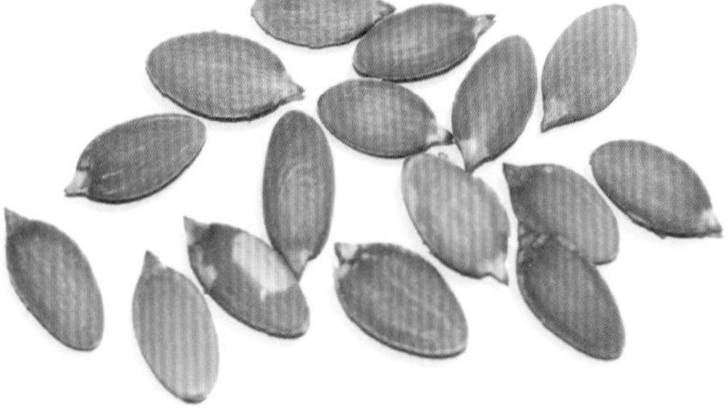

南瓜子饮片

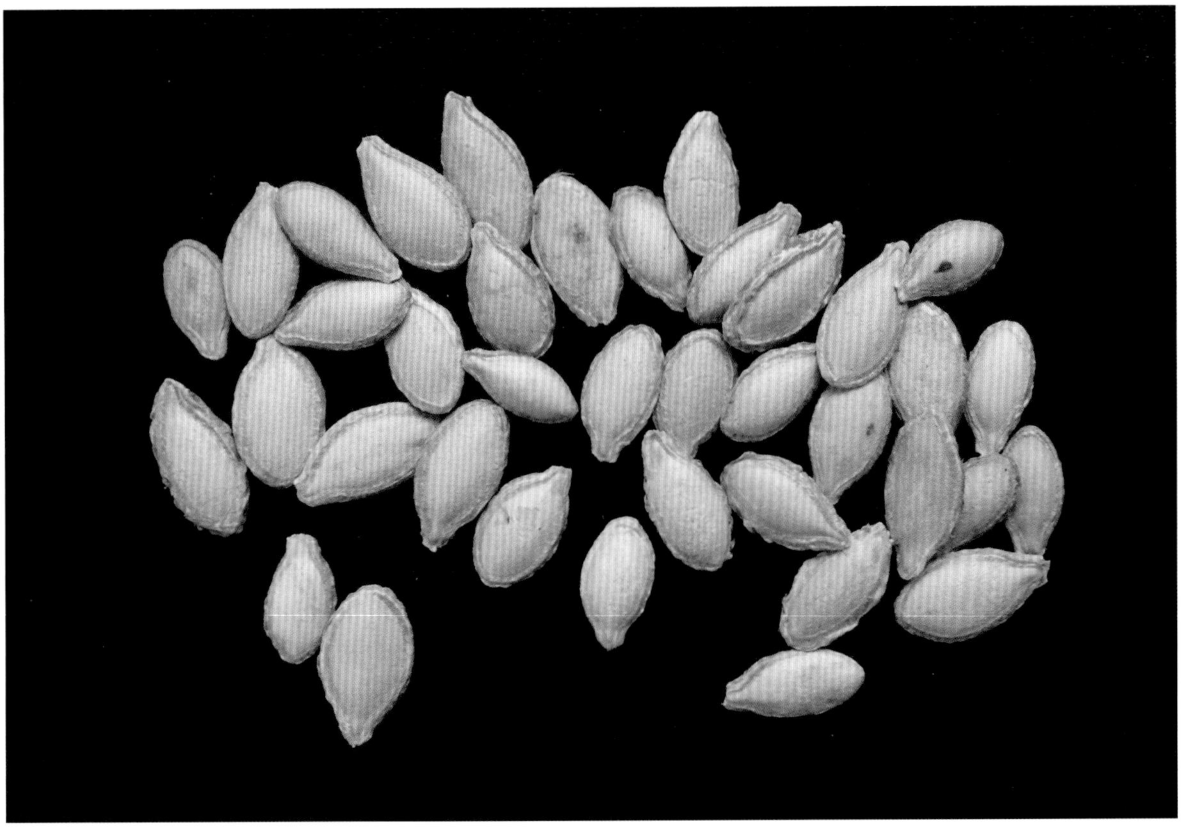

南瓜子（清炒）饮片

治绦虫病尤为显效。对血吸虫幼虫有抑制和杀灭作用，使成虫虫体萎缩、生殖器退化、子宫内虫卵减少，但不能杀灭。

用法用量 | 60 ～ 120 g，研粉调服，或嚼烂吞服。

精选验方 |

1. 绦虫病 可单用新鲜南瓜子 30 ～ 60 g。研烂，加水、冰糖或蜂蜜调匀，空腹顿服。与槟榔同用疗效更佳，先用本品研粉，冷开水调服 60 ～ 120 g，2 h 后服槟榔 60 ～ 120 g 的水煎剂，再过半小时，服玄明粉 15 g，促使泻下，以利虫体排出。

2. 血吸虫病 南瓜子 120 ～ 200 g。长期服用。

3. 内痔 南瓜子 1000 g。煎水熏之，每日 2 次，连熏数日。

4. 小儿咽喉痛 南瓜子（不用水洗，晒干）、冰糖各适量。用冰糖煎汤，每日服 10 ～ 15 g。

5. 百日咳 南瓜种子适量。瓦上炙焦，研细粉，红糖汤调服少许，每日数回。

使用禁忌 | 多食壅气滞膈。

硇砂

NAOSHA

维药名｜ 奴守都尔。

别　　名｜ 北庭砂、白硇砂、紫硇砂。

来　　源｜ 为卤化物类矿物硇砂 Sal Ammoniac 的晶体。

识别特征｜ 为非金属盐类氯化铵矿石（白硇砂）或紫色石盐晶体（紫硇砂）。白硇砂呈不规则的结晶块状，表面白色或污白色。质坚、稍轻而脆，易砸碎。断面洁白色，呈柱状、纤维状或粒状晶体，有光泽。易溶于水。放火燃烧产生蓝色火焰。气微臭，味咸、苦辛。有强烈的刺舌感。紫硇砂呈不规则的结晶块状，表面暗紫色，稍有光泽或无光泽。质坚而脆，易砸碎，新断碎面紫红色，呈砂粒样结晶，闪烁发光。手摸之有凉感。易溶于水，放入炉火中易熔，且会发生爆裂，并将火焰染成黄色起白色烟雾。气臭，味咸。

生境分布｜ 分布于青海、甘肃、新疆等地。

采收加工｜ 采得后除去杂质，打成碎块，即可入药，或由人工合成。

药材鉴别｜ 白硇砂为不规则碎块状或粒状。表面灰白色或暗白色，稍有光泽，质重而脆，断面显束针状纹理。微臭，味咸而苦，刺舌，易溶于水。紫硇砂为暗红色或紫红色碎块结晶，臭气浓，味咸。

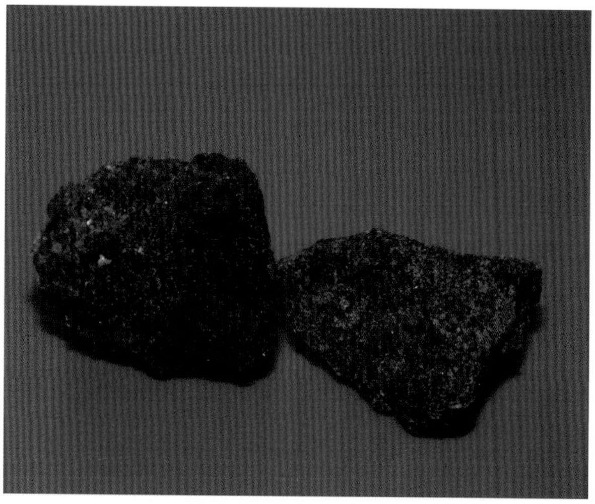

紫硇砂（硇砂）药材

性味归经｜ 辛、苦、咸，温；有毒。归肝、脾、胃经。

功效主治｜ 消积软坚，破瘀散结。本品苦辛性温行散而能破瘀散结，味咸有毒而能软坚攻毒，且兼腐蚀之性，故可治痈肿疮毒、瘰疬疮肿、喉痹等证。

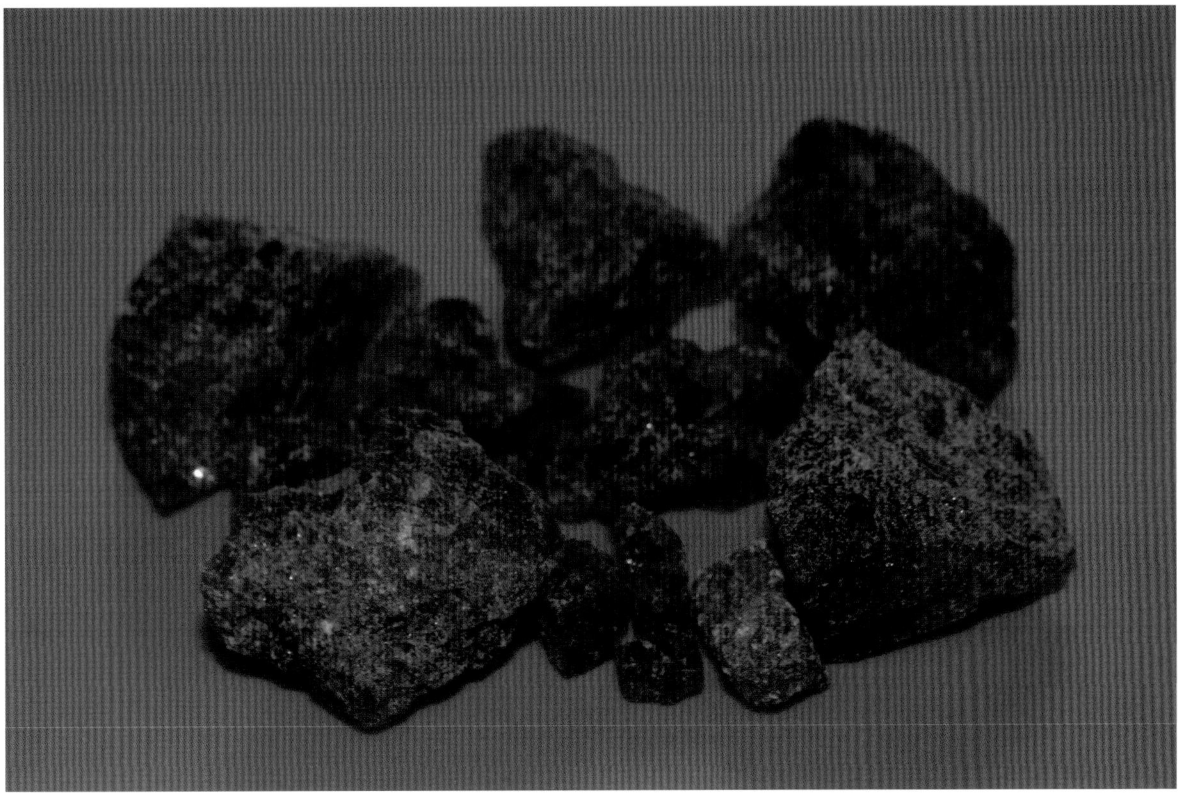

紫硇砂（硇砂）药材

药理作用| 紫硇砂对小鼠肉瘤 180、大鼠腹水癌及瓦克氏癌 256 均有一定抑制作用。对金黄色葡萄球菌与绿脓杆菌有抑制作用。白硇砂所含的氯化铵，口服后能局部刺激胃黏膜，反射地增加呼吸道分泌而祛痰。吞服过量可引起胃刺激症状。

用法用量| 每次 0.3 ～ 1 g，每日不超过 2 g，内服：入丸散。外用：适量，点、撒，或油调敷，或入膏中贴，或化水点涂。

精选验方|

1. 鼻息肉 硇砂三份，雄黄二份，冰片一份。共研为细末，过筛备用。施行鼻息肉手术后，取一块浸有生理盐水的吸收性明胶海绵，贴于息肉残体，或鼻腔以油纱细条充填，24 h 后取出油纱条，保留吸收性明胶海绵于鼻内，待其吸收后自行脱落。

2. 鼻腔和鼻咽肿痛 可用硇砂注射液。

3. 慢性鼻炎 硇砂适量。用热水溶解，用活性炭脱色，制得纯品结晶，制 5% ～ 7.5%的注射液，作局部注射时，先以 1% 的卡因棉片表面麻醉，然后于每侧鼻甲下注入硇砂液 1 ml，每周 1 次，6 周为 1 个疗程。

4. 鸡眼 将硇砂 2 g 溶于 2%普鲁卡因 2 ml 中，密闭备用（不得超过 2 日，最好用时配制）。先将患处用 75%酒精消毒，再以三棱针蘸药液 2 滴，滴入鸡眼中心，将三棱针向中心点直刺，达基底部见血为止（速度要快），最后用绊创膏敷盖，3 ～ 4 日除去。

使用禁忌| 内服切勿过量，体虚、无实邪积聚者及孕妇忌服。

牛黄

NIUHUANG

维 药 名 | 定孜亚。

别　　名 | 西黄、人工牛黄。

来　　源 | 为牛科动物牛 *Bos taurus domesticus* Gmelin 干燥的胆结石，即天然牛黄。

识别特征 | 体长 1.5 ~ 2 m，体重一般在 250 kg 左右。体格强壮结实，头大，额广，鼻阔，口大。上唇上部有 2 个大鼻孔，其间皮肤硬而光滑，无毛，称为鼻镜。眼、耳都很大。头上有角 1 对，左右分开，角之长短、大小随品种而异，弯曲，无分支，中空，内有骨质角髓。四肢匀称。4 趾，均有蹄甲，其后方 2 趾不着地，称悬蹄。尾端具丛毛。毛色大部分为黄色，无杂毛掺混。

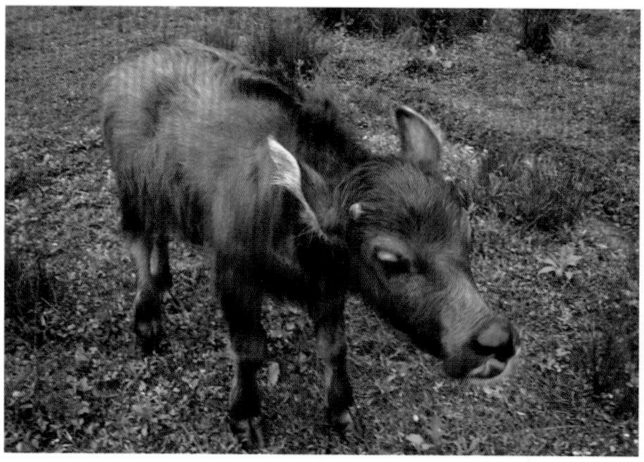

牛

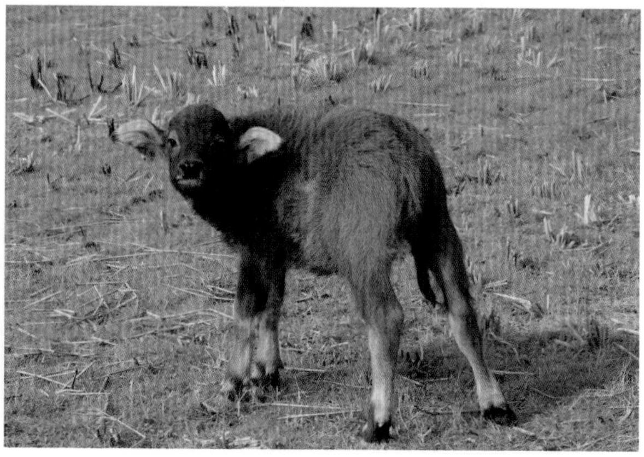

牛

生境分布 | 分布我国西北、东北及河北等地。国外分布于南美洲（金山牛黄）及印度（印度牛黄）等地。由牛胆汁或猪胆汁经提取加工而制成者称人工牛黄。近年又试对活牛进行手术培育天然牛黄，即在牛胆囊内埋置黄核，注入非致病性大肠杆菌，使胆汁中成分在黄核上沉淀附着，形成结石，称人工天然牛黄。

采收加工 | 宰牛时，如发现胆囊、胆管或肝胆管中有牛黄，应立即滤去胆汁，将牛黄取出，除去外部薄膜，置阴凉处阴干，切忌风吹、日晒或火烘，以防破裂或变色。

药材鉴别 | 本品多呈卵形、类球形、三角形或四方形，大小不一，直径 0.6 ~ 4.5 cm，

少数呈管状或碎片。表面黄红色至棕黄色，有的表面挂有一层黑色光亮的薄膜，习称“乌金衣”，有的粗糙，具疣状突起，有的具龟裂纹。体轻，质酥脆，易分层剥落，断面金黄色，可见细密的同心层纹，有的夹有白心。气清香，味苦而后甘，有清凉感，嚼之易碎，不黏牙。

性味归经| 苦，凉。归肝、心经。

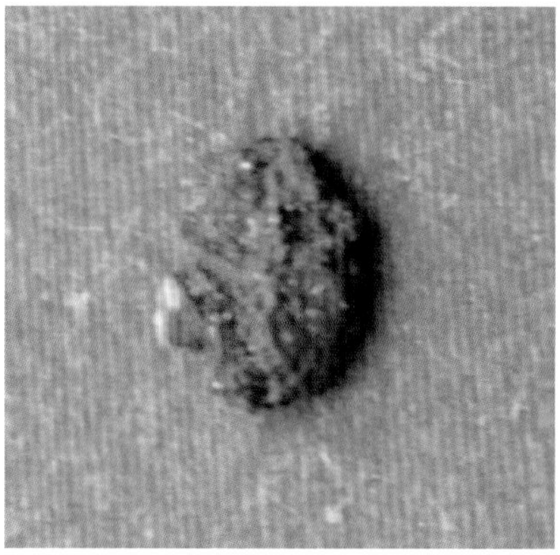

牛黄

功效主治| 清心，豁痰，开窍，凉肝，息风，解毒。主治热病神昏，中风痰迷，惊痫抽搐，癫痫发狂，咽喉肿痛，口舌生疮，痈肿疔疮。

药理作用| 牛黄有镇静和抗痉厥作用；对实验性发热动物有显著解热作用；有镇痛、抗炎、利胆和保肝作用；牛黄能和多种有机物结合成稳定化合物而起解毒作用。

用法用量| 入丸散，每次 0.2 ~ 0.5 g。外用：适量，研细末敷患处。

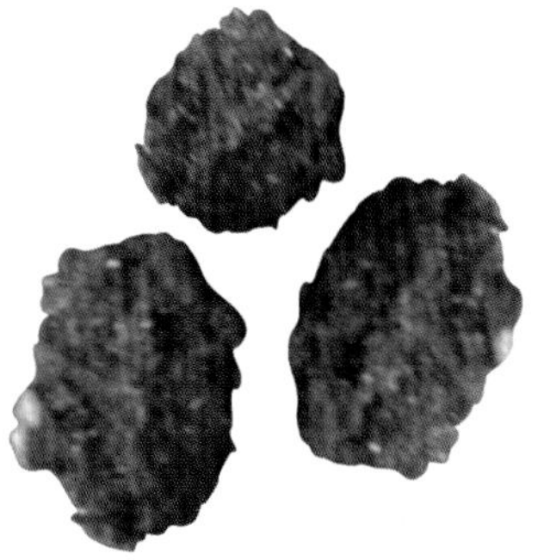

牛黄

精选验方|

1. 冠心病 牛黄、熊胆、麝香、珍珠等药组成的活心丸。每次 1 丸，每日 2 次，2 周为 1 个疗程。

2. 小儿高热惊厥 以牛黄、麝香为主组成的牛黄千金散。用灯心草、薄荷、金银花煎汤冲服，每次 0.3 g。

3. 新生儿丹毒 牛黄 0.3 g，绿豆衣 0.5 g，生甘草 1.5 g，双花 3 g。共研为细末，均分包装，每日 1 包，分 2 次服，7 日服完。

4. 皮肤感染性炎症 牛黄、雄黄、麝香、乳香、没药各适量。每次 1.5 ~ 3 g，每日 1 ~ 2 次，小儿减半。

5. 复发性口腔溃疡 用以牛黄、青黛为主的犀青散。每日 0.3 g，分 3 ~ 4 次局部外搽，3 ~ 5 日为 1 个疗程。

6. 胃及十二指肠溃疡 人工牛黄粉 10 g，珍珠粉、广木香各 50 g。研为极细末，装入胶囊中，每粒装 0.5 g，备服。饭前 1 h 用温开水送服，每次服 2 粒，每日 3 次，4 周为 1 个疗程。

7. 肝癌 牛黄、青黛各 12 g，菊花 60 g，紫金锭 6 g。共研为细末，装瓶备用。用时，取 3 g 冲服，每日 3 次。

8. 银屑病 牛黄 400 g，乌梢蛇 300 g，白花蛇、白扁豆、川贝、白鲜皮、山慈菇各 100 g。共研细末，过 120 目筛，加牛黄拌匀，备用。每次服用 8 g，每日 3 次，饭后 15 min 冲服。

使用禁忌| 非实热证不宜用，孕妇慎用。

砒石

PISHI

维 药 名 | 散格亚。

别　　名 | 信石、白砒、红砒、人言。

来　　源 | 为氧化物类矿物砷华 *Arsenolite* 的矿石，或毒砂、雄黄等含砷矿物的加工品。

识别特征 | 常以含砷矿物，如毒砂、雄黄、雌黄为原料加工制造而成。未见直接将天然砒石药用。商品分红信石、白信石两种，药用以红信石为主，白信石少见。红信石（红砒），呈不规则块状，大小不一，粉红色，具灰、黄、白、红、肉红等彩晕，透明或不透明，具玻璃样光泽或无光泽。质脆，易砸碎，断面凸凹不平或呈层状纤维样的结构。无臭。本品极毒，不能口尝。白信石（白砒），无色或白色，为柱状集合体，无色透明者，具金刚光泽。本品较纯净，含三氧化二银 96%～99%。

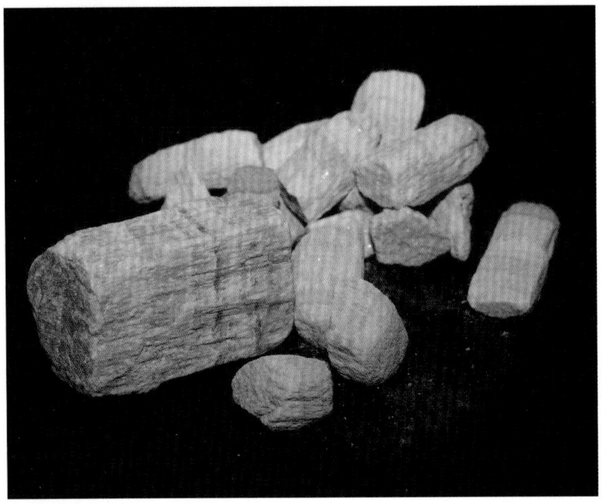

白信石（砒石）药材

生境分布 | 分布于江西、湖南、广东、贵州等地。

采收加工 | 本品为人工加工制成。加工方法：将毒砂（硫砷铁矿）与煤、木炭或木材烧炼后升华，此法设备简单，但有害健康；新法将雄黄燃烧生成三氧化二砷及二氧化硫，使三氧化二砷充分冷凝制得，即为砒石，二氧化硫由烟道排出。

药材鉴别 | 红砒呈不规则块状，大小不等，粉红色，具黄色与红色彩晕，略透明或不透明，具玻璃样光泽或无光泽。质脆、易砸碎，断面凹凸不平或呈层状纤维样结构。无臭，烧之有蒜样臭气。极毒，不能口尝。白砒无色或白色，有的透明。质较纯，毒性较红砒大。

性味归经 | 辛，大热；有大毒。归肺、肝经。

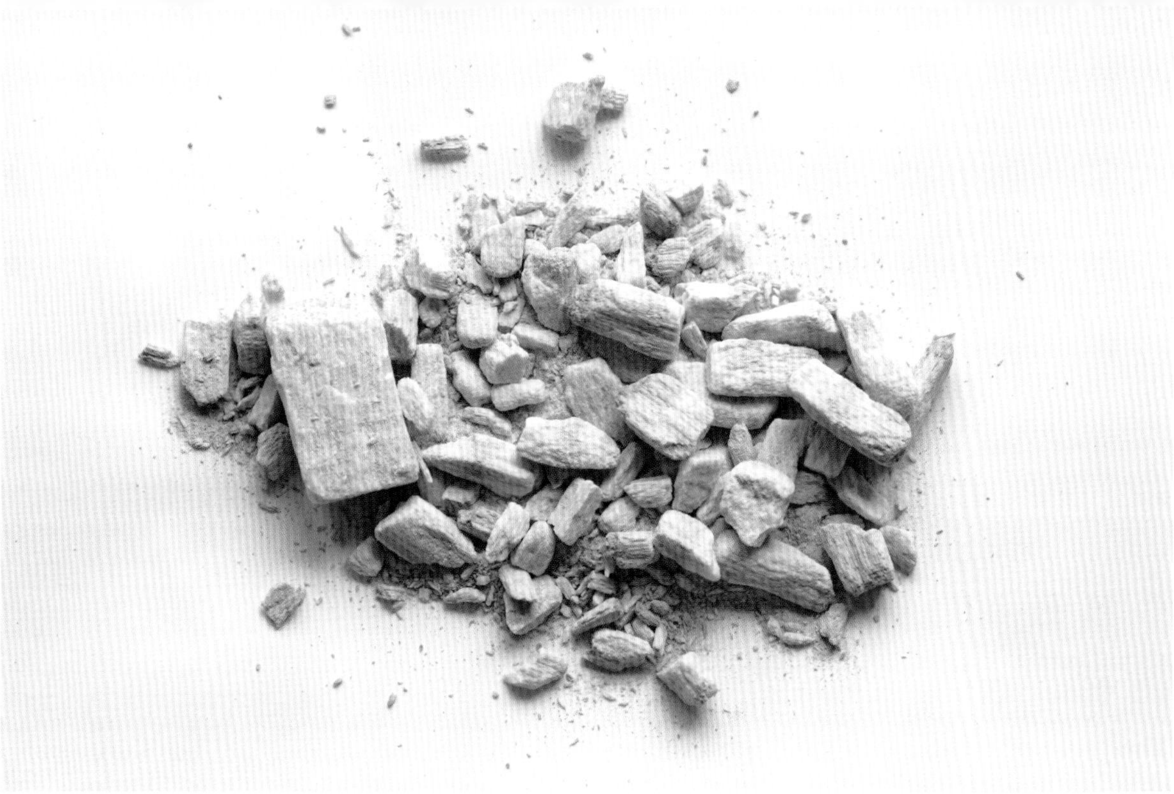

白信石（砒石）药材

功效主治｜ 外用蚀疮去腐，内服祛痰平喘。本品辛热大毒，外用有强烈的腐蚀作用，内服有化痰平喘之效。

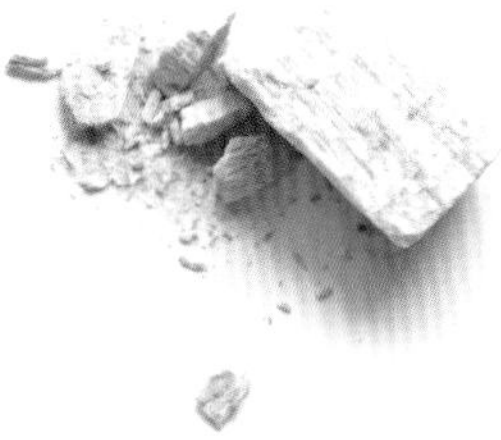

白信石（砒石）药材

药理作用｜ 本品对皮肤、黏膜有强烈的腐蚀作用，对疟原虫及阿米巴原虫和其他微生物均有杀灭作用。长期少量吸收本品，可使同化作用加强，促进蛋白合成，脂肪组织增厚，皮肤营养改善，加速骨骼生长，使骨髓造血机能活跃，促使红细胞和血色素新生。本品易溶于水，大量误服后，生成离子砷，其中二价离子砷等有原浆毒作用。

用法用量｜ 内服 1 次量为 1 ～ 4 mg，入丸、散。外用：适量，研末撒，调敷；或入药膏、药捻、药饼中用。

精选验方｜

1. 顽癣 砒石 50 g，枯矾、斑蝥各 25 g，白醋 500 ml。将前 3 味药装瓶内，用醋泡 7 日，以棉花蘸药液搽患处，3 日 1 次（用时摇动瓶子）。

2. 支气管哮喘 砒石 5 g，枯矾 15 g，豆豉 50 g。共为丸如绿豆大小，每服 3 ～ 5 粒，每日 2 ～ 3 次，连服 2 ～ 3 周后停用。

使用禁忌｜ 不能持续服用，孕妇忌服。不能作酒剂服用。外用也不宜过多，以防局部吸收中毒。

千金子

QIANJINZI

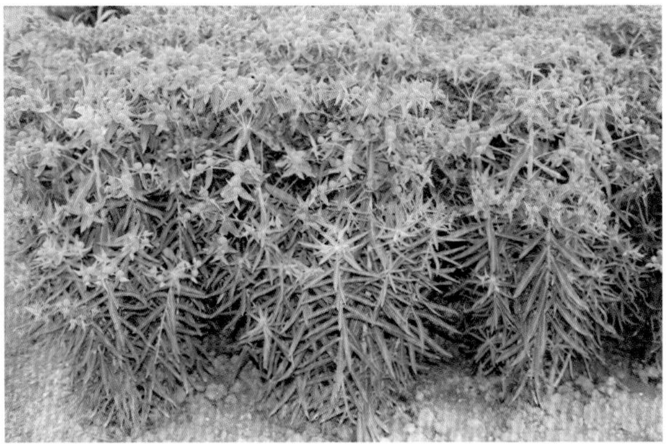
续随子

维药名| 麻欧大乃。

别　　名| 续随子、千金子霜、续随子霜。

来　　源| 为大戟科两年生草本植物续随子 *Euphorbia lathyris* L. 的干燥成熟种子。

识别特征| 两年生草本，高达 1 m，全株表面微被白粉，含白色乳汁，茎直立，粗壮，无毛，多分枝。单叶对生，茎下部叶较密而狭小，线状披针形，无柄；往上逐渐增大，茎上部叶具短柄，叶片广披针形，长 5 ～ 15 cm，基部略呈心形，全缘。花单性，成圆球形杯状聚伞花序；各小聚伞花序有卵状披针形苞片 2 枚，总苞杯状，4 ～ 5 裂；裂片三角状披针形，腺体 4，黄绿色，肉质，略成新月形；雄花多数，无花被，每花有雄蕊 1 枚，略长于总苞，药

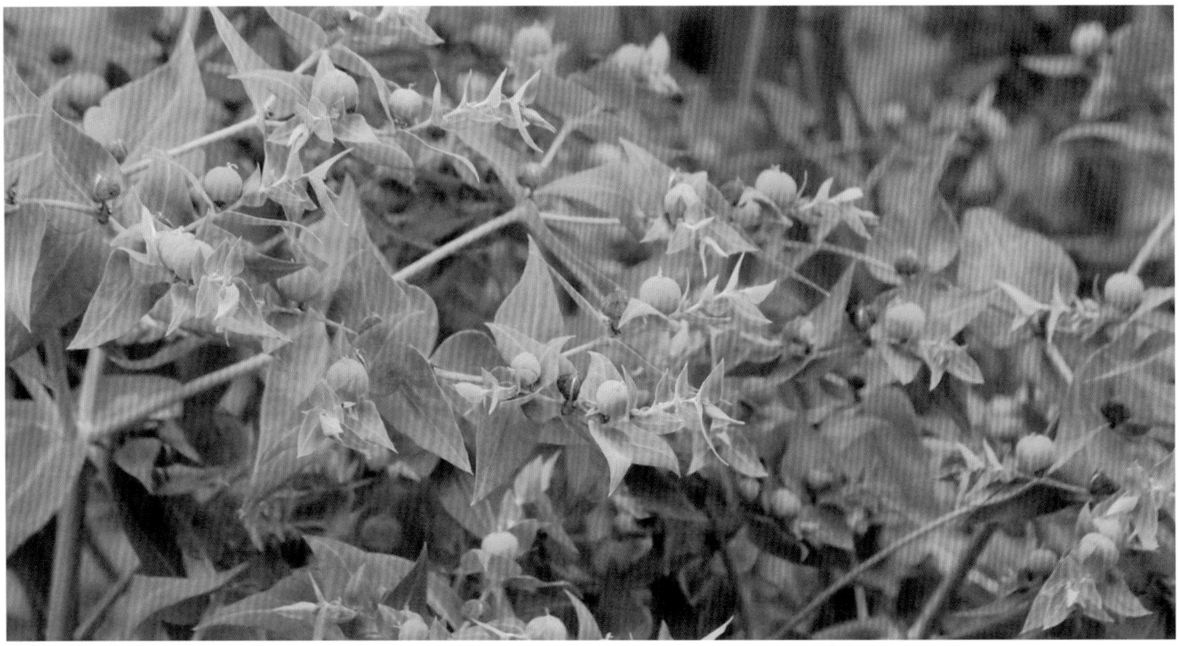
续随子

黄白色；雌花1朵，子房三角形，3室，每室具一胚珠，花柱3裂。蒴果近球形。花期4～7月，果期7～8月。

生境分布| 生长于向阳山坡，各地也有野生。分布于河南、浙江、河北、四川、辽宁、吉林等地。

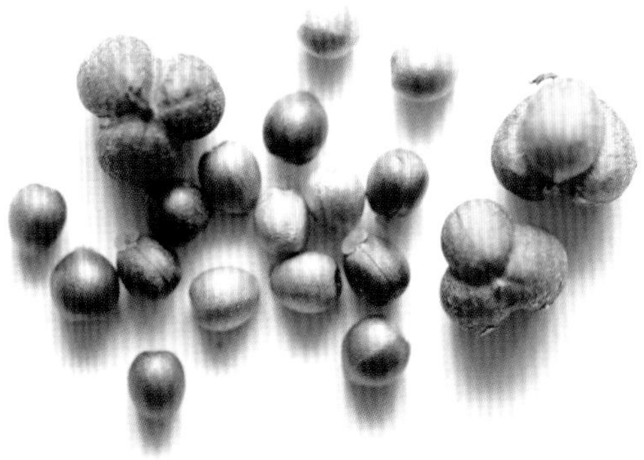
千金子药材

采收加工| 夏、秋二季果实成熟时采收，除去杂质，干燥。

药材鉴别| 本品呈椭圆形或卵圆形。表面黄褐色或灰褐色，有网状皱纹及褐色斑点。种皮薄而脆，内表面灰白色，有光泽，种仁黄白色，富油性。气微，味辛。

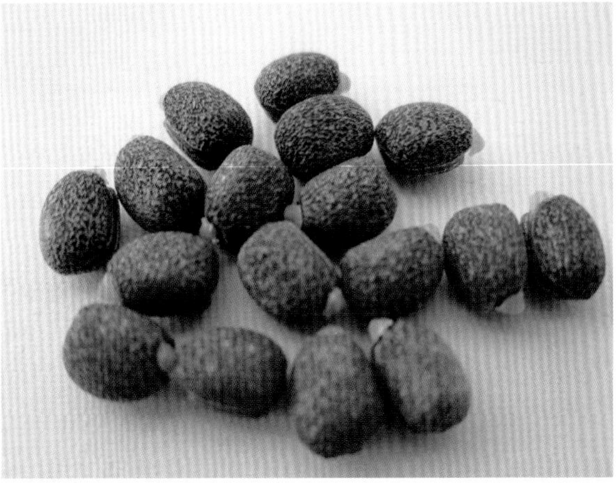
千金子饮片

性味归经| 辛，温；有毒。归肝、肾、大肠经。

功效主治| 泻下逐水，破血消癥。本品味辛性温，峻烈有毒，泻下逐水力猛，且能利尿消肿。归肝经，走血分，又能破血消癥。

药理作用| 有抗菌、抗炎、镇痛和致泻作用，并且能促进大鼠及兔尿酸排泄。

用法用量| 0.5～1 g，内服制霜入丸、散。外用：适量，捣烂敷患处。

精选验方|

1. 血瘀经闭 千金子3 g，丹参、制香附各9 g。水煎服。

2. 赘疣 千金子适量。熟时破开，涂患处。

3. 晚期血吸虫病腹 取新鲜千金子适量。去壳捣泥装入胶囊，根据腹围大小决定用量，腹围较大者，每次6～9 g，早晨空腹服用，每日1次。

4. 毒蛇咬伤 千金子20～30粒（小儿酌减）。捣烂，用米泔水调服，一般需用1～3次。

5. 腹水、水肿、大小便不利、闭经 千金子1.5～3 g。捣烂去油，水煎服。

6. 食物中毒 千金子（去油）3～6 g。水煎服。

7. 肾性水肿 千金子（去壳取仁）适量。捣如泥状装入胶囊，每日4～5 g，空腹开水吞服。

使用禁忌| 孕妇及体虚便溏者忌服。

牵牛子

QIANNIUZI

维 药 名｜艾西克皮且克欧如合。

别　　名｜黑丑、白丑、二丑。

来　　源｜为旋花科一年生攀缘草本植物裂叶牵牛 *Pharbitis nil*（L.）Choisy 或圆叶牵牛 *Pharbitis purpurea*（L.）Voigt 的干燥成熟种子。

识别特征｜裂叶牵牛为一年生缠绕性草质藤本，全株密被粗硬毛。叶互生，近卵状心形，叶片 3 裂，具长柄。花序有花 1 ～ 3 朵，总花梗稍短于叶柄，腋生；萼片 5，狭披针形，中上部细长而尖，基部扩大，被硬毛；花冠漏斗状，白色、蓝紫色或紫红色，顶端 5 浅裂。蒴果球形，3 室，每室含 2 枚种子。圆叶牵牛茎叶被密毛；叶阔心形，常不裂，总花梗比叶柄长。萼片卵状披针形，先端钝尖。种子呈三棱状卵形，似橘瓣状，长 4 ～ 8 mm，表面黑灰色（黑丑）或淡黄白色（白丑），背面正中有纵直凹沟，两侧凸起部凹凸不平，腹面棱线下端有类圆形浅色的种脐。花期 6 ～ 9 月，果期 7 ～ 10 月。

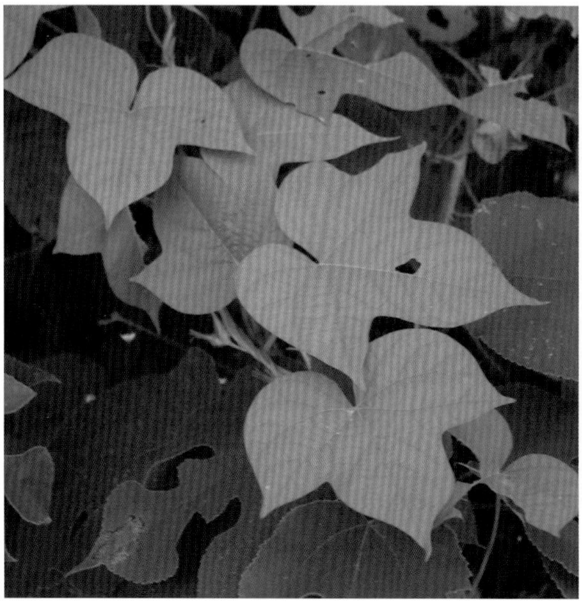

裂叶牵牛

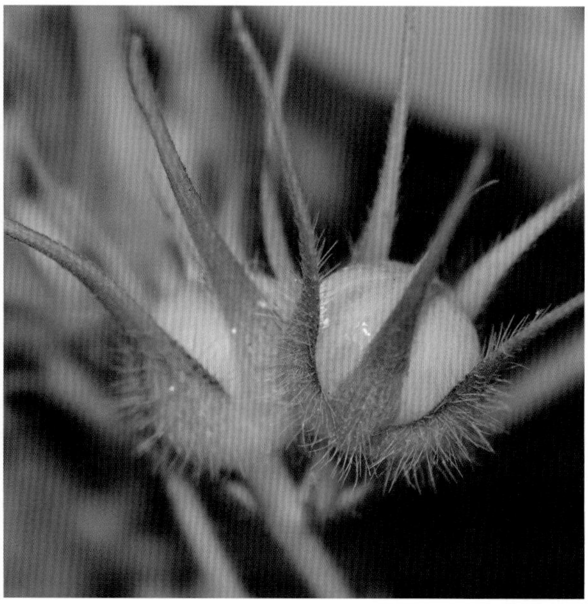

裂叶牵牛

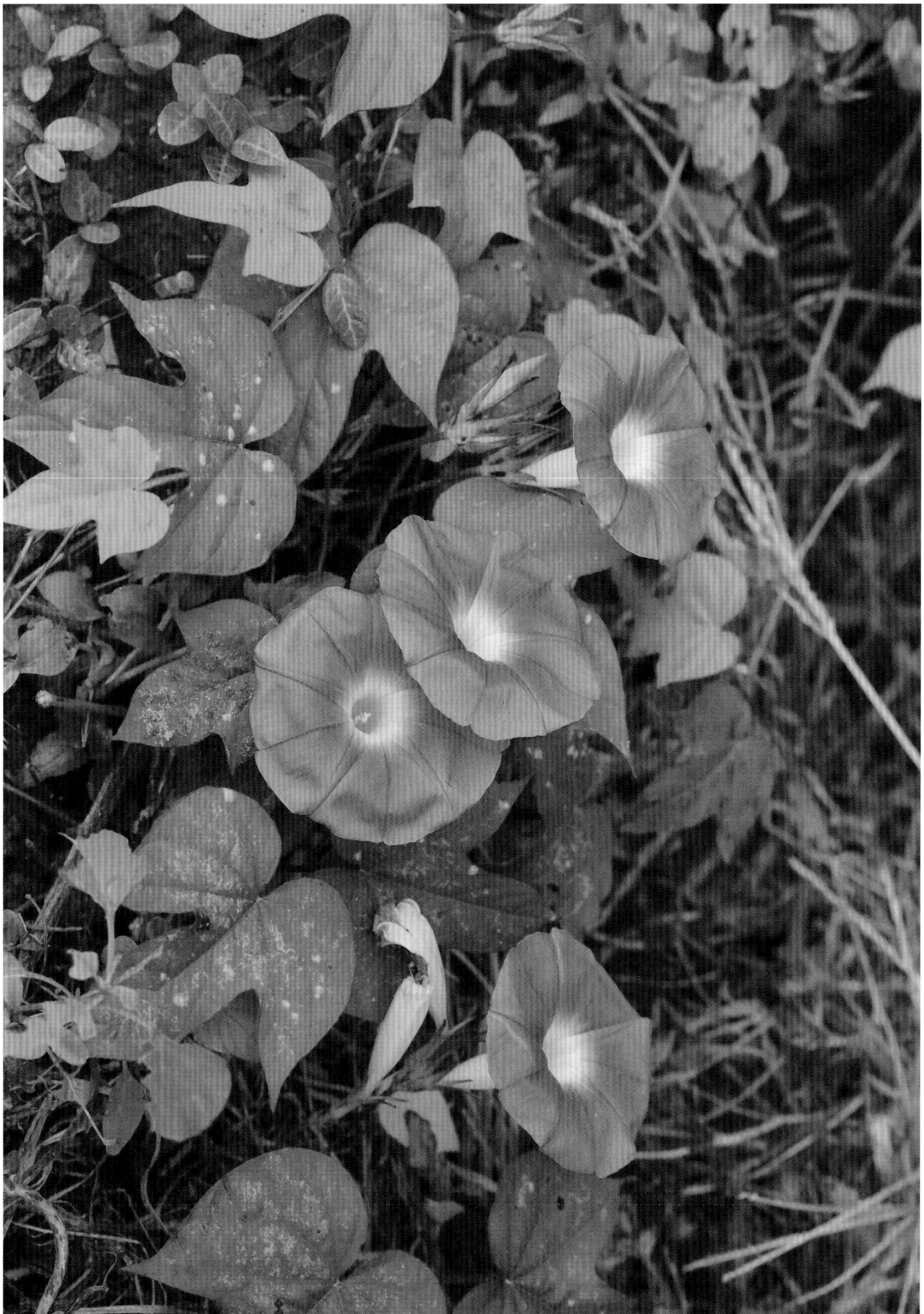

裂叶牵牛

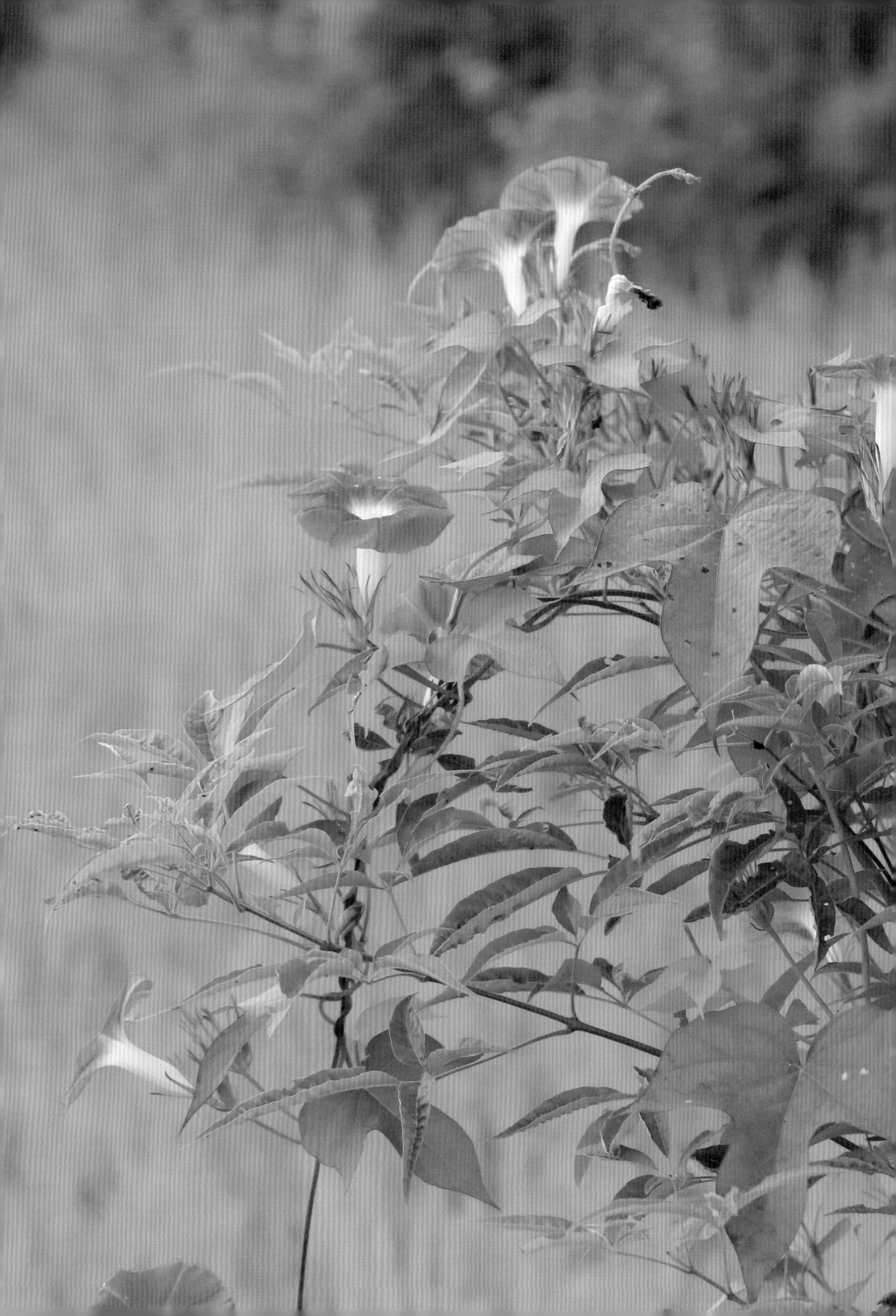

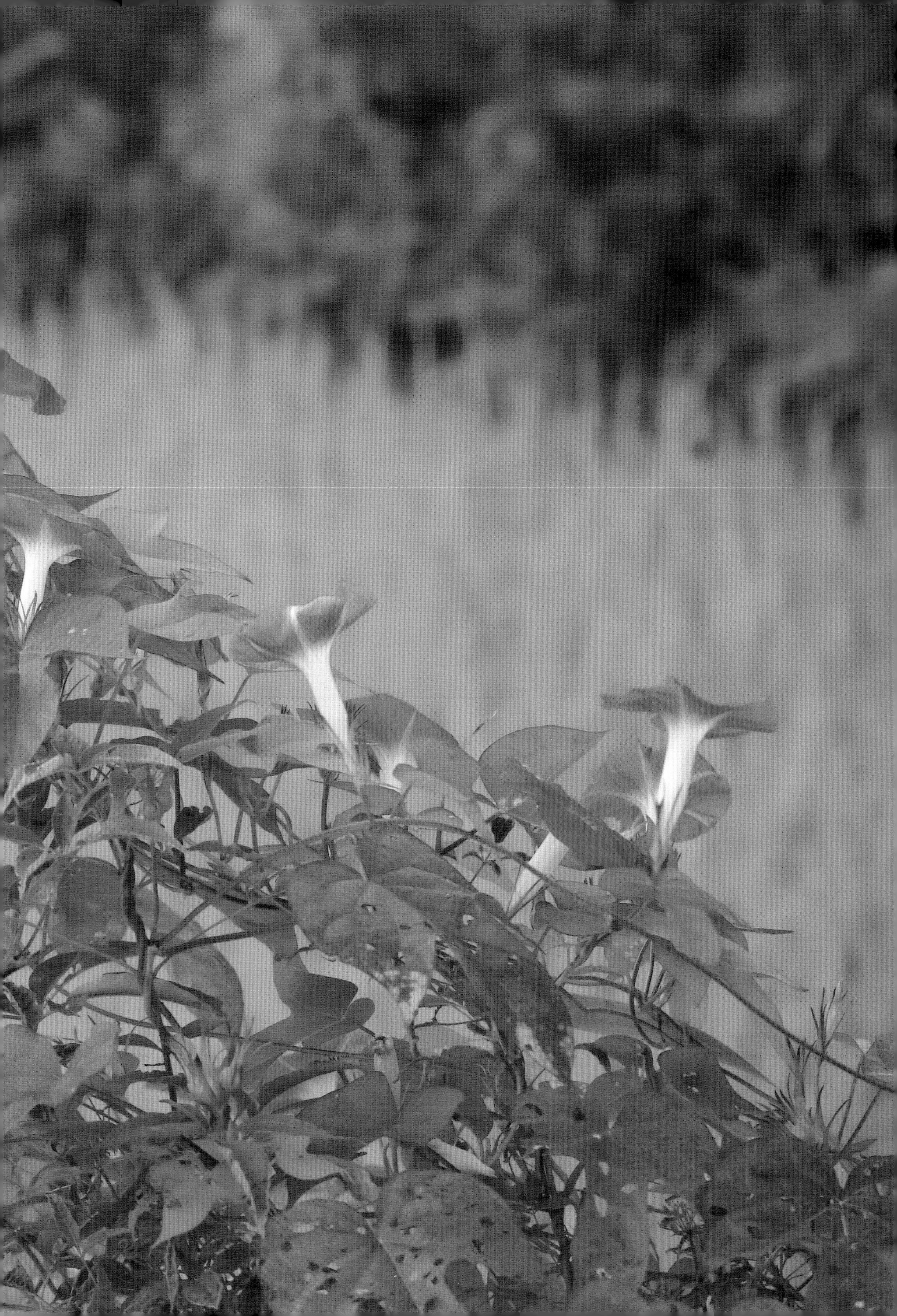

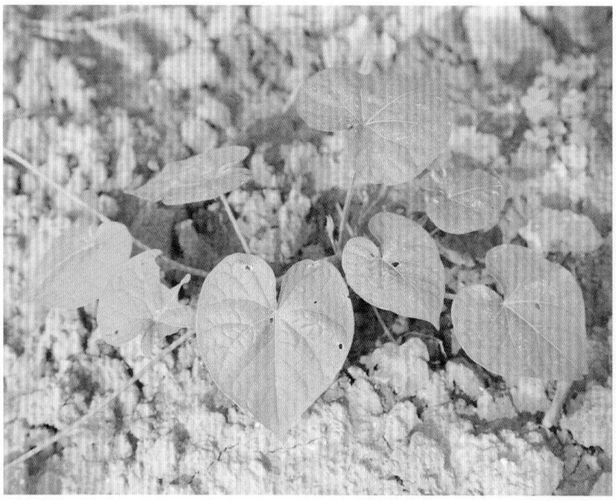

圆叶牵牛

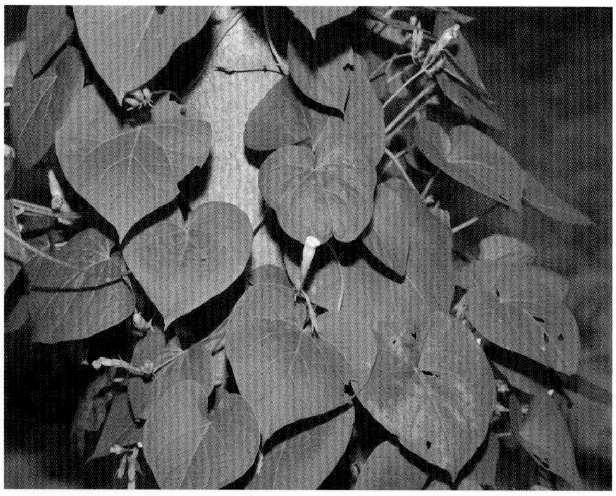

圆叶牵牛

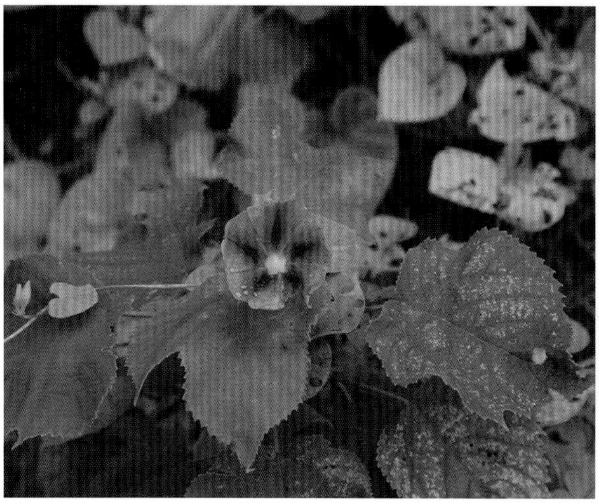

圆叶牵牛

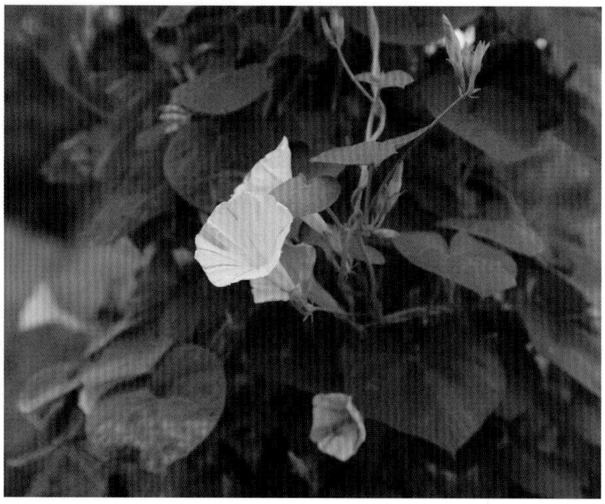

圆叶牵牛

生境分布 | 生长于山野灌木丛中、村边、路旁，多栽培。全国各地均有分布。

采收加工 | 秋末果实成熟、果壳未开裂时采割植株，晒干，打下种子，除去杂质。

药材鉴别 | 本品呈三棱形，形似橘瓣状。表面灰白色或灰黑色。背面有一条浅沟，腹面棱线的下端有一点状种脐，微凹。质硬。横切面可见淡黄色或黄绿色皱缩折叠的小叶，微显油性。无臭，味辛、苦，有麻舌感。

性味归经 | 苦，寒；有毒。归肺、肾、大肠经。

功效主治 | 泻水通便，消痰涤饮，杀虫攻积。本品苦寒性降，攻逐力强，少则致泻，多则泻下如水，故治水肿胀满、二便不利之证。

药理作用 | 有泻下、驱虫作用。其所含树脂在0.2%浓度对家兔离体肠管及子宫均有兴奋作用。

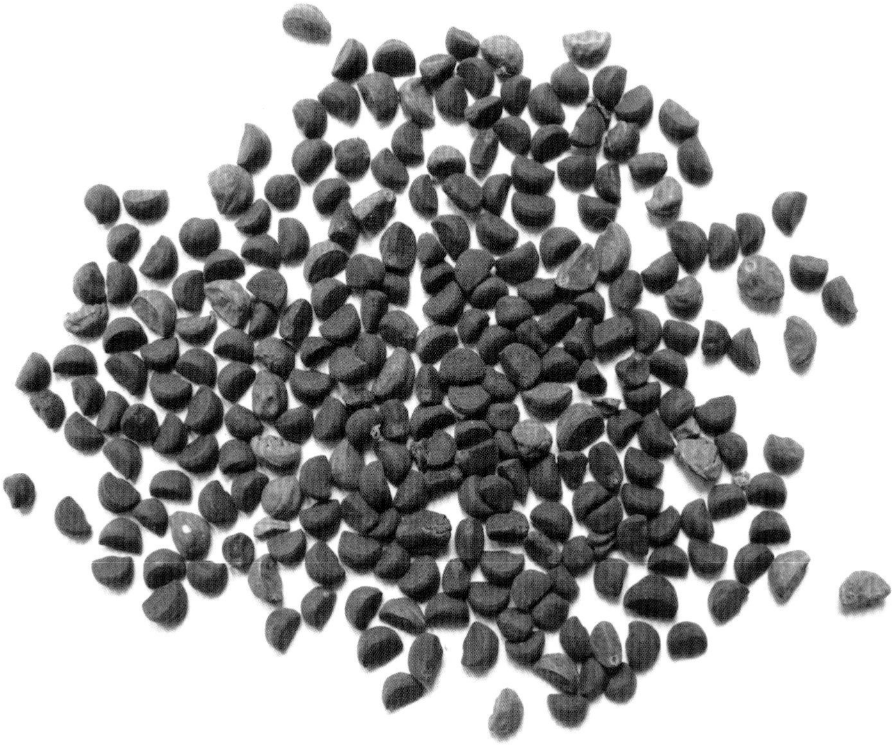

牵牛子饮片

用法用量| 3 ~ 9 g，煎服；入丸、散服，每次 1.5 ~ 3 g。

精选验方|

1. 水肿 牵牛子适量。研为末，每次 2 g，每日 1 次，以小便利为度。

2. 肠道寄生虫 牵牛子 100 g（炒，研为末），槟榔 50 g，使君子肉 50 个（微炒）。均研为末，每次 10 g，砂糖调下，小儿减半。

3. 水气积块 牵牛子 500 g。炒研细，黄酒冲服，每次 3 g，每日 3 次。

4. 气滞腹痛、食积腹痛 炒牵牛子 60 g。研细末，红糖水冲服，每次 2 g，每日 3 次。

5. 燥热实秘 牵牛子 15 g，大黄 30 g。共研为细末，蜂蜜水送服 10 g。

6. 慢性咽炎 牵牛子、陈皮、杏仁各 9 g，麦冬、玄参各 30 g，桔梗、前胡各 12 g，甘草 3 g，川贝母 10 g。水煎取药汁，每日 1 剂，分 2 次服用。

7. 肥胖症 黑、白牵牛子 10 ~ 30 g，泽泻、白术、炒决明子各 10 g，山楂、制何首乌各 20 g。研成细末，炼蜜为丸，如梧桐子大，备用。口服，早、晚各服 20 ~ 30 粒。

使用禁忌| 孕妇禁用。不宜与巴豆同用。

茜草

QIANCAO

维 药 名｜ 欧尔当。

别　　名｜ 茜根、茜草根、茜草炭。

来　　源｜ 为茜草科植物茜草 *Rubia cordifolia* L. 的干燥根及根茎。

识别特征｜ 多年生攀缘草本。根细长，丛生于根茎上；茎四棱形，棱及叶柄上有倒刺。叶 4 片轮生，叶片卵形或卵状披针形。聚伞花序顶生或腋生，排成圆锥状，花冠辐射状。浆果球形，熟时紫黑色。花期 8 ～ 9 月，果期 10 ～ 11 月。

生境分布｜ 生长于山坡岩石旁或沟边草丛中。分布于安徽、江苏、山东、河南、陕西等地。

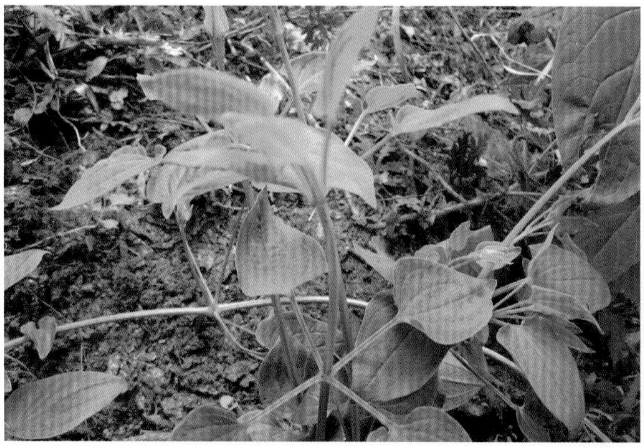
茜草

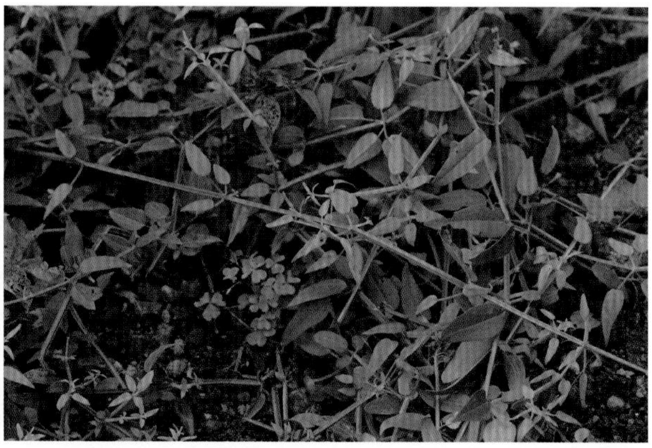
茜草

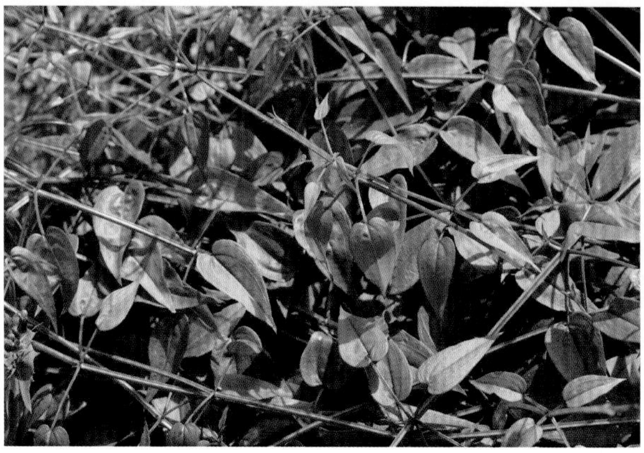
茜草

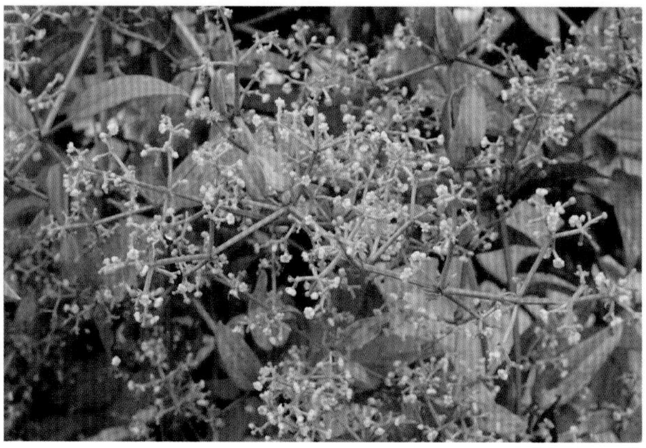
茜草

采收加工| 春、秋二季采挖，除去茎叶，洗净，晒干。

药材鉴别| 本品为不规则的短段。外皮红棕色或暗棕色，外皮脱落处呈黄红色。切面皮部紫红色，木部粉红色，有多数散在的小孔。无臭，味微苦，久嚼刺舌。

性味归经| 苦，寒。归肝经。

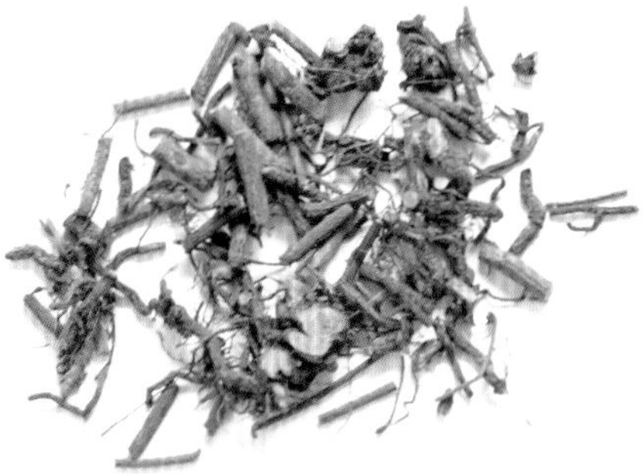
茜草药材

功效主治| 凉血化瘀，止血，通经。本品苦寒清泻，入肝经血分，故有凉血、化瘀、止血、通经之功。

药理作用| 能缩短凝血时间，有一定的止血作用；茜草素同血液内钙离子结合，有轻度抗凝血效应。水提取物有兴奋子宫作用。茜草提取物及人工合成的茜草双酯，均有升白细胞作用。茜草中的环己肽有抗肿瘤作用。此外，本品对多种细菌及皮肤真菌有抑制作用，还有明显的止咳和祛痰作用。

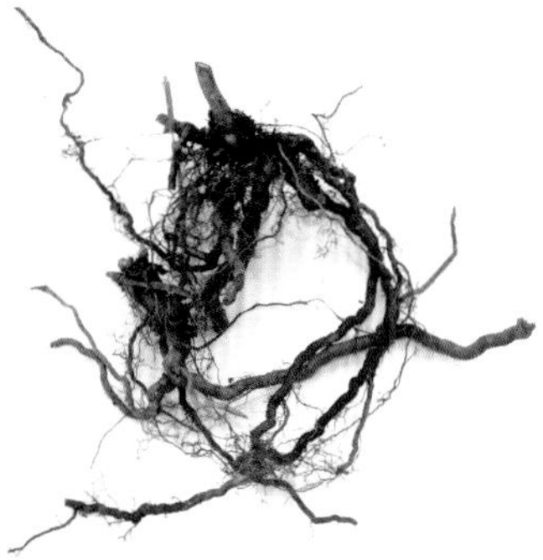
茜草饮片

用法用量| 10 ~ 15 g，煎服。止血炒炭用，活血通经生用或酒炒用。

精选验方|

1. 荨麻疹 茜草 25 g，阴地蕨 15 g。水煎，加黄酒 100 克冲服。

2. 经痛、经期不准 茜草 15 g。另配益母草和红枣各适量，水煎服。

3. 软组织损伤 茜草 200 g，虎杖 120 g。用白布包煮 20 min，先浸洗，温后敷局部，冷后再加热使用，连续用药 5 ~ 7 日。

4. 外伤出血 茜草适量。研细末，外敷伤处。

5. 跌打损伤 茜草 120 g，白酒 750 ml。将茜草置白酒中浸泡 7 日，每次服 30 ml，每日 2 次。

6. 关节痛 茜草 60 g，猪脚 1 只。水和黄酒各半，炖 2 h，吃猪脚喝汤。

7. 阴虚之经期延长 茜草、旱莲草各 30 g，大枣 10 枚。水煎取药汁，代茶饮。

8. 吐血 茜根 50 g。捣成末，每服 10 g，水煎，冷服，用水调末 10 g 服亦可。

9. 妇女经闭 茜根 50 g，煎酒服。

10. 蛊毒（吐血、下血如猪肝） 茜草根、蘘荷叶各 1.5 g。加水 4 升，煮成 2 升服。

11. 脱肛 茜根、石榴皮各 1 把。加酒 1 碗，煎至七成，温服。

使用禁忌| 脾胃虚寒、无瘀滞者禁用。

蔷薇花

QIANGWEIHUA

维 药 名 | 阿孜航梅维斯。

别　　名 | 刺花、多花蔷薇、蔷蘼、刺玫、白残花、柴米米花。

来　　源 | 为蔷薇科落叶小灌木植物多花蔷薇 *Rosa multiflora* Thunb. 的花朵。

识别特征 | 攀缘灌木，小枝有短粗、稍弯曲的皮刺。小叶 5 ~ 9，近花序的小叶有时 3，连叶柄长 5 ~ 10 cm；托叶篦齿状，大部贴生于叶柄；小叶片倒卵形、长圆形或卵形，长 1.5 ~ 5 cm，宽 0.8 ~ 2.8 cm，先端急尖或圆钝，基部近圆形或楔形，边缘有锯齿，上面无毛，下面有柔毛，小叶柄和轴有散生腺毛。花两性；多朵簇排成圆锥状花序，花直径 1.5 ~ 2 cm；萼片 5，披针形，有时中部具 2 个线形裂片；花瓣 5，白色，宽倒卵形，先端微凹，基部楔形；雄蕊多数；花柱结合成束。果实近球形，直径 6 ~ 8 mm，红褐色或紫褐色，有光泽。花期 5 ~ 6 月，果期 9 ~ 10 月。

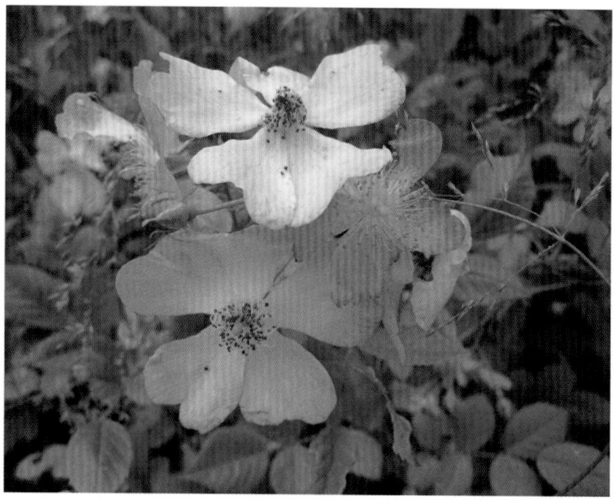

蔷薇花

生境分布 | 生长于路旁、田边或丘陵地的灌木丛中。分布于浙江、江苏等地。

采收加工 | 5 ~ 6 月花盛开时，择晴天采收，晒干。

药材鉴别 | 干燥花朵大多破散不全。花萼披针形，背面黄白色或棕色，疏生刺状毛，无绒毛或具少数绒毛，内表面密被白色绒毛；花瓣三角状卵形，黄白色至棕色，多皱缩卷曲，脉纹明显；雄蕊多数，黄色，卷曲成团；花柱突出，无毛；花托壶形，表面棕红色，基部有长短不等的果柄。气微弱，味微苦涩。以无花托及叶片掺杂，花瓣完整、色白者为佳。

性味归经 | 甘，凉。归胃、大肠经。

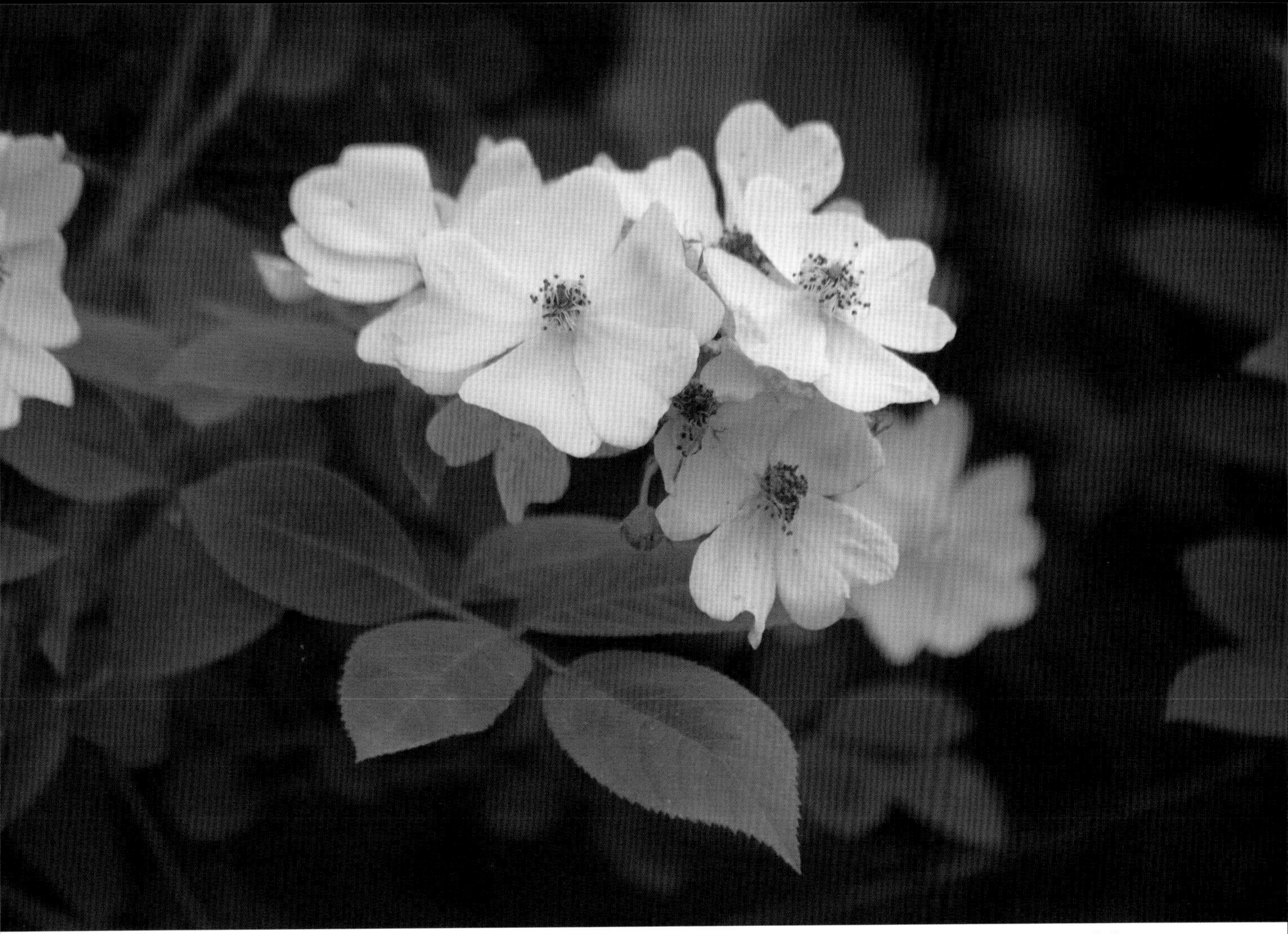

蔷薇

功效主治| 清暑，和胃，活血止血，解毒。主治暑热烦渴、胃脘胀闷、吐血、衄血、口疮、痈疖、月经不调。

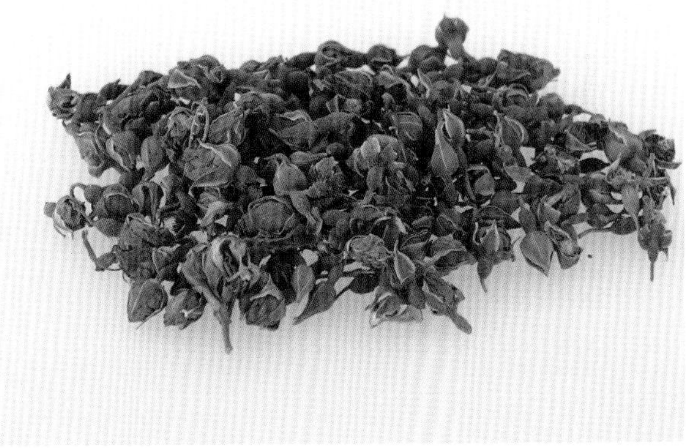

蔷薇花

药理作用| 蔷薇花，主要含黄芪甙、挥发油，有利胆作用，对多种细菌有抑制作用。

用法用量| 3 ~ 6 g，煎服。外用：研末撒敷。

精选验方|

1. 暑热烦渴、不思饮食 蔷薇花 10 g，刺梨 15 g。煎水饮；或蔷薇花 10 g，茶叶 3 g，沸水冲泡，代茶饮。

2. 疟疾 蔷薇花适量。拌茶煎服。

3. 暑热胸闷，吐血口渴，呕吐不思饮食 蔷薇花 7.5 ~ 15 g。水煎服。

使用禁忌| 香烈大耗真气，虚人忌服之。

芹菜

QINCAI

维 药 名 | 开热非谢。

别　　名 | 旱芹、香芹、胡芹、药芹。

来　　源 | 为伞形科植物旱芹 *Apium graveolens* L. 的全株。

识别特征 | 一年或二年生草本，有强烈香气。茎圆柱形，高 0.7 ~ 1 m，上部分枝，有纵棱及节。根出叶丛生，单数羽状复叶，倒卵形至矩圆形，具柄，柄长 36 ~ 45 cm，小叶 2 ~ 3 对，基部小叶柄最长，愈向上愈短，小叶长、宽均约 5 cm，3 裂，裂片三角状圆形或五角状圆形，尖端有时再 3 裂，边缘有粗齿；茎生叶为全裂的 3 小叶。复伞形花序侧生或顶生，无总苞及小总苞，伞辐 7 ~ 16，花梗 20 余，花小，两性，萼齿不明显；花瓣 5，白色，广卵形，先端内曲；雄蕊 5，花药小，卵形；雌蕊 1，子房下位，2 室，花柱 2，浅裂。双悬果近圆形至椭圆形，分果椭圆形，长约 1.2 mm，具有 5 条明显的肋线，肋槽内含有 1 个油槽，二分果联合面近于平坦，也有 2 个油槽，分果有种子 1 粒。花期 4 月，果期 6 月。

生境分布 | 全国各地均有栽培，主产于河南、山东、河北等地。

采收加工 | 秋末采收，窑贮或阴干，切碎用。

性味归经 | 甘、微苦，凉。归肝、胃经。

功效主治 | 清热平肝，利湿。主治高血压等。

药理作用 | 挥发油能促进食欲，还有降压、镇静、抗惊厥及利尿作用。

用法用量 | 内服：煎服，10 ~ 15 g，鲜品 50 ~ 100 g，或捣汁，入丸剂。外用：适量。

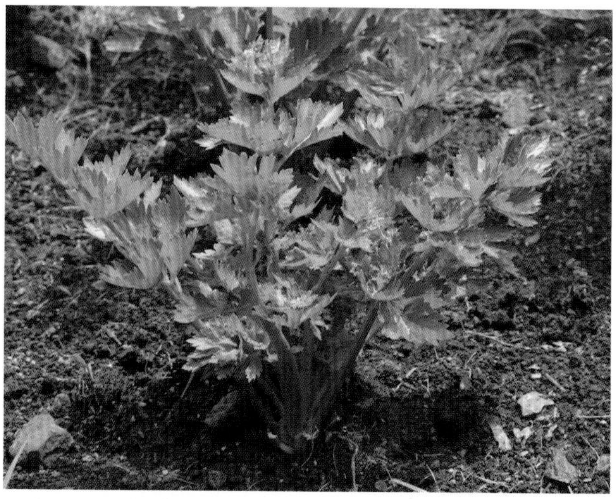

旱芹

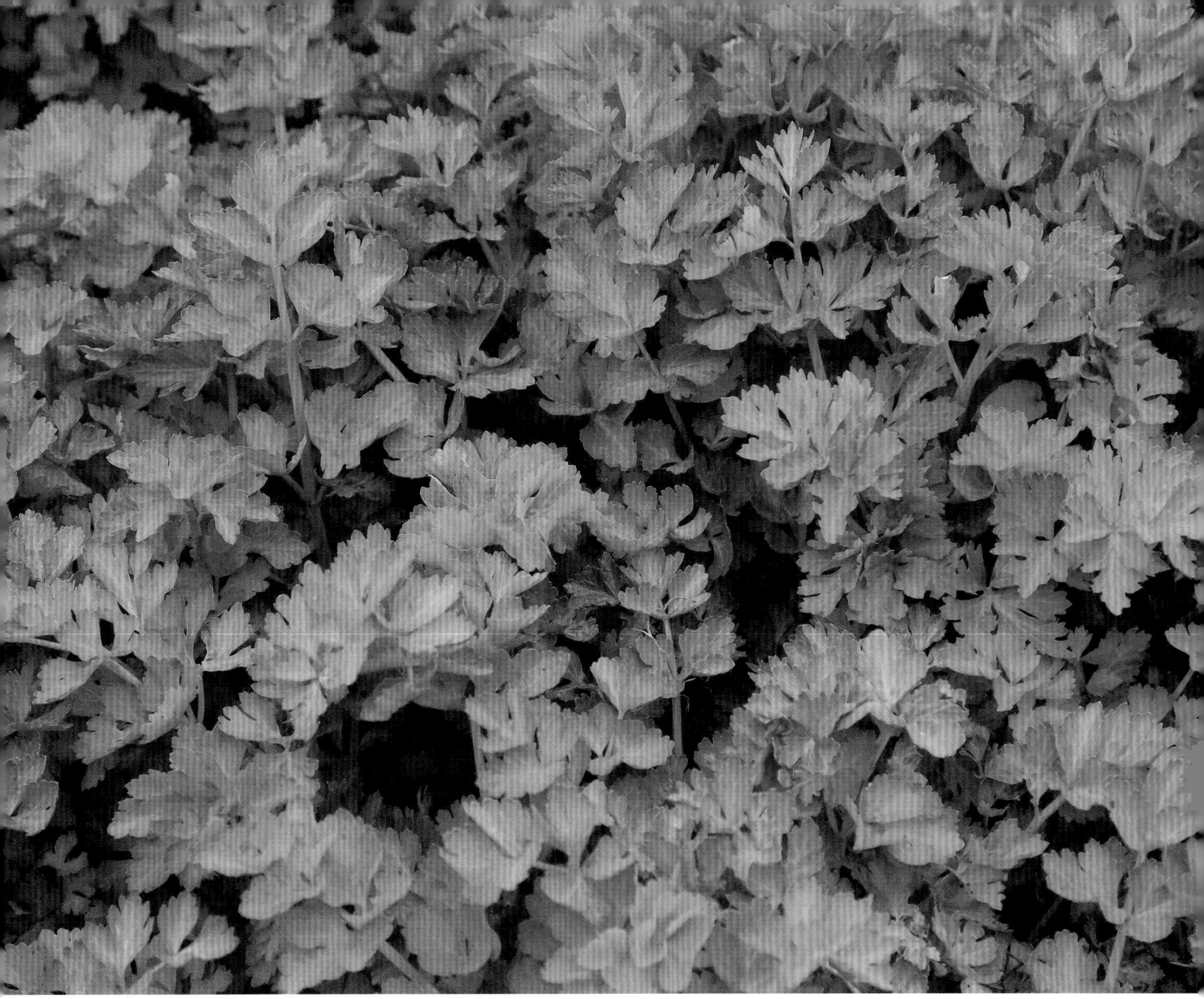

旱芹

精选验方 |

1. 高血压 鲜芹菜 250 g。洗净，以沸开水烫约 2 min，切细捣绞汁，每次服 1 小杯，每日 2 次。

2. 妇女月经不调、崩中带下，小便出血 鲜芹菜 30 g，茜草 6 g，六月雪 12 g。水煎服。

3. 妊娠合并高血压综合征 芹菜、向日葵叶各 30 g，夏枯草 15 g。水煎取汁，代茶饮。

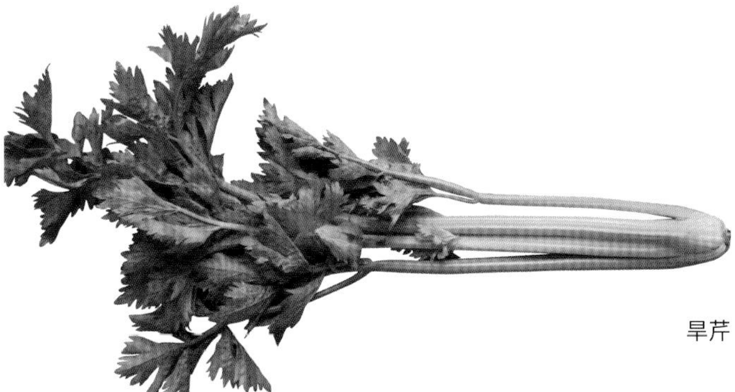

旱芹

使用禁忌 | 脾胃虚弱、大便溏薄者不宜多食。

轻粉

QINGFEN

维 药 名 | 开皮斯热。

别　　名 | 峭粉、腻粉、汞粉。

来　　源 | 为氯化亚汞（Hg_2Cl_2）。

识别特征 | 本品呈无色透明的鳞片状或雪花状结晶，或结晶性粉末。具玻璃样金刚光泽，性脆。体轻，易碎。无气，味淡，久则有甜感。遇光颜色渐渐变暗。

生境分布 | 分布于湖北、山西、陕西、湖南、贵州、云南等地。

采收加工 | 水银 180 g，盐 90 g，胆矾 105 g，红土 1 碗。先把盐、胆矾放在乳钵内研细，加水适量混合，倾入水银调匀后，倒在铁锅当中，上覆一只瓷碗，将红土搅拌成糊状封固填满碗周空隙处，使不泄气。待炉中炭火生好后，将铁锅安置炉上。开始时火力不宜太大，但要均匀。期间，锅中的水银和盐等发生化学反应，至一炉木炭烧尽时，将锅取下，待凉揭开瓷碗，有雪片状白色结晶体黏在碗底，即轻粉。

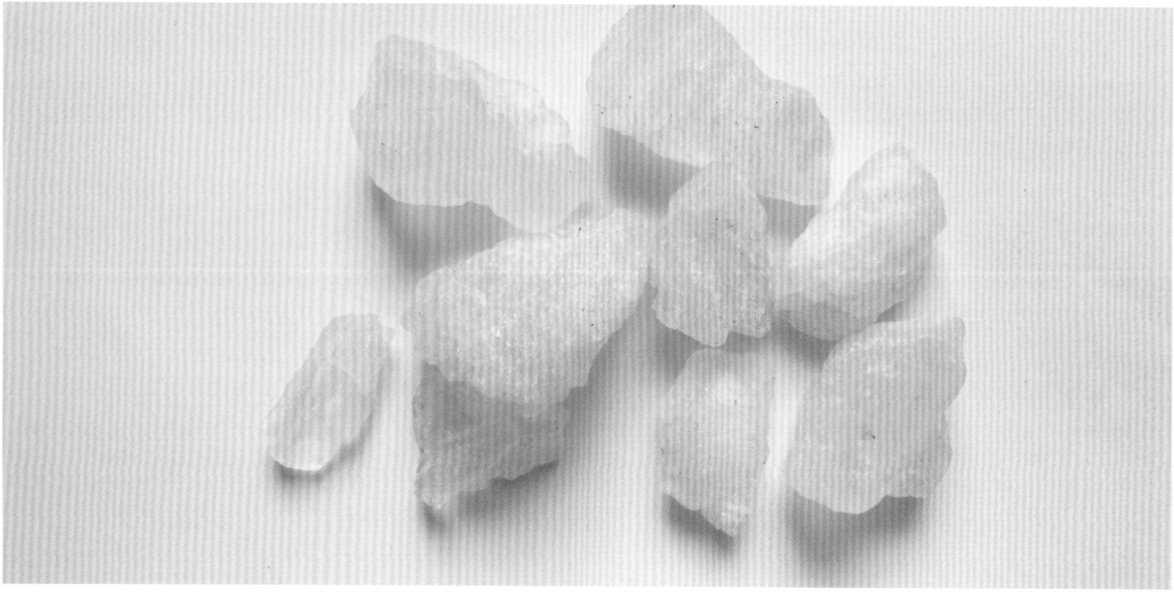

轻粉药材

药材鉴别| 本品为无色有光泽的鳞片状或雪花状结晶，或结晶性粉末。气微，味淡。遇光颜色缓缓变暗。

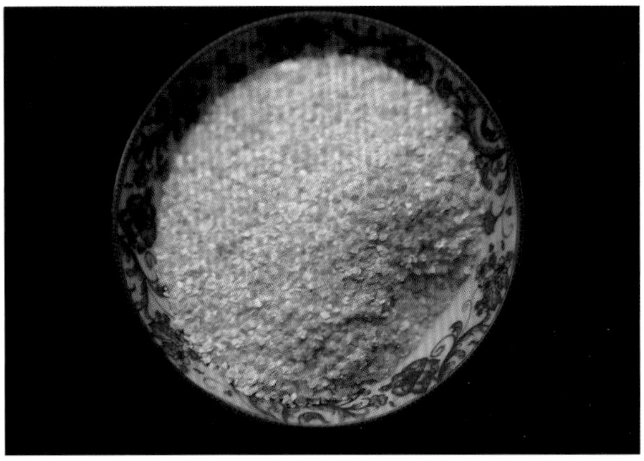

轻粉（氯化亚汞）药材

性味归经| 辛，寒；有毒。归大肠、小肠经。

功效主治| 外用攻毒杀虫，内服利水通便。本品辛寒有毒，外用攻毒杀虫，内服则有泻下和利尿作用，但毒性强，内服宜慎。

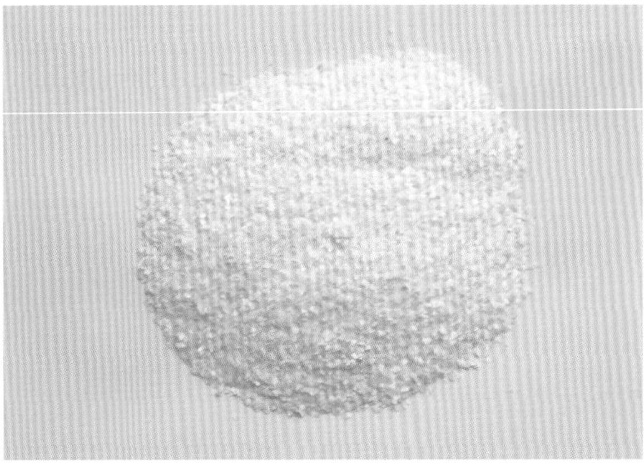

轻粉（氯化亚汞）药材

药理作用| 内服后，在直肠内变为可溶性汞盐，能刺激肠壁，增加蠕动，并促进肠液分泌而有泻下作用。轻粉有蓄积作用，久服能导致慢性中毒，服用过量会引起急性中毒。水浸剂（1 ∶ 3）对皮肤真菌有抑制作用，所含之汞能抑制寄生虫及细菌，且对局部皮肤无刺激作用，故可用于外治梅毒病。

用法用量| 每次 0.06 ～ 0.15 g，每日不超过 2 次。内服：入丸散或装入胶囊服。外用：适量，研末调敷或干掺。

精选验方|

1. 脓疱疮 轻粉 10 g，黄连、大黄各 25 g，侧柏叶、生地黄各 20 g，雄黄 15 g，松香 6 g，麻油适量。将以上前 7 味共研细末，用麻油调成糊状，备用。先用盐水洗净患处，将药敷于患处，每日用药 1 次。

2. 鹅掌风 轻粉、大黄、青盐、儿茶、胆矾、铜绿、雄黄、枯矾、皂矾各 1.2 g，杏仁 3 个，麝香 0.3 g，冰片 0.15 g。共研为细末，然后以苏合油调匀，即成。

3. 手足皲裂、湿热结聚证 轻粉、红粉各 20 g，银珠、冰片各 10 g，凡士林 30 g。前四味共研细末，过筛后投入已熔化的凡士林中搅匀，装瓶备用。将皲裂部位用温水洗净，涂上药膏，早、晚各 1 次，7 日为 1 个疗程。

使用禁忌| 本品毒性强烈，内服不能过量，也不可持续服用，以防中毒；服后要及时漱口，以免口腔糜烂。孕妇忌服。与水共煮使毒性增强，故忌入汤剂。

全蝎

QUANXIE

维 药 名| 查洋。

别 名| 蝎尾、全虫、淡全蝎、咸全蝎。

来 源| 为钳蝎科动物东亚钳蝎 *Buthus martensii* Karsch 的干燥体。如单用尾，名蝎尾。

识别特征| 钳蝎体长约 6 cm，分为头胸部及腹部。头胸部较短，7 节，分节不明显，背面覆有头胸甲，前端两侧各有 1 团单眼，头胸甲背部中央处，另有 1 对，如复眼。头部有附肢 2 对，1 对为钳角，甚小；1 对为强大的脚须，形如蟹螯。胸部有步足 4 对，每足分为 7 节，末端各有钩爪 2 枚。腹部甚长，分前腹及后腹两部，前腹部宽广，共有 7 节，第 1 节腹面有一生殖厣，内有生殖孔；第 2 节腹面有 1 对栉板，上有齿 16 ～ 25 个；第 3 ～ 6 节的腹面，各有孔 1 对。后腹部细长，分为 5 节和 1 节尾刺，后腹部各节皆有颗粒排列而成的纵棱数条；尾刺呈钩状，上屈，内有毒腺。卵胎生。

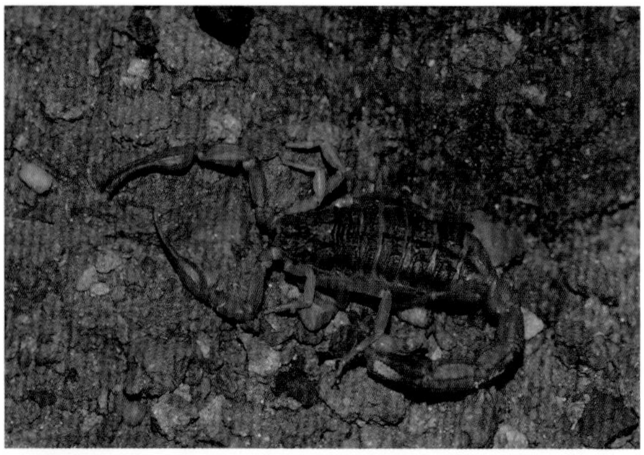

东亚钳蝎

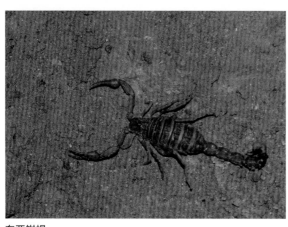

东亚钳蝎

生境分布| 生长于阴暗潮湿处。分布于河南、山东、湖北、安徽等地。

采收加工| 野生蝎春末至秋初均可捕捉。清明至谷雨捕捉者，称为“春蝎”，此时未食泥土，品质较佳；夏季产者称为“伏蝎”，产量较多，因已食泥土，品质较次。饲养蝎一般在秋季，隔年收捕 1 次。捕得后，先浸入清水中，待其吐出泥土，置沸水或沸盐水中，煮

至全身僵硬，捞出，置通风处，阴干。

药材鉴别| 本品头胸部与浅腹部呈扁平长椭圆形，后腹部呈尾状，皱缩弯曲。头胸部呈绿褐色，前面有 1 对短小的螯肢及 1 对较长的钳状脚须，背面覆有梯形被甲，腹面有足 4 对，均有 7 节，末端各具 2 爪钩；前腹部有 7 节组成。气微腥，味咸。

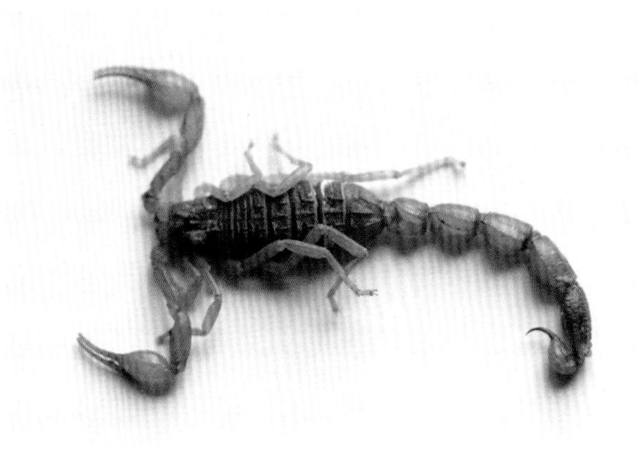

东亚钳蝎药材

性味归经| 辛，平；有毒。归肝经。

功效主治| 息风镇痉，攻毒散结，通络止痛。主治小儿惊风，抽搐痉挛，中风口歪，半身不遂，破伤风，风湿顽痹，偏正头痛，疮疡，瘰疬。

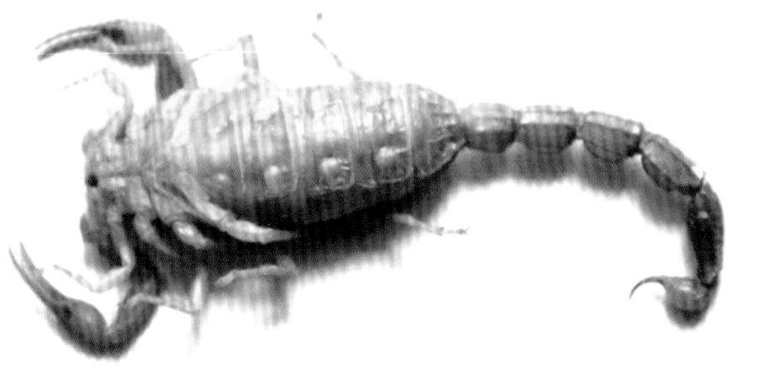

东亚钳蝎药材

药理作用| 有抗惊厥、降压、抗癌等作用。所含蝎毒毒性较剧，主要危害是使呼吸麻痹。

用法用量| 煎服，2 ~ 5 g。研末吞服，每次 0.6 ~ 1 g。外用：适量。传统认为，蝎尾效佳，故单用蝎尾，用量应为全蝎的 1/3。

精选验方|

1. 风牙疼痛 全蝎 3 个，蜂房 10 g。炒研，擦牙。

2. 关节疼痛、筋节挛疼 全蝎 7 个（炒），麝香 0.2 g。研匀，空腹，温酒调服。

3. 偏头痛 全蝎、藿香、麻黄、细辛各等份。共研细末，每次 3 g，开水送服。

4. 痈疮肿毒 全蝎、栀子各 10 g。麻油煎黑去滓，入黄蜡，化成膏敷之。

5. 阴囊湿疹成疮 全蝎、延胡索、杜仲（炒）各 15 g。水煎服。

6. 乳腺小叶增生 全蝎 2 g。夹于馒头或糕点中食之，每日 1 次，7 日为 1 个疗程。

7. 面神经麻痹 全蝎、制白附、蜈蚣、钩藤、白芷各 20 g。共研细粉，每服 10 g，每日 2 次。

8. 小儿急惊风 全蝎、蜈蚣各等量。共研细面，每服 1 ~ 1.5 g。

9. 颈淋巴结结核 全蝎、蜈蚣各 1 条。烤干研粉，每日 1 剂，分 3 次服。

使用禁忌| 本品有毒，中毒剂量为 30 ~ 60 g，故内服最大用量不宜超过 30 g。血虚生风者及孕妇慎用。

拳参

QUANSHEN

维 药 名｜ 安吉巴尔。

别　　名｜ 石蚕、牡参、紫参、红三七、刀枪药、活血莲。

来　　源｜ 为蓼科多年生草本植物拳参 *Polygonum bistorta* L. 的干燥根茎。

识别特征｜ 多年生草本，高 35 ～ 85 cm。根茎肥厚，黑褐色，呈扁圆柱形，常弯曲成虾状，长 1 ～ 1.5 cm，直径 1 ～ 2.5 cm，两端圆钝或稍细。茎单一，无毛，具纵沟纹。基生叶有长柄，叶片长圆披针形或披针形，长 10 ～ 20 cm，宽 2 ～ 5 cm，叶基圆钝或截形，茎生叶互生，向上柄渐短至抱茎。托叶鞘筒状，膜质。总状花序成穗状圆柱形顶生；花小密集，淡红色或白色。瘦果椭圆形，棕褐色，有三棱，稍有光泽。花期 6 ～ 9 月，果期 9 ～ 11 月。

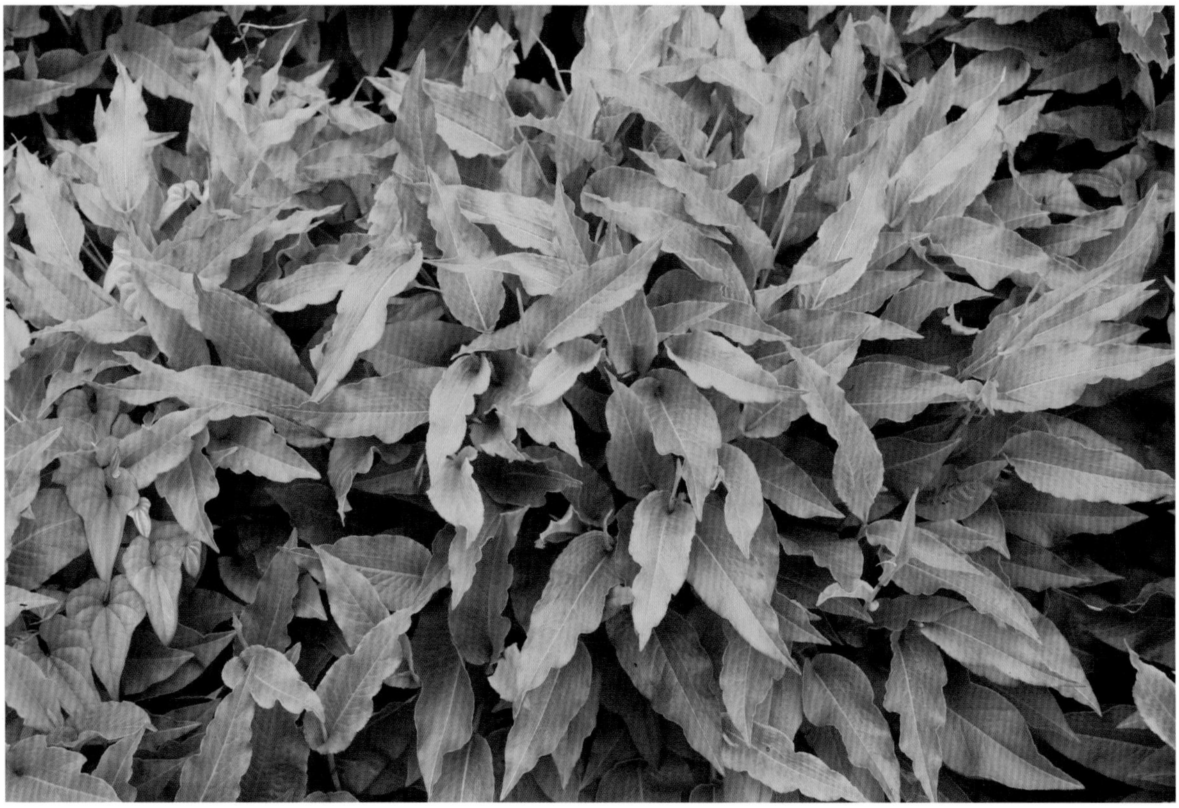

拳参

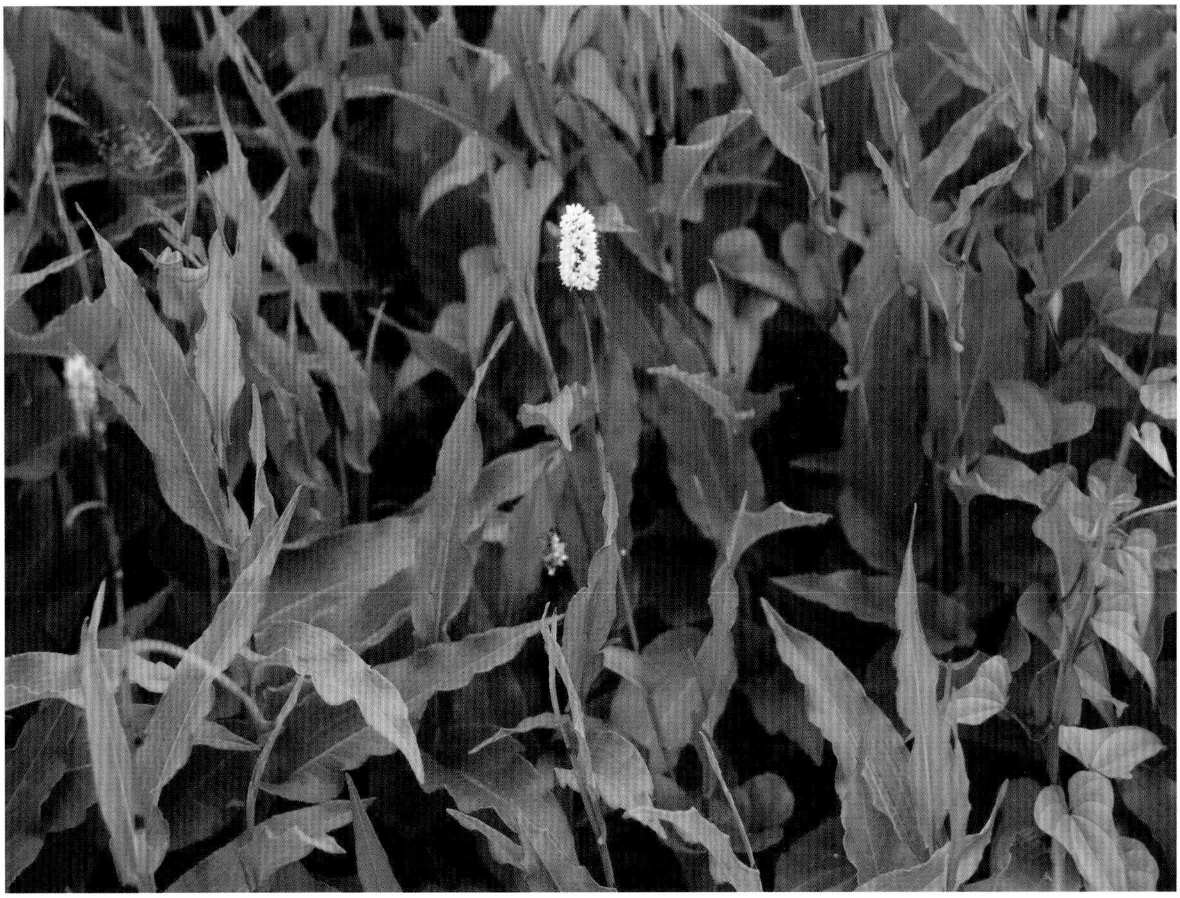

拳参

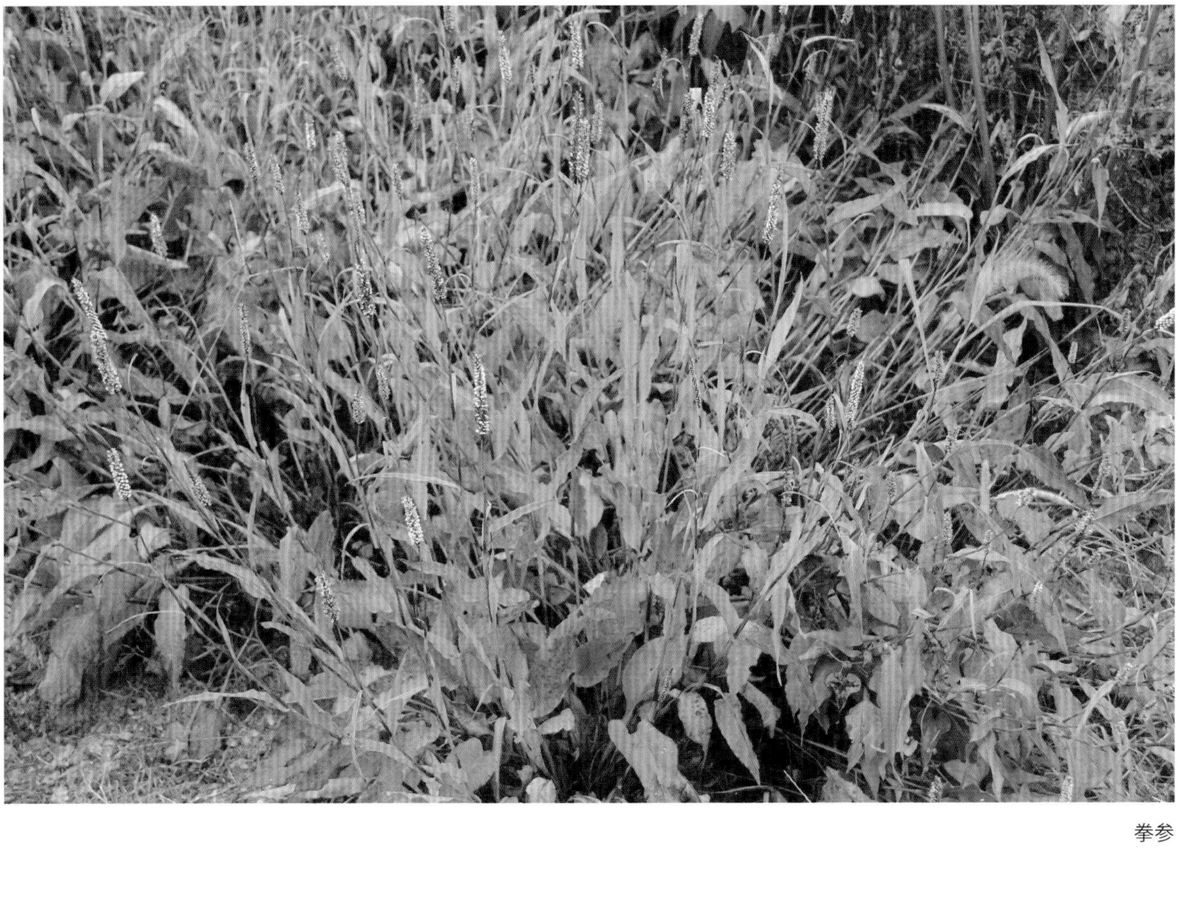

拳参

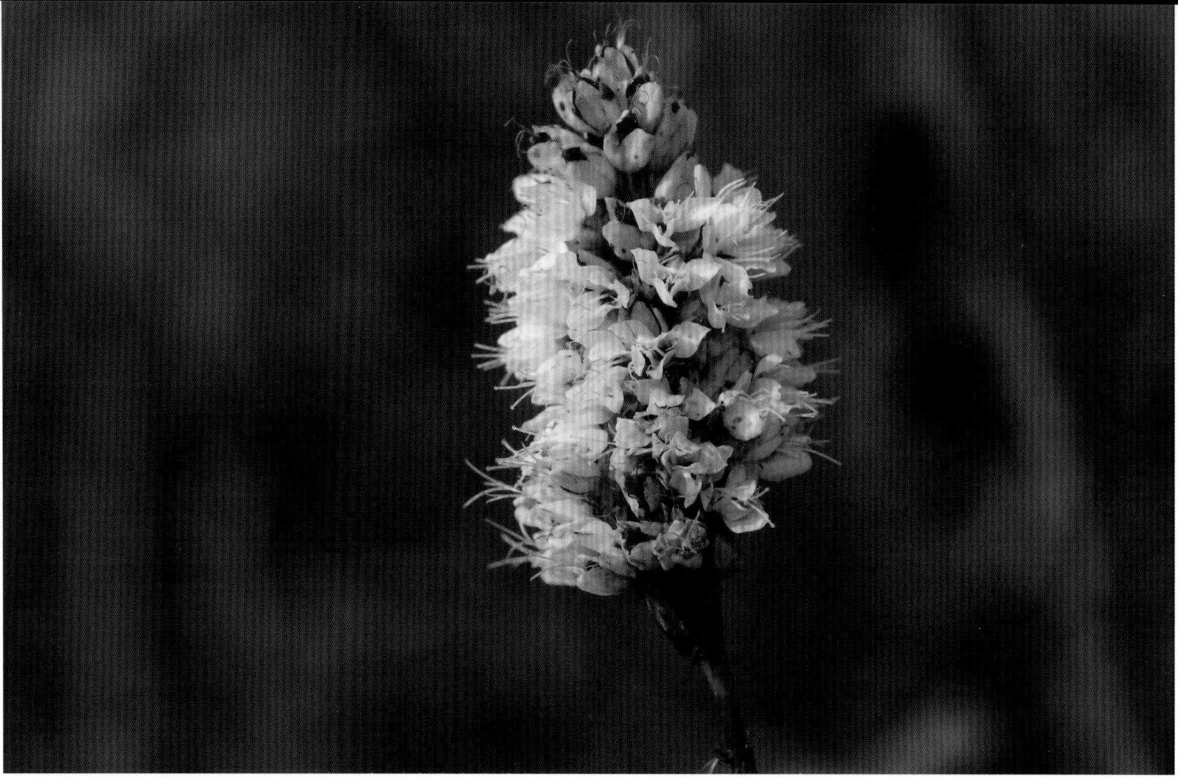

拳参

生境分布｜ 生长于草丛、阴湿山坡或林间草甸中。分布于东北、华北及山东、江苏、湖北等地。

采收加工｜ 春季发芽前或秋季茎叶将枯萎时采挖，除去泥沙，晒干，去须根。

药材鉴别｜ 本品为类圆形、肾形或不规则形的薄片，有的一边凹陷，一边呈弧形，直径 1 ~ 2.5 cm。外表皮褐棕色至黑棕色，粗糙，可见多数残留短须根或须根痕及较密的横环纹。切面淡棕红色至棕红色，黄白色筋脉小点排列成环。质硬。无臭，味苦、涩。

性味归经｜ 苦，凉。归肺、肝、大肠经。

功效主治｜ 清热解毒，利湿，凉血止痢。本品味苦，善于清热解毒祛湿。入阳明大肠、厥阴肝经，能降泄其热毒湿邪以凉血、止痢，故有此功。

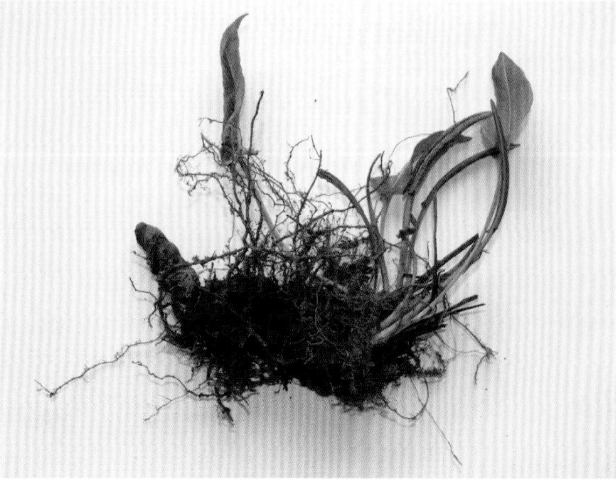

拳参药材

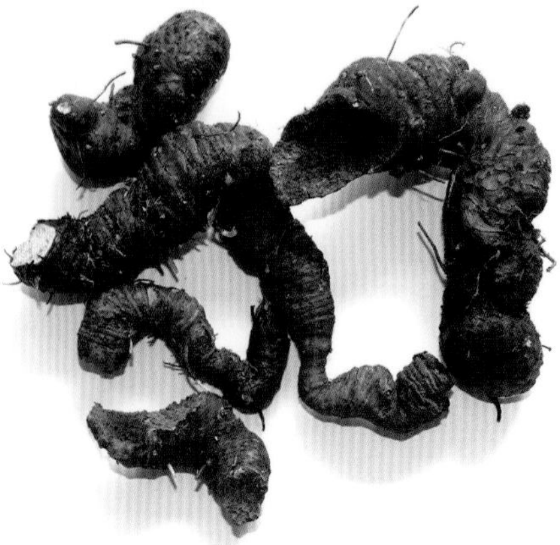

拳参药材

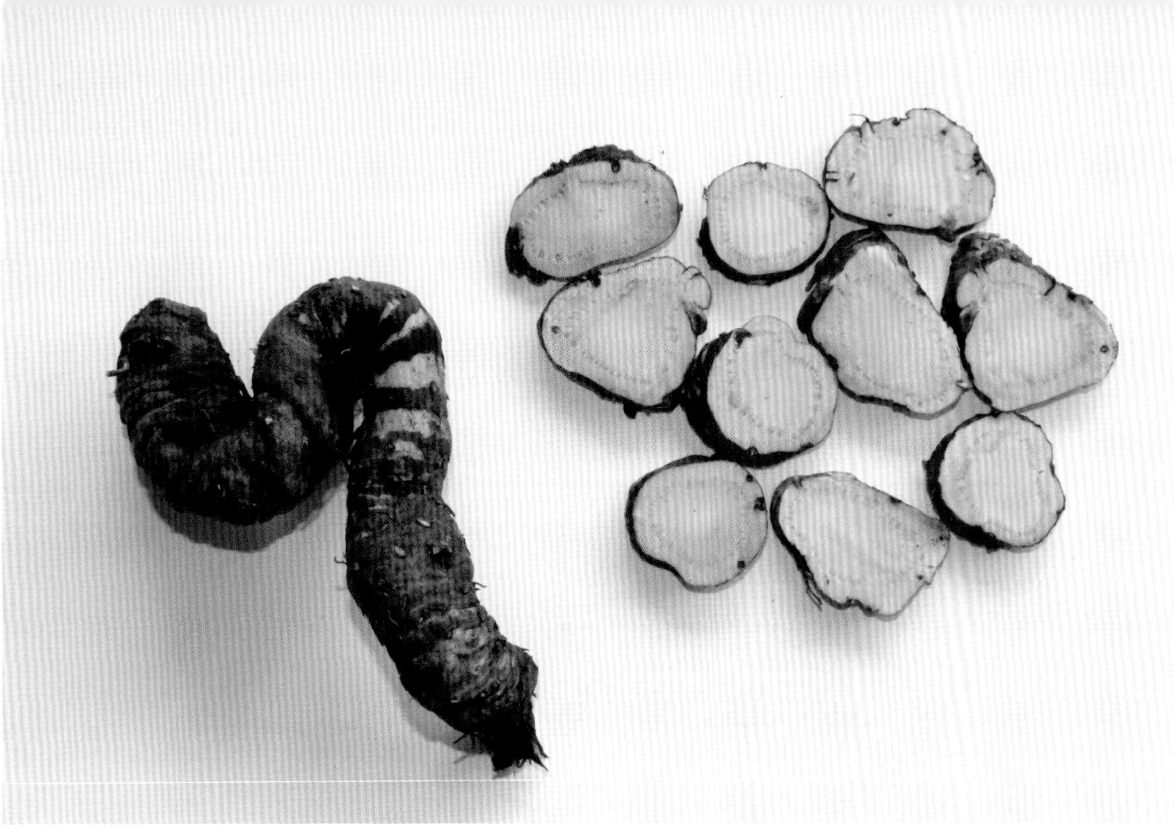

拳参药材

药理作用｜ 拳参渗漉液与明胶等制成的“止血净”1号，用于犬和绵羊各种止血实验（股动脉切断、肝脏剪口、脾脏切除等引起的出血）均有一定止血效果。在体外对金黄色葡萄球菌、绿脓杆菌、枯草杆菌、大肠杆菌等均有抗菌作用（平板打洞法）。拳参毒性很小，用其提取液（100%）小鼠腹腔注射的半数致死量为0.33 g/鼠；兔腹腔注射“止血净”（0.2 g/kg），观察5日，于30日后解剖，未发现异常。“止血净”1号组织埋藏（可以吸收），初步证实有一定止血消炎作用。

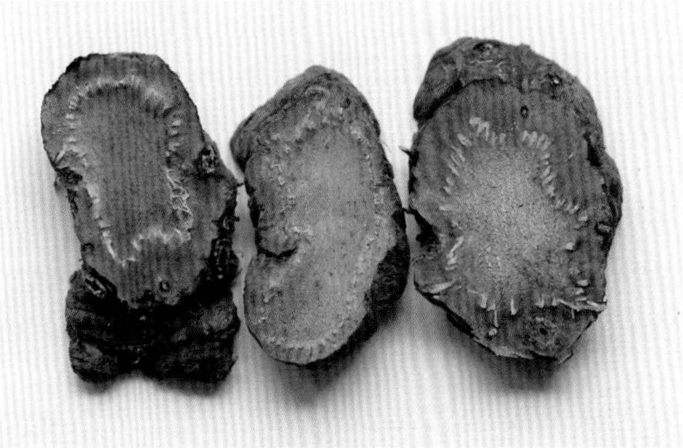

拳参饮片

用法用量｜ 3 ~ 12 g，煎服。外用：适量。

精选验方｜

1. 菌痢、肠炎 拳参50 g。水煎服，每日1 ~ 2次。

2. 肺结核 拳参适量。洗净，晒干粉碎，加淀粉调匀压成0.3 g的片剂，成人每次4 ~ 6片，小儿酌减。

3. 阴虚久咳，肺痨，喘嗽 拳参、蜜百合各9 g，沙参、炙甘草各6 g。水煎服。

4. 肠炎、赤白痢疾 拳参30 g。水煎服。

使用禁忌｜ 无实火热毒及阴证外疡者忌用。

人参

RENSHEN

维药名 | 阿代木格亚。

别　名 | 红参、参须、生晒参、边条参、白糖参、人参水子（鲜品）。

来　源 | 为五加科植物人参 *Panax ginseng* C. A. Mey. 的干燥根。

识别特征 | 多年生草本，根状茎（芦头）短，上有茎痕（芦碗）和芽苞；茎单生，直立，高 40 ～ 60 cm。叶为掌状复叶，2 ～ 6 枚轮生茎顶，小叶 3 ～ 5，中部的 1 片最大，卵形或椭圆形，基部楔形，先端渐尖，边缘有细尖锯齿，上面沿中脉疏被刚毛。伞形花序顶生，花小，萼钟形；花瓣淡黄绿色。浆果状核果扁球形或肾形，成熟时鲜红色，扁圆形，黄白色。花期 5 ～ 6 月，果期 6 ～ 9 月。

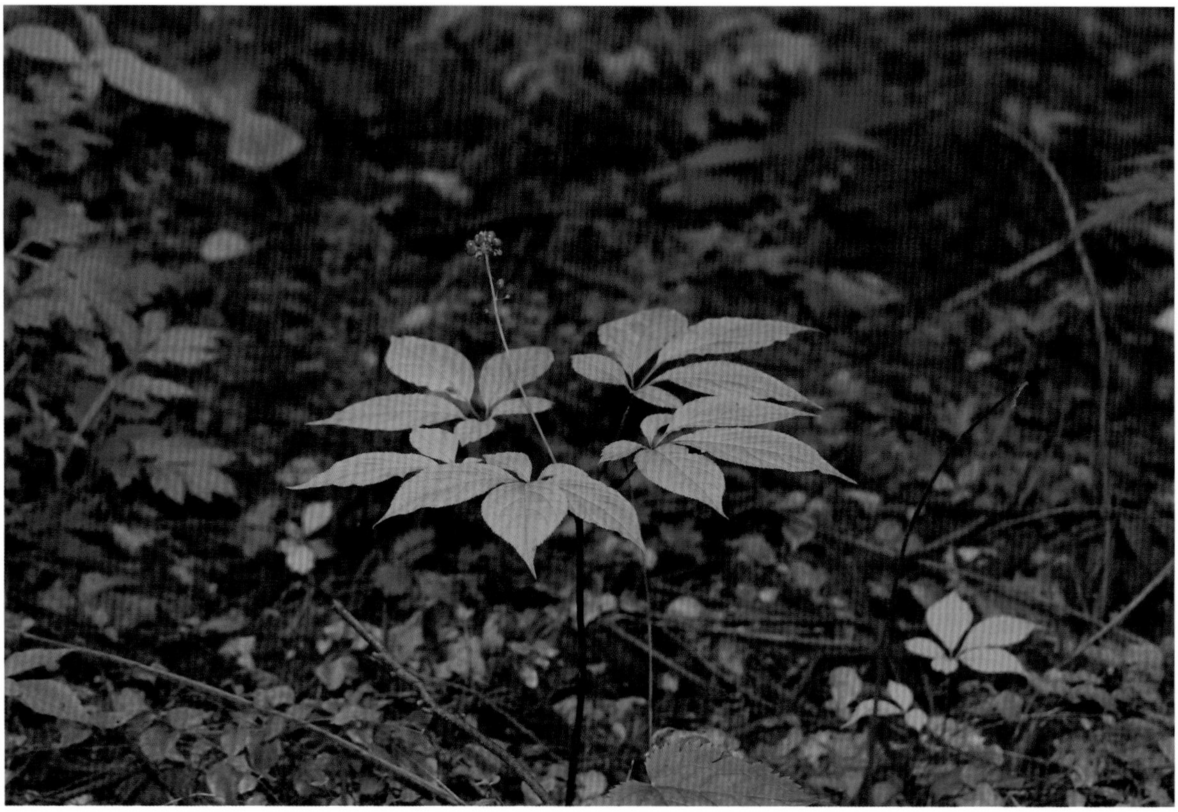

人参

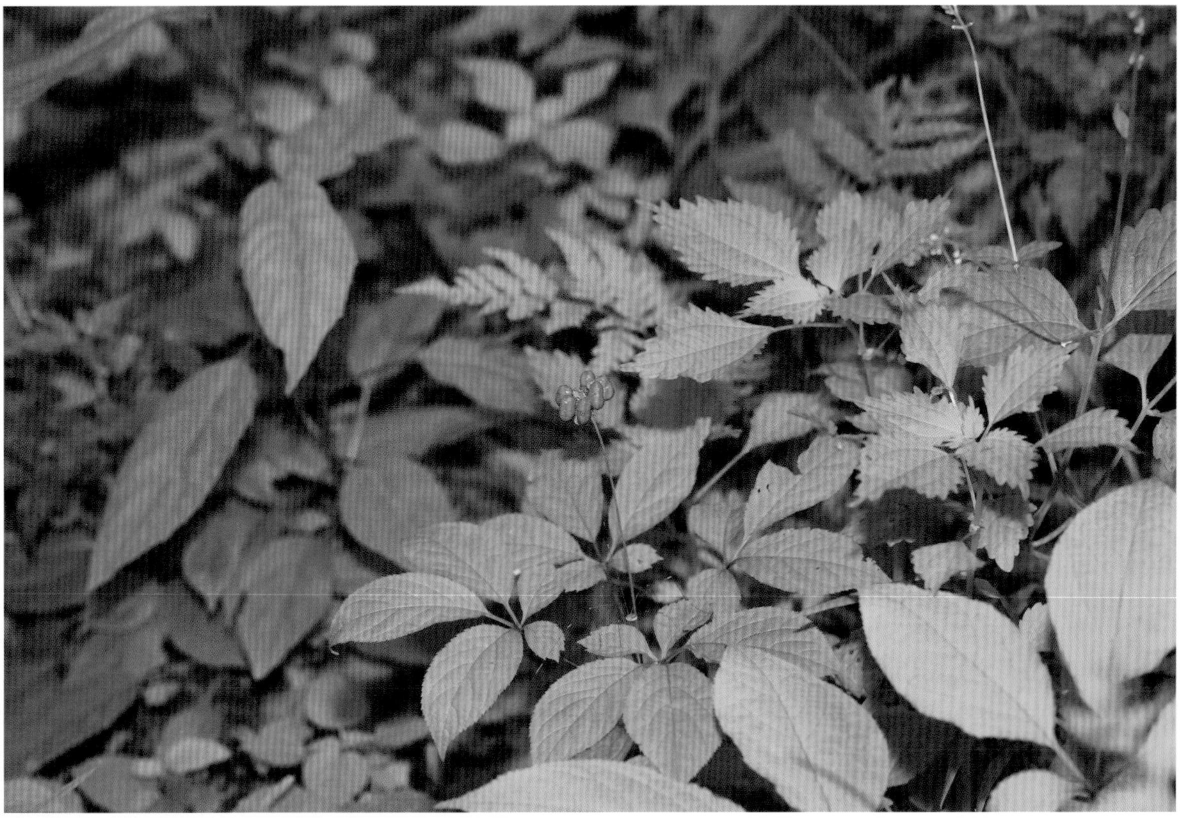

人参（林下参）

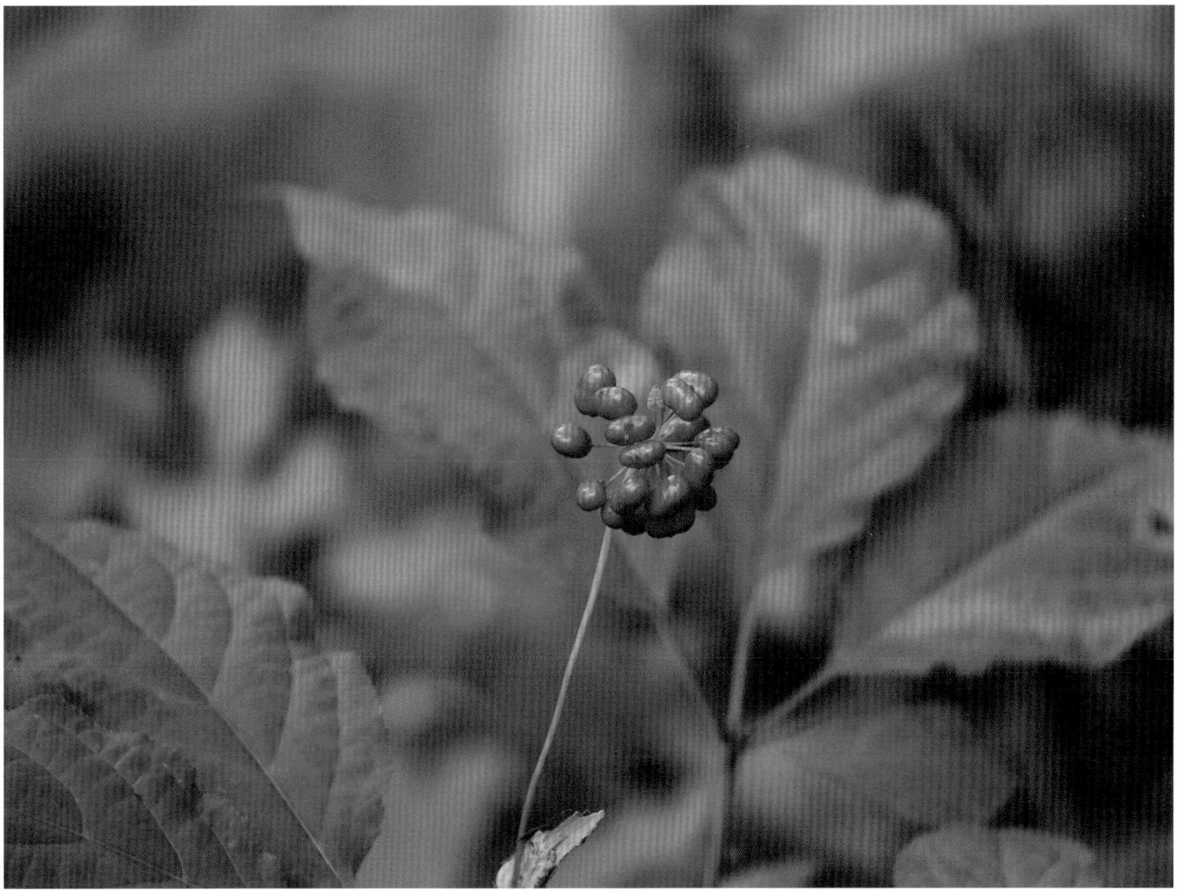

人参

生境分布 | 生长于昼夜温差小的海拔 500 ～ 1100 m 山地缓坡或斜坡地的针阔混交林或杂木林中。分布于吉林、辽宁、黑龙江。以吉林抚松县产量最大，质量最好，称吉林参。野生者名“山参”，栽培者称“园参”。

采收加工 | 多于秋季 9 月间挖取生长 5 ～ 7 年的园参根部，涮洗干净，为园参水子。山参于 7 月下旬至 9 月间果实成熟时采挖，用骨针拨开泥土，小心挖取，尽可能保持枝根部和须根完整，去净泥土、茎叶，称野山参水子。将园参剪去小枝根，硫黄熏后晒干，即为生晒参；如不去小枝根晒干，为全须生晒参；小枝根及须根晒干，称白参须。园参去枝根及须根，洗净，蒸 2 ～ 3 小时，至参根呈黄色，皮呈半透明状，取出晒干或烘干，为红参，其中带有较长枝根者又称边条红参。剪下的枝根和须根如上法蒸熟并干燥即为红参须。

药材鉴别 | 本品为圆形、类圆形的薄片，直径 0.1 ～ 2 cm。外表皮黄白色至灰黄色，具明显纵皱纹、纵沟纹，有的可见突起的横长皮孔或断续的横环纹。切面类白色，粉性，可见一棕黄色环纹及放射状细裂隙，皮部散有黄棕色小点。质脆。香气特异，味微苦、甘。

性味归经 | 甘、微苦，微温。归脾、肺、心经。

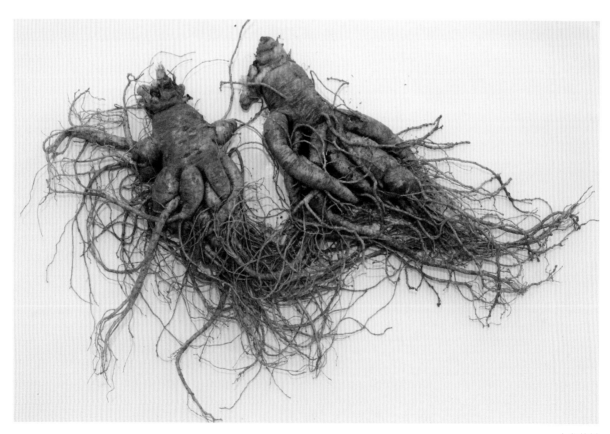

人参药材

功效主治 | 大补元气，补脾益肺，生津止渴，安神增智。本品甘重于苦，温而不燥。甘温主补，大补元气，为补虚扶正要药。入太阴补脾气，脾气旺则生气化血，血充则神宁，气旺则智聪。

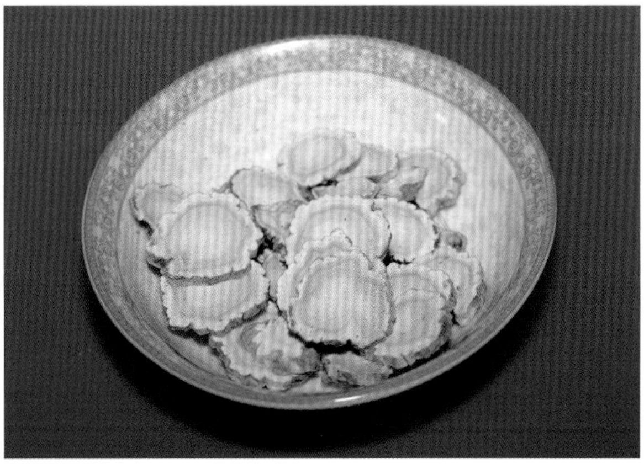

生晒参（人参）饮片

药理作用 | 对高级神经活动的兴奋和抑制过程均有增强作用。能增强神经活动过程的灵活性，提高脑力劳动功能。对多种动物心脏均有先兴奋后抑制、小量兴奋大量抑制的作用。能兴奋垂体－肾上腺皮质系统，提高应激反应能力。有抗休克、抗疲劳、降低血糖的作用。

用法用量 | 5 ~ 10 g，小火另煎兑服。研末吞服，每次 1.5 ~ 2 g，每日 1 ~ 2 次。用于急救 15 ~ 30 g，煎浓汁，数次灌服。

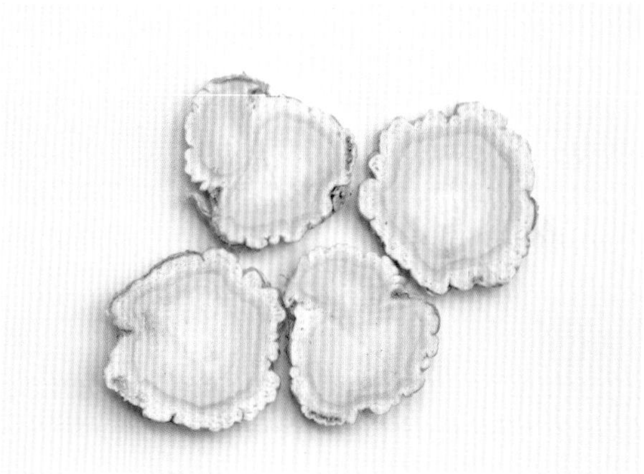

生晒参（人参）饮片

精选验方 |

1. 脱肛　人参芦头 20 枚。文火焙干研末，分 20 包，早、晚空腹米饭调服 1 包。

2. 心律失常　人参 3 ~ 5 g（或党参 15 g），麦冬 10 g。水煎，饮汤食参，每日 2 剂。

3. 精少不孕、中气不足　人参、白术、杜仲、补骨脂、枳壳各 15 g，黄芪 160 g，升麻 10 g，木香、柴胡各 5 g。水煎服，每日 1 剂。

4. 气虚便秘　人参 9 g，白术、茯苓各 12 g，黄芪 15 g，当归、黄精、柏子仁（冲）、松子仁（冲）各 10 g，甘草 7 g。水煎服，每日 1 剂，分 2 次服。

5. 寻常狼疮阳虚证　人参、熟地黄各 15 g，鹿角胶、当归、贝母各 10 g，川芎、白芥子、炮姜各 6 g，香附、桔梗各 12 g。水煎取药汁，口服，每日 1 剂。

6. 单纯疱疹　人参、桔梗、细辛、甘草、茯苓、天花粉、白术、薄荷各 10 g。水煎取药汁，口服，每服 1 剂。

使用禁忌 | 实证、热证而正气不虚者忌服。反藜芦，畏五灵脂、萝卜。服人参时不宜喝茶、食萝卜，以免影响药力。

肉苁蓉

ROUCONGRONG

维 药 名 | 头西干扎地克。

别　　名 | 苁蓉、大芸、淡大芸、咸苁蓉。

来　　源 | 为列当科植物肉苁蓉 *Cistanche deserticola* Y. C. Ma 的干燥带鳞叶的肉质茎。

识别特征 | 多年生寄生草本，高 80 ～ 100 cm。茎肉质肥厚，不分枝。鳞叶黄色，肉质，覆瓦状排列，披针形或线状披针形。穗状花序顶生于花茎；每花下有 1 苞片，小苞片 2，基部与花萼合生；背面被毛，花萼 5 浅裂，有缘毛；花冠管状钟形，黄色，顶端 5 裂，裂片蓝紫色；雄蕊 4。蒴果卵形，褐色；种子极多，细小。花期 5 ～ 6 月，果期 6 ～ 8 月。

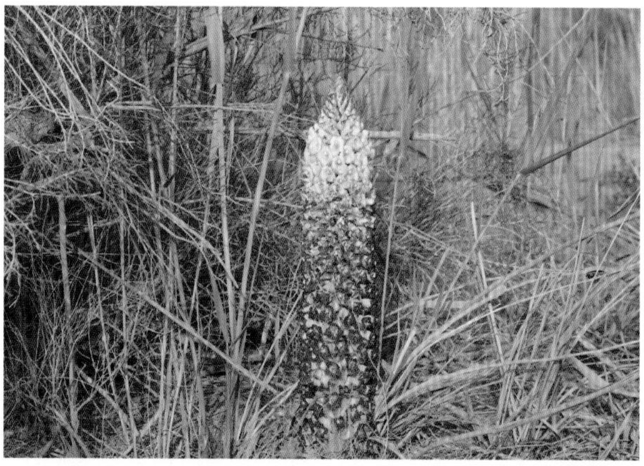

肉苁蓉

生境分布 | 生长于盐碱地、干河沟沙地、戈壁滩一带。寄生在红沙、盐爪爪、着叶盐爪、珍珠、西伯利亚白刺等植物的根上。分布于内蒙古、陕西、甘肃、宁夏、新疆等地。

采收加工 | 春、秋均可采收。以 3 ～ 5 月采者为好，过时则中空。春季苗未出土或刚出土时采者，通常半埋于沙土中晒干，称为淡苁蓉；秋季采者，水分多，不宜晒干，须投入盐湖中 1 ～ 3 年，取出晒干，称咸苁蓉。

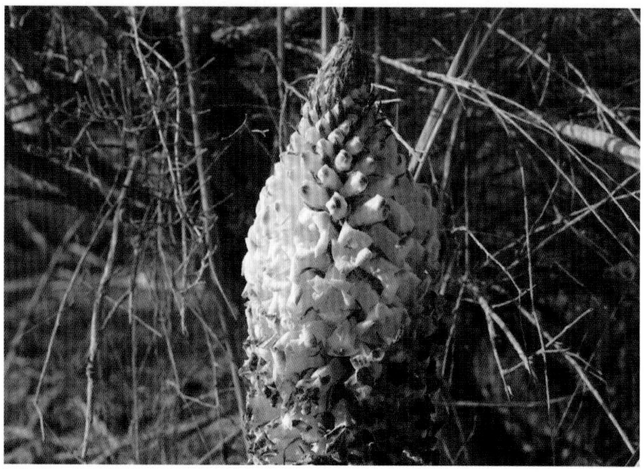

肉苁蓉

药材鉴别 | 肉苁蓉为不规则形的厚片，直径 2 ～ 8 cm。表面棕褐色或灰棕色，有的可见肉质鳞叶。切面有淡棕色或棕黄色点状维管束，排列呈波状环纹。体重质硬，微有柔性，不易折断，气微，味甜、微苦。

性味归经| 甘、咸，温。归肾、大肠经。

功效主治| 补肾阳，益精血，润肠通便。本品甘咸而温，质地柔润，甘温补阳，咸以入肾而有补肾壮阳之功，又能益精补血，入大肠经能滋润肠燥而有通便之功。补而不峻，滋而不腻，阴阳双补，药性和缓，堪称滋补之上品。

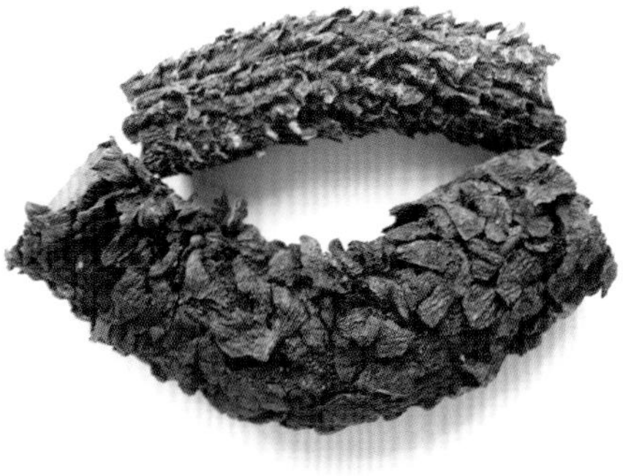

肉苁蓉药材

药理作用| 可增加脾脏和胸腺重量，提高巨噬细胞吞噬率和腹腔巨噬细胞内 cAMP 的含量，增加溶血素和溶血空斑的值，提高淋巴细胞转化率，促进抗体形成。

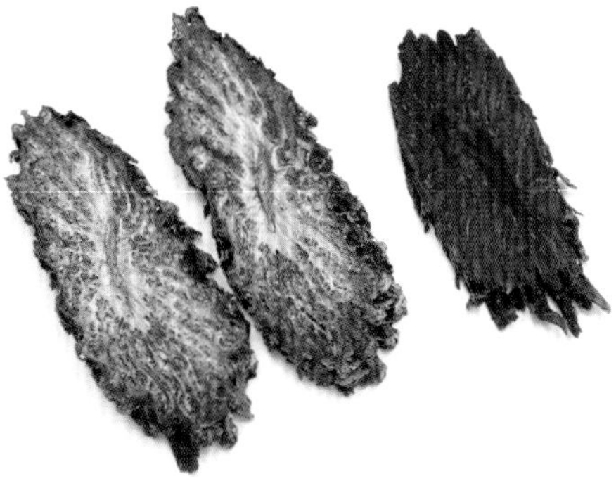

肉苁蓉饮片

用法用量| 10 ~ 20 g，煎服。

精选验方|

1. 阳痿、遗精、腰膝痿软 肉苁蓉、韭菜子各 9 g。水煎服。

2. 神经衰弱、健忘、听力减退 肉苁蓉、枸杞子、五味子、麦冬、黄精、玉竹各适量。水煎服。

3. 肾虚不孕 肉苁蓉、山药各 30 g，鹿茸 18 g，原蚕蛾 4.5 g。炼蜜为丸，每服 10 g，每日 2 次。

4. 男子肾虚精亏、阳痿尿频 肉苁蓉 240 g，熟地黄 180 g，五味子 120 g，菟丝子 60 g。研为细末，酒煮山药糊为丸，每次 9 g，每日 2 次。

5. 便秘 肉苁蓉 30 g。水煎服，每日 1 剂。

6. 肾阳虚闭经 肉苁蓉、附子、茯苓、白术、桃仁、白芍各 15 g，干姜 10 g。水煎服，每日 1 剂。

7. 男性不育、精子过少、肾阳虚亏 肉苁蓉、制黄精、菟丝子各 180 g，枸杞子 360 g，黑狗肾 1 具，盐 15 g。焙干，共研细末，早、晚空腹各服 1 次，分 12 日服完。

8. 颈椎、腰椎、足跟等部位的骨质增生 肉苁蓉、威灵仙、熟地黄、清风藤、丹参各 15 g。加水煎 2 次，混合所煎得药汁，每日 1 剂，每日 2 次分服。

9. 细菌性阴道炎 肉苁蓉 20 g。水煎取药汁，代茶饮，每日早、晚各服 1 次。

使用禁忌| 药力和缓，用量宜大。助阳滑肠，故阳事易举、精滑不固者及腹泻便溏者忌服。实热便秘者不宜。

肉豆蔻

ROUDOUKOU

维 药 名| 朱由孜。

别　　名| 肉果、玉果、煨肉果。

来　　源| 为肉豆蔻科高大乔木植物肉豆蔻 *Myristica fragrans* Houtt. 的干燥成熟种仁。

识别特征| 高大乔木，全株无毛。叶互生，革质，叶柄长 4 ~ 10 mm，叶片椭圆状披针形或椭圆形，长 5 ~ 15 cm，先端尾状，基部急尖，全缘，上面暗绿色，下面常粉绿色并有红棕色的叶脉。花单性，雌雄异株，总状花序腋生，具苞片。浆果肉质，梨形或近于圆球形，黄棕色，成熟时纵裂成两瓣，露出绯红色肉质的假种皮，内含种子 1 枚，种皮壳状，木质坚硬。花期 4 ~ 5 月，果期 6 ~ 8 月。

生境分布| 在热带地区广为栽培。分布于马来西亚、印度尼西亚，我国广东、广西、云南等省（区）也有栽培。

采收加工| 每年 4 ~ 6 月及 11 ~ 12 月各采 1 次。早晨摘取成熟果实，剖开果皮、剥去假种皮，再敲脱壳状的种皮，取出种仁用石灰乳浸 1 日后，小火焙干。

药材鉴别| 本品呈椭圆形或卵圆形。表面灰棕色或棕色，有网状沟纹，附白色粉霜。

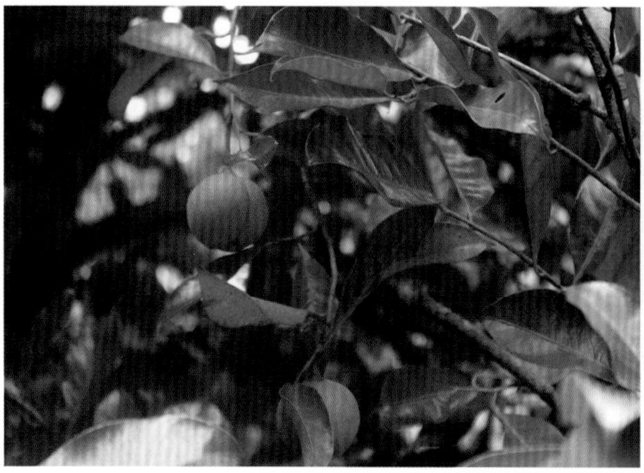

肉豆蔻

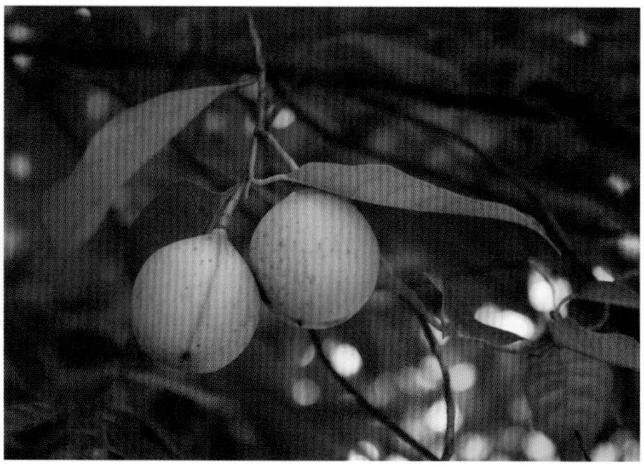

肉豆蔻

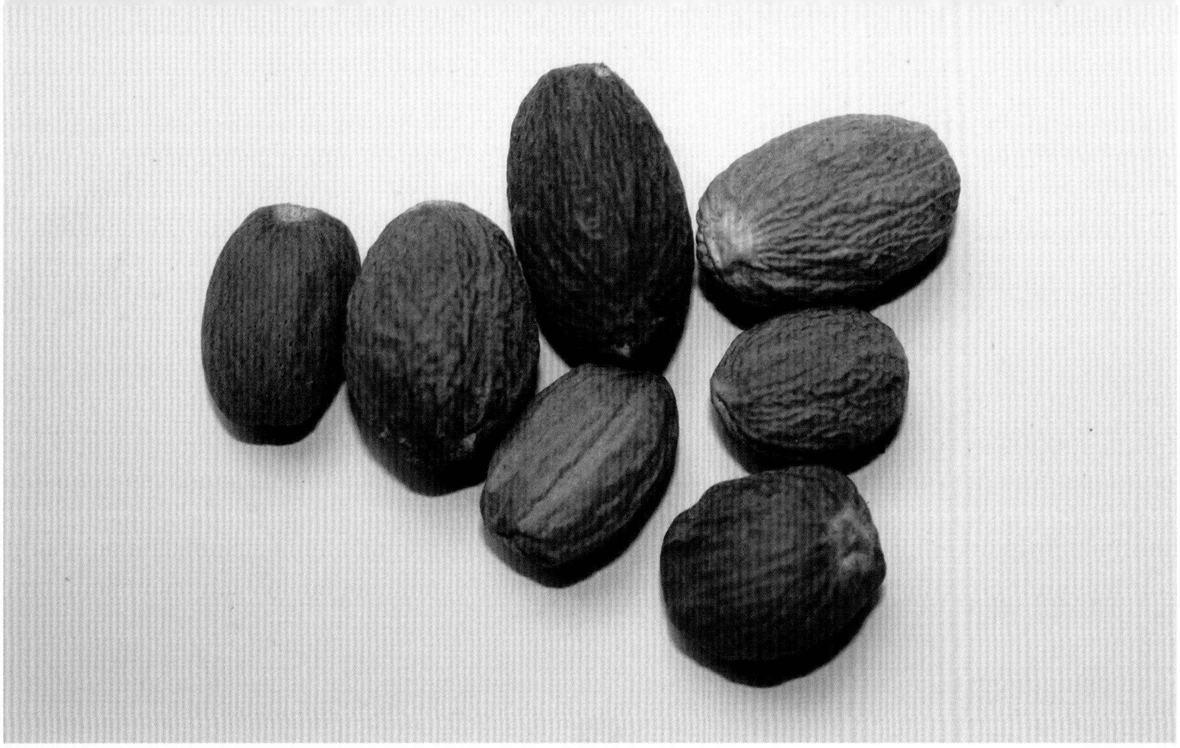

肉豆蔻药材

种脐位于宽端，呈浅色圆形突起，合点呈暗凹陷。切面有淡棕色与黄白色相间的大理石状花纹，显油脂。质地坚硬，难破碎。气芳香浓烈，味辛辣而微苦。

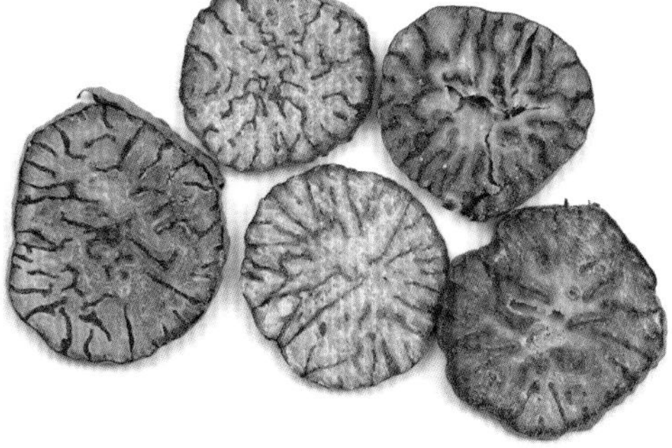

肉豆蔻饮片

性味归经| 辛，温。归脾、胃、大肠经。

功效主治| 温脾止泻，行气止痛。本品辛香温燥而涩，有涩而不滞、行而不散之特点，既能温脾涩肠止泻，又能行气止痛。

药理作用| 肉豆蔻油除有芳香之性外，还具有显著的麻醉性能。对低等动物可引起瞳孔扩大、步态不稳，随之睡眠、呼吸变慢，剂量再大则反射消失。人服 7.5 g 肉豆蔻粉会引起眩晕乃至谵妄与昏睡，曾有服大量肉豆蔻粉而死亡的病例报道。

用法用量| 3 ~ 9 g，煎服；散剂 1.5 ~ 3 g。煨用可增强温中止泻作用。

精选验方|

1. 脾虚泄泻、肠鸣不食 肉豆蔻 1 枚。挖小孔，入乳香 3 小块，以面裹煨，面熟后，去面，碾为细末，每次 5 g，米饮送下，小儿 0.25 g。

2. 五更泄泻 肉豆蔻 10 g，吴茱萸、五味子各 6 g，补骨脂 8 g。水煎服。

使用禁忌| 凡湿热泻痢者忌用。

肉桂

ROUGUI

维 药 名 达尔亲。

别　　名 桂心、桂皮、油桂、官桂。

来　　源 为樟科植物肉桂 *Cinnamomum cassia* Presl 的干燥树皮。

识别特征 常绿乔木，树皮灰褐色，幼枝多有 4 棱。叶互生，叶片革质，长椭圆形或近披针形，先端尖，基部钝，全缘，3 出脉于背面明显隆起。圆锥花序腋生或近顶生，花小白色，花被 6 片，能育雄蕊 9，子房上位，胚珠 1 枚。浆果椭圆形，长 1 cm，黑紫色，基部有浅杯状宿存花被。花期 6 ~ 8 月，果期 10 ~ 12 月。

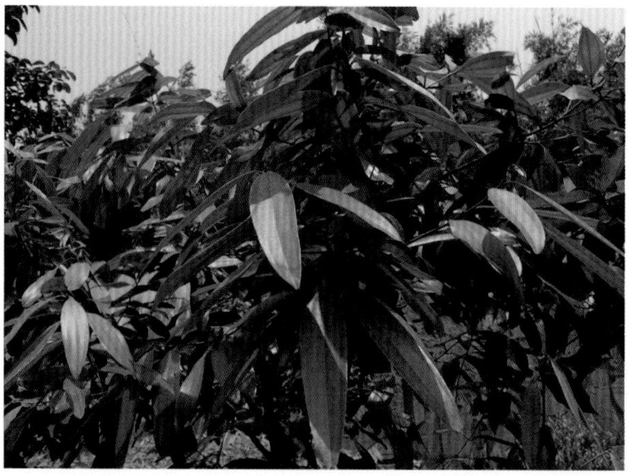

肉桂

生境分布 多为栽培。分布于广东、海南、云南等地。

采收加工 多于秋季剥取，刮去栓皮，阴干。

药材鉴别 本品为不规则的碎块。外表面棕色至红棕色或带灰褐色，粗糙，有细皱纹，可见横向突起的皮孔，有的可见灰白色的斑纹；内表面红棕色，具细纵皱纹，划之显油痕。质硬而脆，易折断，断面不平坦，外层棕色而较粗糙，内层红棕色而油润，两层间可见 1 条黄棕色的线纹。

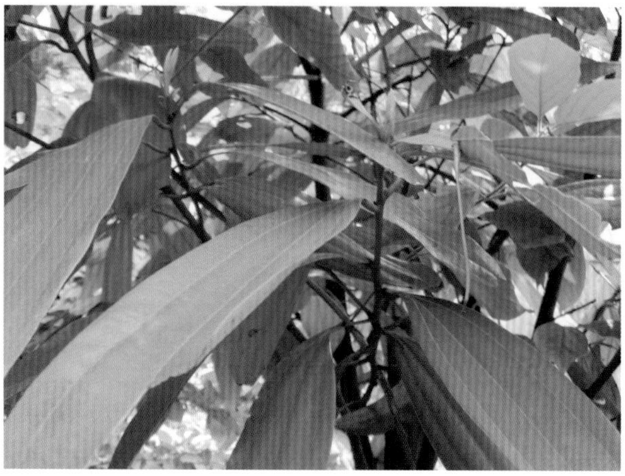

肉桂

性味归经 辛、甘，热。归脾、肝、肾、心经。

功效主治 | 补火助阳，散寒止痛，温经通脉。本品辛散甘补，大热温通，能补命门之火，引火归元而益阳消阴，又温助脾阳、散寒邪、通经脉，故有此效。

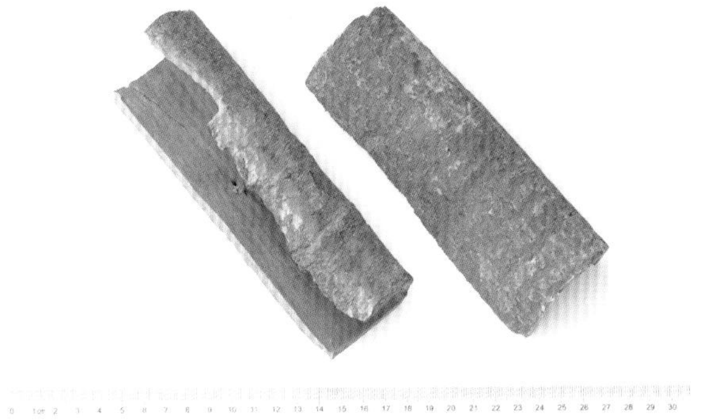

肉桂药材

药理作用 | 有调节免疫功能、抗脂质过氧化、扩张血管、降血压、增加消化液分泌、利胆、解热、镇痛、镇静、抗菌、抗病毒等作用。

用法用量 | 2 ~ 5 g，煎服，宜后下；研末冲服，每次 1 ~ 2 g。

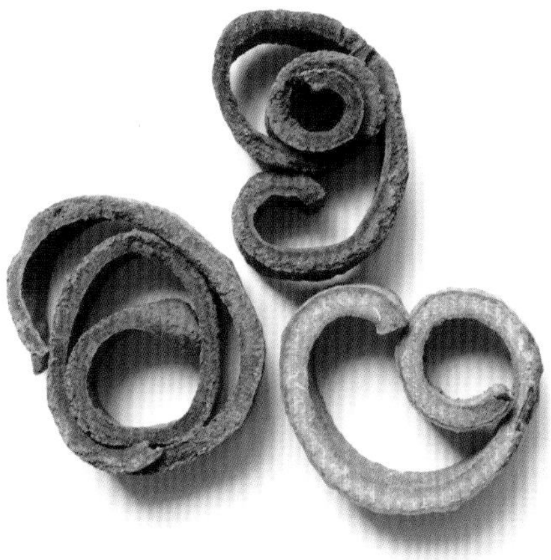

肉桂饮片

精选验方 |

1. 面赤口烂、腰痛足冷 肉桂、细辛各 3 g，玄参、熟地黄、知母各 15 g。水煎服。

2. 支气管哮喘 肉桂粉 1 g。加入无水酒精 10 ml，静置 10 h 后取上清液 0.15 ~ 0.3 ml，加2%普鲁卡因至2 ml混匀，注入两侧肺俞穴，每穴 0.1 ml。心脏机能代偿不全及高衰竭患者忌用此法。

3. 老年性支气管肺炎（阳虚型患者） 肉桂 9 g。捣冲，分 3 次服，症状减轻后改为 6 g，服 3 剂。再每日用肾气丸 18 g，连续调理 1 周。

4. 肾阳虚腰痛 肉桂粉每次 5 g。每日 2 次，3 周为 1 个疗程。

5. 小儿流涎 肉桂 10 g（1 次量）。研成细末，醋调至糊饼状，每晚临睡前贴敷于双侧涌泉穴，胶布固定，次日晨取下。

6. 神经性皮炎 肉桂 200 g。研细末，装瓶备用。用时根据病损大小，取药粉适量用米醋调成糊状，涂敷病损处，2 h 后糊干即除掉。若未愈，隔 1 周后如法再涂 1 次。

7. 绿脓杆菌感染 将 0.5%的肉桂油置于消毒容器内，消毒纱布浸药液敷创面或塞入创口及瘘管内，每日 1 次，也可用喷雾器喷洒创面，每日 3 次。

8. 脘腹冷痛、虚寒泄泻 肉桂 2.5 ~ 5 g。研末，温开水送服。

使用禁忌 | 阴虚火旺、里有实热、血热妄行者及孕妇忌用。畏赤石脂。

乳香

RUXIANG

维 药 名| 困都尔。

别　　名| 熏陆香、滴乳香、乳香珠、明乳香、制乳香、炒乳香、醋制乳香。

来　　源| 为橄榄科小乔木卡氏乳香树 *Boswellia carterii* Birdw. 及其同属植物 *Boswellia bhaw-dajiana* Birdw. 皮部渗出的树脂。

识别特征| 矮小灌木，高 4 ～ 5 m，罕达 6 m。树干粗壮，树皮光滑，淡棕黄色，纸状，粗枝的树皮鳞片状，逐渐剥落。叶互生，密集或于上部疏生，单数羽状复叶，长 15 ～ 25 cm，叶柄被白毛；小叶 7 ～ 10 对，对生，无柄，基部者最小，向上渐大，小叶片长卵形，长达 3.5 cm，顶端者长达 7.5 cm，宽 1.5 cm，先端钝，基部圆形、近心形或截形，边缘有不规则的圆齿裂，或近全缘，两面均被白毛，或上面无毛。花小，排列成稀疏的总状花序；苞片卵形；花萼杯状，先端 5 裂，裂片三角状卵形；花瓣 5 片，淡黄色，卵形，长约为萼片的 2 倍，先端急尖；雄蕊 10，着生于花盘外侧，花丝短；子房上位，3 ～ 4 室，每室具 2 垂生胚珠，柱头头状，略 3 裂。桉果倒卵形，长约 1 cm，有三棱，钝头，果皮肉质，肥厚，每室具种子 1 枚。

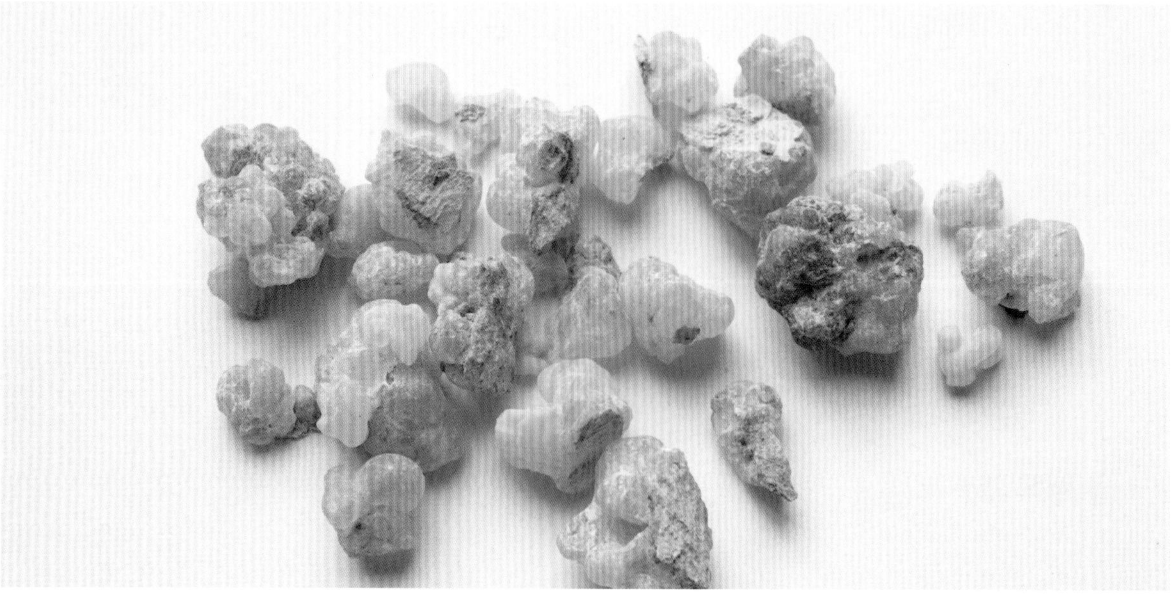

乳香药材

生境分布| 生长于热带沿海山地。分布于非洲的索马里、埃塞俄比亚及阿拉伯半岛南部，土耳其、利比亚、苏丹、埃及也产。

采收加工| 春、夏二季将树干的皮部由下而上用刀顺序切开，使树脂由切口渗出，数天后凝成硬块，收集即得。

药材鉴别| 本品呈球形或泪滴状颗粒，或不规则小块状，长 0.5 ~ 2 cm；淡黄色，半透明。质坚脆，断面蜡样。气芳香，味微苦，嚼之软化成胶块。

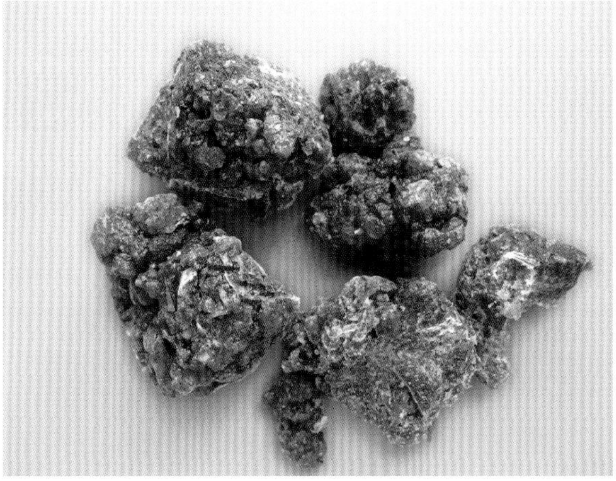

乳香饮片

性味归经| 辛、苦，温。归心、肝、脾经。

功效主治| 活血止痛，消肿生肌。本品辛散、苦泄、温通，归肝、脾经，走气、血分，故能宣通经络，活血行气散滞，瘀消血活则疼痛止、肿疡消、肌肉生长，故有活血止痛、消肿生肌之功。

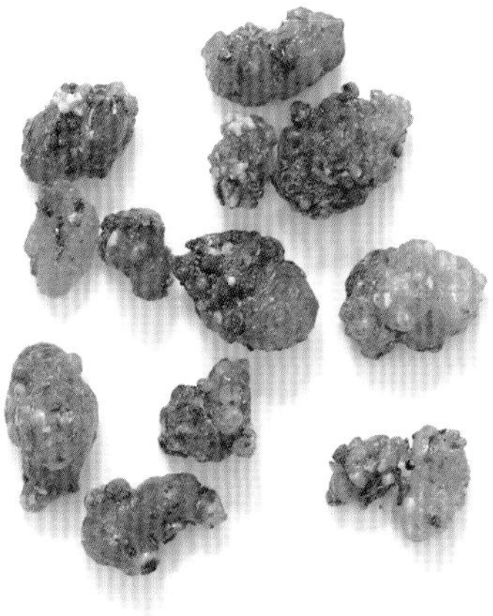

乳香（卡氏乳香树，醋炒制）饮片

药理作用| 有镇痛作用。

用法用量| 生用活血消肿力强，炒用祛瘀止痛作用为好。内服：煎汤，生用 2 ~ 5 g，炒用 4 ~ 10 g；或入丸、散。外用：适量，研末调敷。

精选验方|

1. 冠心病、心绞痛 乳香、没药各 9 g，降香 15 g，郁金、丹参、红花、瓜蒌各 9 g。水煎服。

2. 气滞胃痛、胃肠痉挛、胃肠积气胀痛、胃肠痉挛疼痛 乳香、五灵脂、高良姜、香附各适量。水煎服。

3. 痛经、闭经 乳香、当归、丹参、香附、元胡各适量。水煎服。

4. 宫颈糜烂 乳香、儿茶、铜绿、没药各 25 g，轻粉 10 g，黄丹 15 g，冰片 5 g。共研细粉，用液状石蜡调成膏剂。用消毒干棉球拭净分泌物，将药膏用带线棉球涂塞患处，6 h 后牵出，每日 1 次。

使用禁忌| 孕妇及血虚无瘀者禁服。本品味苦气浊，易致呕吐，故胃弱者不宜多服、久服。

桑白皮

SANGBAIPI

维 药 名 | 欧吉买依力提孜破提斯。

别　　名 | 桑皮、白桑皮、桑根皮、生桑皮、炙桑皮、炒桑皮、桑根白皮。

来　　源 | 为桑科植物桑 *Morus alba* L. 的干燥根皮。

识别特征 | 落叶灌木或小乔木，高达 15 m。树皮灰黄色或黄褐色，幼枝有毛。叶卵形或阔卵形，顶端尖或钝，基部圆形或近心形，边缘有粗锯齿或多种分裂，表面无毛有光泽，背面绿色，脉上有疏毛，腋间有毛；叶柄长 1 ～ 2.5 cm。花单性异株，穗状花序。聚花果（桑椹），黑紫色或白色。花期 4 ～ 5 月，果期 5 ～ 6 月。

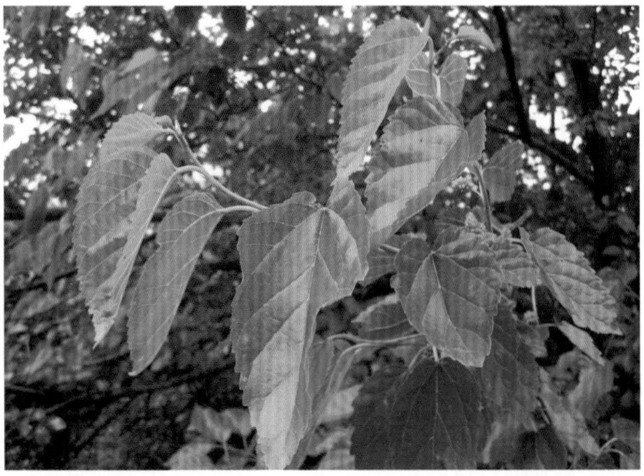

桑

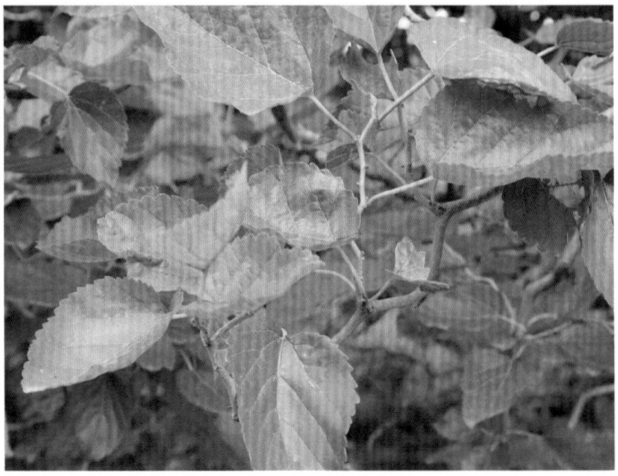

桑

生境分布 | 生长于丘陵、山坡、村旁、田野等处，多为人工栽培。全国大部分地区均产，主要分布于安徽、河南、浙江、江苏、湖南等地，以南方育蚕区产量较大。

采收加工 | 春、冬二季即秋末落叶时至次春发芽前挖其地下根，趁鲜洗净泥土，刮去黄棕色粗皮，除去须根，纵向剖开皮部，剥取根皮，晒干。

药材鉴别 | 本品为曲直不平的丝状。外表面类白色或淡黄色，内表面淡黄色。质柔韧，断面具纤维性。气微，味微甜。

性味归经 | 甘，寒。归肺经。

功效主治 | 泻肺平喘，利水消肿。本品以寒为用，以清为功，主入肺经，既能清

泻肺经湿热痰火，使痰火去、肺气宣畅而咳喘止，又肃降肺气、通调水道，使小便自利而肿消。故有泻肺平喘、利水消肿之效。

药理作用| 有利尿作用，可增加实验动物的尿量及钠、钾、氯化物排出量；具轻度镇咳作用；煎剂和水、乙醇、正丁醇或乙醚等多种溶媒提取物，均有不同程度的降压作用；对神经系统有镇静、安定、镇痛、抗惊厥、降温作用。

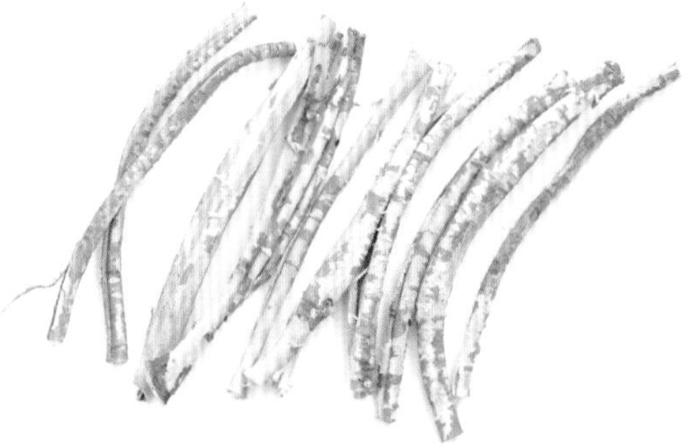

桑白皮药材

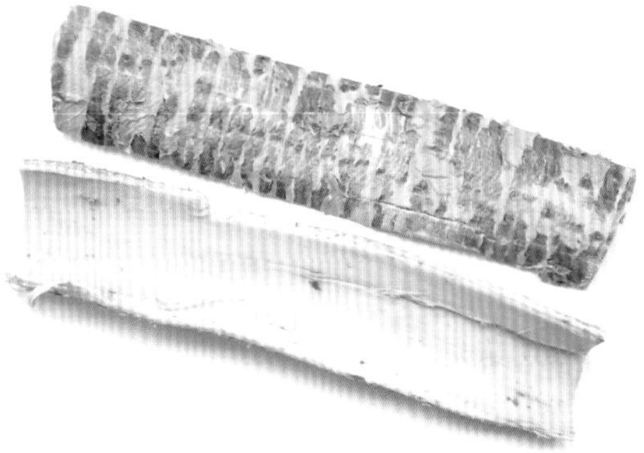

桑白皮药材

用法用量| 10 ~ 15 g，煎服。

精选验方|

1. 蜈蚣、蜘蛛咬伤 桑白皮适量。捣汁敷。

2. 坠落伤 桑白皮 2500 g。研为细末，水 1 升，煎成膏，敷瘀损处。

3. 齿龈出血 桑白皮 20 g，白茅根 30 g。水煎 2 次，混合后早晚分服，每日 1 剂。

4. 脱发 桑白皮 120 g。用水煎，去渣取汁洗发。

5. 白发 桑白皮 30 g，五倍子 15 g，青葙子 60 g。水煎取汁，外洗。

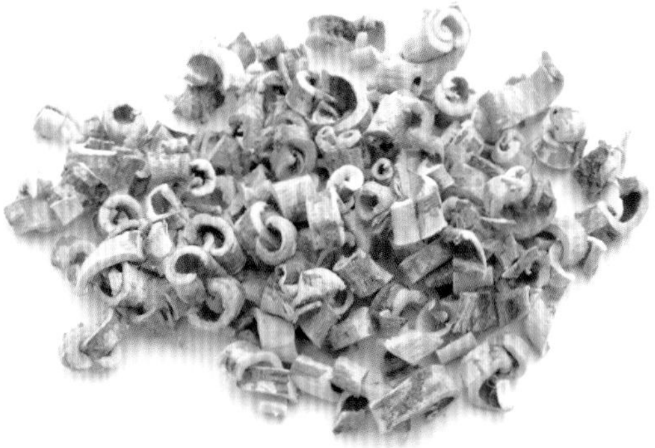

桑白皮饮片

6. 痤疮 桑白皮、黄芩、枇杷叶、苦参、栀子各 10 g，金银花、茵陈各 15 g，白花蛇舌草 25 g，生甘草 5 g。制成桑白皮 1 号方，配合外搽颠倒散洗剂（取硫黄、生大黄各 10 g，研细末加石灰水 100 ml 混合，用时振荡），每日 3 次。

7. 小儿百日咳 桑白皮 6 g，川贝母 15 g，炙麻黄、葶苈子各 5 g，蜂蜜适量。用以上前四味晒干或烘干，一同放入碾槽内，碾成细末备用。1 ~ 3 岁每次取 2 g 药末，7 岁每次取 3 g，8 ~ 10 岁每次取 4 g，用蜂蜜水调匀后缓缓饮用，每日 3 次。

使用禁忌| 肺虚无火喘嗽者慎服。泻肺利水、平肝清火宜生用，肺虚咳嗽宜蜜炙用。

桑椹

SANGSHEN

维 药 名| 吾吉买。

别　　名| 桑椹子、黑桑椹。

来　　源| 为桑科植物桑 *Morus alba* L. 的干燥果穗。

识别特征| 落叶乔木，偶有灌木。根系主要分布在 40 cm 的土层内，少数根能深入土中 1 米至数米。枝条初生时称新梢，皮绿色；入秋后呈黄褐、深褐或灰褐等颜色。枝条有直立、开展或垂卧等形态，其长短粗细、节间稀密、发条数多少等，均与品种有关。桑树的叶互生，形态因品种不同而异，有心脏形、卵圆形或椭圆形等；裂叶或不裂叶；叶缘有不同形状的锯齿；叶基呈凹形或楔形；叶尖锐、钝、尾状或呈双头等；叶片的大小厚薄除与品种有关外，还因季节及肥水情况而有不同，一般春季叶形小，夏秋季叶形大，肥水充足时叶大而厚。桑树的花单性，偶有两性花，花序雌雄同株或异株；花柱有长短之分，柱头 2 裂，有茸毛或突起，是桑树分类的依据。果实为多肉小果，聚集于花轴周围呈聚花果，称桑椹，成熟桑椹紫黑色，偶有白色，内含扁卵形、黄褐色种子。花期 3 ～ 5 月，果期 5 ～ 6 月。

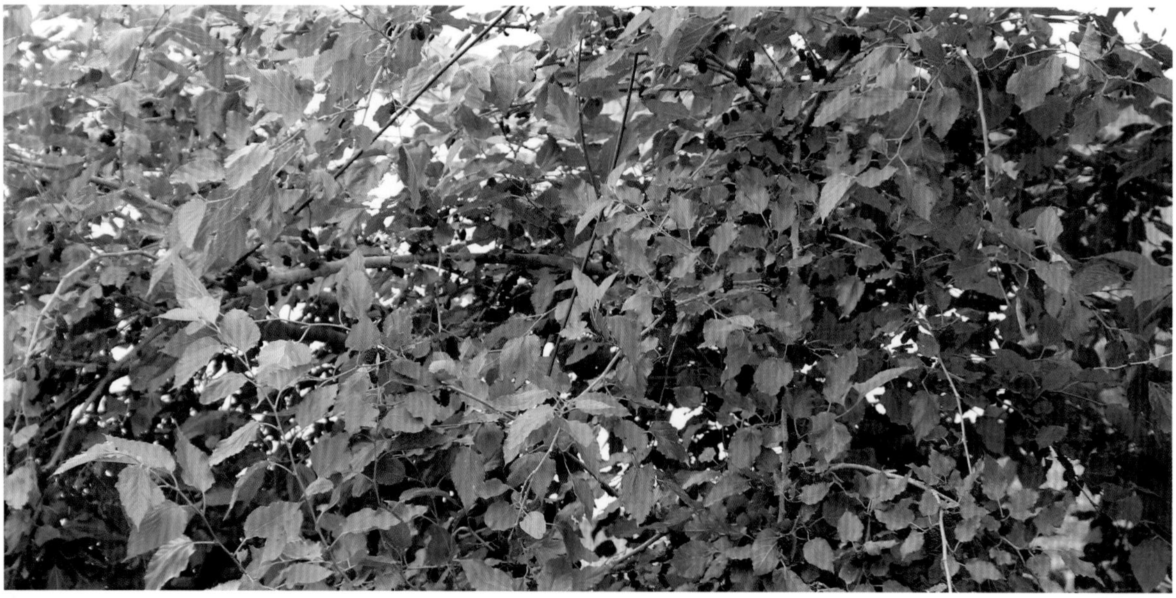

桑椹

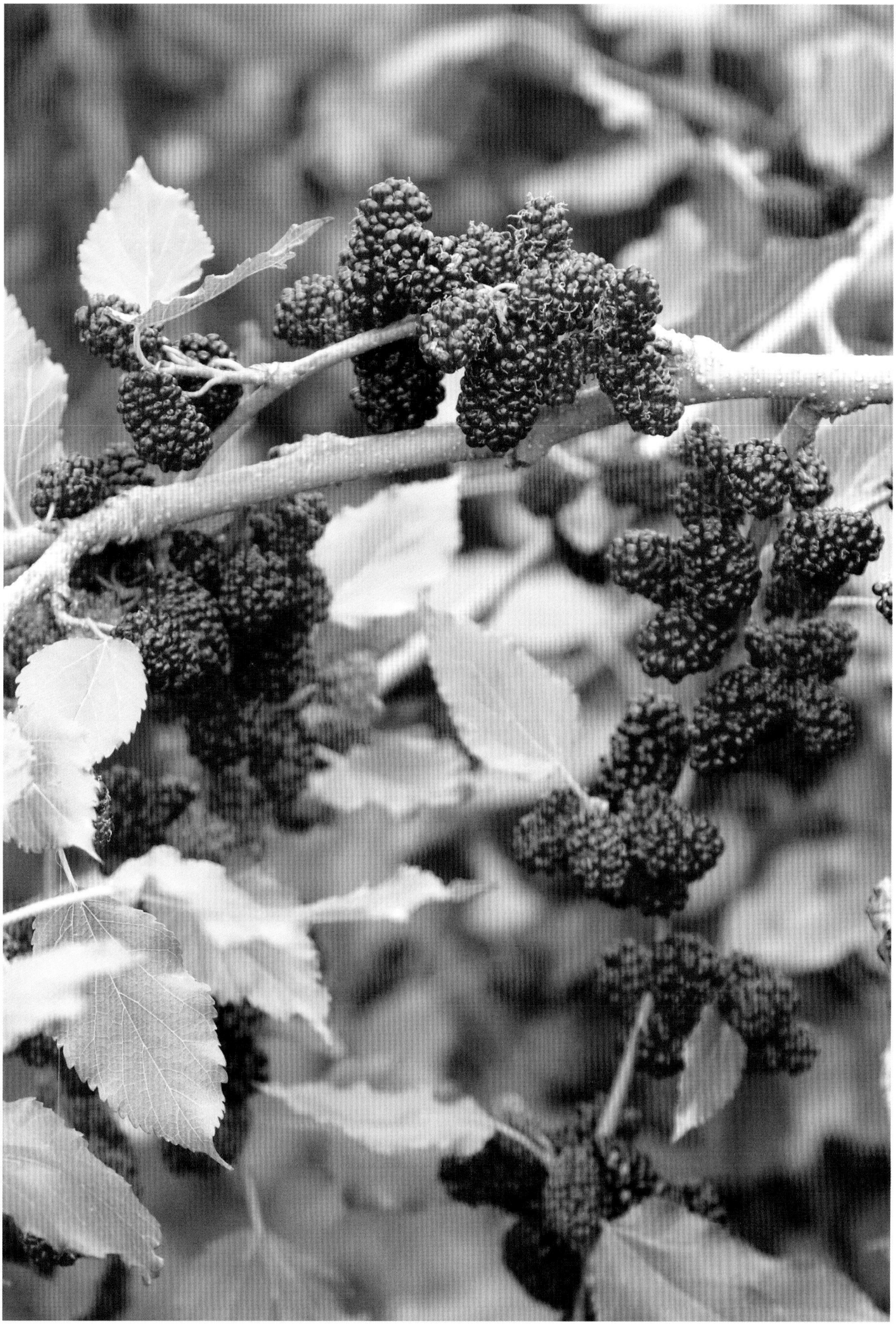

桑椹

生境分布| 生长于丘陵、山坡、村旁、田野等处，多为人工栽培。分布于四川、江苏、浙江、山东、安徽、辽宁、河南及山西等地。

采收加工| 4 ~ 6 月果实变红时采收，晒干，或略蒸后晒干。

药材鉴别| 本品为许多小瘦果集合而成的长圆形果穗。黄棕色、棕红色或暗紫色。气微，味微酸而甜。

性味归经| 甘，寒。归心、肝、肾经。

功效主治| 滋阴、补血、生津、润肠通便。本品味甘性寒，药性平和，质地柔润，为平补肝肾阴血之品，又能生津止渴、润肠通便。

药理作用| 有激发淋巴细胞转化的作用，还能提高 T 细胞的数量和质量，提高免疫球蛋白水平，增强吞噬细胞活性，促进免疫功能。可刺激肠黏膜，使肠液分泌增多，增强肠蠕动。

用法用量| 10 ~ 15 g，煎服。

精选验方|

1. 风湿性关节疼痛、麻痹不仁及各种神经痛 鲜黑桑椹 30 ~ 60 g。水煎服；或桑椹膏每服一匙，以温开水和少量黄酒冲服。

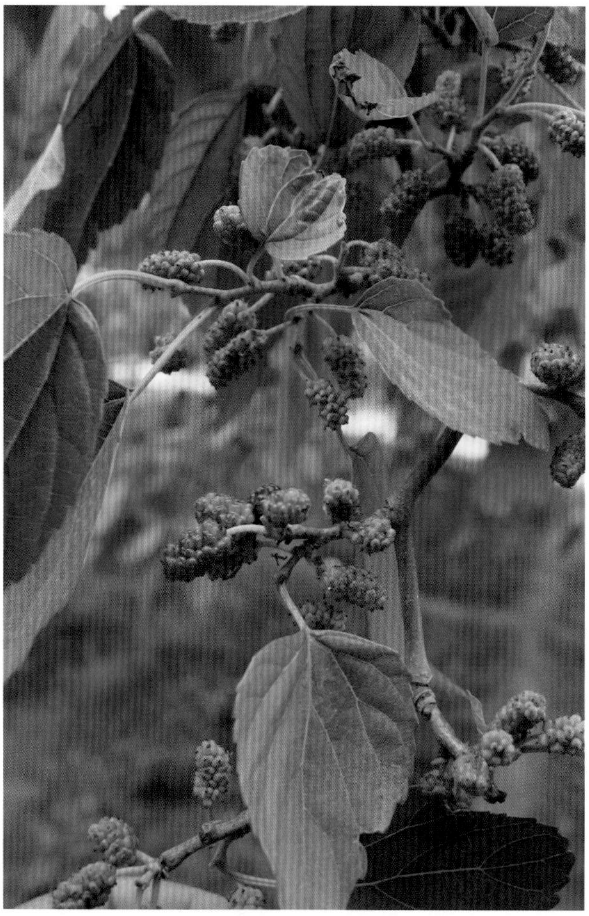

桑椹

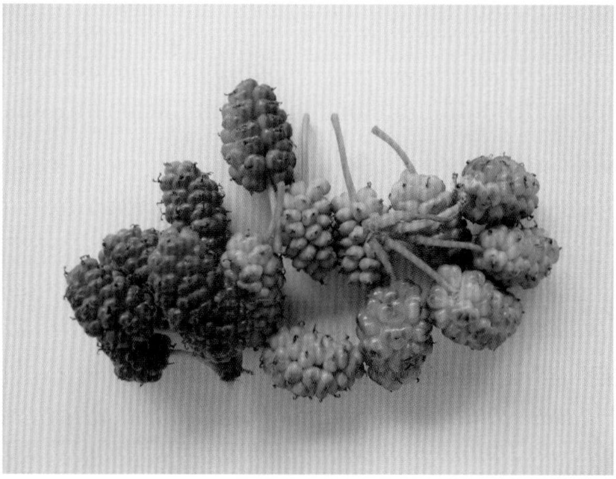

桑椹药材

2. 闭经 桑椹 15 g，红花 3 g，鸡血藤 12 g。加黄酒和水煎，每日 2 次温服。

3. 贫血 鲜桑椹子 60 g，桂圆肉 30 g。炖烂食，每日 2 次。

4. 阴虚血热之白发、脱发 桑椹子、熟地黄各 30 g，紫草 10 g，红花、牡丹皮各 5 g，乌骨鸡 1 只（约 1000 g）。用料洗净，放入乌骨鸡腹腔里，清水煮至鸡肉熟烂食用。

5. 肠燥便秘 桑椹子 50 g，肉苁蓉、黑芝麻各 15 g，枳实 10 g。水煎服，每日 1 剂。

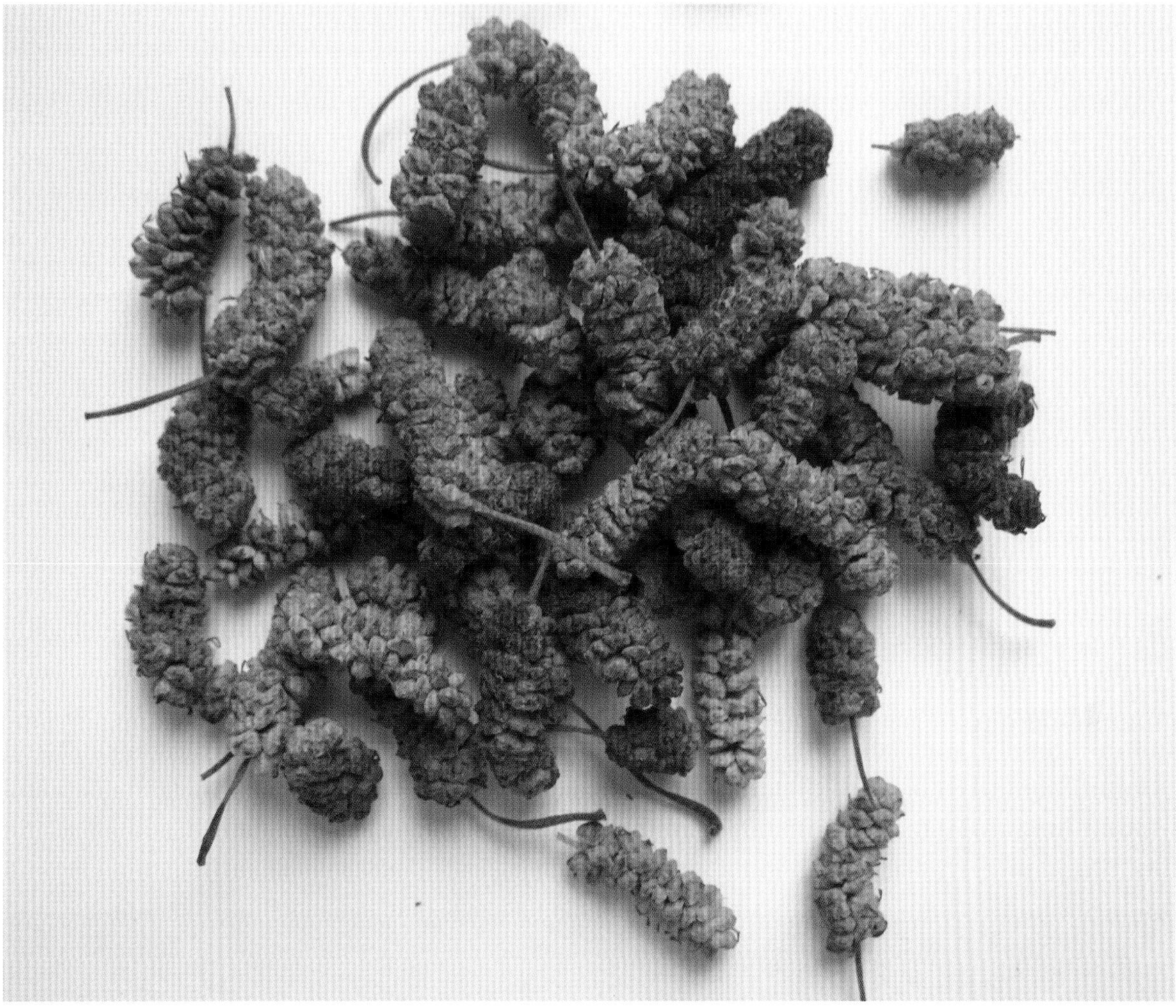

桑椹子饮片

6. 自汗、盗汗 桑椹子、五味子各 10 g。水煎服，每日 2 次。

7. 肠燥便秘 桑椹 50 g，肉苁蓉、黑芝麻各 15 g，炒贝壳 10 g。水煎服，每日 1 剂。

8. 阴血亏虚所致须发早白、头目晕眩，女子月经不调、闭经 桑椹、蜂蜜各适量。将桑椹水煎取汁，小火熬膏，加入蜂蜜拌匀饮服，每次 10 ～ 15 g，每日 2 ～ 3 次。

9. 阴虚水肿、小便不利、关节作痛、口渴、发白 桑椹 100 g，黄酒 500 ml。将桑椹置黄酒中密封浸泡 1 周后按量服用。

10. 肠道津液不足所致大便干燥 桑椹 40 g，冰糖 20 g。用开水冲泡饮用。

使用禁忌｜ 脾虚便溏者忌用。

山楂
SHANZHA

维药名｜都拉乃。

别　　名｜焦楂、山楂肉、炒山楂、山楂炭。

来　　源｜为蔷薇科落叶小乔木山里红 *Crataegus pinnatifida* Bge.var. *major* N.E.Br. 或山楂 *Crataegus pinnatifida* Bge. 的干燥成熟果实。

识别特征｜落叶乔木，高达 7 m。小枝紫褐色，老枝灰褐色，枝有刺。单叶互生或多数簇生于短枝先端；叶片宽卵形或三角状卵形，叶片小，分裂较深；叶柄无毛。伞房花序，花白色，萼筒扩钟状。梨果近球形，深红色。花期 5 ~ 6 月，果期 9 ~ 10 月。

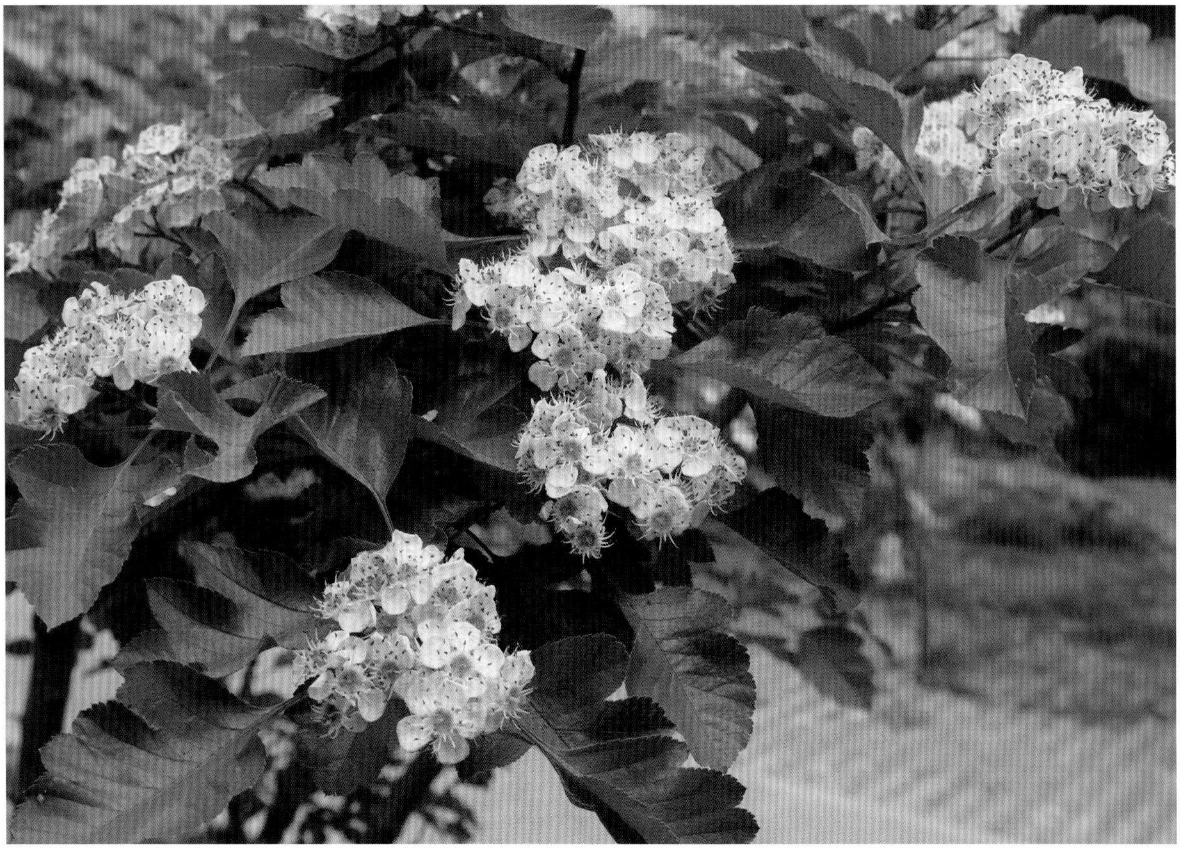

山里红

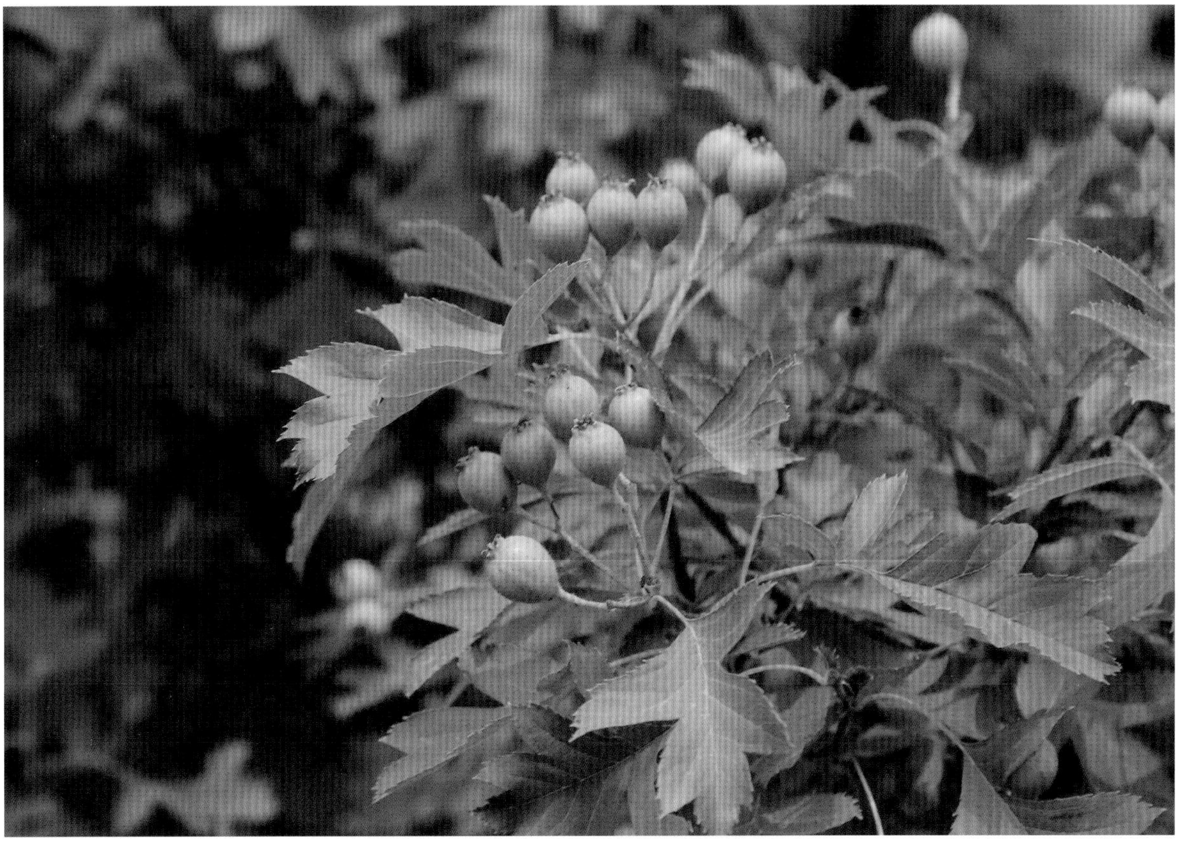

山里红

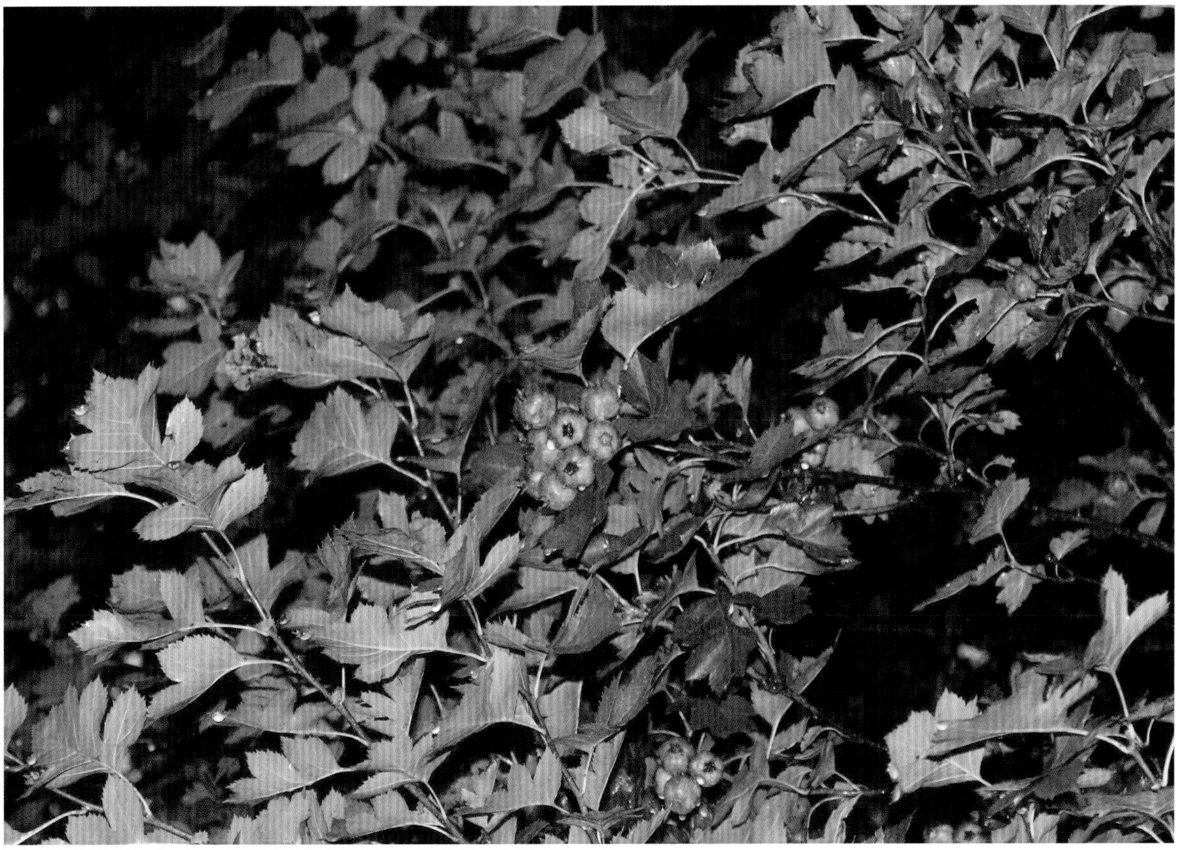

山里红

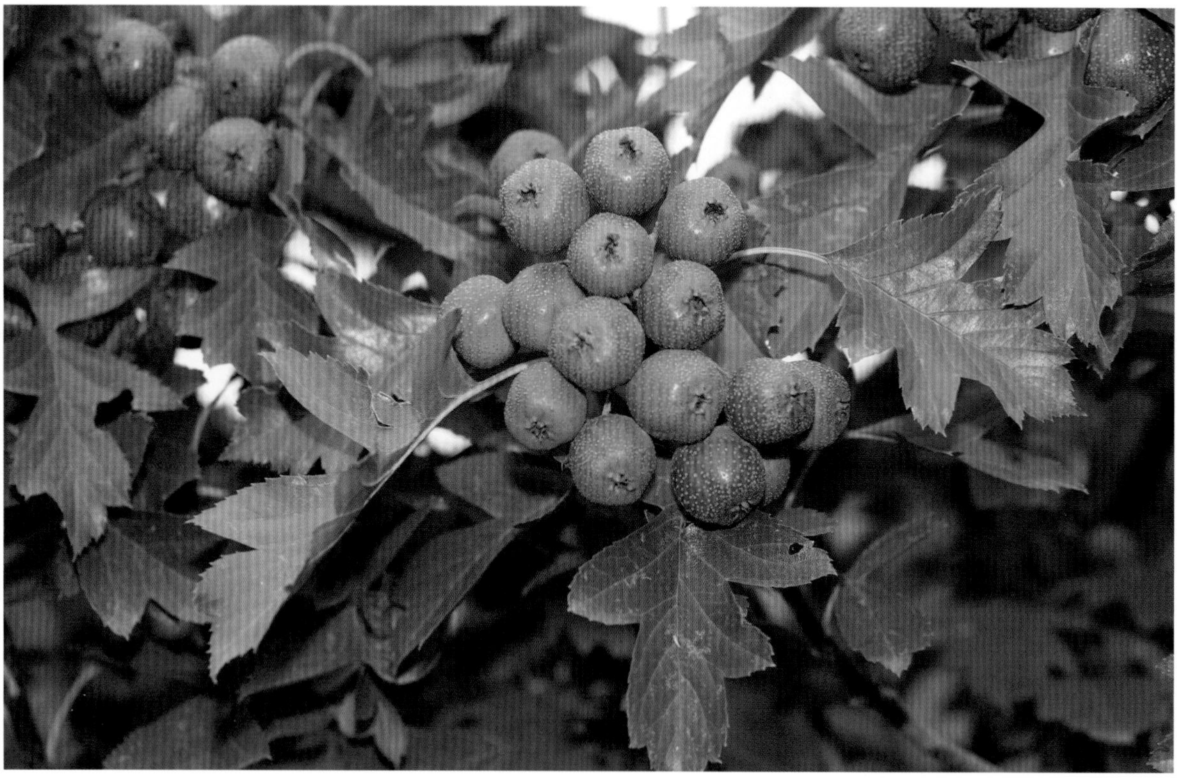

山里红

生境分布｜ 生长于山谷或山地灌木丛中。全国大部分地区均产。

采收加工｜ 秋末冬初果实成熟后采收。北山楂采摘后横切成厚 1.5 ~ 3 mm 的薄片，立即晒干；南山楂采得后晒干即可，也可压成饼状后再晒干。

药材鉴别｜ 本品为圆形横切片，或完整的果实，或剖成两瓣的果实，皱缩不平，多卷边。外皮红色，具细皱纹和灰白色小斑点。果肉深黄色或浅棕色。中部横切片具 5 粒浅黄色果核，但核多脱落而中空。气微清香，味酸、微甜。

性味归经｜ 酸、甘，微温。归脾、胃、肝经。

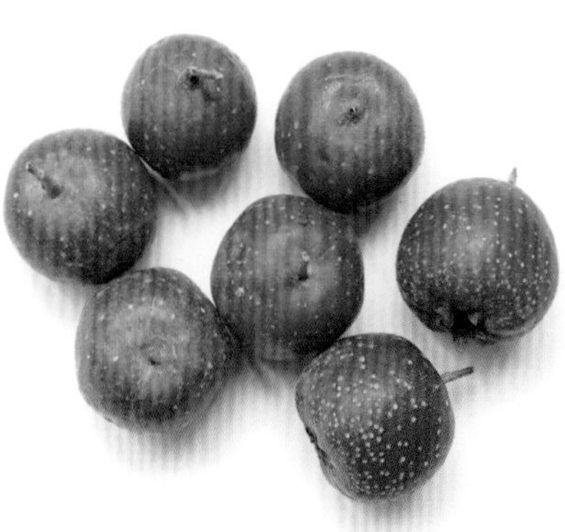

山楂药材

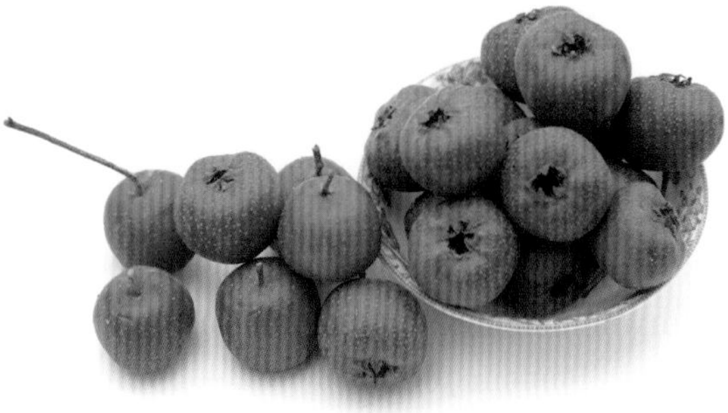

山楂药材

功效主治| 消食化积，活血化瘀。本品酸甘微温，归脾、胃经，能健脾开胃、消食化积，擅消油腻肉食之积滞，为消食积之要药。入肝经血分能活血化瘀、行气止痛，治疗妇科经、产瘀滞不行引起的疼痛。

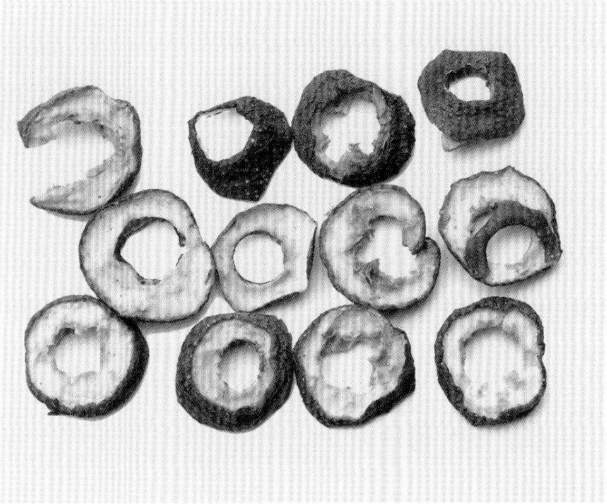

山楂饮片

药理作用| 能增加胃中消化酶的分泌，促进消化。还能促进脂肪分解，提高蛋白酶的活性，使肉食易被消化。山楂有收缩子宫、强心、抗心律失常、增加冠脉血流量、降压、降血脂等作用，对痢疾杆菌及大肠杆菌有较强的抑制作用。

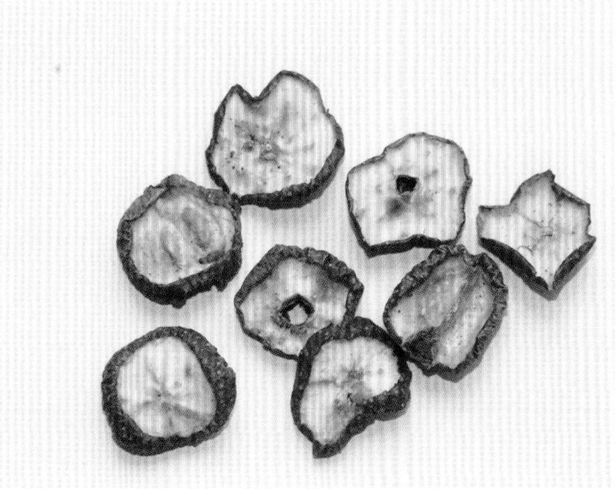

山楂饮片

用法用量| 10 ~ 15 g，大剂量 30 g，煎服（生用消食散瘀，炒用收敛止泻）或入丸、散。

精选验方|

1. 冠心病心绞痛 山楂酮（由山楂叶提取之总黄酮）。每日 3 次，每次 4 片（每片含 25 mg），4 周为 1 个疗程。

2. 高血脂 冠心宁片。每日 3 次，每次 5 片。

3. 高血压 用山楂糖浆（每 1ml 相当于原生药 0.65 g）。每日 3 次，每次 20 ml，30 日为 1 个疗程。

4. 消化不良 山楂含有脂肪酶，可促进脂肪分解，另含有山楂酸等多种有机酸，可提高蛋白分解酶活性，促使肉食消化。

5. 小儿厌食症 复方山楂口服液或丸（含山楂、麦芽、神曲）。山楂液每次 1 支（10ml），每日 2 次；或用山楂丸每次 1 丸（9 g），每日 2 次。

6. 呃逆（膈肌痉挛） 口服生山楂汁。成人每次 15 ml，每日 3 次。

使用禁忌| 胃酸过多、胃溃疡患者慎用，脾胃虚弱无积滞者慎用。

珊瑚

SHANHU

维药名｜ 比合马尔江。

别　　名｜ 火树、红珊、红珊瑚、大红珊瑚。

来　　源｜ 为矶花科动物桃色珊瑚 *Corallium japonicum* Kishinouye 等珊瑚虫所分泌的石灰质骨胳。

识别特征｜ 桃色珊瑚为水生群栖腔肠动物，群体呈树枝状。分枝扩展如扇，分歧甚细，其表面生有多数水螅体，称为珊瑚虫。虫体呈半球状，上有羽状的触手 8 条，触手中央有口，虫体能分泌石灰质而形成骨骼，即通常所称的“珊瑚”。骨骼的表面呈红色，莹润、中轴白色，质坚硬，很美观。

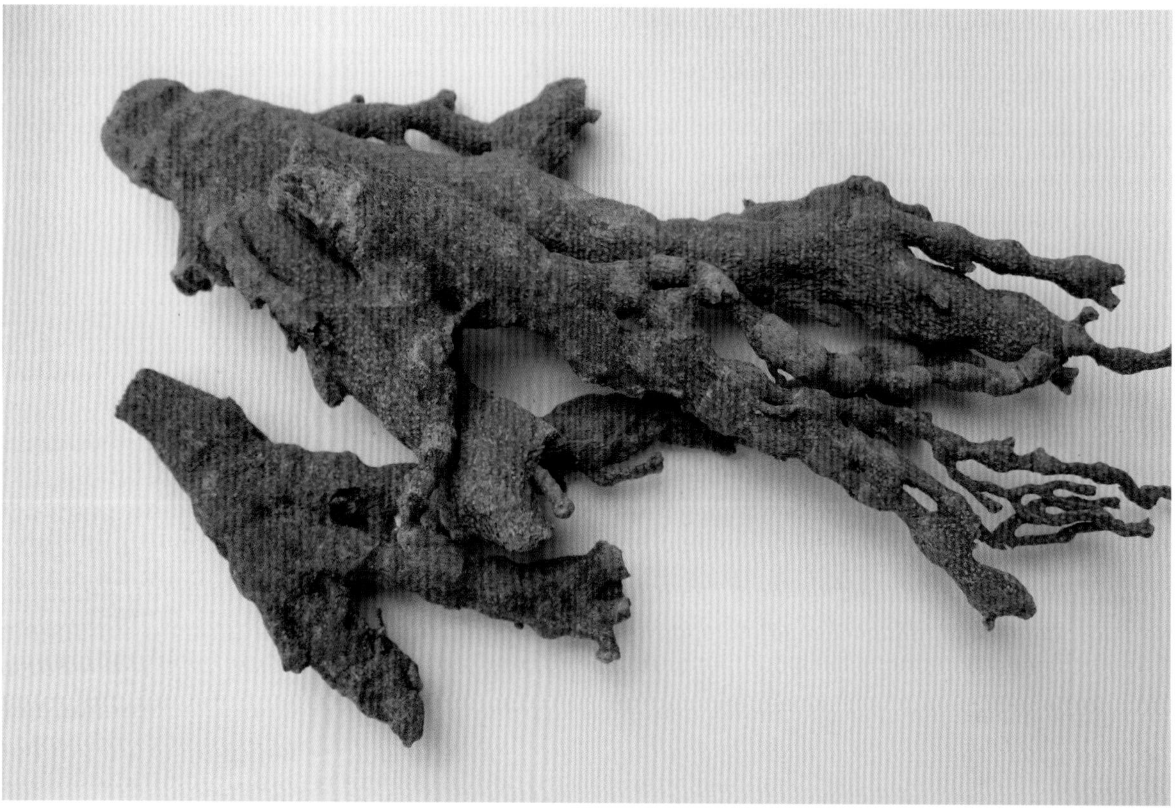

红珊瑚药材

生境分布| 着生于海底岩礁上。分布于福建、台湾、海南西沙群岛等地。

采收加工| 用网垂入海底，将珊瑚拉入网内或挂网上，然后取出，拣净杂物即得。药用珊瑚多为工艺制品残余的碎块。研粉生用。

药材鉴别| 本品为不规则的短棒状，长 2 ~ 3 cm，直径 3 ~ 5 mm。有分枝或小突起，周围有许多小孔，红色。质坚硬如瓷，不易折断。气、味均无。

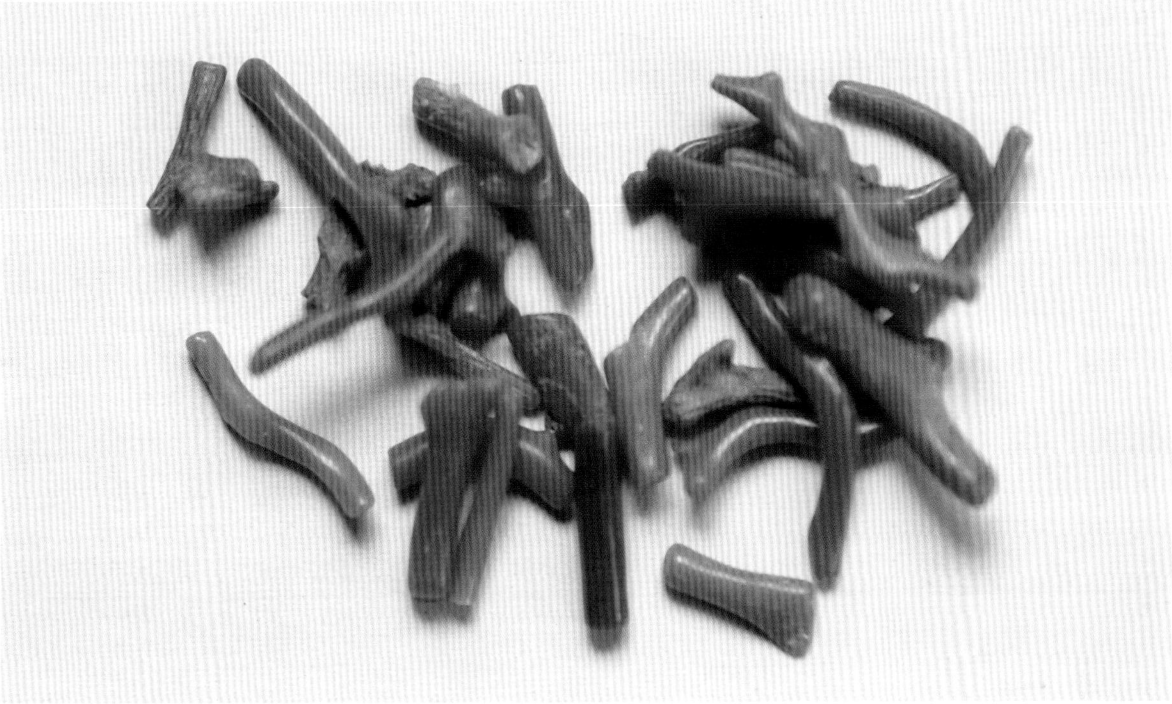

珊瑚药材

性味归经| 甘，平。归心、肝经。

功效主治| 去翳明目，安神镇惊，敛疮止血。主治目生翳障、惊痫、吐衄、烧烫伤。

药理作用| 碳酸钙内服可中和胃酸，可明显缓解胃及十二指肠溃疡引起的反酸、胀满等上腹部不适感。

用法用量| 0.3 ~ 0.6 g，研粉内服，或入丸、散。外用：适量，研粉点眼，吹鼻。

精选验方|

1. 小儿眼有障翳 珊瑚适量。细研如粉，每点时，取如黍米大，纳在翳上，第二日再点之。

2. 心神昏冒、惊痫猝倒或怔忡烦乱 大红珊瑚、琥珀、珍珠（研极细）各 3 g，人参、白术、当归、胆星各 9 g（共研末）。和珊瑚等研末，每服 3 g，灯心汤调下。

3. 心肺郁热、吐衄不止 大红珊瑚适量。徐徐研极细如粉，每服 2 分，百合煮成糊，调服。

蛇蜕

SHETUI

维 药 名| 衣郎哈斯日格。

别　　名| 蛇皮、蛇退、长虫皮、龙衣、蛇壳。

来　　源| 为游蛇科动物乌梢蛇 *Zaocys dhumnades* (Cantor) 等蜕下的干燥表皮膜。

识别特征| 全长可达 2 m 以上。头扁圆，头部和颈部分界不明显。吻鳞从背面可以看到。鼻间鳞宽大于长，其与吻鳞的缝合线远较与鼻鳞的缝合线为短。前额鳞大，两鳞间的缝合线等于从其前缘至吻端的距离，宽大于长，外缘包至头侧；额鳞前大后小，长与鼻间鳞和前额鳞的和相等。眼上鳞宽大，长与其额鳞前缘至吻端的距离相等。鼻孔椭圆形，位于 2 鼻鳞中间。颊鳞 1 片，与第 2、3 片上唇鳞相接。眼前鳞 2 片，上缘包至头背；眼大，眼后鳞 2 片。颞鳞前后列各 2 片，前列的狭而长。上唇鳞 8 片，第 4、5 两片入眼，第 6 片最大。前颏鳞比后颏鳞短，与前 5 片下唇鳞相接。后颊鳞与第 1 腹鳞间有小鳞 1 对。下唇鳞 11 片，第 6 片最大。体鳞 14 ～ 16 行，背中央 2 ～ 6 行起棱。腹鳞 186 ～ 205 片，肛鳞 2 裂，尾下鳞 101 ～ 128 对。尾部渐细。体呈青灰褐色，各鳞片的边缘黑褐色。背中央的 2 行鳞片呈黄色或黄褐色，其外侧的 2 行鳞片则成黑色纵线。上唇及喉部淡黄色，腹面灰白色，后半部呈青灰色。

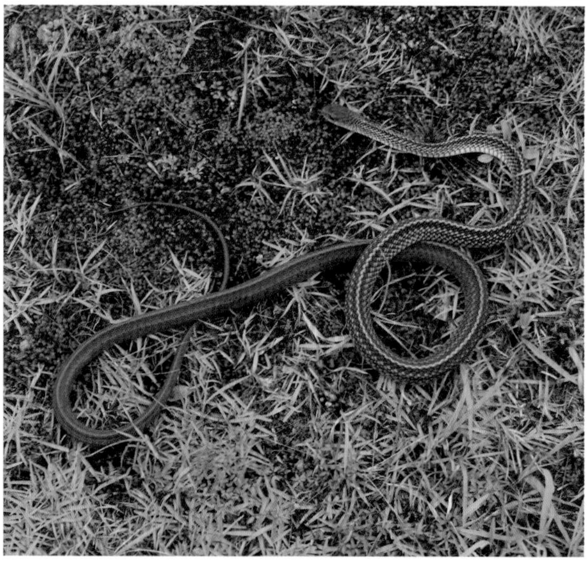

乌梢蛇

生境分布| 分布于安徽、江苏、浙江、福建、广东、江西、湖北、四川、云南等地。

采收加工| 全年皆可收集，但以 3 ～ 4 月最多。取得后抖去泥沙，晒干或晾干。

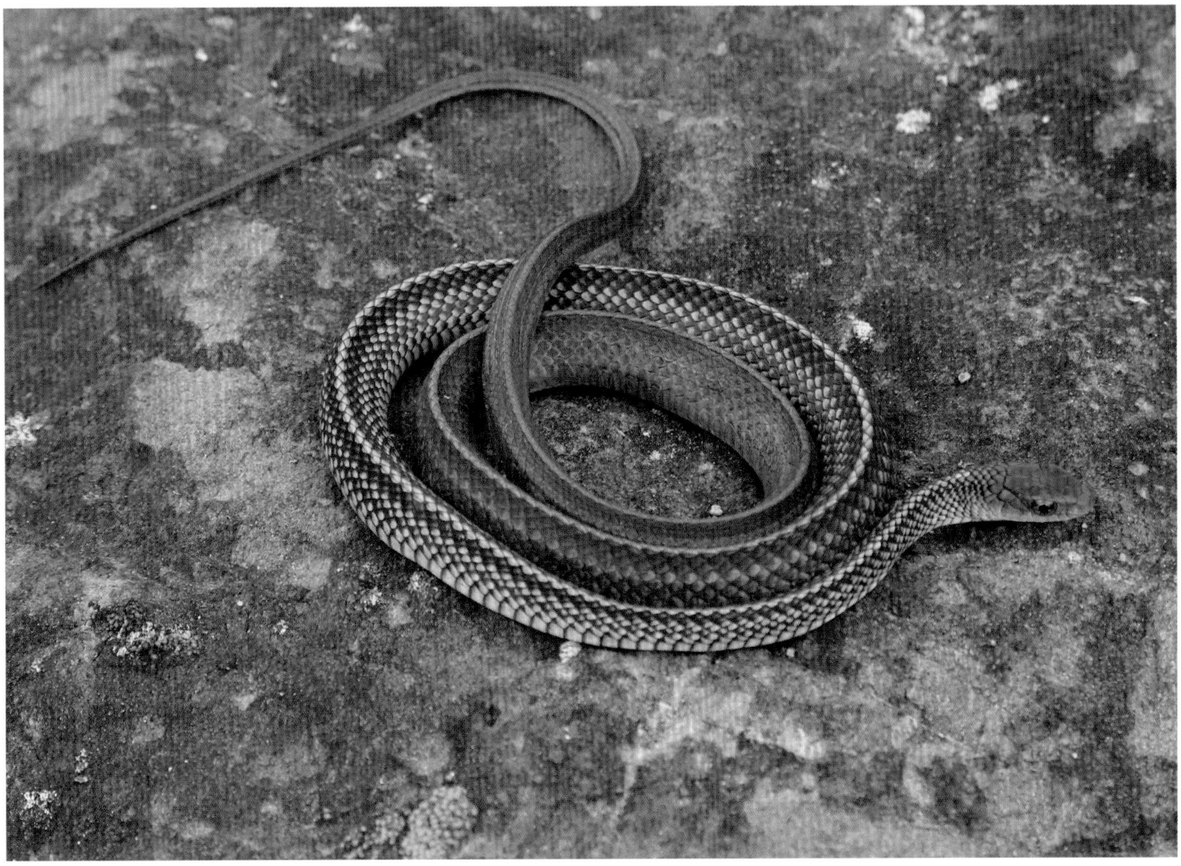

乌梢蛇

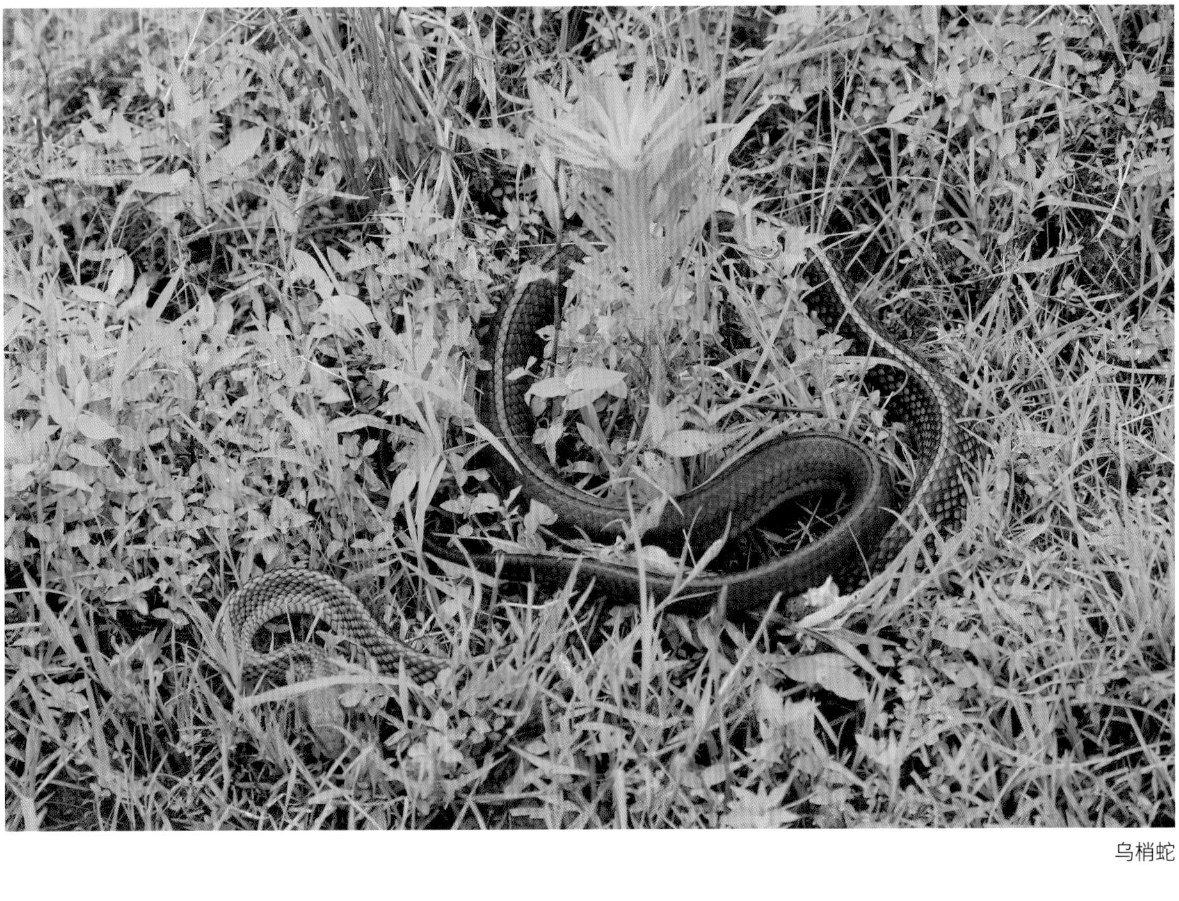

乌梢蛇

药材鉴别｜ 本品呈圆筒形，多压扁而皱缩，完整者形似蛇，长可达 1 m 甚至以上。背部银灰色或淡灰棕色，有光泽，鳞迹菱形或椭圆形，衔接处呈白色，略抽皱或凹下；腹部乳白色或略显黄色，鳞迹长方形，呈覆瓦状排列。体轻，质微韧，手捏有润滑感和弹性，轻轻搓揉，沙沙作响。气微腥，味淡或微咸。以润滑感和弹性强者为佳。

性味归经｜ 甘、咸，平；有毒。归肝经。

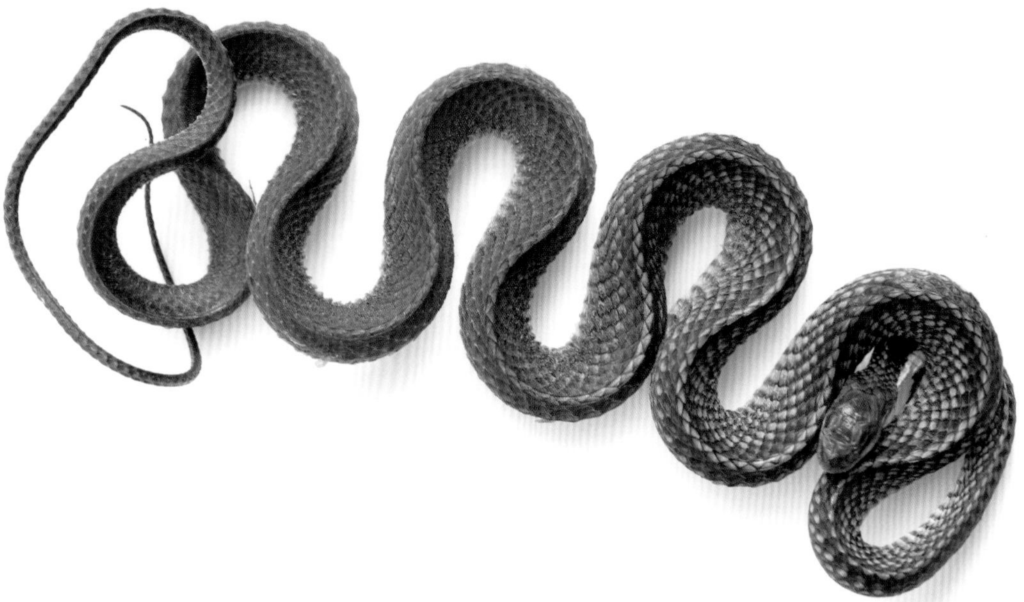

乌梢蛇药材

功效主治｜ 祛风，定惊，退翳，止痒，解毒消肿。主治惊痫抽搐、角膜翳障、风疹瘙痒、喉痹、口疮、龈肿、聤耳、痈疽、疔毒、瘰疬、恶疮、烫伤。

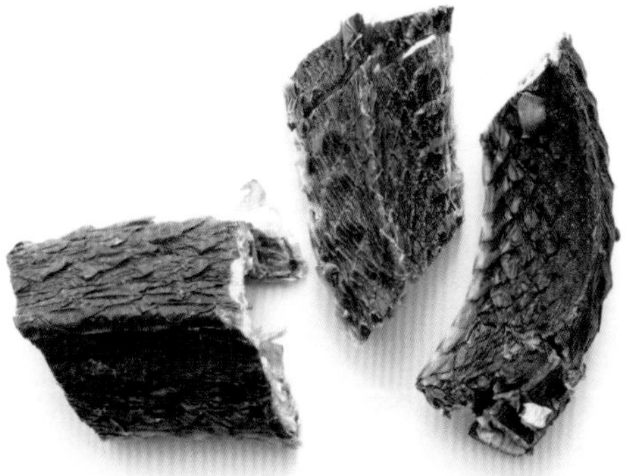

乌梢蛇饮片

药理作用｜ 蛇蜕水提取物对实验性大鼠的白细胞游走、足跖浮肿、血管通透性亢进及红细胞热溶血均具有抑制作用，显示较强抗炎作用。急性毒性试验显示无明显的毒性。

用法用量｜ 2 ~ 3 g。内服：煎汤，研末服，0.3 ~ 0.6 g。外用：适量，煎汤洗涤或研末调敷。

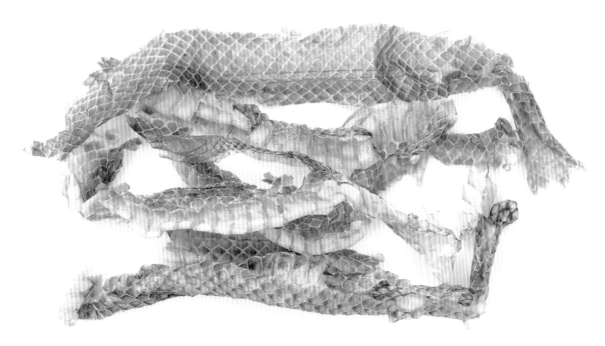

蛇蜕（乌梢蛇）药材

精选验方 |

1. 脑囊虫病 蛇蜕适量。研成细粉，开水送服，每次 3 g，每日 2 次，同时配服大戟汤（槟榔、大戟、木瓜、钩藤）。

2. 流行性腮腺炎 蛇蜕 6 g（成人及 12 岁以上儿童用量加倍）。洗净切碎，加鸡蛋 2 只搅拌，用油炒熟（可加盐），1 次服。

3. 睑腺炎 将完整的蛇蜕置于陈醋内浸泡，数日后取出剪成约 5 mm × 8 mm 的小块，贴敷局部，上盖浸有醋的棉片，固定，每 24 h 换药 1 次，痊愈为止。

4. 中耳炎 蛇蜕适量。烧成灰研末，调以麻油。同时先以双氧水洗净患耳，擦干后用棉棒蘸药涂于患部，每日或隔日 1 次。

5. 喉癌 蛇蜕、露蜂房、全蝎、射干、山豆根、桔梗、石斛各 9 g，麦冬 15 g，北沙参 30 g，玄参 18 g，生甘草 3 g。水煎取药汁，每日 1 剂，分 2 次服用。

6. 热毒蕴结型乳腺癌 蛇蜕、全蝎、蜂蜜各 30 g。晒干或烘干，碾成细粉，混合均匀，瓶装备用。口服，每日 3 次，每次 6 g。

使用禁忌 | 孕妇忌服。

麝香

SHEXIANG

维 药 名| 伊帕尔。

别　　名| 当门子、元寸香。

来　　源| 为鹿科动物林麝 *Moschus berezovskii* Flerov、马麝 *Moschus sifanicus* Przewalski 或原麝 *Moschus moschiferus* Linnaeus 成熟雄体香囊中的干燥分泌物。

识别特征| 体形小，长 65 ～ 95 cm，体重 8 ～ 13 kg。体毛粗硬，曲折如波浪状，易折断。雌雄均无角。耳长直立，上部圆形。眼大，吻端裸露，无眶下腺，雄兽上犬齿发达，露出唇外，向下微曲。四肢细长，后肢较前肢长；主蹄狭尖，侧蹄显著，尾短。雄兽有香腺囊，囊内分泌麝香，外部略隆起；香囊外毛细短，稀疏，皮肤外裸，囊的外皮中央有 2 小口，在前面的为香囊口，在后面的为尿道，口外都有细毛一撮。体毛深棕色，体背及体侧较深，腹毛较淡，下颌白色，颈两侧各有白色毛延至腋下，呈两条白带纹，颈背、体背有土黄色斑点，排列成四五纵行，腰及臀部两侧的斑点明显而密集。

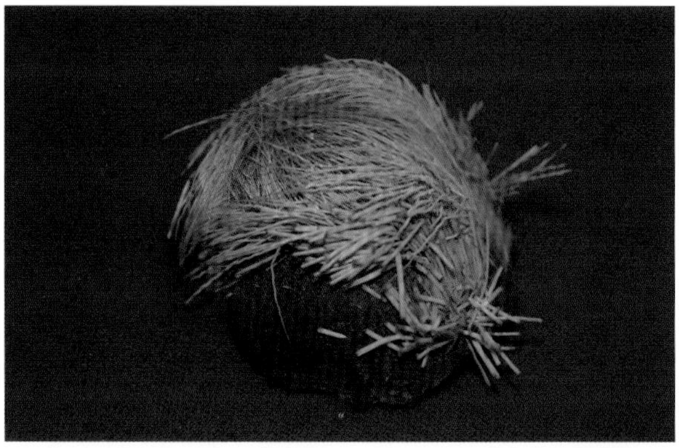
麝香药材

生境分布| 栖息于多岩石的针叶林和针、阔混交林中。分布于四川、西藏、云南、陕西、内蒙古等地。

采收加工| 野麝：多在冬季至次春猎取，猎获后，割取香囊，阴干，习称“毛壳麝香”，剖开香囊，除去囊壳，习称“麝香仁”。家麝：直接从其香囊中取出麝香仁，阴干或用干燥器密闭干燥。

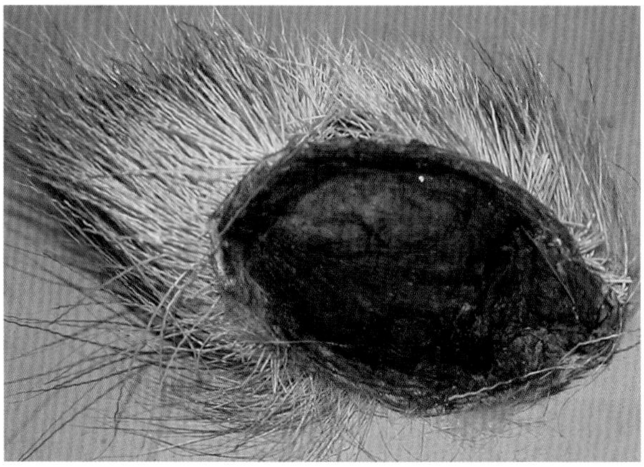
麝香药材

药材鉴别 | 野生麝香仁质软、油润、疏松，其中不规则圆球形或颗粒状者习称“当门子”，表面多呈紫黑色，油润光亮，微有麻纹，断面深棕色或黄棕色；粉末状者多呈棕褐色或黄棕色，并有少量脱落的内层皮膜和细毛。饲养麝香仁呈颗粒状、短条形或不规则的团块，表面不平，紫黑色或深棕色，显油性，微有光泽，并有少量毛和脱落的内层皮膜。气香浓烈而特异，味微辣、微苦。

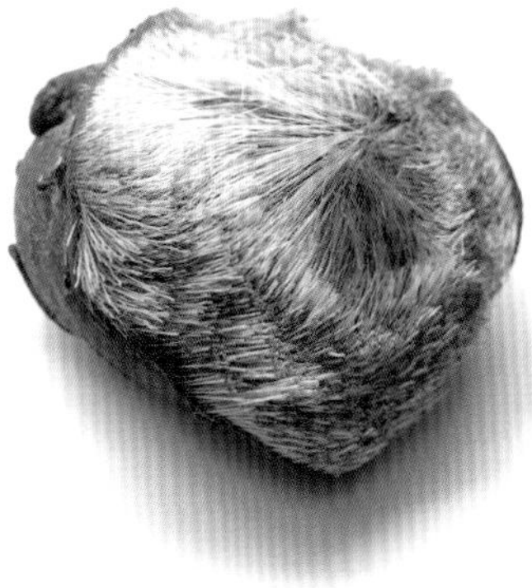

毛麝香（林麝）药材

性味归经 | 辛，温。归心、脾经。

功效主治 | 开窍醒神，活血通经，消肿止痛，催产。主治中风、痰厥、窍闭神昏等。

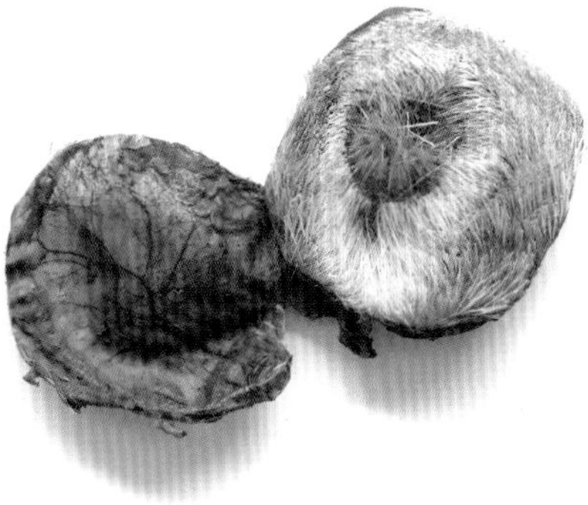

麝香囊（林麝）药材

药理作用 | 对中枢神经系统的影响：小剂量麝香及麝香酮对中枢神经系统呈兴奋作用，大量则有抑制作用。可以显著地减轻脑水肿，增强中枢神经系统对缺氧的耐受性，改善脑循环。麝香还具有神经胶质成熟因子样作用。

用法用量 | 0.03 ~ 0.1 g，入丸、散服，不入煎剂。外用：0.3 ~ 0.6 g，研末入药膏中敷贴。

精选验方 |

1. 昏迷不醒 麝香 0.03 g，大葱适量。切碎，用纱布包裹，将麝香放脐窝内，将大葱放在脐上，温敷。

2. 腹痛 麝香 0.03 g，小茴香 21 g，炮姜 15 g，吴茱萸 12 g。共研粗末，用烧酒调和，纱布包好，放在脐上，用艾柱或艾条灸。

3. 脉管炎 麝香 0.65 g，白胡椒 10 g，香油 120 ml。将香油倒入锅内，以小火烧至油沸，放入白胡椒炸至微黄色，然后将油倒入放有麝香的瓷罐内，密封，药油即成。以药棉球蘸药油少许涂敷患处，然后盖上纱布，用胶布固定。每日换 1 次，7 ~ 10 日为 1 个疗程。

4. 毛囊炎 麝香、肉桂、胡椒各 3 g，雄黄 30 g。共研极细末，装瓶备用。用时取药末掺在膏药内，外敷。

使用禁忌 | 孕妇及虚脱者禁用。

石膏

SHIGAO

维 药 名 | 盖及。

别　　名 | 白虎、煅石膏、生石膏、细理石、熟石膏。

来　　源 | 为硫酸盐类矿物硬石膏族石膏，主含含水硫酸钙（$CaSO_4 \cdot 2H_2O$）。

识别特征 | 为纤维状的结晶聚合体，呈长块状或不规则块状，大小不一。全体白色、灰白色或淡黄色，有白色、半透明或夹有蓝灰色或灰黄色片状杂质。体重、质脆，易纵向断裂，手捻能碎，纵断面具纤维状纹理，并有丝样光泽。硬度 1.5 ～ 2，比重 2.3，条痕白色。加热至 107℃时，失去部分结晶水，变成熟石膏，呈白色不透明块状或粉末。气微，味淡。

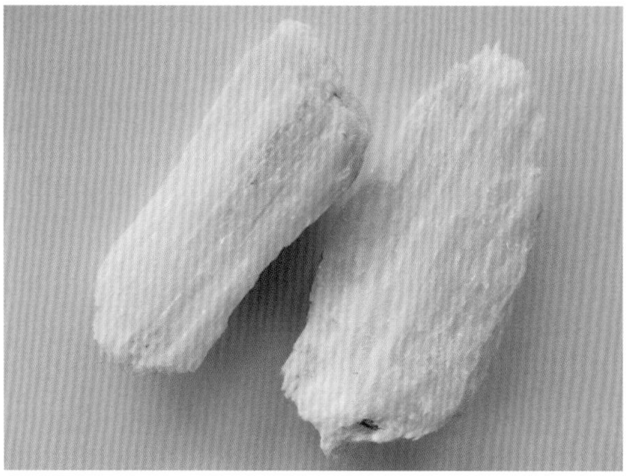

石膏药材

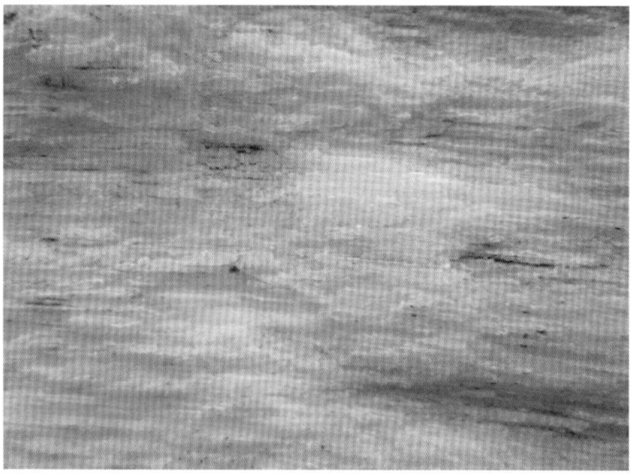

石膏药材

生境分布 | 主要生长于海湾盐湖和内陆湖泊的沉积岩中。分布极广，几乎全国各省区皆有蕴藏，主要分布于湖北、甘肃及四川，以湖北应城产者为最佳。

采收加工 | 全年可挖。挖出后去净泥土、杂石，碾碎或敲成小块。

药材鉴别 | 本品为纤维状的集合体，呈长块状、板块状或不规则块状。白色、灰白色或淡黄色，有的半透明。体重，质脆，易分成小块，用手捻即破碎，纵断面具绢丝样光泽。气微，味淡。

性味归经｜ 辛、甘，大寒。归肺、胃经。

功效主治｜ 清热泻火，除烦止渴。用于外感热病、高热烦渴、肺热喘咳、胃火亢盛、头痛、牙痛。

药理作用｜ 与生石膏退热相关的动物实验，所得结论不甚一致。白虎汤有明显的解热作用；小剂量石膏浸液对离体蟾蜍心及兔心有兴奋作用，大剂量时则呈现抑制作用；石膏有提高肌肉和外周神经兴奋性的作用；小剂量石膏使家兔离体小肠和子宫振幅增大，大剂量则使其紧张度降低，振幅减小；石膏液能使烧伤大鼠偏低的 T 细胞数、淋巴细胞转化率显著恢复；石膏有缩短凝血时间、利尿、促进胆汁排泄等作用。

用法用量｜ 15 ~ 60 g，生石膏煎服（宜先煎）。煅石膏适量外用，研末撒敷患处。

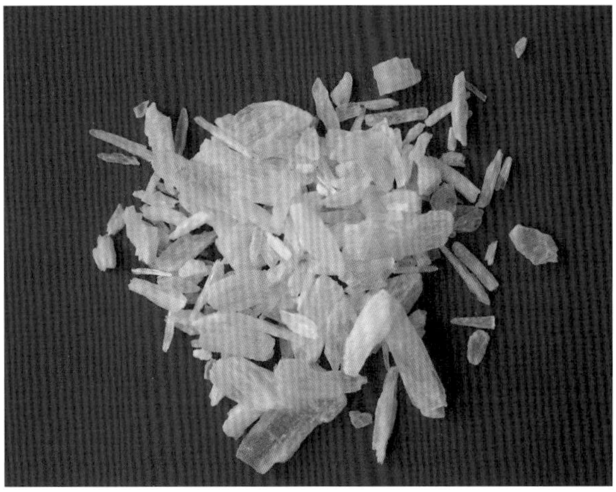

石膏药材

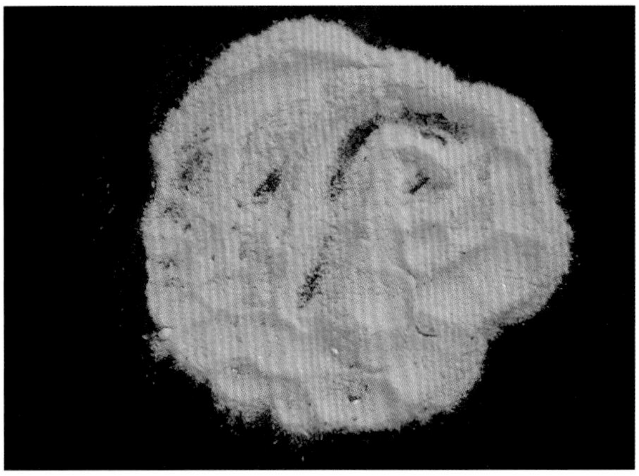

石膏药材

精选验方｜

1. 胃火头痛、牙痛、口疮 生石膏 15 g，升麻 12 g。水煎服。

2. 热盛喘嗽 石膏 100 g，炙甘草 25 g。研为末，每服 15 g，生姜、蜜调下。

3. 过敏性鼻炎 石膏 20 g，紫草、石榴皮、乌梅各 12 g，五味子 10 g，麻黄、桂枝、生姜、杏仁各 9 g，大枣 4 枚，甘草 5 g。水煎取药汁，每日 1 剂，分 2 次服用。

4. 小儿上呼吸道感染 生石膏 15 ~ 30 g，羌活、桔梗、板蓝根、羊蹄根各 6 ~ 10 g，七叶一枝花 10 ~ 12 g，淡黄芩 5 g，寒水石 10 ~ 30 g，生甘草 1.5 ~ 3 g。水煎取药汁，每日 1 剂，分 2 次服用。

5. 乳腺炎、腮腺炎、淋巴管炎 生石膏 30 g，新鲜败酱草叶适量。共捣烂，加鸡蛋清调敷患处，每日 2 次。

6. 脑炎发热 生石膏 50 g，金银花、连翘、元参各 20 g，栀子 15 g，生地黄 25 g。水煎，频冷服。

使用禁忌｜ 脾胃虚寒及阴虚内热者禁用。

石榴皮

SHILIUPI

维 药 名｜ 阿那尔破斯提。

别　　名｜ 炒榴皮、榴皮炭。

来　　源｜ 为石榴科落叶灌木或小乔木石榴 *Punica granatum* L. 的干燥果皮。

识别特征｜ 石榴是落叶灌木或小乔木，树冠丛状自然圆头形，树高 5 ～ 7 m，一般 3 ～ 4 m，但矮生石榴高约 1 m 或更矮。树干呈灰褐色，上有瘤状突起，干多向左方扭转。叶对生或簇生，呈长披针形至长圆形，或椭圆状披针形，顶端尖，表面有光泽，背面中脉凸起。花两性，依子房发达与否，有钟状花和筒状花之别，前者子房发达，善于受精结果，后者常凋落不实。子房下位，成熟后变成大型而多室、多子的浆果，每室内有多数籽粒；外种皮肉质，呈鲜红、淡红或白色，多汁，甜而带酸，即为可食用的部分；内种皮为角质，也有退化变软的，即软籽石榴。花期 5 ～ 6 月，果期 9 ～ 10 月。

生境分布｜ 生长于高原山地、乡村的房舍前后。全国大部分地区均有栽培。

采收加工｜ 秋季果实成熟后收集，洗净，晒干，生用或炒用。

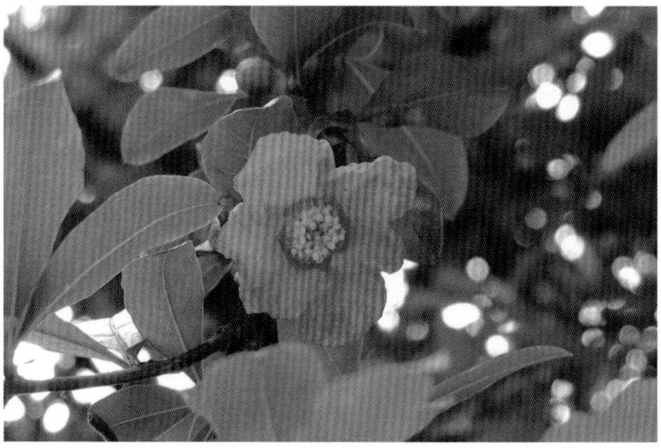

石榴

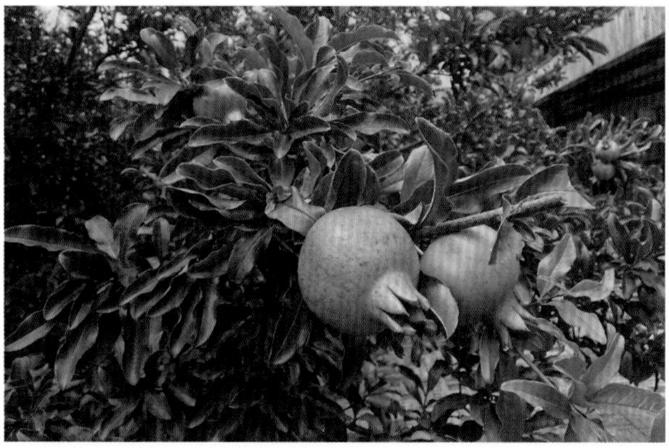

石榴

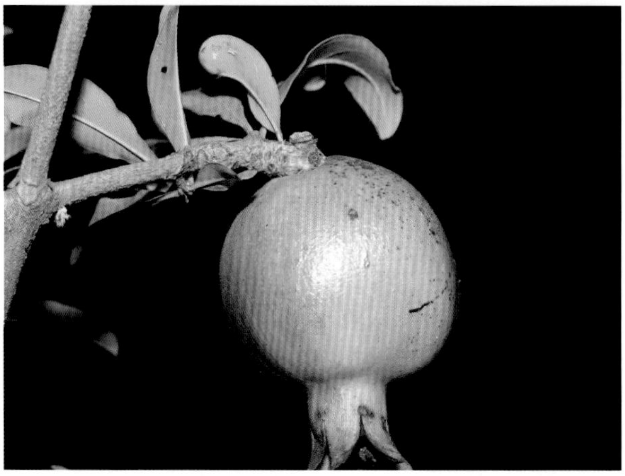

石榴

药材鉴别| 本品为不规则的片状或瓢状，大小不一，厚1.5 ~ 3 mm。外表面红棕色、棕黄色或暗棕色，略有光泽，粗糙，有多数疣状突起，有的有突起的筒状宿萼及粗短果梗痕。内面黄色或红棕色。有隆起呈网状的果蒂残痕。质硬而脆，断面黄色，略呈颗粒状。气微，味苦涩。以皮厚、色红棕、整洁者为佳。

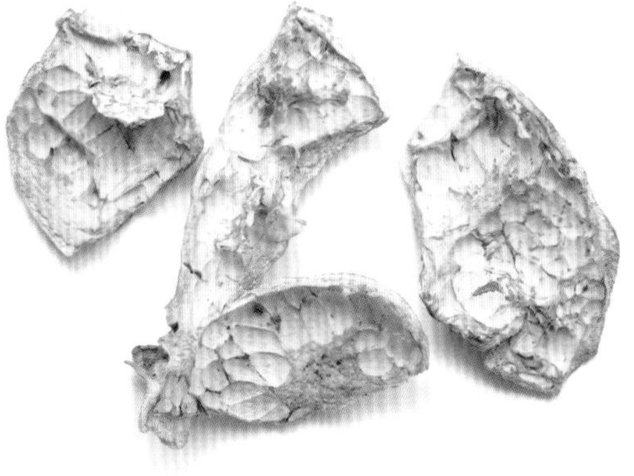

石榴皮（石榴）药材

性味归经| 酸、涩，温。归胃、大肠经。

功效主治| 涩肠止泻，杀虫。本品味酸涩，主入大肠经，收敛为用，故可涩肠止泻，安蛔杀虫。

药理作用| 其煎剂作用于寄生虫肌肉，使其持续收缩，故可驱杀虫体。据抗菌实验可知，其煎剂也对金黄色葡萄球菌、溶血性链球菌、霍乱弧菌、痢疾杆菌、伤寒及副伤寒杆菌、变形杆菌、大肠杆菌、绿脓杆菌及结核杆菌有明显的抑制作用。对多数致病真菌也有抑制作用。

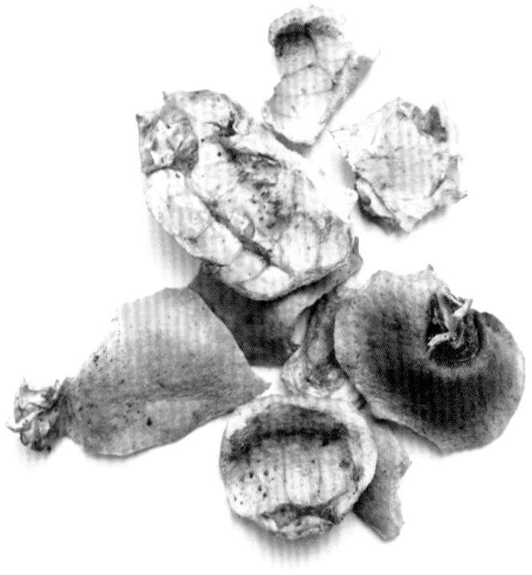

石榴皮（石榴）药材

用法用量| 3 ~ 10 g，煎服；止血多炒炭用。外用：适量，研末调服或熏洗。

精选验方|

1. 水火烫伤 石榴皮适量。研末，麻油调搽患处。

2. 驱绦虫、蛔虫 石榴皮、槟榔各等份。研细末，每次服 10 g（小儿酌减），每日 2 次。

3. 腹泻 石榴皮 15 g。水煎后加红糖或白糖饮服，每日 2 次，餐前服用。

4. 鼻出血 石榴皮 30 g。水煎服。

5. 便血 石榴皮适量。炒干研末，每次服 9 g，每日 3 次，开水送服。

6. 外伤出血 石榴皮 20 g，桂圆核 10 g，加冰片 0.3 g。和匀，敷患处。

7. 细菌性阴道炎 石榴皮 30 g。水煎取药汁，代茶饮，每日 2 ~ 3 次，连服 1 周为 1 个疗程。

使用禁忌| 泻痢初起者忌用。

水蛭

SHUIZHI

维 药 名| 祖鲁克。

别　　名| 马蛭、蚂蟥、制水蛭、烫水蛭。

来　　源| 为水蛭科动物蚂蟥 *Whitmania pigra* Whitman、水蛭 *Hirudo nipponica* Whitman 等的干燥体。

识别特征| 体长稍扁，乍视之似圆柱形，体长 2 ～ 5 cm，宽 2 ～ 3 mm。背面绿中带黑，有 5 条黄色纵纹，腹面平坦，灰绿色，无杂色斑，整体环纹显著，体节由 5 环组成，每环宽度相似。眼 10 个，呈"∩"形排列，口内有 3 个半圆形的颚片围成 Y 形，当吸着动物体时，用此颚片向皮肤钻进，吸取血液，由咽经食道而贮存于整个消化道和盲囊中。身体各节均有排泄孔，开口于腹侧。雌雄生殖孔相距 4 环，各开口于环与环之间。前吸盘较易见，后吸盘更显著，吸附力也强。

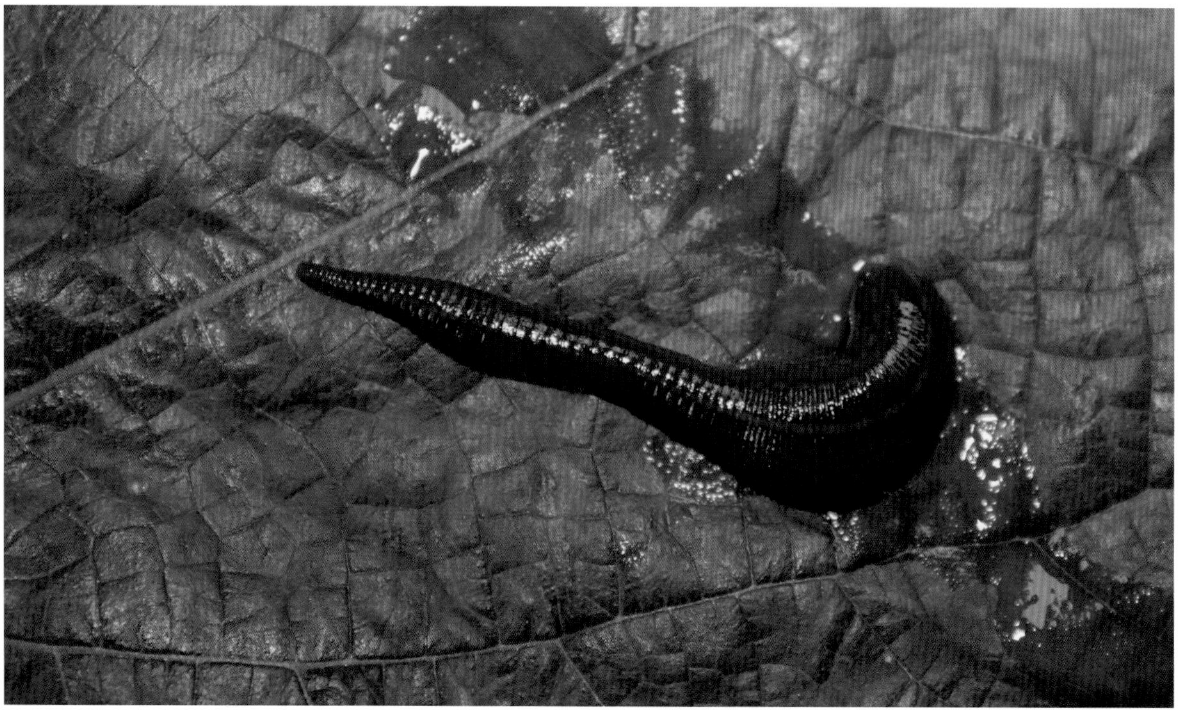

蚂蝗

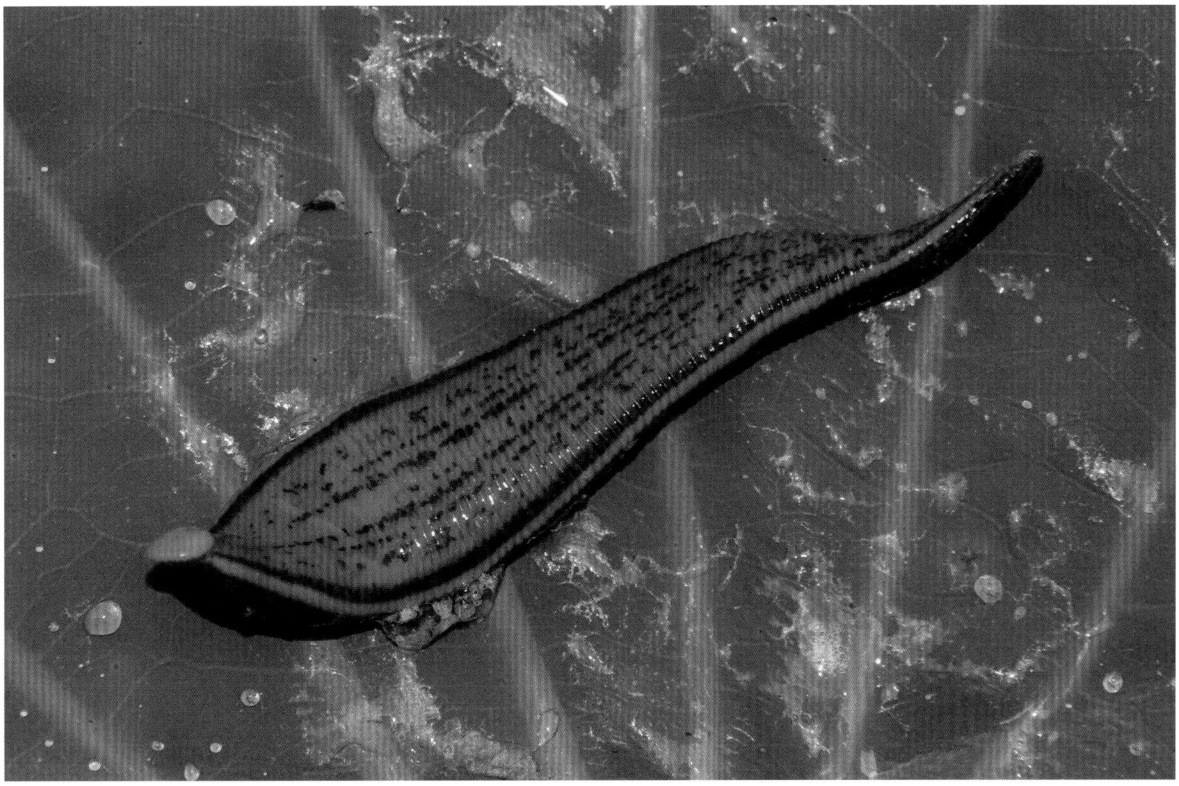
蚂蝗

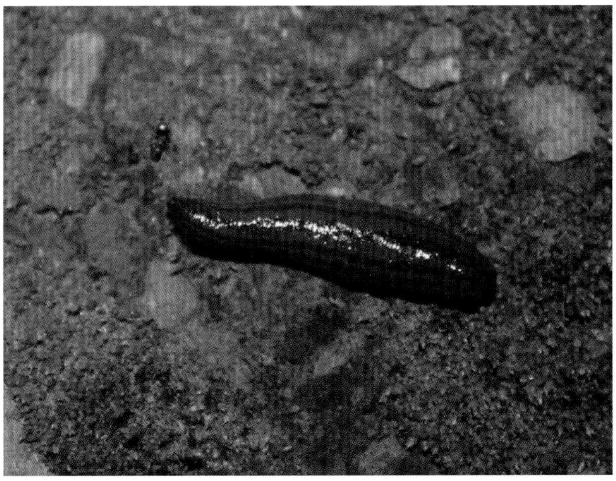
蚂蝗

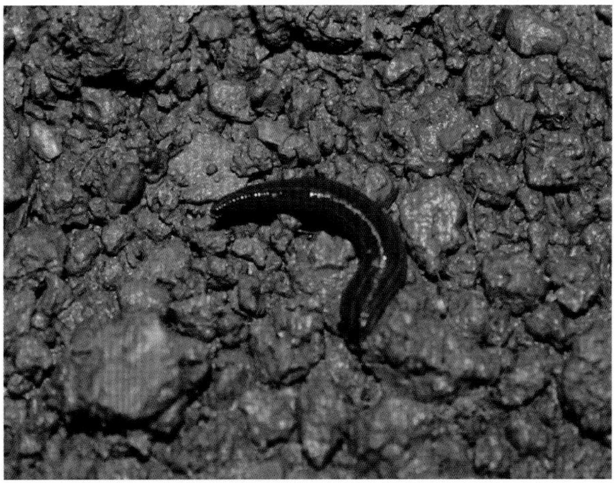
蚂蝗

蚂蝗

蚂蝗

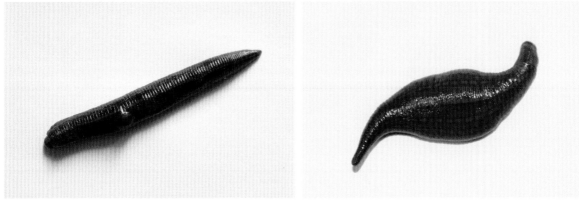

生境分布| 生长于稻田、沟渠、浅水污秽坑塘等处，全国大部分地区均有出产，多属野生。主要分布于我国南部地区。

采收加工| 夏、秋二季捕捉后，洗净，用开水烫死或用石灰、草木灰、酒闷死，晒干或烘干。

药材鉴别| 本品呈不规则扁块状或扁圆柱形，略鼓起，有环纹。表面棕黄色至黑褐色，附有少量白色滑石粉。宽水蛭断面胶质状，有光泽；长条水蛭断面不平坦，无光泽。断面松泡，灰白色至焦黄色。气微腥，味辛咸。以体小、条整齐、黑褐色、无杂质者为佳。

性味归经| 咸、苦，平；有小毒。归肝经。

功效主治| 破血，逐瘀，通经。主治蓄血，症瘕，积聚，妇女经闭，干血成痨，跌扑损伤，目亦痛，云翳。

药理作用| 水蛭素可阻止凝血酶对纤维蛋白原的作用，阻碍血液凝固。20 mg 水蛭素可阻止 100 g 人血的凝固；对细菌内毒素引起的大鼠血栓形成有预防作用，并减少大鼠的死亡率；水蛭素有肝素样抗凝血作用。

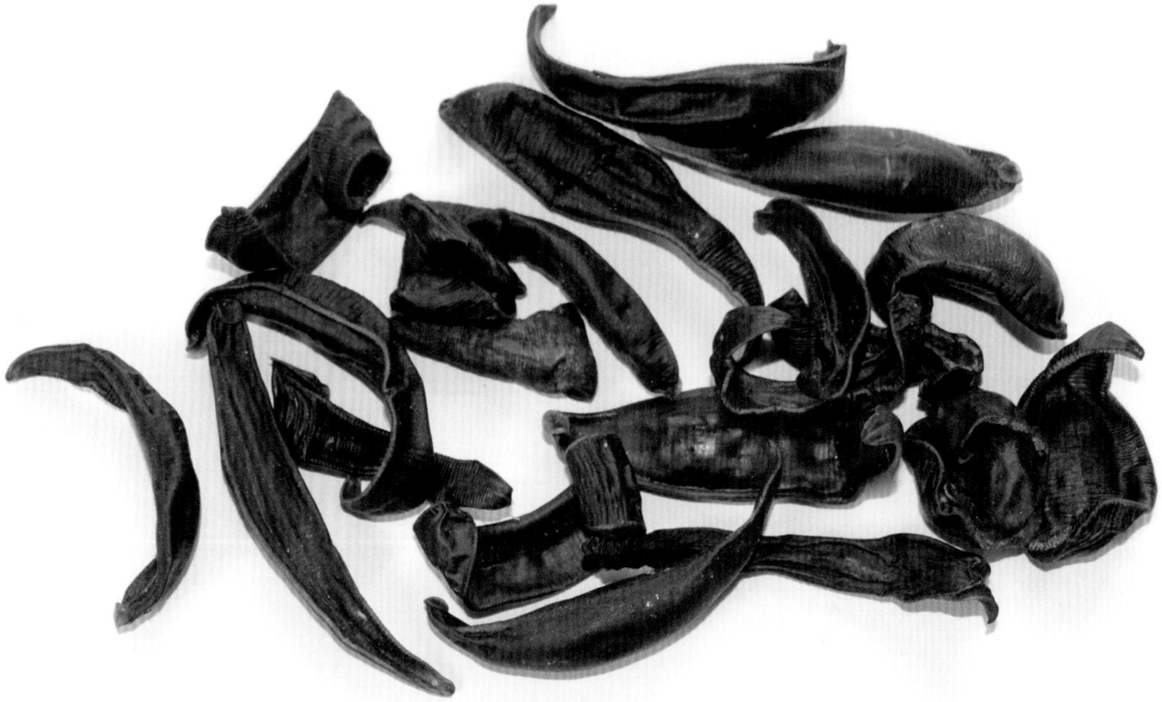

水蛭药材

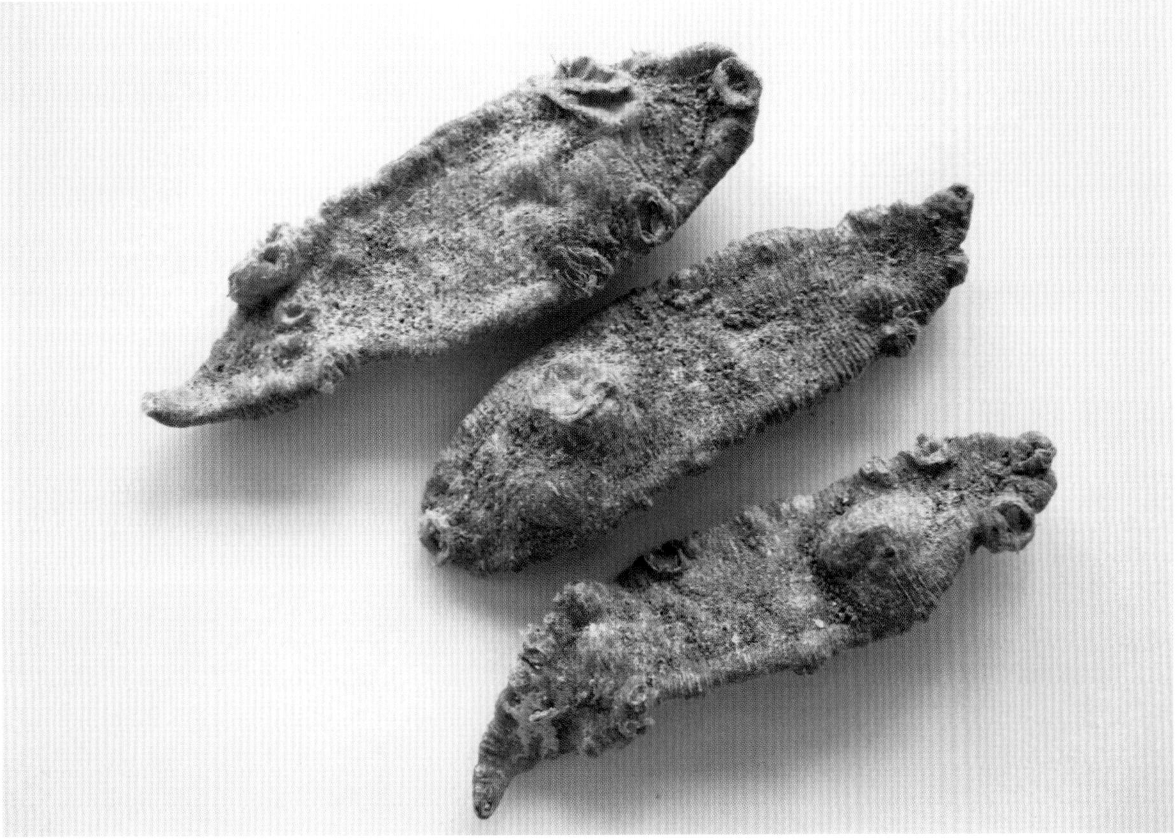

水蛭饮片

用法用量｜ 3 ~ 6 g，煎服；研末吞服，每次 0.3 ~ 0.5 g。

精选验方｜

1. 骨折 水蛭适量。新瓦上焙干，为细末，热酒调下 5 g。并及时固定骨折处。

2. 肝癌 水蛭、虻虫、土鳖虫、壁虎、蟾皮等量。炼蜜为丸，每丸 4.5 g，每次 9 g，每日 2 次。

3. 慢性前列腺炎 水蛭、黄柏、知母、穿山甲、沙苑子各 10 g，蒲公英、白茅根各 30 g，败酱草、王不留行各 20 g。水煎 2 次，分 2 次服，每日 1 剂。

4. 中风后遗症 水蛭 50 g，郁金 20 g，川芎 30 g。共研粉，温水冲服，每次 10 g，每日 3 次。

5. 血瘀经闭腹痛 水蛭 1.5 钱，丹参、赤芍各 5 钱，川芎 2 钱，香附 4 钱，红花 3 钱。水煎服。

6. 跌打损伤 水蛭、朴硝各等份。研末调敷患处；或用焙水蛭末 2 钱，黄酒冲服。

7. 外伤有瘀血 水蛭适量。焙干研粉，撒敷伤口处。

使用禁忌｜ 孕妇忌服。

丝瓜络

SIGUALUO

维 药 名｜阿合日。

别　　名｜丝瓜筋、丝瓜瓤。

来　　源｜为葫芦科一年生攀缘草本植物丝瓜 *Luffa cylindrica* (L.) Roem. 的干燥成熟果实中的维管束。

识别特征｜一年生攀缘草本。茎有5棱，光滑或棱上有粗毛；卷须通常3裂。叶片掌状5裂，裂片三角形或披针形，先端渐尖，边缘有锯齿，两面均光滑无毛。雄花的总状花序有梗，长10 ~ 15 cm，花瓣分离，黄色或淡黄色，倒卵形，长约4 cm；雌花的花梗长2 ~ 10 cm；果实长圆柱形，长20 ~ 50 cm，直或稍弯，下垂，无棱角，表面绿色，成熟时黄绿色至褐色，果肉内有强韧的纤维如网状。种子椭圆形，扁平，黑色，边缘有膜质狭翅。花、果期8 ~ 10月。

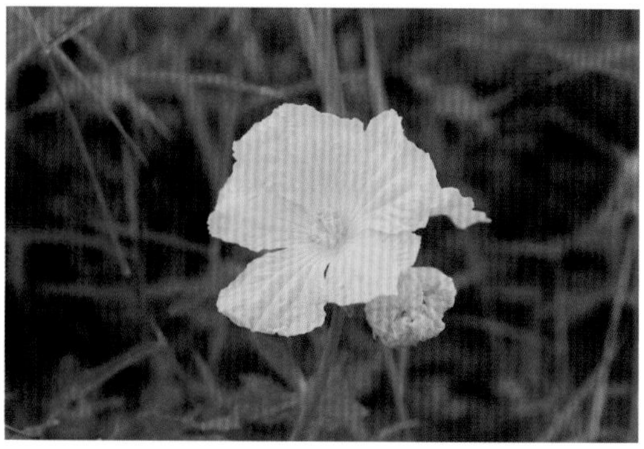
丝瓜

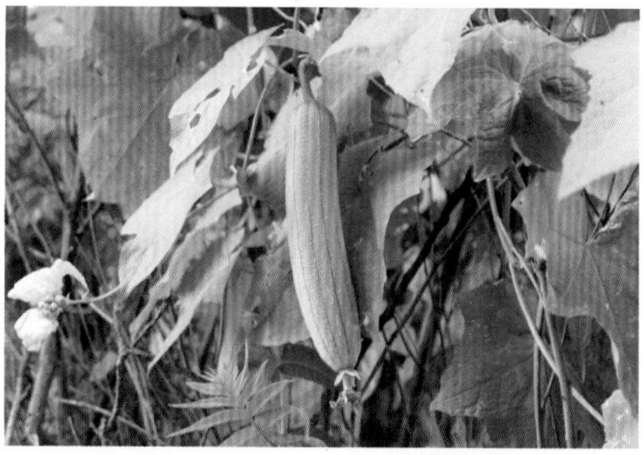
丝瓜

生境分布｜我国各地均有栽培。

采收加工｜夏、秋二季果实成熟、果皮变黄、内部干枯时采摘，除去外皮及果肉，洗净，晒干，除去种子。

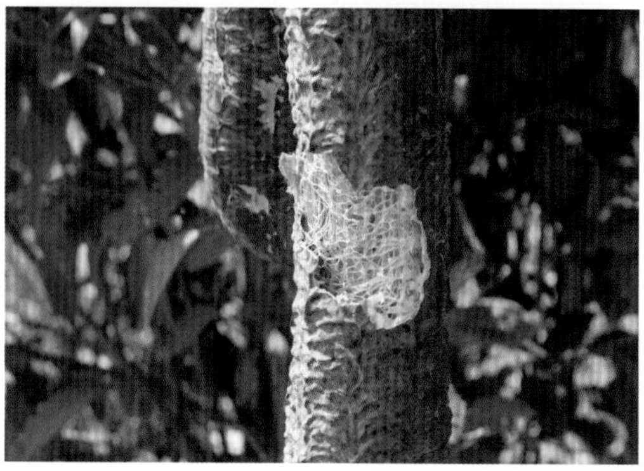
丝瓜

药材鉴别｜本品为筋络（维管束）交织而成的网状条状，表面黄白色。体轻，质韧，有弹性。气微，味淡。

性味归经| 甘，平。归肺、胃、肝经。

功效主治| 祛风通络，解毒化痰。本品体轻善通，入肺则通肺络，入胃则通胃络，入肝则通脉络，性平偏凉而清热解毒，清肺化痰，故有祛风通络、解毒化痰之功。

药理作用| 经动物实验证明，丝瓜藤煎剂有止咳、祛痰、平喘作用。丝瓜藤煎剂和酒浸剂对肺炎双球菌有较强的抑制作用，对甲型链球菌和乙型链球菌也有抑制作用。丝瓜子则有驱肠虫的作用。

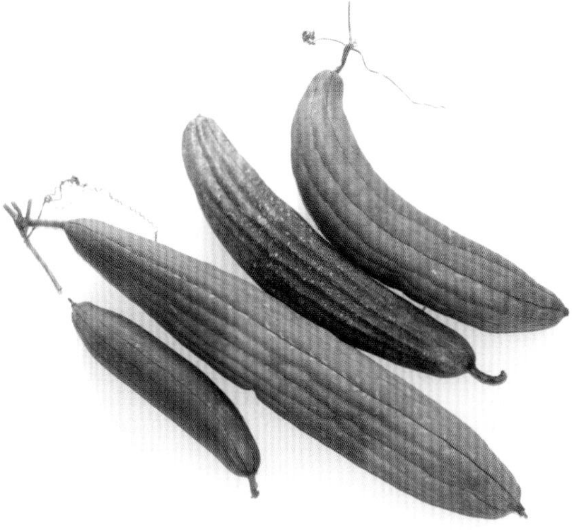
丝瓜络药材

用法用量| 6 ~ 10 g，煎服，大剂量可用至 60 g。

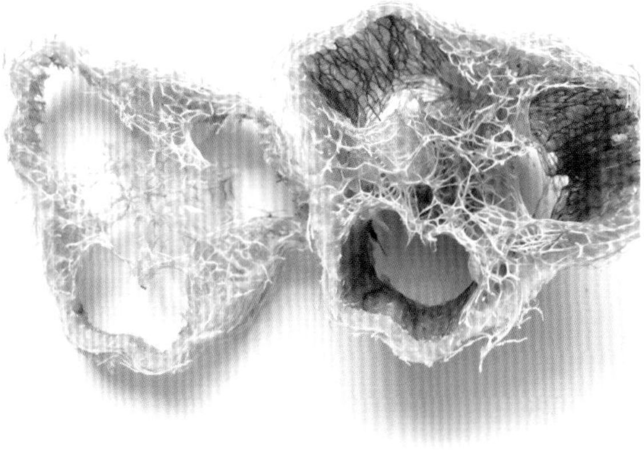
丝瓜络饮片

精选验方|

1. **甲状腺腺瘤** 丝瓜络、夏枯草各 30 g，甘草 10 g。水煎服，每日 1 剂，早晚分服。

2. **咳喘** 丝瓜络 20 g，桑皮 30 g，杏仁 15 g，鲜豆浆 1 碗。煎煮，沸后再加白开水 1 碗，1 次顿服。

3. **小儿肠炎** 丝瓜络、葛根、扁豆花、木瓜各 6 ~ 10 g，炒乌梅、煨木香各 3 ~ 6 g，生山楂 6 ~ 8 g。每日 1 剂，浓煎至 100 ~ 150 ml，分 4 ~ 5 次服，随证加减。

4. **肉芽肿性唇炎** 丝瓜络、白茯苓（先煎）各 20 g，炒白术、薏苡仁各 6 g，蒲公英 40 g，牡丹皮、赤芍、川贝母、金银花、车前草各 10 g，桑白皮、山豆根各 5 g。水煎服。

5. **肩周炎** 丝瓜络、黄芪、鸡血藤、老桑枝各 30 g，威灵仙、当归尾、川续断、伸筋草各 12 g，千年健、桂枝尖各 9 g，片姜黄 10 g。水煎服。

6. **皮肤结节性红斑** 丝瓜络、地骨皮、白薇、生地黄、蒲公英、秦艽、夏枯草、丹参、赤芍、忍冬藤、石斛、松节等各适量。随证加减，水煎服。

使用禁忌| 寒嗽、寒痰者慎用。

苏合香

SUHEXIANG

维 药 名| 米艾衣力蜜。

别　　名| 苏合香油。

来　　源| 为金缕梅科乔木苏合香树*Liquidambar orientalis* Mill.的树干渗出的香树脂，经加工精制而成。

识别特征| 苏合香树为乔木，高 10 ~ 15 m。叶互生，具长柄，叶片掌状，多为 3 ~ 5 裂，裂片卵形或长方卵形，边缘有锯齿。花单性，雌雄花序常并生于叶腋，小花多数集成圆头状花序，黄绿色；雄花的圆头状花序呈总状排列，花有小苞片，无花被，雄蕊多数，花丝短；雌花序单生，总花梗下垂，花被细小，雌蕊由多心皮合成，子房半下位，2 室。果序球形，直径约 2.5 cm，由多数蒴果聚生，蒴果先端喙状，熟时顶端开裂，种子 1 或 2 粒。

生境分布| 喜生长于湿润肥沃的土壤。分布于印度、土耳其等地，我国广西有栽培。

采收加工| 初夏时将树皮击伤或割破，深达木部，使香树脂渗入树皮内。至秋季剥下树皮，榨取香树脂，即为普通苏合香。如将其溶解于酒精中，过滤，蒸去酒精，则为精制苏合香。

药材鉴别| 本品为半流动性的浓稠液体。棕黄色或暗棕色，半透明。质黏稠，气芳香。

性味归经| 辛，温。归心、脾经。

功效主治| 开窍醒神，辟秽止痛。本品辛香气烈，较诸香为甚，性温无毒，善开窍逐秽，与麝香功用相似。凡一切中风、中痰、中气而卒然昏厥的危证皆可用此开之。本品多入复方，单用者罕见。

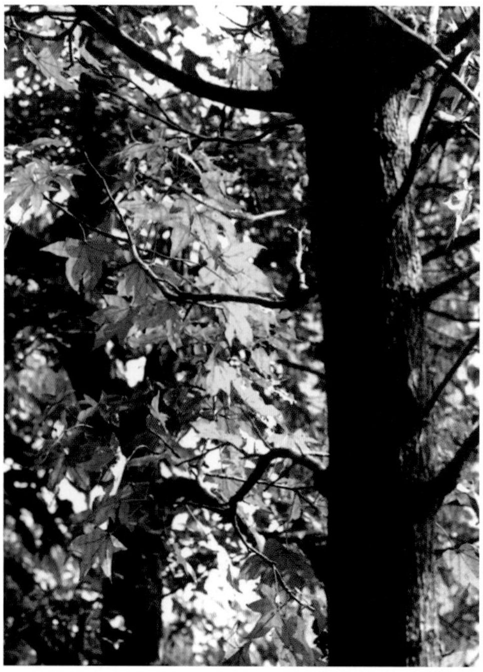

苏合香

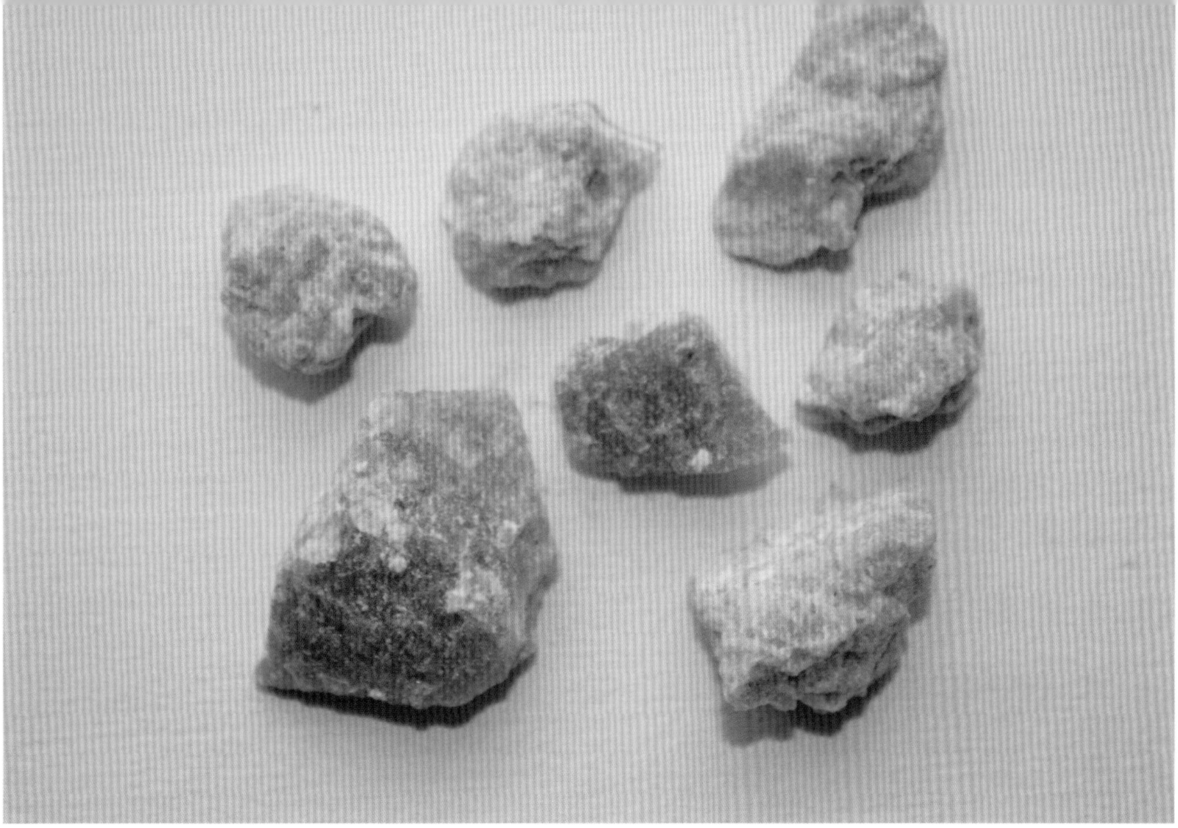

苏合香饮片

药理作用 | 有抗菌、抗炎作用，并能抗血小板聚集，明显增加实验性心肌梗死犬的冠窦血流量，减慢心率，降低心肌耗氧量。苏冰滴丸具有显著的抗心肌缺血的效果，对于游泳应激及垂体后叶素所致小鼠心肌缺血性超微结构改变有明显的保护效果，并能对抗垂体后叶素所致心肌营养性血容量的降低，对抗去甲肾上腺素所致的主动脉收缩。

用法用量 | 0.3 ～ 1 g，宜入丸、散服，不入煎剂。

精选验方 |

1. 小儿喘息 苏合香丸适量。每服 1/3 丸，每日 2 次。

2. 冠心病、心绞痛 多用复方制剂如冠心苏合丸、苏冰滴丸等，对解除胸闷、缓解心绞痛，改善心电图结果有一定成效。在发病时立即含服 1 ～ 2 粒苏冰滴丸，能迅速缓解症状。

3. 胆道蛔虫症 苏合香丸适量。每服 1 丸，每日 2 ～ 3 次，若呕吐服药困难，可配合溴米那普鲁卡因肌内注射。

4. 寒气犯胃呃逆症 苏合香丸适量。每服 1 丸，每日 3 次。

5. 三叉神经痛 苏合香丸适量。每服 1 丸，每日 2 次，连服 5 日。

6. 双眼挤动症 苏合香丸适量，菊花 10 g，荆芥穗 5 g。煎汤送服，每次 2/3 丸，每日 2 次，服 1 周后，症状明显减轻，双眼挤动次数减为 12 次 / 分钟，连服 9 日。

7. 冻疮 苏合香溶解于酒精中涂敷之。

使用禁忌 | 热闭及虚脱之证不宜使用。

锁阳

SUOYANG

维药名 | 也尔买地克。

别　名 | 锈铁锤、地毛球、锁燕。

来　源 | 为锁阳科植物锁阳 *Cynomorium songaricum* Rupr. 的干燥肉质茎。

识别特征 | 多年生肉质寄生草本。地下茎粗短，具有多数瘤突吸收根。茎圆柱形，暗紫红色，高 20 ~ 100 cm，径 3 ~ 6 cm，大部分埋于沙中，基部粗壮，具鳞片状叶。鳞片状叶卵圆形、三角形或三角状卵形，长 0.5 ~ 1 cm，宽不及 1 cm，先端尖。穗状花序顶生，棒状矩圆形，长 5 ~ 15 cm，直径 2.5 ~ 6 cm；生密集的花和鳞状苞片，花杂性，暗紫色，有香气。雄花有两种，一种具肉质花被 5 枚，长卵状楔形，雄蕊 1，花丝短，退化子房棒状；另一种雄花具数枚线形、肉质总苞片，无花被，雄蕊 1，花丝较长，无退化子房。雌花具数枚线状、肉质总苞片，其中有 1 枚常较宽大，雌蕊 1，子房近圆形，上部着生棒状退化雄蕊数枚，花柱棒状。两性花多先于雄花开放，具雄蕊雌蕊各 1，雄蕊着生子房中部。小坚果，球形，有深色硬壳状果皮。花期 6 ~ 7 月，果期 6 ~ 7 月。

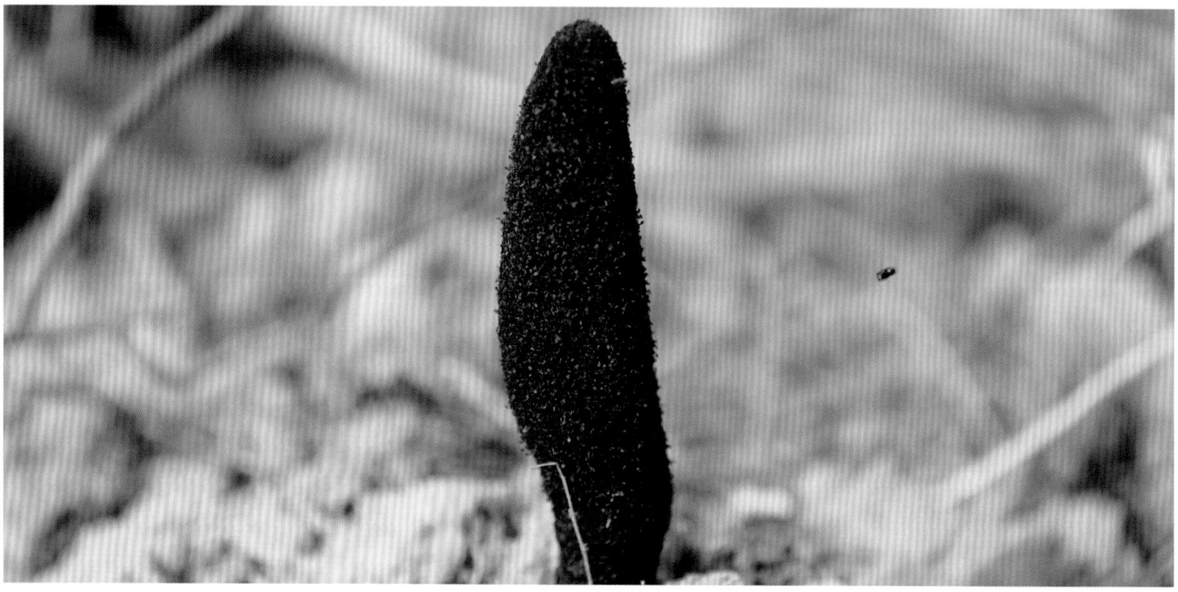

锁阳

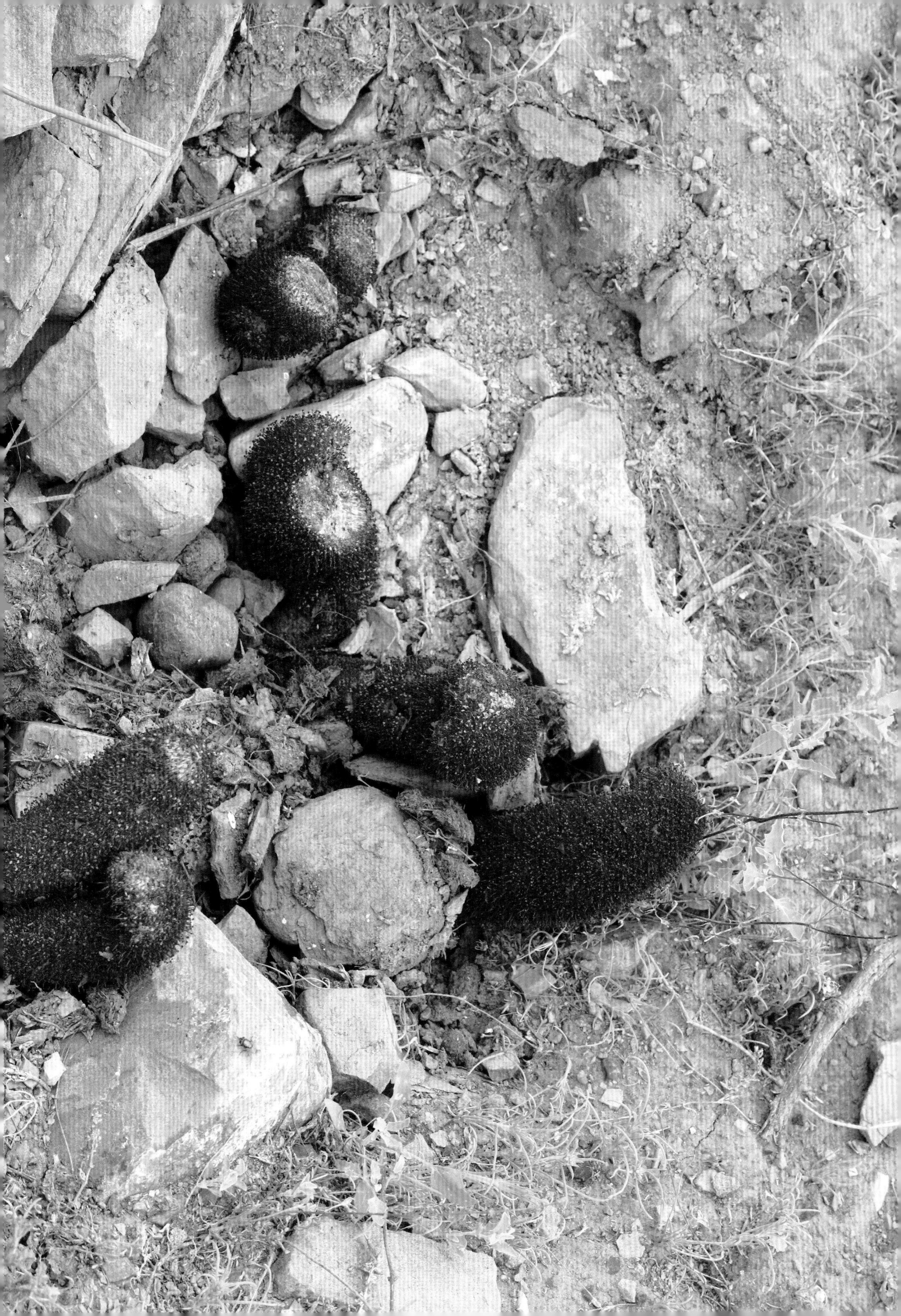

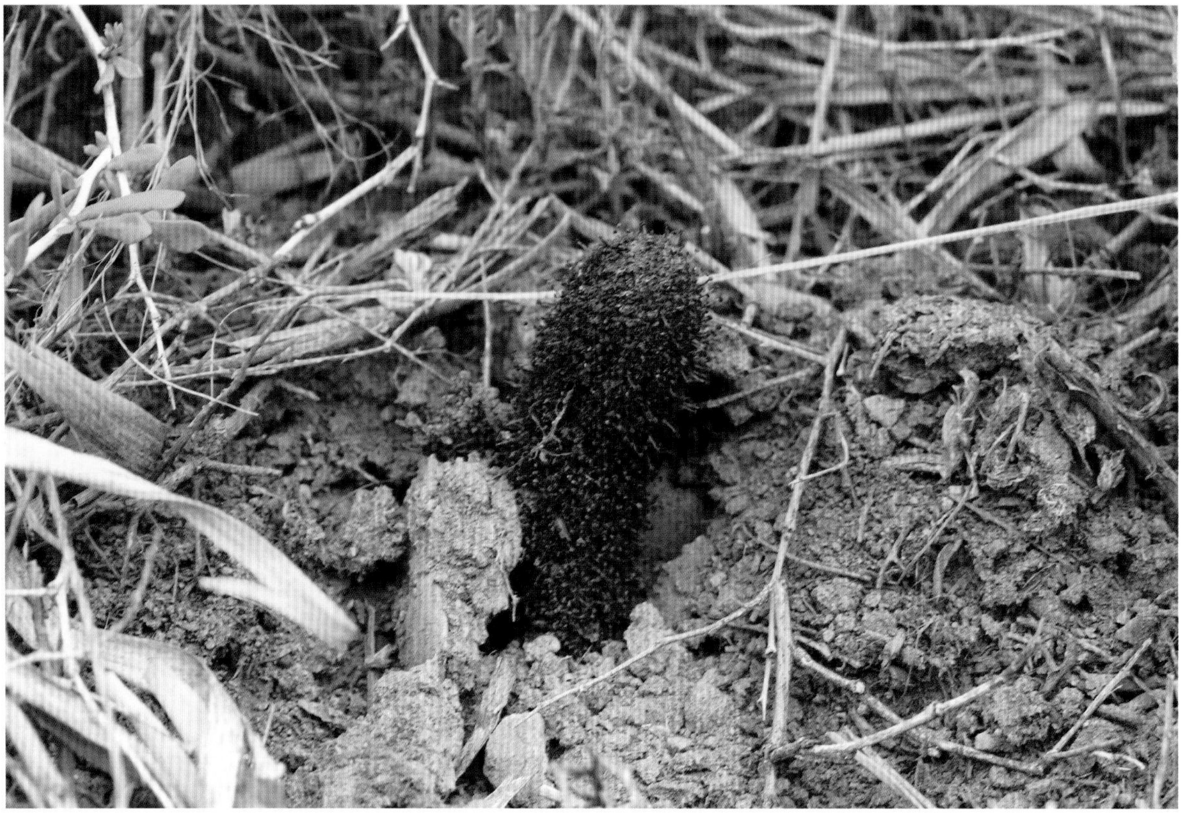

锁阳

生境分布 生长于干燥多沙地带，多寄生于白刺的根上。分布于内蒙古、甘肃、青海等地。

采收加工 春、秋二季均可采收，以春采者为佳。除去花序，置沙土中半埋半露，连晒带烫，使之干燥。

药材鉴别 本品为不规则或类圆形的薄片。切面红棕色或棕褐色，散有黄色三角状维管束；外皮棕黄色或棕褐色，粗糙，具明显纵沟，质坚实。气微，味甘而涩。

性味归经 甘，温。归肝、肾、大肠经。

功效主治 补肾壮阳，益肠通便。主治肾虚阳痿，遗精早泄，下肢痿软，虚人便秘。

药理作用 对小鼠灌胃锁阳醇提物，可使吞噬功能低下小鼠的巨噬细胞吞噬红细胞能力有所恢复。静脉点滴锁阳醇提物可使幼年大鼠血浆睾酮含量显著提高，表明锁阳有促进动物性成熟作用。锁阳水浸液对实验动物有降低血压、促进唾液分泌作用，能使细胞内 DNA 和 RNA 合成率提高。

用法用量 10 ~ 15 g，煎服。

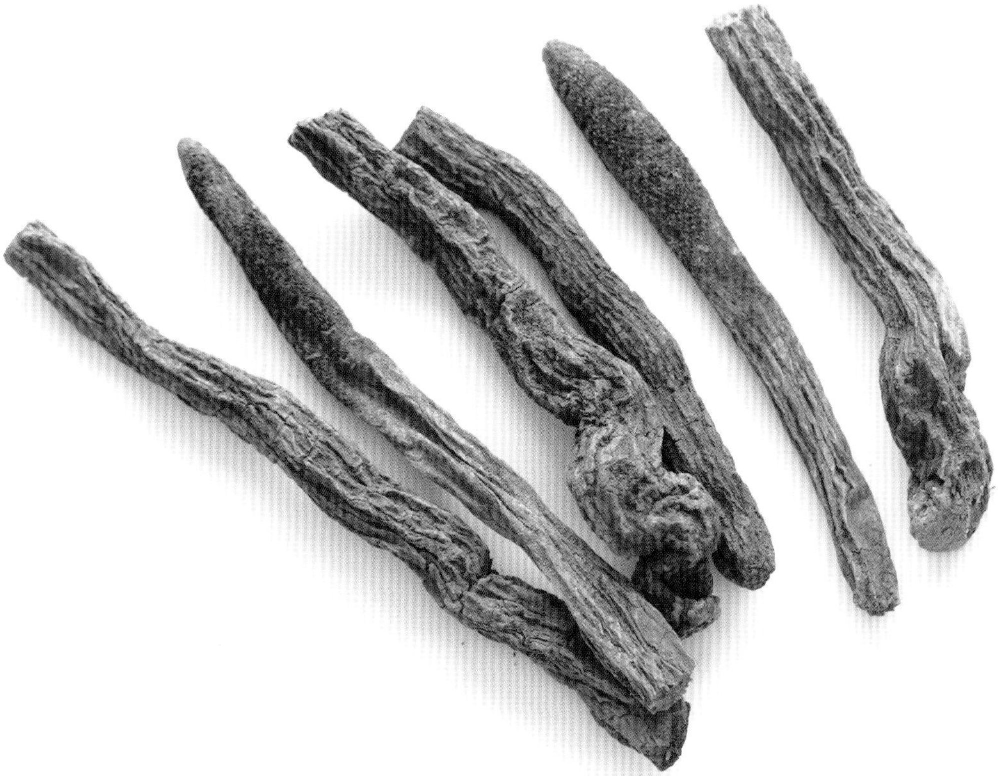

锁阳药材

精选验方 |

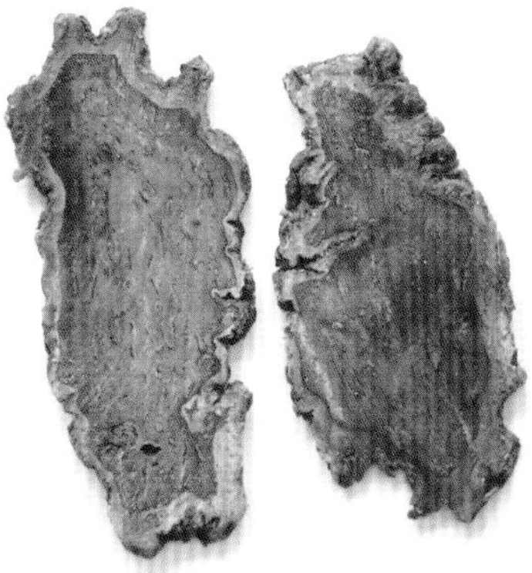

锁阳饮片

1. 周围神经炎 锁阳、枸杞子、五味子、黄柏、知母、干姜、炙龟板各适量。研末，酒糊为丸，盐汤送下。

2. 阳痿不孕 锁阳、肉苁蓉、枸杞子各6 g，菟丝子9 g，淫羊藿15 g。水煎服。

3. 肾虚滑精、腰膝酸弱、阳痿 锁阳、肉苁蓉、桑螵蛸、茯苓各9 g，龙骨3 g。研细末，炼蜜为丸服。

4. 阳痿、早泄 锁阳、党参、山药、覆盆子各适量。水煎服。

5. 气虚之便秘 锁阳、桑椹各15 g，蜂蜜30 g。将锁阳（切片）与桑椹水煎取汁，入蜂蜜搅匀。每日1剂，分2次服用。

6. 老年性便秘 锁阳、肉苁蓉、生晒参各20 g，蜂蜜、麻油各250 g，胡麻仁100 g，砂仁10 g。将肉苁蓉、锁阳、生晒参、胡麻仁、砂仁研成细末，然后与蜂蜜、芝麻油混合拌匀，略加热即成，每日早晨空腹服15 ~ 30 g。

使用禁忌 | 阴虚阳旺、脾虚泄泻、实热便秘者忌服。

檀香

TANXIANG

维 药 名 | 阿克散代力。

别　　名 | 白檀香。

来　　源 | 为檀香科植物檀香 *Santalum album* L. 树干的干燥心材。

识别特征 | 常绿小乔木，高 6 ~ 9 m。具寄生根。树皮褐色，粗糙或有纵裂；多分枝，幼枝光滑无毛。叶对生，革质；叶片椭圆状卵形或卵状披针形，长 3.5 ~ 5 cm，宽 2 ~ 2.5 cm，先端急尖或近急尖，基部楔形，全缘，上面绿色，下面苍白色，无毛；叶柄长 0.7 ~ 1 cm，光滑无毛。花腋生和顶生，为三歧式的聚伞状圆锥花序；花梗对生，长约与花被管相等；花多数，小形，最初为淡黄色，后变为深锈紫色；花被钟形，先端 4 裂，裂片卵圆形，无毛；蜜腺 4 枚，

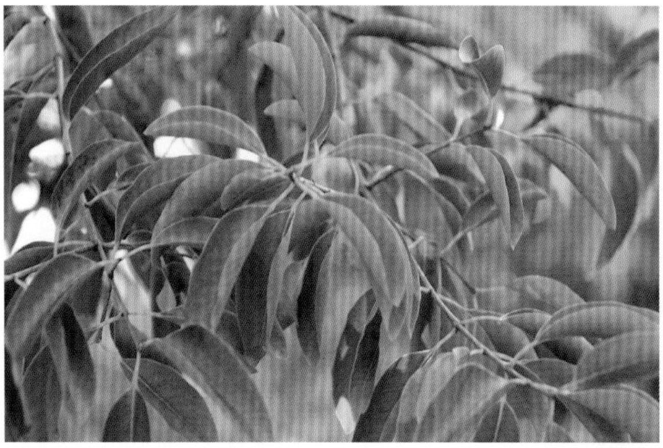

檀香

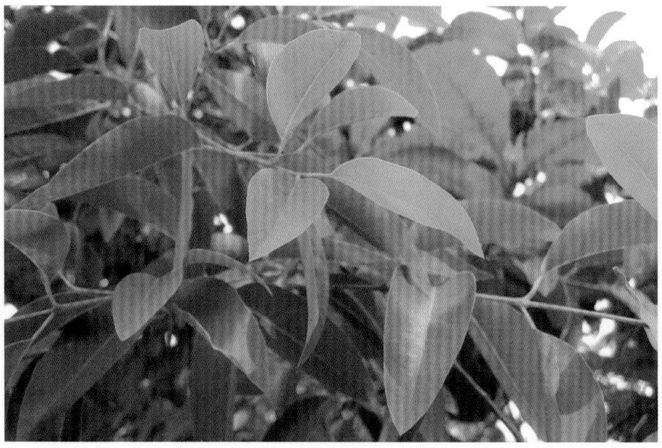

檀香

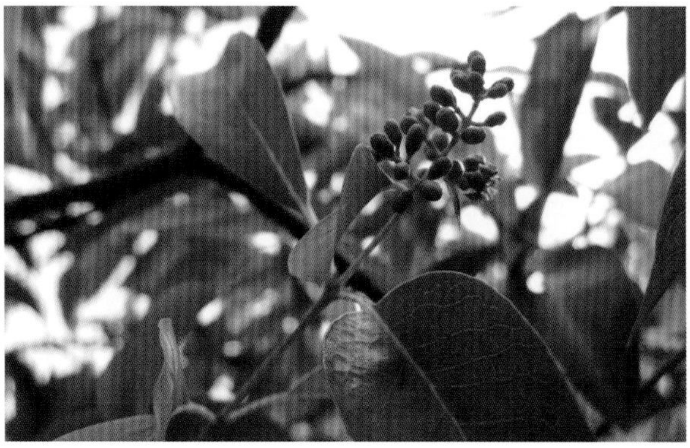

檀香

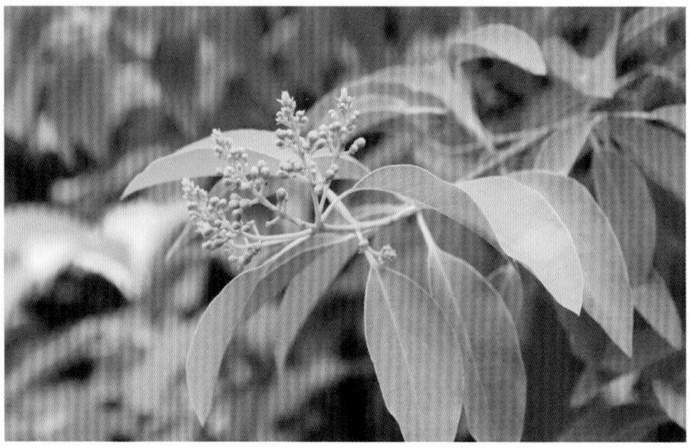

檀香

略呈圆形，着生在花被管的中部，与花被片互生；雄蕊 4，与蜜腺互生，略与雌蕊等长，花药 2 室，纵裂，花丝线形；子房半下位，花柱柱状，柱头 3 裂。核果球形，大小似樱桃核，成熟时黑色，肉质多汁，内果皮坚硬，具 3 短棱。种子圆形，光滑无毛。花期 5 ～ 6 月，果期 7 ～ 9 月。

生境分布| 野生或栽培。分布于广东、云南、台湾，国外分布于印度、印度尼西亚。

采收加工| 四季可采，夏季采为好。取出心材，切成小段。

药材鉴别| 本品为不规则的薄片。淡黄棕色，片面纹理纵直整齐，质致密而韧，光滑细致，具特异香气，燃烧时更为浓烈。味淡，嚼之微有辛辣感。

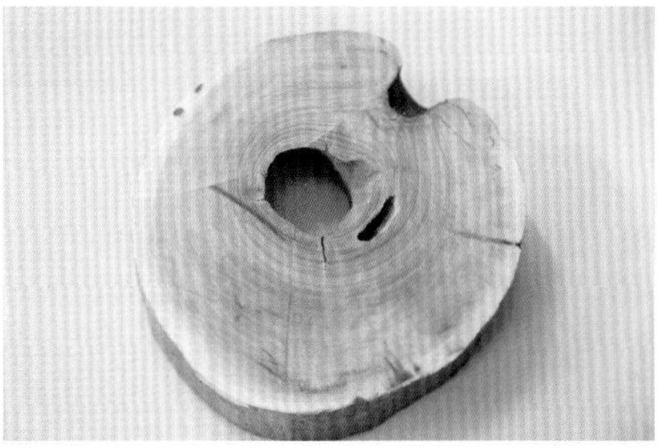

檀香药材

性味归经| 辛，温。归脾、胃、肺经。

功效主治| 行气温中，开胃止痛。主治寒凝气滞，胸痛，腹痛，胃痛食少，冠心病，心绞痛。

药理作用| 檀香液给离体蛙心灌流，呈负性肌力作用，对四逆汤、五加皮中毒所致之心律不齐有拮抗作用。

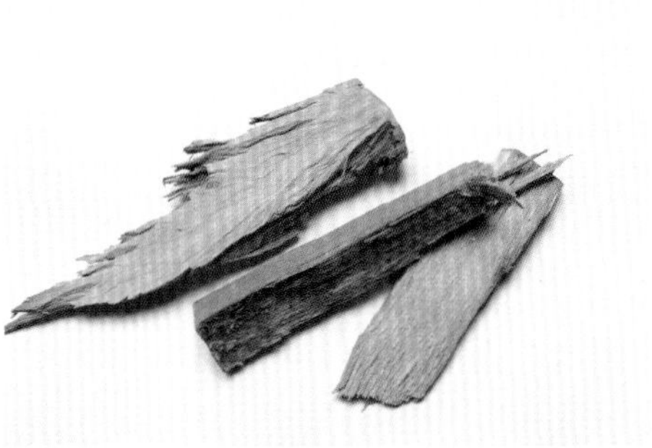

檀香饮片

用法用量| 生用。入汤剂宜后下。内服：煎汤，2 ～ 5 g；研末，1.5 ～ 3 g，或磨汁冲服，也入丸、散。

精选验方|

1. 胃痛 檀香、丹参、砂仁、白芍、炙甘草、玄胡、佛手、玫瑰花、熟大黄等各适量。水煎服，每日 1 剂。

2. 心绞痛 檀香、高良姜各 1.6 g，细辛 0.55 g，荜茇 3.2 g（5 粒量）。提取挥发油，加冰片 0.85 g，制成滴丸。

3. 痛经 白檀香 6 g，生蒲黄（包煎）、丹参各 10 g，砂仁 3 g（后下）。随证加减，水煎服，每日 1 剂。每月行经前 3 ～ 5 日开始服药，服到经净为止，为 1 个疗程。

4. 乳腺增生症 檀香、玫瑰花、全蝎、地龙等各适量。将药碾成细末，装入布袋内，制成小药包，放入特制的乳罩内，使其贴在双侧肝俞穴、乳根穴、阿是穴上，每包药可使用 1 个月左右。

5. 心腹冷痛 檀香（为极细末）9 g，干姜 15 g。泡汤调下。

6. 冠心病胸中闷痛 檀香 1.5 ～ 3 g。水煎服，多入丸、散服用。

使用禁忌| 阴虚火旺、气热吐衄者慎服。

桃仁

TAOREN

维药名｜ 沙皮托力麦核子。

别　名｜ 光桃仁、山桃仁、桃仁泥、炒桃仁。

来　源｜ 为蔷薇科植物桃 *Prunus persica*（L.）Batsch 或山桃 *Prunus davidiana*（Carr.）Franch. 的干燥成熟种子。

识别特征｜ 桃为落叶乔木，高 3 ～ 8 m。树皮暗褐色，老时粗糙。叶互生，在短枝上呈簇生状，具线状托叶一对，宿存。叶柄长 1 ～ 1.2 cm，具腺体；叶片椭圆状披针形或倒卵状披针形，长 8 ～ 15 cm，先端渐尖，基部阔楔形，边缘具细锯齿。花单生，先叶开放；花梗极短；花萼基部合生成短筒状，萼片 5，外面密被白色短柔毛；花瓣 5，基部具短爪，粉红色或白色；雄蕊多数；子房 1 室，胚珠 2 个，通常只有一个发育。核果心状卵形或近球形，密被短毛，直径 5 ～ 7 cm 或更大。山桃：与上种相似，唯树皮光滑，暗紫红色。托叶早落；叶片卵状披针形，长 4 ～ 10 cm，近基部最宽，鲜绿色。萼外面多无毛，果实直径约 3 cm。桃核近球形，表面有孔纹和短沟纹。花期 4 月，果期 5 ～ 9 月。

生境分布｜ 生长于海拔 800 ～ 1200 m 的山坡、山谷沟底或荒野疏林及灌木丛内。全国大部分地区均产。分布于四川、陕西、河南、山东、河北等地，以山东产者质优。

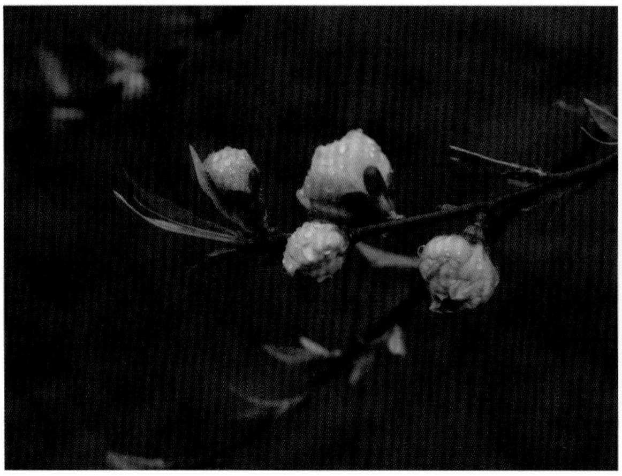

桃

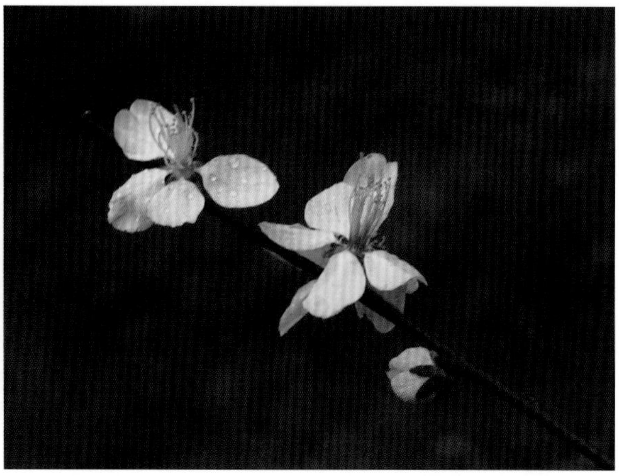

桃

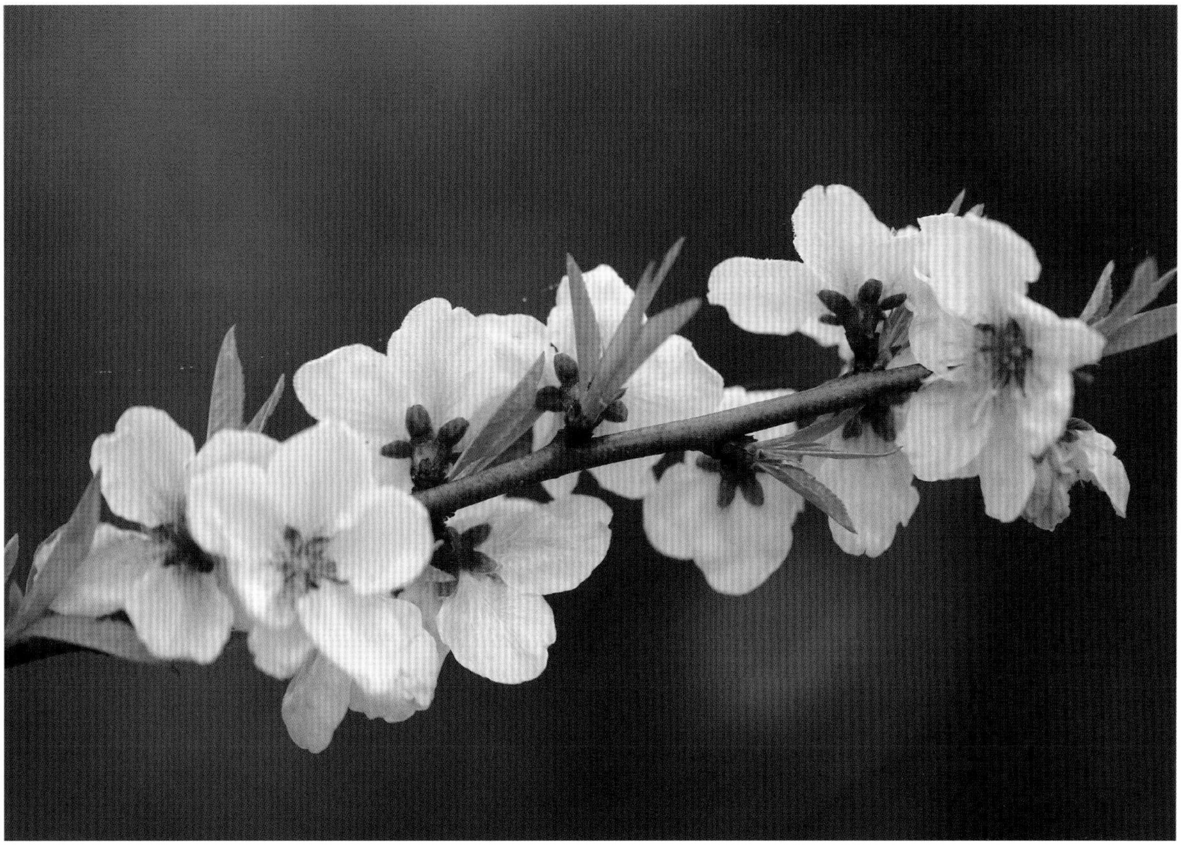

桃

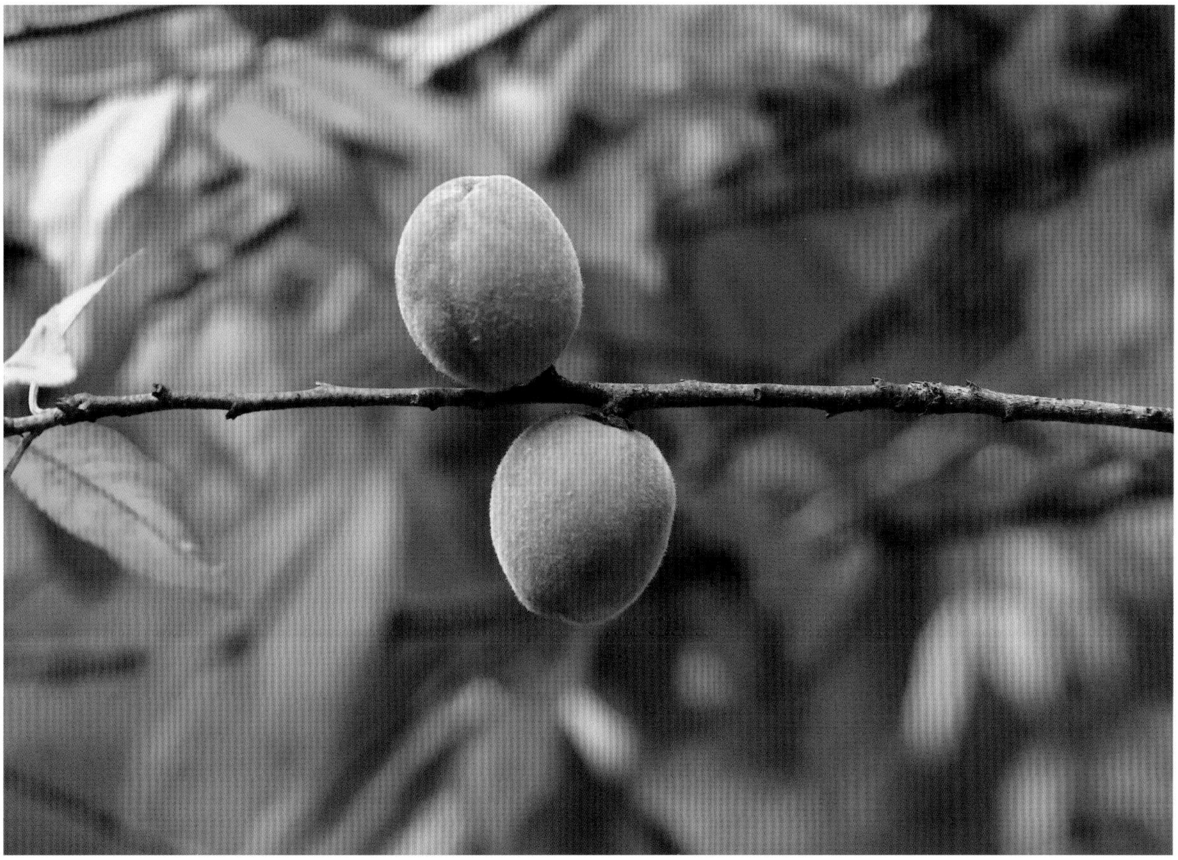

桃

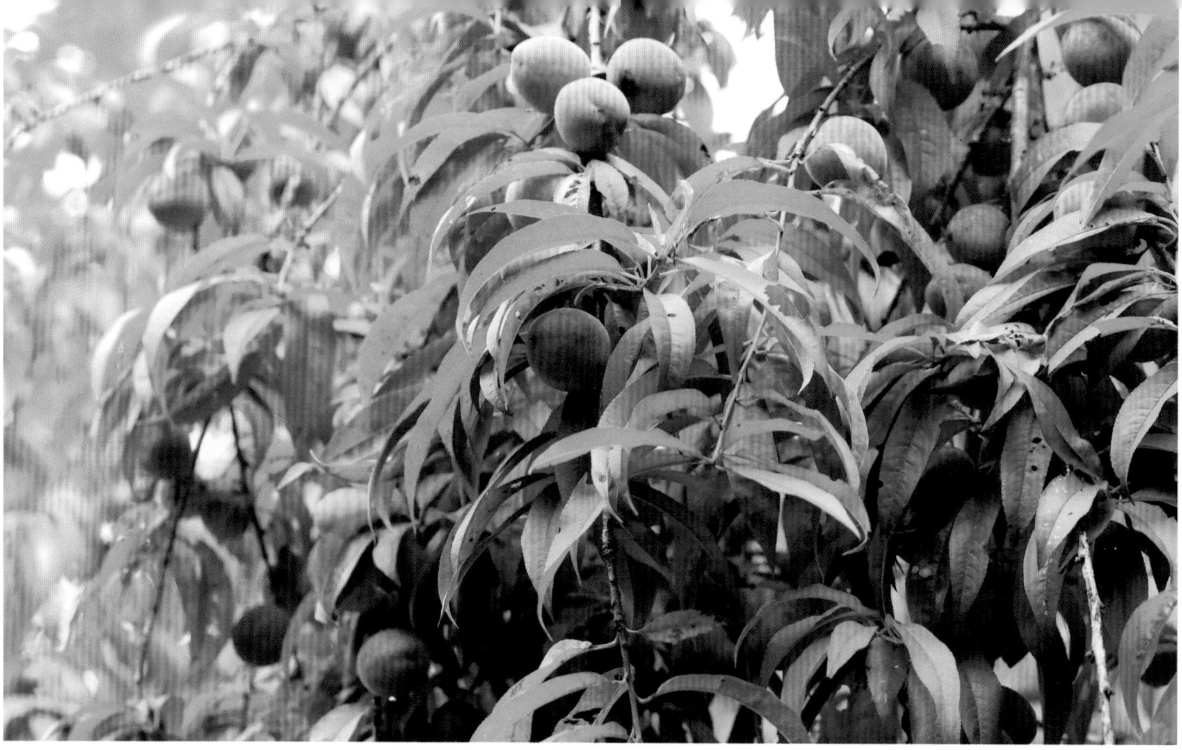

山桃（桃仁）

采收加工| 夏、秋二季果实成熟时采摘果实或收集果核，除去果肉和核壳，取出种子，晒干。以秋季采者质佳。

药材鉴别| 本品呈椭圆形，微扁。外皮棕黄色或棕红色，有纵皱，顶端尖，中间膨大，底部略小钝圆而偏斜，边缘薄。气微，味微苦。

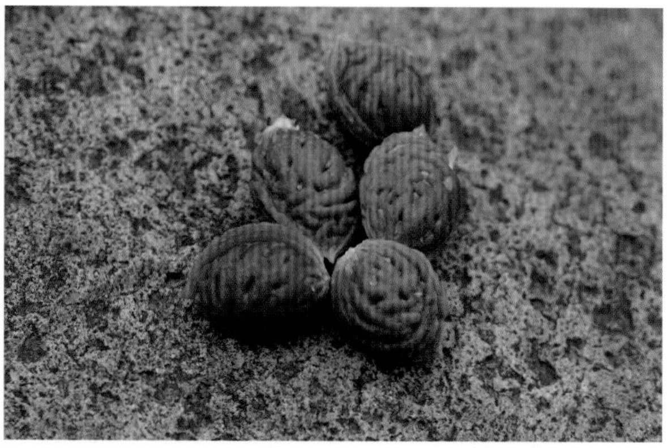

山桃（桃仁）药材

性味归经| 苦、甘，平；有小毒。归心、肝、大肠经。

功效主治| 活血祛瘀，润肠通便。本品味苦降泄，入心、肝经走血分，故活血祛瘀，其味甘则和畅血脉，甘苦相合而导瘀通经；富含油脂，入大肠经而润燥滑肠。故有活血祛瘀、润肠通便之功。

药理作用| 促进初产妇子宫收缩；有抗凝及较弱的溶血作用，对血流阻滞、血行障碍有改善作用；能增加脑血流量，扩张兔耳血管；对呼吸中枢呈镇静作用；脂肪油有润肠缓下作用。桃仁水提取物能抑制小鼠血清中的皮肤过敏抗体及鼷鼠脾溶血性细胞的产生。

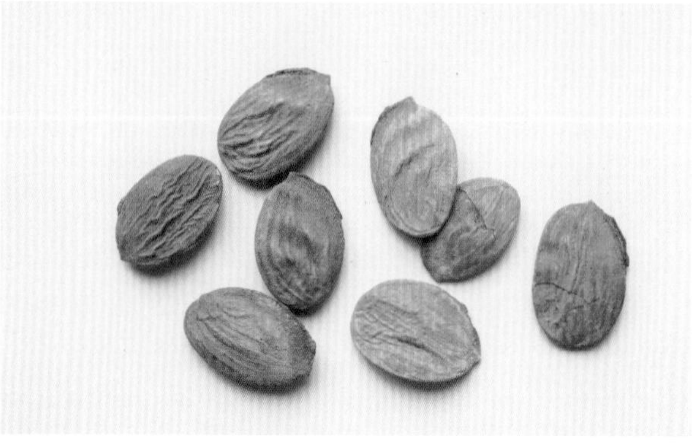

桃仁饮片

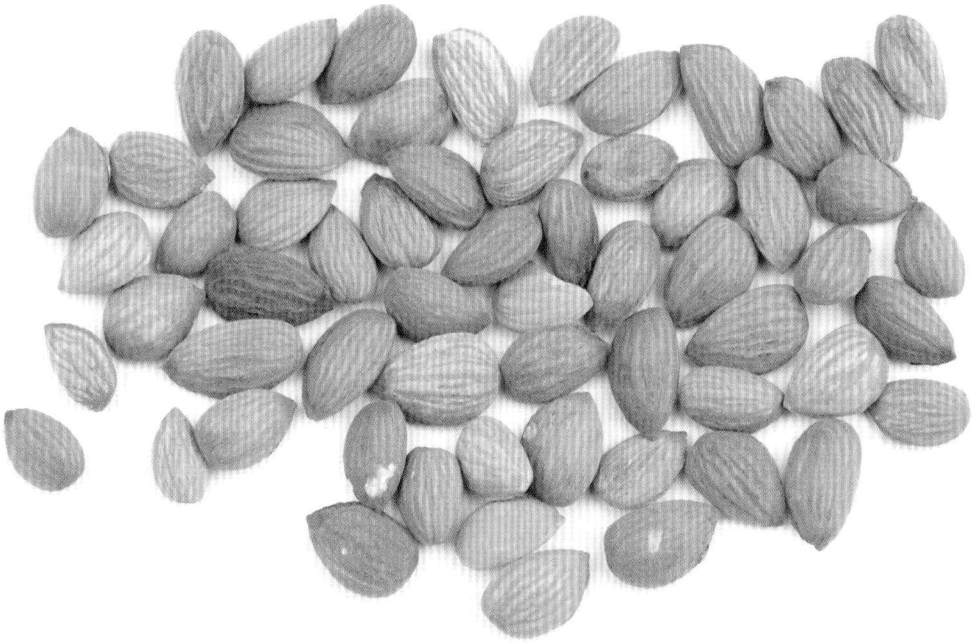

桃仁（山桃）饮片

用法用量| 5 ～ 10 g，煎服，宜捣碎入煎。

精选验方|

1. 高血压、脑血栓形成有热象者 桃仁 10 g，决明子 12 g，蜂蜜适量。以适量水煎，加蜂蜜冲服，代茶频饮。

2. 习惯性流产 桃仁 15 g，益母草 60 g。水煎取汁，代茶饮。

3. 小儿百日咳恢复期 党参 9 g，胡桃仁 15 g。加水煎取药汁，每日 1 剂，分 1 ～ 2 次食用。

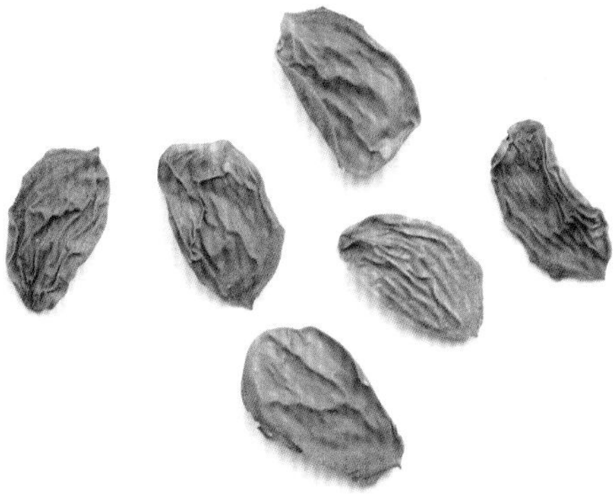

桃仁（桃）药材

4. 精神病 桃仁 12 g，大黄 21 g（后下），芒硝 15 g（冲），甘草 6 g，桂枝 3 g。水煎服。

5. 子宫内膜炎、宫颈炎、附件炎 桃仁 20 g，繁缕 100 ～ 150 g，牡丹皮 15 g。水煎去渣，每日 2 次分服。

6. 小儿支气管哮喘 桃仁 60 g，杏仁 6 g，栀子 18 g，胡椒 3 g，糯米 4.5 g。共为末，蛋清调匀，呈软面团状，分 4 份，用不透水的塑料薄膜包之，双侧涌泉穴及足背相对处各敷 1 份，12 h 去药，隔 12 h 再用药，一般 1 ～ 3 次可缓解。

7. 经闭、痛经 桃仁、延胡索各 15 g，土鳖虫 10 g，丹参 25 g，赤芍、香附各 20 g。水煎服。

使用禁忌| 孕妇及血虚者忌用；便溏者慎用。本品有小毒，不可过量。

天仙子

TIANXIANZI

维 药 名 | 明地瓦尔欧如合。

别　　名 | 莨菪子。

来　　源 | 为茄科植物莨菪 *Hyoscyamus niger* L. 的干燥成熟种子。

识别特征 | 二年生草本植物，高 15 ～ 70 cm，有特殊臭味，全株被黏性腺毛。根粗壮，肉质，茎直立或斜上伸，密被柔毛。单叶互生，叶片长卵形或卵状长圆形，顶端渐尖，基部包茎，茎下部的叶具柄。花淡黄绿色，基部带紫色，花萼筒状钟形，花冠钟形，花药深紫色，子房略呈椭圆形。蒴果包藏于宿存萼内，种子多数，近圆盘形，淡黄棕色。花期 6 ～ 7 月，果期 8 ～ 9 月。

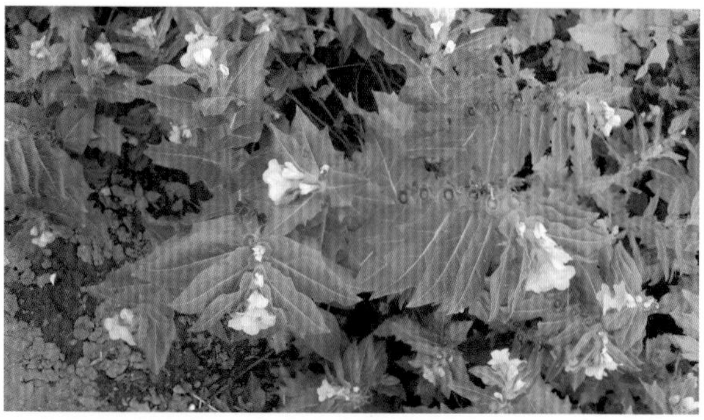
莨菪

生境分布 | 生长于海拔 1700 ～ 2600 m 的山坡、林旁和路边。分布于华北、东北、西北诸地，如河南、河北、辽宁省等。

采收加工 | 夏、秋二季果实成熟、果皮变黄色时割取全株或果枝，曝晒，打下种子，筛去枝梗、果皮，晒干。

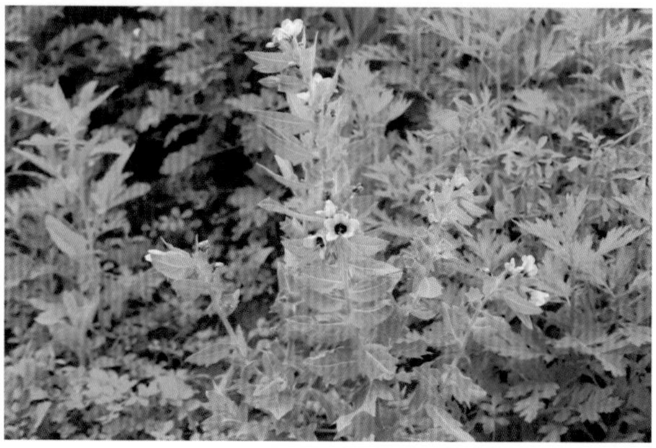
莨菪

药材鉴别 | 本品呈类扁肾形或扁卵形，直径约 1 mm。表面棕黄色或灰黄色，有细密的网纹，略尖的一端有点状种脐。剖面灰白色，油质，有胚乳，胚弯曲。无臭，味微辛。

性味归经 | 苦、辛，温；有大毒。归心、胃、肺、肝经。

功效主治 | 解痉止痛，安心定痫。主治脘腹疼痛，风湿痹痛，风虫牙痛，跌打伤痛，

喘嗽不止，泻痢脱肛，癫狂，惊痫，痈肿疮毒。

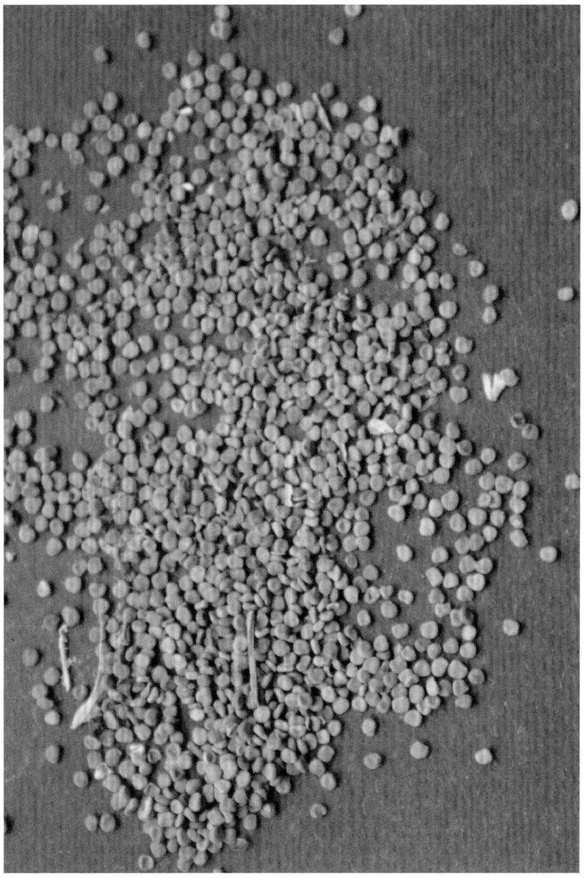
天仙子

药理作用| 本品所含东莨菪碱注射于家兔腹腔、静脉、侧脑室，均能提高动物痛阈，并能增强哌替啶止痛效果。所含阿托品对腺体分泌有抑制作用，对活动过强或痉挛状态的平滑肌有明显的抑制作用。本品能解除迷走神经对心脏的抑制而加快心率和纠正传导阻滞、心律失常。对微循环，可以调节微血管管径，解除痉挛，减轻血管内皮细胞损伤，改善血液流动状态，降低全血比黏度，使团聚血细胞解聚，增加微血管自律运动。对眼，能散瞳、升高眼压。

用法用量| 0.06 ~ 0.6 g，研末服。外用：适量，煎水外洗或研末调敷。

精选验方|

1. 恶疮似癞者 莨菪子适量。烧末调敷。

2. 风痹厥痛 天仙子 15 g（炒），大草乌头、甘草 25 g，五灵脂 50 g。研为细末，糊丸，梧桐子大，以螺青为衣，每服 10 丸，男以菖蒲酒下，女以芫花汤下。

3. 积冷痃癖，不思饮食，四肢羸困 莨菪子 1.5 g（水淘去浮者），大枣 49 枚。上药，以水 3 升相和，煮至水尽，取枣去皮核，每于饭前吃 1 枚，也可用粥饮下，觉热即止。

4. 石痈坚如石、不作脓者 醋和莨菪子末，敷头上。

5. 赤白痢、脐腹疼痛、肠滑后重 莨菪子 50 g，大黄 25 g。捣罗为散，每服 5 g，饭前以米饮调下。

6. 胃病 莨菪子粉末 0.6 g。温开水送服，每日 2 次。

7. 慢性气管炎 20%莨菪液（醇提取注射每 2 ml 含生药莨菪子 0.4 g）2 ml 加 10%葡萄糖 2 ml，注射于定喘（左，右）及肺俞（左，右），每日交叉取 2 穴注射，10 次为 1 个疗程。

8. 龋齿痛（蛀牙） 莨菪子粉末 0.3 g。装烟袋中吸烟熏牙，但不要咽下唾液。

9. 痈疖肿毒 莨菪子适量。捣烂敷患处。

使用禁忌| 本品大毒，内服宜慎重，不能过量或持续服用。心脏病、青光眼、肺热痰稠者和孕妇忌服。

甜瓜子

TIANGUAZI

维 药 名｜ 扩混。

别　　名｜ 甘瓜子、甜瓜仁、甜瓜瓣。

来　　源｜ 为葫芦科甜瓜属植物甜瓜 *Cucumis melo* L. 的干燥成熟种子。

识别特征｜ 一年匍匐或攀缘草本。茎、枝具黄褐色或白色的糙毛和突起。卷须单一，被微柔毛。叶互生；叶柄长 8 ~ 12 cm，具槽沟及短刚柔毛；叶片厚纸质，近圆形或肾形，长缘不分裂或 3 ~ 7 浅裂，裂片先端圆钝，有锯齿。花单性，雌雄同株；雄花数朵，簇生于叶腋；花梗纤细，长 0.5 ~ 2 cm，被柔毛；花萼筒狭钟形，密被白色长柔毛，裂片近钻形，花冠黄色，长约 2 cm，裂片卵状长圆形，急尖；雄蕊 3，花丝极短，药室折曲，药隔顶端引长；雌花单生，花梗被柔毛；子房长椭圆形，密被长柔毛和硬毛，花柱长 1 ~ 2 mm，柱头靠合。果实形状、

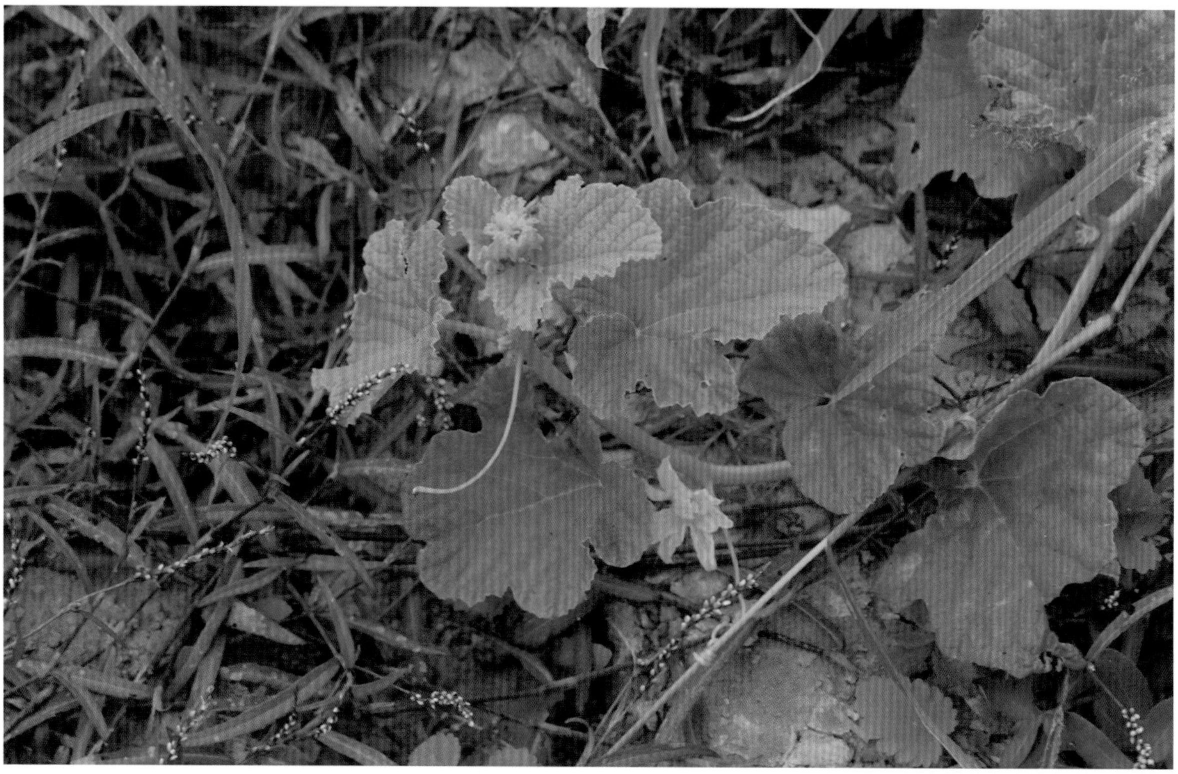

甜瓜

颜色变异较大，一般为球形或长椭圆形，果皮平滑，有纵沟或斑纹，果肉白色、黄色或绿色。种子污白色或黄白色，卵形或长圆形。花、果期夏季。

生境分布 | 主产于山东、河北、陕西、河南、江苏等地。

采收加工 | 夏季果实成熟，收集种子，洗净晒干。

药材鉴别 | 干燥的种子长卵形，扁平。顶端稍尖，有一极不明显的种脐，基部钝圆。外表皮黄白色或淡棕红色，平滑而微有光泽。富油性。气无，味淡。

性味归经 | 甘，寒。归肺、胃、大肠经。

功效主治 | 清肺，润肠，散结，消瘀。主治肺热，咳嗽，口渴，大便燥结，肠痈。

药理作用 | 甜瓜子全种子及去皮种子的水、乙醇或乙醚提取液和种子脂肪油均有驱虫作用。提取物可抑制霉菌。

用法用量 | 内服：煎汤，10 ～ 15 g；或研末，3 ～ 6 g。

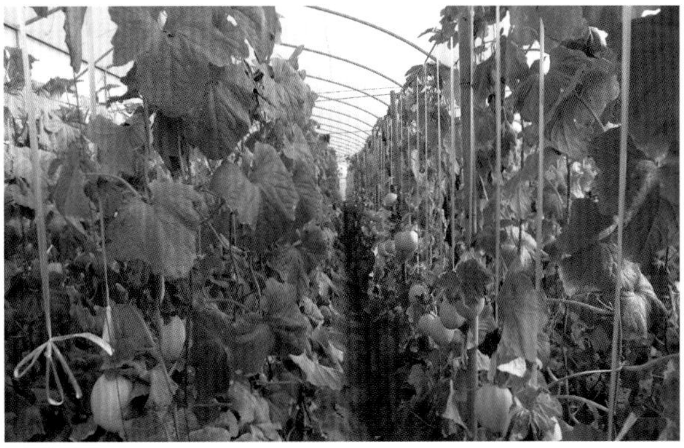

甜瓜

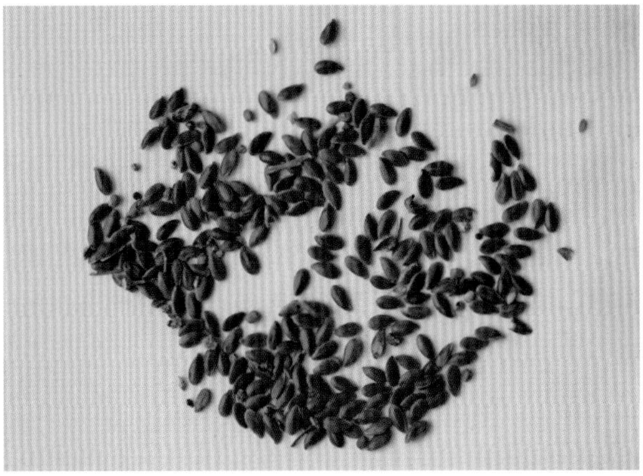

甜瓜子

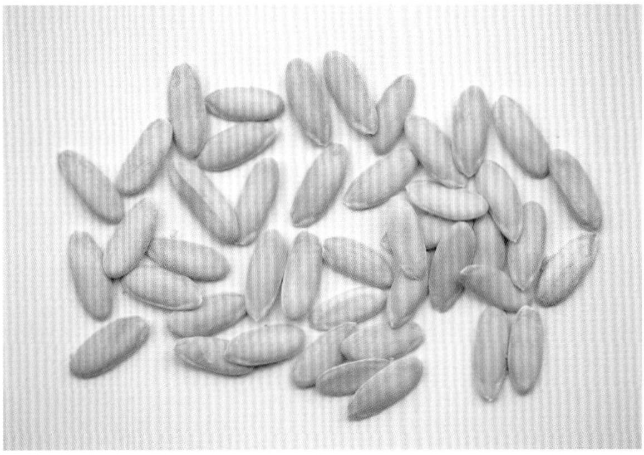

甜瓜子饮片

精选验方 |

1. 肠痈已成，小腹肿痛，小便似淋或大便艰涩、下脓 甜瓜子 150 g，当归（炒）50 g，蛇蜕皮 1 条。研粗末，每服 4 钱，水一盏半，煎一盏，食前服，利下恶物为妙。

2. 口臭 甜瓜子适量。研作细末，和蜜，每日空腹洗漱后，含一丸如枣核大，亦敷齿。

3. 腰腿疼痛 甜瓜子 150 g。酒浸 10 日，研为末，每服 15 g，空腹酒下，每日 3 次。

使用禁忌 | 脾胃虚寒、腹泻者忌服。

铜绿

TONGLÜ

维 药 名 | 密斯德提。

别　　名 | 铜青。

来　　源 | 为铜器表面经二氧化碳或醋酸作用后生成的绿色锈衣。

识别特征 | 自然生成的铜绿为粉粒状或不规则块片状，呈青绿色。质松，味微涩，火烧现绿色火焰。另一种加工品，呈长方形小块，质坚易断，断面分明显的三层，上层为蓝色，中层白色，底层灰黄色。无臭，味淡，嚼之有砂石感。

生境分布 | 全国大部分地区多有生产。全年皆可制造。

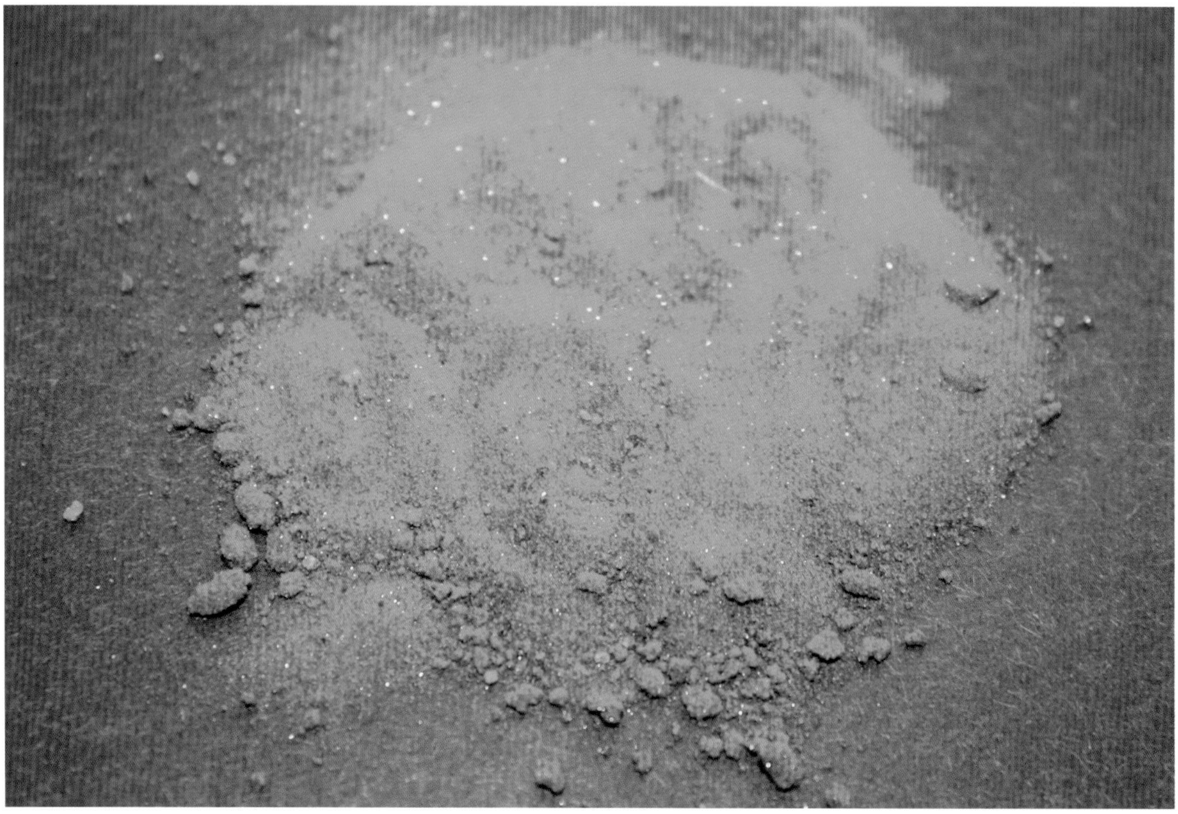

铜绿

采收加工| 取铜器久置潮湿处，或用醋喷在铜器上，使其表面产生青绿色的铜锈，刮取后干燥。

药材鉴别| 纯铜绿为细丝状或小颗粒状的翠绿色结晶性粉末。体重，质松脆，气微，味微涩。能溶于水及酸，不溶于醚。以色绿、粉末状、无杂质者为佳。

性味归经| 酸、涩，平；有毒。归肝、胆经。

功效主治| 退翳明目，去腐敛疮，杀虫，吐风痰。本品酸涩平，具退翳、敛疮、杀虫及吐风痰之功，可用于目翳、烂弦风眼、恶疮、顽癣及风痰卒中等证。

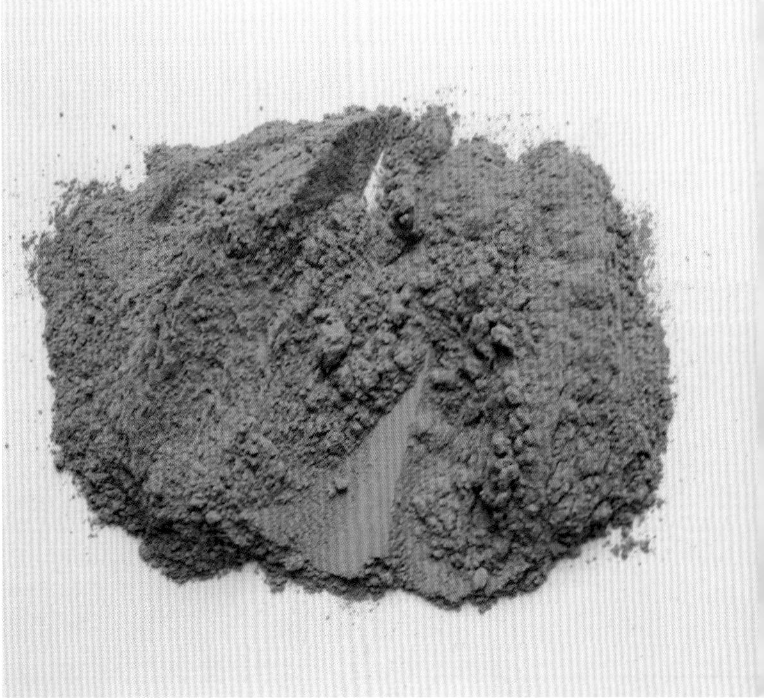

铜绿饮片

药理作用| 铜绿能与蛋白质结合，成为不溶性的蛋白化合物并沉淀，其浓溶液对局部黏膜有腐蚀作用，稀溶液有收敛制泌作用。内服能刺激胃壁知觉神经，经反射至延髓呕吐中枢，引起反射性呕吐。

用法用量| 0.9 ～ 1.5 g。内服：入丸、散。外用：研末撒或调敷。

精选验方|

1. 子宫颈癌结节型 铜绿、儿茶、血竭、穿山甲、炉甘石、黄柏各 9 g，蜈蚣、冰片各 3 g，麝香适量。研细末和匀备用，每日 1 剂，分 2 次服用。

2. 鹅掌风 铜绿、大黄、青盐、轻粉、儿茶、胆矾、雄黄、枯矾、皂矾各 1.2 g，杏仁 3 个，麝香 0.3 g，冰片 0.15 g。共研为细末，以苏合油调匀即成。用时以药油搽患处，然后用火烘之，以助药性渗透皮肤。

使用禁忌| 体弱血虚者忌服。服用过量可引起剧烈呕吐、腹痛、血痢、痉挛甚至虚脱，故不可多服。

菟丝子

TUSIZI

维 药 名｜ 色日克月改欧如合。

别　　名｜ 菟丝饼、炒菟丝子、盐菟丝子。

来　　源｜ 为旋花科植物菟丝子 *Cuscuta chinensis* Lam. 的干燥成熟种子。

识别特征｜ 一年生寄生草本，全株无毛。茎细，缠绕，黄色，无叶。花簇生于叶腋，苞片及小苞片鳞片状；花萼杯状，花冠白色，钟形，长为花萼的 2 倍；雄蕊花丝扁短，基部生有鳞片，矩圆形，边缘流苏状。蒴果扁球形，被花冠全部包住，盖裂。花期 7 ～ 9 月，果期 8 ～ 10 月。

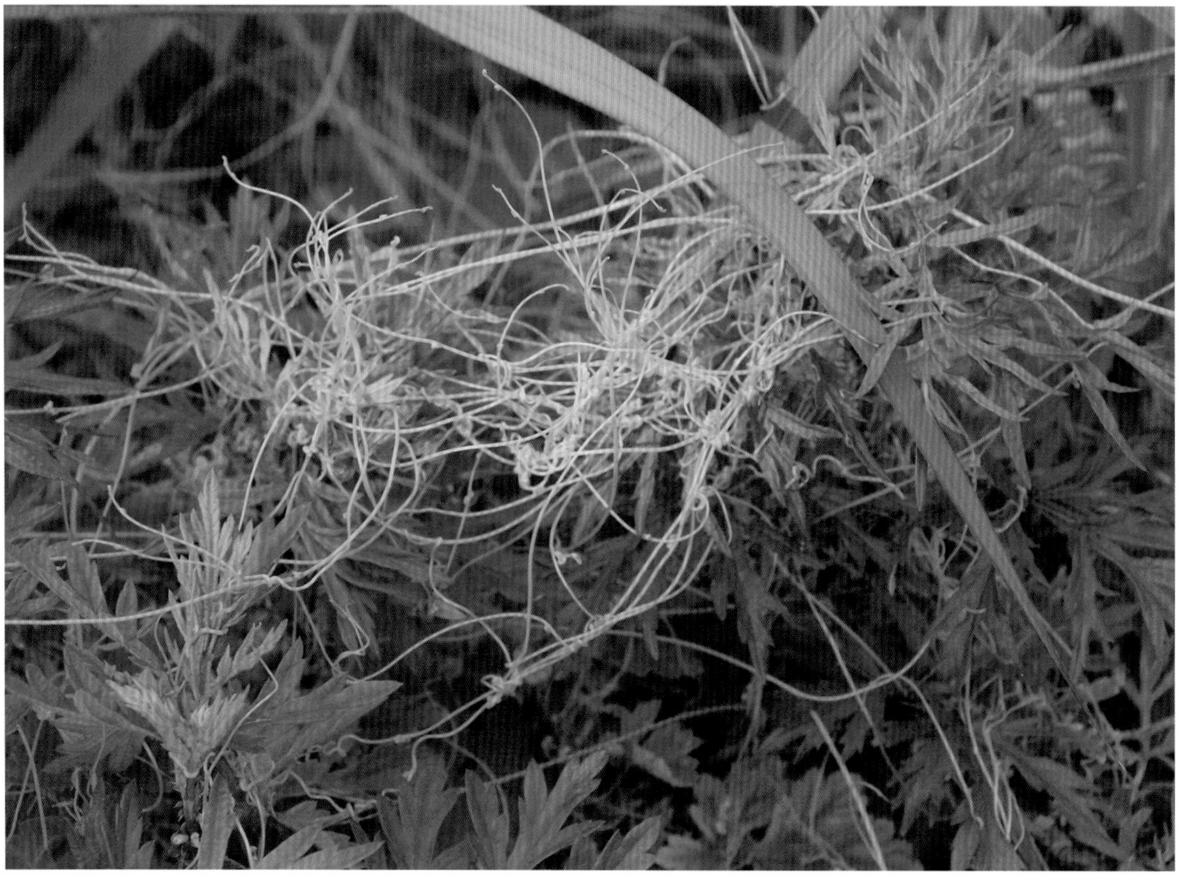

菟丝子

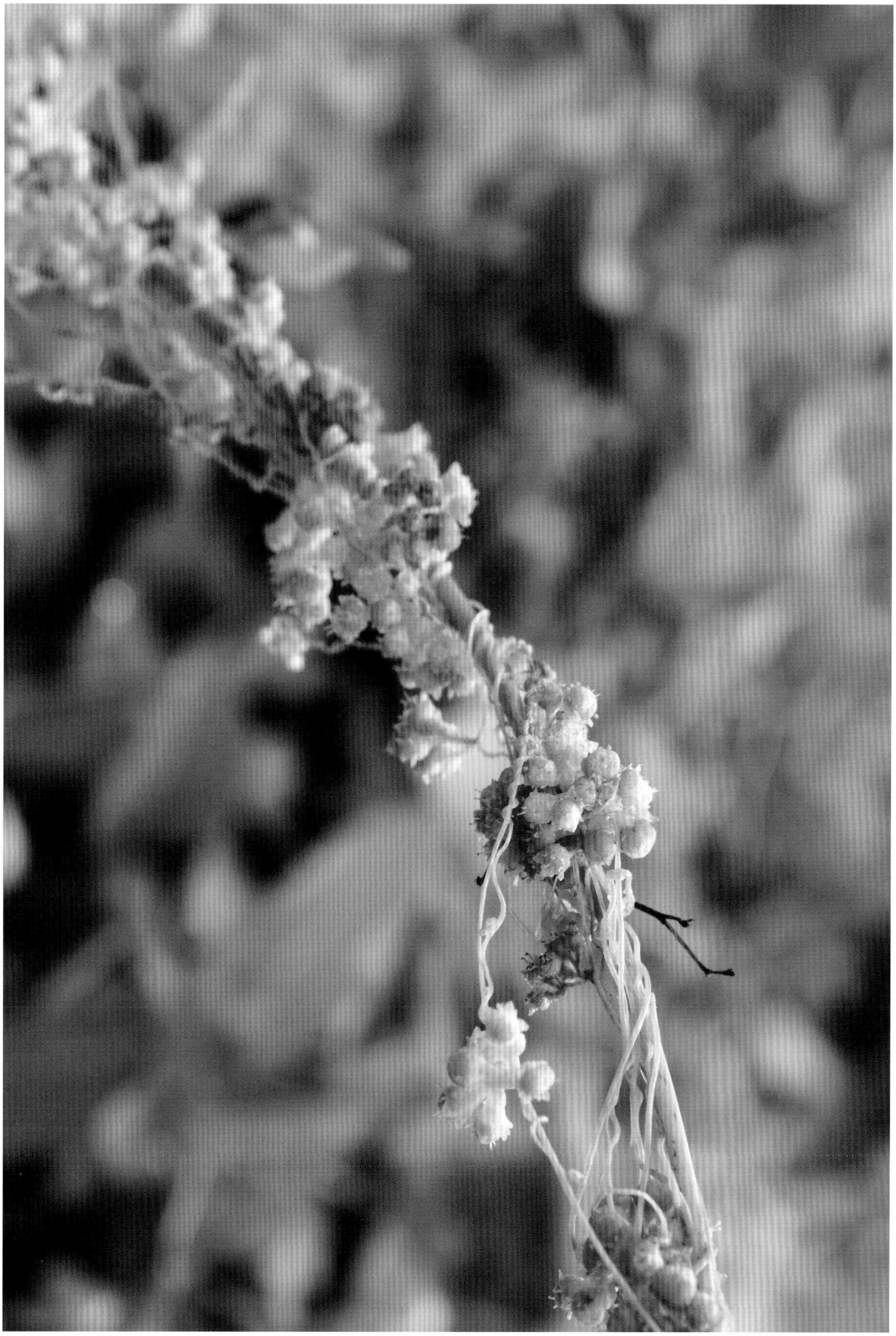

菟丝子

生境分布｜ 生长于田边、荒地及灌木丛中，常寄生于豆科等植物上。分布于河南、山东、山西及东北辽阳、盖平等地。

采收加工｜ 秋季种子成熟时割取其地上部分，晒干，打下种子，除去杂质。

药材鉴别｜ 本品呈类球形，直径 1 ~ 1.5 mm。表面灰棕色或黄棕色，具细密突起的小点，一端有微凹的线形种脐。质坚实，不易以指甲压碎。气微，味淡。

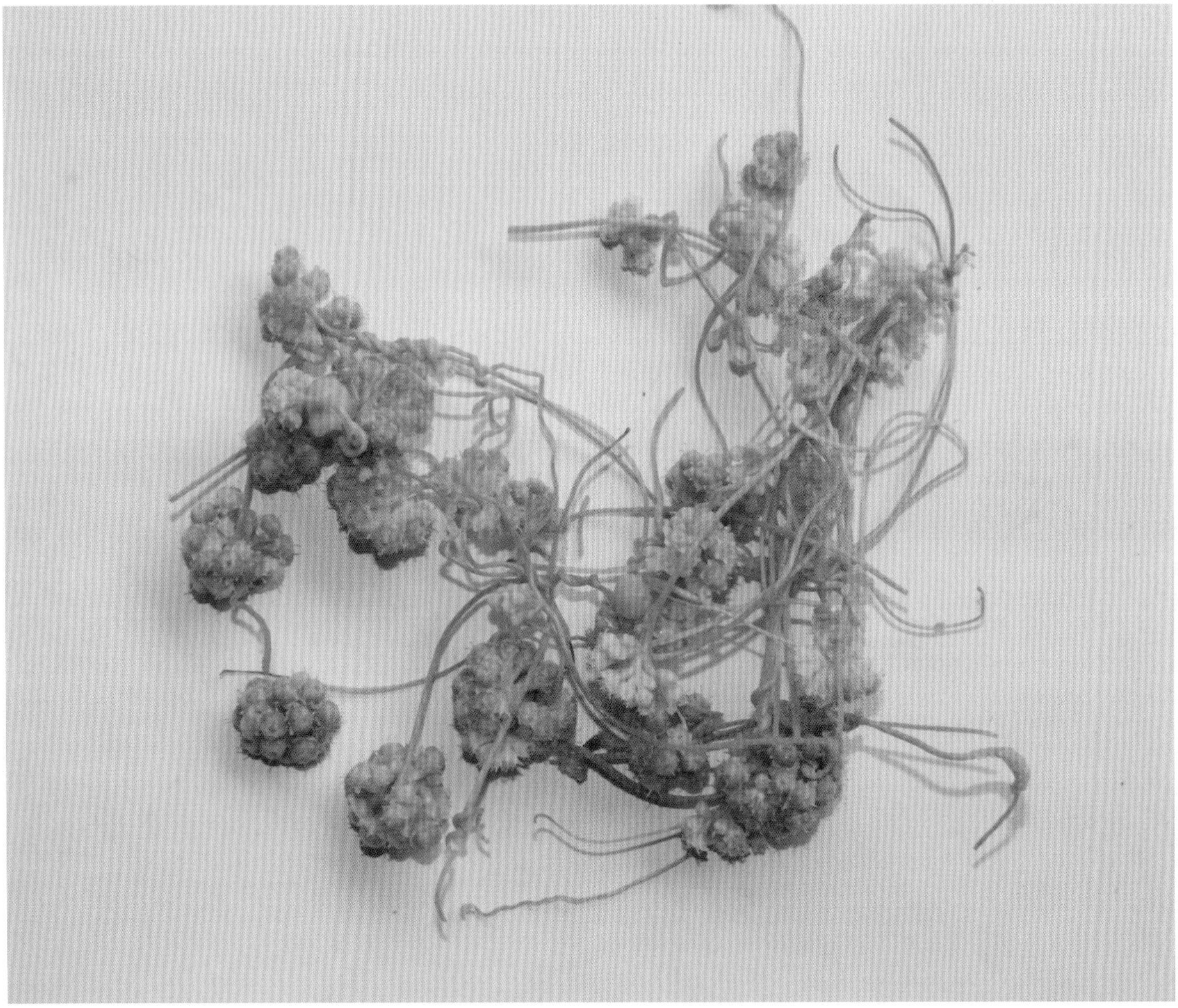

菟丝子药材

性味归经｜ 辛、甘，平。归肝、肾经。

功效主治｜ 滋补肝肾，固精缩尿，安胎，明目，止泻。主治阳痿遗精，尿有余沥，遗尿尿频，腰膝酸软，目昏耳鸣，肾虚胎漏，胎动不安，脾肾虚泻，外治白癜风。

药理作用｜ 可使心率降低，收缩振幅增加。有降压作用，对离体子宫有兴奋作用，并能抑制肠管运动。

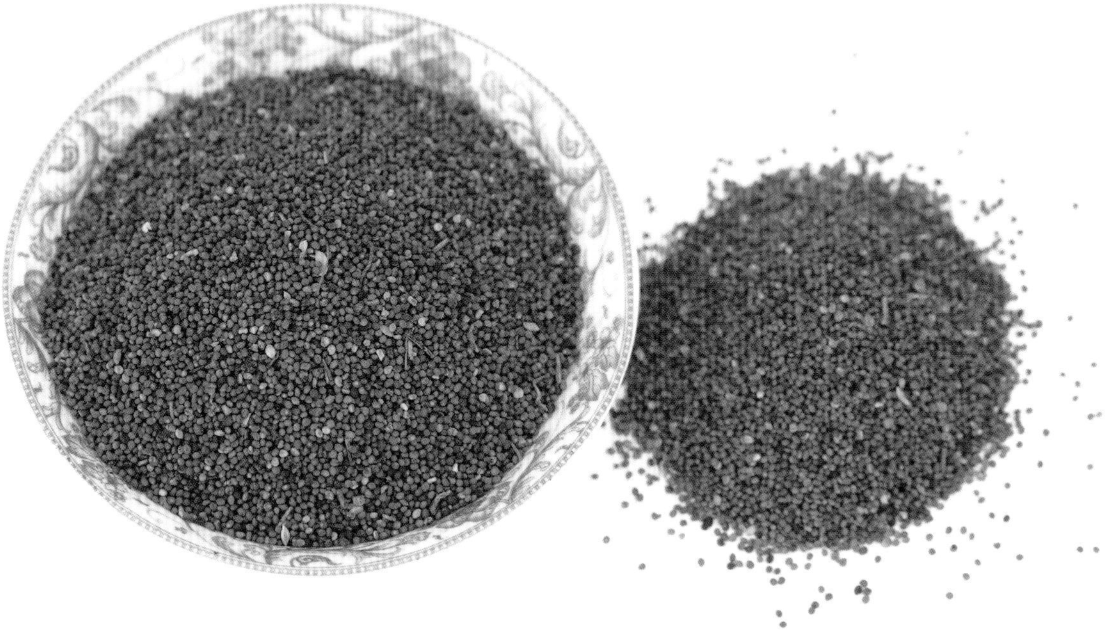

菟丝子饮片

用法用量| 10 ~ 15 g，煎服；或入丸、散。

精选验方|

1. 肾虚阳痿、遗精及小便频数 菟丝子、枸杞子、覆盆子、五味子、车前子各 9 g。水煎服。

2. 乳汁不通 菟丝子 15 g。水煎服。

3. 脾虚泄泻 菟丝子 15 g，生白术 10 g。水煎服。

4. 腰膝酸软、遗精早泄、小便频数、带下过多 菟丝子适量，黑豆 60 粒，红枣 5 枚。水煎食服。

5. 胃癌 菟丝子、枸杞子、女贞子各 15 g，生黄芪、太子参、鸡血藤各 30 g，白术、茯苓各 10 g。水煎取药汁，每日 1 剂，分 2 次服用。

6. 气血虚弱型围产期痔疾 菟丝子、党参、地榆、茯苓各 12 g，黄芪 15 g，白术、当归、白芍、熟地黄、阿胶（烊冲）、瓜蒌仁（打碎）、补骨脂、杜仲各 10 g。水煎取药汁，口服，每日 1 剂。

7. 小儿遗尿 菟丝子 7.5 g，五倍子 5 g，五味子 2.5 g，米醋适量。将前 3 味共研细末，用醋调成糊状，敷于脐部，然后用消毒纱布包扎，再用胶布固定，次日早晨取下。

使用禁忌| 阴虚火旺、大便燥结、小便短赤者不宜服用。

无花果

WUHUAGUO

维药名 | 安吉尔。

别　名 | 蜜果、奶浆果、映日果。

来　源 | 为桑科落叶灌木或小乔木无花果 *Ficus carica* L. 的果实。

识别特征 | 落叶灌木或小乔木，高 3 ～ 10 m，全株具乳汁。多分枝，小枝粗壮，表面褐色，被稀短毛。叶互生；叶柄长 2 ～ 5 cm，粗壮；托叶卵状披针形，长约 1 cm，红色；叶片厚膜质，宽卵形或卵圆形，长 10 ～ 24 cm，宽 8 ～ 22 cm，3 ～ 5 裂，裂片卵形，边缘有不规则钝齿，上面深绿色，粗糙，下面密生细小钟乳体及黄褐色短柔毛，基部浅心形，基生脉 3 ～ 5 条，侧脉 5 ～ 7 对。雌雄异株，隐头花序，花序托单生于叶腋；雄花和瘿花生于同一花序托内；雄花生于内壁口部，雄蕊 2，花被片 3 ～ 4；瘿花花柱侧生、短；雌花生在另一花序托内，花被片 3 ～ 4，花柱侧生，柱头 2 裂。榕果（花序托）梨形，成熟时长 3 ～ 5 cm，呈紫红色或黄绿色，肉质，顶部下陷，基部有 3 苞片。花、果期 8 ～ 11 月。

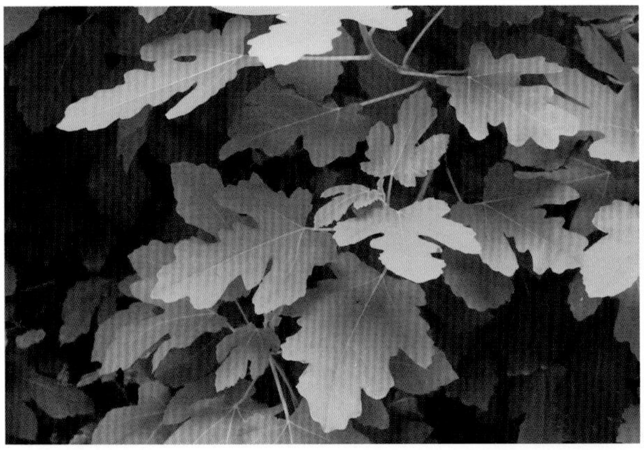

无花果

生境分布 | 各地均有栽培，我国中南地区较多。

采收加工 | 秋后采收果实，放入开水中略烫，晒干备用。

药材鉴别 | 瘦果卵形或三棱状卵形，长 1 ～ 2 mm，淡黄色，外有宿萼包被。气微，味甜。

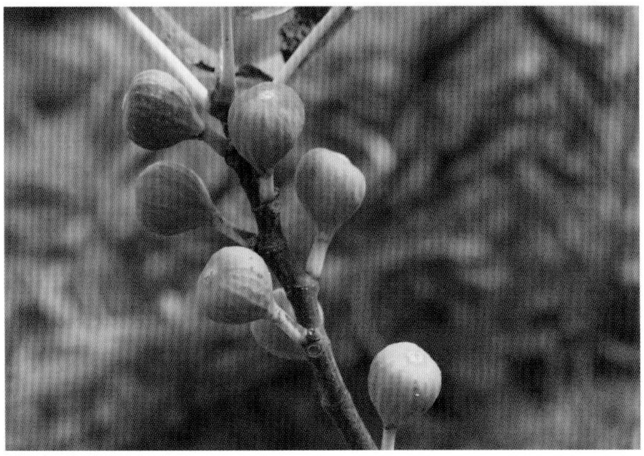

无花果

性味归经| 甘、酸，平。归肺、胃、大肠经。

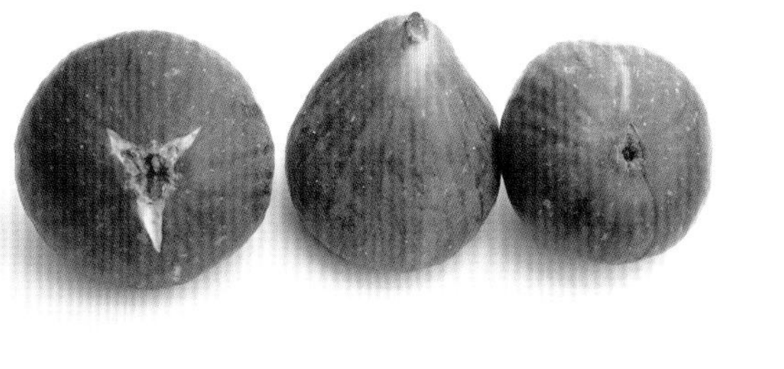

无花果药材

功效主治| 健胃清肠，消肿解毒。主治肠炎、痢疾、便秘、痔疮、喉痛、痈疮疥癣，还可利咽喉，开胃驱虫。

药理作用| 无花果含丰富的营养成分，可供食用。便秘时，可用作食物性轻泻剂。干果的水提取物经处理后所得物质有抗艾氏肉瘤的作用。未成熟果实中的乳汁能抑制大鼠移植性肉瘤、小鼠自发性乳癌，致使肿瘤坏死；又能延缓移植性腺癌、骨髓性白血病、淋巴肉瘤之发展，使其退化。此外，无花果还有降血脂、降血压及抑制痢疾杆菌等作用。

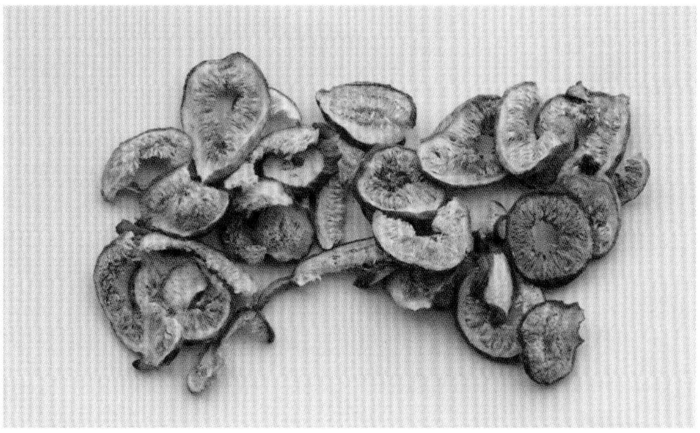

无花果饮片

用法用量| 10 ~ 15 g，煎服。

精选验方|

1. 咽喉刺痛 鲜无花果适量。晒干研末，吹喉。

2. 肺热声嘶 无花果 25 g。水煎调冰糖服。

3. 痔疮、脱肛、大便秘结 鲜无花果生吃；或干果 10 个，猪大肠一段，水煎服。

4. 久泻不止 无花果 5 ~ 7 枚。水煎服。

5. 脾胃虚弱导致的消化不良 干无花果 2 个，白糖适量。将无花果切碎并捣烂，煎炒至半焦，加入白糖冲沏，代茶饮用。

6. 肺热声嘶、咳嗽咽痛 无花果 150 g。水煎加冰糖适量服。

7. 外痔 鲜无花果 10 个。水煎洗患处。

8. 疝气 无花果 2 个，小茴香 10 g。水煎服。

9. 肠炎 无花果枝适量。水煎服，每日 5 ~ 7 次。

10. 哮喘 无花果适量。捣汁半杯，开水冲服，每日 1 次，以愈为度。

11. 黄疸 无花果叶 10 g。水煎代茶饮。

12. 痔疮、慢性肠炎 猪瘦肉（切小块）250 g，无花果（干品）100 g。同煮汤，用适量盐调味食用。

使用禁忌| 脾胃虚寒者慎服。

西瓜皮

XIGUAPI

维 药 名| 塔吾孜。

别 名| 西瓜青、西瓜翠衣。

来 源| 为葫芦科草本植物西瓜 *Citrullus lanatus*（Thunb.）Matsumu.et Nakai 的外层果皮。

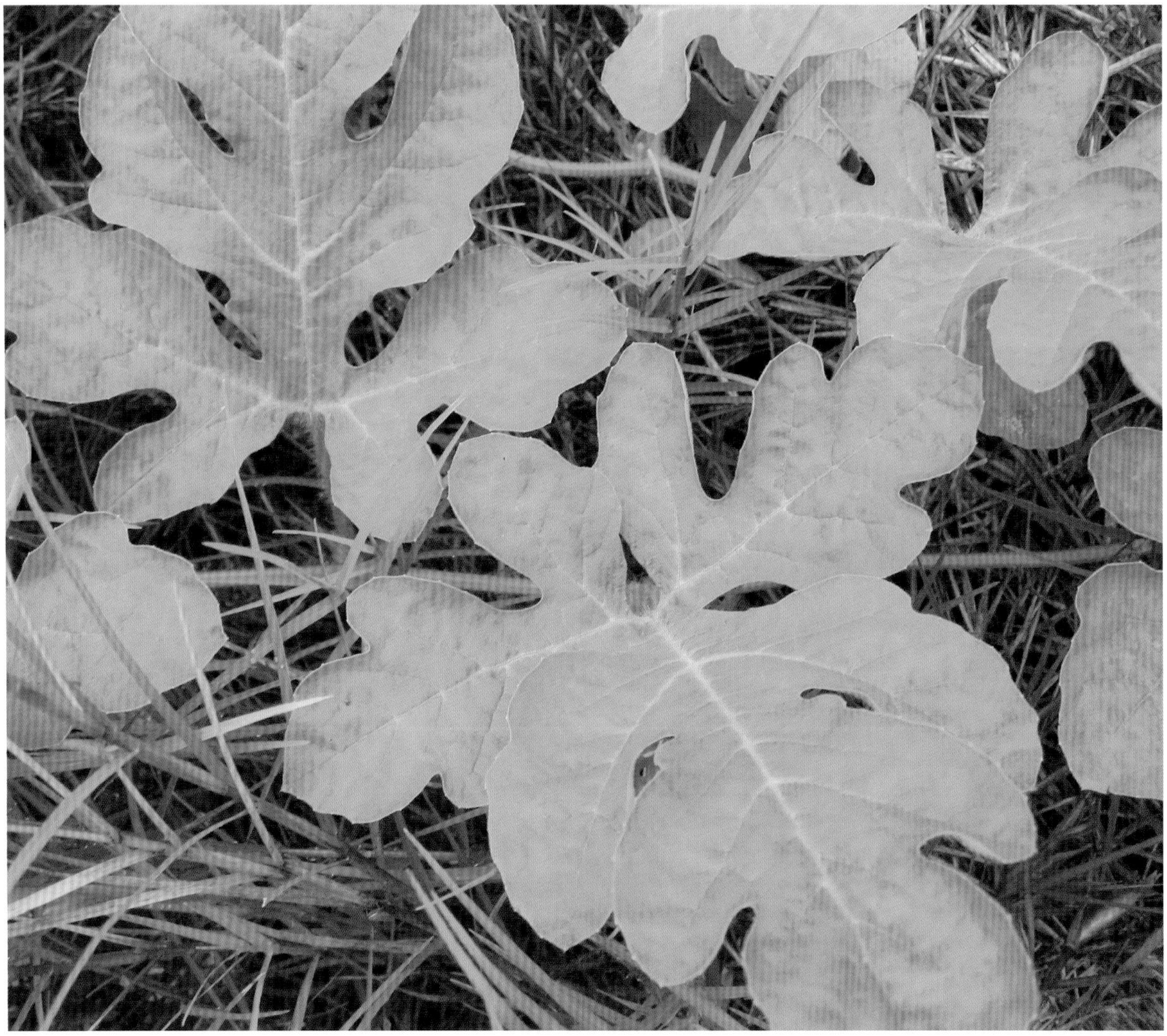

西瓜

识别特征| 一年生蔓性草本。茎细弱，匍匐，有明显的棱沟。卷须，2歧；叶片三角状卵形、广卵形，长8～20 cm，宽5～18 cm，3深裂或近3全裂，中间裂片较长，两侧裂片较短，裂片再作不规则羽状分裂，两面均为淡绿色，边缘波状或具疏齿。雌雄同株，雄花、雌花均单生于叶腋，雄花直径2～2.5 cm，花梗细，被长柔毛；花萼合生成广钟形，被长毛，先端5裂，窄披针形或线状披针形；花冠合生成漏斗状，外面绿色，被长柔毛，上部5深裂，裂片卵状椭圆形或广椭圆形，先端钝，雄蕊5，其中4枚成对合生，1枚分离，花丝粗短；雌花较雄花大，花和雄花相似；子房下位，卵形，外面多被短柔毛，花柱短，柱头5浅裂。瓠果近圆形或长椭圆形，长约30 cm，表面绿色、淡绿色，多具深浅相间的条纹。种子多数，扁形，略呈卵形，黑色、红色、白色或黄色，或有斑纹，两面平滑，基部圆，边缘经常稍拱起。花、果期夏季。

生境分布| 全国各地均产。

采收加工| 夏季收集西瓜皮，削去内层柔软部分，洗净、晒干。

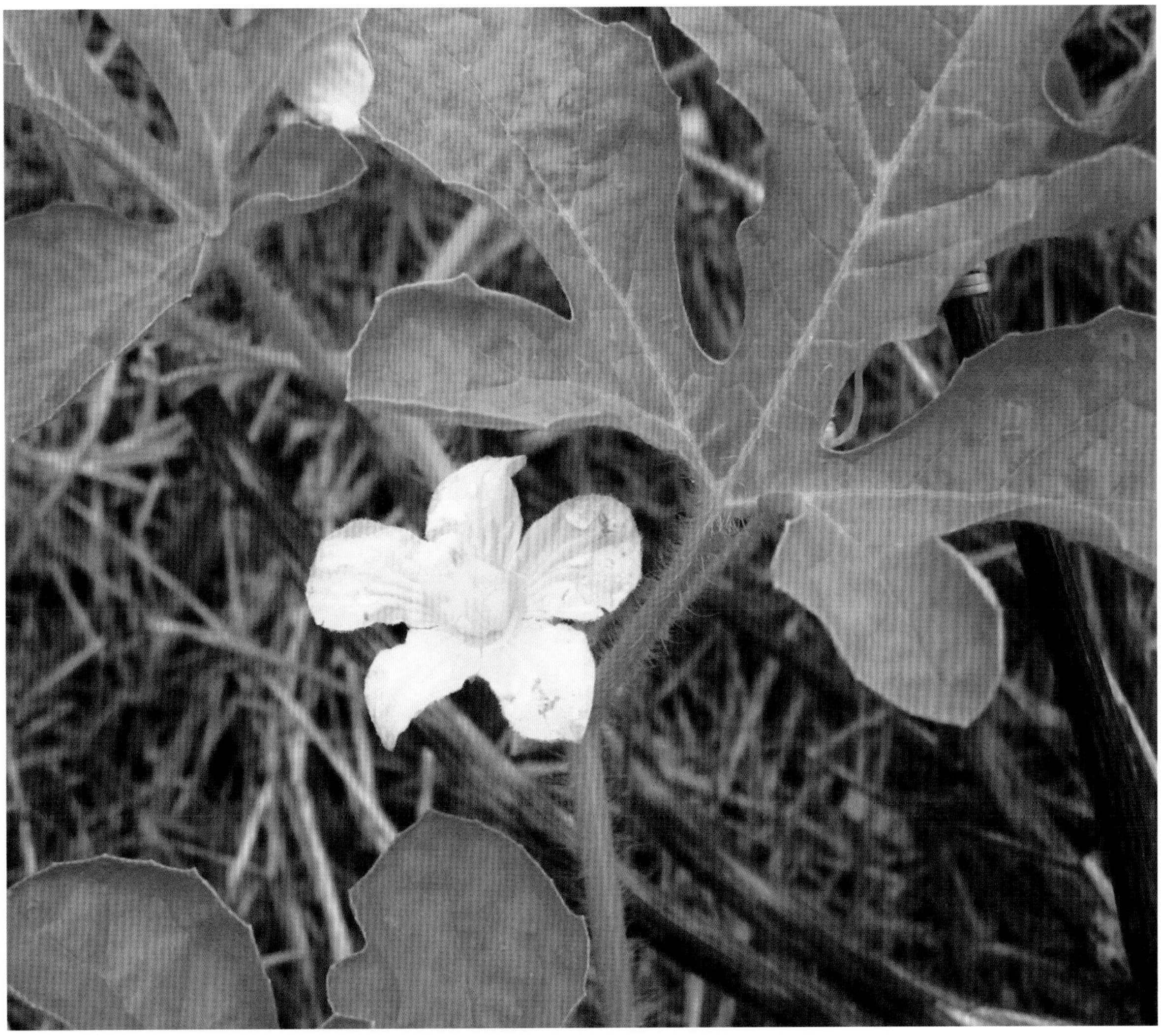

西瓜

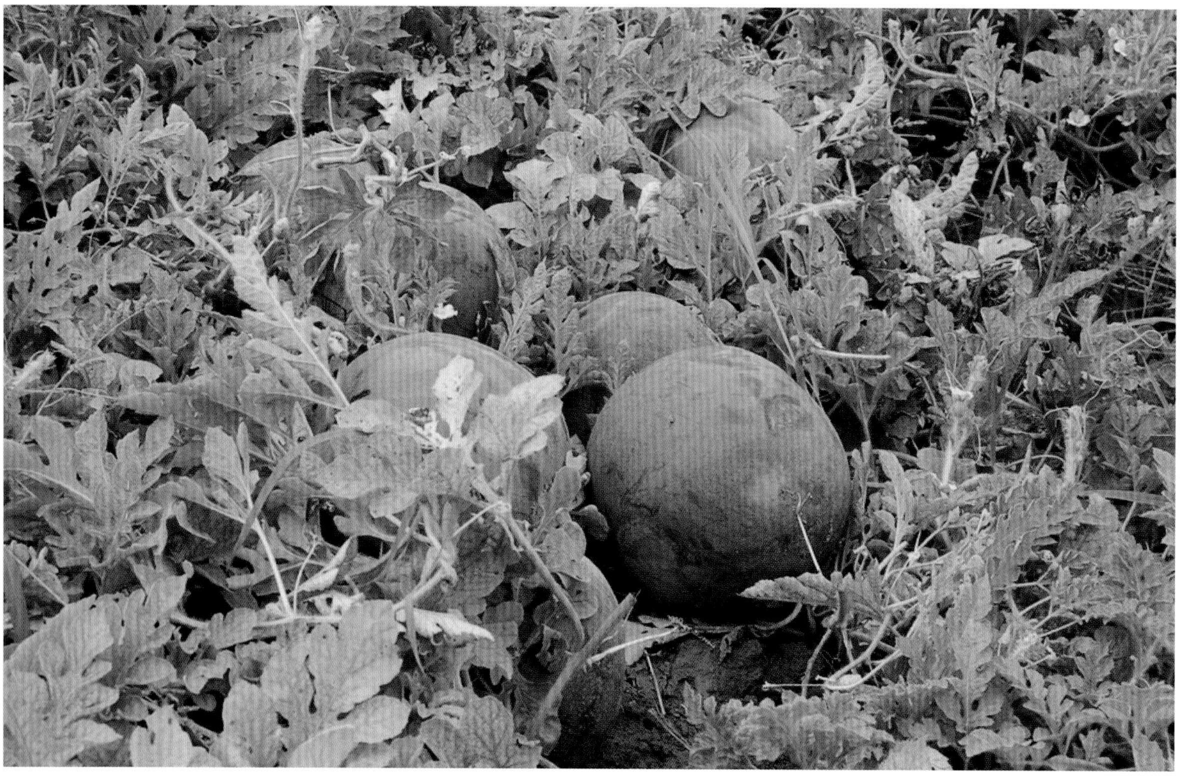

西瓜

药材鉴别｜ 本品外层果皮常卷成管状、纺锤状或不规则形的片块，大小不一，厚0.5 ~ 1 cm。外表面深绿色、黄绿色或淡黄白色，光滑或具深浅不等的皱纹。内表面色稍淡，黄白色至黄棕色，有网状筋脉（维管束），常带有果柄。质脆，易碎，无臭，味淡。

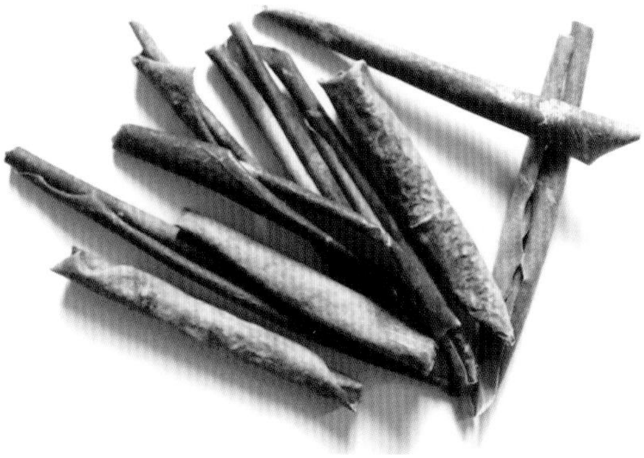

西瓜皮药材

性味归经｜ 甘、淡，寒。归心、胃经。

功效主治｜ 清热解暑，利水。本品味甘性寒，善清暑热，能解烦渴，淡则渗湿利水，故有此功。

药理作用｜ 有利尿、降压作用。

用法用量｜ 10 ~ 30 g，煎服。

精选验方｜

1．血管神经性水肿 西瓜翠衣、白鲜皮各适量。水煎待凉后，以纱布蘸药液湿敷患处，每日数次，至皮疹消退。

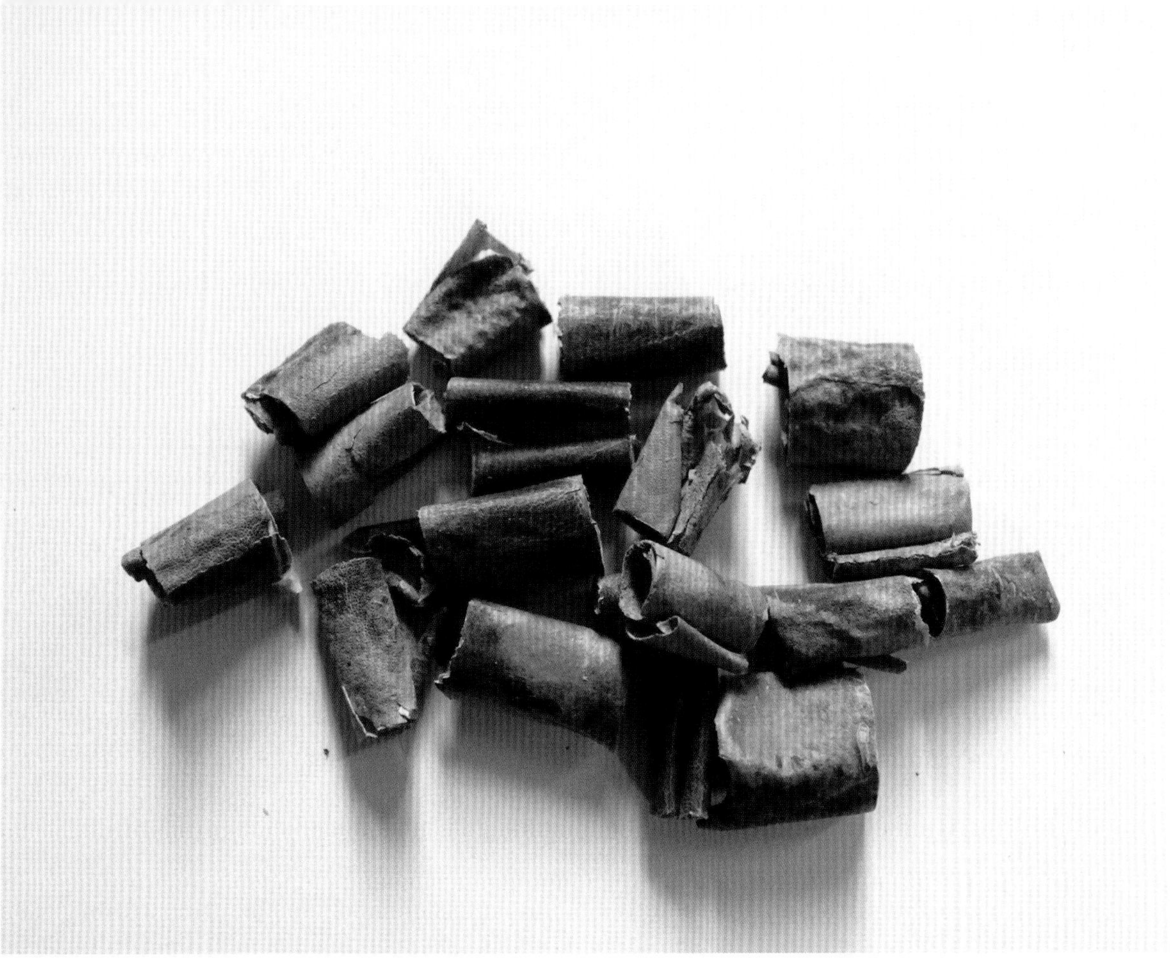

西瓜皮饮片

2. 接触性皮炎　西瓜翠衣、牡丹皮、蛇床子各适量。水煎浸泡或以纱布蘸药液湿敷，至痒止炎消、皮损消退。

3. 黄疸，水肿　西瓜皮、白茅根、茵陈各适量。同煎服。

4. 暑热耗气伤津　西瓜皮、西洋参、石斛各等量。同煎服。

5. 暑热症身热，口渴心烦　西瓜翠衣、丝瓜皮、鲜荷叶、鲜金银花、鲜扁豆花、鲜竹叶心各 6 g。水煎取汁，频服，每日 1 ～ 2 剂。

6. 轻度烧伤　西瓜翠衣、地榆各适量。水煎待凉浸泡，或以纱布蘸药液持续湿敷，至灼热痛感消失，肤色正常。

7. 脚癣感染　西瓜翠衣、蒲公英、紫花地丁、忍冬藤各适量。水煎后待温浸泡，每日 3 次，每日 1 剂，至感染症状消失。

8. 炎性外痔　西瓜翠衣（较大剂量）、地榆、芒硝各适量。水煎熏洗坐浴，每次 20 min，每日 3 次，至肿消痛止、炎症消散。

9. 口疮　西瓜翠衣、白及粉各适量。西瓜翠衣晒干研成细粉，与白及粉混匀，高压消毒后涂患处，每日 3 次，至溃疡面愈合。

10. 毛囊炎　西瓜翠衣、蒲公英、紫花地丁、苦参各适量。水煎后外洗患处，每日 3 次，至皮疹消退、瘙痛消失。

使用禁忌|　中寒湿盛者忌用。

细辛

XIXIN

维 药 名| 阿萨荣。

别　　名| 辽细辛、北细辛。

来　　源| 为马兜铃科植物北细辛 *Asarum heterotropoides* Fr. Schmidt var. *mandshuricum*（Maxim.）Kitag. 或华细辛 *Asarum sieboldii* Miq. 的干燥全草。

识别特征| 北细辛为多年生草本，高 10 ～ 25 cm，叶基生，1 ～ 3 片，心形至肾状心形，顶端短锐尖或钝，基部深心形，全缘，两面疏生短柔毛或近于无毛；有长柄。花单生，花被钟形或壳形，淡紫色，顶端 3 裂，裂片由基部向下反卷，先端急尖；雄蕊 12 枚，花丝与花药等长；花柱 6。蒴果肉质，半球形。华细辛与上种类似，唯叶先端渐尖，上面散生短毛，下面仅叶脉散生较长的毛。花被裂片由基部沿水平方向开展，不反卷，花丝较花药长 1.5 倍。花期 5 月，果期 6 月。

生境分布| 生长于林下腐殖层深厚稍阴湿处，常见于针阔叶混交林及阔叶林下、密集的灌木丛中、山沟底稍湿润处、林缘或山坡疏林下的湿地。北细辛分布于辽宁、吉林、黑龙江等省，习称辽细辛；华细辛分布于陕西等众多省（区）。

采收加工| 夏季果熟期或初秋采集，除去泥土，置阴凉通风处晾干。

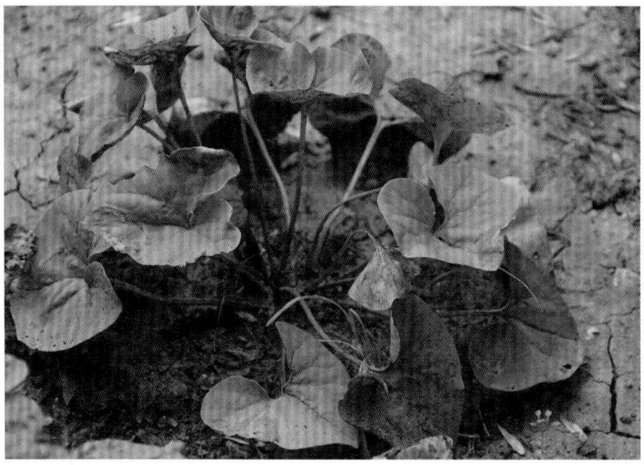

北细辛

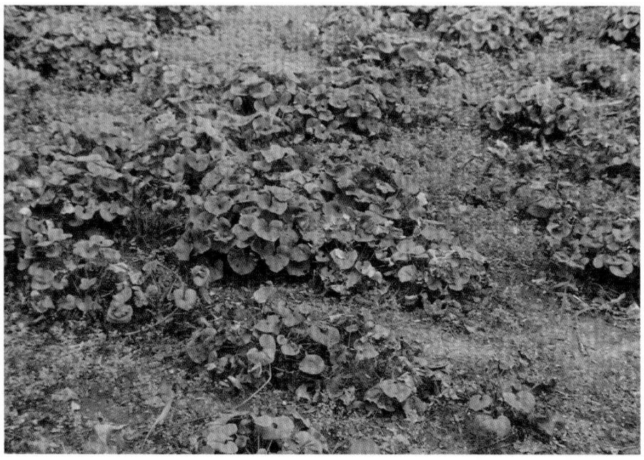

北细辛

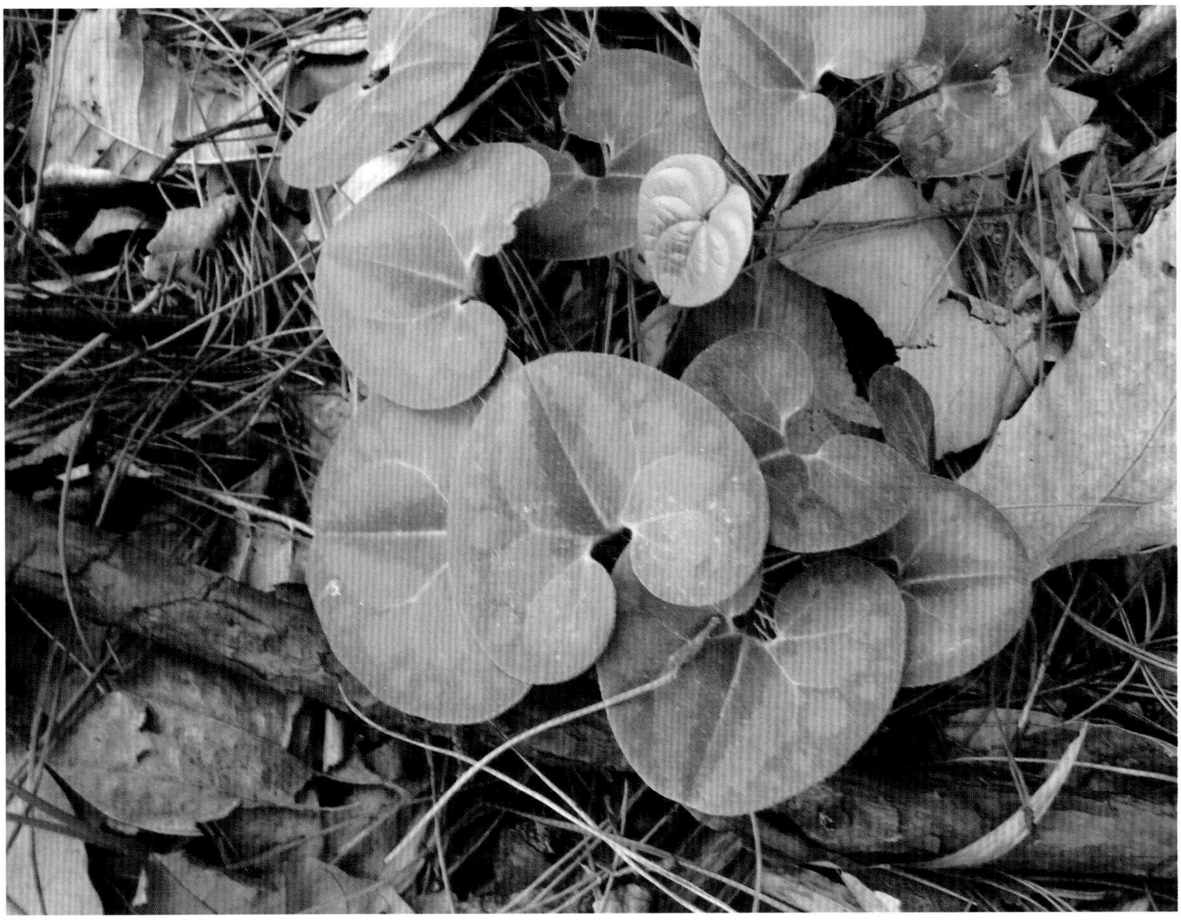

华细辛

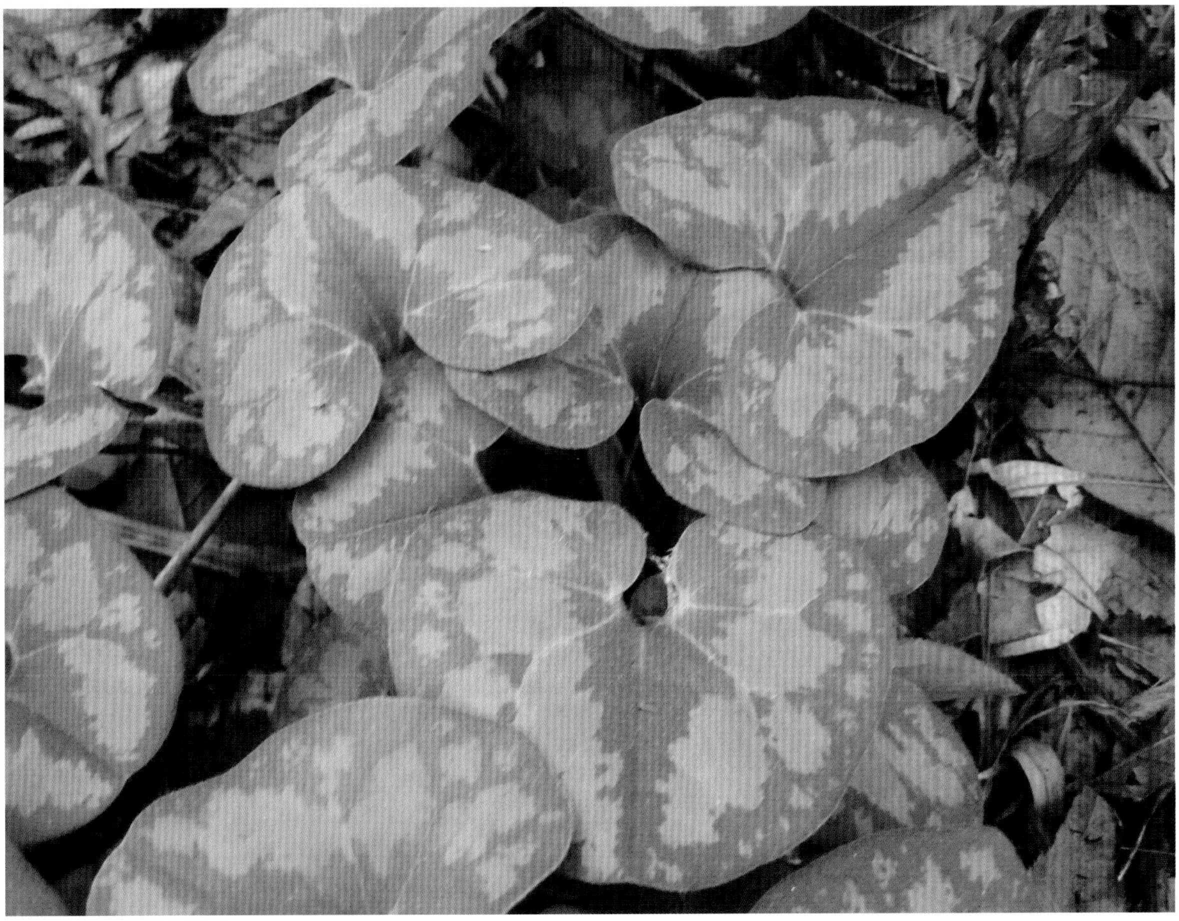

华细辛

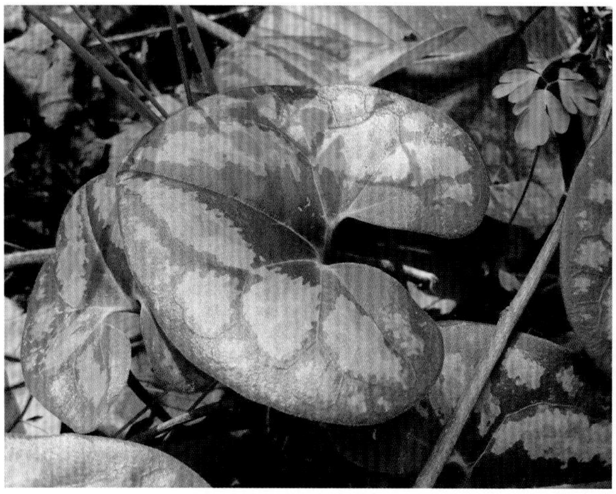

华细辛

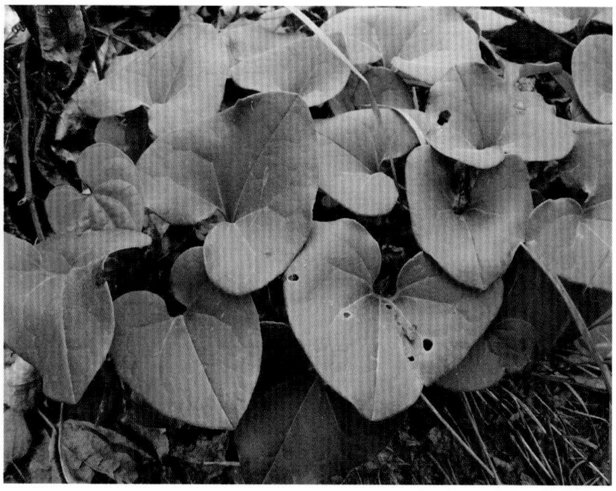

华细辛

药材鉴别| 本品呈不规则的段。根茎呈不规则圆形，外表皮灰棕色，有时可见环形的节。根细，表面灰黄色，平滑或具纵皱纹，叶多破碎。质脆，易折断。切面黄白色或白色。气辛香，味辛辣、麻舌。

性味归经| 辛，温；有小毒。归肺、肾、心经。

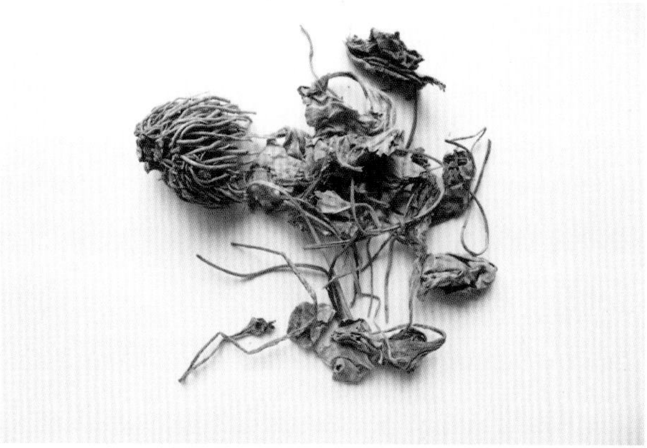

细辛（全草）饮片

功效主治| 祛风散寒，解表，通窍，止痛，温肺化饮。本品味辛香窜，性温而烈，既能外散风寒、解表、通窍、止痛，又能内助阳气，温肺化饮。

药理作用| 本品有明显中枢抑制作用，能镇静、镇痛；有局部麻醉作用；有解热作用；对豚鼠离体气管有显著松弛作用，增加肺灌流量，镇咳；对革兰氏阳性菌、枯草杆菌、伤寒杆菌、结核杆菌有抑制作用；有强心、扩张血管、增强脂代谢、升高血糖等作用。

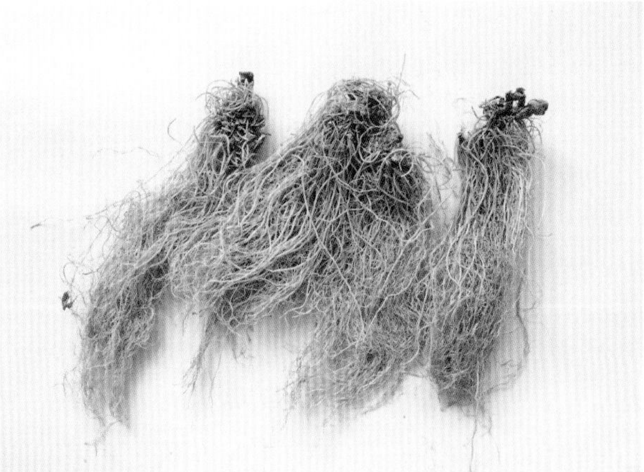

细辛药材

用法用量| 2 ~ 5 g，水煎服；0.5 ~ 1 g，入丸、散用。外用：适量。

精选验方|

1. **小儿目疮** 细辛末适量。醋调，贴脐上。
2. **阳虚感冒** 细辛、麻黄各 3 g，附子 10 g。水煎温服。

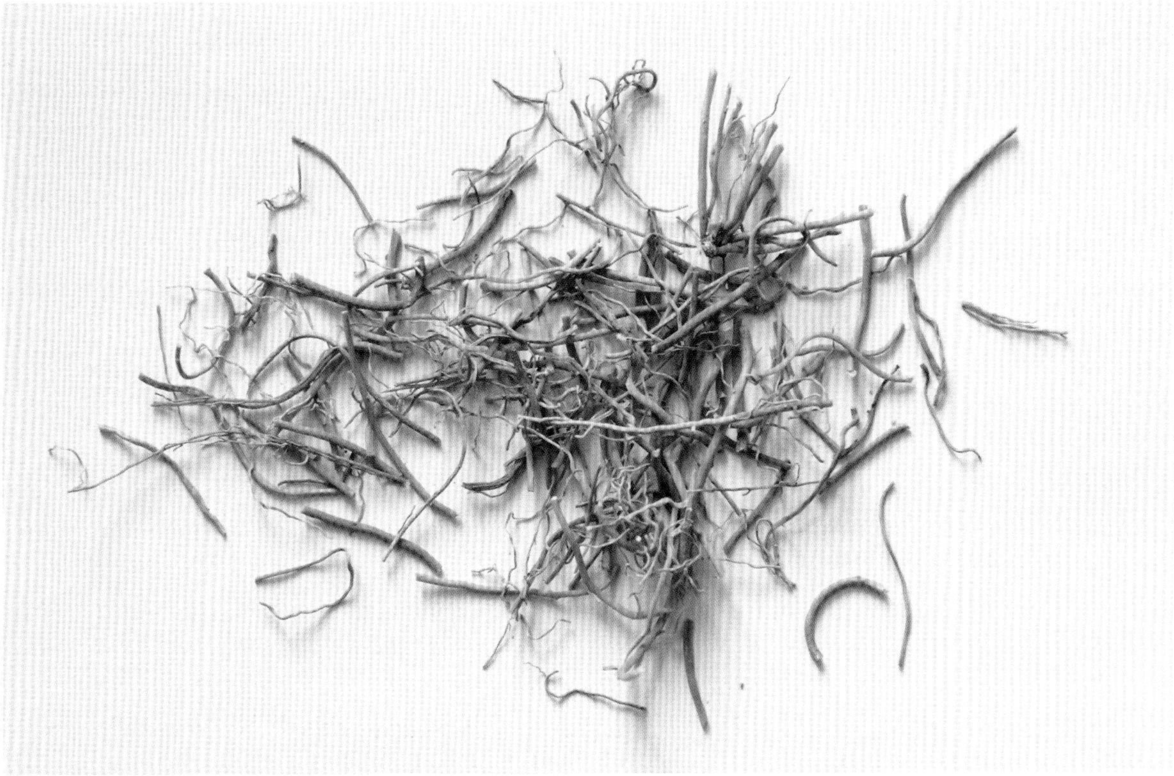

细辛饮片

3. 口舌生疮 细辛、黄连等份。研为细末，先以布揩净患处，掺药在上，涎出即愈。

4. 牙痛 细辛 3 g（后下），白芷、威灵仙各 10 g。水煎 2 次，混合后分上、下午服，每日 1 剂。

5. 鼻塞不通 细辛末少许。吹入鼻中。

6. 小儿支气管炎 细辛 6 g，栀子、没药各 12 g，雄黄 10 g。共研为细末，用适量米醋调匀备用，敷于胸、背部。

7. 小儿百日咳 细辛、吴茱萸、大蒜、檀香、葶苈子、百部各 10 g，甘遂 5 g，麝香 1 g。研成细末备用，用时取 10 g 药末，以适量猪胆汁（或鸡胆汁）调至稠膏状，分别贴于涌泉、神阙、身柱、膏肓等穴，每次贴 8 ～ 12 h，每日 1 次。

8. 哮喘 细辛 15 g，白芥子、元胡各 21 g，甘遂 12 g。研成细末，用姜汁调成糊状，备用，将药膏少许敷于肺俞、定喘、膻中、尺泽、足三里穴位上，胶布固定，持续敷 30 ～ 60 min，擦掉药膏，每 10 日治疗 1 次。

9. 单纯疱疹 细辛、桔梗、人参、甘草、茯苓、天花粉、白术、薄荷各 10 g。水煎取药汁，口服。

使用禁忌| 阴虚干咳、阴虚阳亢头痛、肾功能不良者忌用。反藜芦。

香附

XIANGFU

维 药 名| 苏依地。

别　　名| 制香附、香附子、香附炭、生香附、醋香附。

来　　源| 为莎草科植物莎草 *Cyperus rotundus* L. 的干燥根茎。

识别特征| 为多年生草本，根茎匍匐，块茎椭圆形，茎三棱形，光滑。叶丛生，叶鞘闭合抱茎，叶片长线形。复穗状花序，顶生，3 ～ 10 个排成伞状，花深茶褐色，有叶状苞片 2 ～ 3 枚，鳞片 2 列，排列紧密，每鳞片着生一花，雄蕊 3 枚，柱头 3 裂，呈丝状。小坚果长圆倒卵形，具 3 棱。花期 6 ～ 8 月，果期 7 ～ 11 月。

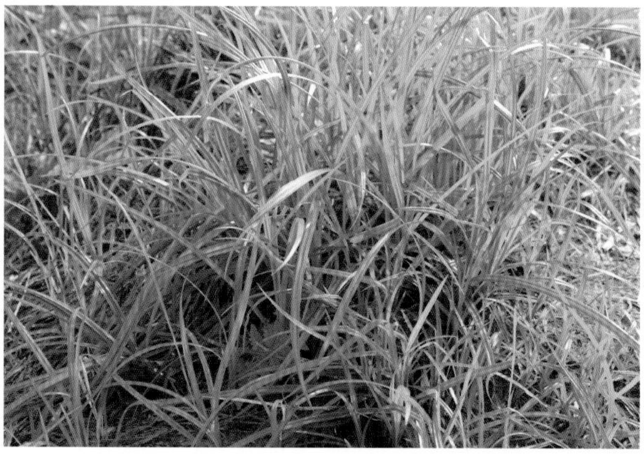

莎草

生境分布| 生长于路边、荒地、沟边或田间向阳处。分布于广东、河南、四川、浙江、山东等地。

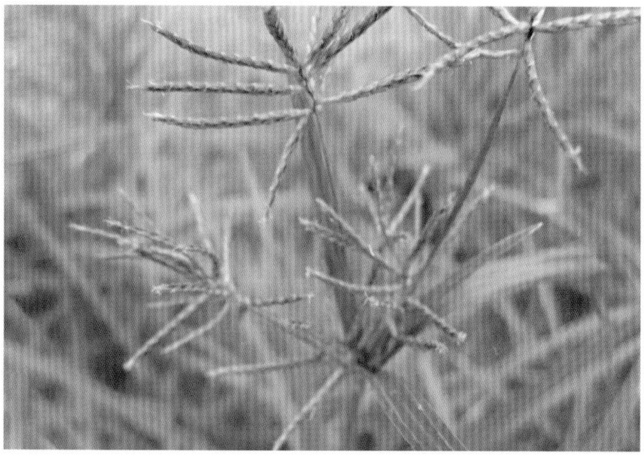

莎草

采收加工| 秋季采挖，燎去毛须，置沸水中略煮或蒸透后晒干，也可燎后直接晒干。

药材鉴别| 本品多呈纺锤形，有的略弯曲，长 2 ～ 3.5 cm，直径 0.5 ～ 1 cm。表面棕褐色或黑褐色，有纵皱纹，并有 6 ～ 10 个略隆起的环节，节上有未除净的棕色毛须及须根断痕；去净毛须者较光滑，环节不明显。质硬，经蒸煮者断面黄棕色或红棕色，角质样；生晒者断面色白而显粉性，内皮层环纹明显，中柱色较深，点状维管束散在。气香，味微苦。

性味归经| 辛、微苦、微甘，平。归肝、脾、三焦经。

功效主治| 疏肝理气，调经止痛。本品味辛行散、苦主降泄、甘能缓急，为肝经之主药，肝无郁滞则经调痛止，故有疏肝理气、调经止痛之效。

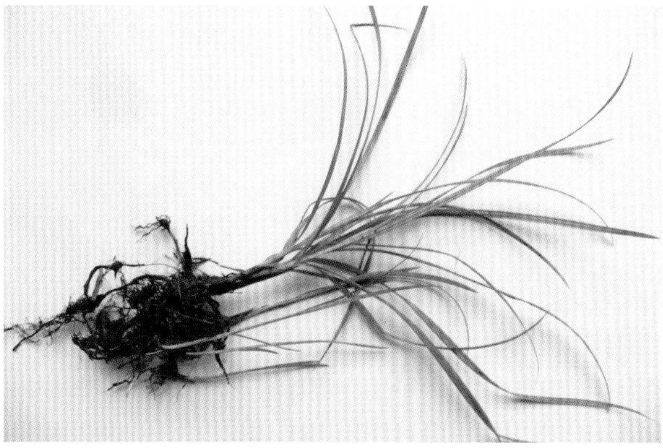

莎草

药理作用| 5%香附浸膏能降低实验动物离体子宫的收缩力和张力。其挥发油有轻度雌激素样作用。其水煎剂有降低肠管紧张性和拮抗乙酰胆碱的作用。香附油对金黄色葡萄球菌有抑制作用。其提取物对某些真菌有抑制作用。

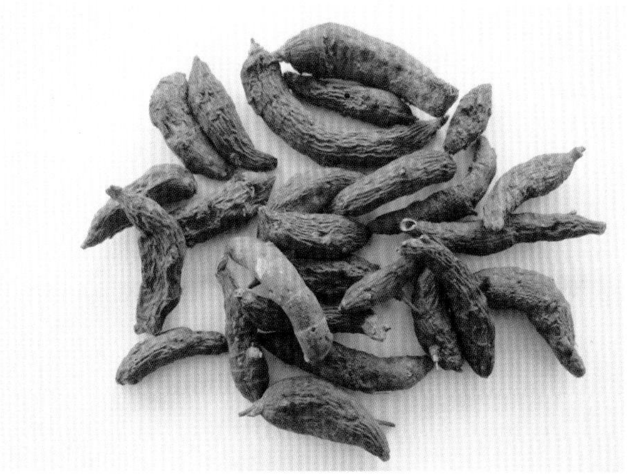

莎草

用法用量| 6 ~ 12 g，煎服。醋炙止痛力增强。

精选验方|

1. 妊娠呕吐 香附 10 g，黄连 6 g，竹茹、紫苏叶、半夏各 6 ~ 10 g，生姜 3 g。煎 2 次，混合煎液，先以小量频服，后分 2 次于饭前服用，服用 1 ~ 5 剂。

2. 偏、正头痛 香附子（炒）12 g，川芎 60 g。研为细末，以茶调服。

3. 尿血 香附子、新地榆各等份。分别水煎，先服香附汤，后服地榆汤。

4. 痛经 香附 12 g，艾叶 4 g。水煎服。

5. 胃、十二指肠溃疡 炒香附、煅牡蛎各 60 g，炒五灵脂 30 g。共研末，早、晚各服 5 g，服完后隔 5 日再服第 2 剂，2 个月为 1 个疗程。

6. 丹毒 香附 30 g。研细末，黄酒送服，微醉为度，不饮酒者，以温开水送服。

7. 扁平疣 香附 150 g，木贼、生薏苡仁各 10 g。水煎外洗，并同鸦胆子去壳捣烂、摩擦局部。

8. 乳腺增生 香附、柴胡、郁金、穿山甲、浙贝母、瓜蒌、夏枯草各等量。水煎服。

9. 链霉素中毒之眩晕 香附、柴胡各 30 g，川芎 15 g。研细末，装入胶囊，成人每次 2 丸，每日 3 次，饭后温开水送服，老人与儿童量酌减，连用 2 剂。

使用禁忌| 血虚气弱者不宜单用，阴虚血热者慎服。

小茴香

XIAOHUIXIANG

维 药 名｜ 阿日帕巴地洋。

别　　名｜ 茴香、谷茴香。

来　　源｜ 为伞形科植物茴香 *Foeniculum vulgare* Mill. 的干燥成熟果实。

识别特征｜ 茴香为多年生草本，高 1 ～ 2 m，全株有香气。茎直立，有纵棱。叶互生，3 ～ 4 回羽状全裂，裂片丝状线形；叶柄基部鞘状抱茎。复伞形态序顶生；花小、黄色。双悬果，每分果有 5 纵棱。果实呈小圆柱形，两端稍尖，长 3 ～ 5 mm，径 2 mm 左右，基部有时带细长的小果柄，顶端有黄褐色柱头残基，新品黄绿色至棕色，陈品为棕黄色。分果容易分离，背面有 5 条略相等的果棱，腹面稍平；横切面略呈五角形。花期 7 ～ 9 月，果期 9 月以后。

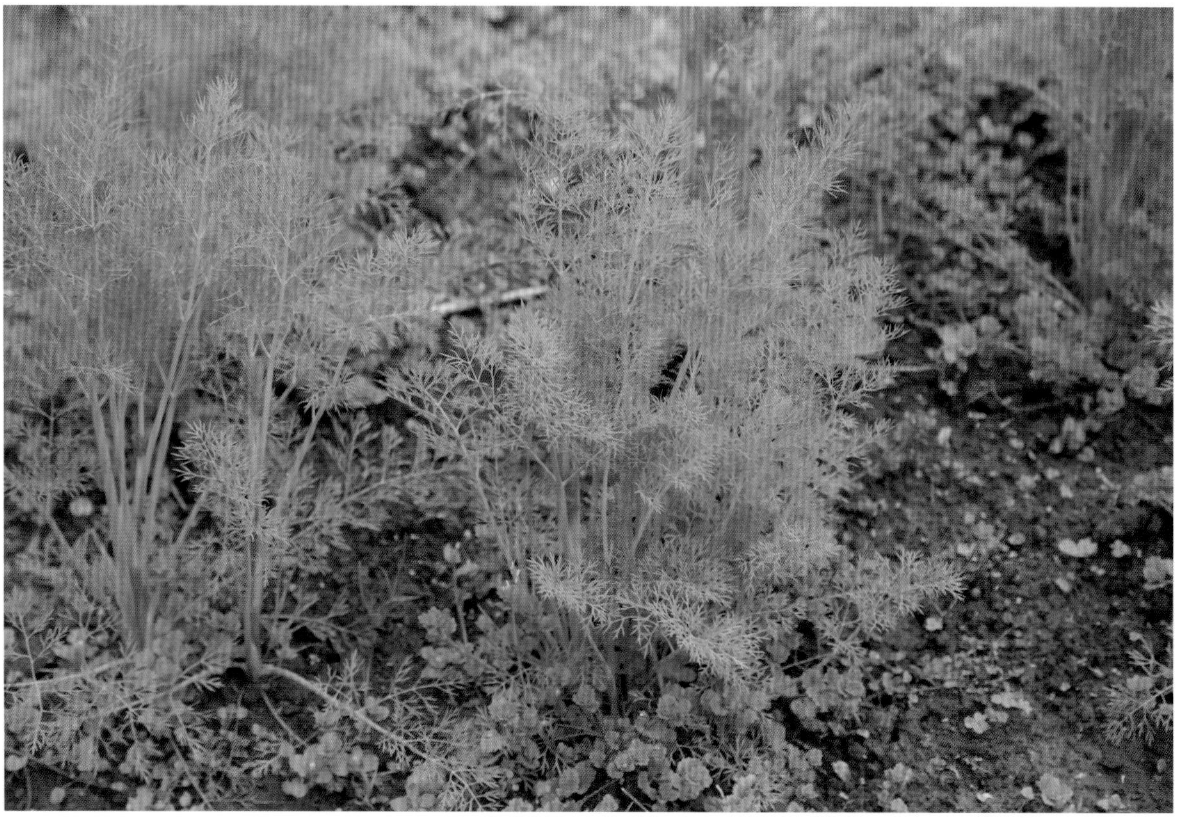

茴香

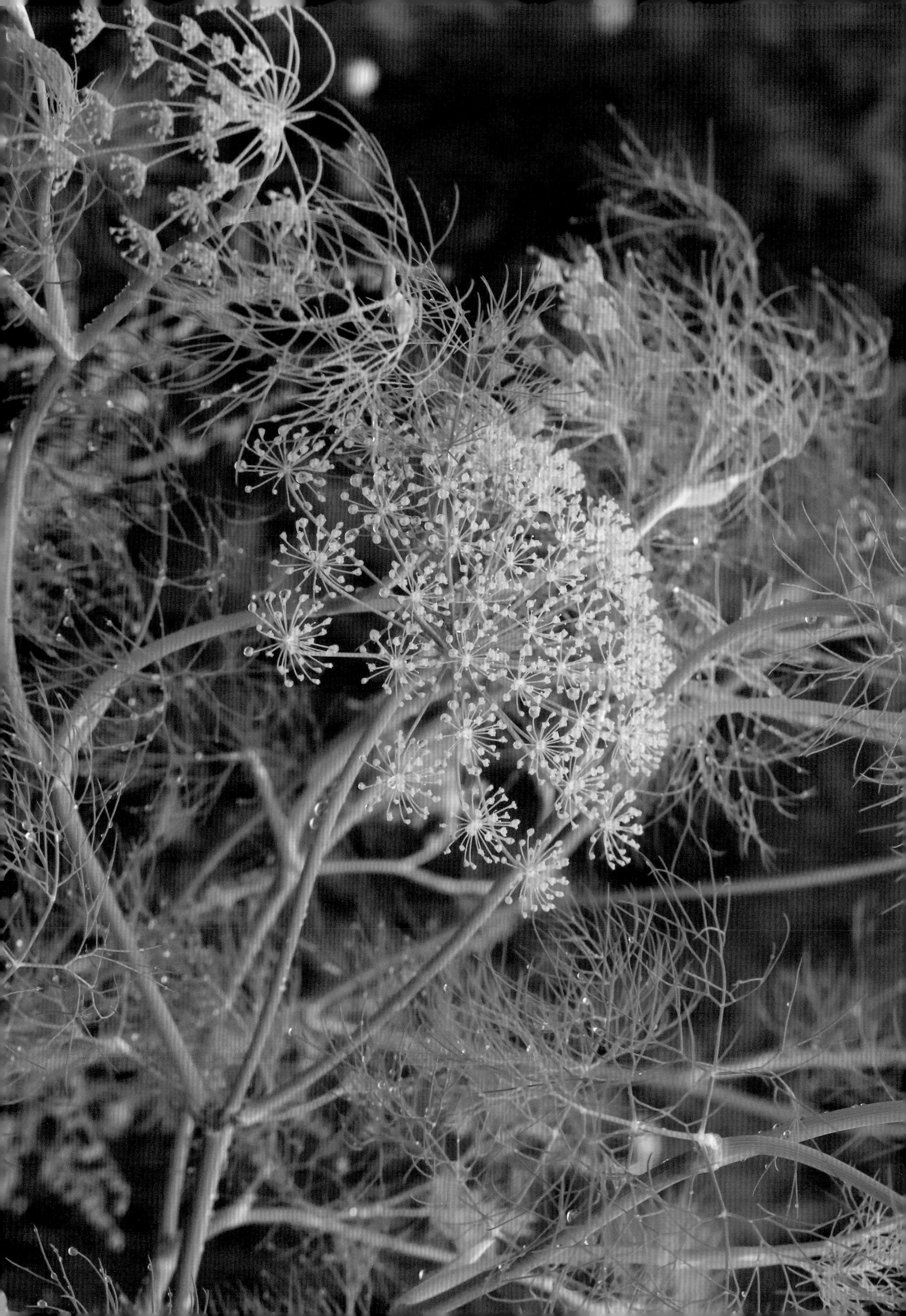

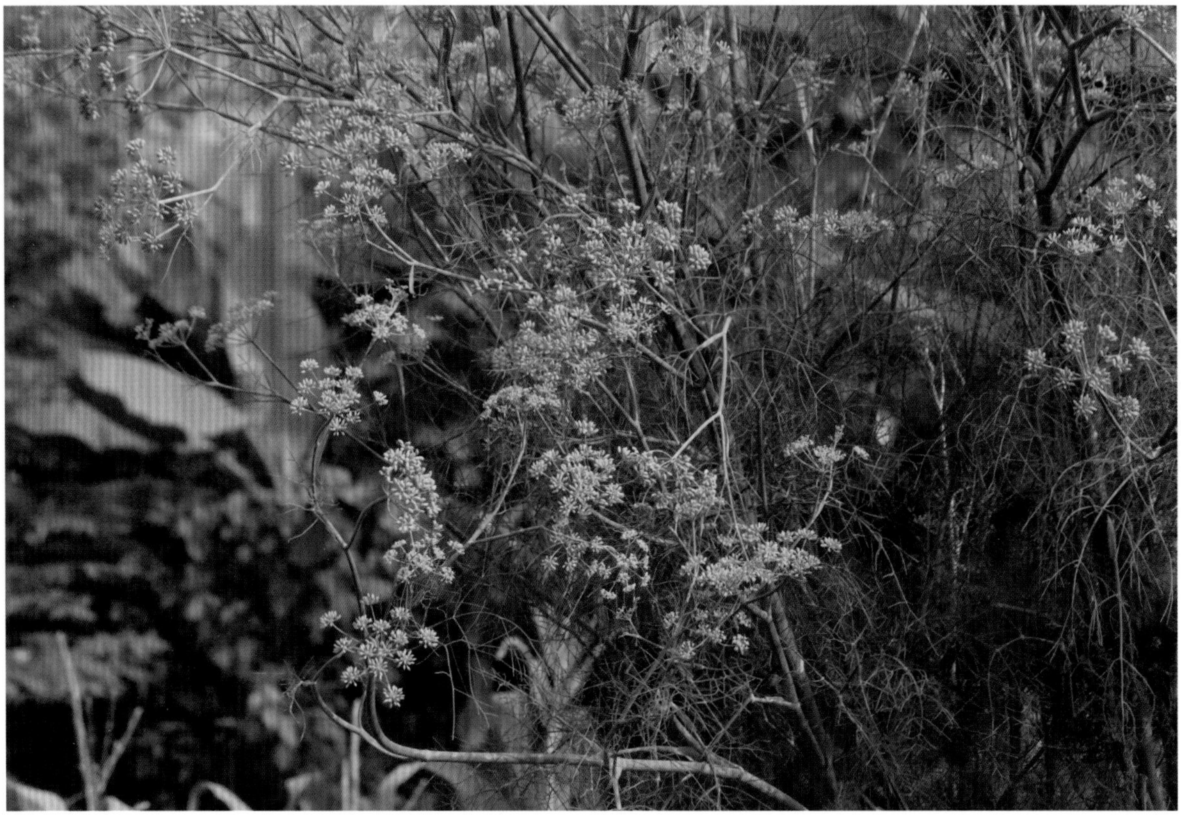

茴香

生境分布｜ 全国各地均有栽培。我国南北各地均有栽培。

采收加工｜ 秋季果实初熟时采割植株，晒干，打下果实，除去杂质。

药材鉴别｜ 本品为稻谷状小粒。表面黄绿色或淡黄色。背面隆起，有纵棱 5 条。果实易分离成瓣，每瓣呈椭圆形。断面灰白色，有油性。气芳香，味辛而后甘。

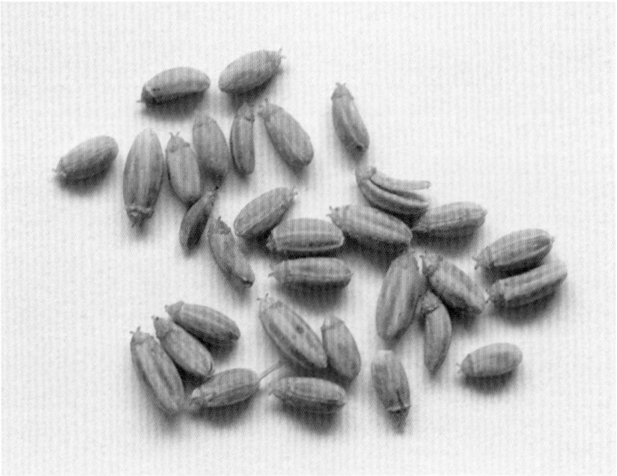

小茴香药材

性味归经｜ 辛，温。归肝、肾、脾、胃经。

功效主治｜ 散寒止痛，理气和胃。主治寒疝腹痛，睾丸偏坠，痛经，少腹冷痛，脘腹胀痛，食少吐泻，睾丸鞘膜积液。盐小茴香暖肾散寒止痛。主治寒疝腹痛，睾丸偏坠，经寒腹痛。

药理作用｜ 有增强胃肠运动的作用，在胀气时促进气体排出，减轻疼痛。

用法用量｜ 2 ～ 4 g，煎服；0.5 ～ 1 g，研末服。外用：适量。

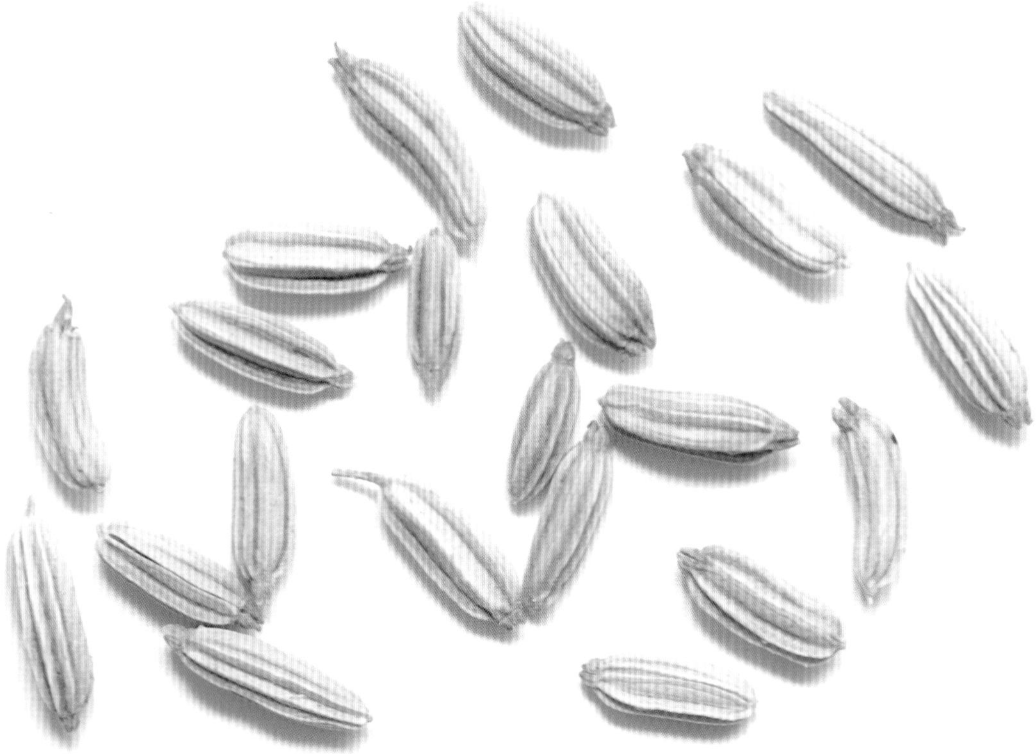

小茴香（茴香）饮片

精选验方 |

1. 闪挫腰痛 小茴香适量。研为细末，酒服 3 ～ 5 g。

2. 嵌闭性小肠疝 小茴香适量。成人 10 ～ 15 g（小儿量酌减），开水冲汤，趁热顿服，如 15 ～ 30 min 后不见效，同量再服 1 次；或成人 3 ～ 6 g（小儿量酌减），开水冲汤服，间隔 10 min 后，同量再服 1 次，服后仰卧 40 min，下肢并拢，膝关节半弯曲。

3. 鞘膜积液、阴囊象皮肿 小茴香 15 g，盐 4.5 g。同炒焦，研细末，打入青壳鸭蛋 1 ～ 2 个，同煎为饼，临睡前用温米酒送服，4 日为 1 个疗程，间隔 2 ～ 5 日，再服第 2 个疗程。

4. 肠绞痛、睾丸和附睾肿痛 小茴香、木香各 3 g，川楝子、白芍各 12 g，黄柏 9 g，槟榔 6 g，生薏苡仁 25 g。水煎服。也可用于睾丸鞘膜积液。

5. 阳痿 小茴香、炮姜各 5 g。研细末，加盐少许，用少许人乳汁调和（也可用蜂蜜或鸡血代替），敷于肚脐，外加胶布贴紧，一般 5 ～ 7 日后可去除敷料。

6. 肾绞痛 小茴香、干姜、官桂、沉香粉（冲服）各 5 g，延胡索、五灵脂、没药、川芎、当归、蒲黄、赤芍、乌药各 10 g。每日 1 剂，水煎服。

7. 慢性痢疾 小茴香 9 g，石榴皮 15 g。水煎服。

使用禁忌 |

阴虚火旺者慎服。

雄黄

XIONGHUANG

维药名| 再尔尼合。

别　名| 雄精、腰黄、明雄黄。

来　源| 为硫化物类矿物雄黄 Realgar 的矿石。

识别特征| 单斜晶系雄黄矿石，雄黄为主，与雌黄、方解石、石英、辰砂等共生。本品单晶呈柱状、粒柱状，多呈放射状、粒状集合体产出，常为不规则块状或粉末，大小不一，橙红色或深红色。块状的表面覆有橙黄色粉末，手摸染指。具金刚光泽，断面呈树脂光泽或脂肪光泽，半透明至微透明。质松脆，易碎，硬度 1.5 ～ 2.0，比重 3.4 ～ 3.6。条痕橙黄色，断面色更鲜艳，具细砂孔。其中颜色鲜艳、半透明、有光泽、质松脆的，习称“明雄”“雄黄精”或“腰黄”。微有特异蒜臭气，味淡。

生境分布| 分布于湖南、贵州、云南、四川等地。

采收加工| 随时可采，除去杂质，研成细粉或水飞用。切忌火煅。

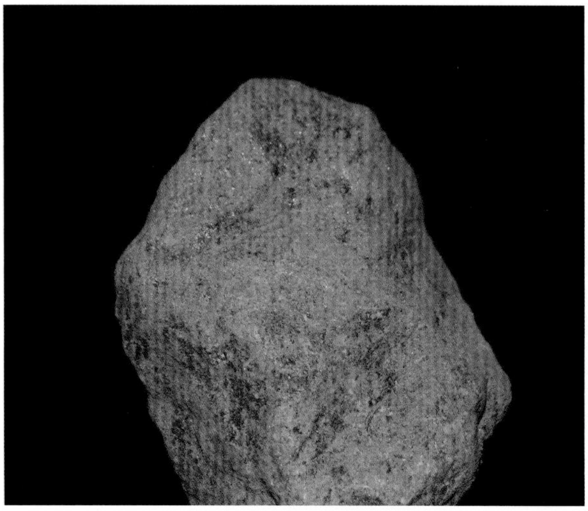

雄黄药材

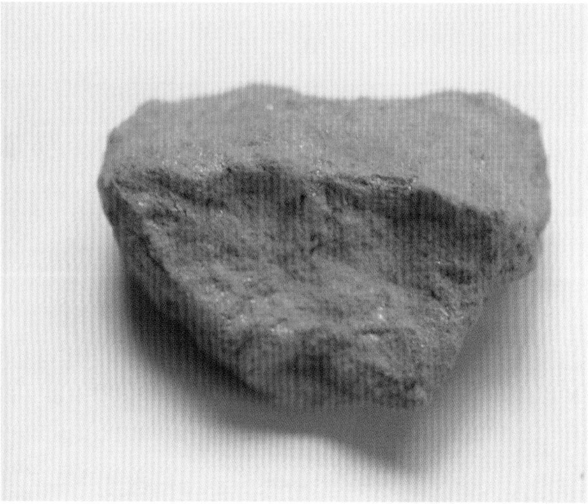

雄黄药材

药材鉴别| 本品为橙黄色或淡橘红色的极细粉末。触之易染手，气臭特异，微有刺鼻感，味淡。

性味归经| 辛、苦，温；有毒。归心、肝、肾经。

功效主治| 解毒杀虫，燥湿祛痰。本品辛苦温，性燥有毒。外用以毒攻毒而有解毒杀虫之效，内服性燥而有燥湿祛痰之功。

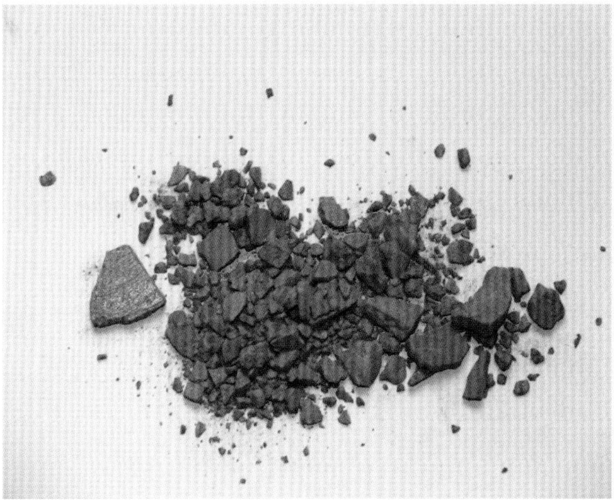

雄黄饮片

药理作用| 本品对多种皮肤真菌有不同程度的抑制作用，对人型、牛型结核杆菌有抑制生长的作用，有抗血吸虫及疟原虫作用。

用法用量| 0.15 ～ 0.30 g。内服：入丸、散。外用：适量，研末敷，调搽或烧烟熏。

精选验方|

1. 流行性腮腺炎 雄黄 45 g，明矾 50 g，冰片 3 ～ 5 g。共研细末，每次 2 ～ 3 g，75% 的酒精调成糊状，搽于局部。

2. 血吸虫 雄黄 6 g，枯矾 10 g，雷丸 11 g，阿魏 25 g。先化阿魏，再将前 3 味共研细末，放阿魏汁炼为丸，每服 4.8 g。

3. 疟疾 雄黄粉 0.3 g，六一散 2 g。二药混匀，分成两包，于疟疾发作前 2 h 调服 1 包，4 ～ 6 h 后再服 1 包。

4. 蛲虫病 雄黄 15 g，凡士林油 60 g。同调匀，每晚睡前搽肛门内及周围，次日早晨擦去，连用 3 ～ 7 日。

5. 白血病 雄黄、青黛按 1 ∶ 9 的重量比混合。研细混匀，装胶囊或压成片剂，每日 10 g，分 3 次口服，配合辨证施治汤药。

6. 癫痫 雄黄、双钩藤、制乳香各 25 g，琥珀、天麻、天竺黄、全蝎、胆南星、郁金、黄连、木香各 19 g，明矾、荆芥穗、甘草各 13 g，朱砂 5 g，珍珠、冰片各 2 g，绿豆 200 粒。上药除雄黄、朱砂外，余药共研细末，制成水丸如绿豆大，雄黄、朱砂研细末为衣，每日 2 次，早、晚温开水冲服，成人每次 4 ～ 6 g，1 周岁儿童每次 1 ～ 1.5 g，儿童 1 个月、成人 3 个月为 1 个疗程。

使用禁忌| 孕妇忌服。切忌火煅，煅烧后即分解氧化为三氧化二砷（As_2O_3），有剧毒。雄黄能从皮肤吸收，故局部外用也不能大面积涂搽及长期使用。

熊胆

XIONGDAN

维 药 名｜ 艾依克欧提。

别　　名｜ 狗熊胆、黑瞎子胆、黑熊胆、棕熊胆。

来　　源｜ 为脊椎动物熊科棕熊 *Ursus arctos* L. 和黑熊 *Selenarctos thibetanus* G. Cuvier 的胆囊。

识别特征｜ 黑熊：体形较大，长 1.5 ～ 1.7 m，体重约 150 kg。头部宽圆，吻部短而尖，鼻端裸露，眼小，耳较长且被有长毛，伸出头顶两侧。颈部短粗，两侧毛特别长。胸部有一倒“人”字形白斑。尾很短。毛漆黑色，有光泽。四肢粗健，前后足均具 5 趾，前足腕垫宽大与掌垫相连，后足跖垫也宽大且肥厚，前宽后窄，内侧中部无毛间隔，具爪。除鼻面部棕色、下颌白色及倒“人”字白斑外，全身均为黑色并带有光泽。棕熊：体形较大，长约 2 m，重 200 ～ 300 kg。头阔而圆，吻部较长鼻也较阔，其端裸出，略侧扁。耳小，能动，内外被毛。肩端隆起，腰粗壮，尾短。四肢粗壮，前后足均具 5 趾，前足的爪长于后足。爪侧扁而弯曲，呈暗褐色。全身为黑棕色，或近黑色以至很淡的银灰色、棕黄色或棕红色，成体胸部无白色斑纹。

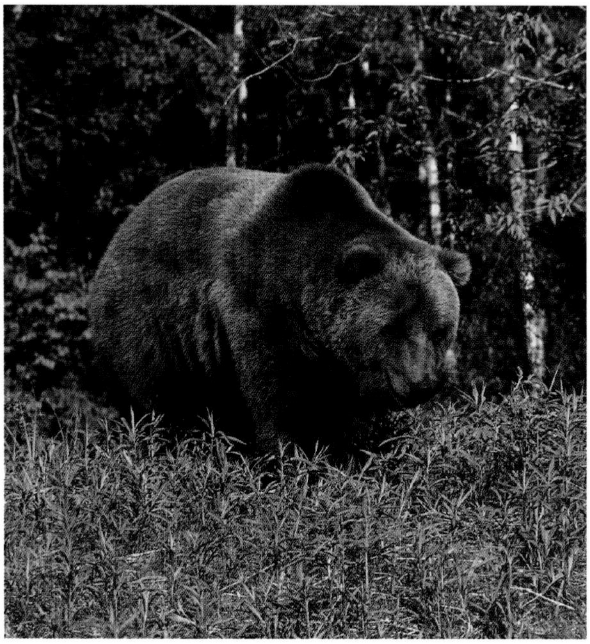

棕熊

生境分布｜ 黑熊栖息于混交林或阔叶林中。一般居于山上的石洞或大树洞中。分布极广泛，东北、华北、西南、华南及陕西、甘肃、青海、安徽、浙江、江西、福建、台湾、西藏等地均有分布。棕熊栖息于广阔叶林、针叶林或混交林中。有冬眠习性，杂食，以植物为主。分布于东北及甘肃、青海、新疆、四川、贵州、西藏等地。

采收加工| 夏、秋二季猎取为宜，迅速取出胆囊，干燥。去净胆囊皮膜，研细用。

药材鉴别| 本品呈长扁卵形，上部狭细，下部膨大。表面灰黑色或棕黑色，显光泽，有皱褶，囊皮薄，迎光视之，上部常呈半透明。质坚硬，破开后，断面纤维性。

性味归经| 苦，寒。归肝、胆、心经。

功效主治| 清热，镇痉，明目，杀虫。主治热黄、暑泻、小儿惊痫、疳疾、蛔虫痛、目翳、喉痹、鼻蚀、疔痔恶疮。

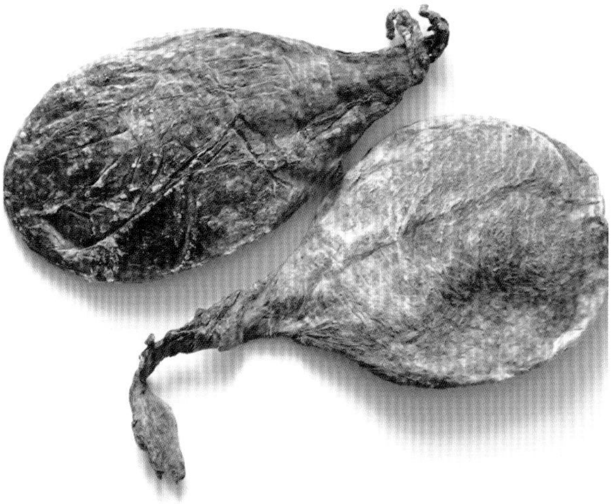

熊胆（压胆）药材

药理作用| 有利胆作用，可促进胆汁分泌，对胆总管、括约肌有松弛作用。本品还有溶解胆结石作用及一定的解毒、抑菌、抗炎、抗过敏、镇咳、祛痰、平喘、助消化、降压作用。

用法用量| 内服：1 ~ 2.5 g，多作丸、散，不入汤剂。外用：适量。

精选验方|

1. 肝胆疾病（胆结石、胆管炎和黄疸） 可采用熊胆汁配伍郁金、姜黄和茵陈蒿水煎服。

2. 急性肾性高血压 熊胆汁干粉。每次 0.5 g，每日 2 次。

3. 眼科疾病 取 20%熊胆注射液结膜下注射，每次 0.2 ml，对晶体混浊、眼底出血及球后视神经炎有较好疗效。

4. 小儿百日咳 熊胆抑咳散（熊胆、朱砂、姜半夏、橘红、川贝母、款冬花）。1 ~ 2 岁，每次 0.3 ~ 0.5 g；2 ~ 4 岁，每次 0.6 ~ 0.9 g，按年龄大小适当增减，每日 3 次，饭后温开水送服。

5. 慢性肝病 用熊胆注射液（2%），每次 2 ml，每日 2 次，肌内注射，并根据中医辨证配以中药治疗，1 个月为 1 个疗程，连续用 3 个疗程，每疗程间休息 3 ~ 4 日。

使用禁忌| 非实热者不可用。

雪莲花

XUELIANHUA

维 药 名 | 卡尔来力斯。

别　　名 | 雪莲、大木花。

来　　源 | 为菊科植物绵头雪莲花 *Saussurea laniceps* Hand. Mazz. 及其同属多种植物的全草。

识别特征 | 多年生草本，全体密被白色或淡黄色长柔毛，高 10 ~ 25 cm。茎常中空，棒状，基部有棕黑色残存叶片。叶互生，密集，无柄，披针形或狭倒卵形，长 2 ~ 10 cm，宽 0.5 ~ 1.5 cm，边缘羽裂或具粗齿，密被白色长茸毛。头状花序多数，密集，每序长 15 ~ 25 mm；总苞片狭长，倒披针形，长约 12 mm，宽约 2 mm，无毛，有光泽，中央草质，边缘膜质，有 3 条明显的纵脉；花两性，全为管状花，长约 1 cm，直立，花冠管与檐部等长，裂片披针形；花药基部箭形；花柱线形。瘦果长约 7 mm，扁平，棕色，有不明显的 4 棱；冠毛 2 层，外层冠毛较短，上具短毛，内层为羽状。花期 6 ~ 7 月，果期 7 ~ 9 月。

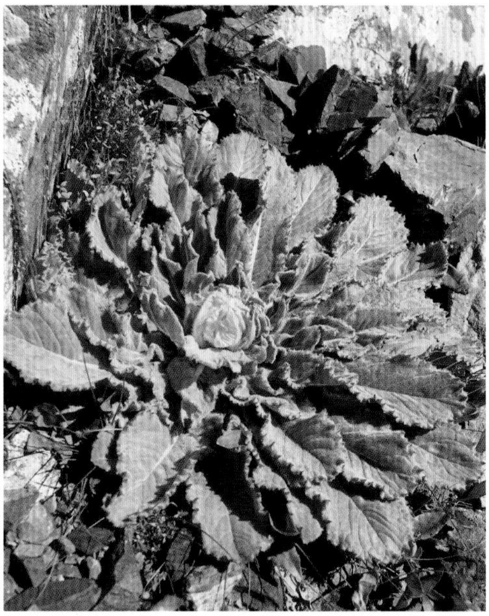

雪莲花

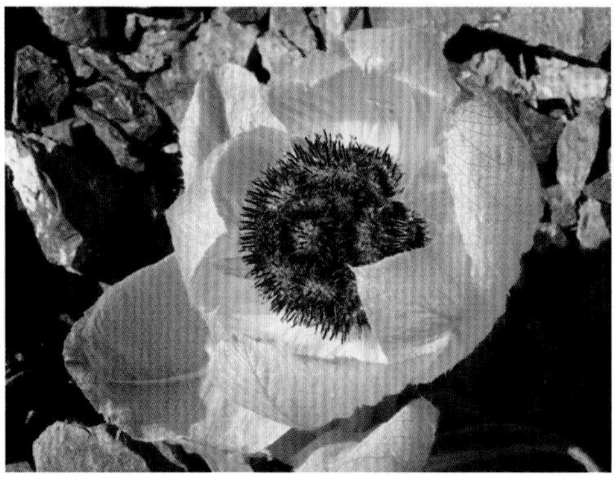

雪莲花

生境分布 | 生长于高山石缝、砾石和沙质河滩中。分布于四川、云南、西藏等地。

采收加工 | 6 ~ 7 月开花时，拔起全株，除去泥沙，晾干。

药材鉴别 | 本品呈段状。茎圆柱形，黄色至黄棕色，表面具纵棱，有的外面有纤维状的残留叶鞘，切面中空。叶片两面被毛，边缘有锯齿，齿间有头状腺毛，主脉明显。苞叶黄白色，

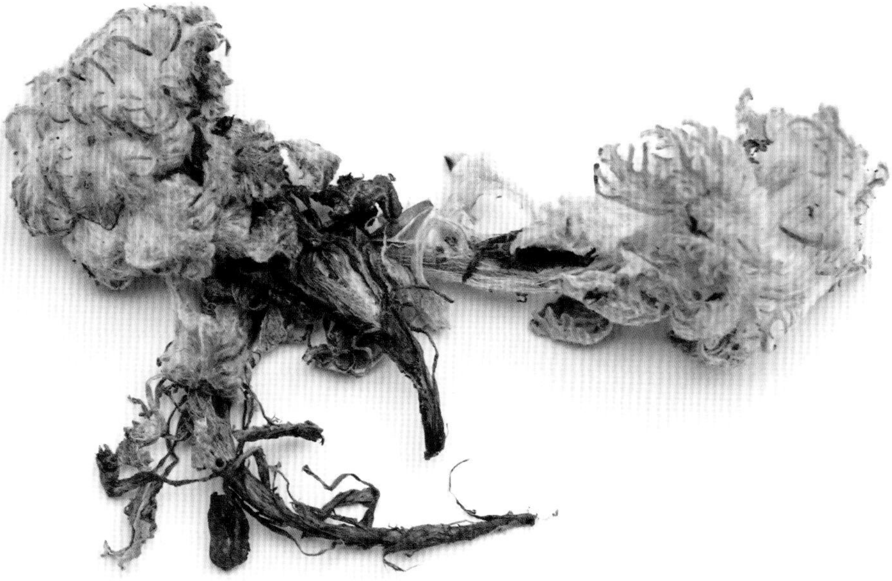

雪莲花饮片

膜质，具细密网格状纹理。头状花序无梗。总苞片 3 ～ 4 层，披针形，外层多呈紫褐色，外表面被众多柔毛，内层棕黄色或黄白色，顶端被柔毛。花全为管状花，花冠浅紫色。瘦果圆柱形，具纵棱，羽状冠毛 2 层。体轻，质脆。气微香，味微苦。

性味归经｜ 甘、苦，温。归肾、脾、肺、肝经。

功效主治｜ 除寒，壮阳，调经，止血。主治阳痿，腰膝软弱，妇女崩带，月经不调，风湿性关节炎，外伤出血。

药理作用｜ 对蛋清引起的大鼠关节炎有对抗作用，其强度与水杨酸钠相近。总碱能降低血管通透性，使离体兔耳血管收缩，并可被 α 肾上腺素受体阻断。可降低麻醉兔的血压。对离体蛙心有较强的抑制作用，可使振幅减低，心率变慢。抑制兔肠平滑肌，并有解痉作用。总碱能对抗离体气管环的收缩。

用法用量｜ 内服：煎汤 0.6 ～ 1.5 g，或浸酒。外用：捣敷。

精选验方｜

1. 类风湿关节炎及关节炎引起的关节疼痛、麻木、四肢不温等 雪莲花 5 g。放入茶杯中，冲入沸水适量，浸泡 10 ～ 20 min 后饮用，每日 1 剂。

2. 外伤出血 雪莲花适量。敷患处。

3. 风湿性关节炎，妇女小腹冷痛，闭经，胎衣不下 雪莲 25 g。加白酒或黄酒 100 ml，泡 7 日，每服 10 ml，每日 2 次。

4. 雪盲，牙痛 雪莲花 10 ～ 25 g。生吃或水煎服。

使用禁忌｜ 孕妇、阴虚火旺者忌服，过量可致大汗淋漓，酒剂量宜减少。

茵陈蒿

YINCHENHAO

维 药 名｜ 西瓦合。

别　　名｜ 茵陈、绵茵陈。

来　　源｜ 为菊科多年生草本植物茵陈蒿 *Artemisia capillaris* Thunb. 或滨蒿 *Artemisia scoparia* Waldst. et Kit. 的干燥地上部分。

识别特征｜ 茵陈：多年生草本，幼苗密被灰白色细柔毛，成长后全株光滑无毛。基生叶有柄，2 ~ 3 回羽状全裂或掌状分裂，最终裂片线形；花枝的叶无柄，羽状全裂成丝状。头状花序圆锥状，花序直径 1.5 ~ 2 mm；总苞球形，总苞片 3 ~ 4 层；花杂性，每一花托上着生两性花和雌花各约 5 朵，均为淡紫色管状花；雌花较两性花稍长，中央仅有一雌蕊，伸出花冠外，两性花聚药，柱头头状，不分裂。瘦果长圆形，无毛。

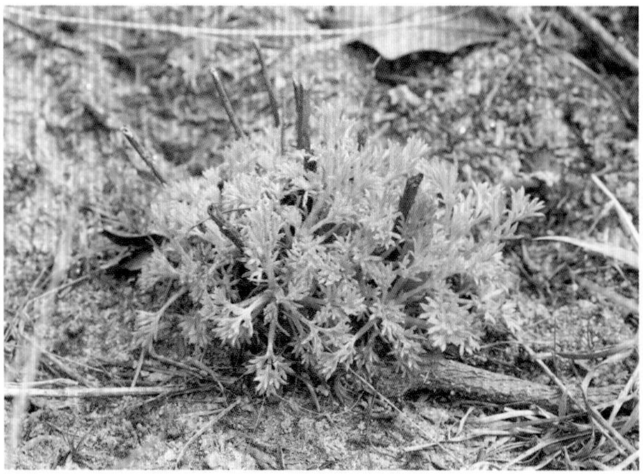
茵陈蒿

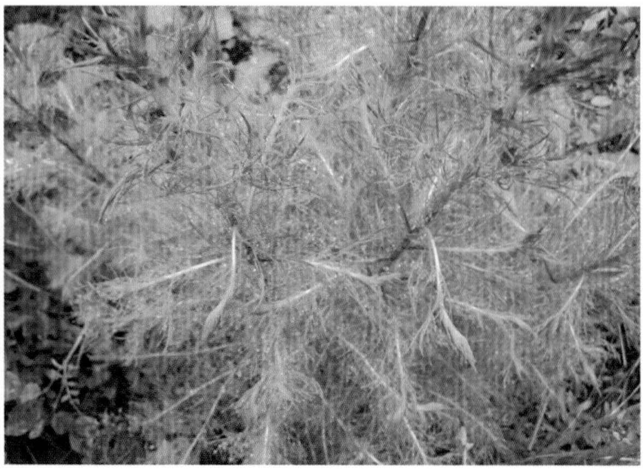
茵陈蒿

与茵陈不同，滨蒿为一年生或两年生草本，基生叶有长柄，较窄，叶片宽卵形，裂片稍卵形，疏离，茎生叶线形，头状花序直径约 1 mm，外层雌花 5 ~ 7 朵，中部两性花约 4 朵。幼苗多收缩卷曲成团块，灰绿色，全株密被灰白色茸毛，绵软如绒。茎上或由基部着生多数具叶柄的叶，长 0.5 ~ 2 cm，叶柔软，皱缩并卷曲，多为 2 ~ 3 回羽状深裂，裂片线形，全缘。茎短细，一般长 3 ~ 8 cm，直径 1.5 ~ 3 mm。花、果期 7 ~ 10 月。

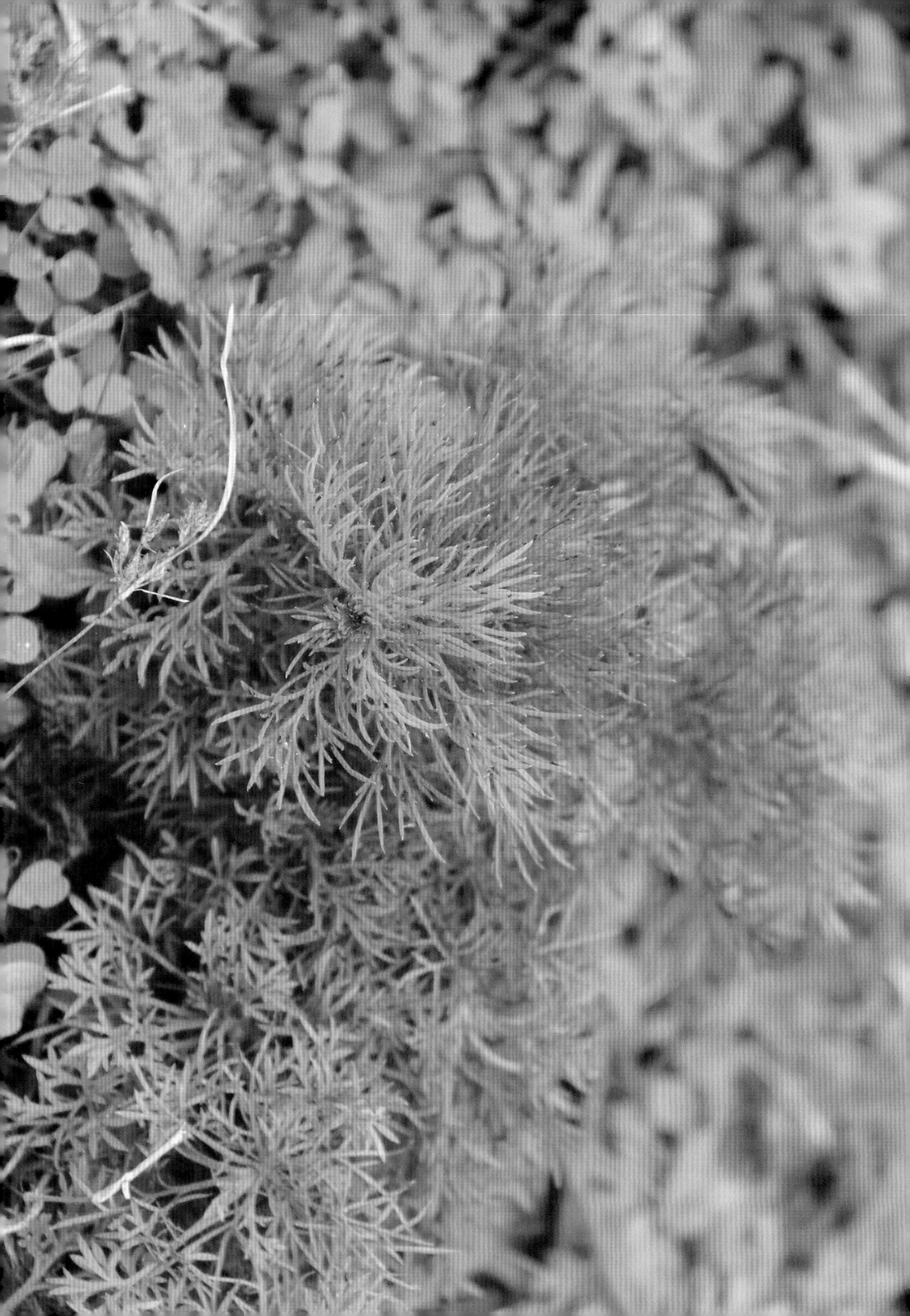

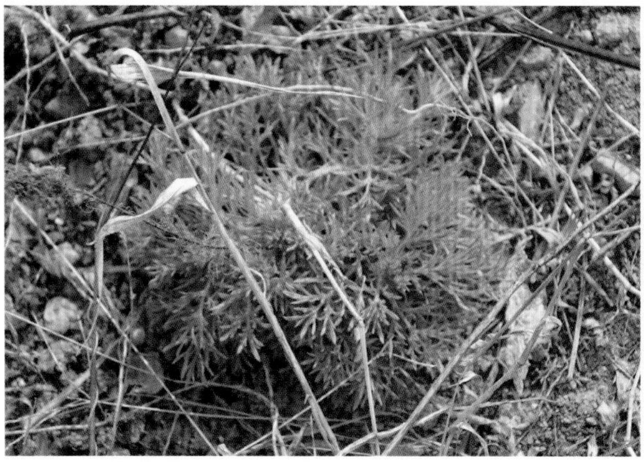

滨蒿

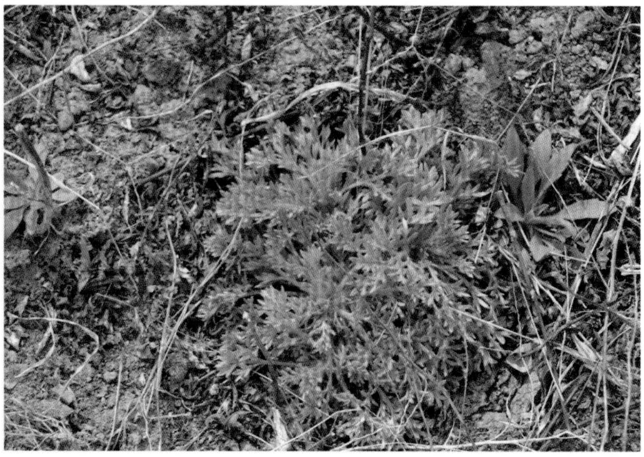

滨蒿

生境分布｜ 生长于路边或山坡。分布于陕西、山西、安徽等地。

采收加工｜ 春季幼苗高 6 ～ 10 cm 时或秋季花蕾长成时采割，除去杂质及老茎，晒干。春季采收的习称“绵茵陈”，秋季采割的习称“茵陈蒿”。

药材鉴别｜ 本品多收缩卷曲成团状，灰白色或灰绿色，全体密被灰白色茸毛，绵软如绒。叶柔软，具柄，皱缩并卷曲；展平后叶片呈一至三回羽状分裂；小裂片卵形或稍呈倒披针形、条形，先端锐尖。气清香，味微苦。

性味归经｜ 苦，微寒。归脾、胃、肝、胆经。

功效主治｜ 清利湿热，利胆退黄。本品苦泄寒清，能清利肝胆湿热而利胆退黄。

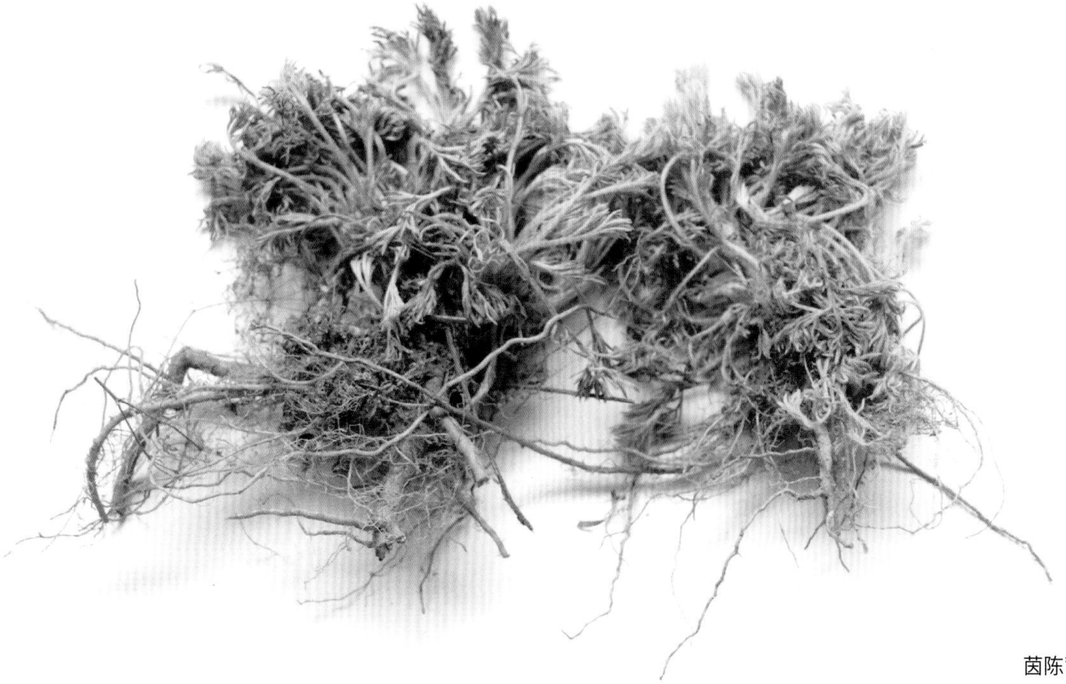

茵陈蒿药材

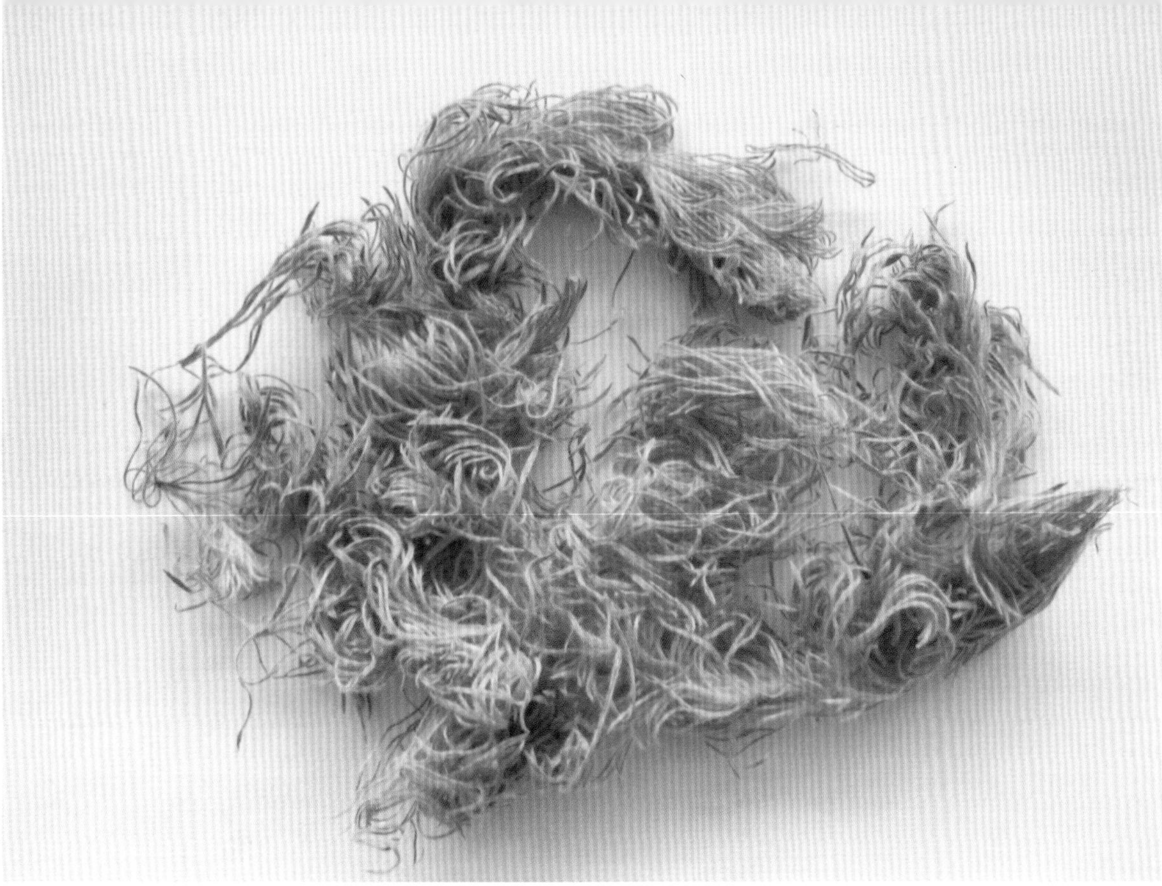

茵陈蒿饮片

药理作用| 有显著的利胆作用，在增加胆汁分泌的同时，也可增加胆汁中固体物、胆酸和胆红素的排泄量，并能保肝、解热、降压、降血脂、抗菌、抗病毒。

用法用量| 10 ～ 30 g，煎服。外用：适量。

精选验方|

1. 黄疸型传染性肝炎 可用茵陈蒿汤，再配白茅根 30 g。水煎服。

2. 病毒性肝炎 茵陈 30 g，丹参 60 g。水煎加红糖 15 g，浓缩为 200 ml，分 2 次服。

3. 预防和治疗感冒、流感 茵陈 6 ～ 10 g。水煎服，每日 1 次，连服 3 ～ 5 日；或用醇浸剂。

4. 慢性胆囊炎急性发作 茵陈、蒲公英各 50 g，黄芩、山栀子、生大黄、枳壳、海金沙、泽泻各 15 g，郁金 20 g，玄明粉 10 g。水煎服。

5. 胆囊炎 茵陈蒿、蒲公英、郁金各 30 g，姜黄 12 g。水煎服。

6. 胆道蛔虫症 茵陈蒿适量。煎服，配合针刺内关穴止痛，或再配合其他驱蛔措施。

7. 带状疱疹 茵陈蒿、猪苓、鲜仙人掌各 10 g，败酱草、马齿苋各 15 g，金银花、紫草、大黄、木通各 5 g。加水煎 2 次，混合两煎所得药汁，每日 1 剂，分早、晚服。

8. 预防肝炎 茵陈 500 g。加水煎煮 3 次，过滤，3 次滤液合并，浓煎成 500 ml，每服 16 ml，每日 2 次，连服 3 日。

使用禁忌| 蓄血发黄及血虚萎黄者慎用。

罂粟壳

YINGSUKE

维 药 名｜扩克那尔破提斯。

别　　名｜御米壳、炙米壳。

来　　源｜为罂粟科一年生或二年生草本植物罂粟 *Papaver somniferum* L. 的成熟蒴果的外壳。

识别特征｜一年生或二年生草本，株高 60 ~ 100 cm，茎平滑，被有白粉。叶互生，灰绿色，无柄，抱茎，长椭圆形。花芽常下垂，单生，开时直立，花大而美丽，萼片 2 枚，绿色，早落；花瓣 4 枚，白色、粉红色或紫色。果长椭圆形或壶形，约半个拳头大小，黄褐色或淡褐色，平滑，具纵纹。花期 4 ~ 6 月，果期 6 ~ 8 月。

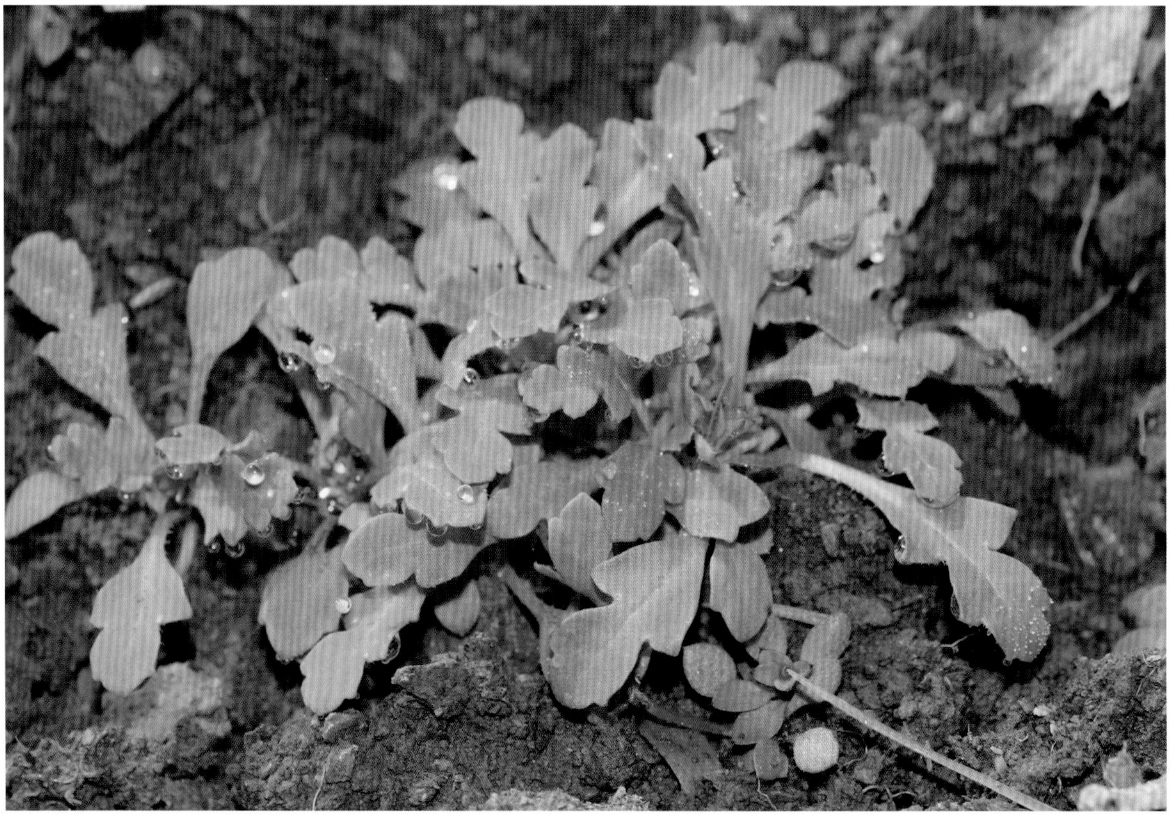

罂粟

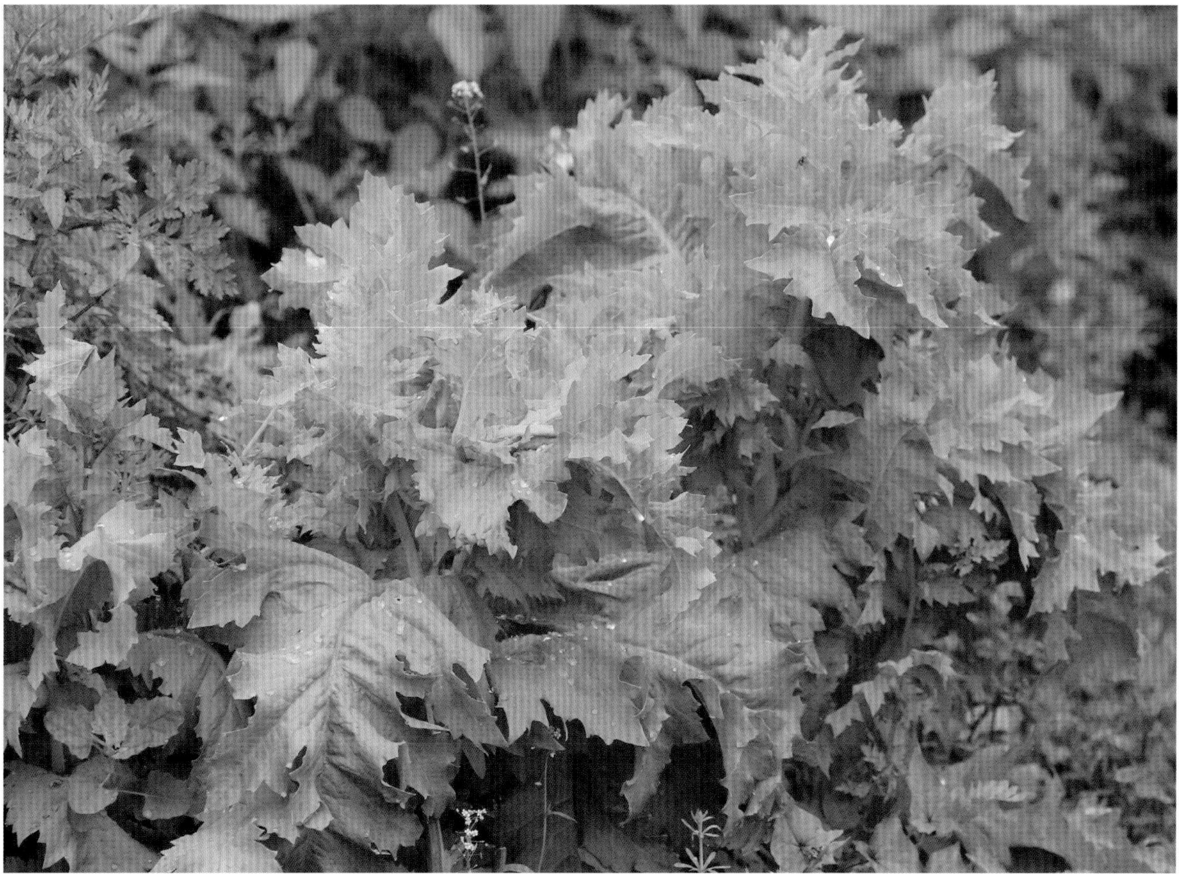

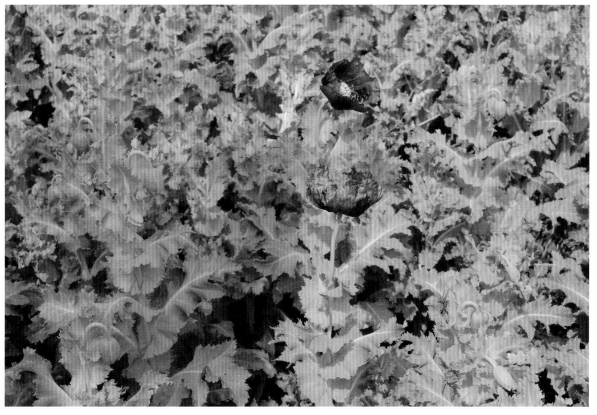

罂粟

罂粟

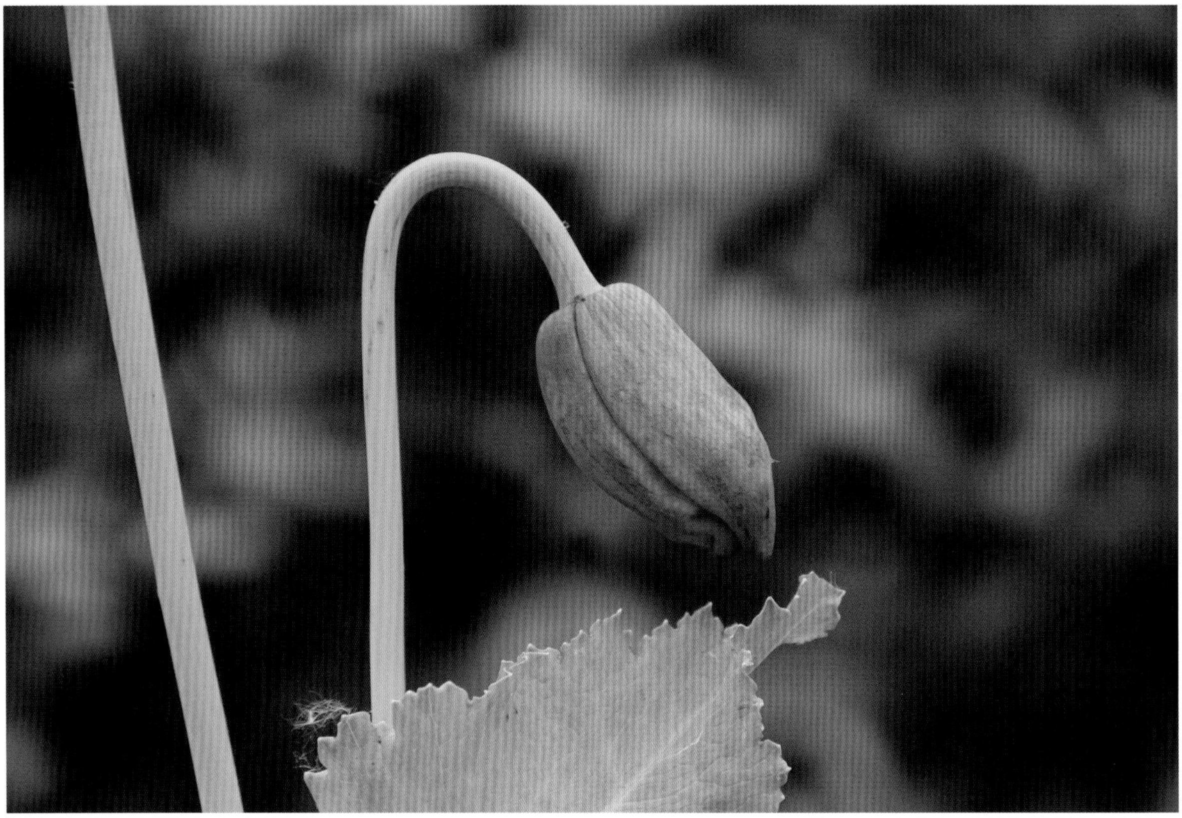

罂粟

生境分布 原分布于外国，我国部分地区的药物种植场有少量药用栽培。

采收加工 夏季果实成熟时采收，去蒂、种子、筋膜，切丝晒干，备用。

药材鉴别 本品为不规则的丝或块。外表面黄白色、浅棕色至淡紫色，平滑，偶见残留柱头。内表面淡黄色，有的具棕黄色的假隔膜。气微清香，味微苦。

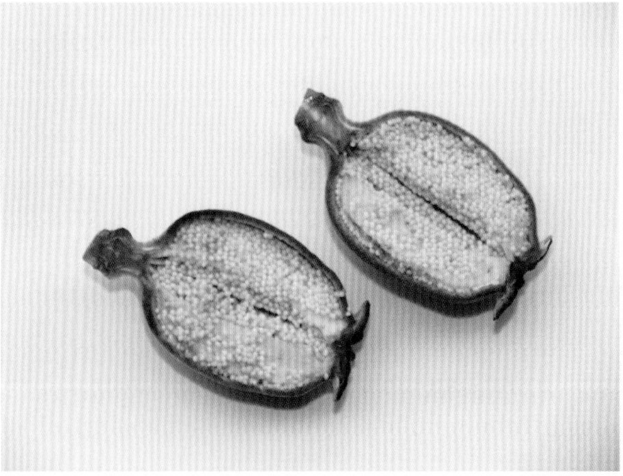

罂粟壳药材

性味归经 酸、涩，平。归肺、肾、大肠经。

功效主治 敛肺止咳，涩肠，定痛。主治久咳、久泻、久痢、脱肛、便血、心腹筋骨诸痛、滑精、多尿、白带。

药理作用 本品有镇痛、镇咳作用，可使胃肠道及其括约肌张力提高、消化液分泌减少，从而发挥止泻作用。

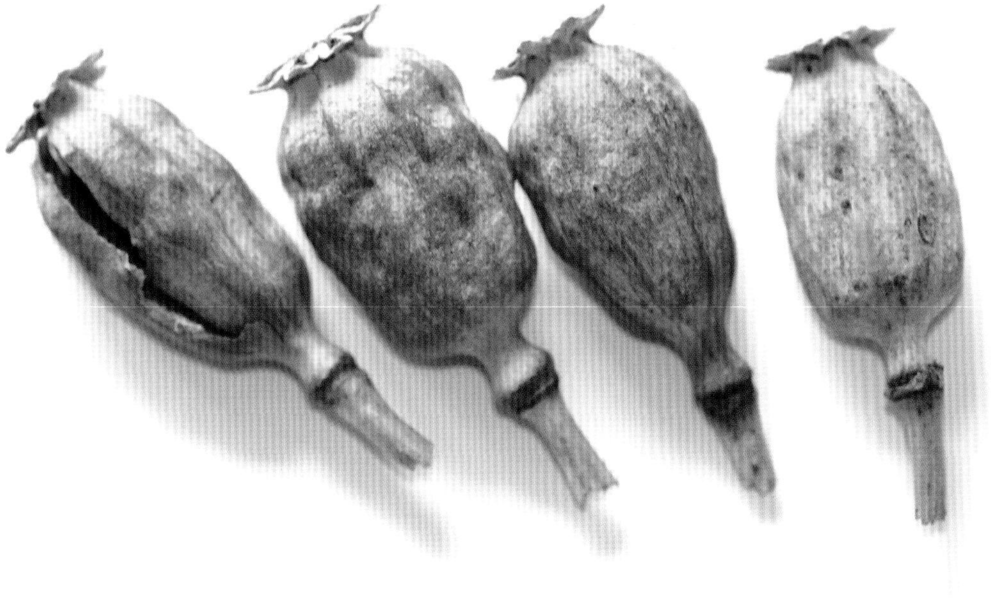

罂粟壳药材

用法用量| 3～9 g，煎服。止咳宜蜜炙用，止泻、止痛宜醋炒。

精选验方|

1. 久咳不止 罂粟壳适量。研粉，每次3 g，每日2次。

2. 水泄不止 罂粟壳（去蒂膜）1枚，乌梅肉、大枣肉各10枚。水煎服。

3. 肺虚久咳、自汗 罂粟壳6 g，乌梅10 g。将罂粟壳研粉，用乌梅水煎，分2次服。

4. 慢性胃肠炎，结肠炎，消化不良 罂粟壳5 g，山药、金银花各15 g。罂粟壳水煎取液，后两种炒焙研粉混匀，入罂粟壳水煎液，每日内分4次服。

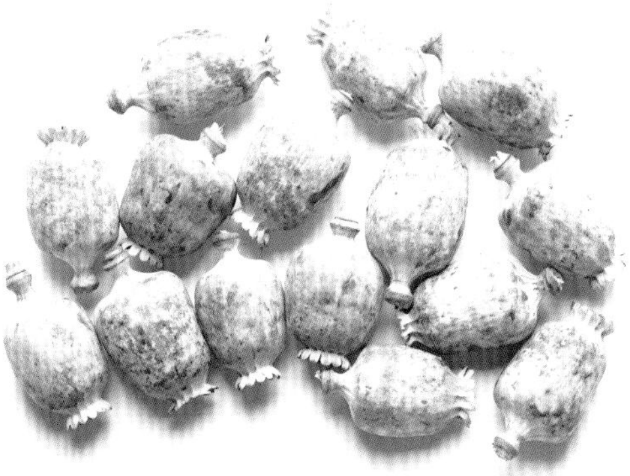

罂粟壳药材

5. 白血病 罂粟壳6 g，川芎、板蓝根、铁扁担各15 g，猪殃殃48 g。水煎取药汁，每日1剂，分4次服用。

6. 坐骨神经痛 罂粟壳、元胡各15 g，生白芍、炙甘草各50 g。水煎取药汁，每日1剂，分2次服用。

使用禁忌| 本品不可过量或长期使用。

余甘子

YUGANZI

维 药 名 | 阿米勒破提斯。

别　　名 | 油甘、牛甘、余甘果、余柑子、油柑子、油甘果、油甘子。

来　　源 | 本品系藏族习用药材，为大戟科植物余甘子 *Phyllanthus emblica* L. 的干燥成熟果实。

识别特征 | 小枝被锈色短柔毛。叶互生，两列，条状长圆形，革质，全缘。花小，黄色，有短梗，簇生长于下部的叶腋。蒴果肉质，扁球形，种子稍带红色。花期 3 ～ 4 月，果期 8 ～ 9 月。

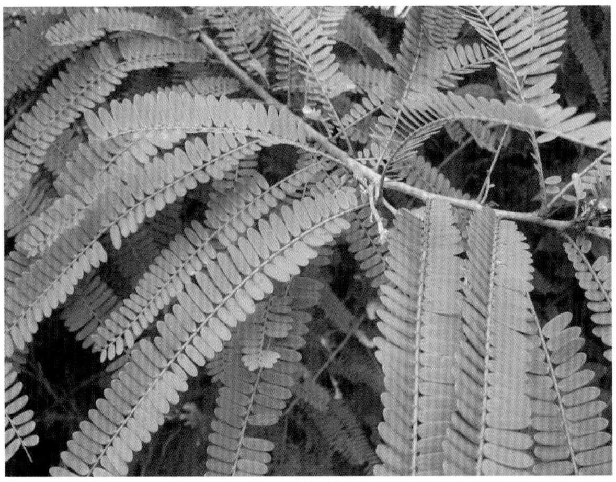
余甘子

生境分布 | 一般在年平均气温为 20℃左右时生长良好，0℃左右即有受冻现象。野生余甘子分布在云南、广西、福建、海南、台湾、四川、贵州等省，江西、湖南、浙江等省部分地区也有分布。

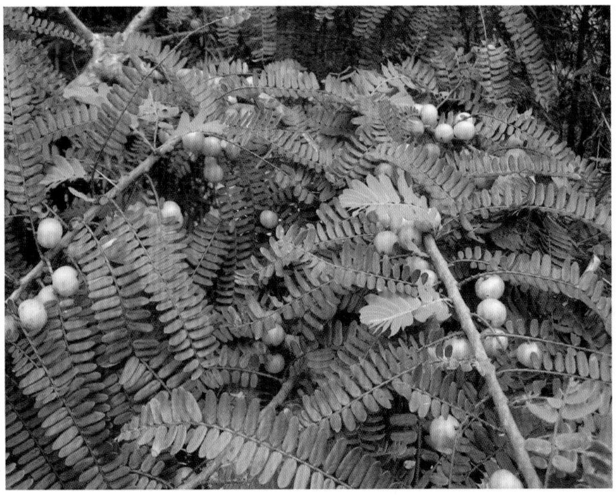
余甘子

采收加工 | 冬季至次春果实成熟时采收，除去杂质，干燥。

药材鉴别 | 本品呈球形或扁球形。表面棕褐色至墨绿色，有浅黄色突起，呈颗粒状。外果皮质硬而脆。内果皮黄白色，表面略具 6 棱。种子近三棱形，棕色。气微，味酸涩，微甜。

性味归经 | 甘、酸、涩，凉。归肺、胃经。

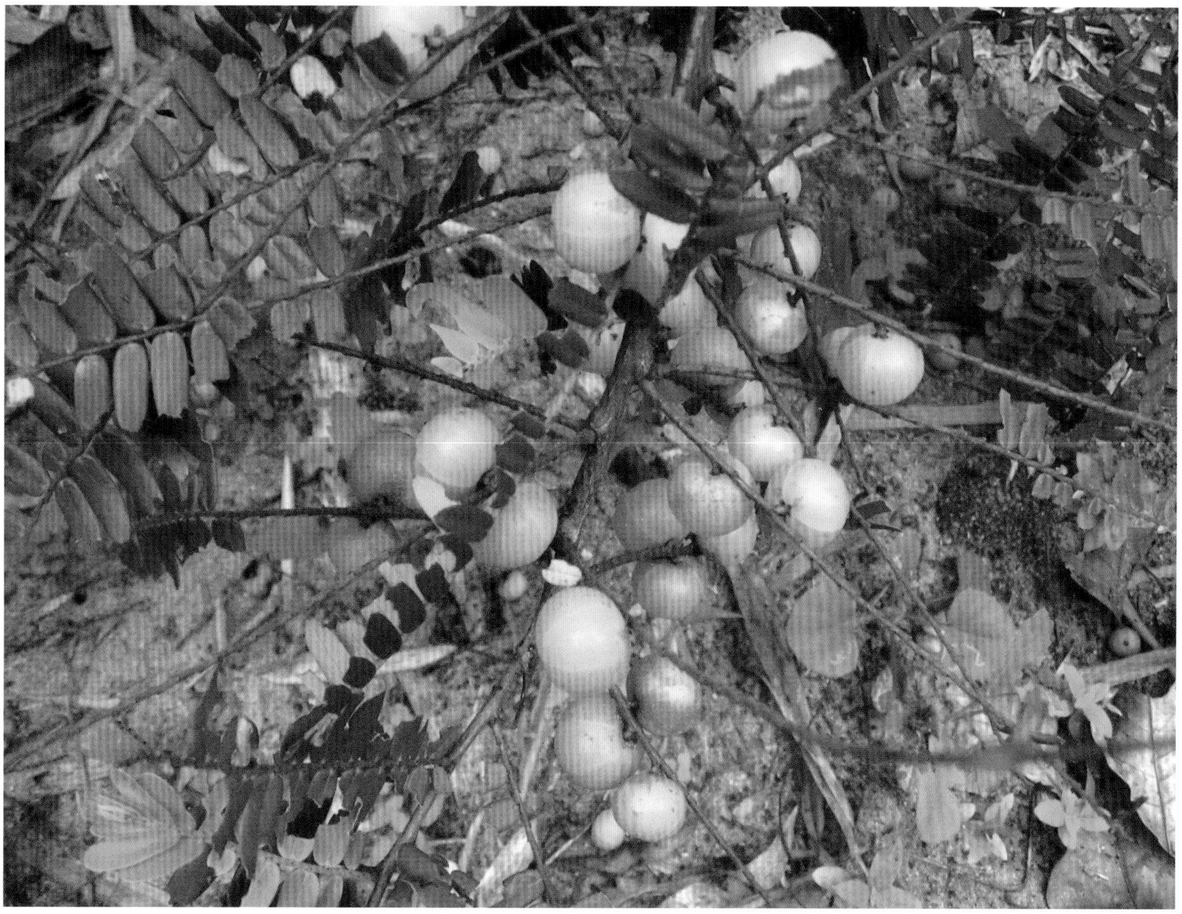

余甘子

功效主治｜ 清热凉血，消食健胃，生津止咳。用于血热血瘀、消化不良、腹胀、咳嗽、喉痛、口干。

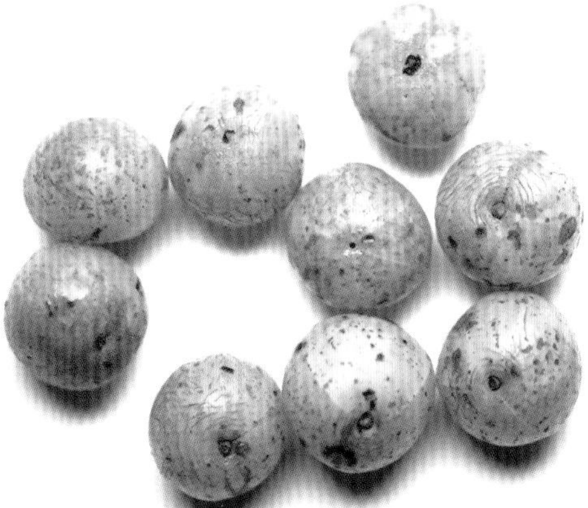

余甘子药材

药理作用｜ 抑菌，降血脂。

用法用量｜ 内服：3 ～ 9 g，多入丸、散服。

精选验方｜

1. 感冒发热，咳嗽，咽喉痛，口干烦渴，维生素 C 缺乏症 鲜余甘子果 10 ～ 30 个。水煎服。

2. 白喉 余甘子 500 g，玄参、甘草各 50 g。冷开水泡至起霜花，取霜，用棉纸铺开晒干后，加马尾龙胆粉 6 g，冰片 0.5 g，炒白果仁粉 15 g，吹喉用。

3. 哮喘 余甘子 20 个。先煮猪心肺，去浮沫，再加橄榄煮熟连汤吃。

4. 河豚中毒 余甘子适量。生吃吞汁，并可治鱼骨哽喉。

使用禁忌｜ 脾胃虚寒者慎服。

郁金

YUJIN

维药名 祖然巴德。

别　名 玉金、川郁金、广郁金。

来　源 为姜科多年生草本植物温郁金 *Curcuma wenyujin* Y. H. Chen et C. Ling、姜黄 *Curcuma longa* L.、广西莪术 *Curcuma kwangsiensis* S. G. Lee et C. F. Liang 或蓬莪术 *Curcuma phaeocaulis* Val. 的干燥块根。

识别特征 多年生宿根草本。根粗壮，末端膨大呈长卵形块根。块茎卵圆状，侧生，根茎圆柱状，断面黄色。叶基生，叶柄长约 5 cm，基部的叶柄短，或近于无柄，具叶耳；叶片长圆形，长 15 ~ 37 cm，宽 7 ~ 10 cm，先端尾尖，基部圆形或三角形。穗状花序，长约 13 cm；总花梗长 7 ~ 15 cm；具鞘状叶，基部苞片阔卵圆形，小花数朵，生于苞片内，顶端苞片较狭，腋内无花；花萼白色筒状，不规则 3 齿裂；花冠管呈漏斗状，裂片 3，粉白色，上面 1 枚较大，两侧裂片长圆形；侧生退化雄蕊长圆形，药隔距形，花丝扁阔；子房被伏毛，花柱丝状，光滑或被疏毛，基部有 2 棒状附属物，柱头略呈 2 唇形，具缘毛。花期 4 ~ 6 月，极少秋季开花。

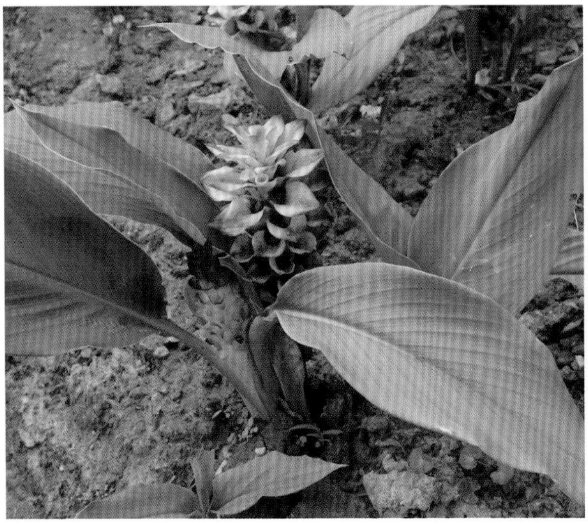

温郁金

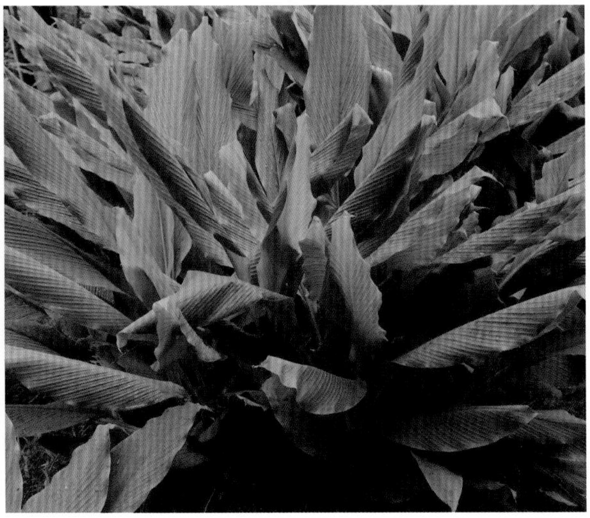

温郁金

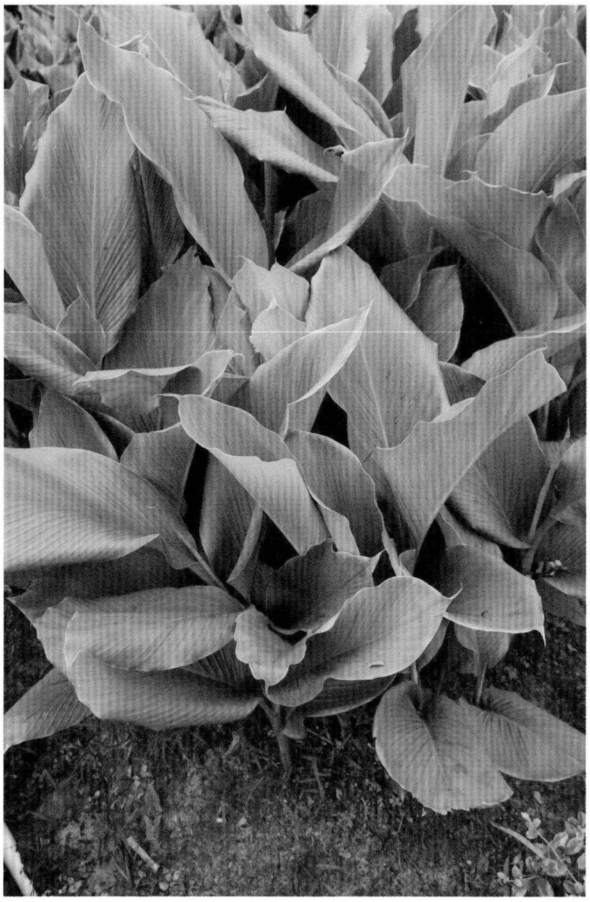

温郁金

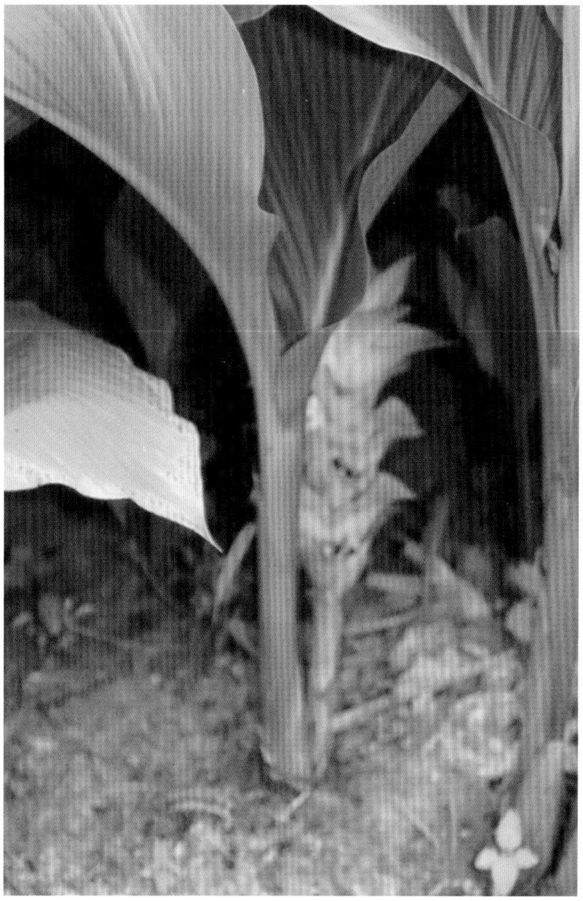

温郁金

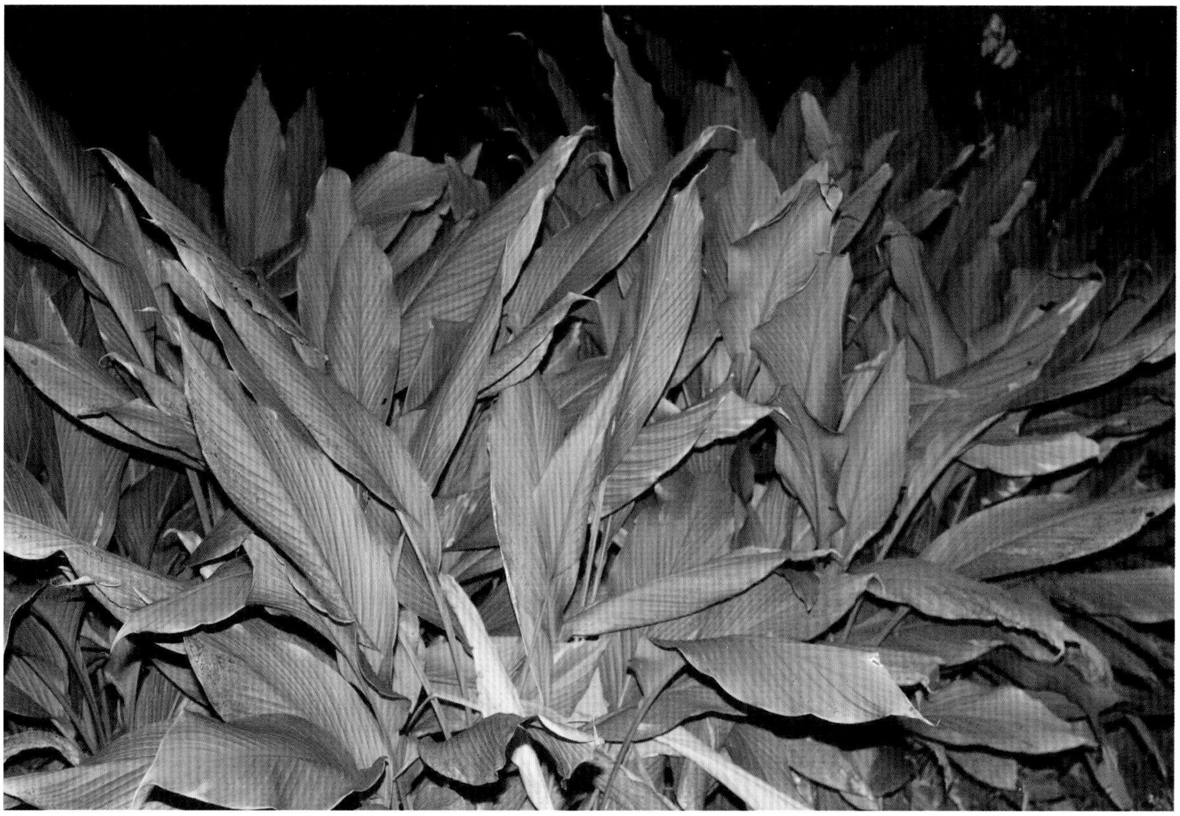

姜黄

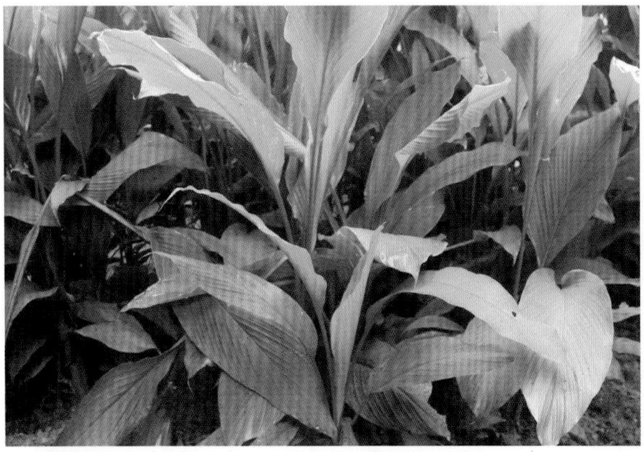

姜黄

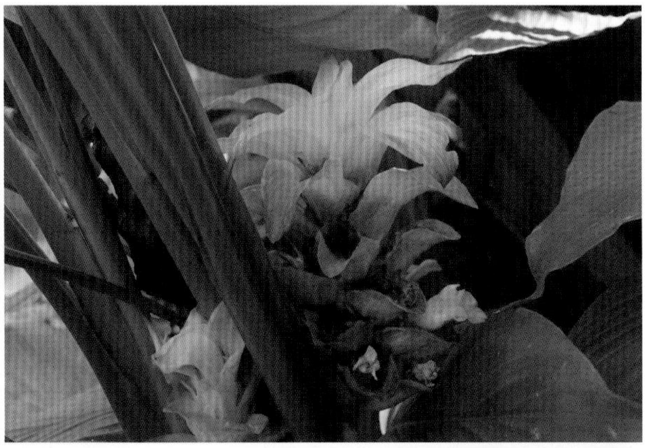

姜黄

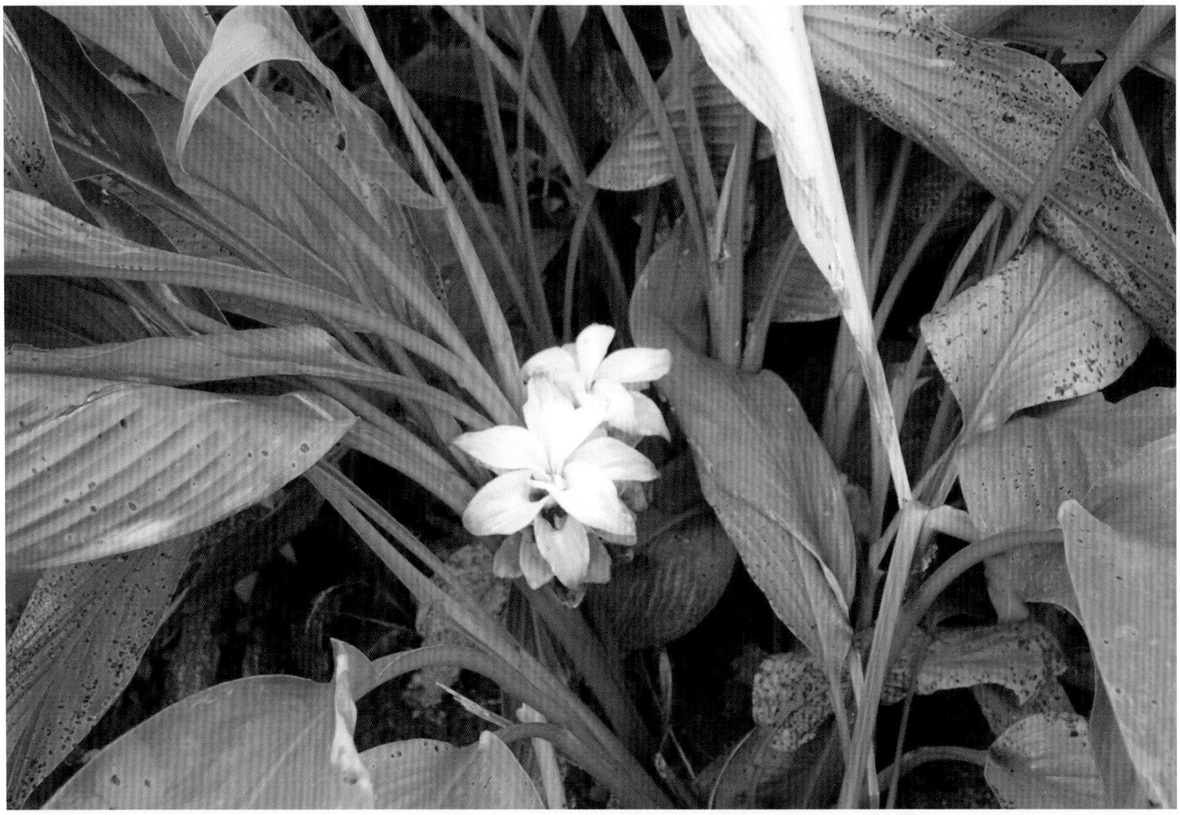

姜黄

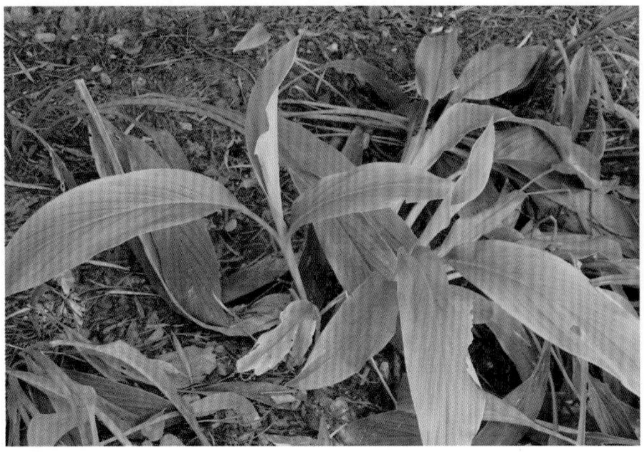

广西莪术

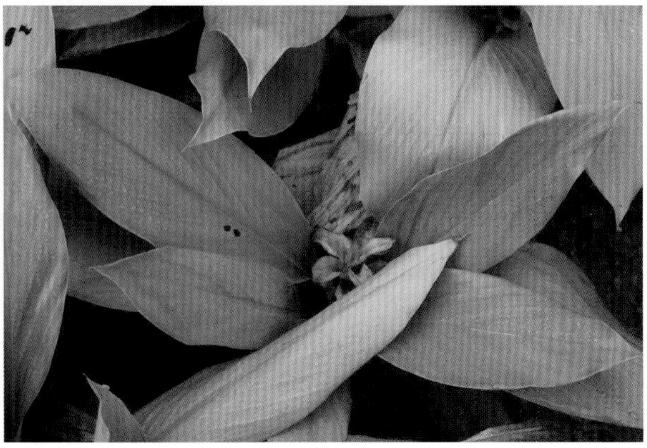

广西莪术

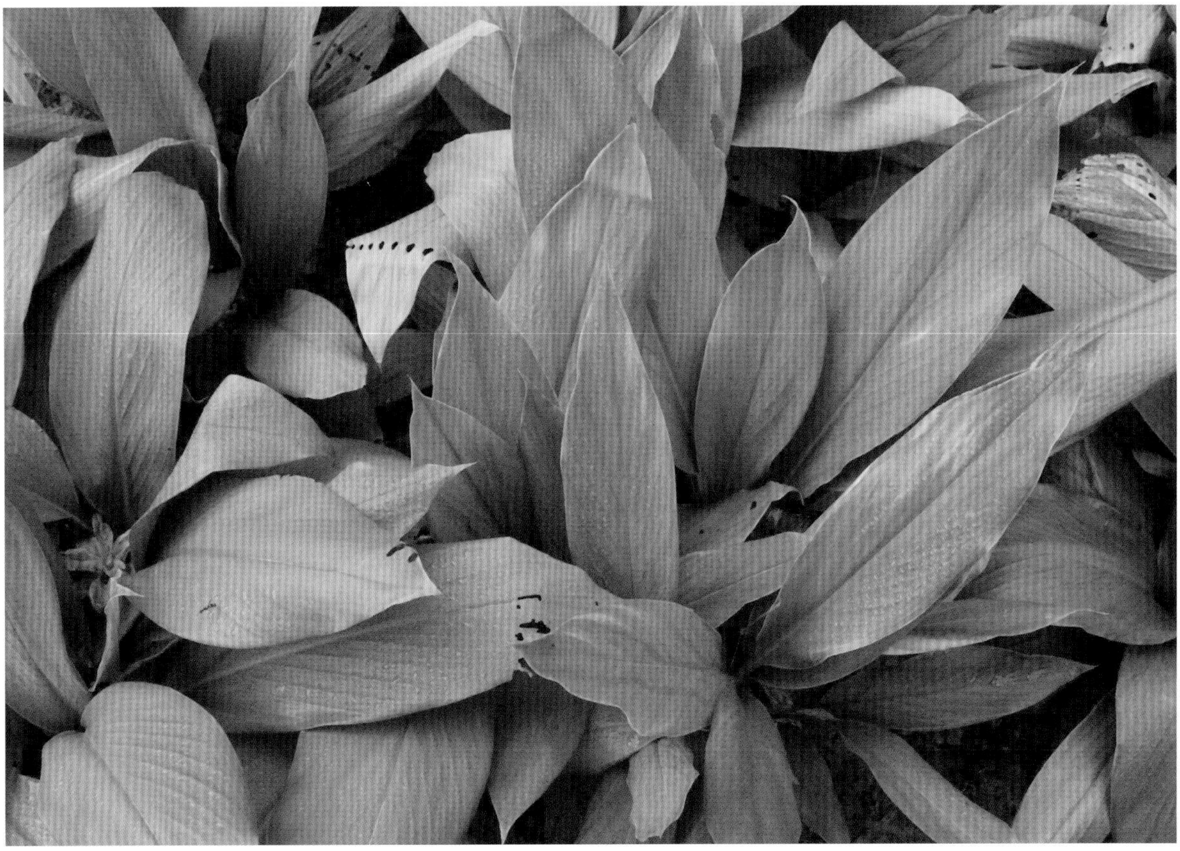

广西莪术

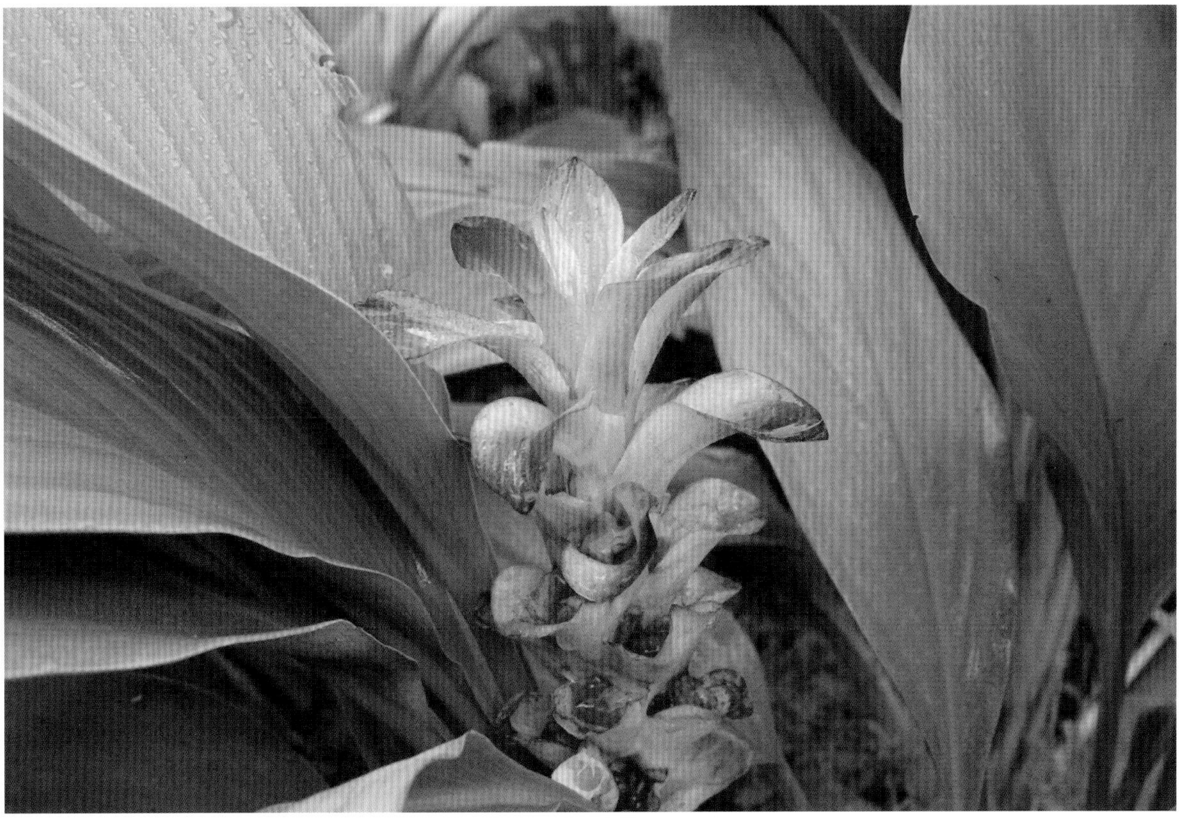

广西莪术

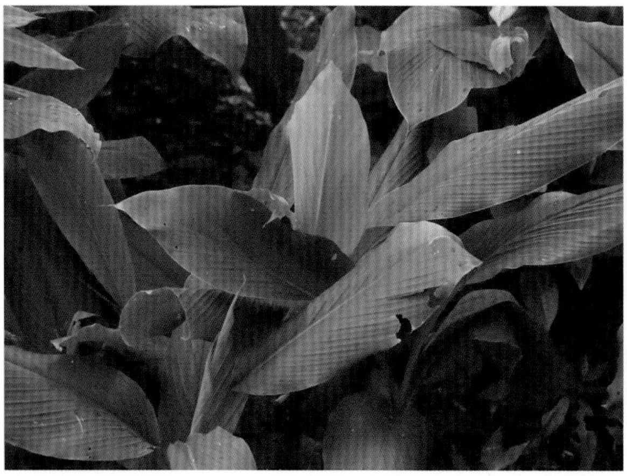

蓬莪术

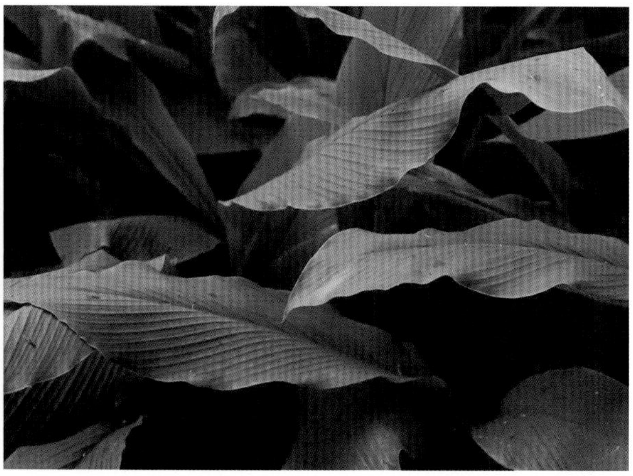

蓬莪术

生境分布| 生长于林下或栽培。分布于浙江、四川等地。

采收加工| 冬季茎叶枯萎后采挖，摘取块根，除去细根，蒸或煮至透心，干燥。切片或打碎，生用，或矾水炒用。

药材鉴别| 本品呈椭圆形、卵圆形或长条形薄片。外表皮灰黄色、灰褐色至浅棕色，带白色丝状纹理。切面灰棕色、橙黄色至灰黑色，光滑，半透明，正中有一环纹，角质样。气微香，味微苦。

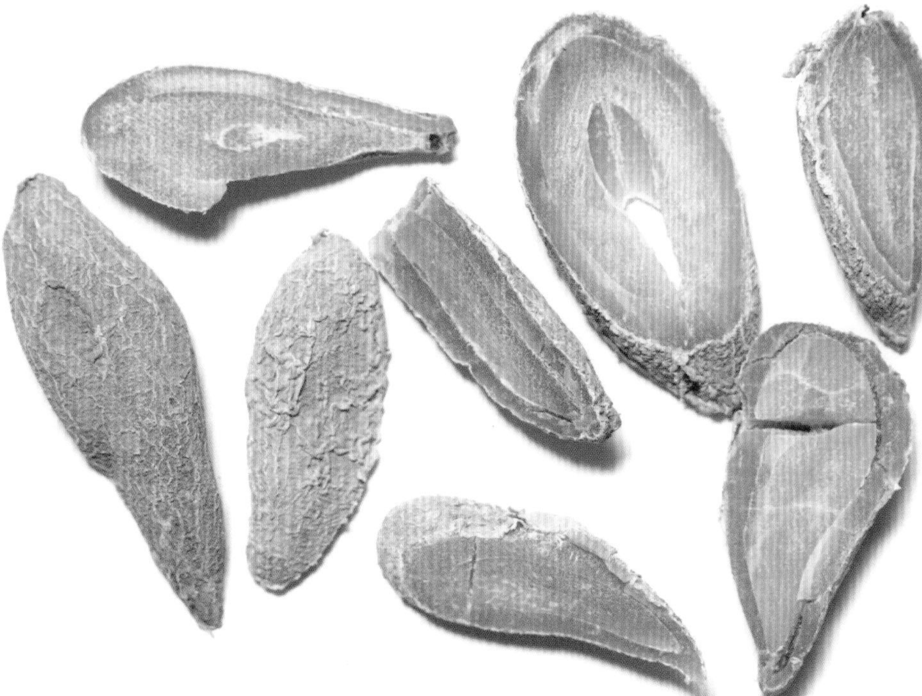

郁金饮片

性味归经 辛、苦，寒。归肝、胆、心经。

功效主治 活血行气，解郁止痛，清心凉血，利胆退黄。本品味辛能散能行，既活血又行气解郁而止痛。性寒归肝胆、心经，能清热利胆退黄，顺气降火而凉血止血，解郁开窍而有清心之功。

药理作用 姜黄素能促进胆汁分泌与排泄，对肝脏损伤有保护作用；对实验动物的主动脉、冠状动脉及分支内膜斑块的形成有减轻作用。本品可抑制胆囊中的微生物，有镇痛、抗炎作用。

用法用量 5 ~ 12 g，煎服；研末服，2 ~ 5 g。

精选验方

1. 冠心病心绞痛 郁金、薤白、茯苓、白芍、元胡、甘草各 15 g，木香 5 g，枳实、桂枝、厚朴、川芎各 12 g。水煎 3 次，每日 2 次。

2. 低蛋白血症 郁金、丹参、黄芪各 20 ~ 60 g，大枣、当归、五味子、连翘、木香各 15 g，三七 10 g，鳖甲 15 ~ 45 g。随症加减，水煎或制蜜丸每次 10 g。

3. 脑外伤综合征 郁金、陈皮、当归、桃仁、牛膝各 10 g，赤芍、生地黄各 15 g，川芎、柴胡各 7 g，红花 2 g。随症加减，每日 1 剂，水煎服。

4. 中风 郁金、菖蒲、远志各 15 g，丹参 30 g。可通过鼻饲、灌肠、口服等多种途径给药。

5. 癫痫 郁金 21 g，白矾 9 g，天竺黄、琥珀各 6 g，朱砂、薄荷各 3 g。研细末，过 100 目筛，装胶囊，成人每服 3 g，小儿 1.5 ~ 2 g，每日 3 次，3 周见效者继用，直至不发病，然后渐减药量再服 1 个月左右。

6. 自汗症 广郁金 30 g，五倍子 9 g。共研细末，每次用 10 ~ 15 g，蜂蜜调成药饼 2 块，贴两乳头，纱布固定，每日换药 1 次。

7. 中耳炎 广郁金 1 枚。蘸麻油少许，磨取浓汁，再放冰片 0.03 g 调匀，试净患耳内脓液后滴之，每日 3 次，一般用广郁金 1 枚即愈。

8. 脑血栓形成 郁金、水蛭、川芎各适量。按 2 ∶ 1.5 ∶ 3 的比例混合粉碎制片，每片重 0.3 g，每日 6 片分 3 次服，7 日为 1 个疗程，连服 8 个疗程。

使用禁忌 畏丁香。

鸢尾

YUANWEI

维药名| 苏维散依力提孜。

别　名| 土知母、鸢尾根、扁竹根。

来　源| 为多年生草本鸢尾科植物鸢尾 *Iris tectorum* Maxim. 的根状茎。

识别特征| 多年生宿根性直立草本，高 30 ～ 50 cm。根状茎匍匐多节，粗而节间短，浅黄色。叶为渐尖状剑形，宽 2 ～ 4 cm，长 30 ～ 45 cm，质薄，淡绿色，呈二纵列交互排列，基部互相包叠。春至初夏开花，总状花序 1 ～ 2 枝，每枝有花 2 ～ 3 朵；花蝶形，花冠蓝紫色或紫白色，径约 10 cm，外 3 枚较大，圆形下垂；内 3 枚较小，倒圆形；外列花被有深紫斑点，中央面有一行鸡冠状白色带紫纹突起。花期 4 ～ 6 月，果期 6 ～ 8 月。

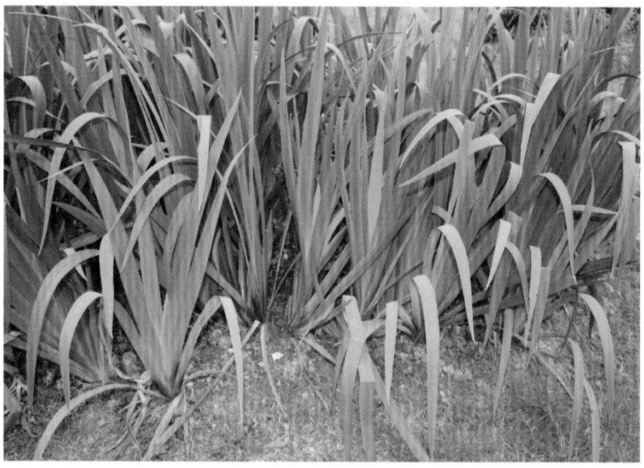
鸢尾

生境分布| 生长于沼泽土壤或浅水层中。全国各地均产。

采收加工| 全年可采，挖出根状茎，除去茎及须根，洗净晒干。

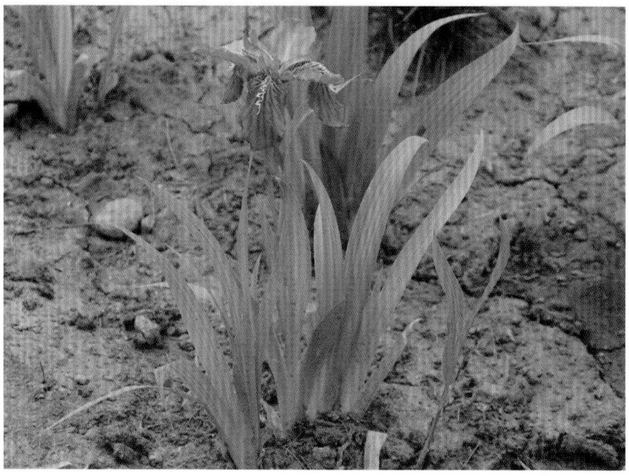
鸢尾

药材鉴别| 本品呈段状。根茎表面灰棕色，有节。上常有分歧，节间部分一端缩小，另一端膨大，膨大部分密生同心环纹，愈靠近顶端愈密集。

性味归经| 辛、苦，寒；有毒。归肺、肝、脾经。

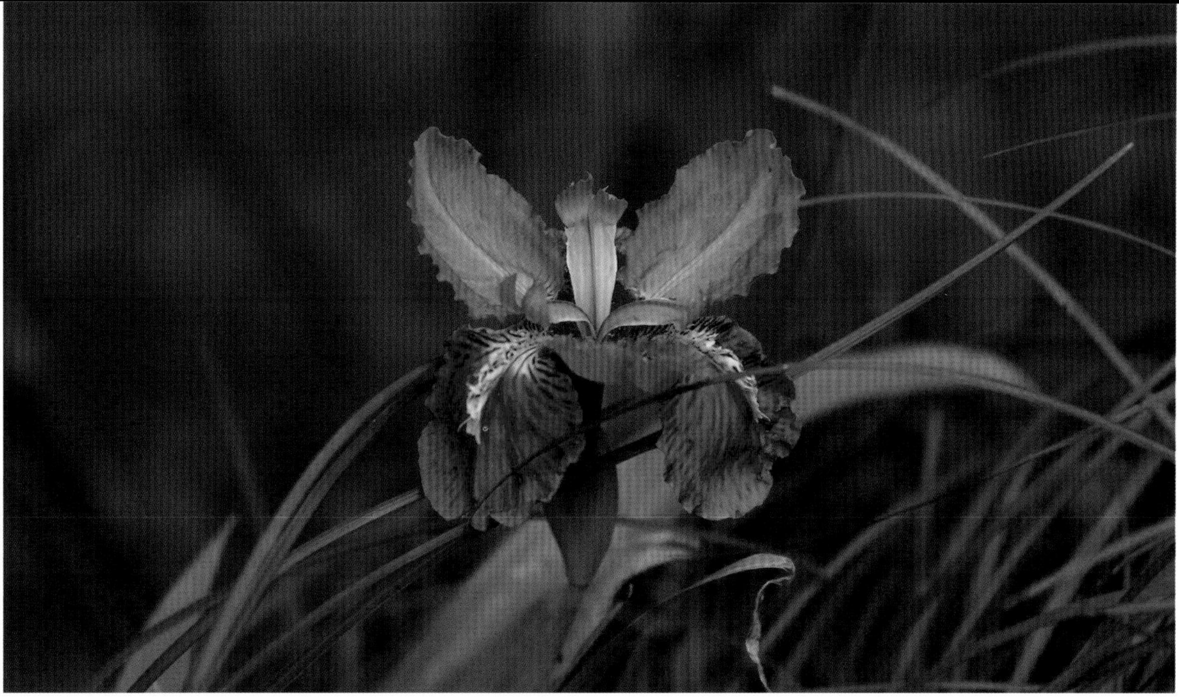

鸢尾

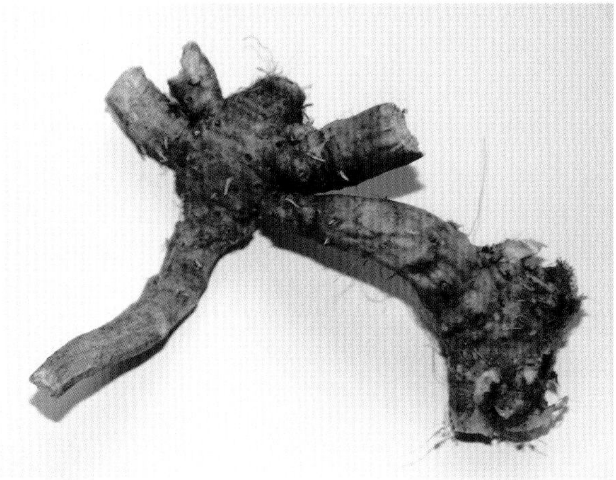

鸢尾药材

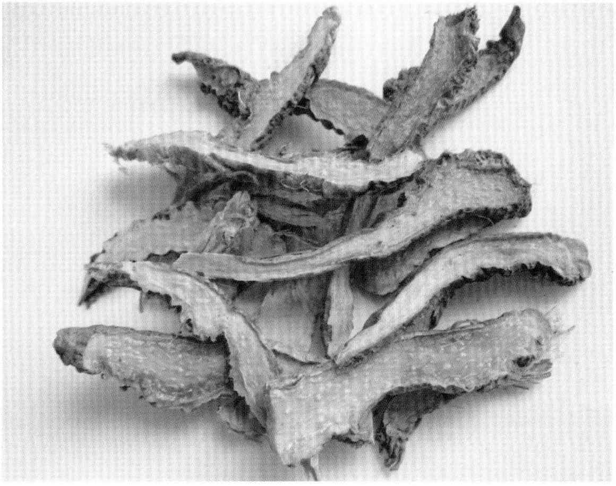

鸢尾饮片

功效主治| 消食化积，活血化瘀，行水消肿，清热解毒。本品辛、苦，性寒，辛能行散，入脾经能消积行滞，行水消肿，归肝经血分能活血化瘀，其苦寒之性可清热解毒泻火。

药理作用| 有促进胃液分泌作用。有消炎作用，对腹水有抑制作用。

用法用量| 0.9 ～ 3 g，水煎内服。

精选验方|

1. **食积饱胀** 鸢尾 3 g。研细末，用白开水或兑酒吞服。
2. **喉症、食积、血积** 鸢尾根 3 ～ 10 g。水煎服。
3. **水道不通** 鸢尾适量。研自然汁 10 ml 服，通即止药。
4. **跌打损伤** 鸢尾根 3 ～ 10 g。研末或磨汁，冷水送服。
5. **痈疖肿毒、外伤出血** 鲜鸢尾根状茎适量。捣烂外敷，或干品研末，敷患处。

使用禁忌| 体虚者慎服。

月季花

YUEJIHUA

维药名| 艾提日古丽。

别　名| 月月红。

来　源| 为蔷薇科植物月季 *Rosa chinensis* Jacq. 的干燥花。

识别特征| 常绿直立灌木。枝圆柱形，有三棱形钩状皮刺。单数羽状复叶互生；小叶 3 ～ 5，稀为 7 枚；小叶有柄，柄上有腺毛及刺；小叶片阔卵形至卵状长椭圆形，长 2 ～ 7 cm，宽 1 ～ 4 cm，先端渐尖或急尖，基部阔楔形或圆形，边缘有尖锯齿；总叶柄基部有托叶，边缘具腺毛。花通常数朵簇生，稀单生，红色或玫瑰色，重瓣；总苞 2，披针形，先端长尾状，表面有毛，边缘有腺毛；花萼 5，向下反卷，有长尾状锐尖头，常羽状裂，外面光滑，内面密被白色绵毛；花瓣倒卵形，先端圆形，脉纹明显，呈覆瓦状排列；雄蕊多数，着生于花萼筒边缘的花盘上；雌蕊多数，包于壶状花托的底部，子房有毛。果实卵形或陀螺形。花期 5 ～ 9 月，果期 6 ～ 11 月。

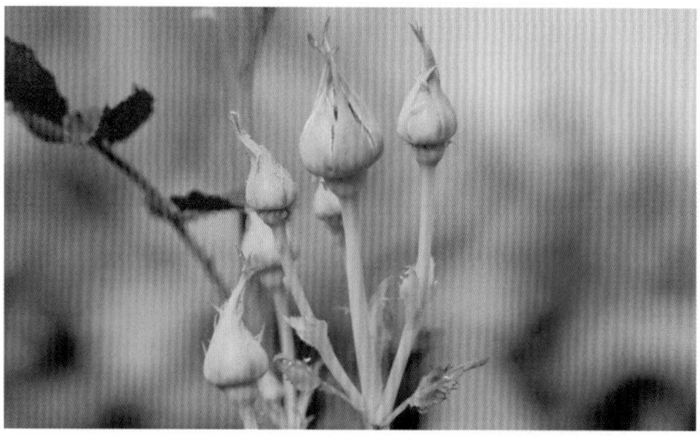
月季花

生境分布| 生长于山坡或路旁。全国各地大多有栽培。分布于江苏、山东、山西、湖北等地。

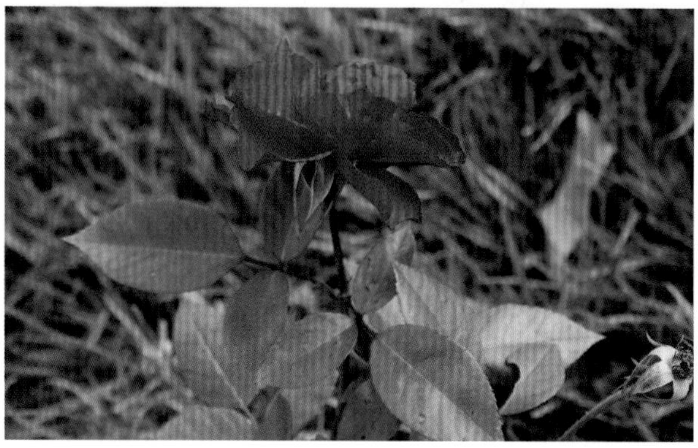
月季花

采收加工| 全年均可采收，花微开时采摘，阴干或低温干燥入药。

药材鉴别| 本品呈类球形。花托长圆形，暗绿色，先端尾尖；花瓣呈覆瓦状排列，长圆形，紫红色或淡紫红色；雄蕊黄色。体轻质脆。气清香，味淡、微苦。

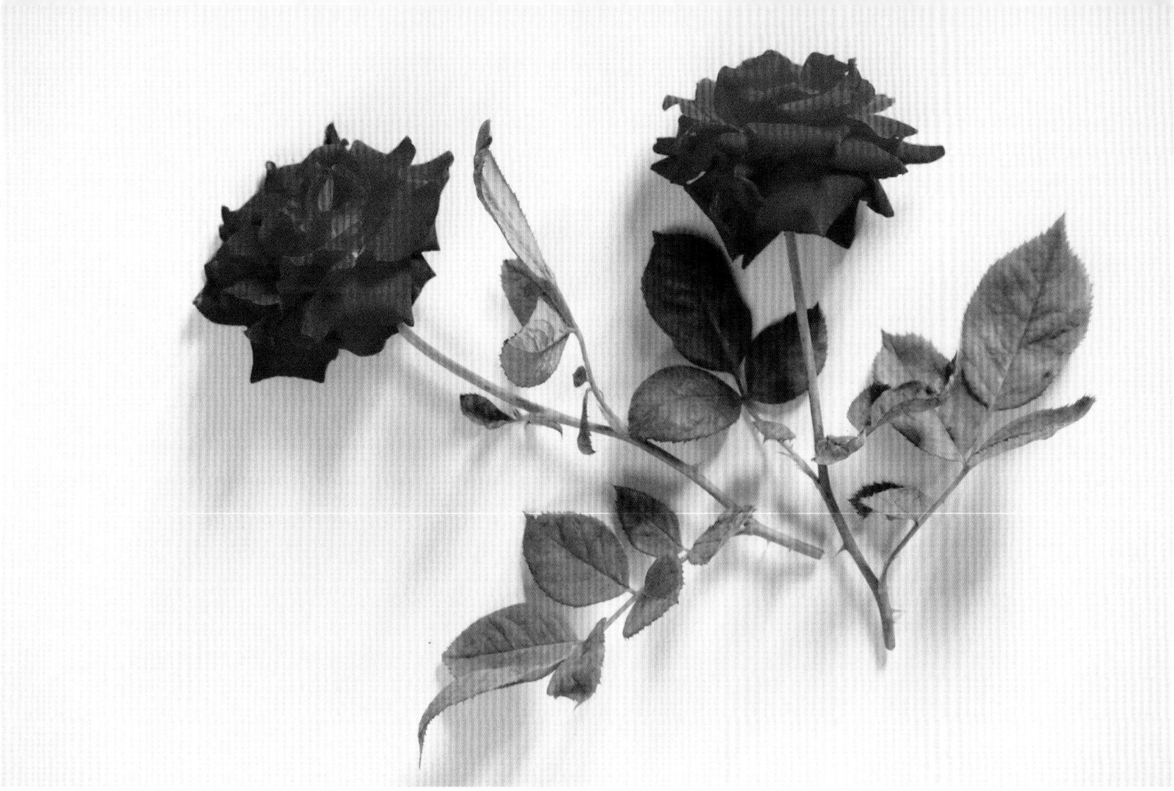

月季花药材

性味归经｜ 甘，温。归肝经。

功效主治｜ 活血调经，消肿止痛。本品性味甘温，气清香，入肝经血分，能温通行滞、调畅气血，疏肝经瘀滞，故有活血通经、消肿止痛之功。

药理作用｜ 本品所含的没食子酸有很强的抗真菌作用。

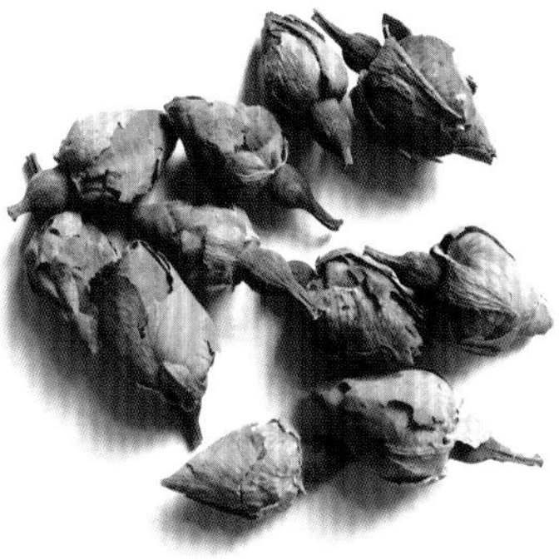

月季花饮片

用法用量｜ 3 ~ 5 g，煎服；也可泡服，或研末服。外用：适量。

精选验方｜

1. 月经不调、痛经 月季花、益母草各 9 g。水煎服。

2. 肺虚咳嗽咯血 月季花、冰糖各适量。同炖服。

3. 气滞血瘀型大便燥结 月季花 3 g，当归、丹参各 9 g。水煎服。

4. 跌打瘀肿 月季花适量。捣烂，外敷。

5. 赤白带下 月季花根 15 ~ 25 g。水煎服。

6. 痛经 月季花 3 ~ 5 g，红茶 1 ~ 1.5 g，红糖 25 g。将红茶、月季花加水 300 ml，煎沸 5 min 后加入红糖即成，分 3 次饭后服，每日 1 剂，可于每次月经前 5 日起服，至月经量最多时止，连服 3 ~ 4 个月。孕妇忌服。

使用禁忌｜ 便溏腹泻、脾胃虚弱者及孕妇慎用。

樟脑

ZHANGNAO

维药名| 卡福尔。

别　名| 潮脑、脑子、樟冰。

来　源| 为樟科常绿乔木樟 *Cinnamomum camphora*（L.）Presl. 的枝、干、根、叶经提炼制成的颗粒状结晶。

识别特征| 常绿乔木，高 20 ～ 30 m。树皮灰褐色或黄褐色，纵裂；小枝淡褐色，光滑；枝和叶均有樟脑味。叶互生，革质，卵状椭圆形至卵形，长 6 ～ 12 cm，宽 3 ～ 6 cm，先端渐尖，基部钝或阔楔形，全缘或呈波状，上面深绿色有光泽，下面灰绿色或粉白色，无毛，幼叶淡红色，脉在基部以上 3 出，脉腋内有隆起的腺体；叶柄长 2 ～ 3 cm。圆锥花序腋生；花小，绿白色或淡黄色，长约 2 mm；花被 6 裂，椭圆形，长约 2 mm，内面密生细柔毛；雄蕊 9，花药 4 室；子房卵形，光滑无毛，花柱短；柱头头状。核果球形，宽约 1 cm，熟时紫黑色，基部为宿存、扩大的花被管所包围。花期 4 ～ 6 月，果期 8 ～ 11 月。

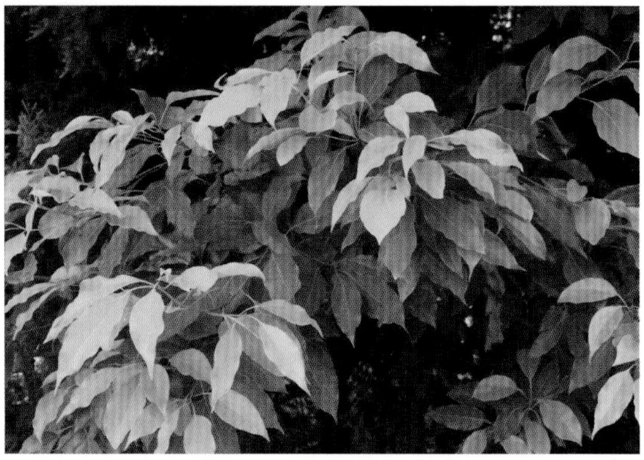
樟

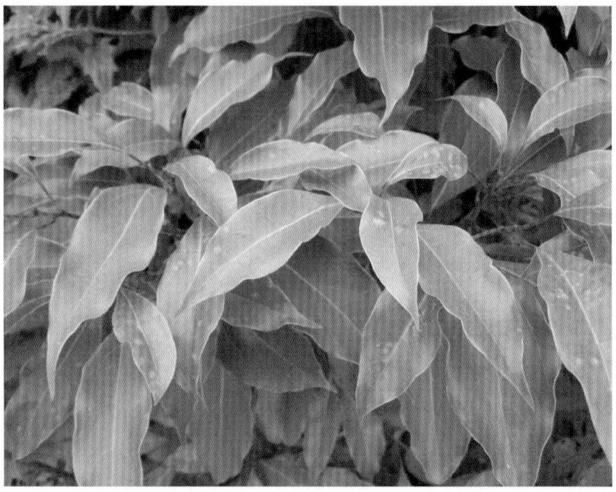
樟

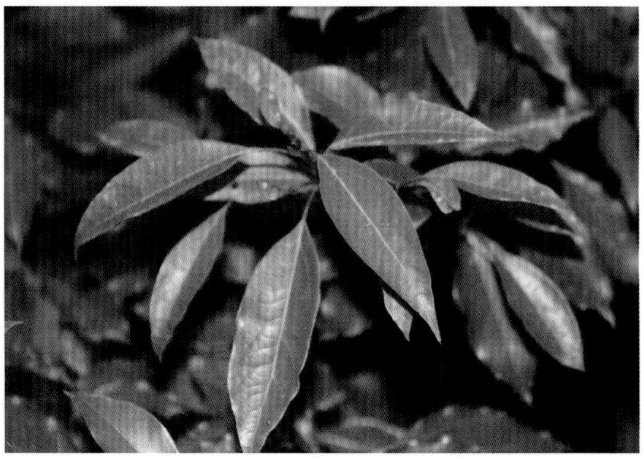
樟

生境分布| 栽培或野生于河旁或较为湿润的平地。分布于贵州、广西、福建、江西、四川、广东、浙江、安徽、云南、湖南等地。

采收加工| 一般在 9 ～ 12 月砍伐老树，

取其树根、树干、树枝，锯劈成碎片（树叶也可用），置蒸馏器中进行蒸馏，樟木中含有的樟脑及挥发油随水蒸气馏出，冷却后，即得粗制樟脑。粗制樟脑再经升华精制，即得精制樟脑粉。将此樟脑粉入模型中压榨，则成透明的樟脑块。

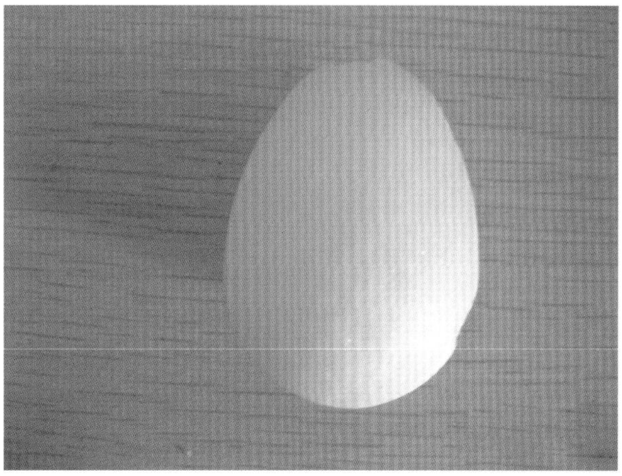

樟脑

药材鉴别 | 纯品为雪白的结晶性粉末或无色透明的硬块。粗制的略带黄色，有光亮。在常温下容易挥发，点火能发出多烟而有光的火焰，气芳香浓烈刺鼻，味初辛辣，后清凉。

性味归经 | 辛，热；有毒。归心、脾经。

功效主治 | 通窍，杀虫，止痛，辟秽。主治心腹胀痛、脚气、疮疡疥癣、牙痛、跌打损伤。

药理作用 | 能兴奋中枢神经系统。对正常心肌无作用，高浓度时有抑制作用。涂于皮肤有清凉感，为刺激冷觉感受器所致，并有止痛、止痒及微弱局部麻醉和防腐作用。对胃肠道黏膜有刺激作用，使胃感到温暖舒适，大量使用则能产生恶心及呕吐反应。

用法用量 | 0.1 ~ 0.2 g。内服：入散剂，或用酒溶化服。外用：适量研末撒或调敷。

精选验方 |

1. 秽浊疫疠或暑湿之邪所致腹痛闷乱、吐泻昏厥诸证 樟脑与乳香、没药（1 ∶ 3 ∶ 2）配合。共研为细末，每次以茶水调服 0.1 g。

2. 龋齿牙痛 樟脑、皂角（去皮、核）、黄丹各等份。研为末，蜜丸，塞孔中。

3. 瘰疬溃烂 樟脑、雄黄各等份。研为末，用时先以荆芥煎汤洗患处，再用麻油调涂。

4. 跌打伤痛、肌肤完好者 樟脑适量。泡酒外擦。

5. 酒渣鼻 樟脑粉、大枫子、木鳖子、胡桃仁、蓖麻子、水银各等份。共研成细末，以水银调成糊状，即为二子水银膏。先清洗鼻患处，然后取药膏薄薄涂上一层。晚上用药，次日早晨洗去。隔日 1 次，2 周为 1 个疗程。

6. 小儿支气管炎 樟脑 3 g，白芥子 20 g，延胡索 12 g，甘遂、细辛各 6 g，鸡蛋 1 个。共研细末，再与鸡蛋清调匀，敷于肺俞穴和中府穴。

使用禁忌 | 本品有毒，内服宜慎，并适当控制剂量，以防中毒。孕妇忌服。

珍珠母

ZHENZHUMU

维药名｜买日瓦依提。

别　　名｜珍珠母、煅珍珠母。

来　　源｜为蚌科动物三角帆蚌 *Hyriopsis cumingii*（Lea）、褶纹冠蚌 *Cristaria plicata*（Leach）的蚌壳或珍珠贝科动物马氏珍珠贝 *Pteria martensii*（Dunker）的贝壳。

识别特征｜三角帆蚌贝壳略呈四角形。左右两壳顶紧接在一起，后背缘长，并向上突起形成大的三角形帆状后翼，帆状部脆弱易断。铰合齿发达，左壳有拟主齿和侧齿各 2 枚；右壳有拟主齿 2 枚，侧齿 1 枚。褶纹冠蚌贝壳略似不等边三角形。前部短而低，前背缘冠突不明显。后部长而高，后背缘向上斜出，伸展成为大型的冠。壳面深黄绿色至黑褐色。铰合部强大，左右两壳各有 1 高大的后侧齿，前侧齿细弱。马氏珍珠贝贝壳呈斜四方形，壳长 5 ~ 9 cm。壳顶位于前方，后耳大，前耳较小。背缘平直，腹缘圆。边缘鳞片层紧密，末端稍翘起，右壳前耳下方有一明显的足丝凹陷。壳面淡黄色，同心生长轮纹极细密，成片状，

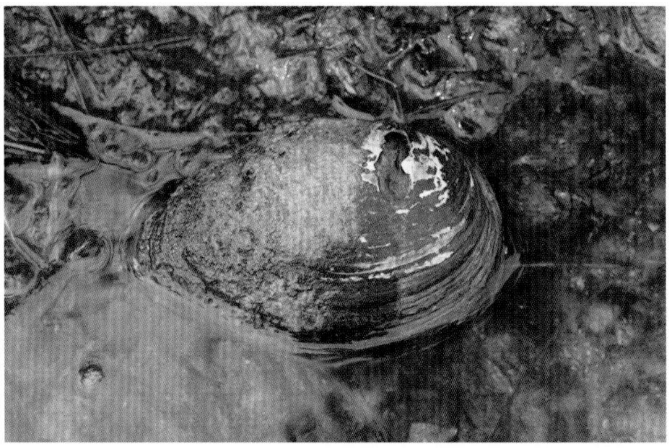

珍珠母

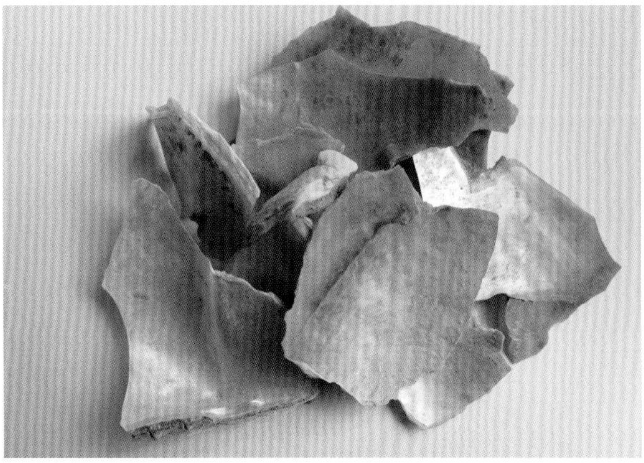

珍珠母饮片

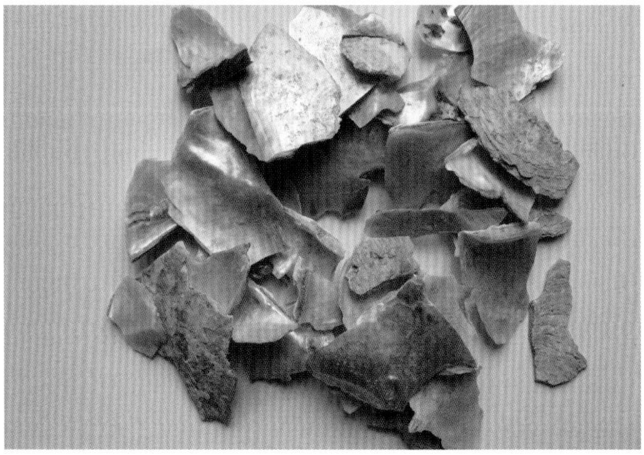

珍珠母饮片

薄而脆，极易脱落，在贝壳中部常被磨损，在后缘部排列极密，延伸成小舌状，末端翘起。贝壳内面珍珠层厚，光泽强，边缘淡黄色。闭壳肌痕长圆形。

生境分布｜ 前两种在全国的江河湖沼中均可见；马氏珍珠贝和珍珠贝主要分布于海南、广东、广西沿海。

采收加工｜ 全年均可采收。去肉后将贝壳用碱水煮过，漂净，刮去外层黑皮，晒干。

药材鉴别｜ 本品为不规则碎块状，黄玉白色或银灰白色，有光泽，习称“珠光”，质硬而重。气微，味淡。

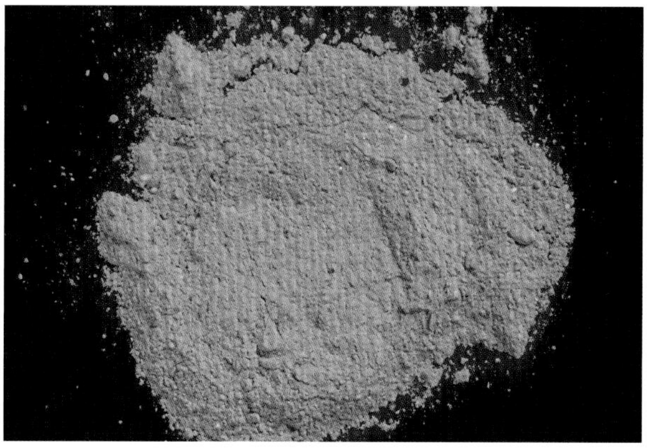
珍珠母粉

性味归经｜ 咸，寒。归肝、心经。

功效主治｜ 平肝潜阳，定惊明目。主治头痛眩晕，烦躁失眠，肝热目赤，肝虚目昏。

药理作用｜ 碳酸钙可中和胃酸；珍珠母30%硫酸水解产物，能增大离体心脏的跳动幅度；乙醚提取液能抑制离体肠管、子宫的收缩，防止组织胺引起豚鼠休克及死亡；珍珠母对四氯化碳引起的肝损伤有保护作用。

用法用量｜ 煎服，15 ～ 30 g，宜打碎先煎。外用：适量。

精选验方｜

1. 口唇白斑属毒热炽盛夹湿者 珍珠母、蒲公英、生地榆各60 g，土茯苓120 g。水煎取药汁，每日1剂，煎液含于口内，每日含多次，每次含10 min左右。

2. 跖疣 珍珠母、生牡蛎各30 g，桃仁、红花、郁金、牛膝、穿山甲各9 g，透骨草12 g。水煎取药汁，每服1剂。

3. 心悸失眠 珍珠母25 g，酸枣仁15 g，远志5 g，炙甘草7.5 g。水煎服。

4. 高血压引起的头晕头痛、心烦易怒、手足麻木 珍珠母（先煎）、石决明（先煎）各30 g，钩藤（后下）、夏枯草、赤芍各15 g，川芎10 g，山楂20 g。加水煎2次，混合两次所煎取的药汁（约300 ml），备用，每日1剂，分上、下午服用，15日为1个疗程。

5. 甲状腺功能亢进 珍珠母、生牡蛎、瓜蒌各30 g，柴胡、黄药子各12 g，白梅花6 g，昆布15 g，夏枯草24 g，山慈菇、鸡内金各9 g。水煎取药汁，每日1剂，4周为1个疗程，一般用药2个疗程。

使用禁忌｜ 本品属镇降之品，故脾胃虚寒者及孕妇应慎用。

朱砂

ZHUSHA

维药名 星日福。

别　名 辰砂、丹砂、朱宝砂、飞朱砂。

来　源 为三方晶系硫化物类矿物辰砂族辰砂，主含硫化汞（HgS）。

识别特征 朱砂为三方晶系辰砂的矿石，以天然辰砂为主，含极少量的其他矿物。除在晶洞中呈晶簇状的结晶集合体外，主要在灰岩、白云岩中与方解石或白云石连生。人工朱砂比天然辰砂纯净，但仍含较多混入物。朱砂为粒状或块状集合体，呈粒状或片状，鲜红色或黯黑色，具金刚光泽，半透明，质重而脆，硬度 2 ～ 2.5，比重 8.09 ～ 8.20，条痕红色至褐红色，无臭、无味。其中呈细小颗粒状、色红明亮，触之不染手者，习称“朱宝砂”。呈不规则板片状、

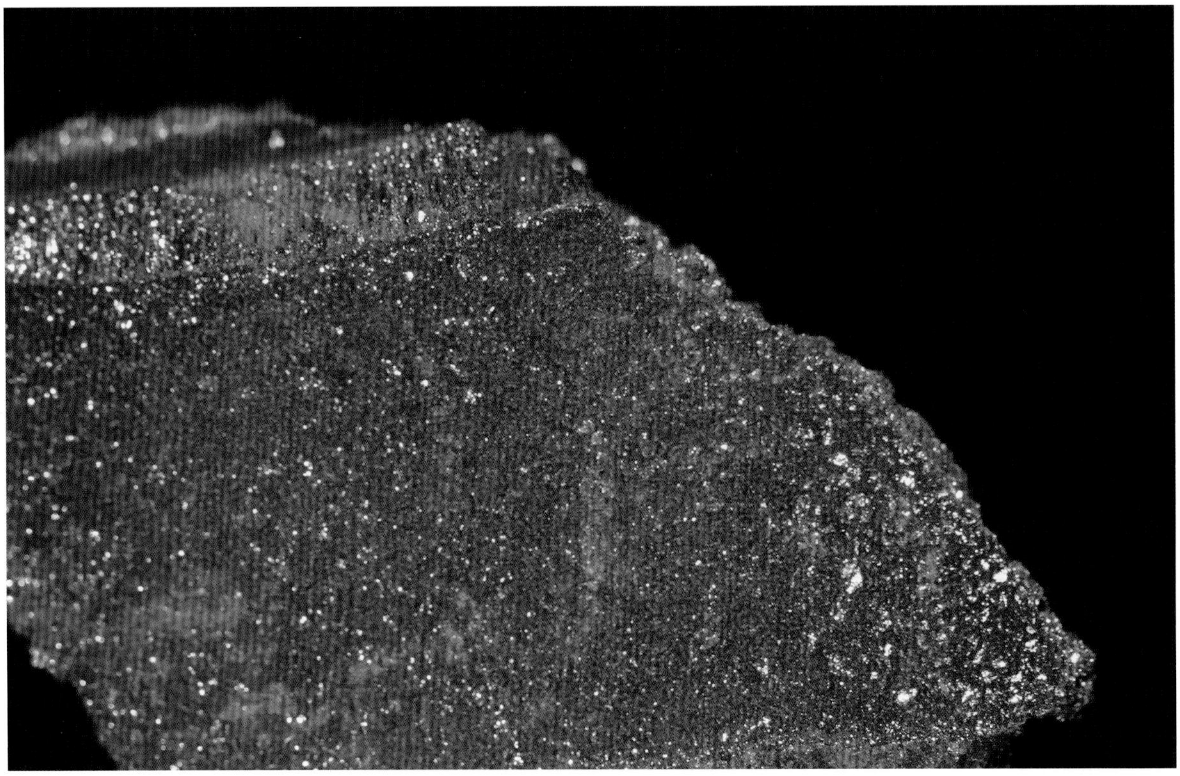

朱砂（合成）药材

斜方形或长条形，大小厚薄不一，边缘不整齐，色红而鲜艳，光亮如镜面而微透明，质较松脆者，习称“镜面砂”。质稍松，色鲜红者，称“红镜”；体较坚，颜色发暗者，称“青镜”。块较大，方圆形或多角形，颜色发暗或呈灰褐色，质重而坚，不易碎者，习称“豆瓣砂”。

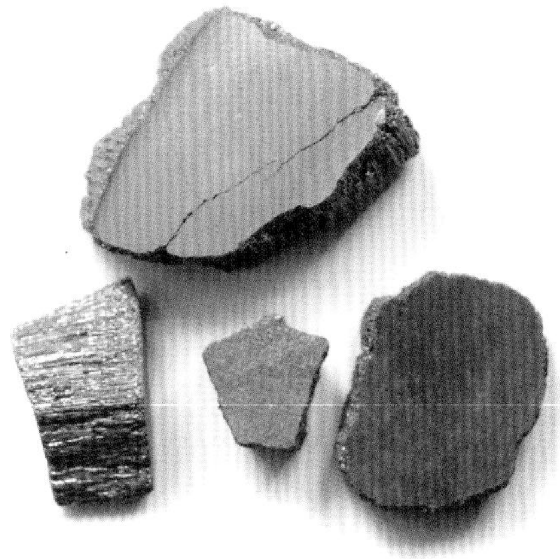

朱砂（合成）药材

生境分布| 分布于湖南、贵州、四川、云南等地，以湖南沅陵（古称辰州）产者质量最佳，奉为道地正品。

采收加工| 随时可开采。采挖后，选取纯净者，用磁铁吸净含铁的杂质，再用水淘去杂石和泥沙，研细或水飞、晒干装瓶备用。

药材鉴别| 本品为不规则片块状或小颗粒状，大小不一。鲜红色或暗红色，条痕红色或褐红色，有金属样光泽，体重质脆。无臭无味。

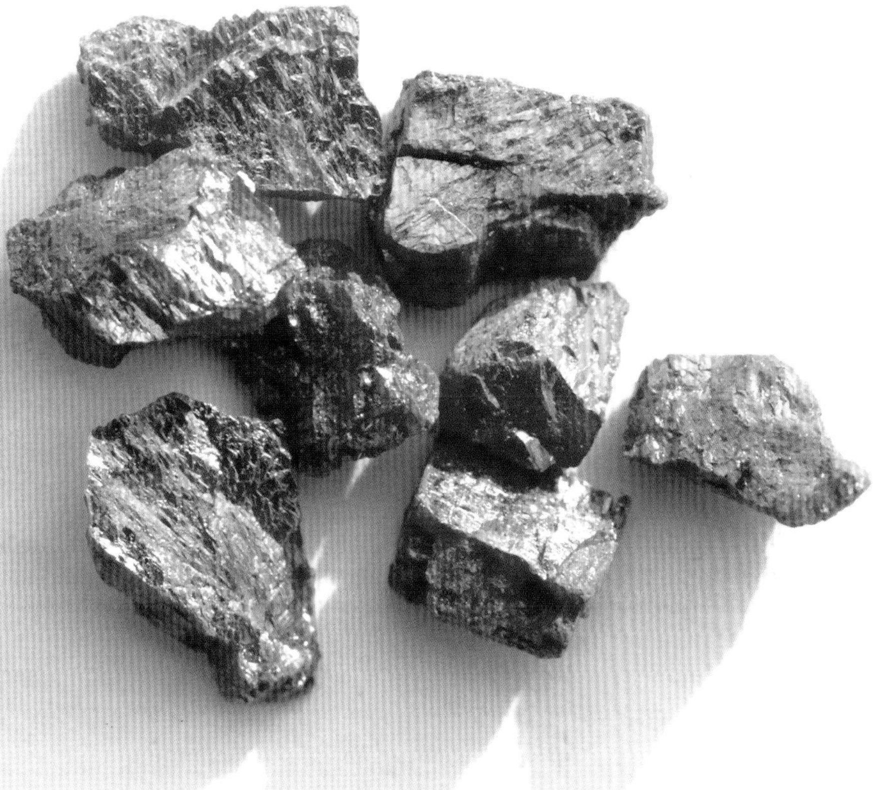

朱砂（天然）药材

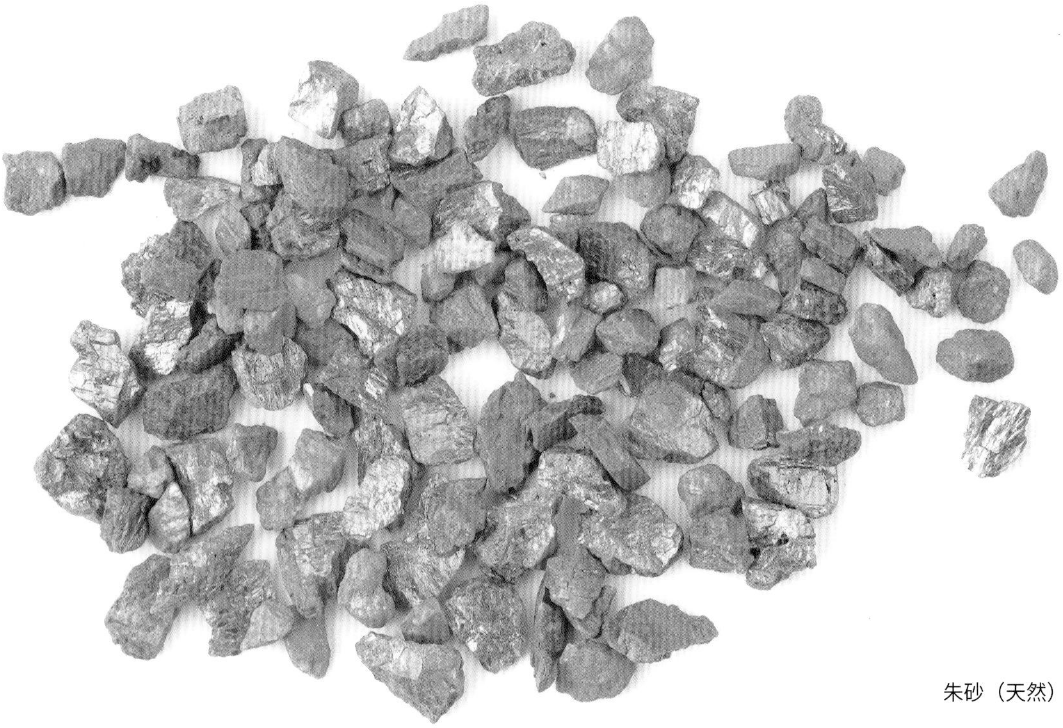

朱砂（天然）药材

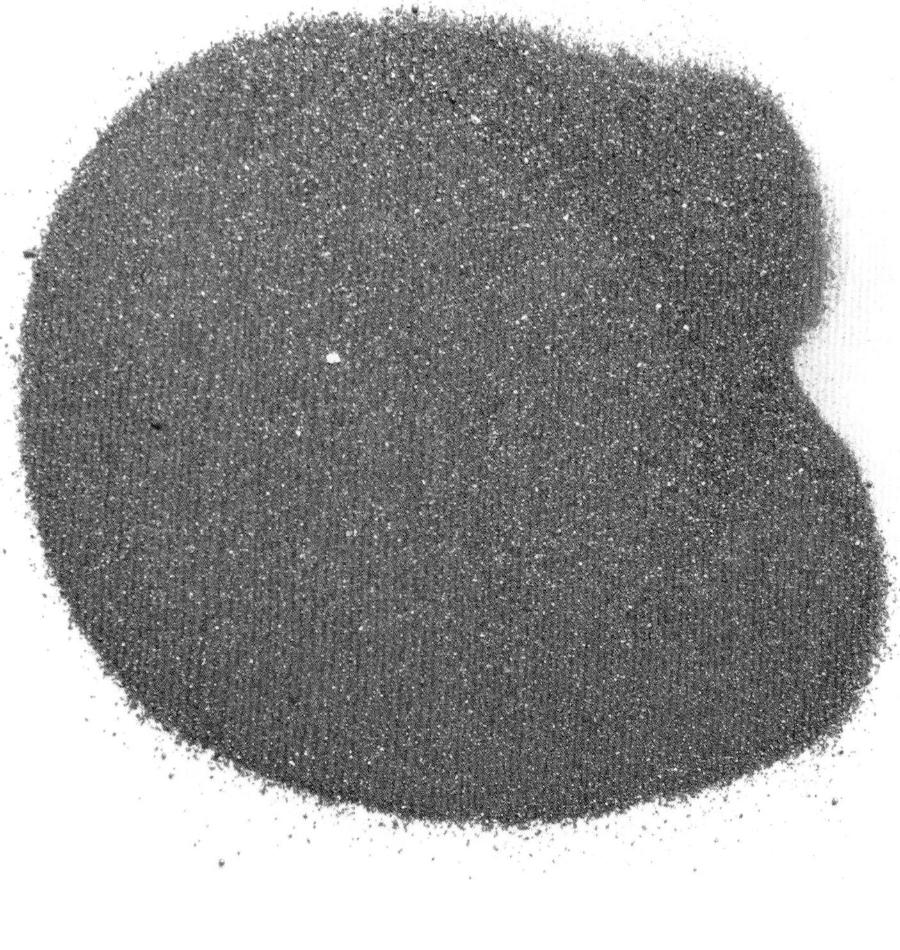

朱砂饮片

性味归经| 甘，寒；有毒。归心经。

功效主治| 镇心安神，清热解毒。本品质重沉降，归心经而镇心安神，寒能清热，热清则毒解，且以毒解毒，故又能清热解毒。

药理作用| 有解毒、防腐作用。外用朱砂能抑杀皮肤细菌和寄生虫等。朱砂为汞的化合物，汞与蛋白质中的巯基结合，高浓度时，可抑制多种酶的活动。进入体内的汞，主要分布在肝肾，而引起肝肾损害，并可透过血脑屏障，直接损害中枢神经系统。

用法用量| 0.3 ~ 1 g，入丸、散或研末冲服。外用：适量。

精选验方|

1. 病毒性心肌炎 朱砂、黄芪、丹参、川黄连、五味子、麦冬、茯苓、甘草、生地黄、当归各适量。每日 1 剂，15 日为 1 个疗程，并随症加减。

2. 神经性呕吐 朱砂 30 g，法半夏 15 g，丁香、生甘草各 6 g，冰片 0.6 g。制成散剂，每服 3 g，每日 2 次。

3. 慢性气管炎 朱砂 30 g，大黄 300 g。共研细末，炼蜜为丸，每丸 3 g，每日 1 丸，10 日为 1 个疗程。

4. 结核盗汗 朱砂粉 1 份，五倍子粉 5 份。均匀混合，成人每次取 2 ~ 3 g，加少许温开水糊成团状，每晚睡前敷于脐窝内，纱布覆盖，小儿用量酌减。

5. 产后血晕 朱砂 1.5 ~ 3 g。研末，用热醋或鲜童便适量灌服。

6. 小儿夜啼 朱砂适量。研细末，晚上睡前用湿毛笔蘸药少许，涂于神阙穴、膻中穴及双侧劳宫穴、风池穴，不用包扎，每晚 1 次，可连用 3 日。

7. 失眠 朱砂 3 ~ 5 g。研细末，用干净的白布 1 块，涂糨糊少许，将朱砂均匀地黏附于上，然后外敷涌泉穴，胶布固定。用前先用热水把脚洗净，睡前贴。

8. 精神分裂症 朱砂 3 g，鲜猪心 2 个。将猪心扎 3 个洞，每个猪心填入朱砂 1.5 g，用砂锅炖熟，喝汤吃肉。

使用禁忌| 本品有毒，内服不可过量或持续服用，以防汞中毒；忌火煅，火煅则析出水银，有剧毒。肝肾功能不正常者，应慎用朱砂，以免加重病情。

紫苏子

ZISUZI

维 药 名 | 巴兰古欧如合。

别 名 | 苏子、黑苏子、铁苏子、杜苏子、炒苏子、炙苏子、苏子霜。

来 源 | 为唇形科草本植物紫苏 *Perilla frutescens* （L.）Britt. 的干燥成熟果实。

识别特征 | 一年生直立草本，高 1 m 左右，茎方形，紫或绿紫色，上部被有紫或白色毛。叶对生，有长柄；叶片皱，卵形或卵圆形，先端突出或渐尖，基部近圆形，边缘有粗锯齿，两面紫色或仅背面紫色，两面疏生柔毛，背面有细腺点。总状花序顶生或腋生，稍偏侧；苞片卵形，花萼钟形，外面下部密生柔毛；花冠二唇形，红色或淡红色。小坚果倒卵形，灰棕色。花期 6 ~ 8 月，果期 7 ~ 9 月。

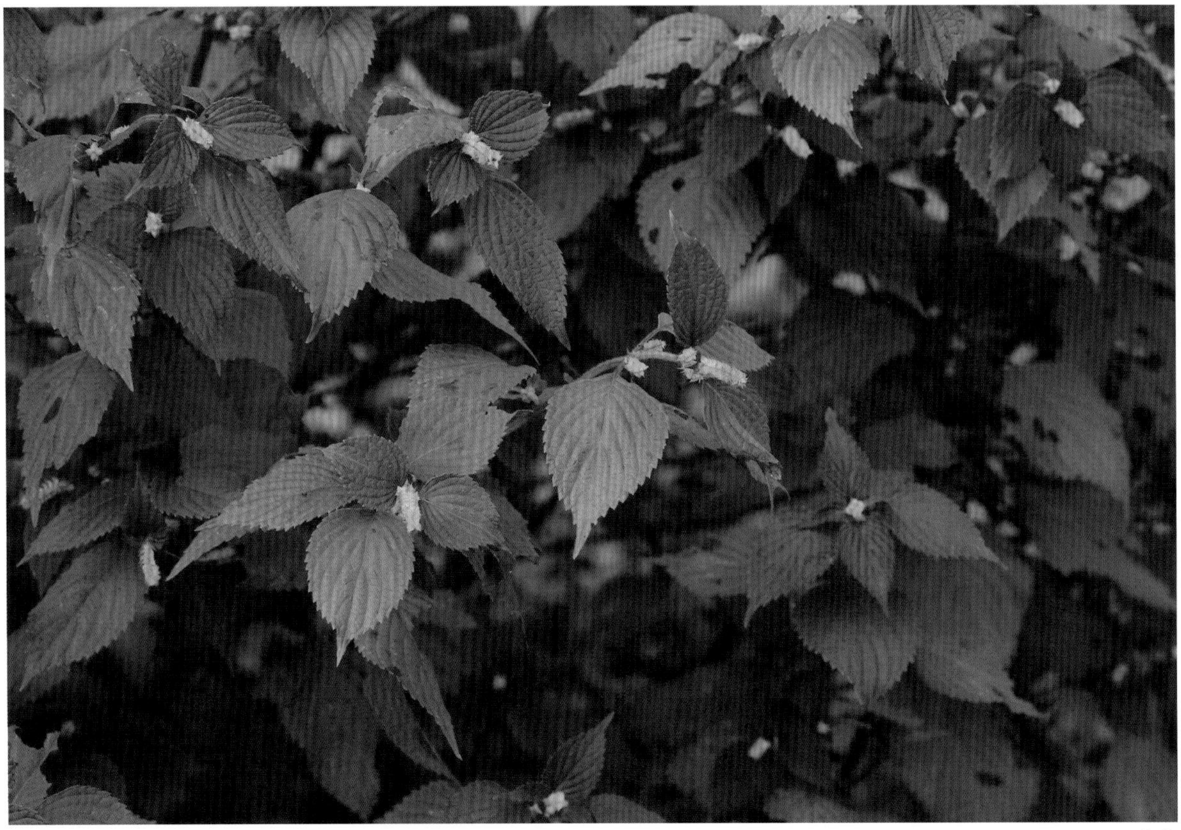

紫苏

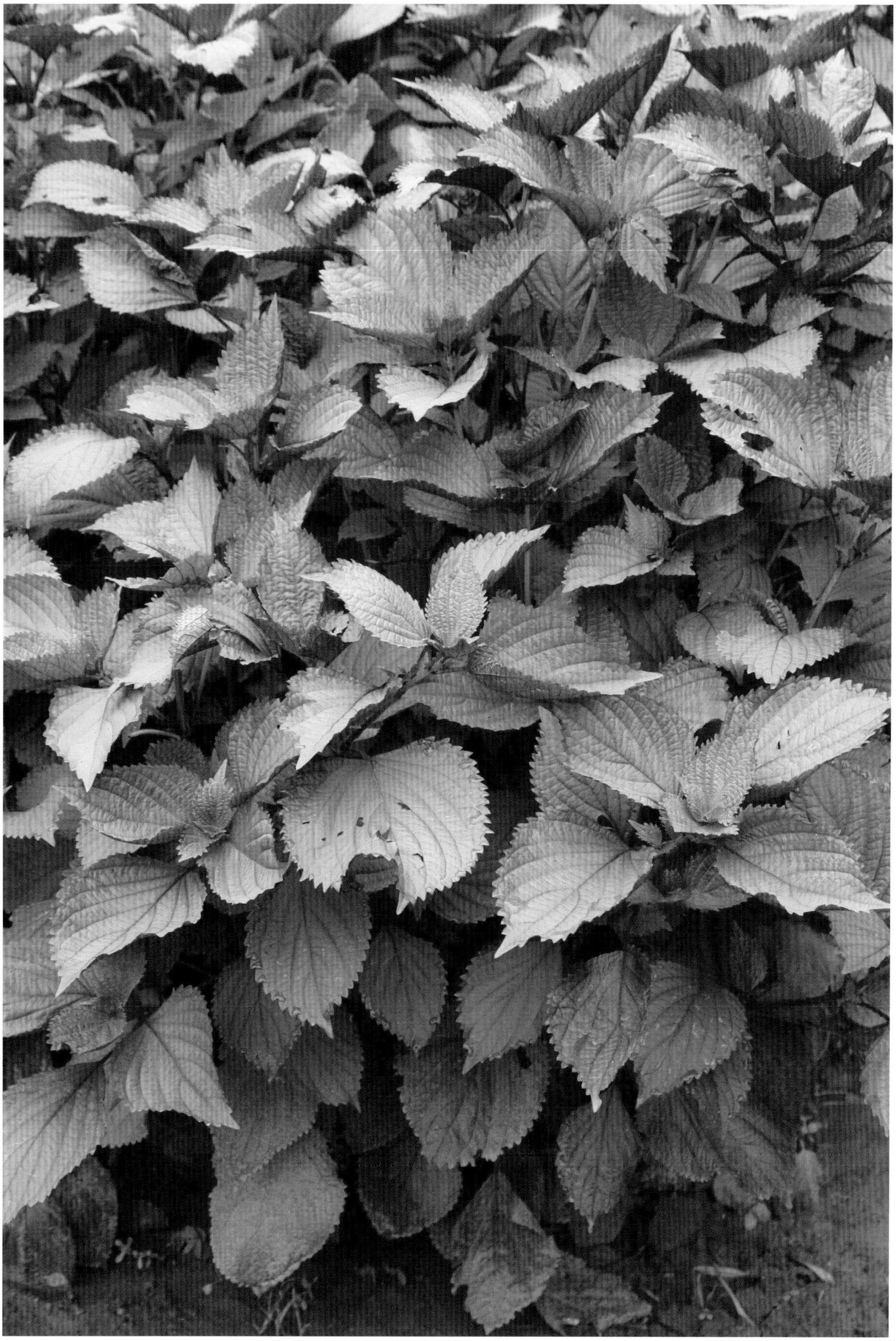

紫苏

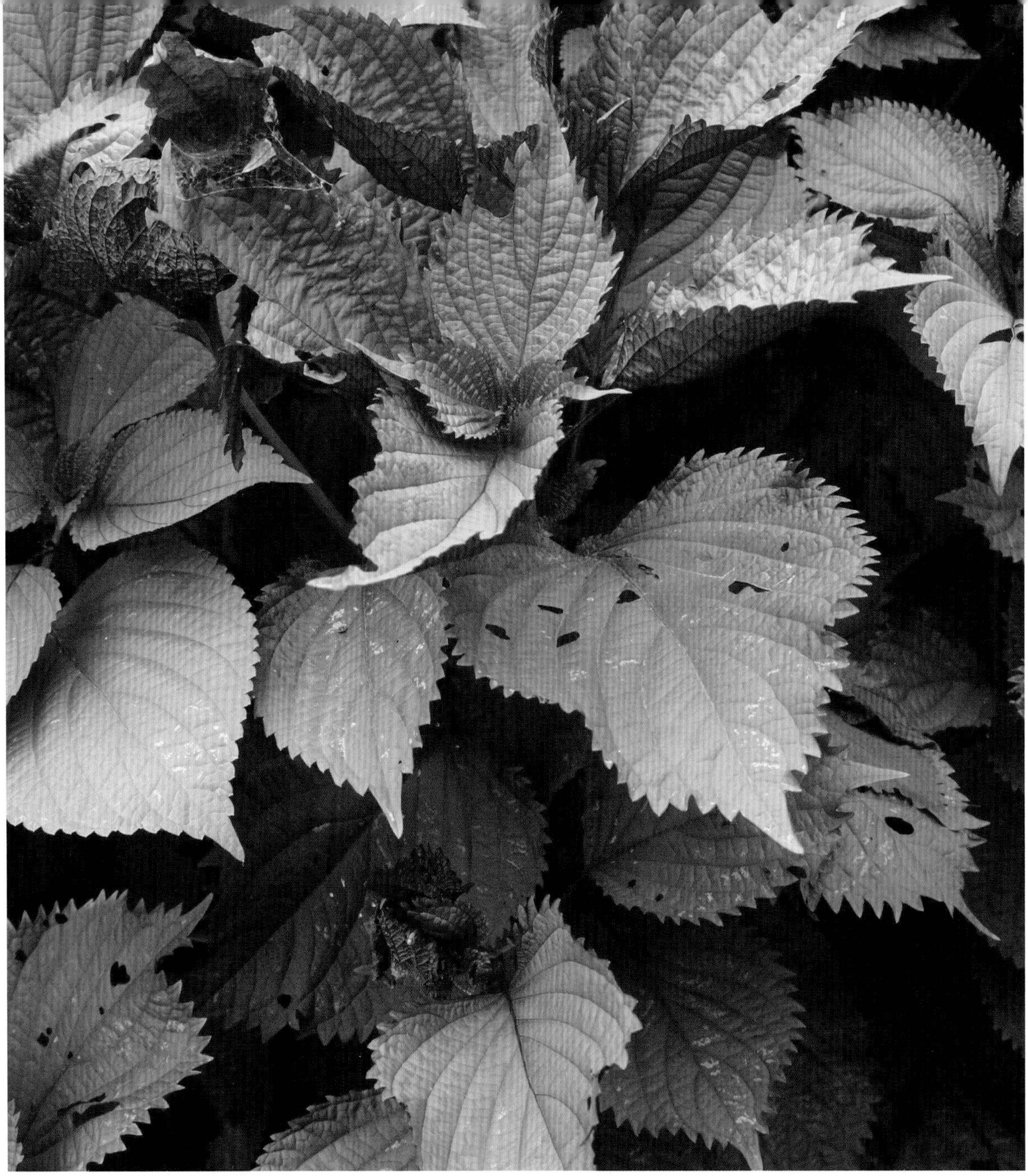

紫苏

生境分布| 生长于山坡、溪边、灌木丛中。分布于江苏、浙江、湖北、河北、河南、四川等地，多系栽培。

采收加工| 秋季果实成熟时采收，除去杂质，晒干。

药材鉴别| 本品呈卵圆形或类圆形。外表灰棕色或灰褐色，有网状纹理。果皮薄而脆，种子黄白色，有油性。

性味归经| 辛，温。归肺、大肠经。

功效主治| 降气消痰，平喘，润肠。主治痰壅气逆，咳嗽气喘，肠燥便秘。

药理作用| 紫苏油有明显的降血脂作用，给易于卒中的自发性高血压大鼠喂紫苏油可延长其生存时间。紫苏油还可提高实验动物的学习能力，且有抗癌作用。

用法用量| 5 ~ 10 g，煎服。炒苏子药性较和缓，炙苏子润肺止咳之功效优。

精选验方|

1. 慢性支气管炎，支气管哮喘（对于咳嗽气喘、胸满胁痛者） 紫苏子、油菜籽各 9 g，白芥子 6 g。水煎服。

2. 咳嗽气喘 紫苏子、杏仁各 15 g，麻黄、贝母、甘草各 10 g。水煎服。

3. 百日咳 紫苏子、杏仁、川贝母、百部、米壳、陈皮、法半夏各等份。研为极细末，周岁小儿每次服 0.5 g，每日 3 ~ 4 次，不足 1 周岁每次服 0.25 g，每日 3 次。

4. 蛔虫病 紫苏子生品适量。捣烂或嚼食，成人每次 50 ~ 70 g，4 ~ 10 岁每次 20 ~ 50 g，每日 2 ~ 3 次，空腹服，连服 3 日。因蛔虫引起胃痛、胆绞痛及呕吐者，用花椒 3 g，米醋 250 ml，熬水 1 次顿服，痛止后再服紫苏子。

使用禁忌| 阴虚喘咳及脾虚便溏者慎用。

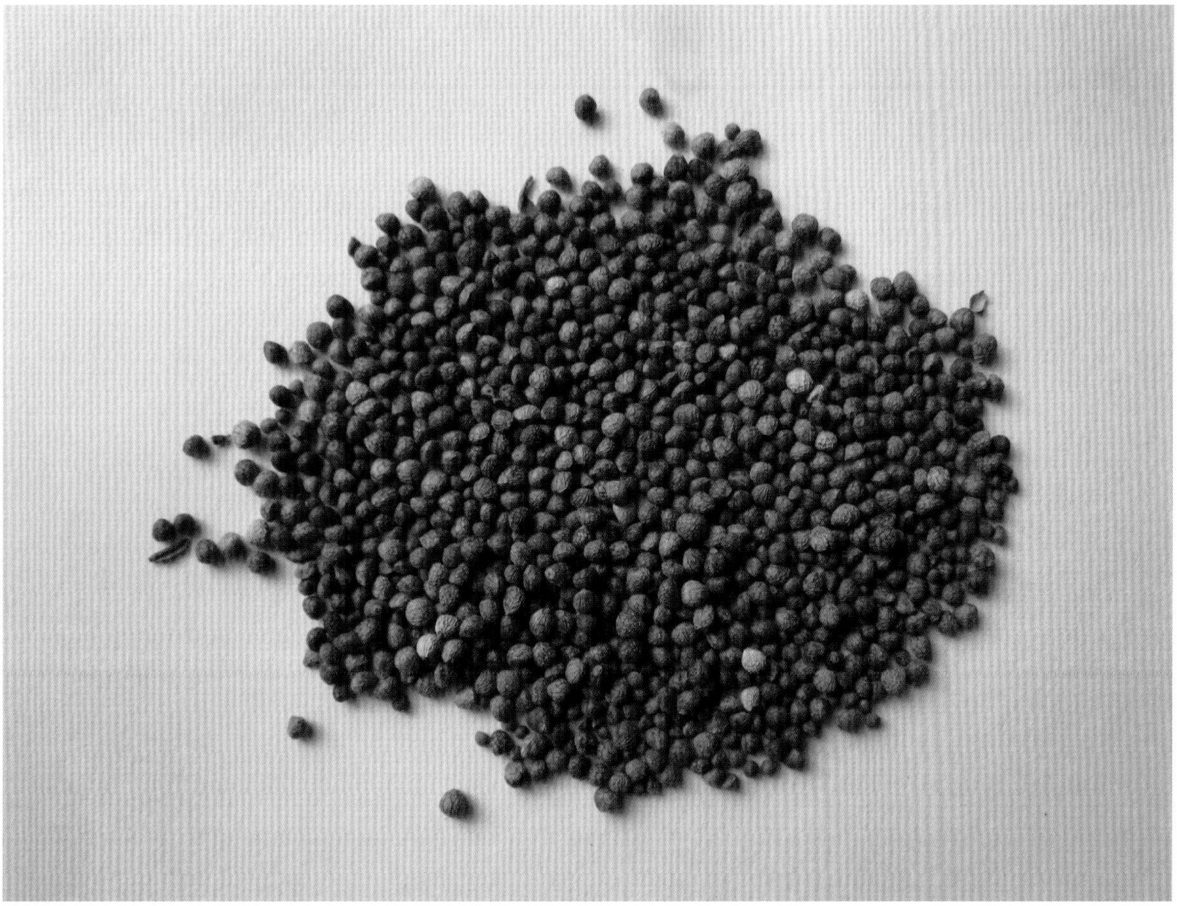

紫苏子饮片

自然铜

ZIRANTONG

维 药 名| 密斯。

别　　名| 煅然铜、煅自然铜。

来　　源| 为硫化物类矿物黄铁矿族黄铁矿，主含二硫化铁（FeS_2）。

识别特征| 黄铁矿的晶形多为立方体，或为八面体、五角十二面体及其聚形，或为粒状集合体，多数为结核状及钟乳状体。药用以立方体为主；多呈方块形，直径 0.2 ~ 0.5 cm。表面亮铜黄色，有金属光泽，有的表面显棕褐色（系氧化成氧化铁所致），具棕黑色或墨绿色

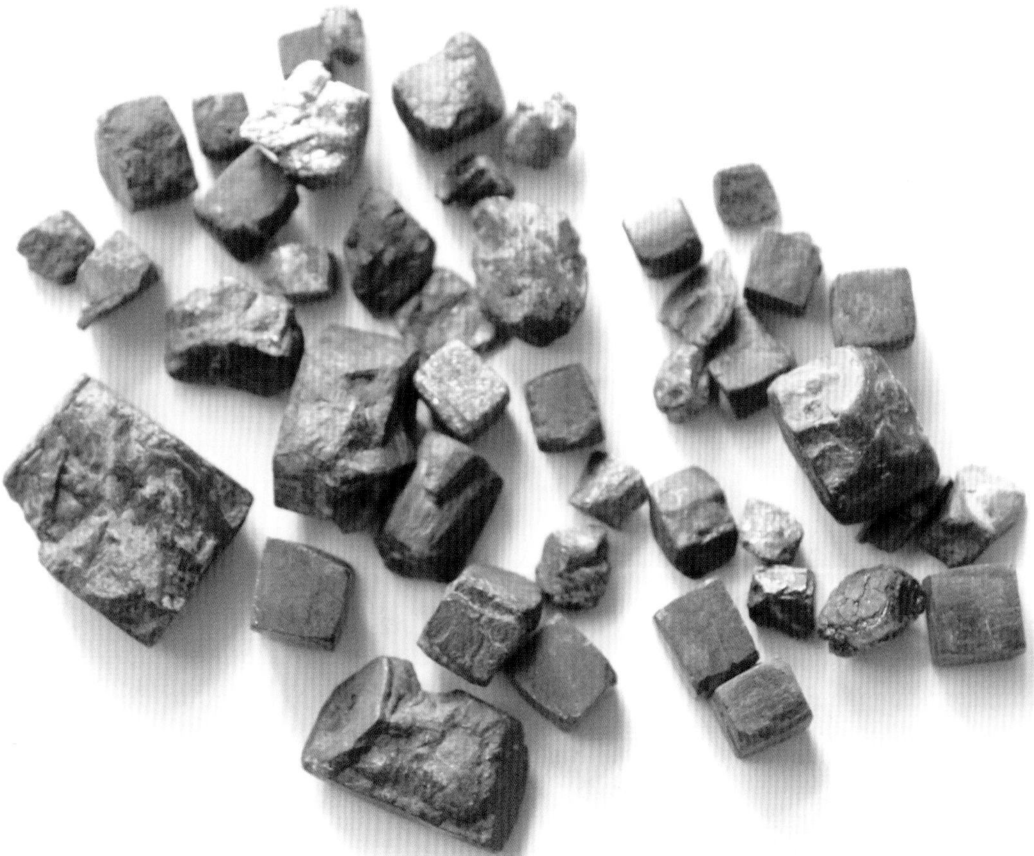

自然铜（黄铁矿）药材

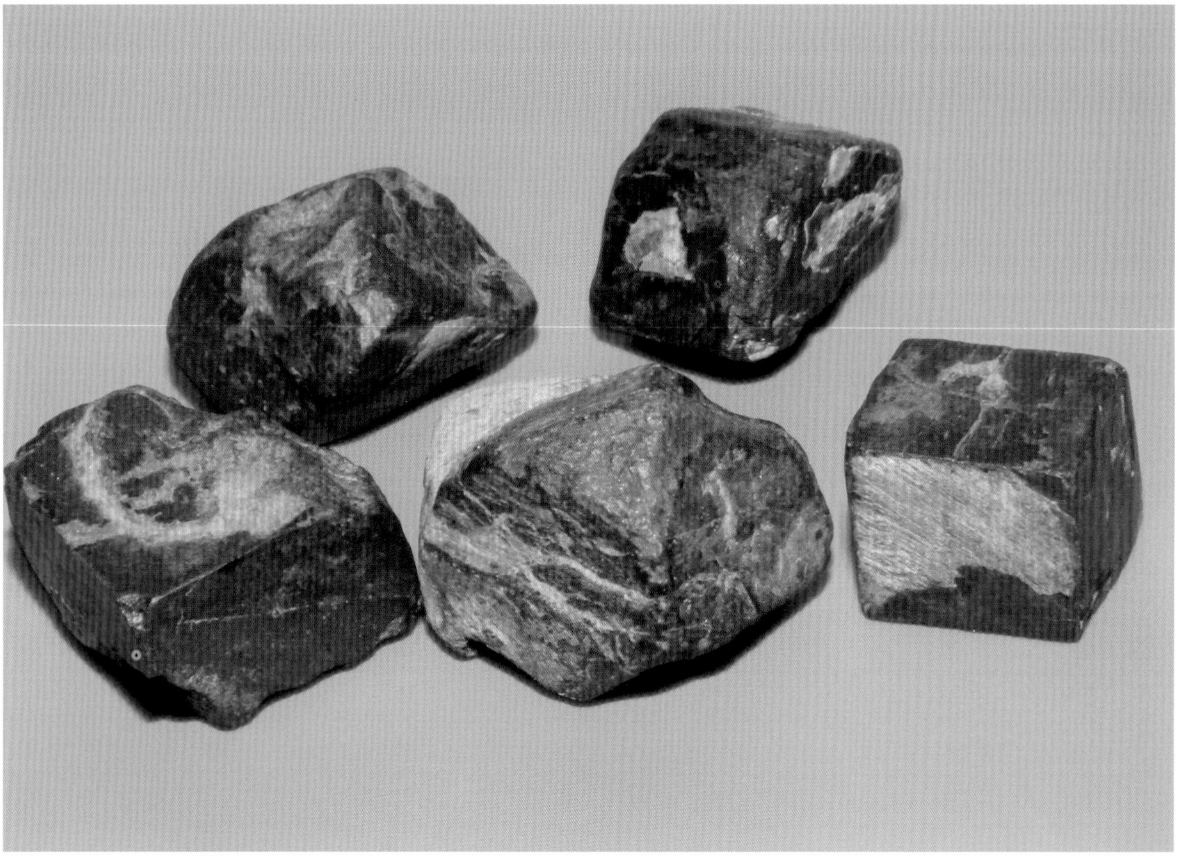

自然铜（黄铁矿）药材

细条纹及砂眼。立方体相邻晶面上的条纹相互垂直，是其重要特征。均匀质重，硬脆，易砸碎，碎块形状一般不规则，也有呈小方形者。硬度 6 ～ 6.5，比重 4.9 ～ 5.2。条痕棕黑色或黑绿色，断口呈条差状，有时呈贝壳状。断面黄白色，有金属光泽，或棕褐色，可见银白色亮星。

生境分布 | 分布于四川、广东、湖南、云南、河北及辽宁等地。四川产者为优。

采收加工 | 四季可采。采挖后，除去杂质，砸碎，或以火煅、醋淬后用。

药材鉴别 | 本品晶形多为立方体，集合体呈致密块状。表面亮淡黄色，有金属光泽；有的表面显黄棕色或棕褐色，无金属光泽。具条纹，条痕绿黑色或棕红色，相邻晶面上的条纹相互垂直。体重，质坚硬或稍脆，易砸碎。断面黄白色，有金属光泽；或断面棕褐色，可见银白色亮星。无臭，无味。

性味归经 | 辛，平。归肝经。

功效主治 | 散瘀止痛，接骨疗伤。本品味辛性平，入血行血，有散瘀止痛之功，凡折伤血瘀作痛，得辛能散血分瘀滞，破结聚之气，其痛可止、伤可愈，故又具接骨疗伤之效。

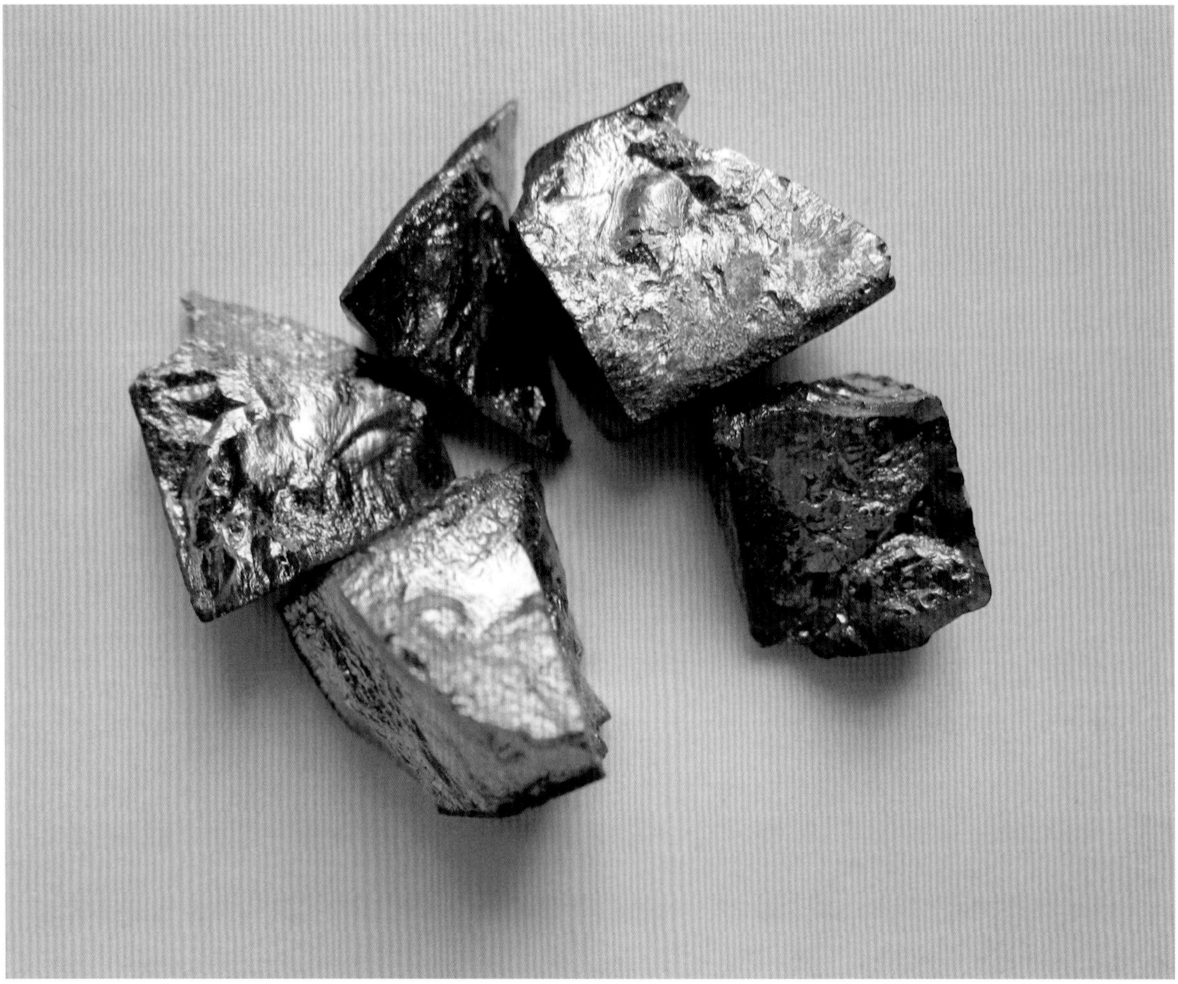

自然铜饮片

药理作用 | 本品有促进骨质愈合作用，可使骨痂生长快、量多且较成熟。

用法用量 | 内服：入汤剂，10 ～ 15 g；若入丸散，每次 0.3 g。外用：适量。

精选验方 |

1. 闪腰岔气、腰痛 煅自然铜、土鳖虫各 30 g。研细末，每服 1.5 g，开水送下，每日 2 次。

2. 骨折复位后 煅自然铜、乳香、没药、三七、土虫、制半夏、当归、羌活、血竭各等份。研为散剂，每服 6 g，每日 1 次。

使用禁忌 | 为行血散瘀之品，不宜久服，凡阴虚火旺、阴虚无瘀者，均应慎用。